H.-G. Dörr, W. Rascher (Hrsg.)

Praxisbuch Jugendmedizin

Praxisbuch
Jugendmedizin

Herausgegeben von

Helmuth-Günther Dörr und Wolfgang Rascher

Mit 90 Abbildungen und 160 Tabellen

Mit Beiträgen von

Klaus Birnbaum, Johannes Bitzer, Peter Blümel, Hellmuth Braun-Scharm, Hans-Georg Dietz, Helmuth-Günther Dörr, Ulrich Eysholdt, Christian Fleischhaker, Reiner Frank, Christiane Gleissner, Peter Guggenbichler, Berthold P. Hauffa, Johannes Hebebrand, Rudolf Heger, Ulrich Heininger, Marlene Heinz, Reinhard W. Holl, Stefanie Humke, Hans-Iko Huppertz, Klaus Hurrelmann, Isabel Jesch, Marcus Koester, Berthold Koletzko, Sibylle Koletzko, Hans-Peter Michels, Karl-Heinz Möller, Fritz Uwe Niethard, Wolfgang Rascher, Helmut Remschmidt, Klaus-Dieter Rolirad, Thomas Ruzicka, Eberhard Schulz, Helmut Singer, Hans-Christoph Steinhausen, Bernhard Stier, Michael A. Überall, Martin Wabitsch, Ulrich Wahn, Peter Matthias Wehmeier, Nikolaus Weissenrieder, Michael Weiß, Dieter Wenzel, Brita Willershausen-Zönnchen, Helmut Willgerodt, Uwe Wintergerst, Alfred S. Wolf

URBAN & FISCHER
München · Jena

Zuschriften und Kritik an:
Urban & Fischer Verlag, Lektorat Medizin, Karlstraße 45, 80333 München
E-Mail: medizin@urbanfischer.de

Herausgeber:
Professor Dr. med. Helmuth-Günther Dörr,
Klinik für Kinder und Jugendliche,
Universität Erlangen, Loschgestr. 15,
91054 Erlangen

Professor Dr. med. Wolfgang Rascher,
Direktor der Klinik für Kinder und Jugendliche,
Universität Erlangen, Loschgestr. 15,
91054 Erlangen

Wichtiger Hinweis für den Benutzer
Die Erkenntnisse in der Medizin unterliegen laufendem Wandel durch Forschung und klinische Erfahrungen. Herausgeber und Autoren dieses Werkes haben große Sorgfalt darauf verwendet, dass die in diesem Werk gemachten therapeutischen Angaben (insbesondere hinsichtlich Indikation, Dosierung und unerwünschter Wirkungen) dem derzeitigen Wissensstand entsprechen. Das entbindet den Nutzer dieses Werkes aber nicht von der Verpflichtung, anhand der Beipackzettel zu verschreibender Präparate zu überprüfen, ob die dort gemachten Angaben von denen in diesem Buch abweichen und seine Verordnung in eigener Verantwortung zu treffen.

Geschützte Warennamen (Warenzeichen) werden besonders kenntlich gemacht. Aus dem Fehlen eines solchen Hinweises kann jedoch nicht geschlossen werden, dass es sich um einen freien Warennamen handelt.

Die Deutsche Bibliothek – CIP-Einheitsaufnahme
Ein Titeldatensatz für diese Publikation ist bei der Deutschen Bibliothek erhältlich

02 03 04 05 06 5 4 3 2 1

Planung: Christl Kiener, München
Projektmanagement: Elke Klein, München
Redaktion: Dr. med. Bettina Haake und Petra Münzel-Kaiser M.A., München
Zeichnungen: Jörg Mair, Herrsching
Herstellung: Petra Laurer, München, und Sibylle Hartl, Valley
Umschlaggestaltung: prepresslulm GmbH, Ulm
Satz: Typodata, München
Druck und Bindung: Appl, Wemding
Printed in Germany

ISBN 3-437-21950-2

Aktuelle Informationen finden Sie im Internet unter der Adresse: http://www.urbanfischer.de

Vorwort

Durch ihre Arbeit mit kranken Jugendlichen besitzen Kinderärztinnen und Kinderärzte grundsätzliche Kompetenz in der Jugendmedizin. Mehrere Ärztekammern in Deutschland haben ihnen nun die Qualifikation durch die Führung der Berufsbezeichnung Kinder- und Jugendarzt bescheinigt. Aber auch Kolleginnen und Kollegen aus anderen Fachgebieten betreuen Jugendliche.
Mit dem Praxisbuch Jugendmedizin können wir nun ein Buch über Jugendmedizin vorlegen, das seinen Schwerpunkt ganz auf praxisrelevante Themen setzt. Ein „Allgemeiner Teil" behandelt zunächst grundlegende Aspekte wie z.B. die normale körperliche und psychosexuelle Entwicklung, die Führung des jugendlichen Patienten in der Praxis, Sexual- und Kontrazeptionsberatung oder das wichtige Thema der Jugendgesundheitsuntersuchung J 1. Im „Speziellen Teil" werden – alphabetisch geordnet – die wichtigsten Beschwerden, klinischen Symptome und Erkrankungen von Jugendlichen dargestellt. Es ist uns gelungen, renommierte Kolleginnen und Kollegen aus der Pädiatrie, aber auch aus anderen Fachgebieten wie Dermatologie, Gynäkologie, Hals-Nasen-Ohren-Heilkunde, Orthopädie und Kinder- und Jugendpsychiatrie sowie einen Rechtsanwalt und einen Psychologen für die Mitarbeit zu gewinnen. Ihnen allen sei an dieser Stelle herzlich gedankt.
Unsere Absicht war es, ein umfassendes, gut lesbares Buch als Nachschlagewerk für die tägliche Praxis anzubieten. Wir freuen uns, wenn dieses Buch nicht nur bei Pädiatern, sondern auch bei Allgemeinärzten, Praktischen Ärzten und Internisten Interesse findet. Für Kritik und Verbesserungsvorschläge der Leser sind wir dankbar.
Unser Dank gilt allen, die uns bei der Realisierung des Buches geholfen haben – insbesondere auch den zuständigen Lektorinnen des Verlages Urban & Fischer, Frau Christl Kiener, Frau Elke Klein, Frau Petra Münzel-Kaiser und Frau Dr. Bettina Haake.

Erlangen, im Oktober 2001

Helmuth-Günther Dörr
Wolfgang Rascher

Inhaltsverzeichnis

A Grundlagen

B Probleme, Beschwerden, Krankheitsbilder

C Anhang

Autorinnen und Autoren

Dr. med. Klaus Birnbaum
Universitätsklinik für Orthopädie
Pauwelsstraße 30
52074 Aachen

Professor Dr. med. Johannes Bitzer
Abteilung für Gynäkologische Sozialmedizin und Psychosomatik
Universitätsfrauenklinik Basel
Schanzenstraße 46
4031 Basel
Schweiz

Dr. med. Peter Blümel
Gottfried von Preyersches Kinderspital
der Stadt Wien
Schrankenberggasse 31
1100 Wien
Österreich

Priv.-Doz. Dr. med. Hellmuth Braun-Scharm
Zentrum für Kinder- und Jugendpsychiatrie
Universität Zürich
Neumünsterallee 3
8032 Zürich 8
Schweiz

Professor Dr. med. Hans-Georg Dietz
Kinderchirurgische Klinik im Dr. v. Haunerschen Kinderspital
Klinikum Innenstadt
Lindwurmstraße 4
80337 München

Professor Dr. med. Helmuth-Günther Dörr
Klinik mit Poliklinik für Kinder und Jugendliche
Universität Erlangen
Loschgestraße 15
91054 Erlangen

Professor Dr. med. Ulrich Eysholdt
Abteilung Phoniatrie und Pädaudiologie
Bohlenplatz 21
91054 Erlangen

Dr. med. Christian Fleischhaker
Abteilung für Psychiatrie und Psychotherapie
im Kindes- und Jugendalter
Universitätsklinik der Albert-Ludwigs-Universität Freiburg
Hauptstraße 8
79104 Freiburg

Priv.-Doz. Dr. med. Reiner Frank
Institut für Kinder- und Jugendpsychiatrie
Klinikum Innenstadt der LMU
Nußbaumstraße 7
80336 München

Dr. med. Dr. med. dent. Christiane Gleissner
Klinik für Zahnerhaltung und Parodontologie
der Johannes Gutenberg-Universität Mainz
Augustusplatz 1
55131 Mainz

Professor Dr. med. Peter Guggenbichler
Klinik mit Poliklinik für Kinder und Jugendliche
Universität Erlangen
Loschgestraße 15
91054 Erlangen

Priv.-Doz. Dr. med. Berthold P. Hauffa
Universitätsklinikum Essen
Zentrum für Kinderheilkunde
Hufelandstraße 55
45122 Essen

Professor Dr. med. Johannes Hebebrand
Klinik für Kinder- und Jugendpsychiatrie
der Philipps-Universität Marburg
Hans-Sachs-Straße 6
35033 Marburg

Dr. med. Rudolf Heger
Abteilung für Psychiatrie und Psychotherapie
im Kindes- und Jugendalter
Universitätsklinik der Albert-Ludwigs-Universität
Freiburg
Hauptstraße 8
79104 Freiburg

Priv.-Doz. Dr. med. Ulrich Heininger
Infektiologie und Vakzinologie
Universitäts-Kinderspital Basel (UKBB)
Postfach
4005 Basel
Schweiz

Dr. med. Marlene Heinz
Krankenhaus Lichtenberg
Oskar-Ziethen-Krankenhaus, Frauenklinik
Fanningerstraße 32
10365 Berlin

Professor Dr. med. Reinhard W. Holl
Zentralinstitut für Biomedizinische Technik
Universität Ulm
Albert-Einstein-Allee 47
89069 Ulm

Dr. med. Stefanie Humke
Hautklinik
Medizinische Einrichtungen
Heinrich-Heine-Universität
Moorenstraße 5
40001 Düsseldorf

Professor Dr. med. Hans-Iko Huppertz
Zentralkrankenhaus St.-Jürgen-Straße
Professor Hess-Kinderklinik
St.-Jürgen-Straße 1
28205 Bremen

Professor Dr. Klaus Hurrelmann
Universität Bielefeld
Fakultät für Gesundheitswissenschaften
Postfach 10 01 31
33501 Bielefeld

Dr. med. Isabel Jesch
Kinderpoliklinik der
Universität München
Pettenkoferstraße 8a
80336 München

Dr. med. Marcus Koester
Klinische Abteilung für Hör-, Stimm- und
Sprachstörungen
Universitätsklinik Innsbruck
Anichstraße 35
6020 innsbruck
Österreich

Univ.-Professor Dr. med. Berthold Koletzko
Abt. Stoffwechselkrankheiten und Ernährung
Dr. v. Haunersches Kinderspital der
Ludwig-Maximilians-Universität
Lindwurmstraße 4
80337 München

Dr. med. Sibylle Koletzko
Kinderpoliklinik der Universität München
Pettenkoferstraße 8a
80336 München

Professor Dr. phil. Hans-Peter Michels
Weimarer Straße 12
67459 Böhl-Iggelheim

Dr. jur. Karl-Heinz Möller
Kanzlei Möller-Hermuth
Pfeifferstraße 6
40625 Düsseldorf

Professor Dr. med. Fritz Uwe Niethard
Orthopädische Universitäts-Klinik
Klinikum der RWTH Aachen
Pauwelsstraße 30
52074 Aachen

Professor Dr. med. Wolfgang Rascher
Klinik mit Poliklinik für Kinder und Jugendliche
Universität Erlangen
Loschgestraße 15
91054 Erlangen

Professor Dr. med. Dr. phil. Helmut Remschmidt
Klinik für Psychiatrie und Psychotherapie
des Kindes- und Jugendalters der
Philipps-Universität
Hans-Sachs-Straße 4–8
35033 Marburg

Dr. med. Klaus-Dieter Rolirad
Kinder-Jugend-Sportmedizin
Bahnhofstraße 5
37154 Northeim

Professor Dr. med. Thomas Ruzicka
Hautklinik
Medizinische Einrichtungen
Heinrich-Heine-Universität
Moorenstraße 5
40001 Düsseldorf

Professor Dr. med. Eberhard Schulz
Universitätsklinikum der Albert-Ludwigs-Universität Freiburg
Hauptstraße 8
79104 Freiburg

Professor Dr. med. Helmut Singer
Klinik mit Poliklinik für Kinder und Jugendliche
Kardiologische Abteilung
Universität Erlangen
Loschgestraße 15
91054 Erlangen

Professor Dr. med. Dr. phil.
Hans-Christoph Steinhausen
Zentrum für Kinder- und Jugendpsychiatrie
Universität Zürich
Neumünsterallee 9
8032 Zürich
Schweiz

Dr. med. Bernhard Stier
Facharzt für Kinderheilkunde und Jugendmedizin
Beauftragter für Jugendmedizin in Hessen
Wetzlarer Straße 25
35510 Butzbach

Priv.-Doz. Dr. med. Dr. med. habil.
Michael A. Überall
Pharmacia GmbH
Am Wolfsmantel 46
91054 Erlangen

Priv.-Doz. Dr. med. Martin Wabitsch
Universitätskinderklinik und Poliklinik
Prittwitzerstraße 43
89075 Ulm

Professor Dr. med. Ulrich Wahn
Charité-Virchow-Klinikum
Klinik und Poliklinik für Kinderheilkunde und Kinderchirurgie
Augustenburger Platz 1
13353 Berlin

Dr. med. Peter Matthias Wehmeier
Klinik für Psychiatrie und Psychotherapie des Kindes- und Jugendalters der Philipps-Universität
Hans-Sachs-Straße 4–8
35033 Marburg

Dr. med. Nikolaus Weissenrieder
Frauenarzt, Kinder- und Jugendarzt
Kinder- und Jugendgynäkologe
Ruffinistraße 2
80637 München

Priv.-Doz. Dr. med. Michael Weiß
Kinderklinik der Stadt Köln
Amsterdamer Straße 59
50735 Köln-Riehl

Univ.-Professor Dr. med. Dieter Wenzel
Klinik mit Poliklinik für Kinder und Jugendliche
Universität Erlangen
Loschgestraße 5
91301 Erlangen

Professor Dr. med. dent. Dipl.-Chem.
Brita Willershausen-Zönnchen
Klinik und Poliklinik für Zahn-, Mund- und Kieferkrankheiten
Poliklinik für Zahnerhaltungskunde
Johannes-Gutenberg-Universität Mainz
Augustusplatz 2
55131 Mainz

Professor Dr. med. Helmut Willgerodt
Universitäts-Kinderklinik
Oststraße 21–25
04317 Leipzig

Priv.-Doz. Dr. med. Uwe Wintergerst
Immundefekt-Ambulanz
Dr. v. Haunersches Kinderspital der Ludwig-Maximilians-Universität
Lindwurmstraße 4
80337 München

Professor Dr. med. Alfred S. Wolf
Frauenstraße 51
89073 Ulm

A Grundlagen

1 Normale körperliche Entwicklung

Helmuth-Günther Dörr

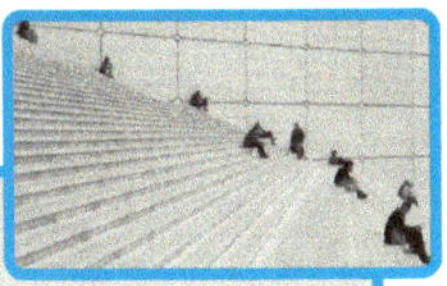

Die beiden wichtigsten Merkmale der normalen körperlichen Entwicklung bei Jugendlichen sind die Zunahme des Längenwachstums und die Pubertät. Letztere umfasst die gesamte Periode vom Auftreten der ersten Pubertätszeichen bis zum Abschluss des Längenwachstums und Erreichen der Fertilität.

1.1 Hormonelles Geschehen

Durch Aktivierung des hypothalamischen Pulsgenerators im Nucleus arcuatus kommt es zur pulsatilen Ausschüttung von Gonadotropin-Releasing-Hormon (GnRH). Dabei wird der Hypophysenvorderlappen zur Produktion von LH (luteinisierendes Hormon) und FSH (follikelstimulierendes Hormon) angeregt. Entscheidend für die Zunahme der GnRH- und Gonadotropinsekretion ist die Abnahme der Empfindlichkeit des negativen Rückkopplungsmechanismus. Zahlreiche Substanzen spielen bei der Neuromodulation der GnRH-Sekretion eine wichtige Rolle: Einen hemmenden Einfluss haben z.B. Glukokortikoide oder Melatonin. Eine hemmende und stimulierende Wirkung haben z.B. Sexualsteroide, γ-Aminobuttersäure, Insulin-like Growth Factor 1 oder Opioide. Einen stimulierenden Effekt haben z.B. Bombesin oder Insulin.

In der frühen Pubertät dominiert die pulsatile GnRH- und LH-Sekretion während des Schlafs, in der späten Pubertät nimmt die Amplitude der LH-Sekretion zu, und pulsatile Sekretionen sind auch tagsüber nachweisbar (Abb. 1-1). Gleichzeitig kommt es in der Pubertät zu einem deutlichen Abfall der Konzentration des sexualhormonbindenden Globulins im Serum, wodurch die Bioverfügbarkeit der Sexualhormone erhöht wird. Die basalen LH- und FSH-Konzentrationen steigen bei beiden Geschlechtern im Lauf der Pubertät nur mäßig an. Nach GnRH-Applikation (60 µg/m^2 KOF i.v.) kommt es aber zu dem für die Pubertät charakteristischen deutlichen Anstieg der LH-Konzentrationen (Abb. 1-2).

Die Pubertät ist durch die Aktivierung bzw. Reifung der Gonaden (**Gonadarche**) und der damit verbundenen Sekretion der gonadalen Sexualsteroide charakterisiert. So kommt es bei Jungen zu einem konstanten Anstieg der Plasma-Testosteronspiegel (präpubertär 0,1 ng/ml) bis 5 ng/ml (Median) im Alter von 16 Jahren. Die Testosteronwerte zeigen eine große Variabilität.

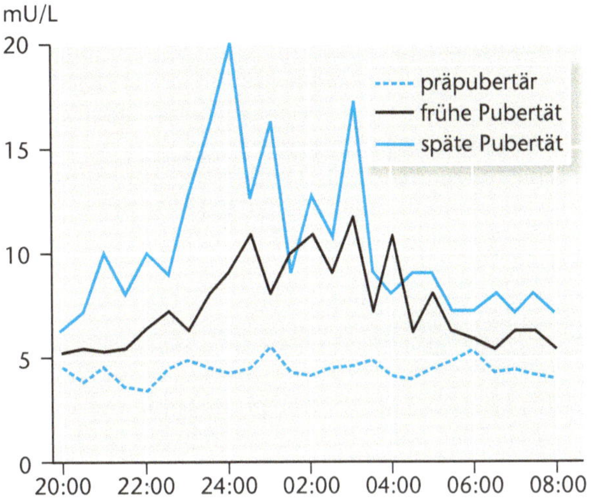

Abb. 1-1 Entwicklung der pulsatilen LH-Sekretion während der Pubertät.

Die Plasma-Östradiolkonzentrationen steigen bei Mädchen von infantilen, in der Regel nicht messbaren Werten (< 10 pg/ml) auf Konzentrationen von im Median 60 pg/ml an. Auch hier zeigt sich eine große Variabilität der Serumkonzentrationen.

Mit dem Anstieg der Östrogene ist die Brustdrüsenentwicklung (**Thelarche**) verbunden. Einige Jahre

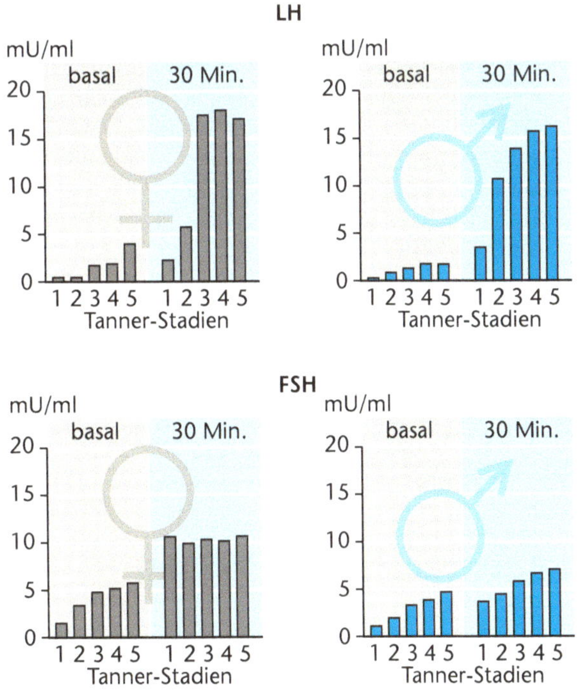

Abb. 1-2 LH- und FSH-Konzentrationen (Median-Werte) bei Jungen und Mädchen in Relation zur Pubertätsentwicklung (basal und 30 min nach GnRH-Stimulation).

vor Beginn der eigentlichen Pubertät kommt es bereits zu einer vermehrten adrenalen Androgensekretion (**Adrenarche**) und als Folge der Adrenarche zur Schambehaarung (**Pubarche**). Hormonell ist die Adrenarche durch den Anstieg der Serumkonzentrationen von Dehydroepiandrosteron (DHEA) und seinem Sulfat (DHEAS) sowie von Androstendion gekennzeichnet.

1.2 Längenwachstum

Eine der wichtigsten Komponenten in der Pubertät ist der Wachstumsschub, d.h. die **Zunahme der Wachstumsgeschwindigkeit.** Sie beruht auf einem komplexen Zusammenspiel von Wachstumshormon, Wachstumsfaktoren und Sexualsteroiden. Der maximale Pubertätswachstumsschub (Abb. 1-3) tritt bei Mädchen deutlich vor der Menarche im Alter von zwölf Jahren auf und beträgt etwa 7 cm pro Jahr. Der maximale Pubertätswachstumsschub bei Jungen tritt im Alter von 14 Jahren auf, also etwa zwei Jahre später als bei Mädchen, und beträgt etwa 9 cm pro Jahr.
Die Veränderungen im Wachstum korrelieren besser mit dem **Knochenalter** als mit dem chronologischen Alter. Das Knochenalter gilt als Maß der biologischen Reife. Pädiatrische Endokrinologen in Deutschland beurteilen dafür meist eine Röntgenaufnahme der linken Hand nach dem Atlas von Greulich und Pyle. Anhand der Körperhöhe und dem Knochenalter lässt sich die Endgröße berechnen. Für die **Vorhersage der Erwachsenenendgröße** gibt es verschiedene Möglichkeiten, wobei vor allem die Methode von Bayley und Pinneau herangezogen wird (s. Atlas von Greulich/Pyle, S. 234ff).

> Ein vom Knochenalter her altersgerecht entwickeltes Mädchen hat mit 13 Jahren 95,8% seiner Erwachsenenendgröße, ein vom Knochenalter her altersgerecht entwickelter Junge hat mit 13 Jahren 92,7% erreicht.

1.3 Pubertätsentwicklung

Die äußeren Merkmale der Pubertätsentwicklung werden nach Marshall und Tanner in verschiedene Stadien eingeteilt (Tab. 1-1, s. Farbtafel, Abb. 1-4, 1-5 und 1-6).
Das Volumen der Hoden wird durch vergleichende Palpation mit dem Orchidometer nach Prader bestimmt (Abb. 1-7). Eine Hodengröße von 4 ml (Tanner-Stadium G 2) wird bei Jungen als Beginn der Pubertät gewertet.

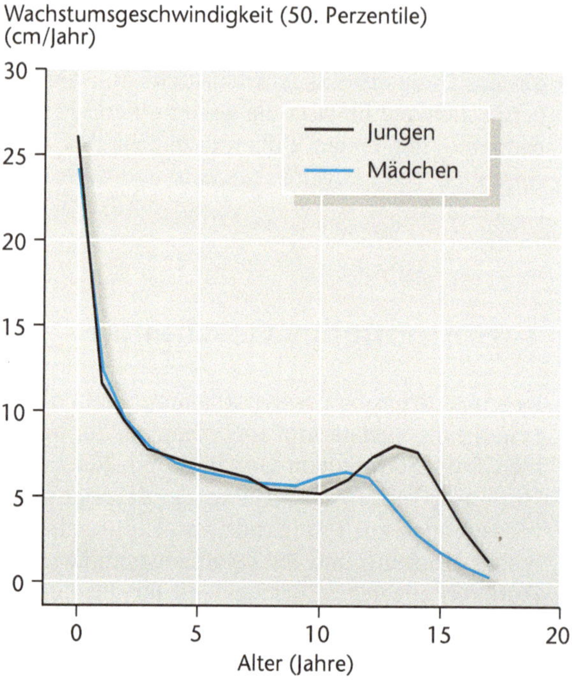

Abb. 1-3 Wachstumsgeschwindigkeit (50. Perzentile) bei Mädchen und Jungen.

1.3.1 Zeitlicher Ablauf der Pubertät

Als Maßstab für den zeitlichen Ablauf der Pubertät werden in Deutschland vor allem die Daten aus der 1. Zürcher Longitudinalen Wachstumsstudie von Largo und Prader herangezogen (Tab. 1-2) [Largo/Prader 1983a+b].

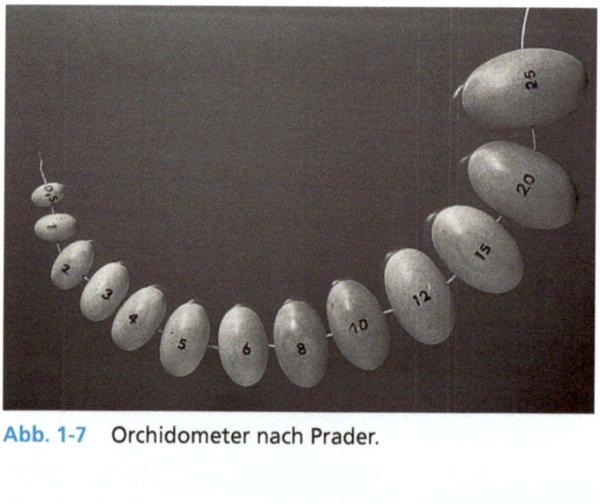

Abb. 1-7 Orchidometer nach Prader.

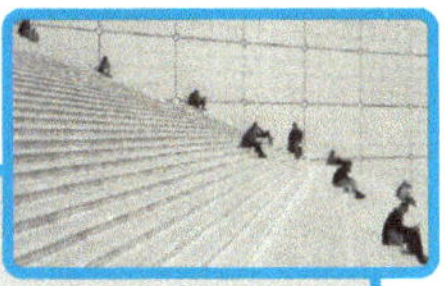

Tabelle 1-1 Stadien der Pubertätsentwicklung nach Marshall und Tanner (1969).

Stadien der Brustentwicklung (s. Farbtafel Abb. 1-4)

B 1 fehlende Brustentwicklung, keine palpable Drüse
B 2 Brustknospung, Brustdrüse und Warzenhof leicht erhaben
B 3 Brustdrüse stärker vergößert als der Warzenhof, Form entspricht der einer erwachsenen Brust
B 4 Drüse im Warzenhofbereich hebt sich mit einer eigenen Kontur vom übrigen Anteil der Brust ab
B 5 Vorwölbung im Warzenhofbereich des Stadiums B 4 weicht in die abgerundete Kontur der erwachsenen Brust zurück

Stadien der Pubesbehaarung (s. Farbtafel Abb. 1-5)

PH 1 präpuberal – keine Pubesbehaarung
PH 2 spärliches Wachstum von langen, leicht pigmentierten flaumigen Haaren, glatt oder gering gekräuselt; erscheinen hauptsächlich an der Peniswurzel bzw. entlang der großen Labien
PH 3 beträchtlich dunklere, kräftigere und stärker gekräuselte Haare; Behaarung geht über die Symphyse etwas hinaus
PH 4 Behaarung entspricht dem Erwachsenentyp, Ausdehnung ist aber noch beträchtlich kleiner; noch keine Ausbreitung auf die Innenseite der Oberschenkel
PH 5 in Dichte und Ausdehnung wie beim Erwachsenen, aber nach oben horizontal begrenzt (Dreieckform); Übergang auf Oberschenkel
PH 6 bei 80 % der Männer und 10 % der Frauen weitere Ausbreitung der Behaarung nach oben zum Nabel hin

Genitalentwicklung bei Jungen (s. Farbtafel Abb. 1-6)

G1 infantil, Hodenvolumina < 3 ml
G2 Vergrößerung des Skrotums, Hodenvolumina 4–8 ml
G3 Vergrößerung des Penis in die Länge, Vergrößerung von Testes und Skrotum
G4 Penis wird dicker, Entwicklung der Glans, Skrotalhaut wird dunkler, Samenerguss
G5 Genitalien ausgereift wie beim erwachsenen Mann, reife Spermien

Danach erfolgt der Pubertätsbeginn bei 95% aller Mädchen zwischen 8,5 und 13 Jahren und bei 95% aller Jungen zwischen 9,5 und 13,5 Jahren.

Prinzipiell kann die Pubertät in jeder Altersstufe ablaufen. Der Beginn der Pubertät ist genetisch determiniert.

1.3.2 Pubertätsentwicklung bei Mädchen

Bei Mädchen ist das erste Zeichen der Pubertätsentwicklung die Thelarche (B 2, s. Tab. 1-1) oder die Pubarche (PH 2, s. Tab. 1-1).

Das Stadium der **Brustentwicklung** B 3 geht bei einigen Mädchen unmittelbar in B 5 über, bei anderen Mädchen bleibt die Entwicklung im Stadi-

Tabelle 1-2 Altersverteilung des Auftretens der einzelnen Pubertätsmerkmale bei Mädchen und Jungen nach Largo und Prader (1983).

Pubertätsmerkmal	Mittelwert (Jahr)	Standardabweichung (Jahr)	Mittelwert ± 2 Standardabweichungen (Jahr)
Mädchen			
Beginnende Schambehaarung (PH 2)	10,4	1,2	8,0–12,8
Beginnende Brustentwicklung (B 2)	10,9	1,2	8,5–13,3
Menarche	13,4	1,1	11,2–15,6
Volle Schambehaarung (PH 5)	14,0	1,3	11,4–16,6
Volle Brustentwicklung (B 5)	14,0	1,2	11,6–16,4
Jungen			
beginnende Genitalentwicklung (G 2)	11,2	1,5	8,2–14,2
beginnende Schambehaarung (PH 2)	12,2	1,5	9,2–15,2
volle Schambehaarung (PH 5)	14,9	1,0	12,9–16,9
mature Genitalentwicklung (G 5)	14,7	1,1	12,5–16,9
Testesvolumen > 3 ml	11,8	0,9	10,0–13,6
abgeschlossenes Hodenwachstum	15,3	1,2	12,9–17,7

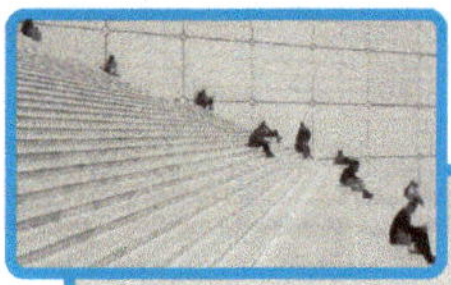

um B 4 stehen. Die Brustentwicklung kann asymmetrisch erfolgen, gleicht sich aber fast immer von selbst aus.

Die **Pubarche** folgt in der Regel innerhalb von wenigen Monaten, kann der Thelarche aber auch vorausgehen. Das Auftreten der Sekundärbehaarung (Pubes- und Axillarhaare) steht zunächst unter dem Einfluss adrenaler, später auch unter dem Einfluss ovarieller Androgene. Mittels Ultraschall lässt sich der Beginn der Pubertät (Zunahme von Uterus- und Ovarvolumen; multizystische Ovarien, Verhältnis von Uterus zu Zervix > 1; endometriales Echo) gut charakterisieren.

Die **Menarche** tritt gewöhnlich erst in der zweiten Hälfte der Pubertät auf.

> Das Menarchealter hat in den letzten 100 Jahren in den Industrieländern um drei bis vier Jahre abgenommen und liegt in Deutschland zwischen zwölf und 13 Jahren.

Die ersten Zyklen sind unregelmäßig und anovulatorisch. Auch zwei Jahre nach der Menarche betrifft dies noch ca. 55%, nach fünf Jahren noch 20%.

1.3.3 Pubertätsentwicklung bei Jungen

Bei Jungen ist das erste Zeichen der Pubertät das Hodenwachstum (Volumen = 4 ml; präpubertär ≤ 3 ml). Danach kommt es zur Schambehaarung und zum Peniswachstum. Mit etwa 13 Jahren kann man Spermien im Urin finden, zwischen 12,5 und 15 Jahren kommt es zu den ersten bewusst erlebten Samenergüssen (Ejakularche). Im Alter von etwa 14,5 Jahren treten Oberlippenbart und Stimmbruch auf. Am Ende der Pubertät wird die endgültige Hodengröße von 15 bis 25 ml erreicht.

1.4 Zusammensetzung des Körpergewebes

Während der Pubertät kommt es zu erheblichen Veränderungen der Zusammensetzung des Körpergewebes.

Die **Muskelmasse** nimmt bei Mädchen geringer als bei Jungen zu. So haben 15-jährige Mädchen in Relation zum Körpergewicht im Mittel etwa 43% Muskelmasse, gleichaltrige Jungen dagegen 50%.

Im Gegensatz dazu ist die **Fettmasse** in Prozent bei Mädchen im Allgemeinen doppelt so hoch wie bei Jungen.

Bei beiden Geschlechtern kommt es über einen Zeitraum von einigen Jahren zu einer konstanten Zunahme der **Knochenmasse,** wobei am Ende – einige Jahre nach der Pubertät – die „Peak Bone Mass" steht.

> Die Zunahme der Knochenmineralisation beginnt bei jungen Mädchen bereits in der Pubertät, mit einem Maximum zwischen elf und 14 Jahren und dauert etwa bis zwei Jahre nach der Menarche. Bei Jungen liegt das Maximum der Knochenmassenzunahme zwischen 13 und 17 Jahren und dauert etwa bis zum 20. Lebensjahr.

Literatur

Falkner F, Tanner JM: Human Growth – A Comprehensive Treatise. Vol. 2. 2. ed. Plenum Press, New York 1986.

Greulich WW, Pyle SI: Radiographic Atlas of Skeletal Development of the Hand and Wrist. 2. ed. Stanford University Press, Stanford/CA 1959.

Kelch RP, Beitins IZ: Adolescent Sexual Development. In: Wilkins "The Diagnosis and Treatment of Endocrine Disorders in Childhood and Adolescence". 4. ed. pp 193–234. Charles C. Thomas, Springfield 1994.

Largo RH, Prader A: Pubertal development in swiss boys. Helv Pediatr Acta 38 (1983 a) 211–228.

Largo RH, Prader A: Pubertal development in swiss girls.Helv Pediatr Acta 38 (1983 b) 229–243.

Marshall WA, Tanner JM: Variations in pattern of pubertal changes in girls. Arch. Dis. Child. 44 (1969) 291.

Wieringen JC van, Waffelbakker F, Verbrugge HP, DeHass JE: Growth Diagrams. Wolter-Noordhoff, Groningen 1965.

2 Normale psychosexuelle Entwicklung

Helmut Remschmidt und Peter Matthias Wehmeier

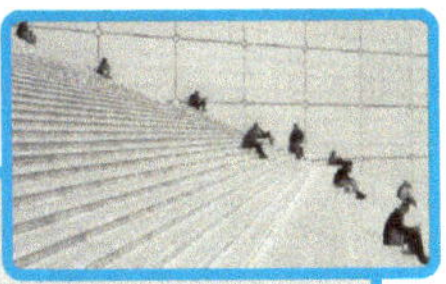

2.1 Psychische Entwicklung

Psychische Entwicklung im Kindesalter: Die frühe psychische Entwicklung ist geprägt durch mehrere grundlegende intrapsychische und soziale Entwicklungsschritte [Mewe 2000, Rudolf 2000]:
Im ersten Vierteljahr des Lebens steht der Aufbau des Kommunikationssystems im Vordergrund. Körperliche Bedürfnisse werden geäußert und körpernahe Affekte ausgedrückt. Das Kind erwirbt eine basale emotionale Zuversicht und entfaltet eine gewisse Intentionalität. Beziehungen sind noch äußerst asymmetrisch, d.h. das Kind ist ganz und gar von der Zuwendung von außen abhängig. Nur in Ansätzen ist eine auf Gegenseitigkeit ausgerichtete Kommunikation möglich.
Im Laufe des ersten Lebensjahrs wird ein regelrechtes System von Bindungen aufgebaut. Mit zunehmender Differenzierung zwischen Ich und Nicht-Ich („Selbst“ und „Objekt“) wird die Kommunikation eingeübt und die menschliche Bezogenheit vertieft. Sowohl positive als auch negative Affekte bilden sich aus. Das Kind erlebt Gefühle der Geborgenheit und Sicherheit, aber auch der Erregung und Frustration.
Im zweiten und dritten Lebensjahr ist die Selbst-Objekt-Differenzierung so gut wie abgeschlossen, das Kind erlebt sich in seinem Sprechen und Handeln als eigenständiges Individuum. Es gewinnt Freude an der Exploration und Inbesitznahme der äußeren Welt. Es beginnt in der Konfrontation mit Normen und Regeln (Ge- und Verbote) diese Normen zu internalisieren, d.h. zu übernehmen. Im Zuge der Identifizierung mit sozialen Rollen (z.B. Mutter oder Vater) tritt auch ein spielerischer Umgang mit der Geschlechtsindentität auf.
Im dritten bis sechsten Lebensjahr steht die Entwicklung der psychosexuellen und sozialen Identität im Vordergrund. Intrapsychisch besteht eine Bewusstheit des Selbst. Das Kind überprüft die äußere Realität anhand seiner Erfahrung von Zeit, Sein und Nicht-Sein, Begrenztheit und Tod. Es lernt die Eindeutigkeit der Dinge sowie der sprachlichen Begriffe und erfährt die Gültigkeit der Logik. Ferner gewinnt das Kind eine eindeutige psychosexuelle Identität und erfasst die unterschiedliche Bedeutung gleichgeschlechtlicher und gegengeschlechtlicher Beziehungen. Es bezieht eine Position im Gefüge der vorhandenen sozialen Bezüge und baut soziale Rücksichten und Loyalitäten auf.
In diesen Lebensabschnitten werden die Grundlagen der Persönlichkeitsbildung geschaffen. In der Zeit bis zur Pubertät erfolgt eine Erweiterung der bisher gemachten Erfahrungen und Ausgestaltung erlangter Fähigkeiten. Im schulischen Rahmen lernt das Kind, Informationen zu sammeln und zu strukturieren. Dabei wird realitätsbezogenes Denken und Handeln eingeübt. Überhaupt findet in dieser Phase eine intensive Auseinandersetzung mit der Realität statt. Häufig geht es darum, angemessene Lösungen für alterstypische Probleme zu entwickeln, beispielsweise im Hinblick auf Gleichaltrige oder die Familie. Auch die Anforderungen, die durch Schule und Gesellschaft an das Kind gestellt werden, müssen bewältigt werden. Soll dieser Prozess gelingen, muss er durch erzieherische Maßnahmen der Eltern und Lehrer begleitet werden. Dabei kommt sowohl Eltern als auch Lehrern eine wichtige Vorbildfunktion zu. Gerade in dieser Phase zunehmender Autonomie benötigt das Kind Geborgenheit und Unterstützung, um sich normal entwickeln zu können. Gelingt es dem Kind nicht, die erforderlichen Entwicklungsschritte zu bewältigen, können entwicklungspsychopathologische Auffälligkeiten resultieren, die einer spezifischen Behandlung bedürfen [Remschmidt 2000].
Laut Piaget kann man fünf Stadien der kognitiven Entwicklung unterscheiden, die sich bestimmten Altersstufen zuordnen lassen (Tab. 2-1). Danach spielen die Prozesse der Assimilation (Einordnung äußerer Eindrücke und Gegebenheiten in subjektive Bezugssysteme) und Akkommodation (Umbildung und Veränderung subjektiver Ordnungsschemata durch äußere Gegebenheiten) eine große Rolle. Die kognitive Entwicklung wäre dann Ergebnis einer permanenten Wechselwirkung dieser beiden Prozesse, wobei es zu einer kontinuierlichen Verbesserung der Denk- und Ordnungsstrukturen kommt. Zwar ist die kognitive Theorie Piagets auch kritisch beurteilt worden, dennoch kann die kognitive Theorie Piagets als empirisch wohl fundiert und praktisch anwendbar gelten [Remschmidt 1992a].

Psychische Entwicklung in der Adoleszenz: Seit dem epochemachenden Werk von Eduard Spranger [Spranger 1924] hat die Lebensphase der Adoleszenz in der psychologischen und psychiatrischen Literatur lebhaftes Interesse gefunden [Ewert 1983, Oerter 1985, Bühler 1991, Fend 1990, Fend 1991, Remschmidt 1992a, Remschmidt 1992b, Fend 2000]. In diesem Zusammenhang sind verschiedene Aspekte relevant, die in folgenden Abschnitten ausführlich behandelt werden.

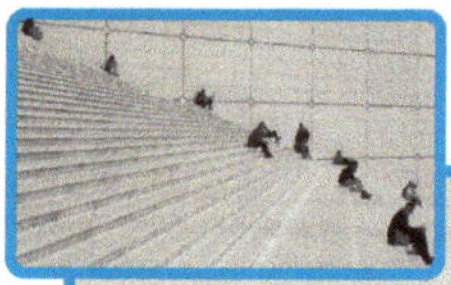

Tabelle 2-1 Schematische Darstellung der kognitiven Entwicklung nach Piaget (nach [Piaget/Inhelder 1973]).

Alter	Entwicklungsstadium	Charakteristika
0–18 Monate	sensomotorische Intelligenz	Entwicklung sensomotorischer Gegenstandsschemata, Bildung von Wahrnehmungskonstanten
bis ca. 4 Jahre	symbolisch-vorbegriffliche Intelligenz	Entwicklung der Vorstellungsfähigkeit: Nachahmung / symbolisches Spiel / Sprache, Bildung von Vorbegriffen, Egozentrismus
bis ca. 7 Jahre	Stadium des intuitiv-anschaulichen Denkens	Entdeckung physikalischer Invarianzen: Zahl, Substanz, Masse, Volumen, Entwicklung der logischen Invarianzen: Klassen, Relationen ...
bis ca. 11 Jahre	Stadium der konkreten Operationen	Entwicklung der Reversibilität durch Überwindung des Egozentrismus
ab ca. 12 Jahre	Stadium der formalen Operationen	Operationen 2. Ordnung unabhängig von der konkreten Basis

2.1.1 Verarbeitung der körperlichen Veränderungen

Mit den in der Pubertät auftretenden körperlichen Veränderungen gehen tiefgreifende psychische Wandlungen einher. Diese sind jedoch nicht ausschließlich auf die körperlichen Veränderungen zurückzuführen, sondern unterliegen in erheblichem Ausmaß psychosozialen Einflüssen.

Die Verarbeitung der somatischen Veränderungen und ihre Integration in das Körperschema (d.h. die kognitive Repräsentation des eigenen Körpers) ist eine der großen Aufgaben der Pubertät. In der Adoleszenz ändert sich durch die Wahrnehmung und psychische Verarbeitung der körperlichen Veränderungen die Vorstellung vom eigenen Körper erheblich.

Die raschen Änderungen in der Pubertät müssen in ein neues stabiles Identitätsgefühl integriert werden. Die schnelle Entwicklung führt häufig dazu, dass sich die Jugendlichen auf die physischen Aspekte des Selbst konzentrieren. Darüber hinaus registrieren die Adoleszenten sehr genau die soziale Reaktion auf ihre körperliche Veränderung (z.B. Anerkennung, Bewunderung oder Ablehnung, Spott oder Missachtung) und integrieren diese in ihr Selbstbild.

Körperliche Veränderungen und Selbstwertgefühl

Die intensive Beobachtung körperlicher Veränderungen in der Pubertät stellt für nicht wenige Jugendliche eine Quelle der Beunruhigung dar. Der Vergleich mit anderen Jugendlichen ist an der Tagesordnung. Aufgrund der großen Variabilität der körperlichen Veränderungen ergeben sich bei vielen zum Teil erhebliche Beeinträchtigungen des Selbstwertgefühls. In der Adoleszenz ist eine ängstliche Beachtung normativer Vorstellungen ubiquitär. Diese bezieht sich auf Körperwachstum, Größe, Gewicht, Körperproportionen, Haartracht, Gesicht, Verhalten und Bewegungen. Die Normvorstellungen sind jeweils kulturspezifisch.

Adoleszenten sind sehr leicht geneigt, Abweichungen von der Norm festzustellen, auch wenn sie sich völlig im Normbereich bewegen. Diese übermäßige Sensibilität kann zu akuten Konflikten oder chronischer psychischer Beeinträchtigung in Form neurotischer Fehlentwicklung führen [Remschmidt 2000]. Allerdings sind die meisten Jugendlichen stolz auf ihre körperliche Entwicklung, und die überwiegende Mehrheit hält sich für stark und gesund [Offer 1984].

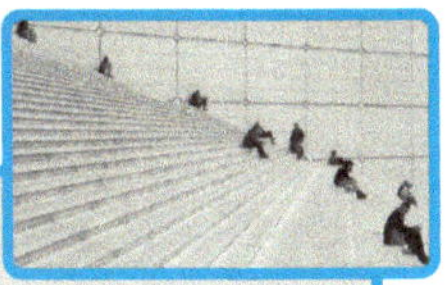

Selbstwahrnehmung körperlicher Veränderungen

Rund die Hälfte aller Mädchen und ein Drittel aller Jungen äußern in der Adoleszenz Sorgen hinsichtlich normaler Körpergröße, Figur und Gewicht.
In fast allen Bereichen gibt es Unterschiede zwischen Jungen und Mädchen. Während körperliche Kraft, sportliche Betätigung und eine muskulöse Figur für Jungen wichtig sind, richten Mädchen ihr Augenmerk eher auf Gesicht, Figur und Haut. Letztere ist allerdings im Fall einer in der Adoleszenz auftretenden Akne vulgaris bei beiden Geschlechtern gleichermaßen wichtig. Nicht geringe Befürchtungen beziehen sich auf die Disproportionierung des Körpers. Allerdings ist es für die Adoleszenz typisch, dass derartige Befürchtungen aus Angst, man könne sich bei Erwachsenen lächerlich machen, nicht zugegeben werden.

> Für beide Geschlechter sind die sekundären Geschlechtsmerkmale wichtig. Ihr zeitgerechtes Auftreten und ihre im Vergleich zu Gleichaltrigen typische Konfiguration gibt Jungen wie Mädchen das Gefühl, den Status als Mann oder Frau erreicht zu haben. Gleichzeitig besteht aber noch eine große Unsicherheit hinsichtlich der damit zusammenhängenden Rollen und Funktionen.

Ursachen für psychische Störungen ergeben sich aus einer tatsächlichen oder vermeintlichen Reifungsverzögerung, und aus früher Reifung, die zu Gefährdung aufgrund verfrühter Sexualisierung des Verhaltens führen kann. So machen Frühreifende eher sexuelle Erfahrungen als Spätreifende, was nicht unbedingt als Vorteil angesehen werden kann, da ihnen häufig die notwendige emotionale Reife fehlt. Außerdem ziehen sexuell frühreife Jungen und Mädchen – nicht unbedingt aktiv – das sexuelle Interesse ihrer Umwelt stärker auf sich und geraten daher vorzeitig in sexuelle Beziehungen oder werden verführt oder missbraucht.

2.1.2 Kognitive Entwicklung

Von großer Bedeutung für das Verständnis vieler Verhaltensweisen Jugendlicher ist die kognitive Entwicklung in der Adoleszenz. Diese hängt mit der Entwicklung der allgemeinen Intelligenz zusammen. Sie führt zu verbesserter Introspektion und erweitert das Spektrum emotionaler Erlebnisweisen. Die kognitive Entwicklung ist eine wesentliche Grundlage für die weitere Persönlichkeitsentwicklung.

> Zwischen dem elften und dem 15. Lebensjahr kommt es im kognitiven Bereich zu fundamentalen Veränderungen, die durch den Übergang von konkreten Operationen zum abstrakten und formalen Denken gekennzeichnet sind.

In der Frühphase der Adoleszenz lässt sich dieser Prozess durch drei Vorgänge charakterisieren:

- die Entwicklung der Kombinatorik
- die Entwicklung der Aussageoperationen
- das Auftreten des hypothetisch-deduktiven Denkens.

Alle diese Vorgänge führen über das konkrete Denken hinaus [Piaget und Inhelder 1973].
Mit der Entwicklung der **Kombinatorik** wird das Denken weniger gegenstandsbezogen. Jetzt sind Klassifikationen nicht-ähnlicher Gegenstände nach übergeordneten und frei gewählten Gesichtspunkten möglich. Das Denken macht nicht mehr bei der beobachteten und begrenzten Wirklichkeit halt, sondern bezieht sich auf eine beliebige Zahl möglicher Kombinationen. Bei der Kombination von Gegenständen wird nunmehr systematisch vorgegangen, alle möglichen Permutationen werden durchgespielt.
Aussageoperationen enthalten Urteile, die unter den Gesichtspunkten ihres Zutreffens oder Nicht-Zutreffens (Wahrheit oder Unwahrheit) entstehen. Sie stellen nicht nur eine neue Art dar, Tatsachen festzuhalten, sondern bilden ein reichhaltiges und variables logisches System. Es lässt sich auf beliebige Sachverhalte anwenden und erlaubt den Jugendlichen erstmals, in systematischer Weise Hypothesen zu bilden und zu prüfen. Abstrakte Begriffe wie Volumen, Gewicht, Stärke usw. können unabhängig von konkreten Gegebenheiten in die Denkoperationen einbezogen werden.
Die Möglichkeit, nach Regeln der Kombinatorik vorzugehen und die Gesetze der formalen Logik anzuwenden, führt dazu, dass die Jugendlichen Hypothesen bilden, Ableitungen aus ihnen folgern sowie deren Zutreffen experimentell überprüfen können. Diese Vorgehensweise gleicht der eines naturwissenschaftlichen Experimentators und lässt sich als **hypothetisch-deduktives Denken** charakterisieren. Die Konstruktion von Hy-

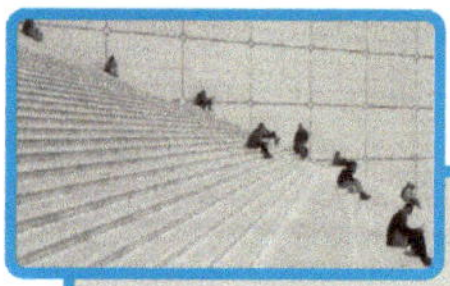

pothesen hat Ähnlichkeiten mit der Bildung von Idealvorstellungen, die sich vielfach gar nicht überprüfen lassen oder im Widerspruch zur Realität stehen können.

> Von Bedeutung für die intellektuelle Entwicklung sind die Ernährungsbedingungen in der frühen Kindheit, die Eltern-Kind-Beziehung, sozioökonomische Bedingungen, motivationale Faktoren, stimulierende Einflüsse zu Hause und in der Schule sowie die Persönlichkeit und das Selbstkonzept des Jugendlichen. Alle diese Faktoren können die genetisch vorgegebene Basis intellektueller Leistungsfähigkeit in erheblichem Maße modulieren.

Die Entwicklung der allgemeinen Intelligenz setzt sich im Jugendalter kontinuierlich fort. Mit zunehmendem Lebensalter wandelt sich aber die Struktur der Intelligenz.
Eine wesentliche Fähigkeit, die in der Adoleszenz hinzugewonnen wird, ist die der Introspektion, bei der das eigene Denken, Fühlen und Handeln zum Gegenstand gedanklicher Betrachtung gemacht wird. Die Jugendlichen betrachten und registrieren recht bewusst ihre Reaktionen, aber auch die Reaktionen anderer auf ihr Verhalten. Hierfür ist eine „Subjekt-Objekt-Spaltung“ erforderlich.
Ein weiterer wichtiger Aspekt der Introspektion ist die Fähigkeit, zwischen Denken und Sprechen bzw. Denken und Handeln zu unterscheiden. Das Denken nutzt die neuen Möglichkeiten zur Konstruktion von Idealen, ohne sie auszusprechen. Man kann ideale Familien, Gesetze und staatliche Einrichtungen gedanklich konzipieren, sie mit der ungünstigeren Realität vergleichen und sie durchzusetzen versuchen.

2.1.3 Emotionale und Persönlichkeitsentwicklung

Die kognitiven Veränderungen sind wesentliche Voraussetzungen auch für die emotionale Entwicklung. Biologische und kognitive Vorgänge sowie psychosoziale Bedingungen wirken eng zusammen, wobei biologische und kognitive Strukturveränderungen den Boden für die emotionale Entwicklung und Ausbildung der Persönlichkeit bereiten.
Man kann Persönlichkeit definieren als „dynamische Ordnung derjenigen psychophysischen Systeme im Individuum, die seine einzigartige Anpassung an die Umwelt bestimmen“ [Allport 1959]. „Dynamische Ordnung“ steht dabei für ein Ordnungsprinzip, das zur Entwicklung und Wandlung fähig ist, „psychophysische Systeme“ für die Eigenschaften, Gewohnheiten und Verhaltensweisen eines Menschen und „einzigartige Anpassung“ für die Einmaligkeit, wie ein Mensch in der Art seiner Anpassung an die Umweltbedingungen sich von anderen unterscheidet.
Der Schwerpunkt des Persönlichkeitsbegriffes liegt auf solchen Vorgängen, die wir subjektiv als Kräfte erleben. Das sind die Phänomene, die in der modernen Psychologie unter dem Begriff Motivation vereinigt werden, d.h. Bedürfnisse, Triebe und Antriebe, Interessen und Willenserlebnisse.

> Trotz vielfältiger und manchmal abrupter Veränderungen in der Adoleszenz lässt sich die Persönlichkeitsentwicklung eher unter dem Gesichtspunkt der Kontinuität als der Diskontinuität beschreiben, sowohl hinsichtlich der Stetigkeit von Reifungsabläufe und emotionalen Veränderungen, als auch hinsichtlich bedeutsamer Persönlichkeitseigenschaften und -merkmale.

Bedürfnisse in der Adoleszenz

Unter Bedürfnis versteht man in der Motivationspsychologie einen Mangel, der aus einer Diskrepanz zwischen aktueller Bedarfslage und nicht gegebenen Befriedigungsmöglichkeiten resultiert.
Viele Bedürfnisse entstehen in der Adoleszenz zum ersten Mal oder in verwandelter Form. Voraussetzungen hierfür sind die bereits beschriebenen biologischen und kognitiven Veränderungen. Zu den Bedürfnissen in der Adoleszenz gehören folgende [Garrison/Garrison 1975, Maslow 1987]:

- **physiologische Bedürfnisse:** Hervorzuheben sind das Bedürfnis nach körperlicher Nähe und sexueller Betätigung.
- **Sicherheitsbedürfnis:** Die zahlreichen und für die Jugendlichen hinsichtlich ihrer Konsequenzen nur schwer überschaubaren biologischen und psychologischen Veränderungen akzentuieren den Wunsch nach Sicherheit. Diese wird häufig nicht innerhalb der Familie, sondern eher in der Gruppe Gleichaltriger gesucht, deren Einfluss zeitweise größer ist als derjenige der Familie.

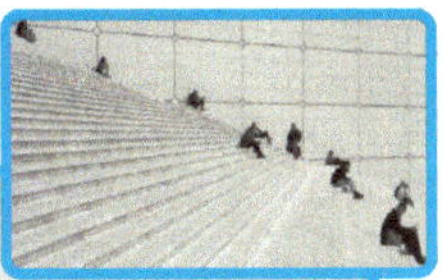

- **Unabhängigkeitsbedürfnis:** Die für die Adoleszenz typischen Reifungsabläufe und gesellschaftlichen Erwartungen lösen einen starken Drang nach Unabhängigkeit aus. Dieser wird verstärkt durch den Zuwachs an kognitiven Möglichkeiten und führt zu Auseinandersetzungen mit den Restriktionen und Erwartungen der Eltern. Gleichzeitig begünstigt der Unabhängigkeitsdrang den Widerstand gegen alles Herkömmliche und die Autorität sowie das Infragestellen von Normen, Regeln und Gewohnheiten.
- **Bedürfnis nach Zugehörigkeit (Liebesbedürftigkeit):** Die Abkehr vom Elternhaus, das Gefühl, nicht verstanden zu werden, der Unabhängigkeitsdrang sowie die neuen kognitiven Möglichkeiten führen oft zu einen Gefühl der Isolierung, was wiederum ein Bedürfnis nach Liebe und Zuneigung mobilisiert. Dieses wird durch die sexuelle Reifung und die im Gefolge entstehenden Bedürfnisse nach sexueller Betätigung, aber auch nach Zärtlichkeit und verständnisvollem Gedankenaustausch begünstigt.
- **Leistungsbedürfnis (Leistungsmotivation):** Die Leistungsmotivation hat in der Adoleszenz verschiedene Wurzeln: Wunsch nach Erprobung der neuen kognitiven Fähigkeiten, Erlangung von Achtung und Wertschätzung durch Leistung, Versuch, das andere Geschlecht durch Leistung zu beeindrucken usw. Die Leistungsmotivation kann allerdings durch die Bezugsgruppe der Gleichaltrigen entscheidend gemindert werden.
- **Bedürfnis nach Selbstverwirklichung und Ich-Entwicklung:** Die Motivation zur Entwicklung der eigenen Persönlichkeit ist oft mit Leistungsmotivation verknüpft und entspricht dem Bedürfnis, anerkannt und akzeptiert zu werden. Selbstverwirklichung und Ich-Entwicklung bedeuten, die eigenen Fähigkeiten zu realisieren und sie fortlaufend weiterzuentwickeln.

Ethisch-moralische Entwicklung

Bei der ethisch-moralischen Entwicklung in der Adoleszenz lassen sich folgende Gemeinsamkeiten herausstellen [Remschmidt 1992a]:

- **Umschichtung der Wertvorstellungen:** Die Wertvorstellungen werden immer stärker personenunabhängig. Damit ist eine Ablösung von den Bezugspersonen (z.B. den Eltern) verbunden. In Verbindung damit vollzieht sich ein Fortschritt der Ich-Reifung.
- **Liberalisierung der Wertvorstellungen:** Mit der Ablösung von personifizierten Vorbildern und der fortschreitenden kognitiven Entwicklung verlieren die Wertvorstellungen ihre konkrete Bezogenheit. Sie erhalten ein (abstrakteres) Bedeutungs- und Gültigkeitsumfeld, und es werden Abstufungen vorgenommen. Die kognitive Veränderung ermöglicht die Entwicklung eines Systems von Werthierarchien, in das Entscheidungsprozesse und Verhaltensweisen eingeordnet werden.
- **Verlagerung der Vorbildfunktion:** Die „Entwertung" der Eltern als moralisches Vorbild und die zunehmende Bejahung abstrakter Wertvorstellungen bedeutet nicht eine generelle Abwendung von Personen und Gruppen, die moralische Prinzipien verkörpern. Vielmehr wird die zuvor den Eltern zugedachte Loyalität in zunehmendem Maße auf die Gruppe Gleichaltriger (Bezugsgruppe) übertragen. Dies führt zu einer gewissen Ernüchterung hinsichtlich der akzeptierten Wertvorstellungen, da zur Gruppe nicht die gleiche enge emotionale Beziehung besteht. Andererseits entsteht in der Anfangsphase der Adoleszenz ein hoher Konformitätsdruck hinsichtlich der akzeptierten Werte, der sich gegen Ende der Adoleszenzphase allmählich verringert.
- **Angleichung an die Wertvorstellungen des jeweiligen Kulturkreises:** Nach einer Phase der Beunruhigung, Auseinandersetzung und Revolte wird im Laufe der Spätadoleszenz ein Großteil der kulturspezifischen Wertvorstellungen übernommen und akzeptiert.
- **Prinzip der Wechselseitigkeit moralischer Verpflichtungen:** Mit zunehmender Reifung und mit dem Aufgeben der Egozentrizität tritt die Wechselseitigkeit moralischer Verpflichtungen in den Vordergrund. Der Weg aus der Egozentrizität impliziert die Fähigkeit, sich selbst nach gleichen Gesichtspunkten zu bewerten wie andere, allgemeine Prinzipien zur Grundlage moralischer Verhaltensweisen zu machen und die Bedürfnisse und Interessen anderer in ähnlicher Weise wahrzunehmen wie die eigenen.

Ich-Entwicklung und Identitätsfindung

Unter Ich verstehen wir ein organisiertes System von Haltungen, Einstellungen und Motiven, das

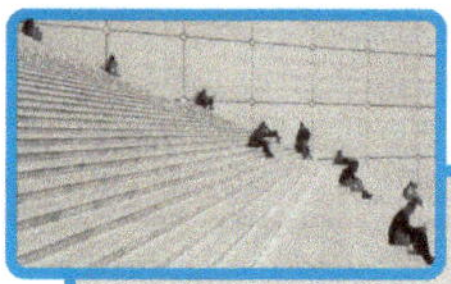

den Kernbereich der Persönlichkeit repräsentiert und ihr Einmaligkeit, Gleichheit und Unverwechselbarkeit verleiht. Dieses System unterliegt wie alles im psychischen Bereich einer Entwicklung. Es erreicht in der Adoleszenz mit der Festlegung von Werten, Zielen, Idealen und beruflichen und persönlichen Plänen ein für das weitere Leben entscheidendes Stadium.

Nach psychoanalytischer Auffassung versteht man unter Ich die Instanz des psychischen Apparates, die zwischen Individuum und Realität sowie zwischen Es und Über-Ich vermittelt. Sie ist verantwortlich für die intrapsychische Verarbeitung und Regulation aller Außenwahrnehmungen und damit für die Organisation der persönlichen Erfahrung. Verwandte Begriffe sind das Selbst als Inbegriff der individuellen Wahrnehmungen und Erinnerungen und das Selbstkonzept (Selbstbild) als Abstraktion aller wesentlichen Kennzeichen des Selbst in der eigenen Sicht und in der Sicht der anderen.

Identität umschreibt das persönliche Bewusstsein der Gleichheit, der zeitlichen Kontinuität und der damit verbundenen Wahrnehmung, dass andere diese anerkennen. Identität verkörpert einen Zustand, Identifikation bezeichnet den Vorgang der Identitätsbildung. Die Identifikation ereignet sich stets innerhalb sozialer Beziehungen. Darin nehmen die Eltern und elternähnlichen Bezugspersonen einen herausragenden Platz ein. Wichtig sind auch weitere Erwachsene mit Vorbildcharakter, soziale Bedingungen, konstitutionelle und Persönlichkeitseigenschaften usw. Identitätsbildung umfasst also immer die Teilhabe an Gemeinschaften und kulturellen Gegebenheiten.

Von der individuellen Identität kann man eine Gruppenidentität unterscheiden. Unter Gruppenidentität versteht man die „Wesensmerkmale einer Gruppe, die konstant bleiben, obwohl die Gruppenmitglieder variieren“ [De Levita 1976]. Eine Gruppenidentität in diesem Sinne haben „Peer-Groups“, Vereine, politische Parteien, Staaten usw.

Ich-Entwicklung und Identitätsfindung sind zusammenhängende und sich ergänzende Vorgänge. Sie stellen einen Prozess dar, der im frühen Kindesalter beginnt und zeitlebens nicht abgeschlossen wird. Dennoch erfolgt in der Adoleszenz eine gewisse Konsolidierung. Es vollzieht sich die Entwicklung der Geschlechtsrollen, die Übernahme anderer Rollen des Erwachsenenalters, die Entwicklung eines ausgeglichenen Verhältnisses zwischen Abhängigkeit und Unabhängigkeit und die Übernahme umschriebener Verhaltensweisen.

Die **Ich-Entwicklung** in der Adoleszenz lässt sich unter zwei Gesichtspunkten betrachten [Ausubel/Kirk 1977]:

- Ich-Reifung
- Ich-Status

Die Ich-Reifung stellt eine kontinuierliche Fortentwicklung der Reifungsabläufe des Kindesalters dar (z.B. Erlangung größerer Unabhängigkeit und größerer Frustrationstoleranz), der Ich-Status umfasst diejenigen Eigenschaften, die in der Adoleszenz erstmalig auftreten und zum Erwachsenenalter hinführen. Beispiele hierfür sind sexuelle Eigenschaften und der berufliche Status.

In Anlehnung an Ausubel u. Kirk (1977) kann man Aufgaben der Ich-Entwicklung in der Adoleszenz unterscheiden (Tab. 2-2). Diesen Aufgaben müssen sich die Jugendlichen stellen. Dabei machen sie Gebrauch von den zugewachsenen Reifungs- und Entwicklungsfortschritten im somatischen, kognitiven und emotionalen Bereich.

Die **Identitätsfindung** ist eine zentrale Aufgabe der Adoleszenz. Die körperliche und psychische Beunruhigung, die gesellschaftlichen Erwartungen und die Entwicklungsaufgaben der Adoleszenz stellen den Jugendlichen vor Probleme, die nicht einfach zu lösen sind. Wenn derartig vielfältige Aufgaben von einer Persönlichkeit gefordert werden, die zugleich mannigfache biologische Veränderungen erfährt, wird das Finden einer eigenen „Mitte“, d.h. Erzielen von Übereinstimmung zwischen Selbsterleben, Fremderleben und Anpassung an soziale Normen, ungemein schwer. Im Zentrum der Suche nach Identität stehen die Fragen: „Wie bin ich? Wie möchte ich sein? Für wen hält man mich?“ Sie können nicht beantwortet werden ohne Orientierung an Vorbildern im familiären und außerfamiliären Bereich, die allerdings gerade in dieser Altersphase fragwürdig geworden sind.

Das **Selbstkonzept** ist die „Theorie über sich selbst“ oder die „Einstellung gegenüber der eigenen Person“ [Neubauer 1976]. Dabei handelt es sich um eine dynamische psychologische Größe, die von Änderungen der sozialen Umwelt und den sozialen Beziehungen beeinflusst wird. Hier wird zwischen Identität und Selbstkonzept differenziert, da das Selbstkonzept eher Veränderungen unterworfen ist als z.B. die Ich-Identität.

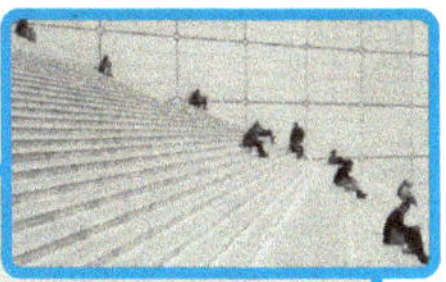

Tabelle 2-2 Aufgaben der Ich-Entwicklung in der Adoleszenz (nach [Ausubel/Kirk 1977]).

Erlangung größerer Unabhängigkeit des Wollens
- unabhängigere Zeitplanung und Entscheidungsfähigkeit
- Assimilation neuer Wertvorstellungen aufgrund der Werte an sich, unabhängig von den Vorstellungen der Eltern oder anderer Bezugspersonen
- größeres Zutrauen zu extrafamiliären Gruppen und Einflüssen
- Verfolgung realistischerer Rollen und Ziele
- Zunahme der Frustrationstoleranz
- zunehmende Aufgabe der Fremdbestimmung

Veränderung der Zielstruktur auf der Grundlage von Wertvorstellungen
- Bedürfnis nach selbsterworbener Identität
- erhöhte Ich-Ansprüche
- verstärkte Selbstbewertung

Ersatz hedonistischer Motivation durch weit reichendere Statusziele

Entstehung zunehmender Handlungsfähigkeit

Übernahme moralischer Verantwortlichkeit auf gesellschaftlicher Basis

Man unterscheidet zwei Formen des Selbstkonzeptes, das reale und das ideale. Das reale Selbstkonzept (Ich-Real) umschreibt die Auffassung einer Person von sich selbst („So, wie ich bin"). Die Bezeichnung „real" bedeutet dabei nicht, dass diese Konzeption tatsächlich „realistisch" sein muss. Entscheidend ist die subjektive Sichtweise. Das ideale Selbstkonzept (Ich-Ideal) umfasst die Selbsteinschätzung einer Person nach Maßgabe ihrer Wünsche („So, wie ich sein möchte"). Reales und ideales Selbstkonzept können mehr oder weniger stark divergieren. Divergenzen können zu einer erheblichen Konfliktquelle werden, weil eine hohe Erwartungshaltung mit einer davon weit entfernten psychischen Konstellation konfrontiert wird.

Da in der Adoleszenz das Selbstkonzept eine wichtige Entwicklungsphase durchläuft, die nicht kontinuierlich, sondern in Schwankungen verläuft, sind Dissonanzen zwischen realem und idealem Selbstkonzept häufig und im Rahmen von Adoleszentenkrisen besonders auffällig.

Das Selbstkonzept entwickelt sich unter dem Einfluss primärer Sozialisationserfahrungen in der Familie. Mit zunehmendem Lebensalter gewinnen außerfamiliäre Einflüsse an Bedeutung.
Das Selbstkonzept ist Ergebnis einer Interaktion biologischer, psychologischer und psychosozialer Einflüsse im Verlauf der Entwicklung. Es ist Grundlage für das Selbstwertgefühl (Gefühl des eigenen Wertes), das wiederum für das Befinden und Verhalten eines Menschen sowie seine Selbstwahrnehmung in der Gemeinschaft von größter Bedeutung ist.

2.2 Psychosexuelle Reife und Geschlechtsrolle

Psychosexuelle Entwicklung bis zur Pubertät: Obwohl Sexualität und sexuelles Verhalten im Allgemeinen erst während der Pubertät zu dominierenden Interessen bzw. Problemen werden, existieren sexuelle Empfindungen und sexuelles Verhalten bereits im Säuglingsalter [Remschmidt 1992a]. Freud und seine Nachfolger haben die sexuelle Entwicklung in die „orale", „anale" und „phallische" Phase eingeteilt. Laut ihnen können nicht nur Störungen des Sexualverhaltens und der Sexualentwicklung, sondern praktisch alle psychiatrischen Erkrankungen letztlich auf Störungen der sexuellen Entwicklung zurückgeführt werden. Wenngleich Freud einzelne Stufen der sexuellen Entwicklung und gewisse Charakteristika dieser Phasen richtig erkannt hat, so ist seine Phaseneinteilung in der ursprünglich konzipierten Form empirisch nicht zu belegen.
Bereits im Säuglingsalter sind Lust- und Unlustgefühle deutlich voneinander zu differenzieren. Lustempfindungen scheinen sich z.B. beim Saugakt,

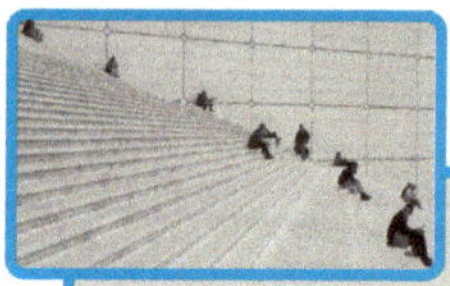

nach der Nahrungsaufnahme, beim Baden und bei engem Körperkontakt mit der Mutter abzuzeichnen. Es ist allerdings die Frage, ob alle diese Lustempfindungen als sexuell getönt angesehen werden können.
Der im Säuglingsalter begonnene enge Kontakt zu einer festen Beziehungsperson (meist die Mutter) setzt sich im Kleinkindalter fort. Gleichzeitig nehmen die Kinder auch zu personifizierten Gegenständen oder Lieblingstieren entsprechende Kontakte auf. Zunehmend entdecken die Kinder ihren Körper. Sie haben Interesse an den Ausscheidungsfunktionen und spielen an ihrem Genitale.
Die sexuellen Empfindungen werden im Schulalter differenzierter, und das sexuelle Wissen nimmt zu. Ist in den ersten Schuljahren das sexuelle Interesse bei den meisten Kindern noch relativ gering, kommen mit zehn bis zwölf Jahren (Präpubertät) homosexuelle Spielereien bei Jungen relativ häufig vor (20–30%). Diese sexuellen Spielereien unter Jungen haben mit homosexuellem Verhalten nichts zu tun. Bei Mädchen ist das entsprechende Verhalten sehr selten.
Alle diese Verhaltensweisen müssen in ihrem sozialen Kontext gesehen werden. So richten z.B. Jungen in der Präpubertät ihre Fantasien bereits stark auf das andere Geschlecht, und die in diesem Alter bereits häufige Onanie geht mit sexuellen Fantasien, bezogen auf das weibliche Geschlecht einher.
Während Kinder im Alter von sieben oder acht Jahren mit Gleichaltrigen des anderen Geschlechts regelmäßig spielen, verliert sich dies in der Zeit der Präpubertät. In dieser Phase wird für Kontakte und Spiele das eigene Geschlecht bevorzugt, was wahrscheinlich der eigenen Rollenfindung dient. Erst in der Pubertät und danach wird das Bestreben dominant, mit dem anderen Geschlecht zusammen zu sein.

Hinsichtlich der **Sexualreife** müssen in der Adoleszenz folgende Gegebenheiten konvergieren [Remschmidt 1992a]:

- der biologische Vorgang der Entwicklung zur Sexualreife
- der psychosoziale Vorgang der Übernahme der Geschlechtsrolle durch das Individuum bzw. die Anerkennung dieser Übernahme durch die Gesellschaft

Beide Vorgänge laufen jedoch nicht synchron ab, sondern sind zeitlich mehr oder weniger gegeneinander verschoben. Die Verschiebung resultiert in unserem Kulturkreis aus der Tatsache, dass ein Jugendlicher auch nach Eintritt der biologischen Sexualreife noch nicht in der Lage ist, die damit verbundenen gesellschaftlichen Funktionen (z.B. berufliche Selbstständigkeit, Vater-/Mutterschaft, Unabhängigkeit vom Elternhaus) wahrzunehmen.
Bei der **Sexualentwicklung** der Adoleszenten spielen neben genetischen Faktoren das Geschlechtsrollenverhalten der Eltern sowie erste eigene Erfahrungen mit Sexualpartnern eine entscheidende Rolle. In Bezug auf die biologische und soziale Geschlechtsrolle sind verschiedene Entwicklungen möglich [Remschmidt 1992a]:

- Identifikation, was zur Heterosexualität führen kann
- Ablehnung, was zu Homosexualität, Bisexualität, Transsexualität oder sexueller Devianz führen kann
- Ambivalenz, was ebenfalls zu bisexuellem Verhalten oder verschiedenen Störungen im Sexualverhalten führen kann

Für die spätere sexuelle Entwicklung sind die ersten sexuellen Erfahrungen nicht ohne Bedeutung. Sexuelles Verhalten umfasst nicht nur „triebhafte Funktionslust", sondern ebenso die sozialen Rahmenbedingungen. Ungünstige und traumatisierende erste sexuelle Erfahrungen, die bis in die früheste Kindheit zurückgehen können, führen häufig zu einer Abwehr gegenüber der Sexualität und können zu Störungen auf diesem Felde disponieren.

> Geschlechtsrollenverhalten, Einstellung zur Sexualität und erste sexuelle Verhaltensweisen sind wichtige Faktoren für die Entwicklung eines angemessenen heterosexuellen Verhaltens.

Im Hinblick auf Gelingen oder Misslingen einer sexuellen Anpassung lassen sich nach Ausubel [1979] folgende Faktoren unterscheiden:

- Geschlechtsrollen der Eltern, Familieneinstellungen und die Qualität der Eltern-Kind-Beziehungen. Negativ können sich auswirken: eine unglückliche Jugend, Geringschätzung der Sexualität, zu enge Eltern-Kind-Beziehung, Verhinderung von Kontakten mit Gleichaltrigen sowie von ersten Beziehungen zum anderen Geschlecht.
- Persönlichkeitsmerkmale, die sich negativ auswirken können: übermäßige Introversion, asketisches Verhalten (Pubertätsaskese), zu star-

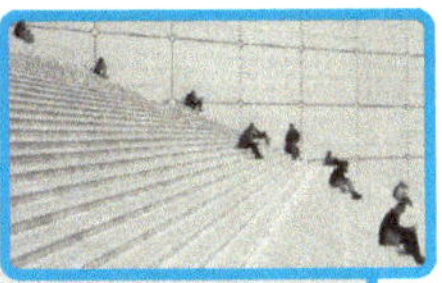

ke Intellektualisierung und übermäßige Identifikation mit einem Elternteil.

- Nachteilig können sein: physische Mängel, Isolierung von der Gruppe wegen mangelhafter sozialer Fähigkeiten oder aufgrund der Zugehörigkeit zu einer verachteten Minorität.

2.2.1 Geschlechtsrollenverhalten

Die Adoleszenz ist eine wichtige Phase für den Erwerb einer männlichen bzw. weiblichen Identität. Wenngleich die hormonellen Veränderungen in der Pubertät das Rollenverhalten vorbereiten, so ist Geschlechtsrollenverhalten keineswegs nur die Folge der markanten hormonellen Veränderungen in der Pubertät. Vielmehr spielen Erziehungseinflüsse und das in der jeweiligen Gesellschaft akzeptierte Bild der weiblichen oder männlichen Geschlechtsrolle entscheidend mit. Jungen und Mädchen werden praktisch von Geburt an im herkömmlichen Schema ihrer Geschlechtsrolle erzogen. Mit dieser Rolle sind Erwartungshaltungen verknüpft, die im Rahmen der Erziehung von der jeweiligen Umgebung gewissermaßen automatisch vermittelt werden.

> Hinsichtlich der Entwicklung des Geschlechtsrollenverhaltens spielen biologische, psychologische und psychosoziale Einflüsse eng ineinander. Körperliche und hormonelle Reifung liefern die Grundlagen, psychosoziale Umstände bilden Vorbilder und Bedingungen der sexuellen Reifung, kognitive und emotionale Entwicklung sind Schrittmacher und stellen Verarbeitungsmechanismen zur Verfügung.

Geschlechtsrollenverhalten entwickelt sich von frühester Kindheit an, wobei Eltern und andere Bezugspersonen als wichtige Modelle dienen. In der Adoleszenz kommt jedoch hinzu [Ausubel 1979]:

- größere Wahrnehmungsempfindlichkeit für soziale Situationen und interpersonale Beziehungen
- die größere Bedeutung der sozialen Geschlechtsrolle

Geschlechtsrollenverhalten in der Adoleszenz ist durch folgende Vorgänge gekennzeichnet [Remschmidt 1992a]:

- zunehmendes Interesse am anderen Geschlecht: Während Acht- bis Zehnjährige noch überwiegend gleichgeschlechtliche Partner zum Spielen und für Unternehmungen wählen, dominiert bei 13- bis 14-Jährigen bei weitem das andere Geschlecht. Diese Vorliebe ist bei Jungen und Mädchen gleich ausgeprägt.
- zunehmendes Praktizieren von Verhaltensweisen, die direkt oder indirekt mit der Geschlechtsrolle assoziiert sind. Direkt mit ihr verknüpft sind verschiedene Formen der psychosexuellen Betätigung, indirekt sekundäre Rollenattribute, wie Wettkampf und Kräftemessen bei Jungen, Interesse für Kleidung und Haushaltsdinge bei Mädchen.
- frühzeitigere, dauerhafte und stärker personifizierte Übernahme der Geschlechtsrolle durch Mädchen: Dies wird damit in Zusammenhang gebracht, dass in der Regel eine stärkere Kontinuität des mütterlichen Einflusses gegeben ist als die des väterlichen bei Jungen. Jungen haben infolge der stärkeren Abwesenheit des Vaters in unserem Kulturkreis weniger Gelegenheit zu einer dauerhaften und personifizierten Identifikation mit ihm. Nach Lynn (1959) identifizieren sie sich daher stärker mit dem allgemeinen kulturellen Stereotyp der Männlichkeit und weniger mit der Verkörperung männlichen Verhaltens durch ihren Vater [Lynn 1959]. Dies steht mit dem Ergebnis einiger Studien in Einklang, wonach die Mutter-Tochter-Ähnlichkeit im Identifikationsverhalten größer ist als die zwischen Vater und Sohn.

Einfluss auf die Übernahme der Geschlechtsrolle hat auch die soziale Schicht und die familiäre Situation:

- Jugendliche aus den niedrigeren sozialen Schichten sind früher gezwungen, ein entsprechendes Verhalten zu übernehmen.
- Die familiäre Situation ist durch die Vorbildwirkung der Eltern und die Einflüsse seitens der Geschwister bedeutsam. Eindeutigkeit und Konsistenz des elterlichen Verhaltens prägen entscheidend die Übernahme der Geschlechtsrolle. Dabei ist das Alter zwischen drei und fünf Jahren besonders wichtig. Geschwister sind insofern von Bedeutung, als sie eine stärkere Polarisierung der Rollen oder aber eine Neutralisierung bewirken können. So ist die Übernahme männlicher Rollenmuster bei Jungen, die nur Brüder haben, ausgeprägter als bei solchen, die Brüder und Schwestern haben.

Die Bedeutung der sozialen Einflüsse hinsichtlich der Übernahme der Geschlechtsrolle wird auch durch eine transkulturelle Betrachtung verdeutlicht: Sowohl das Sexualverhalten als auch das Rollenverhalten ist in unterschiedlichen Kulturen außerordentlich variabel [Remschmidt 1992a].

2.2.2 Besonderheiten der weiblichen Adoleszenz

Die Definition von Jugend und auch die des „psychosozialen Moratoriums" orientiert sich vorwiegend an der typischen (berufszentrierten) Biographie des männlichen Individuums: als Zeit der Vorbereitung auf einen qualifizierten Beruf, der dann die Gründung einer eigenen Familie ermöglicht. Eine annähernd vergleichbare Situation gibt es in der weiblichen Entwicklung kaum. Traditionell wurde die Erforschung der spezifischen weiblichen Situation vernachlässigt bzw. als Variante oder in manchen Aspekten als Gegenbild der männlichen Entwicklung betrachtet.
Diese formale Gleichbehandlung übergeht die geschlechtsspezifischen Unterschiede in den Lebensverhältnissen (s.a. [Bilden u. Diezinger 1988]). So finden sich in allen Kulturen Unterschiede der Geschlechterrollen, die über das hinausgehen, was von den unterschiedlichen Funktionen bei der Fortpflanzung her notwendig ist. Ihr Inhalt entspricht im Wesentlichen unserem Geschlechterstereotyp. Männer haben meist mehr Macht, ihnen wird mehr Achtung entgegengebracht, ihr sexuelles Verhalten wird als aktiver angesehen und weniger reglementiert. Der wichtigste materielle Aspekt der weiblichen Rolle ist die Zuständigkeit für Haushalt und Familie. Die Ausprägung dieser Aufgabe unterscheidet sich deutlich nach sozialer Schicht, zum anderen wird dieser Aspekt von der Gesellschaft durch Geschlechtsrollen betont, verstärkt und ergänzt [Merz 1979].
In den letzten Jahrzehnten wurde zwar die zentrale Bedeutung von Familie und Hausarbeit für die weibliche Biographie relativiert. Erwerbsarbeit wurde zumindest phasenweise selbstverständlicher Bestandteil des weiblichen Lebenslaufs, während – auch aufgrund der geringeren Kinderzahl – die „Familienphase" kürzer wurde. Auch wenn Mädchen mittlerweile den Beruf selbstverständlich in ihr Leben einplanen, haben sie dennoch auf dem Ausbildungsstellen- und Arbeitsmarkt geringere Chancen. Außerdem bringt die doppelte Orientierung auf Beruf und Familie die Notwendigkeit mit sich, im Alltag und in der Lebensplanung eine Balance zwischen beidem herzustellen.

> Dies beinhaltet auch psychologisch ein Hin- und Herwechseln zwischen tendenziell widersprüchlichen Orientierungen mit den damit verbundenen inneren und äußeren Konflikten: der Betonung von Emotionalität, Hilfsbereitschaft, Einfühlungsvermögen usw. gegenüber der Betonung von Leistung, Konkurrenz usw. Auf Möglichkeiten, mit solchen Konflikten umzugehen, werden Mädchen nur unzureichend vorbereitet.

2.3 Entwicklungsaufgaben und Bewältigungsstrategien

In der Entwicklungspsychologie gelten Entwicklungen auf allen Altersstufen als Bewältigung von Entwicklungsaufgaben. Zu den Entwicklungsaufgaben der Adoleszenz gehören [Havighurst 1972, Oerter/Montada 1998]:

- Akzeptieren der **eigenen körperlichen Erscheinung** und effektive Nutzung des Körpers; sich des eigenen Körpers bewusst werden; Lernen, den Körper in Sport und Freizeit, aber auch in der Arbeit und bei der Bewältigung der täglichen Aufgaben sinnvoll zu nutzen.
- Erwerb der **männlichen** bzw. **weiblichen** Rolle: Der Jugendliche muss seine individuelle Lösung für das geschlechtsgebundene Verhalten und die Ausgestaltung der Geschlechtsrolle finden.
- Erwerb neuer und reiferer **Beziehungen zu Altersgenossen** beiderlei Geschlechts: Die Gruppe der Gleichaltrigen gewinnt an Bedeutung.
- Gewinnung **emotionaler Unabhängigkeit** von den Eltern und anderen Erwachsenen. Für Eltern, die bestrebt sind, die familiäre Struktur mit ihren wechselseitigen Abhängigkeiten aufrecht zu erhalten, ist gerade diese Entwicklungsaufgabe schwer einsehbar und oft schmerzlich.
- Vorbereitung auf die **berufliche Karriere:** Lernen im Jugendalter zielt direkt (im Fall einer Berufausbildung) oder indirekt (in der Schule) auf die Übernahme einer beruflichen Tätigkeit.
- Vorbereitung auf **Partnerschaft und Familienleben:** Das erfordert den Erwerb entsprechender Kenntnisse und sozialer Fertigkeiten. Die Ausdehnung der Lernphase häufig bis ins dritte Lebensjahrzehnt macht im Zusammenhang mit gesellschaftlichem Wandel neue Lösungen notwendig.

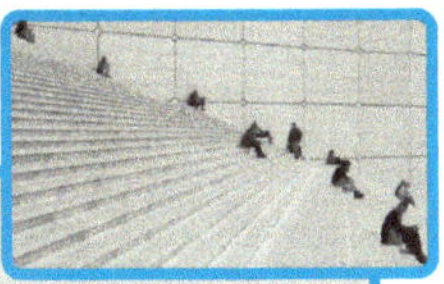

- Gewinnung eines **sozial verantwortungsvollen Verhaltens:** Bei dieser Entwicklungsaufgabe geht es darum, sich für das Gemeinwohl zu engagieren und sich mit der politischen und gesellschaftlichen Verantwortung des Einzelnen auseinander zu setzen.
- Aufbau eines **Wertsystems** und eines **ethischen Bewusstseins** als Richtschnur für das eigene Verhalten: Die Auseinandersetzung mit den in der jeweiligen Kultur geltenden Wertmaßstäben sollen zum Aufbau einer eigenen „internalisierten" Struktur von Werten als Orientierung für das eigene Handeln führen.

Diese Entwicklungsaufgaben stehen in engem Zusammenhang mit der Übernahme einer bestimmten sozialen Rolle. Das Hineinwachsen in eine solche Rolle erfordert eine Verhaltenssequenz, die auf das Verhalten anderer Personen abgestimmt ist [Hofstätter 1957]. Die Übernahme einer Rolle hängt u.a. davon ab, ob sie gesellschaftlich anerkannt ist, ob sie den individuellen Erwartungen und Fähigkeiten entgegenkommt, ob der Betreffende bereits Erfahrung mit der Rolle gemacht hat usw. Rollenkonflikt entstehen, wenn eine Person widersprüchliche Rollen vereinbaren soll. Solche Konflikte sind gerade in der Adoleszenz außerordentlich häufig.

Viele Jugendliche sehen sich in dieser Phase außerstande, eine definierte Rolle zu übernehmen. Sie fühlen sich zwar nicht mehr als Kind, aber auch nicht als Erwachsener und wissen häufig nicht, was ihre Umgebung von ihnen erwartet.

Diese Gegebenheiten rufen jedoch auch neue Möglichkeiten der Auseinandersetzung mit Konflikten und ihre Bewältigung hervor („Coping"). Bewältigung oder Coping ist ein Prozess der „konstruktiven Anpassung" [Olbrich 1984]. Sie versetzen den Betreffenden in die Lage, sich mit Anforderungen so auseinanderzusetzen, dass die Schwierigkeiten überwunden werden und das Gefühl entsteht, den Dingen gewachsen zu sein. Der Coping-Vorgang beginnt mit der Wahrnehmung der zu bewältigenden Situation. Diese löst die entsprechenden Verhaltensmöglichkeiten aus, so dass die Problemsituation konstruktiv bewältigt werden kann. Dabei spielen kognitive Prozesse auch emotionale Komponenten eine wichtige Rolle.

Die Entwicklung normaler Bewältigungsstrategien in der Adoleszenz kann durchaus unterstützt werden, wenn einige Grundsätze beachtet werden [Meichenbaum 1995]:

- Wichtig ist die Rolle von Kognitionen bei der Entstehung von Entwicklungsproblemen. So können selbstabwertende Gedanken, die unkritische Übernahme stereotyper Einstellungen oder das Abwerten konstruktiver Strategien Anpassungsschwierigkeiten nach sich ziehen.
- Das selbstständige Achten auf negative Aussagen über sich selbst und die Überwachung des eigenen Verhaltens kann die Quelle ineffektiver Bewältigungsstrategien aufzeigen.
- Grundlegende Strategien der Problemlösung (Problemdefinition, Antizipation von Konsequenzen, Bewerten der Rückmeldung usw.) sollten vermittelt werden.
- Verhaltensmodelle sollten genutzt werden. Aufmerksamkeitszentrierung und positive Selbstbewertung sollten verstärkt werden.
- Oft ist ein einfaches Training spezifischer Bewältigungsstrategien hilfreich.
- Eine graduelle Erhöhung der Anforderungen erleichtert das Erreichen immer höher gesteckter Ziele.

Literatur

Allport, G. W.: Persönlichkeit. Struktur, Entwicklung, und Erfassung der menschlichen Eigenart. Hain, Meisenheim, 1959

Ausubel, D. P.: Das Jugendalter. Fakten – Probleme – Theorie. Juventa, München, 1979

Ausubel, D. P, Kirk, D.: Ego psychology and mental disorder. A developmental approach to psychopathology. Grune & Stratton, New York, 1977

Bilden, H., Diezinger, A.: Historische Konstitution und besondere Gestalt weiblicher Jugend. Mädchen im Blick der Jugendforschung. In: Krüger, H.-H.: Handbuch der Jugendforschung, Leske + Budrich, Leverkusen, 1988

Bühler, C.: Das Seelenleben des Jugendlichen. Versuch einer Analyse und Theorie der psychischen Pubertät. G. Fischer / UTB, Suttgart, 1991

De Levita, D. J.: Der Begriff der Identität, Suhrkamp, Frankfurt, 1976

Ewert, O.: Entwicklungspsychologie des Jugendalters. Kohlhammer, Stuttgart, 1983

Fend, H.: Vom Kind zum Jugendlichen. Der Übergang und seine Risiken (Entwicklungspsychologie der Adoleszenz in der Moderne, Bd. I). Huber, Bern, 1990

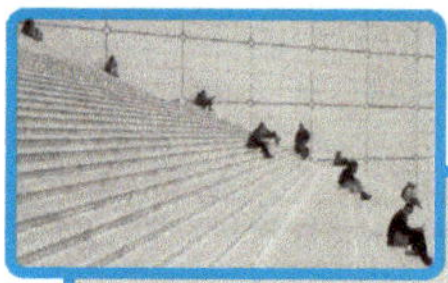

Fend, H.: Identitätsentwicklung in der Adoleszenz. Der Übergang und seine Risiken (Entwicklungspsychologie der Adoleszenz in der Moderne, Bd. II). Huber, Bern, 1991

Fend, H.: Entwicklungspsychologie des Jugendalters. Ein Lehrbuch für pädagogische und psychologische Berufe. Leske + Budrich / UTB, Opladen, 2000

Garrison, K. C., Garrison, K. C. jr.: Psychology of adolescence. Prentice Hall, Englewood Cliffs, 1975

Havighurst, R. J.: Developmental tasks and education. McKay, New York, 1972

Hofstätter, P. R.: Psychologie (Fischer Lexikon, Bd. VI). Fischer, Frankfurt, 1957

Lynn, D. B.: A note on sex differences in the development of masculine and feminine identification. Psychological Review, 66, 126-135, 1959

Maslow, A. H.: Motivation and Personality. Harper & Row, New York, 1987

Meichenbaum, D.: Kognitive Verhaltensmodifikation. Beltz / Psychologie Verlags Union, Weinheim, 1995

Merz, F.: Geschlechtsunterschiede und ihre Entwicklung. Ergebnisse und Theorien der Psychologie. Lehrbuch der differentiellen Psychologie, Bd. III. Hogrefe, Göttingen, 1979

Mewe, F.: Psychische Entwicklung. In Remschmidt, H. (Hrsg.): Kinder- und Jugendpsychiatrie. Eine praktische Einführung. Thieme, Stuttgart, 2000

Neubauer, W. F.: Selbstkonzept und Identität im Kindes- und Jugendalter. Reinhardt, München, 1976

Oerter, R.: Lebensbewältigung im Jugendalter. Edition Psychologie / VCH, Weinheim, 1985

Oerter, R., Montada, L. (Hrsg.): Entwicklungspsychologie. Ein Lehrbuch. Beltz / Psychologie Verlags Union, Weinheim, 1998

Offer, D.: Das Selbstbild normaler Jugendlicher. In: Olbrich, E., Todt, E.: Probleme des Jugendalters. Neuere Sichtweisen. Springer, Berlin, 1984

Olbrich, E.: Konstruktive Auseinandersetzung im Jugendalter. Entwicklung, Förderung und Verhaltenseffekte. In: Oerter, R.: Lebensbewältigung im Jugendalter (Ergebnisse der pädagogischen Pschologie, Bd. III). Edition Psychologie / VCH, Weinheim, 1985

Piaget, J., Inhelder, B.: Die Entwicklung der elementaren Strukturen. Schwann, Düsseldorf, 1973

Remschmidt, H.: Adoleszenz. Thieme, Stuttgart, 1992a

Remschmidt, H.: Psychiatrie der Adoleszenz. Thieme, Stuttgart, 1992b

Remschmidt, H. (Hrsg.): Kinder- und Jugendpsychiatrie. Eine praktische Einführung. Thieme, Stuttgart, 2000

Rudolf, G.: Psychotherapeutische Medizin und Psychosomatik. Ein einführendes Lehrbuch auf psychodynamischer Grundlage. Thieme, Stuttgart, 2000

Spranger, E.: Psychologie des Jugendalters. Quelle & Meyer, Heidelberg, 1924

3 Jugendliche in der Gesellschaft

Klaus Hurrelmann

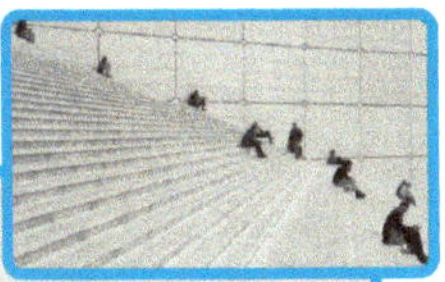

3.1 Der Stellenwert des Jugendalters in modernen Gesellschaften

3.1.1 Schwindender Anteil – schwindender Einfluss

Die Zusammensetzung der Bevölkerung nach Altersgruppen hat sich in allen Industrieländern in den letzten Jahrzehnten spürbar zuungunsten der Kinder und Jugendlichen verändert. Noch zur Jahrhundertwende wies die „Bevölkerungspyramide“ in Deutschland in den jungen Jahrgängen eine zahlenmäßig große und breite Basis auf, die sich in die höheren Altersgruppen hinein schrittweise verkleinerte. Die Bevölkerungszusammensetzung gab der jungen Generation der Kinder und Jugendlichen zahlenmäßig das größte Gewicht und der älteren Bevölkerung über 60 die kleine Spitze des Bevölkerungsdreiecks. Heute ist die Situation umgekehrt – die junge Generation wird zu einer „Randgruppe“ in der Bevölkerungsstruktur.

Die Gründe sind klar: Im Unterschied zum vorigen Jahrhundert sind Kinder heute weder finanziell noch bei der Gestaltung der praktischen Lebensvollzüge von Vorteil. Im Gegenteil – Kinder sind eine luxuriöse Investition. In einer Gesellschaft, die praktisch alle Güter nach ihrer kommerziellen Verwertbarkeit betrachtet, darf es nicht verwundern, wenn wegen der hohen Kosten, die Kinder und Jugendliche verursachen (500,– bis 800,– DM pro Kind und Monat), die Anzahl der Familien mit Kindern und auch die Zahl der Kinder pro Familie immer kleiner wird. Auch durch die Rentengesetze werden ja nicht diejenigen Familien belohnt, die Kinder haben, sondern im Gegenteil die Kinderlosen. Sie können auf die „Solidarität der Generationen“ zur Sicherung der Altersrenten bauen, obwohl sie nichts dazu beigetragen haben, die Voraussetzungen dieses Systems zu erfüllen.

Die Motive für den Kinderwunsch liegen heute nicht mehr in ökonomischen und pragmatischen Vorteilen, sondern im Bereich der emotionalen Lebenswünsche. Die Entscheidung für oder gegen Kinder ist heute typischerweise eine begründungspflichtige Entscheidung geworden, die von den meisten Erwachsenen nach längerem Abwägen von Gefühlen und Gedanken und mit vielen Nachdenklichkeiten getroffen wird. Es kommt hinzu, dass effektive und allgemein zugängliche Mittel der Verhütung von Schwangerschaften auf dem Markt sind, die es gestatten, die Entscheidung gegen Kinder auch tatsächlich umzusetzen.

Wenn sich die Trends so weiterentwickeln wie beschrieben, dann wird die sich heute schon abzeichnende Umschichtung der Bevölkerungsanteile hin zu der älteren Bevölkerung weiter zunehmen. Für das Jahr 2030 kann damit gerechnet werden, dass die Zahl der über 50-jährigen Menschen in der Bundesrepublik Deutschland fast genauso groß ist wie die Zahl der unter 50-jährigen. Erst in einer weiteren Generation werden die besonders starken älteren Jahrgänge aus der Bevölkerungspyramide „herausgewachsen“ sein. Aufgrund der Verlängerung der Lebensdauer werden aber immer mehr Angehörige der Bevölkerung ein noch höheres Alter erreichen.

Im Unterschied zur Bevölkerungspyramide am Ende des 19. Jahrhunderts haben wir es also zu Ende des 20. Jahrhunderts mit einer solchen Gestalt zu tun, die das Gewicht der jungen Generation deutlich schmälert und das der älteren Generation spürbar erhöht.

> Es gehört nicht viel Fantasie dazu, sich auszumalen, wie sehr diese zahlenmäßige Verteilung von Altersgruppen der Bevölkerung beim Eintritt in das 21. Jahrhundert sozial- und gesellschaftspolitische Themen beherrschen und wahrscheinlich auch die Verteilung der wichtigen finanziellen Ressourcen beeinflussen wird.

Für die junge Generation wird es zunehmend schwieriger werden, sich gesellschaftspolitisch Gehör zu verschaffen, und sie wird große Bemühungen unternehmen müssen, um die für ihre Belange wichtigen materiellen Ressourcen zu gewinnen. Investitionen in Kindergärten, Schulen und Jugendhäuser, Aufwendungen für Kindergeld und die Unterstützung von Familien mit Kindern sowie für die Sicherung der öffentlichen Infrastruktur für Kinder und Jugendliche werden sich im Verteilungskampf der Generationen nur unter großen Schwierigkeiten erstreiten lassen. Die ältere Generation wird es dank ihres zahlenmäßigen Gewichtes leichter haben, sich die nötige Aufmerksamkeit und die nötigen Ressourcen zu verschaffen. Auch deswegen, weil sie wahlberechtigt ist und im Unterschied zur jungen Generation unmittelbaren Einfluss auf die Entscheidungen der Politik nehmen kann.

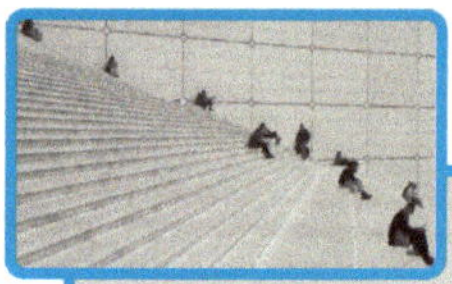

3.1.2 Meilensteine des Übergangs vom Jugend- ins Erwachsenenalter

In soziologischer Betrachtung ist die Jugendphase ein Lebensabschnitt, der durch ein Nebeneinander von noch unselbstständigen, kindheitsgemäßen und selbstständigen, schon erwachsenengemäßen Handlungsanforderungen charakterisiert ist. Der Austritt aus der Jugendphase ist erst dann vollzogen, wenn in allen relevanten Handlungsbereichen ein vollständiger oder zumindest weitreichender Grad von Autonomie und Eigenverantwortlichkeit des Handelns erreicht ist [Hurrelmann 1999].

> In der Regel wird der entscheidende Schritt in Richtung Erwachsenenstatus dann vollzogen, wenn im „öffentlichen" Bereich die schulischen und die anschließenden beruflichen Ausbildungsverhältnisse verlassen werden und Jugendliche den Übergang in den Berufs- und Erwerbstätigensektor vornehmen.

Die Übernahme der Berufsrolle kann in soziologischer Sicht als Eintritt in die dominante Teilrolle des Erwachsenenstatus gewertet werden. In der Jugendphase werden in diesem Sinn die entscheidenden Weichen für die Reproduktion der ökonomischen Strukturen einer Gesellschaft gestellt.
Der zweite wichtige Meilenstein ist im „privaten" Bereich gegeben und besteht in der Ablösung von den Eltern, dem Auszug aus dem Elternhaus und der Gründung von fester Partnerschaft und eigener Familie. War in früheren Generationen ein zeitliches Zusammenfallen von Heirat und Geburt eigener Kinder charakteristisch, so fallen heute diese beiden Teilereignisse oft um viele Jahre auseinander. In weiten Bereichen der jungen Generation wird das Ereignis „feste Partnerbindung" sogar völlig unabhängig von dem Ereignis „eigene Kinder" gesehen.

> Insgesamt hat die Teilpassage „Übernahme der Familienrolle" in den letzten zwei Generationen deutlich an strukturierender Bedeutung eingebüßt.

Bei einer großen Minderheit der entsprechenden Altersgruppen der Bevölkerung wird die Geburt und Erziehung eigener Kinder inzwischen schon nicht mehr als unbedingt konstitutiver Bestandteil des Erwachsenenalters angesehen. In dieser Hinsicht ändert sich die Gestalt der Familienrolle in den letzten Generationen spürbar.

Auch die Autonomie in den Handlungssektoren „politischer Bürger" mit eigenem aktiven und passiven Wahlrecht und Mitbestimmungsmöglichkeiten von politischen und kulturellen Sachverhalten und die Autonomie in der Rolle „Wirtschaft, Bürger und Konsument" sind wichtige Markierungspunkte für den Übergang vom Jugendlichen zum Erwachsenen. Auch hier ist ein Gestaltwandel festzustellen. Es haben sich durch veränderte Lebensbedingungen vor allem gewandelte materielle Ausstattungen und Wandlungen in der Struktur von politischen Entscheidungsprozessen Verlagerungen ergeben.

> Die Rolle als politischer und als Wirtschafts- und Konsumbürger haben eher an Stellenwert gewonnen; sie sind in einer voll entwickelten Industriegesellschaft westlichen Typs zu wichtigen Bereichen der gesellschaftlichen Einordnung und auch der persönlichen Definition geworden.

Die Analyse verschiedener Aspekte des Übergangs von der Jugendzeit zum Erwachsenenalter hat deutlich gemacht, wie wichtig wirtschaftliche, kulturelle und auch wertmäßige Vorgaben für die Definition von Lebensphasen sind.

> Das Jugendalter lässt sich genauso wie andere Lebensabschnitte nicht allein durch biologische und psychologische Kriterien definieren und abgrenzen. Es muss auch als ein gesellschaftlich definiertes Phänomen betrachtet werden, dessen Konturen durch rechtliche und soziale Vorgaben zumindest mitbestimmt werden. Sowohl in psychologischer als auch in soziologischer Perspektive kann der Eintritt in und der Austritt aus der Jugendphase nicht an ein bestimmtes Datum im Lebensalter gebunden werden.

Vielmehr ergeben sich in allen Industrieländern erhebliche Verschiebungen der Zeitpunkte des Übergangs in den einzelnen Teilpassagen, die nicht nur auf biologische oder psychologische Sachverhalte zurückzuführen sind, sondern auch – und meist sogar vorherrschend – auf gesellschaftliche Vorgaben. Besonders auffällig ist die Aufschiebung des Übergangs in den Sektor der beruflichen Erwerbstätigkeit, die erhebliche Implikationen für die Gestaltung der Lebensphase Jugend hat.
Typisch ist für Jugendliche heute, dass sie im Bereich der politischen Partizipation und der wirt-

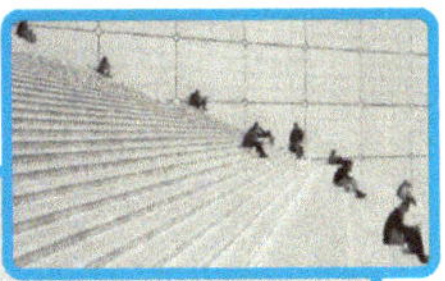

schaftlich-konsumistischen Partizipation schon sehr früh in die Rolle des Erwachsenen einrücken können, hingegen aber im Bereich der Familienrolle und erst recht im Bereich der Erwerbstätigenrolle diesen Status erst sehr spät erreichen.

> Ihre Situation ist, zugespitzt formuliert, durch frühe soziokulturelle Selbstständigkeit bei später sozioökonomischer Selbstständigkeit charakterisiert.

Hierdurch ergibt sich eine spezifische Ausprägung von unterschiedlichen Anforderungen in den einzelnen sozialen Positionen, die soziologisch als „Statusdiskrepanz" bezeichnet wird.

> Jugend ist heute eine Lebensphase eigener Form und eigener selbsterlebbarer Qualität, die sich in ihrer inneren Gestalt deutlich von den vorangehenden und nachgehenden Lebensabschnitten unterscheidet. Es handelt sich um eine Lebensphase mit einem charakteristischen Stellenwert im menschlichen Lebenslauf, die sich nicht zuletzt auch aus den vielfältigen Vorgaben gesellschaftlicher Art ergibt.

Unzweifelhaft werden die grundlegenden Strukturen der Persönlichkeit auch schon in der Kindheit ausgebildet, doch kommt es durch die charakteristische Umbruchsituation der Jugendphase zu einer Neubestimmung der Persönlichkeitsdynamik, die die vorhergehenden Strukturen erheblich verändert und in ein neuartiges und andersartiges Gesamtgefüge einbettet. Unzweifelhaft ist das Jugendalter auch dadurch charakterisiert, dass die Fähigkeiten und Fertigkeiten erworben werden müssen, die für den anschließenden Erwachsenenstatus typisch und selbstverständlich sind.

3.2 Das Jugendalter als Lebensphase innerer Spannungen

Es kommt wegen der im Jugendalter charakteristischen unvoreingenommenen Aneignungs- und Auseinandersetzungsprozesse keinesfalls zu einer einfachen Übernahme von gesellschaftlichen Vorgaben oder zu einer Reproduktion von Sozialcharakteren von einer Generation zur nächsten. Vielmehr ist in diesem Lebensabschnitt das Ausmaß von kreativer und eigenständiger Gestaltung, von produktiver und aktiver Auseinandersetzung mit den inneren und äußeren Lebensbedingungen von sehr großer Bedeutung. Wahrscheinlich sind es gerade die unabgeschlossenen und offenen Verhaltensweisen, die als typisch für die Jugendphase angesehen werden müssen. Deshalb ist es auch aus pädagogischer Perspektive gar nicht wünschenswert, die Jugendphase einseitig als eine Übergangsphase zum „vollwertigen Reifestadium" des Erwachsenen zu verstehen, die möglichst schnell abgeschlossen werden sollte. Viele Experimentier- und Erfahrungsräume würden damit abgeschnitten – ganz unabhängig von der problematischen Annahme, mit dem Erwachsenenstatus sei so etwas wie eine „menschliche Vollreife" verbunden, die – einmal erworben – ein Leben lang anhalte.

In der Lebensphase Jugend kulminieren die Anforderungen an Individualisierungsprozesse. Die Standardabfolge von Übergangsereignissen wie das Durchlaufen und die Beendigung der Schulzeit, der Eintritt in Ausbildung und Erwerbsarbeit, Auszug aus dem Elternhaus und Heirat ist heute nicht mehr selbstverständlich und kann individuell variiert werden. Zugleich aber müssen die mit diesen Variationen verbundenen Verarbeitungs- und Interpretationsleistungen individuell geleistet werden.

> Hieraus ergeben sich außerordentlich hohe Anforderungen an die biographische Selbstgestaltung der Lebensphase Jugend.

3.2.1 Die Spannung zwischen Individualisierung und Integration

Die Lebensphase Jugend birgt wegen des Zusammentreffens von Individuations- und Integrationsprozessen ein erhebliches positives Stimulierungspotenzial, aber zugleich auch ein hohes Belastungspotenzial in sich. Jugendliche müssen eine schnelle Veränderung ihrer psycho-physischen Disposition, also der Struktur ihrer Motive, Gefühle, Denkweisen und Reaktionsmuster bewältigen und mit dem Aufbau von Selbstbild und Identität in Verbindung bringen. Im gleichen Zeitraum, in dem sich diese wichtigen biopsychischen Gestaltveränderungen und individuellen Persönlichkeitsformungen abspielen, werden von ihnen mit massivem Nachdruck soziale Integrationsleistungen verlangt, insbesondere soziokulturelle Anpassungsleistungen und ökonomisch relevante Qualifizierungs- und Leistungsanforderungen.

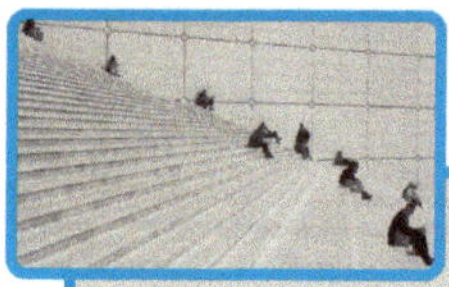

> Aus diesem Zusammenprall von psychisch-biologischen und sozial-ökologischen Anforderungen in einem knappen Zeitraum der Lebensspanne können sich Belastungen ergeben, wenn die Bewältigungsstrukturen nicht ausreichen.

Zugleich ist die Lebensphase Jugend durch die lebensgeschichtlich erstmalige Chance gekennzeichnet, eine Ich-Identität zu entwickeln. Im Unterschied zum Kindesalter wird es im Jugendalter möglich, die Individualität im sozialen und ökologischen Kontext zu entwickeln, indem Jugendliche in einen Prozess der Kommunikation mit anderen über Werte, Normen und soziale Strukturen eintreten und diese mit ihren eigenen Interessen, Neigungen und Handlungsmöglichkeiten in Verbindung bringen. Sie werden zur Teilnahme an sozialen Interaktionen fähig, indem sie sich lebensgeschichtlich zum erstenmal nicht nur als handelndes Subjekt empfinden, sondern sich selbst im Prozess des Handelns auch als Objekt wahrzunehmen vermögen. Sie bauen auf diese Weise ein erstes Bild von sich selbst auf, indem sie alle Ergebnisse der bisherigen Interaktionen auswerten und zu einem in sich stimmigen und schlüssigen Entwurf als „Selbstbild" („Selbstkonzept") zusammenfügen.

> Der Individuations- und der Integrationsprozess folgen jeweils einer eigenen, voneinander abweichenden Dynamik. Um das hieraus resultierende Spannungsverhältnis abzuarbeiten, sind angemessene und flexible individuelle Bewältigungsstrategien notwendig.

Unter den heutigen Lebensbedingungen in Industriegesellschaften sind die Chancen und Möglichkeiten für den Aufbau der personalen Identität sehr hoch, insbesondere, weil traditionelle Vorgaben an Rollenverhalten und Wertorientierungen entfallen sind. Zugleich sind hiermit aber auch die Ansprüche an jedes Individuum – und zwar auch schon im Jugendalter – gestiegen, eine eigene Lösung für die vielfältigen Aufgaben und Probleme der Alltagsbewältigung zu finden. So sind etwa mit der Übernahme eines neuen sozialen Teilstatus (z.B. „Auszubildender") neue Interaktionsfelder mit neuen Verhaltensanforderungen zu erschließen, die eine Erweiterung der vorhandenen Handlungskompetenzen verlangen [Mansel und Hurrelmann 1991].

3.2.2 Die Bedeutung der sozialen Unterstützung

Um das Spannungsverhältnis von Individuations- und Integrationsanforderungen abzuarbeiten, sind neben individuellen Bewältigungsfähigkeiten auch wirkungsvolle und vielseitige soziale Unterstützungen durch die wichtigsten Bezugsgruppen notwendig. Jugendliche, die sich noch im Aufbau ihrer Persönlichkeit befinden, sind mit den Widersprüchen und Inkonsistenzen der Erwartungen aus der sozialen Umwelt konfrontiert. Sie sind dabei auf die organisierende Kraft von sozialen Definitionen und Traditionen angewiesen, die ihnen Hinweise bei der Bewältigung von situations- und rollenspezifischen Anforderungen geben.

Die einzelnen Statuspassagen, die jeweils eine Neuorganisation der Persönlichkeitsstruktur und der Handlungskompetenzen erfordern, werden heute dadurch erschwert, dass die normativen Vorgaben und Erwartungen sehr komplex oder sogar widersprüchlich sind. Sie werden auch nicht eindeutig von der sozialen Umwelt an die Jugendlichen herangetragen, sondern müssen oft durch eigenaktives Verhalten erschlossen werden. Erfolg und Versagen bei den Problemlösungen und Bewältigungsstrategien, die sie einschlagen, werden den Jugendlichen individuell zugerechnet. Besonders bei der Gestaltung ihrer eigenen Schullaufbahn, die als Vorstufe zur Übernahme eines beruflichen Status gilt, erfahren die Jugendlichen, wie weitreichend die von ihnen erwarteten Formen der Selbstorganisation eigener Aktivitäten sind.

Wie Jugendliche mit diesen Anforderungen zurecht kommen, hängt in entscheidendem Ausmaß von den Hilfestellungen ihrer sozialen Umwelt ab. Wichtig ist es dabei, dass Spielräume für verschiedene Lösungsversuche der Spannungszustände und probeweises Handeln bereitstehen und erlaubt sind. Die Existenz solcher Spielräume kann das vorübergehende Einschlagen eines vom Erwartungsspektrum abweichenden Entwicklungsweges für die Bewältigung von Überforderungen ermöglichen – bis hin zur vorübergehenden Weigerung, eine Entwicklungsaufgabe anzugehen und eine vorgesehene Rolle zu übernehmen.

> In Familie, Schule, Freundeskreis und anderen wichtigen Bezugsgruppen müssen möglichst flexible, wenn auch in ihren Kernstrukturen

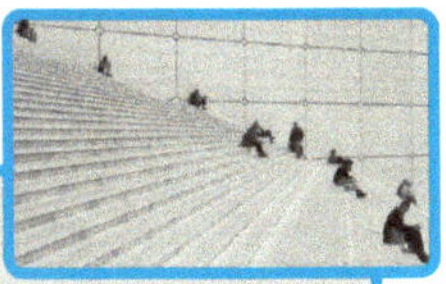

eindeutige und „Mindeststandards" festlegende Haltepunkte für die Gestaltung der sozialen Beziehungen vereinbart werden.

Diese Mischung aus dem Einräumen von Spielräumen und dem Festlegen von Mindeststandards ist in vielen sozialen Beziehungsnetzen heute aus der Balance geraten. Einseitig liberalistische oder einseitig autoritäre Impulse sind für die Stabilisierung der Persönlichkeit im Jugendalter nicht hilfreich. Vielmehr ist eine ausgewogene Mischung zwischen der Anregung von Selbstständigkeit auf der einen Seite und der Übernahme von Verantwortung und dem Einhalten von gesellschaftlichen Regeln auf der anderen Seite notwendig, um den Prozess der Identitätsbildung zu fördern. Hierbei spielt die Unterstützung und Hilfe durch die unmittelbare Umwelt, in der ein Jugendlicher sich befindet, eine entscheidende Rolle.
Die formellen und informellen Arten der Hilfe im emotionalen, instrumentellen und sozialen Bereich sind dann besonders wirksam, wenn sie sich zu einem Unterstützungsnetzwerk verbinden, das auf vielfältige Ausgangssituationen mit unterschiedlichen Belastungen unterschiedlich angemessene Hilfsimpulse bereit hält.

3.2.3 Gestaltwandel der Lebensphase Jugend

Die Lebensphase Jugend kann auch unter veränderten historischen, sozialen und ökonomischen Bedingungen in heutigen Industriegesellschaften als eine eigenständige Phase im Lebenslauf identifiziert werden.

Die Lebensphase Jugend unterscheidet sich von anderen Lebensphasen nach ihren inneren Entwicklungsaufgaben und ihrer gesellschaftlichen Bedeutung, wenn auch die Abgrenzungen zu der vorangehenden Lebensphase Kindheit und zu der nachfolgenden Lebensphase Erwachsenenalter schwieriger als vor ein oder zwei Generationen geworden sind.

Tendenzen für eine Ausdifferenzierung der Lebensphase Jugend in eine Phase des früheren Jugendalters (unter 18 Jahre) und eine des späteren Jugendalters sind erkennbar. Auch sind Tendenzen für eine „Nach-Jugendphase" auszumachen, die im zweiten Lebensjahrzehnt vor dem endgültigen Übergang in die Lebensphase „Erwachsenenalter" liegt. Diese Tatsachen ändern aber nichts an der Identifizierbarkeit der Lebensphase Jugend durch ihre von anderen Lebensphasen deutlich unterschiedenen Entwicklungsaufgaben und ihre innere Dynamik, die durch das Spannungsverhältnis von Individuation und Integration beschrieben wurden.
Ein erheblicher, weiter anhaltender Gestaltwandel der Lebensphase Jugend ist unverkennbar. Es ist Aufgabe der interdisziplinären Jugendforschung, sich darum zu bemühen, die Wandlungstendenzen auch im kulturellen und historischen Vergleich sorgfältig zu analysieren. Das historisch-gesellschaftliche Umfeld für die Gestaltung des Lebenslaufs ist bisher wenig in Untersuchungen einbezogen worden. Aus ihm heraus lassen sich aber Wandlungsprozesse in einzelnen Lebensphasen erst in ihrem ganzen Umfang verstehen. Dabei spielen sozioökonomische und soziokulturelle Faktoren ebenso eine Rolle wie die Veränderung langfristiger Wertmuster und Werthierarchien und die einwirkenden politischen Zielsetzungen.

3.3 Entwicklungsprobleme und Problemverhalten im Jugendalter

Im Unterschied zu den Ländern der Dritten Welt sind die Lebensbedingungen der Jugendlichen unserer Ersten Welt für die meisten sehr günstig. Die lebensbedrohenden Infektionskrankheiten sind weitgehend zurückgedrängt, der Hunger ist besiegt, die materielle Ausstattung ist oft üppig, es gibt große Spielräume für die Selbstentfaltung.
Trotz dieser unbestreitbaren Erfolge geht es einer wachsenden Zahl von Kindern und Jugendlichen bei uns schlecht. Die „moderne" Lebensweise der hoch entwickelten Industriegesellschaften mit ihren Reizen und Verlockungen, der Verstädterung und hochkomplexen Verplanung des Lebens kostet auch bei den jungen Bürgerinnen und Bürgern ihren psychischen und gesundheitlichen „Preis".

Trotz eines hohen materiellen Lebensstandards, trotz eines ausgebauten Bildungswesens und trotz recht guter medizinischer und psychologischer Beratung und Hilfe reichen bei immer mehr Kindern die Fähigkeiten und Fertigkeiten nicht aus, um mit der sozialen und ökologischen Umwelt zurechtzukommen

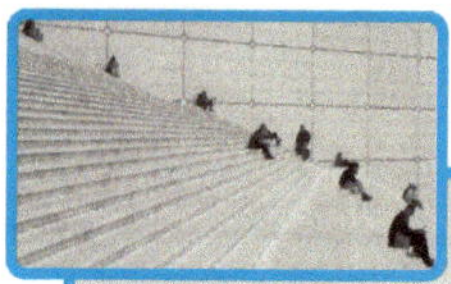

3.3.1 Auffälligkeiten und Krankheiten

Untersuchungsergebnisse sprechen eine eindeutige Sprache [Hurrelmann 2000]:

- Mindestens 10 bis 15% der Kinder und Jugendlichen leiden an psychischen Störungen: Hyperaktivität, Aggressivität, Leistungsschwäche, Lese-Rechtschreib-Störungen, Verunsicherungen des Gefühlslebens. Depressionen sowie versuchte und erfolgte Selbstmorde werden mit teils wachsender Tendenz beobachtet. Im ersten Lebensjahrzehnt leiden ganz offensichtlich die Jungen stärker, im zweiten Lebensjahrzehnt die Mädchen.
- Neuartige Krankheitsbilder greifen um sich. Mindestens 10% aller Kinder und Jugendlichen, so schätzt die Fachliteratur, sind von lang andauernden (chronischen) Krankheiten betroffen: Allergien verschiedenster Art, insbesondere Asthma (dessen Verbreitung schon auf bis zu 8% pro Jahrgang geschätzt wird) und Neurodermitis, Bronchitis, Epilepsie (ca. 300 000 Krankheitsfälle im Bundesgebiet), Diabetes, Herzfehler und Krebskrankheiten.
- Das Spektrum von psychosomatischen Symptomen wird breiter. Vor allem nehmen Nahrungs- und Essstörungen zu; sie sind heute schon bei etwa 1% der Jugendlichen festzustellen. Unter Übergewicht leiden mindestens 15%. In Untersuchungen des Zentrums für Kindheits- und Jugendforschung der Universität Bielefeld wurden bei Jugendlichen hohe Werte von Kopfschmerzen, Nervosität und Unruhe, Kreuz- und Rückenschmerzen, Schwindelgefühl, Magenbeschwerden und Schlafstörungen festgestellt. Diese Beeinträchtigungen, die Körper und Seele in gleicher Weise belasten, hingen ganz eindeutig mit Anspannungen und Konflikten in Familie, Schule und Freizeit zusammen.
- Das Suchtverhalten nimmt zu. Alkohol, Nikotin, Arzneimittel und illegale Drogen gehören schon in den ersten Lebensphasen zu den heimlichen und „unheimlichen" Tröstern. Bis zu 30% der Jugendlichen sind ständige Raucher, bis zu 20% haben mindestens einmal illegale Drogen genommen. Bis zu 3% der Jugendlichen müssen heute als alkoholkrank gelten. Die Langzeitfolge des Genussmittel- und Drogenmissbrauchs für die Gesundheit sind verheerend.

3.3.2 Problematische Formen der Lebensbewältigung

Seit mehreren Jahren beobachten wir in unseren Bielefelder Untersuchungen, dass schon bei Kindern und Jugendlichen Beeinträchtigungen der Gesundheit und der Persönlichkeitsentwicklung zu verzeichnen sind, die wir bisher nur von Erwachsenen kannten. Es sind drei typische Ausprägungsformen zu erkennen, die alle in den letzten zehn bis 20 Jahren an Verbreitung gewonnen haben:

Die depressive Variante: Psychische und körperliche Erschöpfungszustände, Nervosität und Unruhe, Magenverstimmung und Schlafstörungen – unspezifische Erkrankungen, die mit einer Überforderung der körperlichen, seelischen und sozialen Regelkreise und Bewältigungskapazitäten zu tun haben, mit einem hektischen Tagesrhythmus, viel Stress und auch einem unzureichenden Entspannungsverhalten. Oft werden diese Beschwerden – bildhaft zutreffend – als „psychosomatisch" oder „soziosomatisch" bezeichnet. Sie sind bei etwa 20% der Jugendlichen regelmäßig vertreten und vielfach mit Müdigkeit, Gereiztheit, Überforderung, Angst und Einsamkeitsgefühlen verbunden. Sie treten bei Mädchen vom zweiten Jahrzehnt des Lebens häufiger auf als bei Jungen und sind ganz allgemein charakteristisch für weibliche Formen der Problembewältigung – eine „nach innen gerichtete" Form der Verarbeitung.

Die aggressive Variante: Der Gegenpol ist die nach außen gerichtete Form der Verarbeitung von Problembelastungen. Sie tritt besonders häufig bei Jungen und männlichen Jugendlichen auf. Die Verbreitung und Intensität körperlicher, psychischer und verbaler Formen der Aggression und Gewalt, teilweise auch kriminellen Verhaltens, hat nach unseren Untersuchungen in den letzten zehn Jahren zugenommen. Bei einer repräsentativen Vergleichsuntersuchung mussten wir feststellen, dass von 1988 bis heute ein Anstieg von gewalttätigen und kriminellen Verhaltensweisen bei Jugendlichen um 11 Prozentpunkte eingetreten ist. Der Hintergrund scheint auch hier in sozialer Desorientierung, familiärer Haltlosigkeit, tiefer Enttäuschung von Bindungserwartungen und Frustration von Selbstwertgefühlen zu liegen.

Die ausweichende Variante: Eine Mischform aus den beiden bisher genannten problematischen Verarbeitungsformen ist der Konsum von psychoaktiven Substanzen, also legalen und illegalen Stoffen zur Manipulation des zentralen Nerven-

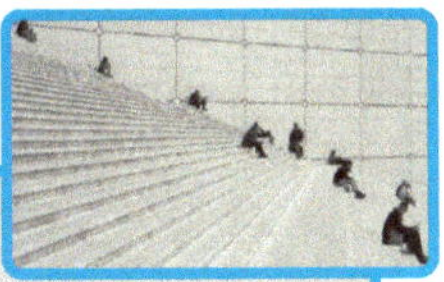

systems. Der Einstieg in den Zigaretten- und Alkoholkonsum hat sich in den letzten zehn Jahren weiter nach vorne im Lebenslauf verlagert, der Konsum besonders von anregenden und aufputschenden psychoaktiven Arzneimitteln und Substanzen vom Typ der „Designerdrogen" hat sich erheblich verstärkt. Nach unserer Repräsentativuntersuchung gaben 1986 5% der Zwölf- bis 17-Jährigen an, mindestens ein- bis zweimal pro Woche Schmerzmittel zu nutzen; 1996 waren es schon 10%. Die Anregungsmittel, die zum großen Teil aus Psychopharmaka bestehen, haben sich in ihrer Verbreitung von 0,2% im Jahre 1986 auf heute 2,5% regelmäßiger Nutzung sogar verzehnfacht. Nach dem Motto: „Fühlst Du Dich in einer Belastungs- oder Stresssituation, dann greife zur chemischen Manipulation", gehen schon Kinder in einer höchst gefährlichen Weise mit Anspannungen und Belastungen um. Verwandte Formen sind Ess- und Spielsucht. Diese Muster der Problemverarbeitung zeigen sich bei beiden Geschlechtern in etwa gleich starker Ausprägung [Engel und Hurrelmann 1989].

> In diesen problematischen Varianten der Auseinandersetzung und Bewältigung mit Belastungen und Überforderungen, die heute bei Kindern und Jugendlichen vorherrschen, drücken sich das Leid und der Druck aus, die von den gesellschaftlich geprägten Lebensbedingungen einer offenen Gesellschaft ausgehen.

3.3.3 „Kosten" der modernen Lebensweise?

Alle erwähnten Belastungs- und Überforderungssymptome sind Formen der alterstypischen Auseinandersetzung mit Lebensproblemen, zugleich auch Zeichen der psychischen, somatischen und sozialen „Kosten" der modernen Lebensweise, die Kinder, Jugendliche und Erwachsene gleichermaßen zu tragen haben. Die Rolle des Kindes und des Jugendlichen wandelt sich, weil sich das soziale, kommunikative, ökonomische und ökologische Umfeld für die Persönlichkeitsentwicklung verändert hat. Entsprechend müssen die Angehörigen der jungen Generation auf ihre Weise auf die veränderte Lebenslage reagieren:

Die **Auflösung sozialer Bindungen** im Familienleben, die Erwachsenen freie und lockere Formen von Partnerschaft ermöglicht, aber auch viele Bedürfnisse nach Gemeinschaft und Zugehörigkeit verletzt. Kinder sind heute Anhängsel der Partnerbeziehungen ihrer Eltern. Sie werden von deren Unsicherheit und Unbeständigkeit getroffen, ohne auf sie gestaltend einwirken zu können. In Europa liegt die Scheidungsquote inzwischen bei über 30% der Ehebeziehungen.

Die **wachsende Bedeutung der Freizeit** steigert zugleich die Erwartung an Erlebnis und Spannung, erhöht den Hunger nach körperlichen und geistigen Grenzüberschreitungen. Kinder und Jugendliche sind in ihrer typischerweise besonders formativen Phase der Persönlichkeitsentwicklung hiervon stark betroffen. Die meisten profitieren eindeutig, doch eine Minderheit kommt in Verarbeitungsschwierigkeiten.

Das Vordringen der Medien mit ihren Informationsmöglichkeiten, aber auch ihrem Informationsüberschuss, ihrer Förderung von passiven Verhaltensweisen, erhöhten Sensationserwartungen und Betonung des Außernormalen, die einigen Kindern eine realistische Einordnung und Erprobung eines eigenen Weltbildes erleichtert, manchen aber auch erschwert.

Die **Intensivierung und Verdichtung der Leistungsanforderungen** und Qualifikationsprozesse schlägt sich in einer Verlängerung der schulischen und beruflichen Ausbildung und einem Aufschaukeln von Abschlusserwartungen nieder. Schon im Grundschulalter fühlen sich heute Kinder durch die lange Kette von formalen Anforderungen innerlich bedroht. Bei vielen ist die untergründige Angst spürbar, später vielleicht keinen Arbeitsplatz zu erhalten oder unzureichend qualifiziert zu sein – bei 15% struktureller Jugendarbeitslosigkeit in Deutschland eine sehr reale Sorge.

Die **Zunahme von kulturellen und sozialen Spannungsfeldern im Alltag** unserer Gesellschaft drückt sich durch das Öffnen der Schere zwischen Arm und Reich ebenso aus wie durch die Entfremdung zwischen Menschen unterschiedlicher Religionen und unterschiedlicher Ethnien. Die Maßstäbe für die ethische und religiöse Orientierung, aber auch die alltägliche soziale Orientierung im Umgang miteinander gehen verloren. Weil Kinder und Jugendliche Suchende nach Sinn und Perspektive sind, verarbeiten sie diese Entwicklung intensiv. Deshalb gehören sie ebenso häufig zu denen, die sich leicht über Kulturgrenzen hinwegsetzen können wie zu denen, die gewalttätig werden, weil sie keine produktive Form der Konfliktbewältigung finden.

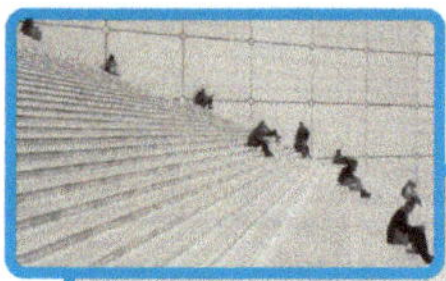

Die meisten Kinder und Jugendlichen sind „Gewinner" in diesem sozialen Wandlungs- und Emanzipationsprozess, aber einige sind auch „Verlierer".

Kinder und Jugendliche waren schon immer soziale, kulturelle und auch politische Seismographen, die ihre Umwelt in aller Direktheit auf die Unzulänglichkeiten der Lebensorganisation und der Umweltbedingungen hinweisen. Heute, da sie in die Alltagsvollzüge der Erwachsenengesellschaft früh mit einbezogen werden, ist die seismographische Rolle der Kinder und Jugendlichen wichtiger denn je. Die Lösungen der Kinder für die eigene Lebensgestaltung sind mitunter spontaner, unbefangener und einfallsreicher als die von Erwachsenen. Da Kinder aber viel weniger Verhaltensspielräume haben als Erwachsene, sind ihre Leiden meist auch stärker, weil sie sie unvorbereitet und unbeeinflussbar treffen. Sie erfahren früh, dass sie in dieser Gesellschaft zu den weniger Mächtigen gehören.

Die große Mehrzahl der Kinder und Jugendlichen kommt mit den heutigen Lebensanforderungen in einer souveränen Weise zurecht. Sie haben die Herausforderungen angenommen, die in der sozialen Emanzipation ihrer Altersrolle liegt. Einer Minderheit von einem Fünftel des Jahrganges aber gelingt dies nicht. Bei ihnen werden durch soziale und gesundheitliche Belastungen körperliche und psychische Kräfte überstrapaziert, es kommt zu unproduktiven Verläufen des weiteren Prozesses der Persönlichkeitsentwicklung.

3.4 Anforderungen an die psychosoziale und medizinische Versorgung

3.4.1 Unterversorgt aus eigenem Antrieb?

Heute stellt die Altersgruppe der Zehn- bis 20-Jährigen im Vergleich zu anderen Altersgruppen eine in sozialen, psychischen und medizinischen Beratungs- und Behandlungsinstitutionen unterrepräsentierte Gruppe dar. Obwohl Jugendliche zum Teil große Umstellungen und Veränderungen ihrer sozialen, psychischen, körperlichen und physiologischen Entwicklung erfahren, scheinen sie sich vielfach zu scheuen, beim Auftreten von Problemen Beratung und Unterstützung in entsprechenden Institutionen zu suchen. Das gilt für medizinische, psychologische, seelsorgerische, pädagogische und sozialarbeiterische Angebote gleichermaßen.
Die Gründe für diese „Unterversorgung" sind sowohl in dem fehlenden Vertrauen, der Unsicherheit, den sozialen Befürchtungen und der Schwellenangst der Jugendlichen zu suchen als auch in der Unsicherheit, dem mangelnden Engagement und der fehlenden Einfühlsamkeit der professionellen Helfer. Diese Unsicherheiten verstärken sich gegenseitig, sodass insbesondere bei heiklen und intimen Themen (etwa Beziehungsfragen, Freundschaftskonflikte, Sexualität, sexuell übertragbare Krankheiten, Schwangerschaft, sexuelle Verhaltensprobleme etc.) nur selten befriedigende Hilfeleistungen erbracht werden. Das System der Krankenversicherung verschärft möglicherweise die Schwellenangst, Ärzte und Psychologen aufzusuchen, weil Jugendliche befürchten, dass durch die Familienmitversicherung und gegebenenfalls durch mangelnde Vertraulichkeit des Arztes die gewünschte Anonymität nicht gewahrt wird.
Jugendliche richten sich mit zunehmendem Alter auf die erwachsenentypische Einstellung ein, Beratungsinstitutionen als „Reparaturdienst" in Anspruch zu nehmen. Eine grundsätzliche Veränderung der Sichtweise von Gesundheit und Krankheit ist sowohl von Seiten der medizinischen und psychosozialen Professionen als auch von Seiten der Jugendlichen notwendig.

In vertrauensvoller Zusammenarbeit mit Ärzten oder Psychologen sollten sich die Jugendlichen aktiv an der Ursachenklärung, der Lösungssuche und an der Umsetzung der gefundenen Lösungen zur Krankheitsbewältigung beteiligen. Das erfordert von den Beratungs- und Behandlungsinstitutionen ein hohes Maß an globaler Sichtweise von Krankheits- und Gesundheitsbedingungen und interdisziplinärer Kooperation.

3.4.2 Schulen als „Gesundheitszentren"

Oft wird übersehen, dass die Schulen wichtige Träger jeder Form von Beratung sein können. Sie sind ein zentraler Bestandteil der Lebenswelt und

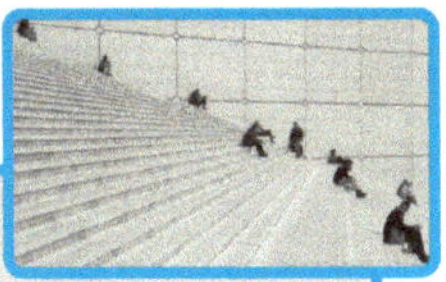

erreichen alle Angehörigen der jüngeren Jahrgänge während den entscheidenden Jahren der Persönlichkeitsentwicklung. Sie wirken nicht nur curricular, durch die vermittelten Wissenselemente und Unterrichtsbestandteile, sondern auch durch ihr gesamtes soziales und „ökologisches“ institutionsspezifisches Angebot an Arbeitsverhalten, körperlicher Betätigung, hygienischem Verhalten, Ernährungsverhalten, Gestaltung des Tagesrhythmus usw. Schulen sind aus diesem Grunde wichtige soziale Felder für den Aufbau von gesundheitsrelevanten Verhaltensweisen.
In verschiedenen Ländern werden Überlegungen und Versuche angestellt, den besonderen Gesundheitsbedürfnissen von Kindern und Jugendlichen dadurch gerecht zu werden, dass an Schulen ärztliche oder psychologische Beratungsstellen direkt angegliedert werden. In diesen Einrichtungen soll sich fachgeschultes Personal z.B. mit den Krankheitsbildern und Gesundheitsbeeinträchtigungen befassen, die charakteristischerweise in der Lebensphase Jugend auftreten. Durch die Nähe zu Erziehungs- und Bildungseinrichtungen soll vor allem das Zugangsproblem vermindert werden, indem die sozialen, psychischen und auch räumlichen Barrieren überwunden werden, die heute bei Kindern und vor allem Jugendlichen gegenüber helfenden Institutionen zu beobachten sind.
In den Vereinigten Staaten und in Skandinavien existieren seit drei Jahrzehnten „Gesundheitszentren“ an Schulen, oft in Zusammenarbeit mit medizinischen oder psychologischen Fachbereichen der örtlichen Universität, Krankenhäusern, Beratungsstellen und Ärzteorganisationen. In vielen Fällen war der Auslöser zur Gründung solcher Gesundheitszentren die hohe Schwangerschaftsquote bei weiblichen Jugendlichen in der Altersgruppe von 11 bis 17 Jahren. Inzwischen sind weitere Arbeitsschwerpunkte hinzugekommen, die den Bereich von sexuell übertragenen Krankheiten, Immunschwächekrankheiten, Suchtproblemen, Krebskrankheiten und anderen Symptomatiken umfassen. 1994 gab es in den Vereinigten Staaten schon über 300 Gesundheitszentren an Schulen.
Die meisten amerikanischen Zentren sind auf dem Schulgrundstück oder in direkter Nähe davon angesiedelt. Die Zentren sind während der gesamten Schulzeit und auch im Anschluss daran geöffnet. Sie sind meist nicht in der Trägerschaft der Schule, sondern der der Gemeinde, also insbesondere der lokalen Gesundheitsämter oder der ihnen entsprechenden Einrichtungen. Die Schulen stellen allenfalls Gebäude oder Gebäudeteile zur Verfügung, ansonsten haben sie keine unmittelbare Verantwortung und auch keine Eingriffsbefugnisse in die Gesundheitszentren.

> Die Erfahrung zeigt, dass vor allem die 14- bis 18-Jährigen die Dienste der Gesundheitszentren in Anspruch nehmen.

Mädchen besuchen die Einrichtungen häufiger als Jungen. Als besonders wichtig hat sich eine Verbindung der Aktivitäten des Gesundheitszentrums mit der schulischen Gesundheitserziehung erwiesen. Der Anteil der Schüler in der Schule, der die Dienste eines Gesundheitszentrums in Anspruch nimmt, schwankt zwischen 5 und 30%. Hauptanlass für Besuche sind akute Krankheiten und Unglücksfälle, erst dann folgen die komplexen Probleme im Bereich von sozial und sexuell gesundheitsriskantem Verhalten.

3.4.3 Beratungsstellen für Jugendliche

Ohne diese Konzeption genau übernehmen zu können – dazu ist die institutionelle Verfassung des Schulwesens im Vergleich zu den USA zu unterschiedlich –, liegen in diesen Modellversuchen interessante Anregungen auch für die bundesdeutsche Situation. Ambulante Versorgungseinrichtungen in räumlicher und sozialer Nähe zu Jugendlichen können flexibler und informeller auf Entwicklungs- und Gesundheitsprobleme bei Jugendlichen eingehen als die traditionellen Systeme.
Die Einrichtungen sollten allgemein als „Beratungsstellen“ charakterisiert sein und für alle relevanten Fragen aus den Bereichen Privatleben, Schule, Familie, Freundschaft, Sexualität, Arbeit und Gesundheit Anlaufstationen bilden. Wichtig ist eine flexible Öffnungszeit und ein Mindestmaß an administrativen Formalitäten. Die Beratungsstellen sollten als Anlaufstation sowohl bei sozialen, als auch bei psychischen und gesundheitlichen Problemen von Jugendlichen dienen.
Wichtig ist, dass Jugendliche schnell und ohne komplizierte Verweisungssysteme in einen Beratungsprozess einbezogen werden und nicht in einen bürokratischen Erfassungs- und Weiterverweisungsprozess hineingeraten. Wichtig ist auch, dass die Hilfe anonym und vertraulich bleibt und nur das Allernotwendigste an Aktenunterlagen erstellt wird. Die Eltern sollten von dem Ratsuchen ihrer Kinder im Normalfall nichts erfahren, es sei denn, die Umstände erzwingen eine solche Information.

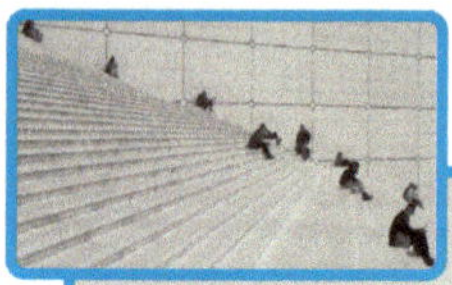

Sobald sich die Beratungsstelle einen ersten Überblick über die Problemlage eines Jugendlichen gemacht hat, wird über weitere Schritte gemeinsam beraten. Dazu kann dann auch – je nach Problemlage – das Einschalten von spezialisierten Institutionen gehören. Entweder wird innerhalb der Institution an eine Fachperson für Drogenfragen, Schwangerschaftsfragen, Krankheitsprobleme usw. weiterverwiesen, oder an Spezialisten außerhalb. Ein wichtiges Prinzip ist dabei, dass an Personen und nicht an Institutionen weitervermittelt wird. Der ursprüngliche Berater bleibt in jedem Falle weiterhin die Anlaufstation – auch dann, wenn andere Beratungsspezialisten einbezogen werden müssen.

> Gerade heute, in einer Zeit, in der sich so viele widersprüchliche Anforderungen an die Lebensphase Jugend richten, sind Beratungsstellen so wichtig wie noch nie. Nichts wäre verhängnisvoller, als ein Abbau der Angebote aus finanziellen Erwägungen heraus.

Außer der Unterstützung durch Laien und Fachleute müssen Jugendlichen aber auch mehr Spielräume zur Gestaltung ihrer eigenen Lebenswelt eingeräumt werden.

3.5 Anforderungen an die Gesellschaft

3.5.1 „Ihr sollt es einmal besser haben"

Die strukturelle Benachteiligung von Familien mit Kindern und die reale Gefahr, dass eine wachsende Minderheit der jungen Generation beruflich und sozial nicht in die Erwerbs- und Wohlstandsgesellschaft integriert wird – beides wirft die Frage einer Neudefinition des „Generationsvertrages" auf.

> Das politische Gemeinwesen ist schon heute nicht mehr in der Lage, der Generation der Kinder ein größeres Erbe zu hinterlassen, als die Generation der Eltern vorfand. Im Gegenteil: Die junge Generation muss befürchten, jenseits der durch Werbung angepriesenen Konsumgüterhalden nur noch eingeschränkte Ressourcen zur Gestaltung ihres Lebens vorzufinden, und zwar sowohl in der ökologischen Lebenswelt wie im Bereich der sozialen Sicherung.

Jugendliche selbst teilen diese Befürchtung, wie unsere Umfragen in den letzten Jahren nachgewiesen haben. Die meisten von ihnen fürchten die „Altlasten", die die jetzige Generation für sie hinterlässt, wobei zuerst an Umweltverschmutzung, Erschöpfung der Reserven an Trinkwasser, das Ozon-Loch und die Entsorgung von Atomkraftwerken gedacht wird, aber in den letzten Jahren zunehmend auch an Mangel von Arbeitsplätzen und an Zukunftsperspektiven. Auch die meisten Erwachsenen sind – und das ist eine völlig neue Situation für unsere Wohlstandsgesellschaft – inzwischen davon überzeugt, die heutige Jugend werde es im Vergleich zu ihnen selbst später einmal sozial, wirtschaftlich und bezüglich der Lebensqualität schwerer haben als sie selbst.
In früheren Generationen war diese Vision umgekehrt: Es herrschte die Vorstellung vor, die heranwachsende Generation habe die Zukunft und die besseren Lebensbedingungen auf ihrer Seite. Gesellschaftsutopien gingen von der Selbstverständlichkeit aus, die Generation der Etablierten werde ein so gutes Fundament erarbeiten, dass die jüngere Generation zu ihrem Vorteil hierauf aufbauen könne. Dieser Fortschrittsglaube, noch in der Geschichtsphilosophie des 18. und 19. Jahrhunderts präsent, ist heute verflogen.

3.5.2 Fragwürdiger Generationenvertrag

Die Finanzierung der Renten der älteren Generation ist exemplarisch für das vorherrschende Muster eines Generationsvertrages im sozialen Bereich. 1957 wurde der weitreichende Beschluss gefasst, in der gesetzlichen Rentenversicherung die Beiträge der jeweils aktiv im Erwerbsleben Stehenden zu nutzen, um die jeweils im Ruhestand Lebenden zu finanzieren. Dieses „Umlageverfahren" ist 40 Jahre nach seiner Einrichtung in die Kritik geraten, weil der Anteil der Rentner wegen immer früheren Eintritts in den Ruhestand und zugleich längerer Lebenszeiten prozentual immer stärker anwächst, der Anteil der erwerbstätigen Jüngeren aber wegen wirtschaftlicher Rationalisierungsprozesse immer kleiner wird. Immer weniger aktiv Erwerbstätige müssen immer mehr Rentner finanzieren. Die heute im Erwerbsleben stehenden jüngeren Menschen unter 30 Jahren aber können ihrerseits, was sich schon heute abzeichnet, in ihrem späteren Rentenleben nur noch mit kleinen Renten leben, weil keinerlei Reserven angesammelt werden können.

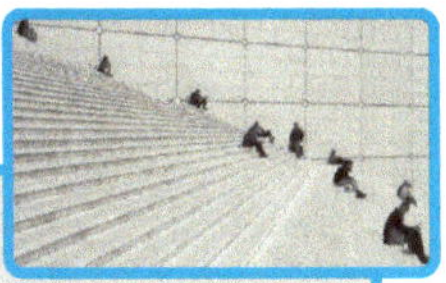

Der Blick auf die Rentenfinanzierung zeigt exemplarisch, wie ungerecht die Basis des Generationsvertrages geworden ist. Die ältere Bevölkerung kann sich heute auf der Basis ihrer Rente und ihres Vermögens einen vergleichsweise guten Lebensabend gestalten, eine wachsende Minderheit der jungen Bevölkerung aber lebt in schlechten Verhältnissen. Die alte Generation hat eine meist gute Lebensbilanz und eine befriedigende Lebensperspektive. Die junge Generation aber ist teilweise ohne eine berechenbare Berufs- und Zukunftsperspektive. Immer noch müssen etwa 15% einer Altersgruppe mit struktureller Arbeitslosigkeit rechnen. Die öffentlichen Investitionen in Kindergärten, Schulen und Hochschulen sind jahrelang nicht mehr gestiegen, die öffentlichen Bildungseinrichtungen fangen an, zu verwahrlosen, auch die Universitäten.

In der Bundesrepublik Deutschland leben heute eine Million Millionäre – genauso hoch ist die Zahl der Kinder und Jugendlichen, die auf Sozialhilfe angewiesen sind. Ist es so unwahrscheinlich anzunehmen, in Kürze werde es erste Ausbrüche von Generationenhass geben, lautstarken Protest gegen die Privilegien der älteren, etablierten Generation? Ist es gerecht, wenn Kinder keinen Kindergartenplatz, Schülerinnen und Schüler keine Lehrstellen finden, fertig Ausgebildete keinen Arbeitsplatz und zugleich bei der älteren Generation großer Wohlstand angehäuft werden kann? Ist es politisch zu rechtfertigen, dass die junge Generation von allen diesen Entscheidungen ausgeklammert wird?

3.5.3 Politische Kinder- und Jugendpartizipation

Meiner Einschätzung nach wird es nur dann zu der fälligen Neuverhandlung des Generationenvertrages kommen, wenn sich die politischen Machtverhältnisse in den demokratisch gewählten Parlamenten ändern. Heute dominieren dort die Interessen der älteren Generation. Die junge Generation ist nicht vertreten; sie gehört nach den Spielregeln des Systems nicht zum „Volk" dazu, das in den Parlamenten repräsentiert wird.

> Der Weg zur Durchsetzung der berechtigten Interessen der jungen Generation führt deshalb über eine Stärkung der Rechte von Kindern und Jugendlichen, die mit der faktisch bereits vollzogenen sozialen Emanzipation Schritt hält.

Hier hat sich in den letzten Jahren durch die „Konvention über die Rechte des Kindes" der Vereinten Nationen, die vor gut fünf Jahren auch von der Bundesregierung ratifiziert wurde, immerhin schon eine neue Ausgangslage ergeben. Denn die Konvention formuliert zum erstenmal in der Geschichte die gleichberechtigten Ansprüche der jungen Generation. Sie geht dabei von vier Grundprinzipien aus:

- **Anspruch auf persönliche Entwicklung:** Durch eine kindgerechte Grundversorgung mit sozialen Diensten soll die individuelle Entfaltung garantiert werden.
- **Gleichbehandlung:** Kein Kind darf aus Gründen des Geschlechts, aufgrund von Behinderungen, wegen der Staatsbürgerschaft oder der Abstammung benachteiligt werden.
- **Bestes Interesse des Kindes:** Bei politischen und gesellschaftlichen Entscheidungen müssen die Belange und Bedürfnisse des Kindes vorrangig berücksichtigt werden.
- **Achtung vor der Meinung des Kindes:** Jedes Kind soll seine Meinung frei äußern dürfen, Gehör finden und seinem Alter entsprechend auch auf Entscheidungen Einfluss nehmen können.

Durch diese Konvention werden Kinder und Jugendliche als Menschen mit eigenen Rechten, Wünschen und Bedürfnissen anerkannt – eine Anerkennung, die inhaltlich über die Festlegung im Grundgesetz der Bundesrepublik Deutschland hinausgeht. Kinder und Jugendliche werden als Menschen betrachtet, die sich in einem besonderen Lebensabschnitt befinden. Ihnen steht deshalb eine spezielle Schutzbedürftigkeit zu, sie sollen zugleich aber altersangemessene Beteiligung und Mitbestimmung erhalten. Kinder werden nicht länger als schwach, passiv und unvernünftig eingestuft, sondern als vernünftig, motiviert und bewusst handelnd auf der Stufe der Entwicklung, die sie erreicht haben.

Diese internationale Konvention, ursprünglich von den hochentwickelten Gesellschaften zur Absicherung von Mindestrechten in den Ländern der Dritten Welt initiiert, erweist sich zunehmend als ein wertvolles Instrument auch zur Durchsetzung von Rechten der Kinder und Jugendlichen in den hochentwickelten Gesellschaften.

Im Bildungswesen, einem gesellschaftlichen Schlüsselsektor für die junge Generation, besteht besonders großer Nachholbedarf. Dringend sollten in den Schulmitwirkungsgesetzen der Länder

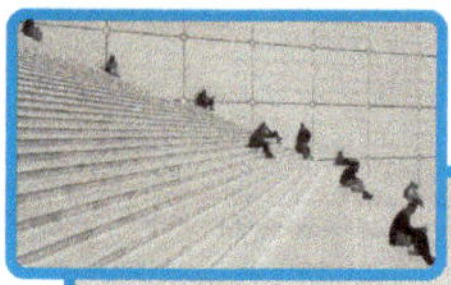

die Anhörungs-, Beratungs- und Vorschlagsrechte erweitert werden, die sich auf die Gestaltung des Unterrichts ebenso wie die der räumlichen Bedingungen beziehen. Schülerinnen und Schüler müssen das Recht haben, den Unterricht zu kritisieren und konstruktive Vorschläge zur Gestaltung einzubringen. Die Beteiligung der Kinder und Jugendlichen sollte sich auch darauf beziehen, die Schule zum sozialen Treffpunkt außerhalb der Unterrichtszeiten, z.B. am Nachmittag, zu machen. Die Schulen sind Arbeitsplatz und Aufenthaltsraum der Kinder und Jugendlichen und müssen deren Bedürfnissen voll gerecht werden.

> Die Konvention der UNO verlangt die konsequente Mitbestimmung von Kindern und Jugendlichen. Das bedeutet auch für Familie, Kindergarten und Jugendarbeit eine neue Diskussion über Beteiligungsformen und Mitbestimmung, für den kommunalen Bereich eine Stärkung der Anhörungsrechte und der Beteiligung von Kindern und Jugendlichen und für das gesamte politische Gemeinwesen eine Neudefinition des Demokratieverständnisses.

Literatur

Baacke, D. (1999). Jugend und Jugendkulturen. Weinheim: Juventa

Büchner, P., Krüger, H. & Chisholm, L. (Hg.) (1990). Kindheit und Jugend im interkulturellen Vergleich. Opladen: Leske & Budrich

Engel, U. & Hurrelmann, K. (1989). Psychosoziale Belastung im Jugendalter. Berlin: De Gruyter

Fend, H. (1991). Identitätsentwicklung in der Adoleszenz. Bern: Huber

Heitmeyer, W. (Hg.) (1986). Interdisziplinäre Jugendforschung. Weinheim: Juventa

Hurrelmann, K. & Engel, U. (Ed. (1989). The social world of adolescents. Berlin: De Gruyter

Hurrelmann, K. (1999). Lebensphase Jugend. Weinheim: Juventa (6. Auflage)

Hurrelmann, K. (2000). Gesundheitssoziologie. Weinheim: Juventa

Krüger, H. H. (Hg.) (1986). Handbuch der Jugendforschung. Opladen: Leske & Budrich

Mansel, J. & Hurrelmann, K. (1991). Alltagsstress bei Jugendlichen. Weinheim: Juventa

Schäfers, B. (1989). Jugend in der Gegenwartsgesellschaft. Opladen: Leske & Budrich (4. Auflage)

Seiffge-Krenke, I. (1995). Stress, coping and relationships in adolescence. Mahwah: Lawrence Erlbaum

4 Der jugendliche Patient in der Praxis

Nikolaus Weissenrieder und Bernhard Stier

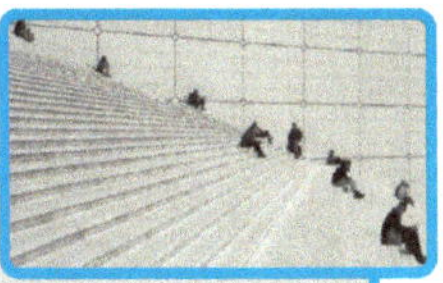

Um dem Dilemma zu entgehen ständig von „Jugendliche“ und „Jugendlicher“ schreiben zu müssen, werden beide Begriffe im nachfolgenden Text wechselnd und gedanklich auf beiderlei Geschlecht bezogen benutzt, soweit es dem geschlechtsbezogenen Kontext nicht widerspricht.

4.1 Besonderheiten jugendmedizinischer Betreuung

In den letzten Jahren sind die vielfältigen Probleme von Jugendlichen zunehmend in das Rampenlicht unserer Gesellschaft und der Medizin gerückt. Als Ausdruck dafür waren Berichte in den Medien über Arbeitslosigkeit, Perspektivlosigkeit, Drogenabhängigkeit und sozialer Verdrossenheit, Aggressivität und Gewalt der „No Future“-Generation zu lesen, zu sehen und zu hören. Zentrale Themen der Jugendmedizin werden heute durch Risikofaktoren aus dem sozialen Bereich, der Umwelt und dem gesellschaftlichen Umfeld belastet, die bisher als typisch für das Erwachsenenalter galten.

Es würde den Rahmen dieses Kapitels sprengen, ein vollständiges soziopolitisches Bild von „Jugend“ sowie der vielfältigen Einflussnahme auf „Jugend“ zu skizzieren. Dennoch ist „Jugendmedizin“ nicht ohne Verständnis für die soziopolitische Situation der „Jugend“ in unserer Zeit möglich. Es bleibt dem Jugendarzt überlassen, getragen von seiner Begeisterung, mit wachem Auge und offenen Ohren „der Jugend“ in unserer Gesellschaft nachzuspüren.

Untersuchungen aus dem Bereich Public Health haben in Übereinstimmung mit anderen Studien festgestellt, dass Jugendliche in der Altersgruppe zwischen 15 und 25 Jahren eine der medizinisch am schlechtesten versorgten Bevölkerungsgruppe darstellen (Settertobulte et al. 1995). Sie kommen im Vergleich zu anderen Altersgruppen zu wenig mit sozialen, psychologischen und medizinischen Beratungs- und Behandlungsinstitutionen in Kontakt (Settertobulte et al. 1995). Die Auswertungen der Ergebnisse der Jugendgesundheitsberatung 1996 durch das Zentralinstitut der kassenärztlichen Vereinigung Deutschland in Köln ergaben gehäuft somatische und psychosomatische Auffälligkeiten im Kindes- und Jugendalter (Altenhofen 1998).

In einer Befragung von Lehrern beklagen 97% der Befragten wachsende Konzentrationsschwächen sowie vermehrte Unruhe und Nervosität der Kinder. Ein immer größerer Teil der Schüler weist Leistungs-, Lern- und Konzentrationsstörungen auf bei wachsender Nervosität, Hyperaktivität und Aggressivität (Fölling-Albers 1995).

Im Gegensatz dazu scheint für die Jugendlichen selbst Gesundheit kein vorrangiges Problem zu sein. So rangiert bei der GEK-Studie 1999 Gesundheit mit 5% weit abgeschlagen hinter Lehrstellenmangel (71%), Arbeitslosigkeit (66%), Zukunftsangst (61%) sowie Gewalt, Kriminalität (53%) (Marstedt et al. 1999). Aus der gleichen Studie ist aber auch zu entnehmen, dass ca. 30% der Jugendlichen ihren Gesundheitszustand bestenfalls mit zufriedenstellend, zu ca. 4% sogar als schlecht bezeichnen. Dabei gibt es laut dieser Studie einen deutlichen Sprung zum Negativen zwischen dem 15. und 16./17. Lebensjahr.

Aus all diesen Erkenntnissen ergeben sich nachfolgende Ziele jugendmedizinischer Betreuung:

- adäquate Versorgung aller Jugendlichen (laut WHO hat jedes Kind das Anrecht auf eine altersgerechte medizinische Versorgung)
- fortlaufende medizinische Betreuung bis zum Abschluss der Pubertät
- adäquate Betreuung der chronisch kranken jugendlichen Patienten
- Jugendmedizin als Bestandteil der ärztlichen Ausbildung und Weiterbildung in der Universität
- qualifizierte Fortbildung für alle Ärzte, die jugendmedizinisch tätig sind
- Aufbau eines Netzwerkes der jugendmedizinischen Betreuung
- Erarbeiten von Behandlungskonzepten und -plänen
- Krisenintervention

Glaubt man der Werbung, so ist Jugend und Krankheit ein Anachronismus par excellence. Sie schließen sich absolut aus. Gesundheit und Gesundsein gelten weitgehend als „normal“. Daneben besteht aber auch eine hohe Erwartung und ein starker Druck, sich als gesund zu präsentieren. Gesund und „fit“ zu sein – oder sich so darzustellen – ist selbstverständlich. Das gilt für männliche Jugendliche fast noch mehr als für weibliche.

Diesen soziale Druck verspüren nicht nur die chronisch erkrankten Jugendlichen. Er lässt auch

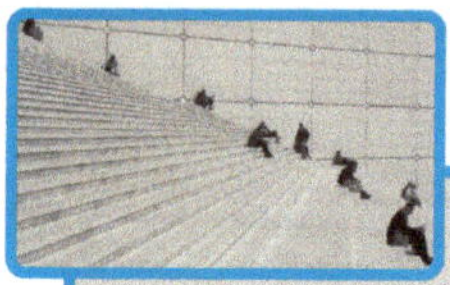

Jugendliche mit belastenden, aber medizinisch gesehen banalen Erkrankungen vor dem Besuch in der Arztpraxis zurückschrecken. Dadurch kommt vieles erst sehr spät zur Sprache und medizinischen Abklärung.

Dem erheblichen Verdrängungspotenzial im Hinblick auf Krankheit steht ein sehr genaues Beobachten der körperlichen Veränderungen und „In-sich-Hineinhorchen“ gegenüber. Jugendliche, erst recht in der Pubertät, sind nicht selten unzufrieden mit ihrem Körper. Mal sind die Beine zu lang, mal die Füße zu groß, die Brüste zu klein oder zu groß, die Körpergröße nicht wunschgemäß, die körperliche Entwicklung zu schnell oder zu langsam. Abgesehen davon entspricht selten Gewicht und Gesicht den allseits von Plakaten und Zeitschriften suggerierten „Normen“. Zu keiner Zeit, außer im Säuglings- und Kleinkindesalter, erlebt der Mensch solch dramatische körperliche und seelische Veränderungen wie zu Zeiten der Pubertät.

> So gewinnt gerade in der Jugendmedizin der Gedanke der „aktiven Prävention" an erheblichen Bedeutung. Dem Jugendmediziner müssen neben Einfühlungsvermögen auch die nicht gestellten Fragen und nicht angesprochenen Probleme in diesem Alter bewusst sein. Diese Form der Primärprävention gilt vor allem auch für die in der Pubertät anstehenden psychosomatischen, psychosexuellen und psychosozialen Veränderungen, bei der gesundheitsrelevante Störungen und gesundheitsgefährdendes Risikoverhalten bereits vor Eintreten einer tatsächlichen Krankheitsrelevanz angesprochen und vielleicht verhindert werden können.

4.2 Lebenssituation von Jugendlichen

Das Jugendalter ist an sich keine Phase der Destabilisierung. Angesichts einer fortschreitenden Individualisierung und Vervielfältigung der Lebensstile in der heutigen Gesellschaft fällt es allerdings den Jugendlichen schwer, sich für ihre weitere Lebensplanung zu orientieren.

> Die Identitätsentwicklung der Jugendlichen geschieht innerhalb der Systeme Familie, Partnerschaft, Schule, Beruf und Gesellschaft. Sie ist immer weniger normgeleitet. Attraktivität, privater, schulischer und beruflicher Erfolg, Glück und Erfüllung unterliegen der eigenen Regie und Verantwortung. Hier bekommt der Spruch „Jeder ist seines Glückes Schmied" eine oft beängstigende und bedrückende Dimension.

Mit sinkender Soziallage der Herkunftsfamilie wächst der Anteil der Jugendlichen, die schulisch oder beruflich Versagens- oder Misserfolgserlebnisse haben. Diese Jugendlichen nehmen auch den Erziehungsstil ihrer Eltern als restriktiv wahr. Ein aufmerksames Verfolgen der familiären, schulischen und sozialen Situation sollte daher dem Jugendarzt helfen, Problemlagen frühzeitig zu erfassen und anzusprechen.

> Lesen Sie mal eine Schüler- oder Jugendzeitung.
>
> Seien Sie sensibel für Berichte über jugendrelevante Themen in der Tagespresse.

Im Nachfolgenden wird auf spezielle Lebenssituationen eingegangen, soweit sich daraus Rückschlüsse für die jugendmedizinische Praxis ziehen lassen.

4.2.1 Jugend und Familie/Peer-Gruppe

Das Zusammensein und die gemeinsamen Unternehmungen mit Freunden zählen – neben dem Medienkonsum – zu den attraktivsten Freizeitbeschäftigungen von Jugendlichen (Abb. 4-1). Der Freundeskreis wird zur „zweiten Familie“, die Freizeitclique zum Mittelpunkt des Lebens (BMW 1996). Gruppenkonformität, Akzeptanz, aber auch Gruppenzwang spielen die vorherrschende Rolle. Nach wie vor stellen die Eltern dennoch in der Regel auch im Jugendalter noch wesentliche Bezugspunkte dar (Abb. 4-2). Häufig unterschätzen die Eltern ihren Einfluss sowohl im Negativen als auch im Positiven.

Naturgemäß wird der Jugendarzt zu dem Bereich der Eltern gerechnet. Von vorherrschender Bedeutung für die Tätigkeit ist daher die Artikulation und Einhaltung der Schweigepflicht.

> Mit dem medizinischen Rat stehen Jugendärzte häufig in direkter Konkurrenz zum Verhalten innerhalb der Peer-Gruppe. Es gilt dieses soziale Umfeld kennenzulernen und in die Überlegungen mit einzubeziehen. Konformitätsdruck und Stress mit den Freunden, dem

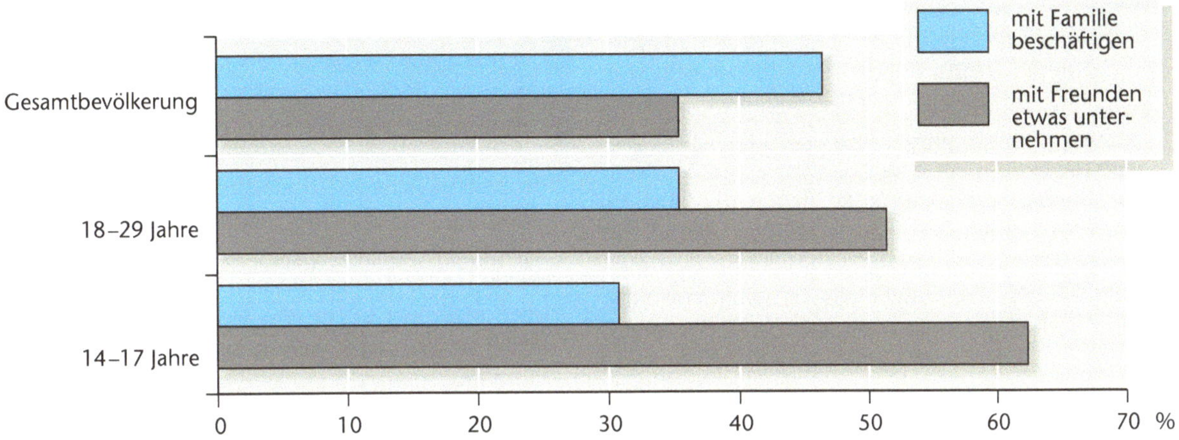

Abb. 4-1 Wertigkeit von Freundschaft und Familie bei Jugendlichen im Vergleich zur Gesamtbevölkerung (nach einer 1995 durchgeführten Repräsentativbefragung an 2600 Personen ab 14 Jahre [Opaschowski/Duncker 1996]).

Freund oder der Freundin ist nicht selten Ursache für somatische Beschwerden bzw. negativen Gefühlsäußerungen.

Eine Hilfe kann das Angebot an den Jugendlichen sein, Freund oder Freundin zum Arztbesuch mitzubringen.

4.2.2 Jugend und Medien

Bis zu 30 Fernsehkanäle, unzählige Radioprogramme, das Internet, mehr als 300 überwiegend auf jüngere Konsumenten abzielende Stadtmagazine und rund 80 am Kiosk erhältliche Jugendzeitschriften inszenieren ein Informationsangebot rund um die Uhr. Medien haben u.a. starken Einfluss auf Erwerb und Modulation der Geschlechterrolle, Konfliktbewältigung, Einstellung zur Sexualität und das Sozialverhalten. Je weniger tragfähig die Werterhaltungen im realen Umfeld sind, desto größeres Gewicht können Medien erlangen.
Es gibt viele Untersuchungen im Hinblick auf Beziehung zwischen **Gewaltdarstellung** in Medien und Aggressivität im tatsächlichen Leben. Hier

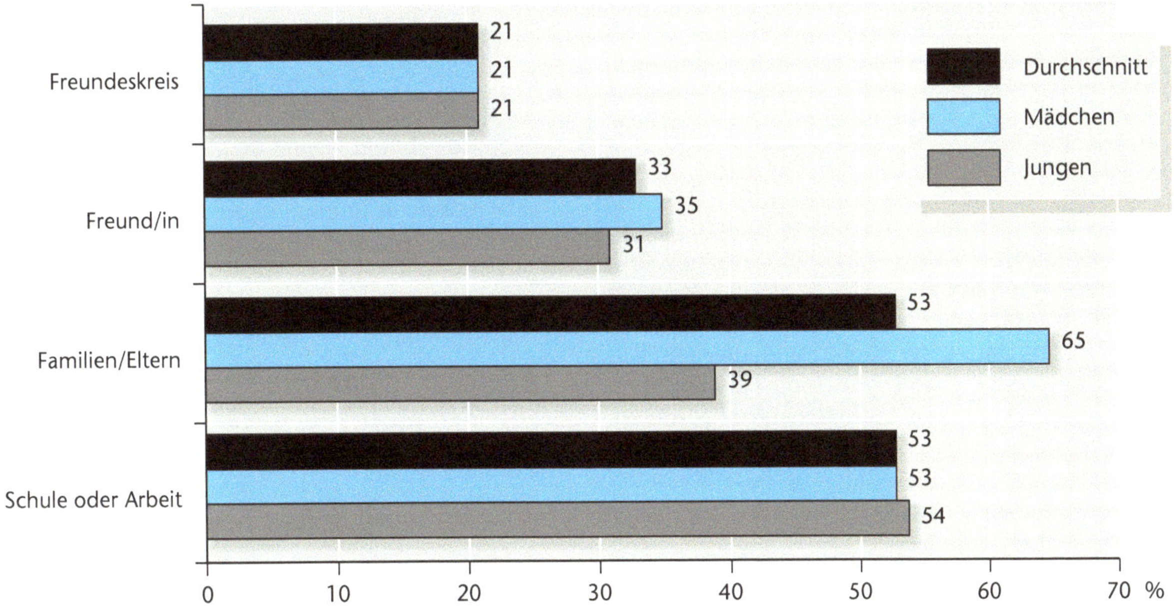

Abb. 4-2 Antworten auf die Frage „Woran liegt es hauptsächlich, wenn es Dir nicht gut geht? Schwierigkeiten mit ..." (Mehrfachnennung waren möglich [BMW 1996]).

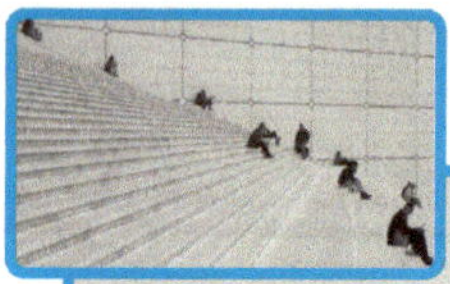

existiert ein Ursachen- und Wirkungseffekt (Surgeon General's Report 1972 und National Institute of Mental Health Report 1982; in Deutschland keine entsprechenden Studien bekannt). Sowohl bei der Bahnung aggressiven bzw. gewalttätigen Verhaltens als auch in der Sichtweise der Umwelt als feindlich und bedrohend haben die Medien einen wesentlichen Effekt. Je blutiger und näher an der Wirklichkeit, desto mehr beeinflussen mediale Gewaltdarstellungen das Verhalten von Kindern und Jugendlichen. In diesem Zusammenhang wird auch von dem „Stalagmit-Effekt" gesprochen. Die stetige Konfrontation mit Gewalt in den Medien schafft unterschwellig eine größere Gewaltbereitschaft und -akzeptanz.

Das Thema **Sexualität** wird als wesentlicher Schwerpunkt gerade im Fernsehen in allen möglichen Schattierungen tradiert. Sexualität ist ein, wenn nicht das führende Thema in den Medien. Hier werden „Normwerte" vorgegeben und Geschlechterrollen, nach traditionellem Maßstab, vorgelebt und definiert. Die wenigen Studien, die Beziehung zwischen Sexualität in Medien und Sexualverhaltensmodifikation bei Teenagern untersuchten, zeigen:

- Das Verhütungsverhalten wird durch Medien beeinflusst.
- Je mehr Themen mit sexuellem Hintergrund im TV angesehen werden, desto früher beginnen sexuelle Aktivitäten.
- Es besteht ein deutlicher Zusammenhang zwischen der Sichtweise der Geschlechterrolle und dem Fernsehkonsum.

Verschiedene Untersuchungen haben erwiesen, dass Kinder und Jugendliche durch Werbung im Konsum legaler **Drogen** beeinflusst werden. Die Akzeptanz von Alkohol und Nikotin korreliert mit der Häufigkeit des Konsums von Alkohol- und Nikotinwerbung. Je häufiger Kinder und Jugendliche mit Alkohol- und Nikotinwerbung konfrontiert werden, desto häufiger werden sie später auch von solchen Produkten Gebrauch machen. Die Beeinflussung der Kinder und Jugendlichen wird durch das komplexe System Familie, Peer-Gruppe, Schule und Gesellschaft mitgesteuert. Nur aus Kommunikation und Diskussion resultiert eine kritische Einstellung zu den über Medien vermittelten Inhalten.

> Heranwachsende holen sich aus den Medien Orientierung für ihren Alltag. Aber sie übernehmen die Medienvorgaben nicht blind. Werden die in der Lebenswelt vorgefundenen Orientierungen hingegen als dürftig angesehen, können die Medien stärkeres Gewicht bekommen (Theunert 1999).

In den USA ist es inzwischen herrschende Lehrmeinung mit der Medienerziehung der Kinder spätestens im zweiten bis dritten Lebensjahr zu beginnen. Der kompetente Umgang mit den Medien stellt sich nicht von selbst ein. Die Medien konfrontieren die heranwachsende Generation mit verwirrender und häufig mit schwer zu interpretierenden Inhalten (siehe dazu [Strasburger/Comstock 1993]).

Wir stehen erst am Anfang einer Schulung der Kinder und Jugendlichen im Umgang mit der neuen „Kommunikationswelt" und brauchen Medienpädagogen als zukünftige Partner. Häufiger als bisher sollte versucht werden herauszufinden, ob eine Korrelation zwischen problematischen Verhaltensweisen, beklagtem Gesundheitsverhalten und Mediennutzung bei Kindern bestehen, die von den Eltern deswegen in der Praxis vorgestellt werden. Der in Tabelle 4-1 aufgeführte Medienanamnesebogen kann als Einstiegshilfe verwand werden.

4.2.3 Jugend und Sexualität

Meinungen über Jugendliche heute sind kontrovers, meist griffig formuliert und im Brustton der Überzeugung vorgetragen. Das gilt ganz besonders für Aussagen zum Sexualverhalten, weil Sexualität allemal spannend und umstritten ist.

Galt Sexualität noch bis in die 60er-Jahre als ein für das Erwachsenenalter reservierter Lebensbereich, so gehören Jugend und Sexualität in der Öffentlichkeit und der Wissenschaft inzwischen ganz selbstverständlich zusammen. Jugendsexualität hat sich als eigenständiger Behandlungs- und Normierungsbereich in den Medien ausdifferenziert.

Die Einstellung von Erwachsenen zur heutigen Jugendsexualität ist meist geprägt von der persönlichen Entwicklung des Betrachters, seine Einstellungen und Erfahrungen. Nach dem Erleben der eigenen Jugendzeit werden heutige Erscheinungsformen der Jugend beurteilt, zum Teil nach dem Motto „die sollen es einmal besser haben, als ich selbst", zum Teil wird ein Verhalten besonders hart verurteilt, weil der Betrachter sich selbst dieses Verhalten nicht leisten durfte oder auch heute noch mit größter Mühe unterdrückt.

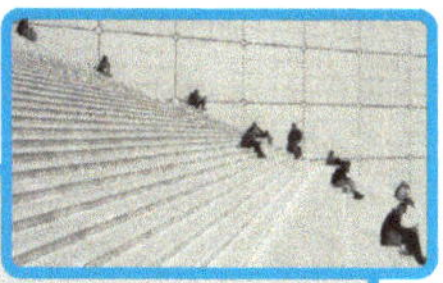

Tabelle 4-1 Medienanamnesebogen.

Medienanamnese vom ....

Liebe Eltern!
Die Entwicklung Ihres Kindes wird u.a. entscheidend durch verschiedene „Unterhaltungsmedien“ mit geprägt und beeinflusst. Um Sie besser beraten zu können, wäre ich Ihnen sehr dankbar, wenn Sie diesen Fragebogen beantworten könnten. Bitte seien Sie dabei ehrlich gegenüber sich selbst und Ihrem Kind. Markieren Sie die zutreffende Antwort mit einem **X**.

Name, Vorname (des Kindes) .... **Geb.Datum** ....

Fernsehen:

Wie viel Zeit verbringt Ihr Kind durchschn. tägl. in der Regel vor dem Fernseher ?	< 1/2 h	1/2 – 1 h	1–2 h	>2 h
Besprechen Sie die Sendungen mit Ihrem Kind?	immer	selten	nie	
Hat Ihr Kind einen eigenen Fernseher?	ja		nein	
Haben Sie Regeln fürs Fernsehen?	häufig	manch-mal	nein	
Nehmen Sie Mahlzeiten während des Fernsehens ein?	häufig	manch-mal	nein	
Ißt Ihr Kind während des Fernsehens?	häufig	manch-mal	nein	
Macht Ihr Kind während des Fernsehens Hausaufgaben?	häufig	manch-mal	nein	
Erlauben Sie, dass Dinge gekauft werden, die in der Fernsehwerbung angepriesen wurden?	häufig	manch-mal	nein	

Videos:

Darf Ihr Kind Videos sehen?	häufig	manch-mal	nein
Kontrollieren Sie die Videos, die Ihr Kind sehen will?	häufig	manch-mal	nein
Wie oft sieht Ihr Kind Videos?	tgl.	wöchentl.	selten

Radio, CD's, Kassetten:

Kennen Sie die Musik, die Ihr Kind hört?	alles	einiges	nein	
Reden Sie mit Ihrem Kind über die Musiktexte?	häufig	manch-mal	nein	
Hat Ihr Kind einen eigenen Kassettenrecorder?	ja		nein	
Haben Sie Regeln bezüglich des Kassette hörens?	ja		nein	
Wieviel Zeit verbringt Ihr Kind mit Musik hören pro Tag?	< 1/2 h	1/2 – 1 h	1–2 h	>2 h

Video- und Computerspiele:

Kennen Sie die Spiele?	alle	manch-mal	nein	
Kontrollieren Sie vorher, welche Spiele gekauft werden?	häufig	manch-mal	nein	
Geben Sie einen Zeitrahmen vor?	häufig	manch-mal	nein	
Wieviel Zeit verbringt Ihr Kind mit diesen Spielen tgl.?	< 1/2 h	1/2– 1 h	1– 2 h	>2 h

Internet/Online-Dienste/ Computer:

Benutzen Sie Internet/Online-Dienste?	häufig	manch-mal	nein
Hat Ihr Kind einen eigenen Computer?	ja		nein
Kennen Sie die Programme, Websites oder Online-Dienste, die Ihr Kind benutzt?	ja		nein
Sprechen Sie mit Ihrem Kind über die Benutzung des Computers?	häufig	manch-mal	nein

Bücher:

Lesen Sie mit Ihrem Kind?	ja		nein
Liest Ihr Kind Bücher?	häufig	manch-mal	nein
Bekommt Ihr Kind Bücher geschenkt?	häufig	manch-mal	nein
Sprechen Sie mit Ihrem Kind über das Gelesene?	häufig	manch-mal	nein

Gibt es Probleme mit Ihrem Kind bezüglich:	häufig	manch-mal	nein
• Alkohol			
• Nikotinabusus			
• Drogen			
• Sexualverhalten			
• Selbstbewusstsein			
• Konzentration			
• Aggressivität			
• Sozialverhalten			
• Schulleistungen			
• Sprache			
• Wortschatz			

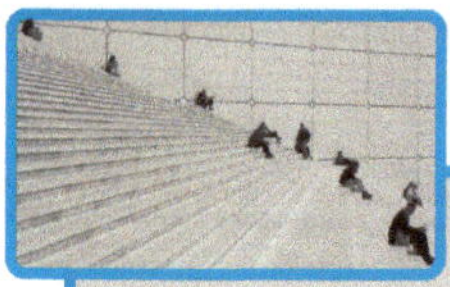

Gründe für die Beschäftigung mit Jugendsexualität

Wie für die Jugend allgemein, gilt auch für Jugendsexualität, dass das Interesse der Gesellschaft durch die Sorge mitbestimmt ist, ob die Jugend eine weitgehend störungsfreie Reproduktion der Gesellschaft garantieren kann. Sexuelle Zügellosigkeit, Liberalisierung hatten in bestimmten Gesellschaftsgruppen schon immer den Ruf gesellschaftsschädigend oder verändernd zu sein. Durch die zunehmende Pädagogisierung der Sexualität in der Schule, Familie und Umwelt oder bei uns Ärzten kann die Gesellschaft Interventionsmöglichkeiten wahrnehmen.
Die große Verletzbarkeit menschlicher Sexualität ergibt sich aus den gesellschaftlichen Verhältnissen. Sie bestimmen, ob diese Sexualität verkümmert oder zur Blüte gelangt. So ist beschädigte Sexualität eine der weiteren Begründungen für die Beschäftigung mit Jugendsexualität, für die Notwendigkeit von Hilfestellungen, Beratungsangeboten, von Sexualerziehung.
Jugendsexualität stellt keine eigenständige und spezifische Form allgemeiner Sexualität dar, sondern bedeutet einen besonderen Zugang, ein spezifisches Verhältnis zu ihr. Sexuelle Probleme, Ängste und Konflikte haben auch Erwachsene, sexuell Lernende sind auch sie noch. Nur als Lernende haben sie auch das Recht sich einzumischen, zu raten, zu helfen und in diesem Sinne Sexualerzieher zu sein. Dies ist die wichtigste Begründung für die Beschäftigung mit Jugendsexualität.

> Sexualaufklärung und Sexualerziehung durch Eltern, Lehrer, Erzieher und Ärzte kann nur erfolgen, wenn wir Kenntnisse über Sexualwissen, Einstellungen und Verhalten Jugendlicher erwerben, aber auch über Probleme und Konflikte der Jugendlichen wissen, ihre Geschlechtsidentität und sexuelle Identität zu finden.

Sexualverhalten

Das Sexualverhalten von Jungen und Mädchen hat sich weitgehend angenähert. Das Alter für das erste Erleben von Schmusen und Küssen, Brust und Genitalpetting, aber auch für den ersten Geschlechtsverkehr ist nahezu identisch bei beiden Geschlechtern. Die Erfahrungen von 1980, nach der Mädchen durchschnittlich um ein bis zwei Jahre früher sexuelle Kontakte als Jungen praktizierten, ist heute nicht mehr relevant.

Was die Zeitspanne vom Austausch erster Zärtlichkeiten bis zum ersten Geschlechtsverkehr betrifft, sind die Jungen eindeutig stürmischer als die Mädchen. Der Vergleich der Trends von 1980 bis 1994 lässt aber erkennen, dass bei beiden Geschlechtern eine geringe Veränderung zu einer schnelleren Aufnahme des Geschlechtsverkehrs nachzuweisen ist.

> Es ist ein altersmäßiges Vorrücken der sexuellen Erfahrungen festzustellen. Mädchen verfügen in allen vier der in zwei Studien untersuchten Altersstufen prozentual über die höhere Geschlechtsverkehrerfahrung (Kluge 1998, BzgA/EMNID 1998).

Insgesamt gesehen hat die Koituserfahrung in den letzten Jahren im Bezug zum Alter bei den Jungen nicht mehr zugenommen. Bei den Mädchen zeigt sich indes generell eine Steigerung. Die sexuelle Initiative geht heute deutlicher von Mädchen als von Jungen aus.

> Die Koitushäufigkeit („Probierphase") ist bei beiden Geschlechtern im ersten Jahr nach der Kohabitarche so hoch wie erst wieder im vierten Jahr nach Aufnahme des Geschlechtsverkehrs. Gerade in dieser Altersgruppe finden wir aber das geringste Verhütungsverhalten und die am häufigsten wechselnden Partnerschaften. Dennoch kann von Promiskuität keine Rede sein. Auf Dauer ist eine feste Partnerbeziehung nach wie vor wichtiger als der sexuelle Akt.

Bei sich in immer kürzeren Abständen ändernden Maßstäben in der Arbeitswelt, in der Wohn-, Freizeit- und Medienkultur müssen immer neue Antworten auf Fragen zur Liebe, zur Körperlichkeit und dem Zusammenleben gefunden werden. Zerrbilder von Jugendsexualität entstehen heute schon deshalb häufig, weil es ein Miteinander der Generationen kaum noch gibt. Es ist beschränkt auf das Leben in der Kleinfamilie, und auch hier ist die Zeit für gemeinsames Handeln, der gemeinsamen Gespräche und des Miteinander-Erlebens auf wenige Stunden in der Woche beschränkt.

Jugendsexualität – was ist das eigentlich?

Jugendliche beantworten diese Frage z.B. so: „Sexualität ist aufregend und spannend. Sie ist nicht

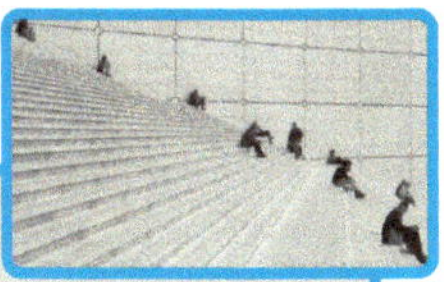

nur rosarot oder knallbunt, sondern kann auch grau-in-grau bis pechschwarz sein. Da Sexualität immer auch für Überraschungen gut ist, sollte man die guten Ratschläge anderer immer mit viel eigenem Ausprobieren mischen. Die Sinne ins sexuelle Spiel zu bringen, hilft herauszufinden, was guttut: hinsehen, erschmecken, anfühlen, riechen und, natürlich, zuhören." („Lets Talk about Sex" 1993)

Angst vor ungewollter Schwangerschaft und dem Ende einer Beziehung belasten das Liebesleben der Jugendlichen, ebenso die Angst vor sexuellen Übergriffen. Zwei Drittel der Mädchen im Alter von 16 oder 17 Jahren geben an, mindestens einmal sexuell attackiert worden zu sein. Knapp ein Zehntel der Mädchen wurden Opfer eines schweren Übergriffs wie z.B. eines erzwungenen Geschlechtsverkehrs (Sigusch 1998). Die Angst vor AIDS spielt eine weniger starke Rolle. Die meisten Jugendlichen kennen die Übertragungswege und verhalten sich so, dass es nicht zu einer Infektion kommen kann. Die Bedeutung von Hepatitis B wird allerdings noch vielerorts unterschätzt.

Insgesamt lieferte die BzgA-Studie '98 bezüglich Sexualität und Verhütung für den Jugendarzt wichtige Erkenntnisse (Tab. 4-2).

Im Gegensatz zur geschlechtsbezogenen Sichtweise von Mädchensexualität wurde **Jungensexualität** und -gesundheit bislang in Forschung und Praxis nicht oder nur sehr wenig berücksichtigt. So gibt es nur wenige Bezugspunkte und Grundlagen für die Sexualaufklärung und -beratung von Jungen. Wenn männliche Sexualität zum Thema wird, dann immer als problematische Sexualität.

Nachfolgend beziehen wir uns auf eine der wenigen Jungenstudien (Winter/Neubauer 1998), soweit die erhobenen Daten für die Tätigkeit in der Praxis relevant sind:

- Ihr Körper ist den Jungen tendenziell sehr wichtig und die Thematisierung des eigenen Körpers im Allgemeinen gut möglich. Die meisten Jungen haben eine aktive und positive Einstellung zu ihrem Körper. „Wer körperlich nicht mithalten kann, setzt auf Charakter."
- Die Untersucher fanden heraus, dass sich jüngere Jungen über Sexualität aus der Fantasie heraus äußern, ältere vor dem verbalen Zugriff auf ihr Intimleben durch Schweigen zurückzogen.
- Das Thema Sexualität ist bei Jungen sozial eingebunden, z.B. integriert in das Thema Freundschaft/Beziehung oder in Bezug auf den Status unter Freunden/in der Clique.
- Das Wissen der Jungen über das Zustandekommen einer Erektion ist gering. Hier Erklärungen anzubieten, kann ein Einstieg in die Thematik sein. Dabei ist Selbstbefriedigung als Thema kein Tabu, solange es nicht personenbezogen angesprochen wird.
- Primär empfinden Jungen sich entgegen der Auffassung von Erwachsenen als aufgeklärt und kompetent. Gerade im Hinblick auf das Thema Verhütung klafft aber oft eine große Lücke zwischen Wissen und Verhalten. Dabei kommt häufig das Thema Alkohol zur Sprache bzw. eine entsprechend gesenkte Hemm- und Vernunftschwelle.
- Ein nicht unbedeutender Anteil der Jungen verfügt nur über eingeschränkte Aufklärungsinstanzen. Meist sind die Mütter die zentrale Person für familiäre Sexualaufklärung. Der Vater wird als Ansprechpartner gewünscht, ist aber oft nicht verfügbar. Als einzige Aufklärungsinstanz können auch die Schule oder „Bravo" vorhanden sein. Dabei wird immer wieder deutlich, dass die Sexualaufklärung in der Schule neu gestaltet werden muss. Vielfach be-

Tabelle 4-2 Erkenntnisse der BzgA-Studie '98 bezüglich Sexualität und Verhütung.

- Je höher das Bildungsniveau der Eltern, desto besser die Verhütungsberatung der Jungen.
- Ein offenes Verhalten des Elternhauses gegenüber Sexualität fördert das Verhütungsverhalten.
- Bei 17% der 17-jährigen Mädchen und 23% der 17-jährigen Jungen sind sich die Eltern über ausreichende Aufklärung nicht im klaren.
- Das Wissen über biologische Zusammenhänge ist eher schlecht: ca. 50% der Jungen und 75% der Mädchen kennen den Zeitpunkt der möglichen Empfängnis nicht.
- Der erste Geschlechtsverkehr ist für die überwiegende Mehrheit ungeplant!
- 16% der Jungen und 11% der Mädchen erleben den ersten Geschlechtsverkehr ohne Verhütungsmaßnahmen. Über die Jahre konnte keine weitere Abnahme dieses Trends festgestellt werden.
- Als Gründe für Nicht-Verhütung wird bei 27% der Jungen und 33% der Mädchen Alkohol angegeben!

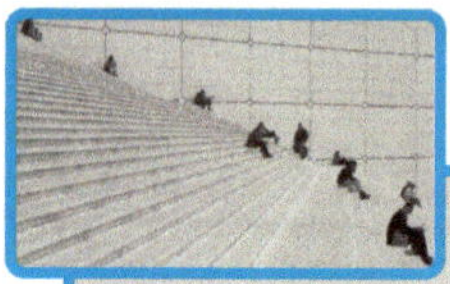

schränkt sie sich nur auf biologisches Wissen. Broschüren bieten aber keinen Ersatz für das notwendige Gespräch. Dem Kinder- und Jugendarzt bieten sich immer wieder Möglichkeiten sich als Instanz für Sexualaufklärung ins Spiel zu bringen. Der weibliche Körper ist für viele Jungen eine weitgehend unbekannte Region.

> Nutzen Sie Aushänge, Wartezimmerlektüre und Informationsbroschüren um Defizite im Wissen der Jugendlichen bezgl. Sexualität anzusprechen und anzugehen.
> Kondome, in einem Behälter im Jugendwartezimmer zur freien Verfügung aufgestellt, sind ebenfalls ein aktiver Beitrag für einen verantwortungsvollen Umgang mit Sexualität.

4.2.4 Jugend und Drogen

Tabak

> Zwei von fünf Jugendlichen in Deutschland rauchen.

Dabei ergibt sich kein wesentlicher Unterschied, ob es sich um männliche oder weibliche Jugendliche handelt. Die Altersverteilung ergibt einen deutlichen Anstieg im 13. und 14. Lebensjahr (12–13 Jahre: 7%; 14–15 Jahr: 28%, 16–17 Jahre: 47%, 18–19 Jahre: 46% [BzgA 1998]). Bei männlichen Jugendlichen sind die Raucherquoten in Ost und West fast identisch. Bei weiblichen Jugendlichen bestehen hingegen deutliche Unterschiede (47% Ost – 38% West).

Über den Zeitraum von 1973 bis 1997 zeigt sich eine langsame, nicht immer stetige Abnahme der Raucherquoten von 51 auf 40%. Allerdings ist hierbei in der Altersgruppe der Zwölf- bis 17-Jährigen der Anteil der Raucher von 21 auf 26% gestiegen! Im Durchschnitt liegt der Raucheranteil bei männlichen Jugendlichen um 5% höher als bei weiblichen Jugendlichen.

Die Entwicklung des „Nichtrauchens" zeigt einen ständigen Anstieg. 1973 sagten 20%, sie hätten noch nie geraucht, 1997 waren es 42%. Allerdings wird der Anteil der Jugendlichen, die einmal geraucht haben und dann wieder aufhörten, geringer. Jugendliche entscheiden sich häufiger grundsätzlich für Rauchen oder Nichtrauchen!

Wenn jugendliche Raucher nach den Gründen und Motiven gefragt werden, die sie ihrem Rauchverhalten zuschreiben, so nennen sie in erster Linie solche, die etwas mit der unmittelbaren Befriedigung durch das Rauchen zu tun haben (Abb. 4-3). Bemerkenswert ist, dass gerade diejenigen Motive besonders häufig genannt werden, und

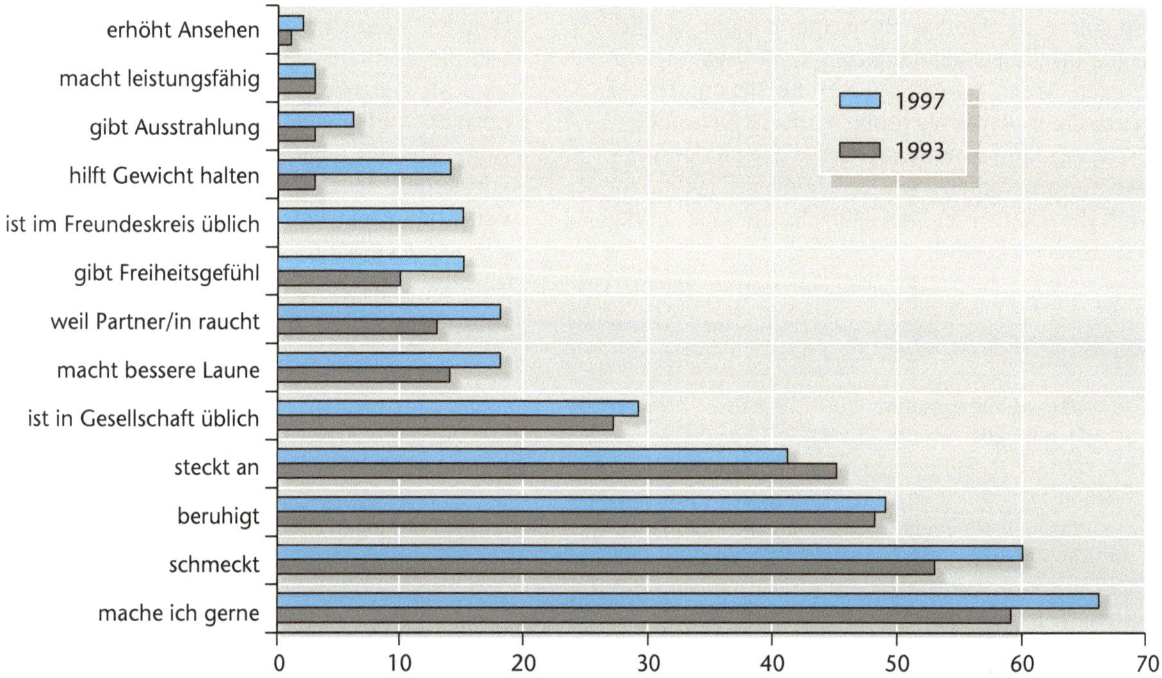

Abb. 4-3 Gründe für das Rauchen bei Zwölf- bis 25-Jährigen (BzgA 1998).

dies mit zunehmender Tendenz, die auch die Zigarettenwerbung gern als Kaufanreiz anwendet.
Bei den Nichtrauchern spielt neben der gesundheitsorientierten Einstellung die soziale Unterstützung eine wichtige Rolle bei der Beibehaltung des Nichtrauchens (Peer-Gruppe!, Abb. 4-4)
Die Daten deuten insgesamt auf eine stärkere Polarisierung von Rauchern und Nichtrauchern hin. Es ist ein Trend zum bewussteren Raucher in den letzten Jahren entstanden. Damit dürfte eine bei den Rauchern selbst ansetzende sekundärpräventive, auf Entwöhnung ausgerichtete Strategie zur Förderung des Nichtrauchens tendenziell schwierig werden.

Der primären Prävention kommt somit eine erhebliche Bedeutung zu!

Hurrelmann beschreibt die Ergebnisse zahlreicher Studien folgendermaßen (Hurrelmann 1998):
„Der Tabakgebrauch in der Einstiegsphase hat ... einen instrumentellen Charakter. Tabakkonsum kann verschiedene, der Selbst- und Fremddarstellung dienende Bedeutung haben:

- Provokation gegen elterliche und gesellschaftliche Normen und Werte
- bewusste Verletzung der elterlichen Kontrollvorstellungen
- demonstrative Vorwegnahme des Erwachsenenverhaltens
- Suche nach bewusstseinserweiternden Erfahrungen
- Verschaffung von schneller Entspannung und Genuss
- Erschließung von Zugangsmöglichkeiten zu Freundesgruppen
- Zugehörigkeit zu subkulturtellen Lebensstilen
- Ablenkung von schulischem Leistungsversagen
- Ablenkung von psychischen Problemen
- Ablenkung von einem Mangel an Selbstbewusstsein

Der Zigarettenkonsum bei den zehn- bis 17-jährigen Schülerinnen und Schülern ist häufig eng an das Gefühl des Versagens in der Schule gekoppelt. Mit dem Griff zur Zigarette wird versucht, das angeschlagene Selbstwertgefühl zu steigern. Obwohl der Tabakkonsum in den letzten Jahren

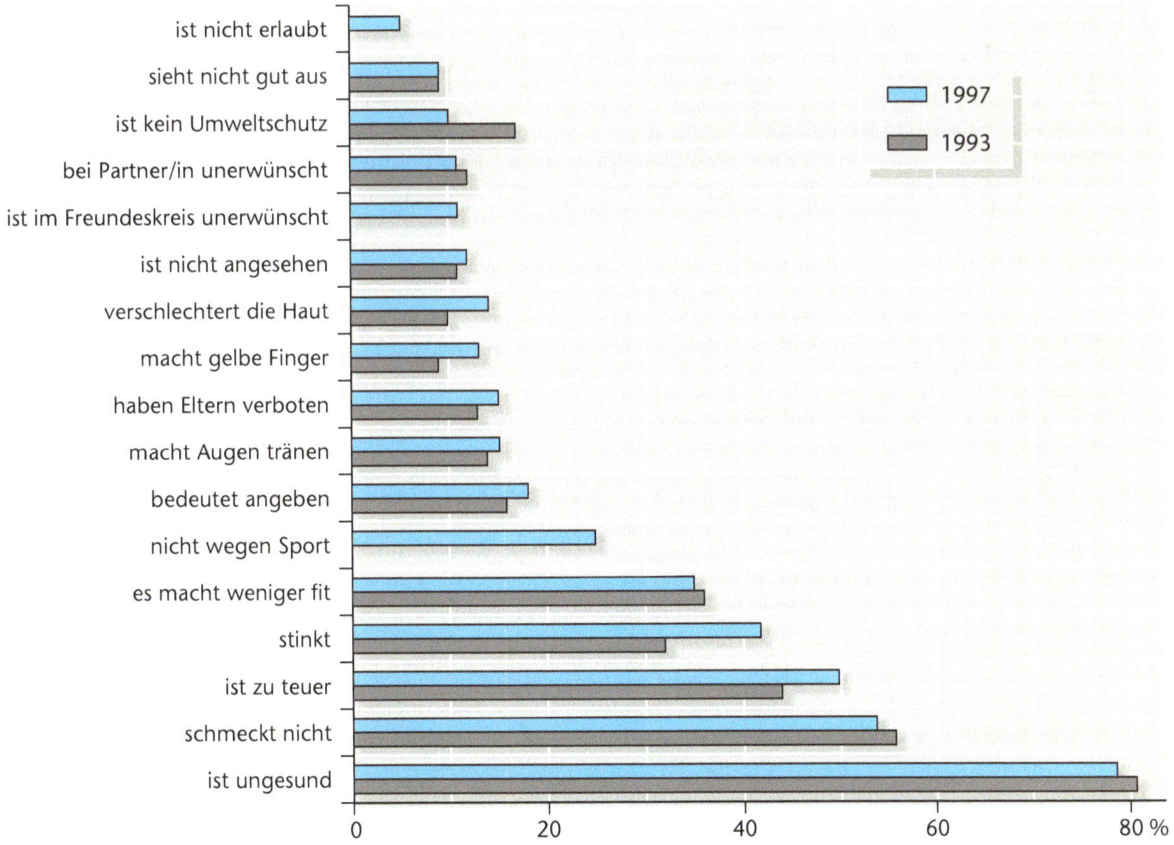

Abb. 4-4 Gründe für das Nichtrauchen bei Zwölf- bis 25-Jährigen (BzgA 1998).

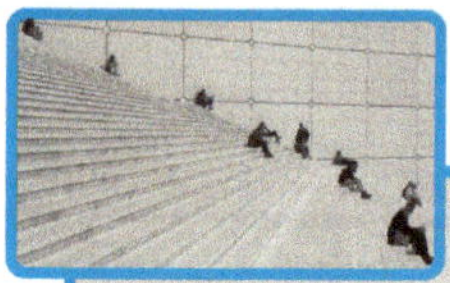

etwas zurückgegangen ist und Nichtrauchen zunehmend populärer wird, ist bei den verbliebenen 30% regelmäßiger Raucher unter den Jugendlichen eine wachsende Zahl zu finden, die erhebliche Probleme mit den Leistungsanforderungen in der Schule haben.

Die Aufnahme des Zigarettenrauchens ist in den meisten Fällen ein Hinweis auf quälende Leistungs- und Anerkennungsprobleme: 80% der täglichen Raucherinnen und Raucher haben Schulprobleme (Hurrelmann 1993).

Für die Betreuung der Jugendlichen in der Kinder- und Jugendarztpraxis ist außerdem von Bedeutung, dass Jugendliche häufiger mit dem Rauchen anfangen, wenn sie aus unteren Sozialschichten kommen, die Hauptschule besuchen und ihre Familien unvollständig sind oder eine emotionale und soziale Vernachlässigung vorliegt, in der kaum Kommunikation miteinander stattfindet (vgl. Abschnitt „Alkohol"). Auch besteht nachweisbar ein Zusammenhang von früh einsetzender Pubertät und frühem Beginn von Alkohol- und Zigarettenkonsum. Die Sozialanamnese spielt damit eine wesentliche Rolle bei der Prävention.
Darüber hinaus besteht eine enge Beziehung zum Konsum anderer Suchtmittel. Parallel mit der Sozialisation zum Rauchen verläuft sehr oft die Entwicklung zum Gebrauch von Alkohol. Nikotin und Alkohol sind in der Entwicklungsabfolge im Gebrauch von Drogen die eigentlichen „Einstiegsdrogen".

Aufgrund seiner nach wie vor anerkannten „Kapazität und Autorität" auf dem Gebiet der Gesundheitsberatung sollte der Kinder- und Jugendarzt die Gelegenheiten nutzen im Sinne einer vorausschauenden Beratung durch ein tabakrauchfreies Aufwachsen die Tabakdistanz der Heranwachsenden zu fördern.

In seinem Beratungsleitfaden zur Tabakprävention in Kinder- und Jugendarztpraxen hat W.-R. Horn, Suchtbeauftragter des Berufsverbandes der Kinder- und Jugendärzte, Köln, Hilfen vom Erstkontakt U2 oder U3 bis ins Jugendalter hierfür zusammengestellt (Horn 1999). Daneben steht zahlreiches Informationsmaterial zu diesem Thema zur Verfügung (u.a. BzgA , Schweizer Fachstelle für Alkohol- und andere Drogenprobleme – s. Anhang).

Bei jugendlichen Rauchern ist es nicht mit schlichten Vorträgen über die schädlichen Auswirkungen des Tabakkonsums getan. Grundsätzlich sollten die Motive des Rauchen respektiert werden. Im Zusammenhang mit Störungen des körperlichen Wohlbefindens, z.B. Atemwegsinfekten oder Akne, lässt sich sehr gut das Thema Rauchen aufgreifen. Anzustreben ist zumindest eine Punktabstinenz, d.h. dass zu bestimmten Zeiten und an bestimmten Orten oder in bestimmten Situationen gemäß einer Abmachung nicht geraucht wird. Die Schlusspunktmethode (das schlagartige Aufhören) erfordert eine noch stärkere Motivation und großes Durchhaltevermögen. Bei spürbarer Motivation zum Aufhören sollten Hilfen in Form von Gesprächen, Broschüren und eventuell auch medizinischer Unterstützung (Nikotinpflaster) angeboten werden. Wichtig ist es immer, das soziale Umfeld in die Überlegungen mit einzubeziehen. Außerdem kann es hilfreich sein, alternative Methoden und Möglichkeiten des Stressabbaus anzusprechen. Die Abhängigkeit vom Nikotin in Stresssituationen ergibt sich vielfach, da der Griff zur Zigarette als einzige Methode zur Stressbewältigung bekannt ist.
Rauchen ist erlerntes Verhalten und mit dem Rauchen aufzuhören ist ein mühseliger Lernprozess. Neben der Unterstützung durch den Kinder- und Jugendarzt können auch verhaltenstherapeutische Maßnahmen und autogenes Training hilfreich sein. Hierzu sollten Adressen und Informationsmaterial vorgehalten werden (z.B. Kurse bei der Arbeiterwohlfahrt oder Volkshochschule).
In diesem Zusammenhang ist unbedingt auf eine rauchfreie Arztpraxis zu achten („Rauchfreie Zone!"). Auch Werbeartikel und modische Accessoires der Zigarettenindustrie sollten gemieden werden.

Alkohol

Alkoholkonsum tritt häufig unter großem Gruppenzwang und Zwang zur sozialen Konformität in Situationen der Kompensation von Unsicherheiten und der Beeinträchtigung des Selbstwertgefühls auf (Hurrelmann/Hesse 1991). Risikofaktoren sind u.a. eine ungünstige soziale Situation in der Familie, mangelnde Harmonie und Beziehungsstörungen, sozialer Abstieg und Arbeitslosigkeit sowie Alkoholismus der Eltern.
Von 1973 bis 1997 kam es zu einem ständigen Rückgang des regelmäßigen Konsums von Alko-

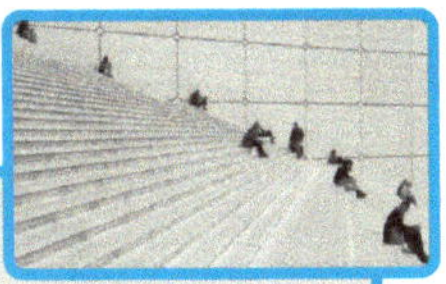

hol bei Jugendlichen (BzgA 1998). So sagten 1973 42% der Zwölf- bis 25-Jährigen im früheren Bundesgebiet, sie würden mindestens einmal in der Woche Bier trinken. 1997 betrug dieser Anteil 27%. Auch der Anteil der Biertrinker bei den jüngeren Altersgruppen (12–17 Jahre) ist rückläufig. Bei den weiblichen Jugendlichen in Ostdeutschland lässt sich ein leichter Anstieg des Bierkonsums feststellen. Offenbar gleicht sich deren Biertrinkverhalten an das der Mädchen und jungen Frauen in Westdeutschland an (BzgA 1998).

Ebenso ist ein rückläufiger Spirituosenkonsum zwischen 1993 und 1997 festzustellen.

Das Durchschnittsalter beim ersten Alkoholrausch betrug 15,4 Jahre.

Für die Jugendlichen hat Alkohol hauptsächlich die Aufgabe, Geselligkeit zu unterstützen. Teilweise wurden solche Motive 1997 etwas häufiger genannt als 1993, so z.B., dass Alkohol für eine gute Stimmung beim Zusammensein mit einer Partnerin oder Partner sorgen kann (vgl. Abschnitt „Sexualität"). Als weitere Motive folgen dann diejenigen Alkoholwirkungen, die mit der Bewältigung von Alltags- und Befindlichkeitsproblemen zu tun haben.

Vieles von dem, was schon im vorherigen Abschnitt über Tabak gesagt wurde trifft auch im Hinblick auf Alkoholkonsum zu. Beides sind die eigentlichen „Einstiegsdrogen". Auch das primär gefährdete Kollektiv ist deckungsgleich. Nur die Auswirkungen haben nicht selten für die soziale Gemeinschaft im Fall einer Abhängigkeit fatalere Folgen. Hinzu kommt auch der soziale Abstieg und die zunehmende Isolation.

> Es gilt sowohl für Alkohol als auch für Tabak: Je früher mit präventiven Maßnahmen begonnen wird, desto besser ist ihre Wirksamkeit.

Der Substanzkonsum funktioniert als schrittweise ablaufender Lernprozess. Dieser ist jedoch nicht zwangsläufig. Auf jeder Stufe ist ein Ausstieg möglich.

Die Entscheidung, mit dem Substanzgebrauch anzufangen, ist beeinflusst und beeinflussbar durch die generelle Einstellung der Jugendlichen zu ihrer Gesundheit. Dies zeigen die deutlichen Unterschiede von Konsumenten und Nichtkonsumenten in ihrem Gesundheitsbewusstsein.

Gesundheit, Fitness, Wohlbefinden sowie gutes Aussehen gelten bei Jugendlichen als sichtbare Zeichen der Identitätsfindung. Neben der Zielgruppe „Eltern" im Sinne einer frühzeitig einsetzenden Prävention und Begleitung (Gesundheitserziehung zur Gesundheitserhaltung) ergibt sich über diese Identitätsmerkmale eine gute Möglichkeit der Beratung und Beeinflussung. Dabei sollte die kritische Bewertung von Alkoholwerbung und die Rolle des Alkohols in Film und Fernsehen mit einbezogen werden. Das Gespräch hierüber kann z.B. als Einstieg in die Thematik benutzt werden.

„Welche Bedeutung – glaubst Du – hat der Konsum von alkoholhaltigen Getränken?" wäre eine mögliche Frage um mit dem Jugendlichen über das Thema „Alkohol" zu sprechen. Fragen nach Gebrauch von Alkohol in der Peer-Gruppe, bei welchen Gelegenheiten können sich anschließen (z.B.: „Bei welchen Gelegenheiten wäre das Trinken von alkoholhaltigen Getränken für Dich wichtig?").

Dabei kommt es auch wesentlich darauf an, dass im Hinblick auf gesundheitsriskantes Verhalten Entscheidungshilfen angeboten werden. Empathie und ein Beziehungsangebot sind die Basis.

> Der z.T. deutliche Anstieg des Alkohol- und Tabakkonsums zwischen der 8. und 9. Jahrgangsstufe zeigt die große Notwendigkeit, spätestens zum Zeitpunkt der J1 (7. und 8. Jahrgangsstufe) Alkohol- und Tabakkonsum zu thematisieren (Engel/Hurrelmann 1994).

Illegale Drogen

Die Problematik von Jugend und illegalen Drogen ist in Kapitel B 20 ausführlich dargestellt.

4.2.5 Identitätsentwicklung, Körperbild, Schönheit

Attraktivität, privater und beruflicher Erfolg, Glück und Erfüllung unterliegen heute zunehmend der eigenen Regie und Verantwortung. Dies führt u.U. zu einer mehr oder weniger starken psychischen Belastung. Entsprechend den inneren Strukturen heutiger personaler und sozialer Systeme gelten Gesundheit, Fitness, Wohlbefinden sowie gutes Aussehen als sichtbare Zeichen der Identitätsfindung (Kluge et al. 1998). Ein schönes Aussehen wird Ausdruck persönlicher Leistung und gilt als Symbol für Erfolg. Gesundheit gilt entsprechend als Symbol der individuellen Glücksfähigkeit. Daraus können im negativen Fall erhebliche Selbstwertgefühlsdefizite und Störungen des Selbstbewusstseins entstehen.

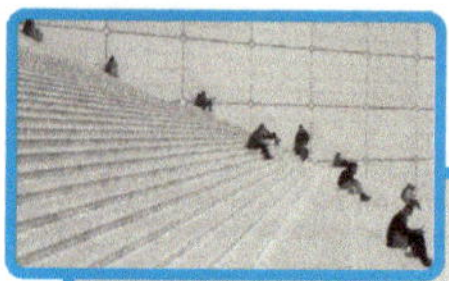

Jugendliche im Alter zwischen 14 und 19 Jahren sind am stärksten motiviert, sich zum eigenen Wohlbefinden und zum Spass sportlich zu betätigen. Sie investieren dementsprechend die meiste Zeit für alle Arten von Bewegung. Es gibt hierbei keinen statistisch signifikanten Geschlechterunterschied. Das Interesse an sportlicher Betätigung kann daher als gute Möglichkeit genommen werden, den Kontakt zu Jugendlichen zu bekommen und auszubauen und dabei gleichzeitig auf eine Gesundheitserhaltung hinzuwirken.

Für sich und das soziale Umfeld schön zu sein, ist für Mädchen signifikant wichtiger als für Jungen. Dabei wird ein natürliches und gepflegtes Aussehen im Zusammenhang mit einem großen Gefühl der Verantwortung für die eigene Figur, Fitness und Gesundheit von allen Altersgruppen einheitlich am höchsten bewertet. Ähnlich hohe Erwartungen existieren gegenüber der Partnerin/dem Partner.
Mit steigendem Körpergewicht verringert sich die Bedeutung sowohl des eigenen Aussehens als auch desjenigen des Partners/der Partnerin. Dies ist eher als Folge denn als Ursache aufzufassen und bedeutet keinesfalls, dass damit der soziale Druck geringer wird. So leiden gerade übergewichtige Jugendliche häufig unter ihrem Aussehen. Individuelle und familiäre Gegebenheiten sowie direkte Auswirkungen des Übergewichts machen dennoch eine Normalisierung des Gewichts sehr schwierig. Grundsätzliche Akzeptanz des eigenen Körpers und Beratung unter Einbeziehung der psychosozialen Gegebenheiten sowie den Vorschlägen des Jugendlichen führen noch am ehesten zum Erfolg.
Befragte mit niedrigstem Bildungsabschluss messen allen Aspekten dieses Bereiches die geringste Bedeutung zu.

4.2.6 Bereiche der Jugendmedizin

Der akut kranke Jugendliche

Am häufigsten wird der akut kranke Jugendliche die Praxis aufsuchen. Häufigste Vorstellungsgründe von Jugendlichen beim Allgemein/Kinder- und Jugendarzt sind grippale Infekte und banale Erkältungen, gefolgt von Heuschnupfen und Allergien, sowie Bronchitis, Ekzeme, Allergie und Akne. Die Gründe für das Nichtaufsuchen eines Arztes liegen vor allem in einer mangelnden Information über das Angebot an Beratung und Therapie, der Unsicherheit über die Wirksamkeit und den Sinn ärztlicher Maßnahmen sowie Scham vor Bekanntwerden des Problems (Hurrelmann 1992). Entsprechend den Besonderheiten der Lebensphase „Jugend" spielt ein mangelndes Problembewusstsein sowie fehlender Leidensdruck eine weitere wichtige Rolle.

Der chronisch kranke Jugendliche

Durch die Weiterentwicklung der Medizin kommen zunehmend Kinder und Jugendliche in die Praxis, die diese Altersstufe erst durch die konsequente Betreuung durch spezialisierte Arztgruppen erreichen können. Dies trifft zu bei Stoffwechselerkrankungen, genetischen, malignen, kardiologischen und onkologischen Erkrankungen, Zustand nach Transplantationen, aber auch chronisch verlaufenden schweren Allgemeinerkrankungen.
Der betreuende Kinder- und Jugendarzt wird von den betroffenen Jugendlichen, aber auch deren Eltern, deutlich über das 18. Lebensjahr hinaus als kompetenter und vertrauter Arzt angesehen. Daraus resultiert eine wichtige Funktion des Kinder- und Jugendarztes als begleitender Vermittler zwischen den Ansprüchen und Bedürfnissen der Pädiatrie und der spezialisierten Organmedizin des Erwachsenenalters.

Präventive Angebote

In der Praxis des Kinder- und Jugendarztes spielen sowohl primär- als auch sekundärpräventive Angebote eine große Rolle.
Bereits unmittelbar postpartal beginnen die **Vorsorgeuntersuchungen,** die die Entwicklung von Kindern mit neun Terminen bis zum 6. Lebensjahr begleiten. Nach einer (viel zu) langen zeitlichen Lücke schließt die Jugendgesundheitsuntersuchung ab dem 13. Lebensjahr das präventive Angebot ab.
Eine medizinisch sinnvolle präventive Maßnahme ist die medikamentöse Ergänzung einer unzureichenden Jodaufnahme durch die Nahrung bis zum Abschluss der körperlichen Entwicklung.
Von besonderer Bedeutung ist auch die **Impfprävention** in der Kinder- und Jugendarztpraxis. Während in der Säuglings- und Kleinkinderperiode die Eltern an der vollständigen Schutzimpfung ihrer Kinder hohes Interesse zeigen, nimmt

die Durchimpfungsrate ab dem 6. Lebensjahr deutlich ab. In der Pubertät und der Adoleszenz wird das Angebot präventiver Schutzmaßnahmen nicht mehr ausreichend akzeptiert. So wiesen z.B. in einer Studie an 660 Jugendlichen zum Zeitpunkt der J1 21% Impfdefizite auf (Roland 1997). Neben diesen klassischen Präventionsleistungen kann sich das Spektrum des präventiven Angebotes in der Kinder- und Jugendarztpraxis um folgende Aspekte erweitern:

- Das Thema **Rauchen** und Nikotin sollte in der Kinder- und Jugendarztpraxis präventiv bis zur Adoleszenz angesprochen werden. Neben der Tabakprävention kann auch eine frühzeitige **Alkoholprävention** sich auf die Gesundheitserhaltung positiv auswirken.
- Auch **Gewalt,** Vernachlässigung und sexuelle Nötigung können bereits ab der Geburt reduziert werden durch eine Begleitung, die Risikofaktoren beachtet und Lösungsvorschläge zur Vermeidung von Gewalt anbietet.

In der Jugendmedizin muss Prävention bei jeder Inanspruchnahme des Arztes begleitend zu kurativen Maßnahmen angeboten werden, da auf Grund der jugendspezifischen Krankheitssicht ein Arztkontakt nur bei akuten, gesundheitsrelevanten Anlässen stattfindet.

4.3 Grundlagen der jugendmedizinischen Tätigkeit in der Praxis

Grundvoraussetzung für die jugendmedizinische Tätigkeit in der Praxis ist die Empathie. Daneben gibt es einige grundsätzliche Möglichkeiten, die den Zugang von Jugendlichen zur jugendmedizinischen Versorgung erleichtern. Im Folgenden werden einige Hinweise zur Praxisgestaltung, zum Praxisablauf und zur Untersuchung von Jugendlichen gegeben. Ihre Umsetzung muss sich aber immer an den persönlichen und örtlichen Besonderheiten orientieren.

4.3.1 Fachliche Voraussetzungen

„Jugendmedizin" ist kein selbstständiges Fachgebiet und in der Weiterbildungsordnung nicht definitiv einem Fachbereich zugeordnet. In der Weiterbildung zum Arzt für Pädiatrie sind die Inhalte der Jugendmedizin bezüglich der Zuständigkeit nur zum Teil beschrieben – „bis zum Ende der körperlichen Entwicklung". In der Weiterbildung zum Facharzt für Allgemeinmedizin ist Jugendmedizin überhaupt nicht definiert. Dies trifft in gleicher Weise in der studentischen Ausbildung zu, da in den Universitätskliniken Jugendliche unterrepräsentiert sind und in Lehre und Forschung nur in Ansätzen behandelt werden.

Jugendmedizinische Kompetenz kann also im Moment nur durch freiwillige Fortbildung erworben werden und ist nicht an einen Fachbereich gebunden. Jugendmedizinische Kompetenz umfasst dabei mehrere Wissensbereiche, die sich aus medizinischem Wissen, psychosomatischen Wissen, psychischen und psychosozialen Wissen zusammensetzt.

Der Schwerpunkt **medizinischen** Wissens liegt dabei im Bereich der pädiatrischen Endokrinologie, der somatischen Veränderungen in der Pubertät, der orthopädisch relevanten Entwicklung des Skeletts und ernährungsabhängigen Stoffwechselerkrankungen. Ein erweitertes Wissen über die physiologischen und pathologischen Veränderungen häufig auftretender chronischer Erkrankungen beim Übergang in die Pubertät und Adoleszenz ist Voraussetzung.

Im **psychosomatischen** und **psychischen** Bereich sind spezifische Kenntnisse erforderlich, um in dieser Altersstufe z.T. erstmals auftretende Erkrankungen aus der Kinder- und Jugendpsychiatrie zu diagnostizieren und Auswirkungen seelischer Fehlentwicklungen sowie Belastungsfaktoren einschätzen zu können.

Im **psychosozialen** Bereich ist ein erweitertes Wissen von großer Bedeutung, um die Einflüsse gesellschaftlich relevanter Faktoren auf die Jugendlichen beurteilen zu können und im Sinne einer ganzheitlichen medizinischen Betreuung zu berücksichtigen. Eigene Schulung in der Wahrnehmung der Jugendlichen sowie „ihrer Themen" in der Gesellschaft ist dafür eine wichtige Voraussetzung.

Entsprechend der Entwicklungsphase ist auch ein Grundwissen im **arbeitsmedizinischen** Bereich sowie in der Rechtsmedizin erforderlich.

Neben diesen fachlichen Voraussetzungen ist eine persönliche **Empathie** für Jugendliche und deren Entwicklungsabschnitt von besonderer Bedeutung, da das individuelle ärztliche Engagement durch immer wieder vorkommende „Rückschlä-

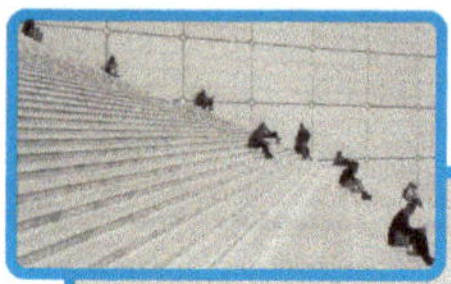

ge" z.B. durch die mangelnde Compliance der Jugendlichen beeinträchtigt zu werden droht.

4.3.2 Praxisvoraussetzungen

Eine Liste der von Jugendlichen geäußerten abschreckenden Aspekte beim Arztbesuch führt Tabelle 4-3 auf.

Anmeldung

Der erste Kontakt eines Patienten findet üblicherweise im Rahmen einer Anmeldung telefonisch oder persönlich mit der Arzthelferin statt. Daher ist es von besonderer Bedeutung, die Mitarbeiter des Praxisteams mit den Besonderheiten der Betreuung von Jugendlichen vertraut zu machen. Besonders hilfreich ist eine gute Schulung der Arzthelferinnen in Gesprächsführung, da häufig der erste Kontakt telefonisch erfolgt. Dieser erste Kontakt ist oftmals entscheidend für den Verlauf der weiteren Kommunikation zwischen Patient und Praxisteam und sollte daher unbedingt positiv gestaltet werden. Von besonderer Bedeutung sind dabei Offenheit und ernst gemeintes Akzeptieren des Gesprächspartners sowie eine klare, eindeutige und abgesprochene Terminvergabe (Tab. 4-4).

Bei der **Terminvergabe** ist es von besonderer Bedeutung, eine klare Vereinbarung zu treffen, die die Belange von Patient und Arzt berücksichtigt. Dies betrifft selbstverständlich nicht akute Erkrankungen, die eine sofortige Vorstellung erforderlich machen. Der Termin muss die persönliche Situation des Jugendlichen berücksichtigen. Zu berücksichtigen ist auch die Planung besonders zeitintensiver Patientenkontakte, um Verstimmungen zu vermeiden, die das Verhältnis zu dem Jugendlichen belasten können.

Selbstverständlich sollte in jeder Praxis sein, dass Jugendliche in der Praxis mit **Namen** angesprochen werden. Ebenso ist es wichtig, dass die Jugendlichen wissen, wie die Mitglieder des Praxisteams heißen. Dazu ist es erforderlich, dass in der Praxis von allen Namensschilder getragen werden und die Zuordnung zum Praxisteam eindeutig möglich ist.

Bezüglich der Arzthelferinnen, die den Empfang leiten, gibt es nach unserer Überzeugung keine eindeutige Empfehlung. Die Anmeldung für eine jugendmedizinisch orientierte Praxis kann sowohl mit der erfahrensten Helferin im Team mit einem ernsthaften-erwachsenen Umgangston als auch mit einem jungen Teammitglied mit einem jugendlich-lockeren Umgangston besetzt werden.

> Entscheidend für den Umgang mit Jugendlichen ist die Akzeptanz und Ernsthaftigkeit, mit der dem Anliegen des Jugendlichen begegnet wird. Ein zugewandtes Lächeln, eine offene, annehmende Körperhaltung kann die sprachliche Akzeptanz verstärken.

Jugendsprechstunde

Die Einrichtung einer speziellen zeitlich limitierten Jugendsprechstunde ist eine individuelle Entscheidung, die von der Ausrichtung und Auslastung der Praxis abhängt.

Die **Vorteile** einer Jugendsprechstunde sind:

- Rücksichtnahme auf Schul- und Arbeitszeiten
- Zusammentreffen mit anderen Jugendlichen
- bessere Einstellungsmöglichkeit auf Jugendliche
- Planbarkeit

Die **Nachteile** einer Jugendsprechstunde sind:

- zeitliche Festlegung/Unflexibilität
- Blockierung von Praxiszeiten
- Frustration bei Ausfallen von Terminen

Bei einigen Kollegen hat sich die Durchführung einer Jugendsprechstunde zur Durchführung der Jugendgesundheitsuntersuchung oder bei planbaren längeren Gesprächen bewährt. Einige Kollegen bieten diese Sprechstunde z.B. jeden zweiten Samstag vormittag an. Persönlich sind wir von der Einrichtung einer zeitlich limitierten speziellen Jugendsprechstunde wieder abgekommen, da

Tabelle 4-3 Von Jugendlichen geäußerte Negativliste beim Arztbesuch.

• zu lange Wartezeiten	• ungünstige Praxiszeiten
• Störung durch Telefonate	• überfrachtete Erklärungen
• Untersuchung unter Zeitdruck	• nicht einsichtige Untersuchung
• zu viele Fremdwörter	• unkommentierte Untersuchung
• Beschwerden nicht ernst genommen	• pauschale Verbote

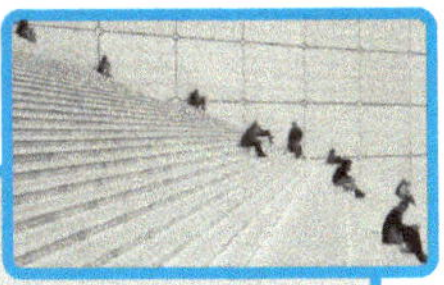

Tabelle 4-4 Tipps für die Arzthelferin bei der telefonischen Terminvergabe.

- Meldung mit z.B.: „Kinder- und Jugendarztpraxis Dr. Huber, mein Name ist Meier, wie kann Ich Ihnen/Dir helfen?"
- Nachfragen nach dem Namen des Jugendlichen und persönliche Ansprache mit Namen (Jugendliche melden sich in der Regel mit Vornamen und Nachnamen, wenn sie die Ansprache mit dem Vornamen noch persönlich akzeptieren)
- einfühlsames Nachfragen nach dem Grund des Besuches, um den Zeitrahmen und damit die Terminvergabe abzuklären
- bei unklaren Inhalten des Telefongespräches z.B.: „Ich weiß gar nicht, ob ich kommen soll?" Sachverhalt ansprechen und eventuell Ängste, offensichtliche oder verborgene Befürchtungen ansprechen und konkrete, angstabbauende Antworten anbieten
- Terminvereinbarung in eindeutiger Abstimmung mit dem Jugendlichen („Passt der Termin für Dich?"), Schul-/Berufssituation berücksichtigen (Abendtermine), Anfahrtsweg abschätzen und einkalkulieren (z.B.: „Ich sehe, Du hast einen weiten Weg zu unserer Praxis, soll ich Dir den Termin 15 Minuten später geben?")

nach unserer Einschätzung eine größtmögliche Flexibilität den Ansprüchen der Jugendlichen am besten gerecht wird. Vielfach lassen sich Akutprobleme in kurzer Zeit im allgemeinen Praxisalltag lösen. Bei speziellen Fragestellungen und Problemen ist das Verständnis der Jugendlichen mit einem möglichen Aufschub zu einem späteren Zeitpunkt in der Regel vorhanden.

Praxisausstattung, Praxisräume

> Generell gilt, dass die Praxisausstattung jugendfreundlich sein soll. Dies stellt aber keinen einflussreicher Parameter dar, was die Akzeptanz des Jugendlichen betrifft.

Verschiedene Ausstattungsmöglichkeiten werden von einigen Kollegen als hilfreich angesehen. Auch hier gilt wieder die Aussage, dass sich die Ausstattung und das Angebot von Praxisräumen nach der individuellen Praxisausrichtung und -struktur richtet.

Anmeldungsbereich. Im Bereich der Anmeldung kann eine „Infowand für Jugendliche" eingerichtet werden, auf der Hinweise für Veranstaltungen für Jugendliche, Informationen zu aktuellen Themen oder eine Auflistung wichtiger Adressen für Jugendliche bereit gehalten wird. Bewährt hat sich auch ein entnehmbares Faltblatt, auf dem praxisspezifische Informationen sowie eine aktuelle Information über Terminvereinbarungsmodalitäten, Öffnungszeiten und Notfallversorgung bereitliegen.

Gerade bei unvorhergesehenen Wartezeiten kann die Arzthelferin, die die Anmeldung managt, auf aktuelle Informationen hinweisen und speziell vorher gesehenes Informationsmaterial zusätzlich aushändigen.

Wartebereich. Bei ausreichenden Platzverhältnissen kann im Anmeldebereich eine Kurzwartezone für Jugendliche eingerichtet werden. Ideal ist sicher die Einrichtung eines eigenen Wartebereiches für Jugendliche, wenn genügend Raum und Patientenandrang besteht. Möglicherweise kann auch ein in allgemeinen Wartezimmer abgetrennter Bereich für Jugendliche hergerichtet werden.

Die Problematik des „jugendgerechten Wartezimmer" kann nach unserer Erfahrung durch ein kurzes und gewinnendes Gespräch an der Anmeldung, bei der die aktuellen Probleme des Jugendlichen registriert werden, ohne bauliche Maßnahmen gelöst werden. Persönlich haben wir den Eindruck, dass sich Jugendliche eher an einem leeren Wartezimmer als einem lebendigen Wartebereich stören.

Lektüre. Von mehr Bedeutung ist die Bereitstellung passender Lektüre für Jugendliche. Dies betrifft **jugendspezifische Zeitschriften** aus dem Bereich Computer, Musik, Technik, Sport, Comic und Mode. Gerade auch die oft geschmähten Illustrierten wie Bravo oder Bravogirl werden doch von fast allen Jugendlichen altersabhängig mit Freude gelesen. Dabei sollte aber auch die Gelegenheit genutzt werden, sinnvoll erscheinende Alternativen den Jugendlichen bekannt zu machen und nicht unbedingt auf das Informationsmaterial zurückzugreifen, was sie ohnehin kennen (z.B. Young Miss).

Zusätzlich können im Wartezimmer **fachliche Informationen** zur Aufklärung, Verhütung, zur Drogen und Suchtproblematik angeboten werden. Diese werden nach unserer Einschätzung gelesen, wenn sie sich mit einer speziellen Problematik befassen und jugendgerecht medientechnisch aufgearbeitet sind, wie z.B. die ausgezeichneten Broschüren und Illustrationen der BzgA.

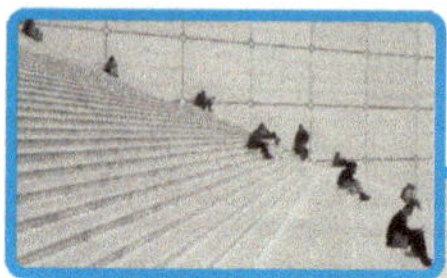

> Genutzt werden sollte auch die Möglichkeit, über das jugendmedizinische Angebot der Praxis zu informieren.

Der Fantasie bezüglich der den Jugendlichen zur Verfügung gestellten Materialien sind keine Grenzen gesetzt. So wird z.B. von den im Jugendwartezimmer in einem Gefäß befindlichen Kondomen mäßiger aber regelmäßiger Gebrauch gemacht. Gerade im ländlichen Raum , wo jeder jeden kennt, ist es manchmal schwierig für Jugendliche an entsprechende Verhütungsmaterialien heranzukommen.
Untersuchungsraum. Der Untersuchungsraum muss auf die Besonderheit der Jugendlichen ausgerichtet sein und einige Mindestanforderungen erfüllen wie

- ausreichende Raumgröße um eine erweiterte Diagnostik z.B. orthopädische Diagnostik durchführen zu können
- patientengerechte Lagerung auf einer Erwachsenenliege ohne große Umbaumaßnahmen
- adäquate Sitzmöglichkeit für Patient und Arzt mit der Möglichkeit einer Blickfixierung
- altersgerechte diagnostische Untersuchungshilfen, z.B. Messeinrichtung für Größe, Gewicht oder Blutdruck

Wenn möglich, empfiehlt es sich einen Untersuchungsraum jugendgerecht auszustatten, der auch für Gespräche mit Eltern genutzt werden kann.

Der Faktor „Zeit"

Nicht nur in der Praxis, sondern auch im Leben des Jugendlichen ist die Zeit eine kritische Größe. Ein Zehn-Minuten-Termin hat zehn Minuten. Diese sollten aber den Jugendlichen voll zur Verfügung stehen. Wenn Themen angesprochen oder Untersuchungen erforderlich sind, die mehr Zeit benötigen, ist es meist besser, im Konsens mit dem Jugendlichen einen gesonderten Termin auszumachen, um unnötige Hektik und Halbherzigkeit in der Behandlung zu vermeiden. Die Jugendlichen haben in der Regel dafür immer Verständnis. Praxisbezogene Netzwerke/Kontakte zu anderen „Hilfeeinrichtungen" können helfen, ökonomischer mit dem Faktor „Zeit" umzugehen.

4.3.3 Mit oder ohne Erziehungsberechtigten?

Häufig sind die Jugendlichen und deren Eltern in der Praxis aus früheren Kontakten bekannt. Auch zehnjährige Kinder können ihren Kinder- und Jugendarzt durchaus schon alleine aufsuchen, wenn die örtlichen Gegebenheiten kinder- und jugendfreundlich ausgerichtet sind. Eine Untersuchung der Kinder ist jederzeit auch ohne Anwesenheit der Eltern möglich. Bei der Durchführung von präventiven Leistungen wie z.B. Impfungen oder dem Einleiten einer Therapie ist aber eine sorgfältige Absprache mit den Eltern notwendig. Diese kann durch einen telefonischen Kontakt vor oder nach dem Termin erfolgen oder durch schriftliches Einverständnis z.B. zu Impfungen bzw. schriftliche Information über die Durchführung von Therapien erfolgen. Wenn möglich empfiehlt es sich darauf schon bei der Terminvergabe hinzuweisen. Dies betrifft vor allem Patienten bis zum 14. Lebensjahr (s. Kap. A8.2).
Selbstverständlich ist es dabei, wenn von dem Patienten persönliche Probleme angesprochen und anvertraut werden, erst in Absprache mit dem Kind den Kontakt zu den Erziehungsberechtigten herzustellen und die Wahrung des Arztgeheimnisses im Rahmen der rechtlichen Voraussetzungen durchzuführen.

> Gerade bei der Jugendgesundheitsuntersuchung kann und sollte die Frage Untersuchung alleine oder in Gegenwart eines Erziehungsberechtigten im Vorfeld durchgeführt werden. Die Entscheidung muss dabei individuell in Abhängigkeit von der Situation des Jugendlichen, aber auch der Eltern unter Einbeziehung persönlicher Aspekte getroffen werden. Jedenfalls muss immer der Jugendliche primärer Ansprechpartner bleiben.

Dies sollte geschehen, ohne einen der Beteiligten durch den „Ausschluss" von der Untersuchungssituation zu verletzen. Bei vielen männlichen Jugendlichen ist die Ansprache entwicklungsbezogener Problembereiche z.B. in der Reifung der Genitalien, Stadien bzw. Ejakularche von Scham besetzt und wird in der Gegenwart von Eltern gar nicht oder nur ausweichend beantwortet. Dies gilt sicher auch für Fragen, die sich mit dem Gefahrenbereich (Alkohol, Nikotin, Drogen) oder anderen mit Schamgefühl verbundenen Bereichen (Freundin, soziales Umfeld, Schule) beschäftigen. Erziehungsberechtigte haben auch gelegentlich Schwierigkeiten, einen individuellen Arztkontakt zuzulassen, da sie befürchten, dass ihnen wichtige und relevante Aspekte von dem Jugendlichen nicht angesprochen werden.

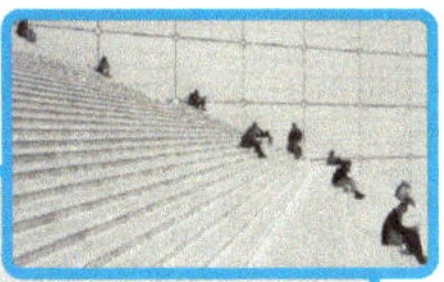

Auf der anderen Seite gibt es viele Jugendliche, die mit der Untersuchungssituation Ängste verbinden und die Anwesenheit von Erziehungsberechtigten als unterstützende Maßnahme brauchen, um sich bei der Untersuchung ausreichend sicher zu fühlen.

Es ist zu bedenken, dass für bestimmte Situationen und Fragestellungen die Beobachtung der Interaktion von Jugendlichem und Eltern/Elternteil sehr aufschlussreich sein kann und wichtige zusätzliche Informationen liefert.

Ein mit den Informationen zur J1 z.B. bei der Terminvergabe ausgehändigter kurzer Fragebogen für die Eltern zur Familienanamnese, ermöglicht es, auch Informationen von den Eltern zu bekommen, wenn diese bei der Untersuchung nicht dabei sind. Gleichzeitig verstärkt dies das gegenseitige Vertrauen.

Auf Grund der rechtlichen Situation ändern sich die Voraussetzungen ab dem vollendenten 15. Lebensjahr bzw. Aufnahme einer beruflichen Tätigkeit deutlich, da der Jugendliche selbst einen Behandlungsvertrag abschließen kann. Im Einzelfall muss geprüft werden, ob der Jugendliche eine ausreichende Einwilligungsfähigkeit hat und über die notwendig geistige und sittliche Reife verfügt, um z.B. die Schwere einer Erkrankung oder die Auswirkungen einer Therapie beurteilen zu können.

Nach unserer Erfahrung erfordert diese Entscheidung, die auch die ärztliche Schweigepflicht umfasst, eine gute Kenntnis des Jugendlichen, der Erziehungsberechtigten, des sozialen Umfeldes und der psychosozialen Situation des Jugendlichen. Auch die fachliche Erfahrung des Arztes spielt dabei eine große Rolle, da er unterschiedlichste Bereiche abschätzen können muss, wie z.B. Drogenkonsum, Verhütungsprobleme, depressive Verstimmung mit suizidaler Komponente, Delinquenz usw.

> Je nach Beurteilung der Situation und der Bedeutung der einzuleitenden Maßnahmen ist es hilfreich, bezüglich der Einsichtsfähigkeit und Einwilligungsfähigkeit der Jugendlichen eine kurze schriftliche Dokumentation zu machen. Hierbei spielt u.a. eine Rolle, ob und in wie weit der Jugendlichen im täglichen Leben z.B. durch die Eltern Eigenentscheidung und Eigenverantwortung zugebilligt wird (z.B. Urlaubsplanung, Ausbildung, Partnerschaft).

Häufig wird auch die geschlechtsspezifische Situation bei einer Untersuchung (Patientin/Arzt bzw. Patient/Ärztin) als problematisch angesehen, und die erforderliche Anwesenheit einer dritten Person, z.B. Eltern oder Arzthelferin diskutiert. Nach unserer Überzeugung ist auf Grund der Untersuchungssituation, die einer internistischen/allgemeinmedizinischen Untersuchung entspricht, keine zusätzliche Person zur Wahrung rechtlicher Interessen des Arztes notwendig. Dies wird aber von einigen Kollegen kritisch hinterfragt und sollte daher individuell entschieden werden.

4.3.4 Die Untersuchung

Wie überall im medizinischen Handeln sollte der Untersuchungsgang bezüglich der Fragestellung und der geschilderten Symptomatik plausibel sein und gegebenenfalls vorab angesprochen werden.

> Die Untersuchung des Jugendlichen weist darüber hinaus einige Besonderheiten auf. So dient sie nicht nur zur Erhebung des Gesundheitszustandes, sondern sollte gleichzeitig aufklärenden Charakter haben.

Die Untersuchung der Hoden kann so z.B. nicht nur zur Bestimmung der Hodengröße dienen, sondern auch um den Jugendlichen durch das Abtasten des Hodens in diese sehr wichtige Vorsorgemöglichkeit einzuweisen. Gleichzeitig hilft sie, diese Maßnahme als etwas Notwendiges und Natürliches darzustellen.

Die Untersuchung der Hoden gehört zu jeder abdominellen Untersuchung (nicht nur bei unklaren Bauchschmerzen) dazu. Es kann nicht darauf vertraut werden, dass Jugendliche von sich aus Veränderungen im Genitalbereich ansprechen. Nicht wenige Jugendliche verknüpfen nämlich dies gedanklich mit einer Art Selbstbefriedigung. Das Gespräch über Genitalhygiene oder über kontrazeptive Maßnahmen lässt sich ebenfalls einbringen.

Bei jeder Untersuchung sollten die Besonderheiten des Entwicklungsstandes sowie die weiteren Perspektiven berücksichtigt werden. Die Erklärungen und das Gespräch während des Untersuchungsganges helfen dabei, diesen als etwas Logisches und Natürliches darzustellen. Dies enthebt den Untersuchenden nicht von der Verpflichtung, sich über die Notwendigkeit der Untersuchung z.B. der Genitalregion Rechenschaft abzulegen und im Hinblick auf die Anamnese plausibel zu machen.

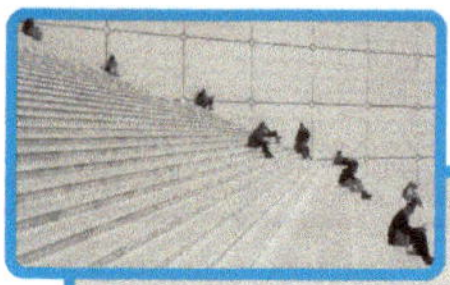

> Alle Jugendlichen sind grundsätzlich interessiert daran, mehr über ihren Körper und ihre körperliche Entwicklung zu erfahren.

Während der Untersuchung sollte die Privatsphäre beachtet werden. Überraschungseffekte sind zu Vermeiden. Genaue Angaben, was anbehalten und was ausgezogen werden soll (primäres Anbehalten der Unterhose/des Schlüpfers sowie des BH's – kurzes Entkleiden erst bei Untersuchung dieser Region), sind dabei hilfreich.
Die Tür zum Untersuchungszimmer sollte während der Untersuchung geschlossen bleiben. Wenn nötig, ist ein Hinweisschild („Bitte nicht stören!") an der Tür zum Untersuchungszimmer anzubringen.
Genaue vorherige Angaben zum Untersuchungsgang lassen dem Jugendlichen die Möglichkeit, bestimmte Teile der Untersuchung abzulehnen. Die sich daraus u.U. ergebene Problematik für die Beurteilung des Gesundheitzustandes sollte besprochen und nach Lösungsmöglichkeiten gesucht werden.

Die Untersuchung der Brust

Die Inspektion der Brust kann während der Auskultation erfolgen. Fragen zum Selbstabtasten der Brust helfen, Ängste und Vorbehalte zu beseitigen. In der Regel ist bei jungen Mädchen vor dem 16. Lebensjahr ein Abtasten durch den Arzt nicht erforderlich.

Die Untersuchung der weiblichen Genitalregion

Diese ist grundsätzlich Bestandteil jeder gründlichen Untersuchung. Sie sollte dennoch immer in Absprache und im Zusammenhang mit Erklärung über Notwendigkeit und zu erwartendem Ergebnis durchgeführt werden. Als Kinder- und Jugendarzt ohne gynäkologische Vorbildung sollte eine vaginale Inspektion unterbleiben. Der anamnestische Hinweis auf eine beschwerdefreie Menstruation bzw. Weißfluss zeigt die Passierbarkeit des Hymens. Darüber hinaus bestehende Fragen sollten gynäkologisch abgeklärt werden.

> Am Ende der Untersuchung sollten dem Jugendlichen Gelegenheit gegeben werden sich anzuziehen, bevor die Befunde und weiteres Vorgehen besprochen werden.

Gespräch am Ende der Untersuchung

Eine für den Jugendlichen verständliche Sprache ist Voraussetzung für eine gute Compliance. Dabei sollten zu ausführliche, diffuse Erklärungen vermieden werden. Perspektiven und gegebenenfalls ein Therapieplan sollte mit dem Jugendlichen erarbeitet werden. Nur in sehr begründeten Ausnahmefällen sollten Informationen momentan zurückgehalten werden.
Die **Eltern** sollten, wenn irgend möglich, in das therapeutische Gespräch mit eingebunden werden. Dies sollte immer im Konsens mit dem Jugendlichen erfolgen, auch wie viel an Information weitergegeben werden soll. So kann z.B. das Aufsuchen eines Arztes durch eine Jugendliche, die glaubt schwanger zu sein, nach dem Ausschluss einer Schwangerschaft als allgemeine körperliche Untersuchung deklariert werden, während hingegen bei Feststellung einer Schwangerschaft bei Patientinnen unter 18 Jahren immer nach einem gemeinsamen Konsens mit den Eltern gesucht werden sollte. Hierbei kann sich der behandelnde Arzt gut als Anwalt der Jugendlichen einbringen und größere Konflikte abzubauen oder vermeiden helfen. Bei privat versicherten Patientinnen haben die Eltern unter Umständen Einblick in die Abrechnung der Versicherung. Dies muss unbedingt berücksichtigt werden.
Die Notwendigkeit **weiterer Termine** muss verständlich dargelegt werden und sollte, will man nicht umsonst warten, mit dem Jugendlichen auch entsprechend seinem Zeitplan abgesprochen werden. Flexibilität ist hierbei häufig gefragt!
In der letzten Zeit kommt der Begriff des **„Managed Care"** auf. Die American Medical Association, die amerikanische Academy of Pediatrics sowie die Society for Adolescent Medicine dokumentieren mit diesem Begriff die Notwendigkeit eines jährlichen Arztbesuches gerade auch im Hinblick auf Prävention von gesundheitsschädlichem Verhalten bei Jugendlichen.

Hilfsmittel

Bestimmte Hilfsmittel helfen, die Untersuchung plausibel zu machen und können gleichzeitig bei der Erklärung medizinischer Sachverhalte helfen. Hierzu zählen u.a.:

- Orchiometer nach Prader
- detaillierte Längen-, Gewichts- und Wachstumskurven, u.U. mit zeitlicher Angabe der Pubertätsentwicklung der äußeren Geschlechtsmerkmale

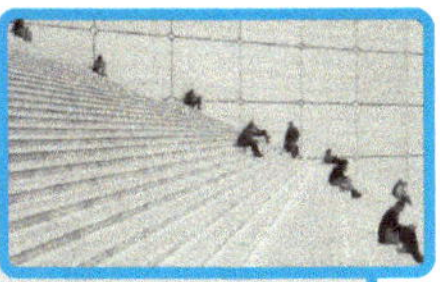

- Holzbrettchen mit definierter Höhe zur Bestimmung des Höhenausgleichs bei Beinlängendifferenz
- Schaubilder

4.3.5 Kommunikation

Akzeptanz der Person

Jugendliche sind weder große Kinder noch kleine Erwachsene. Sie sollten als eigenständige Personen angesehen werden, die in der Regel schon ein großes Maß an Eigenverantwortlichkeit übernehmen können. Sie wollen und sollten immer ernst genommen werden mit ihrem Anliegen. Dabei ist es notwendig, sich durchaus die Dualität des Jugendlichen klar zu machen – mit einem Fuß noch in der Kindheit, mit dem anderen schon im Erwachsenenalter.

Kritische Punkte der Kommunikation

Folgende Fragen ergeben sich häufig bei der Kommunikation mit Jugendlichen:

- Kann der Jugendliche die Gegebenheiten des Arztbesuchs selbst beurteilen und dazu selbst entscheiden, oder braucht er – objektiv – die Unterstützung durch einen Erwachsenen?
- Macht die Bedeutsamkeit der medizinischen Konsultation oder ihr Resultat den Beistand eines Erwachsenen erforderlich?
- Lässt sich das Gebot der Schweigepflicht zum Wohle des jugendlichen Patienten aufrecht erhalten oder ist im Konsens die Einbeziehung anderer Personen notwendig?
- Lässt sich ein solcher Konsens erzielen?
- Besteht Gefahr für Leib und Leben, die ein unbedingtes Eingreifen und die Übertretung der Schweigepflicht erforderlich macht?
- Ist der Jugendliche einsichtsfähig?
- Wie steht es um die Selbstständigkeit des Jugendlichen?
- Ist auch im alltäglichen Leben eine weitgehende Unterstützung des Jugendlichen durch die Eltern gegeben bzw. notwendig?
- Wie steht es um die häusliche Kommunikation?
- Ist der Jugendliche sozial gut eingebunden?

Aus den jeweiligen Antworten zu diesen Fragen ergibt sich die Art des Gespräches und das Vorgehen bei der Untersuchung.

> Das Gespräch sollte gradlinig, offen und ehrlich geführt werden. Teenagerjargon ebenso wie Fachjargon sind zu vermeiden.

Hilfreiche Interview-Techniken

Zeitangaben:

- Besser als „Wie lange besteht ..." kann sein: „Waren die Beschwerden schon vor ... oder erst nach ... (Geburtstag, jahreszeitliches Ereignis etc.)?" Wenn möglich, empfiehlt sich eine Aufzeichnung über einen definierten Zeitraum.

Numerische Bewertung:

- Für Patienten, die Probleme haben, den Schweregrad ihrer Beschwerden aufzuzeigen, empfiehlt sich eine Skala von 1 bis 6 mit 1 = sehr wenig bis 6 = heftigst.

Vergleich mit Peers:

- „Würdest Du Deine Situation in der Schule als besser, gleich oder schlechter beschreiben im Vergleich zu Deinen Freunden?"

Die „gute Fee" – drei Wünsche:

- z.B. allgemein: „Wenn Du drei Wünsche hättest, was würdest Du Dir wünschen?"

oder:

- „Du hast drei Wünsche bezüglich Dir selbst, Deiner Familie und Deiner Schule, Ausbildung etc. frei."

Empathie zeigen:

- Oft kann es hilfreich sein auszudrücken, dass man in gleicher Situation ähnlich fühlen würde.

Verständnis zeigen:

- „Viele Jugendliche in Deinem Alter haben Probleme mit .... Wie stehst Du dazu?"

Indirekte Fragen:

- „Gibt es viele Jugendliche in Deiner Gruppe, die rauchen ...? Wie stehst Du dazu?"
- „Was halten Jugendliche in Deinem Alter von ...?"

Typische Fehler in der Kommunikation

- indirekte Ansprache
- Jugendjargon
- Hektik
- unklare medizinische Stellungnahme
- mangelnde Erklärung

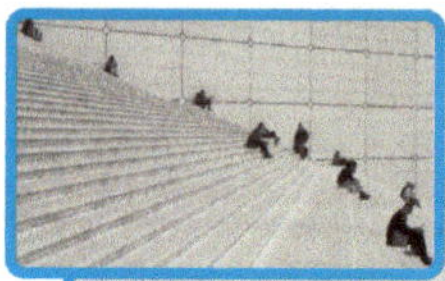

- Desinteresse
- Plausibilitätsleck
- Fachjargon
- mangelnde Konzentration/Ablenkung z.B. durch Stören des Gesprächs von außen

Das Interview

Vorweg ausgegebene „Fragebögen“, z.B. Rotter-Satzergänzungstest oder Checkliste zur Selbsteinstufung, bringen gute Information und sparen Zeit. Gleichzeitig überbrücken sie die Wartezeit.
In Abhängigkeit vom Gegenstand der Untersuchung kann es sehr bedeutsam sein, sich vorab Gedanken über die Sitzordnung zu machen. Der Jugendliche sollte immer direkt angesprochen werden. Aufzeichnungen während des Gesprächs können irritierend sein, insbesondere, wenn über Sexualität, Partnerschaft oder legale und illegale Drogen gesprochen wird. Moralisieren bringt selten Erfolg.
Zu Beginn des Gesprächs sollte unter Umständen geklärt werden, ob ein Duzen oder Siezen gewünscht wird. Ab ca. 16 Jahre empfiehlt sich häufig die Nennung des Vornamens und das Siezen. Es folgt die Anamneseerhebung bzw. bei der J1 eine kurze Erklärung des Ablaufs der J1. Bei dem Gespräch empfiehlt es sich, offene Frageformen zu vermeiden (z.B. „Wie geht es Dir in der Schule?“ – besser: „Viele Jugendliche beklagen sich oder haben Probleme in der Schule. Wie geht es Dir damit?“). Außerdem sollte nicht ausschließlich nach Problembereichen gefragt werden. Reden über etwas, was Spaß macht (z.B. Sport), lockert die Atmosphäre und zeigt das allgemeine Interesse.

Das Besprechen der Untersuchungsergebnisse sollte am Untersuchungsende nicht vergessen werden.

Am Ende des Gesprächs/der Untersuchung stehen Fragen, ob es etwas gibt, was nicht mit den Eltern besprochen werden soll/welche Untersuchungsergebnisse besprochen werden sollen. Hierbei müssen wir uns vorher im Klaren sein, welche Ergebnisse weitere Konsequenzen nach sich ziehen bzw. für den weiteren Ablauf relevant sind. Diese sollten, im gemeinsamen Konsens, auf alle Fälle mit den Eltern besprochen werden. Der Jugendliche sollte zur allgemeinen abschließenden Information die Eltern, die nicht bei der Untersuchung dabei waren, selbst in das Untersuchungszimmer/Besprechungszimmer bitten, wenn eine Informationsweitergabe an die Eltern sinnvoll bzw. ratsam erscheint.

Problem der mangelnden Compliance

Tabelle 4-5 nennt Ursachen und Lösungsmöglichkeiten für mangelnde Compliance.

4.4 Der jugendliche Patient bei der J1

Die Jugendgesundheitsuntersuchung wird im Rahmen einer Studie seit 1995 allen Jugendlichen zwischen dem zwölften und 14. Lebensjahr angeboten und ist seit 1998 als Früherkennungsmaßnahme fest verankert. Seit diesem Zeitpunkt steigt die Anzahl der teilnehmenden Jugendlichen kon-

Tabelle 4-5 Ursachen und Lösungsmöglichkeiten für mangelnde Compliance.

Ursache	Lösungsmöglichkeit
„einfach Vergessen" (am häufigsten)	Zusammenlegung von Terminen, Verknüpfung mit Interessen des Jugendlichen
unbewusstes oder bewusstes Ablehnen der Situation oder der Erkrankung (häufig bei Patienten mit chronischen Erkrankungen; Vergessen dient hier als eine Art Gleichstellung mit den gesunden Freunden)	Aufklärung und Erarbeiten eines Therapieplans mit dem Jugendlichen
Auflehnung gegen die – überfürsorglichen – Eltern /Umgebung	Termine und Therapie primär mit Jugendlichen absprechen, Eigenverantwortlichkeit aufzeigen und stärken
Ablehnung für die eigene Person: („so etwas gilt nicht für mich")	individuelle Behandlung des Problems, Verallgemeinerung vermeiden, eigene Konsequenzen deutlich machen

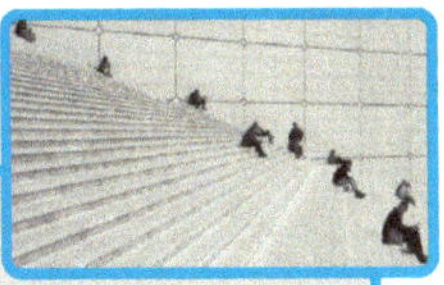

tinuierlich, allerdings vorrangig bei Allgemeinärzten oder hausärztlich tätigen Internisten. Es ist Aufgabe der Pädiater, auf ihr Angebot der Jungendgesundheitsuntersuchung hinzuweisen. Dies kann durch Informationsmaterial in den Praxisräumen, aber auch durch eine gemeinsame Aktion im öffentlichen Bereich geschehen. Eine direkte Ansprechmöglichkeit von Familienangehörigen bietet sich z.B. bei Arztbesuchen kleinerer Geschwisterkinder an mit einem Hinweis an die Eltern über die J1.

Vorbereitung

Die Durchführung der Jugendgesundheitsuntersuchung geschieht in der Regel nach einer vorherigen Anmeldung und Terminvergabe zu einem zeitlich fest terminierten Sprechstundenabschnitt. Bereits bei dem Angebot und der Information über die J1 können dem Jugendlichen und den Eltern durch das Praxisteam Informationen über den Untersuchungsablauf vorab mitgeteilt werden. Hilfreich ist es, dem Jugendlichen das Procedere kurz zu schildern und auf die Möglichkeit hinzuweisen, dass er die Untersuchung alleine oder mit Elternteil wahrnehmen kann.
In unseren Praxen hat es sich sehr bewährt, bereits zu diesem Zeitpunkt einen Anamnesebogen für Eltern und einen Informationsbogen für die Jugendlichen anzubieten (Tab. 4-6 und 4-7).

Durchführung

Vor dem Arztkontakt wird von der Arzthelferin bereits Größe und Gewicht bestimmt sowie Blutdruck und Puls gemessen. Weitere Untersuchungen wie Urintest, Blutentnahme, Hör- oder Sehtest, EKG, Ultraschall oder weitere psychologische Testverfahren sind kurative Verfahren und können erst nach der Untersuchung bei gesicherter Notwendigkeit durchgeführt werden.
Bereits im Vorgespräch mit der Arzthelferin können wichtige Informationen erhoben werden und den Einstieg in das Arzt-Patient-Gespräch erleichtern.
Bei der Durchführung der Untersuchung kann es kein allgemein gültiges Schema geben. Die weiteren Erläuterungen des Untersuchungsganges sind daher als unser persönliches Vorgehen zu verstehen. Zu rechtlichen Fragen zur Untersuchung Jugendlicher siehe Kapitel A8.
Als entspannter **Einstieg** kann z.B. die Frage dienen „Was hast Du Dir denn vorgestellt, Sabrina, was bei unserem Treffen heute gemacht wird"? oder auch die Nachfrage: „War Dir beim Lesen unseres Infozettels etwas unklar, gab es da was, was Dir unangenehm war, Max?"

> Das Ansprechen möglicher Ängste in Kombination mit einer entspannten Gesprächsatmosphäre und dem persönlichen Ansprechen mit dem Namen erlaubt in der Regel einen Einstieg in die Untersuchung. Häufig wird dann sofort einer der großen Konfliktbereiche angesprochen: „Wie weit muss ich mich ausziehen?" Hier lässt sich im Anschluss der Untersuchungsablauf mühelos erklären.

Abhängig von der individuellen Situation kann dann die festgelegte **Anamneseerhebung** (Tab. 4-8) durchgeführt werden. Bei uns hat es sich bewährt, bei Erläuterung des Untersuchungsablaufes unmittelbar mit der körperlichen Untersuchung zu beginnen und die bezüglich des „Ausziehens" erläuterten Inhalte umzusetzen.
Mädchen werden bereits im Informationsblatt gebeten, ein Topp oder BH zur Untersuchung anzuziehen. Bei der **körperlichen Untersuchung** können sie Unterhose und BH anbehalten. Jungs behalten ihre Unterhose ebenso an.
Wir beginnen die Untersuchung mit der Überprüfung der Koordination und der neurologischen Untersuchung. Entsprechend der eigenen Erfahrung kommen verschiedene Untersuchungsmethoden zum Einsatz, wie z.B. der Einbeinstand, der Hampelmann, eine Gleichgewichtsprüfung, eine Prüfung der groben und feinen Kraft, die Überprüfung der Diadochokinese, der Reflexe usw. Auf jeden Fall aber muss der Matthiaß-Haltungstest, der Vorbeugetest sowie eine Inspektion des Beckens und der gesamten Wirbelsäule stattfinden.
Im Anschluss findet eine Prüfung der Hüfte und Inspektion der Haut statt.
Während dieses Teils der Untersuchung können begleitend einzelne Beratungsinhalte angesprochen werden. Dies trifft vor allem auf sportliche Aktivitäten, aber auch auf vermutete oder gesicherte Unzufriedenheit mit dem eigenen Körper, Körperbild und Haut zu.
Bei der weiteren Untersuchung werden Hals, Brust und Bauchorgane beurteilt und auffällige Befunde im Augen- , HNO- , Mund- und Zahnbereich dokumentiert. Bei dieser Untersuchung erläutern wir die Notwendigkeit der Feststellung der Reifezeichen, bitten sie die Unterwäsche kurz-

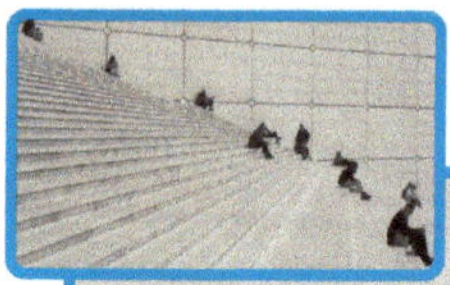

Tabelle 4-6 J1-Fragebogen für Eltern.

Liebe Eltern!

Die J1/U10 ist die erste Vorsorgeuntersuchung im Jugendalter. In der Regel fällt diese Vorsorgeuntersuchung in die Zeit der Pubertät, einer Zeit, die vielfach als „Zweite Geburt" bezeichnet wird. Ihr Kind erfährt in dieser Zeit zahlreiche körperliche und seelische Veränderungen. Dieser Fragebogen soll Ihnen und mir mit als Gesprächsgrundlage dienen. Darum bitte ich Sie um nachfolgende Informationen.

Bitte bringen oder geben Sie diesen Fragebogen beantwortet sowie das Untersuchungsheft und den Impfpaß zur J1 Ihres Kindes mit. Bitte sprechen Sie mich oder rufen Sie mich an, wenn Sie Fragen dazu haben.

1. Vorgeschichte:

Gibt es in der Familie – einschließlich der Großeltern – :

Zuckerkrankheit	wer:
Allergien	wer:
Herzinfarkte	wer:
Schlaganfälle	wer:
Stoffwechselerkrankungen (insbesondere Fettstoffwechselstörungen)	wer:
Asthma	wer:
Anfallsleiden	wer:
Krebserkrankungen	wer:
anderes:	wer:

2. Entwicklung ihres Kindes:

Gibt es in der Vorgeschichte Ihres Kindes

Operationen: ____________________

stationäre Krankenhausaufenthalte: ____________________

Medikamenteneinnahme länger als ein Monat: ____________________

____

Erkrankungen wie:

Allergien .... ☐

Asthma .... ☐

Kreislaufstörungen .... ☐

....

unklare Schmerzen .... ☐

....

....

Bewegungsstörungen .... ☐

....

....

oder

....

....

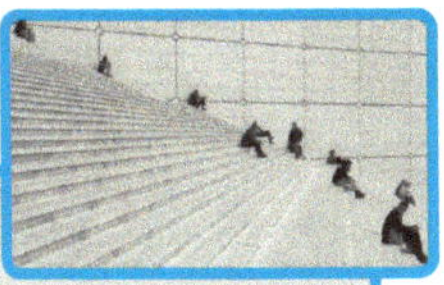

Tabelle 4-6 *(Fortsetzung)*

3. Beschwerden in der letzten Zeit:

4. Was beschäftigt Sie im Zusammenhang mit der Entwicklung Ihres Kindes

5. Fallen Ihnen Besonderheiten auf ... (bitte ankreuzen)

bei sportlichen Betätigungen:	ja	nein
bei handwerklichen oder künstlerischen Tätigkeiten:	ja	nein
beim Lernen, der Konzentration, dem Schreiben oder Rechnen:	ja	nein
in der sprachlichen Ausdrucksfähigkeit:	ja	nein
beim Sprachverständnis:	ja	nein
im Umgang mit sich und anderen:	ja	nein
beim Sehen:	ja	nein
beim Hören:	ja	nein

6. Allgemeine Entwicklung: (bitte ankreuzen)

Macht Ihr Kind in der Schule mit?	ja	nein
Macht Ihr Kind zu Hause oder beim Spiel mit Gleichaltrigen mit?	ja	nein
Hat Ihr Kind feste Freundschaften?	ja	nein
Hat Ihr Kind Hobbys?	ja	nein
Hat Ihr Kind feste sportliche Aktivitäten?	ja	nein

7. Wie beurteilen Sie das soziale Umfeld Ihres Kindes?

8. Was würden Sie zusätzlich gerne besprechen?

Vielen Dank für die Beantwortung dieser Fragen

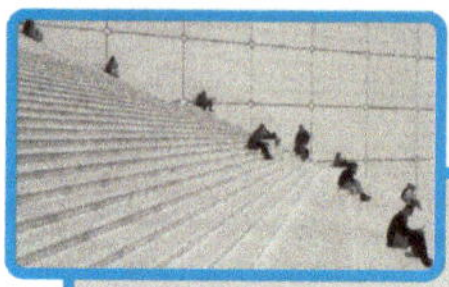

Tabelle 4-7 Information für Jugendliche über die U10/J1-Jugendgesundheitsberatung.

Liebe jugendliche Patientin, lieber jugendlicher Patient !

Die U10/Jugendgesundheitsberatung wurde als neue Vorsorgeuntersuchung für das Alter von ca. zwölf bis 15 Jahre eingeführt.
Diese Lebensphase, die Pubertät, bedeutet eine große Umstellung und der Körper erfährt zahlreiche Veränderungen.
Neben der körperlichen Untersuchung wird Euch Gelegenheit gegeben, Eure Fragen rund um diese körperlichen, sexuellen und seelischen Veränderungen von kompetenter Seite beantwortet zu bekommen.
Folgendes ist dabei im Einzelnen vorgesehen:

- *Fragen zur bisherigen Entwicklung*
- *Fragen zu Krankheiten in der Familie*
- *körperliche Untersuchung, Blutdruckmessung*
- ***nur** falls es sich bei der Untersuchung ergibt: Blutabnahme, Lungenfunktionsuntersuchung, EKG, Kreislauftest, Urintest, Schilddrüsenultraschall*
- *evtl. nachzuholende Impfungen, Rötelntiterbestimmung, Hepatitis-B-Impfung*
- *Beantwortung Eurer Fragen (macht Euch notfalls Notizen)*

Selbstverständlich werden wir alle Ergebnisse mit Euch besprechen.
Bitte besprecht mit Euren Eltern, ob sie bei der Untersuchung dabei-sein möchten.

P.S.: Wir bitten Euch zu dieser Untersuchung Eure Versicherungskarte und den Impfpass mitzubringen.

fristig zu entfernen und führen eine Inspektion der Mammae, der Axilla- und der Pubesbehaarung durch. Bei Mädchen wird zusätzlich der Menarche-Status erhoben. Wenn noch keine Menstruation angegeben wird, ist ein differenzierteres Nachfragen erforderlich, um anamnestisch eine Hymenalatresie auszuschließen. Bei Jungen werden bei der Inspektion der Genitalregion auch Hoden und Vorhautbeweglichkeit beurteilt.

Von besonderer Bedeutung ist, während der ganzen Untersuchung den verbalen Kontakt nicht abzubrechen, sondern untersuchungsunterstützend die Ergebnisse zu erläutern und die Normalität des Befundes zu betonen.

Zum Abschluss der Untersuchung setzen wir uns mit dem wieder angezogenen Jugendlichen zum **Gespräch** zusammen und ergänzen die Punkte aus der Anamnese, die während der körperlichen Untersuchung nicht erhoben wurden. Entsprechend der erhobenen Befunde entscheiden wir zusammen mit dem Jugendlichen, ob für einen bestimmten Bereich ein aktueller Beratungsbedarf vorliegt, den wir als kurative Maßnahme in die J1 aktuell integrieren. Bei Bedarf wird zu einzelnen Bereichen ein weiterer Termin vereinbart. Wenn erforderlich, werden nichtanwesende Eltern über das Ergebnis der Untersuchung informiert.
Die Überprüfung des Impfstatus sowie eine mögliche Substitution mit Jod steht am Ende der Untersuchung.
Das Gespräch schließt mit dem Nachfragen nach der Befindlichkeit des Jugendlichen „Und war das jetzt unangenehm oder ging es gerade noch, Sabrina?“ und dem Angebot zu allen angesprochenen Fragen und Themenkomplexen jederzeit nachfragen zu können. Ein „Schön, dass du heute da warst, Max“ beschließt das Gespräch bei einem unauffälligen Untersuchungsbefund.

Tabelle 4-8 Inhalte der Anamneseerhebung der J 1.

- bekannte Gesundheitsstörungen
- Impfstatus
- Jodprophylaxe
- Familie
- schulische Entwicklung
- Gesundheitsverhalten
- Motorik
- seelisches Verhalten/Entwicklung
- Pubertätsentwicklung

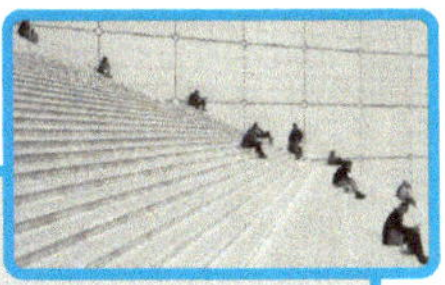

Wenn auf Grund der erhobenen Befunde weitere diagnostische oder therapeutische Maßnahmen erforderlich sind, werden diese mit dem Jugendlichen und – bei Einverständnis – mit den Eltern besprochen. Nach unserer Erfahrung hat es sich bewährt, wenn z.B. bei Einschaltung anderer Berufsgruppen diese uns persönlich bekannt sind, empfohlen werden und ein kurzer Informationsaustausch möglich ist.

4.5 Unterstützung

4.5.1 Netzwerk

Gemäß dem Leitsatz „ Man kann und muss nicht alles selber machen" ist gerade auch in der medizinischen Betreuung von Jugendlichen der Aufbau eines individuellen Netzwerkes der betreuenden Instanzen wichtig. Dies hilft, fachliche Kompetenz im Interesse des Jugendlichen rasch und häufig unter Minimierung bürokratischer Hemmnisse zusammenzuführen und Hilfen anzubieten. Darüber hinaus hilft es das ganzheitliche Wissen über die Situation der Jugendlichen in unserer heutigen Gesellschaft zu stärken durch Austausch untereinander. Dieser sollte immer die der Schweigepflicht und des Datenschutzes berücksichtigen.

4.5.2 Durch die Praxis – über die Praxis hinaus

Vielfach hat die jugendmedizinische Betreuung auch aufsuchenden Charakter, will man diejenigen erreichen, die nicht von sich aus in die Praxis kommen. Meist sind dies gerade diejenigen unter den Jugendlichen, die am ehesten der präventiven und medizinischen Betreuung bedürfen.

Kontakte zu Schule, Sportverein, Jugendzentrum bieten dazu Möglichkeiten, die noch viel zu selten genutzt werden. Allerdings ist ein behutsames Vorgehen angesagt. Schulen wollen in der Regel selbst bestimmen, an wen und zu welchem Thema sie sich wenden. Persönliche Kontakte und ein entsprechendes Angebot, z.B. Elternabende, zum Thema Pubertät oder Arztstunden helfen bestehende Vorbehalte und Barrieren aufzubrechen.

Der Kontakt zu Sportvereinen lässt sich leicht über eigene sportliche Ambitionen oder die der eigenenen Kinder herstellen. Wenn diese nicht bestehen, bietet es sich an, im Rahmen von Sportuntersuchungen auch mal mit dem ein oder anderen Trainer in Kontakt zu kommen.

Das Angebot, Materialien und Veranstaltungsankündigungen in der Praxis auszulegen, helfen Kontakte zu Jugendzentren aufzunehmen und auszubauen. Gleichzeitig bieten sie Identifizierungsmöglichkeiten für die Jugendlichen mit der Praxis.

Literatur

Im Text zitierte Literatur

Altenhofen, L. u.a.: Ergebnisse der Jugendgesundheitsberatung, Auswertung des ZI für die kassenärztliche Versorgung in der BRD, Köln 1998.

BMW AG (Hrsg.): Bilder von Jugend. BMW AG München 1996.

BzgA/EMNID: Jugendsexualität 1998. Ergebnisse der aktuellen Repräsentativbefragung, Köln 1998.

BzgA: Die Drogenaffinität Jugendlicher in der Bundesrepublik Deutschland 1997. Bundeszentrale für gesundheitliche Aufklärung, Köln 1998.

Engel, U., K. Hurrelmann: Was Jugendliche wagen. Jugendforschung, Juventa Verlag Weinheim 2. Auflage 1994.

Fölling-Albers, M. u.a.: Schulkinder heute, 2. Auflage, Weinheim–Basel 1995.

Horn, W.-R.: Rauchen bringt's !? Beratungsleitfaden zur Tabakprävention in Kinder- und Jugendarztpraxen. Berufsverband der Kinder- und Jugendärzte e.V., Köln 1999.

Hurrelmann, K. in Der Kinderarzt 25. Jg (1992), Nr. 2.

Hurrelmann,K., S. Hesse: Drogenkonsum als problematische Form der Lebensbewältigung im Jugendalter. Sucht Nr. 4,1991.

Hurrelmann,K.: Die Schattenkinder. SuchtReport Nr.2, S.51, 1993.

Hurrelmann,K.: Tabakprävention und Tabakentwöhnung bei Kindern und Jugendlichen. Sucht 44, S. 4, 1998.

Kluge, N.: Sexualverhalten Jugendlicher heute. Ergebnisse einer repräsentativen Jugend- und Elternstudie über Verhalten und Einstellungen zur Sexualität, Weinheim/München 1998.

Kluge, N., G. Hippchen, E. Fischinger: Körper und Schönheit als soziale Leitbilder. Ergebnisse einer Repräsentativerhebung in West- und Ostdeutschland. Lang, 1999.

Marstedt, G., R. Müller, D. Hebel, H. Müller: Young is beautiful? Zukunftsperspektiven, Belastungen und Gesundheit im Jugendalter. GEK Edition – Vorabbericht, Bremen, Schwäbisch Gmünd Juli 1999.

Opaschowski H. W., C. Duncker: Jugend und Freizeit. B.A.T. Freizeit-Forschungsinstitut, Hamburg 1996.

Roland,W.: die Jugendgesundheitsberatung (J1) in Stuttgart. Ergebnisse aus 12 Kinderarzt-Praxen Januar 1995 – Oktober 1996. Der Kinderarzt 28. Jg. (1997) Nr.3.

Settertobulte, W., C. Palentien, K. Hurrelmann: Gesundheitsbedürfnisse, Gesundheitsförderung und Gesundheitsversorgung im Kindes- und Jugendalter. In: Settertobulte, W., C. Palentien, K. Hurrelmann (Hrsg.): Gesundheitsversorgung für Kinder und Jugendliche, S. 9–16. R. Asanger Verlag Heidelberg 1995.

Sigusch, V.: Jugendsexualität – Veränderungen in den letzten Jahrzehnten. Deutsches Ärzteblatt 95, Heft 20, 15. Mai 1998, S. 1240

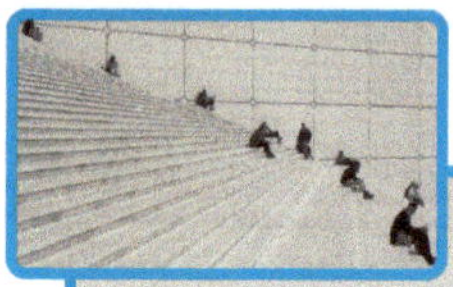

Strasburger, V. C., G. A. Comstock (Hrsg.): Adolescents and the Media. State of the Art reviews Vol 4 Nr. 3, Hanley & Belfus, Inc. Philadelphia 1993.

Theunert, H.: Jugend im Sog der Medien – Jugendschutz. Vortrag beim 5. Kongreß für Jugendmedizin, Weimar 1999.

Winter, R., G. Neubauer: Kompetent, authentisch und normal?. Eine qualitative Studie im Auftrag der BzgA. Bundeszentrale für gesundheitliche Aufklärung: Forschung und Praxis der Sexualaufklärung und Familienplanung, Bd. 14, Köln 1998.

Weiterführende Literatur

Für Ärzte

Baacke, D., J. Lauffer (Hrsg.): Familien im Mediennetz? GMK Schriftenreihe Leske + Budrich 1988.

Bundesministerium für Familie, Senioren, Frauen und Jugend: Zehnter Kinder- und Jugendbericht. Bericht über die Lebenssituation von Kindern und die Leistungen der Kinderhilfen in Deutschland. 1998.

Jugendmedizin, Bücherei des Pädiaters, Band 94, Enke-Verlag 1990.

Palitzsch, D. (Hrsg.): Jugendmedizin. Urban und Fischer, München 1999.

Heinz, M. (Hrsg.): Kinder- und Jugendgynäkologie in Sprechstunde und Klinik. Deutscher Ärzte-Verlag 1994.

Hagemann-White, C.: Sozialisation: weiblich – männlich? Alltag und Biografie von Mädchen. Leske + Budrich 1984.

Helfferich, C.: Jugend Körper und Geschlecht. Leske + Budrich 1994.

Hofmann, Adele D. und D. E. Greydanus (Hrsg.): Adolescent Medicine. Appleton und Lange, 3. Auflage Stamford, Connecticut 1997.

Mansel, J., Hurrelmann, K.: Alltagsstreß bei Jugendlichen. Juventa-Verlag. 2. Aufl., 1994.

Opaschowski, H. W.: Die multimediale Zukunft. BAT Freizeit-Forschungsinstitut 1997.

Pruitt, D. B. (Hrsg.): Your Adolescent. HarperCollins, New York 1999.

Puxi, M., u. Kremer-Preiß, U.: Familienorientierte Arbeit mit Kindern und Jugendlichen alkohol- bzw. drogenabhängiger Eltern/-teile. Endbericht der wissenschaftlichen Begleitforschung 1991–1998. Schriftenreihe des Bundesministeriums für Familie, Senioren, Frauen und Jugend, Band 166. Verlag W. Kohlhammer 1998.

Seiffge-Krenke, I.: Gesundheitspsychologie des Jugendalters. Hogrefe 1994.

Stolecke, H., Palitzsch, D. (Hrsg.): Normale und gestörte Pubertät. Forum für Jugendmedizin. Verlag Dokument und Bild 1994.

Wolf, A.S., Esser Mittag, J.: Kinder- und Jugendgynäkologie. Atlas und Leitfaden für die Praxis. Schattauer Verlag 1996.

Für Jugendliche

Bell, R. (Hrsg): Wie wir werden – was wir fühlen. Ein Handbuch für Jugendliche über Körper, Sexualität, Beziehungen. rororo Sachbuch 1991.

Bossbach, Ch., Raffauf, E.: Liebe, Sex und noch viel mehr. Südwest Verlag, München 1996.

Braun, J., Kunz, D.: Weil wir Jungen sind. rororo Sachbuch 1997.

Braun, J., Niemann, B.: Coole Kerle, viel Gefühl. Alles über Anmache, Liebe und Partnerschaft. rororo Sachbuch 1998.

Brown,Lyn M., Gillgan, C.: Die verlorene Stimme: Wendepunkte in der Entwicklung von Mädchen und Frauen. dtv – dialog und praxis 1997.

Eagle, Carol J., Colman, C.: Weil ich ein Mädchen bin... Stark und selbstbewußt durch die Pubertät. Walter-Verlag 1999.

Friday, N.: Wie meine Mutter. Fischer-Taschenbuch, 16. Aufl. 1997.

Frings, M., Kraushaar, E. (Hg.): Heiße Jahre, Das Ding mit der Pubertät. rororo rotfuchs 345, 1983.

Halek, Tatjana A.: First time – First love. Kerle im Vlg. Herder, 2.Aufl. 1996.

Harris, Robie H.: Total normal. Was du schon immer über Sex wissen wolltest. Alibaba – Verlag 1995.

Lange, Ch., Müller, I.: Weil wir Mädchen sind. rororo Sachbuch 1997.

Lange, Ch., Müller, I.: Starke Mädchen, schwache Momente. Alles über Anmache, Liebe und Partnerschaft. rororo Sachbuch 1998.

Neutzling, R.: Herzkasper. Eine Geschichte über Liebe und Sexualität. rororo Taschenbuch 1996.

Rohrmann, T.: Junge Junge, Mann O Mann. rororo Sachbuch 1994.

Schnack, D., R. Neutzling: Kleine Helden in Not. rororo Sachbuch 1990.

Schnack, D., R. Neutzling: Die Prinzenrolle. Jungen auf der Suche nach Männlichkeit. rororo Sachbuch 1993

Schneider, S.: Das Jungen-Fragebuch. Ueberreuter 1993.

Schneider, S., Riegler, B.: Das Aufklärungsbuch. Ravensburger Buchverlag, 13. Aufl. 1998.

Tillmann, K.-J. (Hrsg.): Jugend weiblich – Jugend männlich. Sozialisation, Geschlecht, Identität. Leske + Budrich 1992.

Wolfrum, Ch., Süss, P.: So wild nach deinem Erdbeermund. Ein Aufklärungsbuch für Jugendliche. dtv-junior 1996.

Für Eltern

Baake, D.: Die 13- bis 18jährigen. Beltz, 7. Aufl., 1994.

Baier, Th.: Puberterror. Ein Ratgeber für alle, die mit Jugendlichen zu tun haben. Care-Line-Verlag 1997.

Farin, K.: Jugendkulturen zwischen Kommerz und Politik. Archiv der Jugendkulturen e.V. 1998.

Miedaner, M. (Hrsg.): Familienmitglied Fernseher? Über den Einfluß und die Wirkungen der neuen Medien auf unsere Kinder. Care-Lineverlag 1995.

Nitsch, C., B. Beil, C. von Schelling: Pubertät, kein Grund zur Panik. Mosaik Verlag 1995.

5 Ernährung bei Jugendlichen

Berthold Koletzko

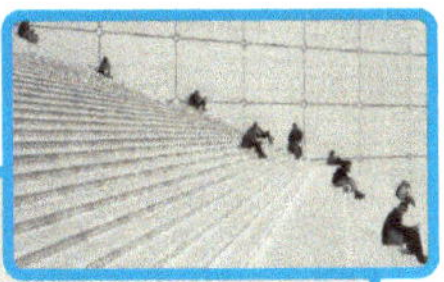

Mit dem Eintritt in die Adoleszenz kommt es zu sehr deutlichen Veränderungen des Nährstoffbedarfs, des Ernährungsverhaltens sowie der vom Arzt zu leistenden präventiven und ggf. auch therapeutischen Interventionen. Der Wachstumsspurt in der Pubertät führt zu einem erhöhten Bedarf an vielen Substraten, die mit der Nahrung zugeführt werden müssen. Mit der Pubertät kommt es zu einer zunehmend unterschiedlichen Körperzusammensetzung bei Mädchen und Jungen und erstmals auch zu deutlichen geschlechtsabhängigen Unterschieden im Nährstoffbedarf.

Bei der Deckung des Nährstoffbedarfs in der Adoleszenz gehört zu den besonders kritischen Aspekte die Energiebilanz, wobei sowohl Übergewicht und Adipositas deutlich zunehmen als auch mit dem Auftreten von Magersucht zu rechnen ist. Weitere wichtige Fragen der Ernährungsweise im jugendlichen Alter betreffen die Beeinflussung des späteren kardiovaskulären Risikos durch die Ernährungsweise und den Zusammenhang zwischen Kalziumzufuhr und Knochenmineralisation und langfristigem Frakturrisiko.

5.1 Nährstoffbedarf

Die Bedarfsmengen an Nährstoffen, die zur Vermeidung von Defiziten zugeführt werden sollten, stehen im engen Zusammenhang mit dem Wachstum und der biologischen Reifung, die bei Jungen etwa zwei Jahre später als bei Mädchen erfolgt.

5.1.1 Referenzwerte

Im Kindesalter unterscheiden sich die Nährstofferfordernisse für Jungen und Mädchen kaum, während es nach Eintritt des Pubertätswachstumsschubs deutliche Geschlechtsunterschiede gibt (Tab. 5-1). Ursachen für diese Geschlechtsdifferenz sind die frühere Reifung von Mädchen, geschlechtsbezogene Unterschiede in der Wachstumsgeschwindigkeit und der Körperzusammensetzung sowie spezifische biologische Funktionen, vor allem die Menstruation bei Mädchen mit resultierenden Eisenverlusten.

Die in Tabelle 5-1 angegebenen Referenzwerte für die Nährstoffzufuhr bei Jugendlichen in Deutsch-

Tabelle 5-1 Referenzwerte für die Zufuhr an wichtigen Nährstoffen für gesunde Jugendliche in Abhängigkeit von Lebensalter und Geschlecht (Zufuhr pro kg Körpergewicht und Tag [/kg&d] oder pro Tag [/d]; mod. nach den Referenzwerten für die Nährstoffzufuhr der Deutschen, Österreichischen und Schweizerischen Gesellschaften für Ernährung, Frankfurt am Main, Umschau/Braus 2000). **Beachte:** Der individuelle Bedarf gesunder und vor allem chronisch kranker Jugendlicher kann erheblich von diesen Referenzwerten abweichen!

Alter (Jahre)	Protein (g/kg&d) ♂/♀	Fett (%d. kcal)	Essentielle Fettsäuren (%d. kcal) n–6	n–3	Kalzium (mg/d)	Magnesium (mg/d) ♂/♀
10–13	0,9	30–35	2,5	0,5	1100	230/250
13–15	0,9	30–35	2,5	0,5	1200	310
15–19	0,9/0,8	30	2,5	0,5	1200	400/350

Alter (Jahre)	Eisen (mg/d) ♂/♀	Jod (µg/d) ♂/♀	Zink (mg/d)	Vitamin A (mg Retinoläquivalent/d)	Vitamin D (µg/d)	Vitamin K (µg/d) ♂/♀
10–13	12/15	180	9,0/7,0	0,9	5	40
13–15	12/15	200	9,5/7,0	1,1/1,0	5	50
15–19	12/15	200	10/7	1,1/0,9	5	70/60

Alter (Jahre)	Thiamin (mg/d) ♂/♀	Riboflavin (mg/d) ♂/♀	Niacin (mg Niacin-Äquival./d) (mg/d)	Vitamin B_6 ♂/♀	Folsäure (Nahrungsfolat, µg/d)	Vitamin B12 (µg/d)	Vitamin C (mg/d)
10–13	1,2/1,0	1,4/1,2	15/13	1,0	400	2,0	100
13–15	1,4/1,1	1,6/1,3	18/15	1,4	400	3,0	100*
15–19	1,3/1,0	1,5/1,2	17/13	1,6/1,2	400	3,0	100*

* Raucher 150 mg Vitamin C/Tag

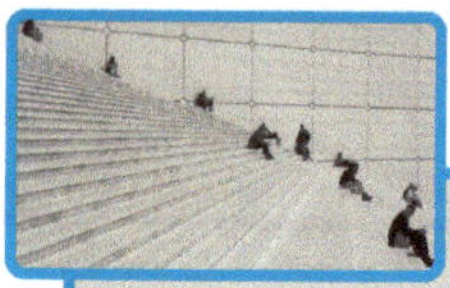

Tabelle 5-2 Anhaltszahlen zum mittleren Energiebedarf gesunder, normalgewichtiger Jugendlicher und zum Bedarf in Abhängigkeit vom Grad der körperlichen Aktivität (nach Referenzwerten für die Nährstoffzufuhr der Deutschen, Österreichischen und Schweizerischen Gesellschaften für Ernährung, Frankfurt am Main, Umschau/Braus 2000). **Beachte:** Der individuelle Bedarf gesunder und vor allem chronisch kranker Individuen kann erheblich von diesen Referenzwerten abweichen!

Alter (Jahre)	Durchschnittsbedarf (kcal/Tag) ♂/♀	Bei geringer körperlicher Aktivität (kcal/kg) ♂/♀	Bei mittlerer körperlicher Aktivität (kcal/kg) ♂/♀	Bei starker körperlicher Aktivität (kcal/kg) ♂/♀
10–13	2300/2000	56/49	64/55	71/62
13–15	2700/2200	50/41	56/47	63/52
15–19	3100/2500	39/36	46/43	60/55

land, Österreich und der Schweiz entsprechen den Zufuhrmengen, die den Nährstoffbedarf bei mindestens 95% einer gesunden Population decken sollen.

> Der individuelle Bedarf beim einzelnen gesunden Jugendlichen kann erheblich von diesen Referenzwerten abweichen, besonders bei chronisch kranken Jugendlichen. Gerade bei chronisch kranken Jugendlichen mit relevanten Risiken für eine Unterversorgung muss ggf. die Qualität der Substratversorgung durch die Verlaufsbeurteilung von Gewicht und Größe sowie durch die Bestimmung von Biomarkern der Substratversorgung überprüft werden.

Der Energiebedarf ist abhängig sowohl vom Alter als auch von der körperlichen Aktivität (Tab. 5-2).

5.1.2 Einzelne Spurenelemente

Im Folgenden wird auf ausgewählte Spurenelemente eingegangen, deren Zufuhr im jugendlichen Alter oftmals kritisch ist.

Eisen

Eisenmangel ist der weltweit häufigste Nährstoffmangel. Er führt zu hypochromer Anämie, reduzierter körperlicher Leistungsfähigkeit, Verhaltensstörungen, gestörter Thermoregulation und erhöhter Infektionsanfälligkeit. Während nach den Ergebnissen der repräsentativen VERA-Studie in Deutschland nur 3,5 bis 4,5% der Männer niedrige Ferritinwerte als Anzeichen einer grenzwertigen Eisenversorgung aufweisen, zeigen bis zu 18% der jungen Frauen Ferritinwerte unter 12 µg/l.

Zu den Risikogruppen für einen Eisenmangel gehören neben menstruierenden und schwangeren Frauen auch Ausdauersportler, bei denen die gastrointestinale Durchblutung vermindert und dadurch die Spurenelementresorption reduziert sein kann.

> Die zur Prävention eines Eisenmangels notwendige Aufnahmemenge hängt nicht allein vom individuellen Bedarf ab. Wesentlich sind die Bioverfügbarkeit des aufgenommenen Eisens in Form von Häm-Eisen oder Nichthäm-Eisen sowie andere, die Eisenresorption beeinflussende Faktoren.

- Das mit der Nahrung überwiegend aufgenommene *Nichthäm-Eisen* (aus Obst, Gemüse, Getreide, Eiern, Milchprodukten und auch aus Fleisch) weist eine niedrige Resorptionsquote auf, die abhängig von den individuellen Eisenreserven im Bereich von 2 bis 20%, meist jedoch nur bei 5 bis 10% liegt. Resorptionsfördernd wirken Ascorbinsäure, fermentierte Lebensmittel und Fleisch, hemmend dagegen Phytate (z.B. in Vollkorn- und Sojaprodukten), Polyphenole (z.B. in schwarzem Tee) und Kalzium (z.B. in Kuhmilch).
- Die Bioverfügbarkeit von *Häm-Eisen*, das nur in Fleischwaren und Fisch enthalten ist, beträgt etwa 15 bis 35% und ist damit weitaus höher als bei Nichthäm-Eisen.

Praktisch bedeutet dies, dass bei geringem Fleischverzehr deutlich mehr Eisen mit der Nahrung aufgenommen werden muss, um den Bedarf zu decken (Tab. 5-3). Entsprechend erreichen menstruierende Frauen eine ausgeglichene Eisenbilanz oftmals nur durch den Verzehr von Fleisch mit hoher Eisenverfügbarkeit. Bei einer rein

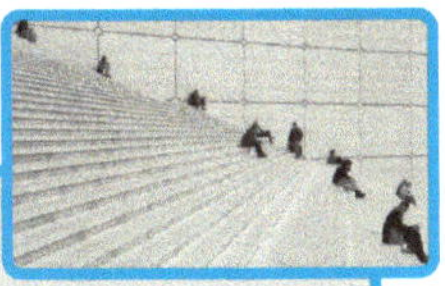

Tabelle 5-3 Beispielrechnung zur Beeinflussung der notwendigen Eisenzufuhr bei jugendlichen Frauen durch die Bioverfügbarkeit. Die zur Bedarfsdeckung notwendige Eisenzufuhr hängt von den nicht normalverteilten Eisenverlusten (v.a. durch Menstruation) und der Eisenresorption ab. Stark menstruierende Frauen mit hohen Eisenverlusten können ihren Eisenbedarf bei dauerhaft sehr geringem Fleischverzehr und damit niedriger Eisenbioverfügbarkeit kaum allein aus der Nahrung decken und sind dann zur Vermeidung eines Eisenmangels auf Eisensupplemente angewiesen (nach Feldl F, Koletzko B. Deutsches Ärzteblatt 1998;95:A 606-611).

Eisenbioverfügbarkeit	**gering**	**mittel**	**hoch**
entspricht einer täglichen Fleischverzehrmenge	< 30 g	30–90 g	> 90 g
Erforderliche tägliche Eisenzufuhr			
bei mittleren täglichen Eisenverlusten von			
≤ 1,3 mg (50% der Frauen)	26 mg	13 mg	6,5 mg
≤ 1,8 mg (30% der Frauen)	36 mg	18 mg	9 mg
≤ 2,8 mg (15% der Frauen)	56 mg	28 mg	14 mg
> 2,8 mg (5% der Frauen)	> 56 mg	> 28 mg	>14 mg

pflanzlichen Ernährung kann eine verbesserte Eisenresorption durch den Verzehr von ascorbinsäurereichem Gemüse, Obst und Säften (z. B. Orangensaft) zusammen mit eisenreichen pflanzlichen Lebensmitteln (Vollkorngetreide, dunkle Gemüsesorten) erzielt werden.

Zink

Zink hat essentielle Bedeutung für strukturelle, regulatorische und katalytische Funktionen in zahlreichen Enzymen sowie für die Insulinspeicherung, Gentranskription und Rezeptorbindung von Hormonen. Eine Zinkunterversorgung führt zu Hypo- und Dysgeusie, Appetitlosigkeit, gestörter Infektionsanfälligkeit und Wundheilungsstörungen, bei erheblichem Ausmaß auch zur Akrodermatitis enteropathica mit Hauterscheinungen, Durchfällen und ernster Störung des Immunsystems. Im Wachstumsalter geht eine gute Zinkversorgung mit besserem Längenwachstum und mit höherer Vigilanz und Spontanaktivität einher.

> Die wichtigsten Zinkquellen des Menschen sind Fleischwaren, Milchprodukte, Fisch und Schalentiere, wobei analog zum Eisen für die Bedarfsdeckung neben der Höhe der Gesamtzufuhr vor allem die Bioverfügbarkeit des Zinks von entscheidender Bedeutung ist.

So ist die Zinkresorption aus Rindfleisch drei- bis vierfach höher als aus Getreide. Insgesamt erhöht tierisches Eiweiß die Bioverfügbarkeit von Zink in der Nahrung, während eine hohe Kalzium- und Phytatzufuhr durch Komplexbildung die Resorption vermindert. Entsprechend wird aus einer Mischkost mit tierischen Lebensmitteln Zink im Mittel zu ca. 40%, bei rein vegetarischer Ernährung jedoch nur zu ca. 10% aufgenommen.

Jod

Jod muss als essentielle Komponente der Schilddrüsenhormone regelmäßig zugeführt werden, da in jedes Molekül Thyroxin vier und in jedes Molekül Trijodthyronin-3-Jodatome inkorporiert werden müssen.

Anorganisches Jodid aus der Nahrung wird rasch und nahezu vollständig im Magen und oberen Dünndarm resorbiert, zugeführtes Jodat (z.B. aus angereichertem Salz) wird effektiv zur Jodid reduziert und ist damit ebenfalls gut bioverfügbar.

In Deutschlands tritt eine Jodunterversorgung bis hin zum manifesten Jodmangel in allen Altersgruppen vergleichsweise häufig auf. Klinisch entwickelt sich bei einem Jodmangel eine kompensatorische Schilddrüsenvergößerung, die von vermehrter Thyreotropin-Sekretion begleitet ist und bei langfristiger Jodunterversorgung in einer nodulären Struma mit Auftreten autonomer Schilddrüsenhormonsekretion resultieren kann. Besonders bedrohlich ist eine Jodmangelsituation junger Frauen im Fall einer Schwangerschaft, da eine Unterversorgung des Feten mit Jod und Schilddrüsenhormonen eine irreversible Entwicklungsschädigungen hervorrufen kann.

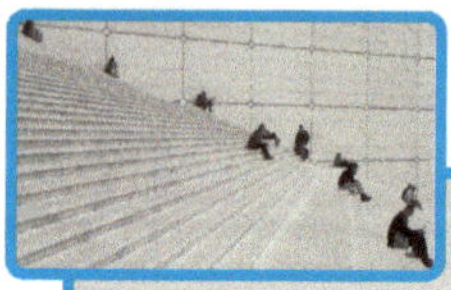

> Die im jugendlichen Alter empfohlene Aufnahmemenge von täglich 180–200 μg Jod wird von einem großen Teil der Jugendlichen in Deutschland nicht erreicht. Deshalb ist auch weiterhin mit Nachdruck die Verwendung von mit Jod (und Fluorid, s.u.) angereichertem Speisesalz sowie mit jodiertem Salz hergestellten Fertigprodukten (Brot und andere Backwaren, Fertiggerichte und Halbfertigprodukte) anzuraten.

5.2 Gesundheitspräventive Effekte der Nahrungszufuhr

Über die Vermeidung von Mangelsymptomen hinaus hat die Ernährungsweise das Potenzial, Gesundheit und Wohlbefinden langfristig präventiv zu beeinflussen.

5.2.1 Kardiovaskuläre Erkrankungen

Kardiovaskuläre Erkrankungen wie der Herzinfarkt sind nach wie vor die häufigste Ursache für vorzeitige Todesfälle in Deutschland. Einige der Riskofaktoren (Tab. 5-4) lassen sich durch Ernährung und Lebensführung günstig beeinflussen.

Zur Prävention hoher Serumkonzentrationen an Gesamtcholesterin und dem eigentlichen Risikofaktor LDL-Cholesterin ist eine sparsame Zufuhr von **gesättigten Fetten** (tierische Fette und einige tropische Öle wie Kokosfett) und von **Cholesterin** (z.B. Innereien, Eier) ratsam. Einfach ungesättigte Fette (z.B. Olivenöl, Rapsöl) können die Plasmakonzentration des protektiv wirksamen HDL-Cholesterins erhöhen und sollten deshalb einen hohen Anteil der Gesamtfettzufuhr ausmachen. Darüber hinaus tragen einfach ungesättigte Fette ebenso wie mehrfach ungesättige Fette (z.B. in Keimölen) zu einer Senkung des LDL-Cholesterins bei.

Eine Anzahl von Untersuchungen hat zeigen können, dass der regelmäßige Verzehr von **Seefisch** mit Zufuhr von langkettigen Omega-3-Fettsäuren eine stark präventive Wirkung auf das Mortalitätsrisiko für den Herzinfarkt ausübt. In Studien zeigte sich, dass zwei Seefischmahlzeiten pro Woche die kardiovaskuläre Sterblichkeit auf etwa die Hälfte reduzierten. Ein regelmäßiger Verzehr von fetthaltigen Seefischen (Hering, Makrele, Lachs) wird deshalb für die gesamte Bevölkerung empfohlen.

Gefäßpräventiv wirksam scheint auch eine reichliche Zufuhr von **Antioxidanzien** wie z.B. der Vitamine C und E zu sein. Sie können eine hinsichtlich der Atheroskleroseentstehung günstige Hemmung der oxidativen Modifikation des LDL-Cholesterins bewirken. Eine hohe Zufuhr der Vitamine Folsäure und Vitamin B_{12} kann über eine Kofaktorwirkung auf die Remethylierung des Homocysteins zu Methionin durch das Enzym Methylentetrahydrofolatreduktase dazu beitragen, mäßig stark erhöhte Homocysteinspiegel zu senken. Da mäßig stark erhöhte Homocysteinspiegel mit einem erhöhten Herzinfarkt- und Atheroskleroserisiko assoziiert sind, wird durch eine erhöhte Folsäure- und Vitamin-B_{12}-Versorgung eine effektive Prävention erwartet. Diese Frage wird in mehreren derzeit im Gang befindlichen Interventionsstudien überprüft.

Tabelle 5-4 Wichtige und beeinflussbare Risikofaktoren der Atherosklerose.

- hohes LDL-Cholesterin
- niedriges HDL-Cholesterin
- Hypertriglyzeridämie
- erhöhtes Homocystein
- niedrige Zufuhr an Omega-3-Fettsäuren
- Zigarettenrauchen
- arterielle Hypertonie
- Diabetes mellitus
- Übergewicht, körperliche Inaktivität

5.2.2 Kalziumzufuhr und Knochenmineralisation

Wachstum und Mineralisation des Skeletts sind von der Fetalentwicklung bis zum jungen Erwachsenenalter in der dritten Lebensdekade fortlaufende Prozesse. Der Kalziumgehalt der Knochen steigt kontinuierlich von etwa 30 g beim Neugeborenen auf etwa 1,2 kg beim Erwachsenen. Mit 18 Jahren haben männliche und weibliche Adoleszenten etwa 95 bis 99% ihrer individuellen, in ihrer Lebensspanne maximalen Knochendichte erreicht. Im jungen Erwachsenenalter halten sich Knochenresorption und -neubildung etwa die Waage, während ab dem Alter von 35 bis 40 Jahren eine allmähliche Verminderung der Knochendichte eintritt, die im hohen Alter schließlich zu Osteoporose mit hohen Frakturrisiken führen kann. Zur Prävention oder zumindest zeitlichen Verzögerung der Altersosteoporose wird deshalb eine Optimierung der Knochenmineralisierung in der Adoleszenz und der im jungen Erwachsenenalter erreichten maximalen Knochendichte angestrebt. Die Bedeutung der im jungen Erwachsenenalter erreichten maximalen Knochendichte (peak bone mass) für das spätere Osteoporoserisiko konnte in einer großen Zahl prospektiver Studien belegt werden: Mit einem Abfall der maximalen Knochendichte um jeweils eine Standardabweichung steigt das relative Osteoporoserisiko um den Faktor 1,7 bis 2,7. Die Höhe der maximalen Knochendichte ist also ein sehr stark protektiver Faktor für die langfristige Gesundheit.

Zahlreiche Untersuchungen aus den letzten Jahren haben den wichtigen Einfluss der Ernährungsweise und insbesondere der Zufuhr von gut bioverfügbarem Kalzium in der Kindheit und Jugend überzeugend belegt. Die Steigerung der Kalziumzufuhr um 300–700 mg/Tag (bei einer basalen Nahrungsaufnahme von weniger als 1000 mg Kalzium pro Tag) zeigte in allen fünf kürzlich publizierten, prospektiven Studien eine signifikante Steigerung der Knochendichte.

Eine besonders günstige Wirkung übt der Verzehr von Milch und Milchprodukten aus, die sehr gut bioverfügbares Kalzium enthalten und überdies auch Phosphor und Vitamin D zuführen.

> Aufgrund des klar dokumentierten Nutzens sollte der Verzehr von Milch und Milchprodukten auch bei Jugendlichen deutlich gefördert werden. Jugendlichen, die keine oder nur geringe Mengen an Milchprodukten verzehren, kann die Nahrungsergänzung mit anderen Produkten, die gut bioverfügbares Kalzium enthalten, angeraten werden (z.B. mit Kalziummalat angereicherte Fruchtsäfte).

5.2.3 Kariesprävention

Auch im jugendlichen Alter sollten Zucker und zuckerhaltige Speisen besonders unter dem Gesichtspunkt der Kariesprävention nur in Maßen verzehrt werden. Als besonders ungünstig gilt ein häufiger Konsum zuckerhaltiger Zwischenmahlzeiten, da hierbei meist eine stärkere Zucker induzierte Säureexposition des Zahnschmelzes erfolgt. Dagegen ist eine Zuckerzufuhr mit den Hauptmahlzeiten, bei denen durch das stärkere Kauen der Speichelfluss vermehrt in Gang kommt und den Zahnschmelz schützt, weniger schädigend.

> Stark zuckerhaltige Speisen sollten besser als Nachtisch als zwischendurch verzehrt werden.

Protektiv wirkt neben einer sorgfältigen Mundhygiene auch (zuckerfreies) Kaugummi, das den Speichelfluss fördert und dadurch den Zahnschmelz schützt.

Eine angemessene Fluoridzufuhr hat auch im Jugendalter weiterhin einen schützenden Effekt für den Zahnschmelz. Da in Deutschland eine insgesamt niedrige Fluoridzufuhr mit Trinkwasser und Nahrungsmitteln gegeben ist, wird generell die Verwendung von fluoridiertem (und jodiertem) Speisesalz empfohlen.

5.2.4 Kostformen

Erwünschte Kostform

Für gesunde Jugendliche ist eine abwechslungsreiche Mischkost wünschenswert, die Gemüse und Obst mit bis zu fünf Portionen pro Tag zuführt. Dabei ist ein reichlicher Verzehr an komplexen Kohlenhydraten (z.B. in Form von Vollkornprodukten) und von Ballaststoffen ratsam.

Zu einer erwünschten Begrenzung der Zufuhr gesättigter Fette trägt der bevorzugte Verzehr fettreduzierter Milchprodukte (z.B. Trinkmilch und Milchprodukte mit 1,5% Fett) und fettarmer Fleischwaren bei. Ein regelmäßiger Verzehr von Seefisch und pflanzlichen Ölen (insbesondere Oliven- und Rapsöl) wird angeraten.

Vegetarische Ernährung

Gerade bei weiblichen Jugendlichen erfreut sich eine vegetarische Ernährungsweise großer Beliebtheit, nicht zuletzt wegen der damit erhofften und oft auch erzielten Kontrolle des Körpergewichtes.

Eine vegetarische Ernährungsweise hat im jugendlichen und im erwachsenen Alter eine Reihe positiver Aspekte. Die meist niedrige Energiedichte der Nahrung vermindert tatsächlich das Adipositasrisiko. Für verschiedene erwünschte Nährstoffe, wie z.B. Vitamin C, Kalium, komplexe Kohlenhydrate und sekundäre Pflanzenstoffe wird meist eine erfreulich günstige Zufuhr erreicht. Auch eine geringe Zufuhr an gesättigten Fetten, Cholesterin und Purinen ist möglich. Verschiedene Studien zeigen sogar bei Vegetariern im Vergleich zu Nicht-Vegetariern deutliche Vorteile hinsichtlich Gesundheitszustand und Lebenserwartung, wobei hier einschränkend anzumerken ist, dass zusätzliche beeinflussende Faktoren eine Rolle spielen können (bei Vegetariern häufig besserer Bildungsstand und höheres Gesundheitsbewusstsein, geringere andere Risikofaktoren wie z.B. Nikotinabusus).

Andererseits birgt die bei vegetarischer Ernährung in der Regel niedrige Dichte an Energie und einigen anderen physiologisch wichtigen Nährstoffen (u.a. Eisen, Zink, Jod, Kalzium, Vitamine B_{12} und D) vor allem bei Personen mit hohem Bedarf, wie z.B. Schwangeren, das Risiko einer Unterversorgung. Hier kann im Einzelfall auch einmal die Proteinzufuhr ungenügend sein, da Eiweiß pflanzlicher Herkunft eine deutlich geringere biologische Wertigkeit hat als tierisches Protein. Die biologische Wertigkeit kann durch Kombination verschiedener Eiweißquellen jedoch erhöht werden (z.B. gemeinsamer Verzehr von Getreide und Hülsenfrüchten). Wie oben beschrieben, besteht für Frauen mit hohen Eisenverlusten durch überdurchschnittlich hohe Menstruationsverluste bei vegetarischer Ernährungsweise ein erhebliches Risiko der Eisenunterversorgung.

Bei rein pflanzlicher Ernährungsweise mit Ausschluss auch von Milch und Eiern aus der Nahrungszufuhr (sog. **veganische Ernährung**, z.B. auch bei makrobiotischen und einzelnen anderen alternativen Ernährungsformen) kommt es bei langfristiger Anwendung zwangsläufig zu einem Vitamin-B_{12}-Mangel. Vitamin B_{12} wird nur von Mikroorganismen synthetisiert und praktisch nur mit tierischen Lebensmitteln (Fleisch, Fisch, Milch, Eier), in sehr geringem Umfang auch mit fermentierten Produkten (Sauerkraut, Bier) und in unterprivilegierten Populationen auch über stark mikrobiell kontaminierte Lebensmittel aufgenommen. Selbst bei gemischt vegetarischer Ernährung zeigten mehr als 10% der untersuchten Frauen und mehr als 15% der Männer Vitamin-B_{12}-Serumspiegel, die unter 150 pg/dl erniedrigt waren. Bei rein veganischer Ernährung entwickelt sich langfristig stets ein Vitamin-B_{12}-Mangel, der jedoch bei gesunden Jugendlichen und Erwachsenen aufgrund der vergleichsweise großen hepatischen Speicher (etwa 2–5 mg) erst nach vielen Jahren klinisch z.B. durch eine makrozytäre Anämie oder neurologische Symptome manifest wird. Besonders groß ist das Risiko für Schwangere: auch wenn die Schwangere selbst keine offensichtlichen klinischen Symptome aufweist, kann sich beim Kind in der Schwangerschaft und in der Stillzeit ein schwerwiegender Vitamin-B_{12}-Mangel mit z.T. irreversibler neurologischer Schädigung entwickeln.

Wegen der großen Risiken sollte deshalb Jugendlichen mit einer veganischen Ernährung unbedingt zu einem Wechsel zu einer gemischten, ovo-lacto-vegetarischen Kost oder aber zumindest zu einer Supplementierung von Vitamin-B_{12}-Präparaten geraten werden.

Weiterführende Literatur

Alexy, U., Kersting, M., Sichert, H. W., Manz, F., Schoch, G. (1999): Macronutrient intake of 3- to 36-month-old German infants and children: results of the DONALD Study. Dortmund Nutritional and Anthropometric Longitudinally Designed Study. *Ann. Nutr. Metab.*, 43, 14–22.

Böhles H.: Ernährungsstörungen im Kindesalter. Stuttgart, Wissenschaftliche Verlagsgesellschaft, 1991.

Ernährungskommission der Deutschen Gesellschaft für Kinderheilkunde und Jugendmedizin. Pohland, H. Przyrembel (Gast), G. Schöch: Folatanreicherung von Getreideprodukten zur Prävention angeborener Fehlbildungen und vaskulärer Erkrankungen. Monatsschr. Kinderheilkd. 2000; 149:286–287.

Kersting, M., Sichert-Hellert, W., Alexy, U., Manz, F., Hoch, G. (1998): Macronutrient intake of 1 to 18 year old German children and adolescents. *Z. Ernährungswiss.*, 37, 252–259.

Koletzko B. (Hrsg.): Ernährung chronisch kranker Kinder und Jugendlicher. Berlin, Springer Verlag, 1993: 1–324.

Koletzko B. (Hrsg.): Alternative Ernährung im Kindesalter in der Kontroverse. Berlin, Springer Verlag 1996.

Koletzko B.: Störungen des Lipidstoffwechsels. In: Reinhardt D. (Hrsg.): Therapie der Krankheiten im Kindes- und Jugendalter. Berlin, Springer Verlag, 6. Auflage, 1997: 127–135.

Koletzko B.: Ernährung und Ernährungsstörungen. In: Koletzko B. (Hrsg.): Kinderheilkunde und Jugendmedizin. Begründet durch G. A. von Harnack. 11. Auflage, Berlin, Springer Verlag, 2000: 127–149.

Koletzko B., Aggett P. J., Bindels J. G., Bung P., Gil A., Lentze M. J., Roberfroid M., Strobel S.: Growth, development and differentiation: a functional food science approach. Brit. J. Nutr. 1998; 80, Suppl. 1: S5–S45.

Koletzko B., Rauh-Pfeiffer A.: Übergewicht im Kindes- und Jugendalter. In: Biesalski H. K., Fürst P., Kasper H., Kluthe R., Pölert W., Puchstein C., Stähelin H. B. (Hrsg.): Ernährungsmedizin, 2. Aufl., Stuttgart, Thieme Verlag 1999: 240–245.

Koletzko B., Schroten H.: Ernährung und Immunfunktionen. In: Wahn U., Seger R., Wahn V. (Hrsg.): Pädiatrische Allergologie und Immunologie. 3. Aufl., München, Urban & Fischer, 1999: 148–156.

Müller M. J. (Hrsg.): Ernährungsmedizinische Praxis. Berlin, Springer Verlag 1998.

Suskind R. M., Lewinter-Suskind L (eds.): Textbook of pediatric nutrition. New York Raven press, 2nd ed. 1993.

Ziegler E. E., Filer L. J. (Hrsg.): Present knowledge in nutrition. Washington, ILSI press, 7th ed., 1996.

6 Sexual- und Kontrazeptionsberatung bei Jugendlichen

Johannes Bitzer

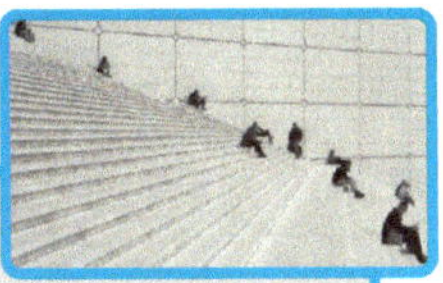

Der Prozess der Adoleszenz vollzieht sich auf verschiedenen Ebenen mit erheblichen individuellen Variationen. Im Zentrum der Entwicklungsvorgänge steht dabei die sich wandelnde Sexualität:

- auf der biologischen Ebene wird die oder der Jugendliche fähig zur Fortpflanzung
- auf der psychologischen Ebene wird eine Intensivierung des sexuellen Antriebs erlebt; die/der Jugendliche erfahren sich als Frau bzw. als Mann
- auf der sozialen Ebene werden überwiegend gegengeschlechtliche oder gleichgeschlechtliche Sexualpartner gesucht

Dieser Wandlungsprozess der Jugendlichen wird begleitet von andern Menschen: von ihren Eltern, den Geschwistern, den Freunden, den Lehrern und nicht zuletzt medizinischen Fachpersonen. Letzteren kommt die Aufgabe zu, durch Sexual- und Kontrazeptionsberatung die Jugendlichen bei der Erreichung bestimmter Ziele zu unterstützen (1):

- bei der Verhütung ungewollter Schwangerschaften
- beim Schutz vor sexuell übertragbaren Erkrankungen
- bei der Entfaltung einer selbstbestimmten und befriedigenden Sexualität
- bei Vorbeugung und Schutz vor sexuellen Übergriffen und sexueller Gewalt

Bei Betrachtung der Realität der sexuellen und reproduktiven Gesundheit Jugendlicher wird deutlich, dass zum Erreichen dieser Ziele noch viel Arbeit zu tun ist (2–7).

Die Sexual- und Kontrazeptionberatung Jugendlicher ist ein wichtiger Beitrag auf dem Weg zur sexuellen und reproduktiven Gesundheit junger Menschen. Diese Beratung stützt sich auf zwei Pfeiler: Zum Einen auf die Erkenntnisse der psychosozialen Medizin im Hinblick auf adoleszente Entwicklung, adoleszentes Verhalten, Sexualität und Partnerschaft; zum anderen auf das Wissen der biomedizinischen Forschung und Technologie zu den biologischen Prozessen der Adoleszenz und den Methoden der Fertilitätskontrolle. Diesen beiden Bereiche müssen integriert werden in ein Beratungskonzept, das von den Fachpersonen spezifische Qualifikationen verlangt: Gestaltung und Umgang mit der Arzt-Patientin-Beziehung zum Nutzen der Jungendlichen; Entwicklung und Einsatz kommunikativer Fertigkeiten, die es ermöglichen, dass Jugendliche durch die Beratung die Kompetenz erwirbt, selbstverantwortlich mit ihrer Sexualität und Fruchtbarkeit umzugehen.

6.1 Grundfunktionen des Beratungsprozesses

Expertentum alleine schafft noch keine Beratungskompetenz, auch nicht in der Gynäkologie (8). Wir haben ausgehend von der Literatur (9, 10) für die Gynäkologie und Geburtshilfe folgende Grundfunktionen des Beratungsprozesses beschrieben:

Herstellung einer hilfreichen beratenden Beziehung

Beratung ist ein Interaktionsprozess zwischen zwei Menschen, der darauf abzielt, dass der Klient Hilfe erhält bei der Lösung von Problemen und dem Erreichen von Zielen, die er selbst definiert hat. Dieser Prozess kann nur in Gang kommen, wenn sich die Klientin oder Klient verstanden und als Person angenommen fühlt, wenn also eine emotionale Beziehung zwischen Klient und Berater hergestellt ist. Diese emotionale Beziehung basiert auf Seiten des Beraters auf mehreren Säulen. In der Literatur ist dies zusammengefasst unter PERLS (P = Partnerschaft, E = Empathie, R = Respekt, L = Legitimation, S = Support) (9).

Wir können dies die Beziehungs- und emotionale Funktion der Beratung nennen.

Problemerfassung und Standortbestimmung

Bei jeder Beratung geht es in einem ersten Schritt darum, dass Klient und Berater ein gemeinsames Bild der Wünsche, Ängste, Bedürfnisse und Probleme des Klienten herstellen und in Worte fassen. Das bedeutet, dass in Bezug auf ein bestimmtes Problem eine gemeinsame Wirklichkeit wahrgenommen und definiert wird. Der Berater muss das oder die Probleme der Patientin verstehen und sich ein Bild über die Problemhintergründe und das Problemumfeld machen.

Wir können dies die **Wahrnehmungs- bzw. die Bewusstmachungsfunktion** der Beratung nennen. Voraussetzung dafür ist ein freier Fluss der Informationen und eine Öffnung der Wahrnehmungskanäle beim Berater.

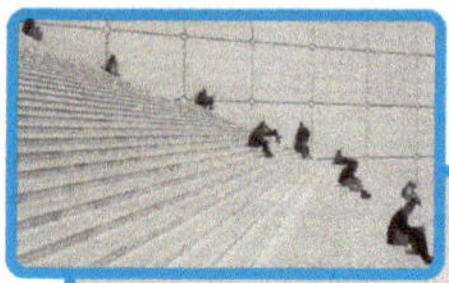

Gemeinsame Zieldefinition

Nach der Klärung der Ausgangssituation und der Problemerfassung hat die Beratung die Funktion einer gemeinsamen Zieldefinition zwischen Klientin und Berater. Was wollen beide mit ihrer gemeinsamen Arbeit erreichen? Welche Prioritäten sieht die Klientin, welche sieht der Berater? Was ist die 'patient agenda', und was ist die 'doctor's agenda'?
Wir nennen dies die motivationale oder **intentionale Funktion** der Beratung.

Informationsvermittlung

Jedes Beratungsgespräch beinhaltet eine Informationsvermittlung, Wissen wird weitergegeben. Der Experte gibt dem Klienten problemrelevante Informationen und problemrelevantes Wissen weiter. Damit werden dem Klienten neue Informationen angeboten, die er verarbeiten und in sein eigenes Denken und Problemlösen integrieren muss.
Wir nennen dies die **kognitive Funktion** der Beratung.

Hilfe bei der Entscheidungsfindung

Aus der Anwendung der Informationsvermittlung auf die jeweiligen Probleme ergeben sich Problemlösungsalternativen, die im Beratungsprozess gemeinsam mit der Klientin betrachtet werden. Berater und Klientin wenden problemrelevante Informationen auf die Ziele oder Problemstellungen des Klienten an und versuchen dann die optimale Lösung herauszuarbeiten, indem sie verschiedene Lösungswege antizipieren.
Dies ist die **dialektisch-entscheidungsfindende Funktion** der Beratung.

Verhaltensbeeinflussung und Umsetzung in konkretes Verhalten

Schließlich hat die Beratung die Funktion dem Klienten dabei zu helfen, seine Entscheidungen in konkretes Verhalten umzusetzen.
Dies ist die **verhaltensbezogene Funktion** der Beratung.

Diese Grundfunktionen und Elemente der Beratung bilden das kommunikative Grundgerüst der verschiedenen Beratungssituationen:

- die präventive Sexualberatung Jugendlicher, bei der es vor allem um Bewusstmachung und Verhaltensänderung geht
- die Beratung zur Auswahl unter verschiedenen kontrazeptiven Methoden, bei der die Entscheidungsfindung das zentrale Element ist
- die Beratung bei sexuellen oder anderen psychosozialen Schwierigkeiten, wobei die emotionale und Beziehungsfunktion sowie die kognitive Funktion im Vordergrund stehen

Allen Beratungssituationen gemeinsam ist, dass die Patientin oder Klientin eine Jugendliche und keine Erwachsene ist.

6.2 Sexualberatung bei Jugendlichen

Diese Beratung dient dazu, Jugendliche in der Entwicklung ihrer Sexualität zu fördern und Problemen vorzubeugen, indem ein Bewusstsein geschaffen wird über die Notwendigkeit zur Verhütung sowie die Notwendigkeit des Schutzes vor sexuell übertragbaren Erkrankungen und der Abgrenzung gegenüber sexuellen Übergriffen. Diese Form der Beratung bietet sich besonders an bei Jugendlichen, die zur Vorsorge kommen oder eine Beratungssprechstunde aufsuchen, oder denjenigen Jugendlichen, die in Gruppen oder im Rahmen von Schulklassen unterrichtet werden.
Um in das Beratungsgespräch einzutreten, braucht der Arzt ein Verständnis für die besonderen Merkmale der adoleszenten Patienten oder Klienten:

6.2.1 Die Beratungssituation prägende Merkmale

Emotionale, kognitive und Verhaltensmerkmale

Jugendliche denken, empfinden und verhalten sich anders, als Erwachsene dies gewöhnt sind. Sie entstammen gewissermaßen einer anderen Kultur. Folgende wesentliche Unterschiede können wir aus empirischen Untersuchungen entnehmen:
Das **Denken** der jugendlichen Patientinnen ist häufig assoziativ, bildhaft, konkret, mit geringer

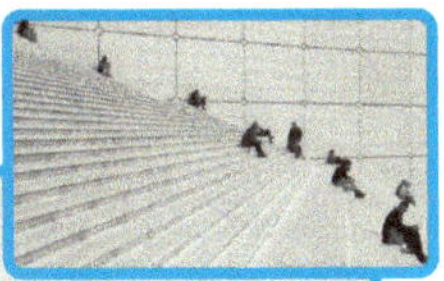

Neigung zur Abstraktion und zur Deduktion. Ausgehend von konkreten emotionalen Erfahrungen wird induktiv geschlossen, Informationen werden wie in einer digitalen Form aufgenommen, d.h. nach gut/schlecht, in/out, alt/neu etc. bearbeitet mit einem geringeren Anteil von Differenzierung und Abstufung (4).

Daraus resultiert häufig ein Modus der **Urteilsbildung,** der nicht so sehr auf einer Abwägung von Informationen nach differenzieller Verarbeitung der Inhalte beruht, sondern bei dem vielmehr die Wirklichkeit entlang innerer Deutungsmuster interpretiert wird, die aus unmittelbaren, emotionalen Lebenserfahrungen herrühren (11).

Dies betrifft auch die **Wahrnehmungsfunktion** Jugendlicher. Die Wahrnehmung der Wirklichkeit ist direkt, unmittelbar, wenig hinterfragt und stark beeinflusst von dem jeweiligen Stand innerer Entwicklungskonflikte, die sich um Abhängigkeit versus Autonomie, um Ablösung, Identität etc. drehen (s.u.). Damit wird die Welt in einer selektiven Weise wahrgenommen, die inneren Landkarten entspricht, die sich von den Landkarten Erwachsener eventuell erheblich unterscheiden (12).

Die **Emotionalität** Jugendlicher ist im Vergleich zu Erwachsenen intensiver, direkter, mit stärkeren Schwankungen zwischen angenehmen und unangenehmen Gefühlen sowie starken Schwankungen der Intensität von Affekten. Die Steuerung der Affekte ist häufig noch unsicher, sodass Affektdurchbrüche möglich sind. Dies wirkt sich auch auf das Verhalten Jugendlicher aus. Im Vergleich zu Erwachsenen ist dieses Verhalten häufig impulsiver, unkontrollierter, weniger Konsequenzen antizipierend und spontaner (13).

Typische Entwicklungskonflikte

Der Grundkonflikt um Abhängigkeit und Autonomie. Auf der einen Seite ist die Jugendliche noch in hohem Maße abhängig von ihrer Familie, ihrer sozialen Umgebung, ihrer Arbeitswelt. Auf der anderen Seite weisen innere und äußere Anforderungen auf Selbstbehauptungswille, Selbstständigkeit hin, und von ihr wird gefordert, dass sie selbstständig Entscheidungen trifft und insbesondere die Konsequenzen ihrer Entscheidungen und Handlungen trägt.

Der Konflikt zwischen zugewiesener und selbsterworbener Identität. Aus der Ursprungsfamilie kommen Delegationen und Identitätsvorgaben. Die Eltern waren Modelle der Identifikation. Sie geben der Jugendlichen Entwürfe mit wie „Du sollst einmal Arzt werden", „Du sollst einmal selbstständig werden", „Du sollst es besser haben" etc.

Neben dieser verordneten Identität entsteht eine neue Identität aus der Auseinandersetzung der Jugendlichen mit ihrer Umwelt, ihren Lebenserfahrungen, ihrem eigenen Denken.

Der Konflikt zwischen dem Körperideal und dem realen Körper. Durch äußere und innere Einflüsse entstehen in den Jugendlichen Idealvorstellungen über ihren Körper, wie er sein sollte, welche Eigenschaften und welche Ausgestaltung er haben sollte. Sie erleben gleichzeitig die realen Veränderungen am Körper und geraten in einen Konflikt zwischen Ideal und Realität, der sich in vielen Moden und Manipulationen am Körper äußert.

> Die beschriebenen typischen Persönlichkeitsmerkmale und Entwicklungskonflikte in der Adoleszenz werden modifiziert und individuell ausgeprägt durch die jeweilige Sozialisation der Jugendlichen in ihrer Kultur.

6.2.2 Die Sprechstunde

Vor diesem individuellen Hintergrund findet die Sexualberatung Jugendlicher statt. Diese hat nach unserer Auffassung zwei Hauptziele:

- die Förderung der Autonomie und Selbstständigkeit durch Wissensvermittlung, Schulung des Kritik- und Urteilsvermögens und Förderung der Fähigkeit zur emotionalen Selbstwahrnehmung und zum persönlichen Ausdruck
- das Training in sozialen Fertigkeiten zur Entwicklung der Beziehungsfähigkeit; dazu gehört ein Einüben in Respekt und Toleranz, Kontaktfähigkeit, eine Vermittlung kommunikativer Kompetenz sowie ein reflektierender Umgang mit Geschlechterrollen und der Erwerb der Fähigkeit zur Konfliktlösung

Die Sprechstunde selbst kann ein Modell zwischenmenschlichen Kontaktes mit Lernmöglichkeiten darstellen.

In der Konsultation können Fragen gestellt werden, und es können Informationen in einer dem jugendlichen Denken angepassten Weise weitergegeben werden. Dabei geht es zum einen um Sachfragen, aber auch sehr häufig um Fragen nach Emotionen, Bewertungen, Fragen nach Ori-

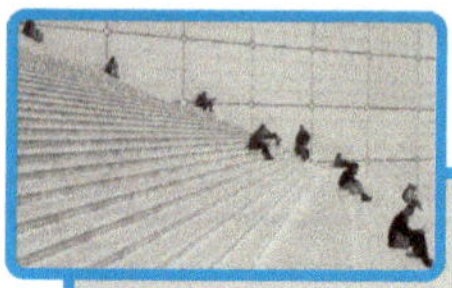

entierung und Strukturierung. Hier bietet sich eine gute Gelegenheit, Wissen so zu vermitteln, dass es den Jugendlichen bei ihren Problemen hilft: nämlich einmal die Hintergründe der Probleme besser zu verstehen und zum anderen über verschiedene Lösungsmöglichkeiten etwas zu erfahren.

In der Sprechstunde findet auch eine Körpererfahrung statt. Es kommt darauf an, wie mit diesem Körper umgegangen wird: respektvoll oder respektlos, einfühlsam oder grob, kommunikativ oder stumm. Körpererleben ist Fühlen. Können Gefühle wahrgenommen und ausgedrückt werden? Welche Barrieren bestehen? Wie kann die Jugendliche mit widersprüchlichen Empfindungen umgehen lernen?

Die Sprechstunde ist auch ein Ort, um Konflikte und Belastungen in dieser Lebensphase anzusprechen: Konflikte mit den Eltern, dem Freund, den Freundinnen, in der Schule, am Arbeitsplatz: „Was sind Konflikte und wie kann man damit umgehen? Wie kann ich meine Interessen vertreten, wie lerne ich „nein“ sagen etc.? Wie kann ich kommunizieren und welche Schwierigkeiten habe ich dabei?“

In diesem Sinne ist die Sprechstunde auch ein Ort, an dem kommunikative Fertigkeiten geübt und hilfreiche Beziehungserfahrungen gemacht werden können.

Für all jene, denen das Gebiet der Prävention und Sexualpädagogik besonders am Herzen liegt, bietet sich die Möglichkeit, mit Gruppen und Schulklassen themenzentrierte Diskussionen, eventuell mit Rollenspielen und Video, durchzuführen (6).

6.3 Kontrazeptive Beratung Jugendlicher

Die Aufgabe der kontrazeptiven Beratung besteht darin, der Jugendlichen dabei zu helfen, die für sie beste Methode in der spezifischen Lebens- bzw. Beziehungssituation zu finden. Um diese Aufgabe zu lösen, muss der Beratende Person, Situation und Methode in einen funktionalen Zusammenhang zu setzen wissen.

- Zuerst muss der Beratende die Wünsche und subjektiven Vorstellungen der Jugendlichen bezüglich kontrazeptiver Methoden erfassen und verstehen. Gleichzeitig muss er sich ein Bild über die somatischen und psychosozialen Risiken der Jungendlichen im Hinblick auf die Verhütung machen (Person).
- Zum Zweiten muss er die Situation nachvollziehen und erkennen können, in der die Jugendliche ihre Sexualität und ihre Beziehungen lebt (Situation).
- Zum Dritten braucht es ein Wissen um die Methoden und eine umfangreiche Erfahrung beim Einsatz dieser Methoden. Besonders interessieren dabei die spezifischen Eigenschaften von Methoden im Hinblick auf adoleszente Anwenderinnnen (Methode).

6.3.1 Individuelle Bedürfnisse und Merkmale

Die Jugendlichen kommen mit unterschiedlichen Erwartungen und mit unterschiedlichem Wissen in die Konsultation. Manchmal haben sie sich schon für eine Methode entschieden, manchmal sind sie noch sehr unsicher und voller Fragen.

Die **Wünsche** und **subjektiven Vorstellungen** in Bezug auf Kontrazeption lassen sich durch folgende Fragen erfassen:

- „Welche Verhütungsmethoden sind Ihnen bekannt, welche kommen in Frage?“
- „Haben Sie sich bereits für eine Methode entschieden?“
- „Welche Vorstellungen über Vor- und Nachteile der Methoden haben Sie?“
- „Welche Gefühle und Einschätzungen, Vorlieben und Abneigungen bringen Sie den einzelnen Methoden entgegen?“

Im zweiten Schritt geht es um die Erfassung der Merkmale der Jugendlichen im Sinne eines **Risiko- und Ressourcenprofils** (Tab. 6-1)

6.3.2 Spezifische Lebens- und Partnerschaftssituation

Das Besondere an der Adoleszenz ist der Charakter des Beginns sexueller Aktivität und damit der Beziehungsaufnahme zu Partnerinnen oder Partnern. Dieser Beginn kann sehr unterschiedlich ausgestaltet sein. Am einen Ende des Beziehungsspektrums steht die feste, intensive und tief gehende Beziehung, am anderen Ende das Suchen und Wechseln verschiedener Partner, das Ausprobieren und Experimentieren. Dazwischen liegen Beziehungskonstellationen, bei denen bewusst stabile und eher lang dauernde Beziehungen gesucht

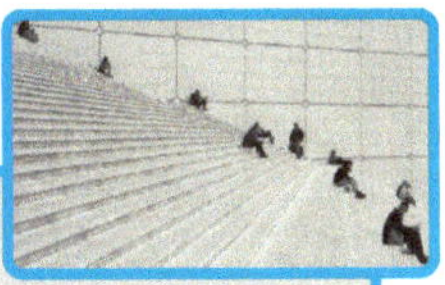

Tabelle 6-1 Erfassung von individuellen Merkmalen für eine adäquate Kontrazeptionsberatung.

Somatische Anamnese
- familiäre Vorgeschichte zu kardiovaskulären und thromboembolischen Erkrankungen
- familiäre Vorgeschichte zu Neoplasien
- vorausgegangene genitale Infekte und sonstige Infektionskrankheiten
- vorausgegangene Schwangerschaften mit Verläufen
- Menstruationsanamnese

Somatische Befunde
- Gewicht
- Blutdruck
- Haut
- Körperentwicklung
- Infektzeichen

Kognitive und verhaltensbezogene Anamnese und psychosoziale Befunde
- Herkunft, Schulbildung
- Wissen um Sexualität und Kontrazeption
- Belastungen aus Familie, Schule, Altersgruppe, Freundschaften
- Verhaltensmuster (spontan, impulsiv, beständig, zuverlässig etc.)

werden, aber immer wieder Beziehungsabbrüche erfolgen und im Rahmen von Beziehungsabbrüchen kurz dauernde, häufig spontane, sexuelle Beziehungen eingegangen werden (13).

Die vorherrschenden Modelle in der jeweiligen Jugendkultur sind unterschiedlich. Es besteht zum einen das Modell des neuen romantischen Liebesideals, bei der alle Beziehungswünsche auf eine Person fokussiert werden – daneben das Beziehungsideal der Ungebundenheit, des „Fun-Habens", bei dem sexuelle Lust zum eigenen Ziel und Zweck wird und eine Abtrennung anderer Beziehungsbedürfnisse stattfindet. „Coolness" ist dabei ein wichtiges Verhaltensideal bzw. eine Verhaltensnorm.

> Aus diesen Lebens- und Ausgangssituationen ergeben sich unterschiedliche Inhalte der kontrazeptiven und Sexualberatung.

Bei der vorsichtigen, behutsamen Beziehungsaufnahme, die einen längeren Zeitraum umfasst und bei der verschiedene Formen der sexuellen Annäherung zunächst ausprobiert werden, bevor es zum eigentlichen Geschlechtsverkehr kommt, ist häufig eine hohe Motivation zur sicheren Verhütung gegeben, die dann meist von Beginn an angestrebt wird. Die Situation der Bindungsangst und Bindungslosigkeit mit wechselnden Partnern verlangt eine aktivere Auseinandersetzung mit kontrazeptiven Methoden, die dem Beziehungsverhalten Rechnung trägt.

Ein wichtiger Aspekt der Lebenssituation bzw. des Lebensstils betrifft die Bedürfnisse Jugendlicher, ihr Intimleben nach außen hin abzugrenzen, d.h. darüber keine Auskünfte zu erteilen. Sie wollen häufig gar nicht so direkt hinschauen, es besteht ein Bedürfnis nach Geheimnis, Unklarheit, dass alles offen bleibt. Auch in dieser Situation ist ein aktives Thematisieren der Einstellung zur Sexualität und Verhütung wichtig.

Folgende Beziehungssituationen lassen sich unterscheiden:

Der Beginn einer Beziehung: Die beiden Jugendlichen sind noch unvertraut miteinander, sie kennen sich nicht, und sie sind fasziniert voneinander, in der Phase des Verliebtseins. Die Reaktionen sind häufig schwer voraussehbar, es besteht eine hohe Vulnerabilität.

Die Situation des „Fest Miteinandergehens": Es besteht nach innen und außen eine bekannte Beziehungszuordnung. Die Zugehörigkeit ist gewissermaßen definiert. Das Maß der Vertrautheit ist größer, man kennt sich. Dies ist häufig eine Phase stabilen kontrazeptiven Verhaltens.

Die instabile Beziehungssituation: Es bestehen Unklarheiten, Zweifel und Konflikte. Andere neue Beziehungen werden angefangen. Es besteht Konkurrenz und Kompetition, Eifersucht, Aggression mit auch stark unbewusst motiviertem Verhalten.

Die Situation der Beziehungsbeendigung, des Abbruchs: Diese Beziehungserfahrung muss bewältigt und verarbeitet werden. Auch dies ist eine Phase erhöhter Vulnerabilität und der stark unbewusst motivierten Reaktionen sowie des Verhaltens. Beim Beziehungsabbruch zeigen sich oft „Übersprungshandlungen", die eine gute Compliance bei kontinuierlichen Verhütungsmethoden erschweren.

6.3.3 Kontrazeptive Methoden und ihre Anwendung durch Jugendliche

Bei der Auswahl der Methode geht es darum, methodenspezifische Eigenschaften, Vor- und Nachteile und spezielle Aspekte bei der Anwendung durch Adoleszente zu berücksichtigen.

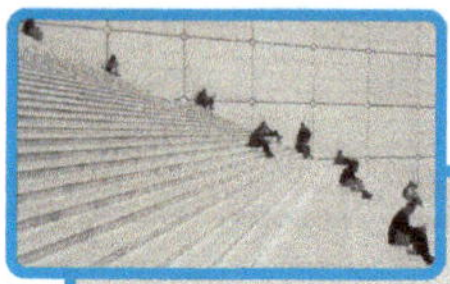

Orale Kontrazeptiva

Effizienz. Orale Kontrazeptiva weisen eine hohe kontrazeptive Effizienz mit 99% und mehr auf. Diese hohe methodenbezogene Effizienz darf allerdings nicht darüber hinwegtäuschen, dass bei der praktischen Anwendung Versagerquoten von 8 bis 18,1% über ein Jahr Anwendung hinweg angegeben werden (14).

Gesundheitliche Vorteile und Risiken. Orale Kontrazeptiva zeigen bestimmte **günstige Auswirkungen** (Tab. 6-2). Diese nützlichen Wirkungen treten häufig auf und beziehen sich auf eine relativ große Zahl von Anwenderinnen.

Bei den **Risiken** können wir nachgewiesene von vermuteten oder eventuell möglichen Risiken unterscheiden.

Nachgewiesene Risken: Veränderungen des Gerinnungssystems und Auswirkungen auf die Gefäßwand führen dazu, dass bei besonders suszeptiblen Frauen eine Erhöhung des **Thromboserisikos** um den Faktor 2 bis 4 angenommen werden muss (16). Die absoluten Zahlen sind dabei aber sehr gering. Die Inzidenz von Thrombosen wird heute bei Nichtbenutzerinnen auf 1–2 pro 10.000 Frauen pro Jahr geschätzt. Die Inzidenz bei Benutzerinnen von oralen Kontrazeptiva liegt bei ca. 4–6 pro 10.000 Frauen.

Das **Herzinfarktrisiko** zeigte bei den älteren oralen Kontrazeptiva eine Risikozunahme um den Faktor 2 bis 6. Bei den modernen Mikropillen, insbesondere mit den neuen Gestagenen, konnte eine solche Risikozunahme nicht mehr eindeutig nachgewiesen werden (17). Von besonderer Bedeutung ist dabei, dass Herzinfarkte bei jungen Frauen nicht auf dem Boden arteriosklerotischer Veränderungen stattfinden, sondern diesem Ereignis thrombotische oder funktionelle vaskuläre Prozesse zugrunde liegen (18).

Tabelle 6-2 Mögliche günstige Auswirkungen der Einnahme von oralen Kontrazeptiva bei Jugendlichen (15).

- Verminderung der Blutungsstärke
- Abschwächung einer Dysmenorrhoe
- Verminderung von Androgenisierungserscheinungen wie Akne und Hirsutismus
- Verminderung der Zahl funktioneller Ovarialzysten
- günstige Beeinflussung einer bestehenden Mastopathie
- protektive Effekte auf lange Sicht im Hinblick auf Endometrium und Ovarialkarzinom, eventuell Endometriose
- positive Wirkung bei PCO-Syndrom

Die **zusätzlichen Risikofaktoren** sind für die einzelnen kardiovaskulären Erkrankungen unterschiedlich:

Die *tiefe Beinvenenthrombose* korreliert nur schwach mit Rauchen (19) bzw. mit Übergewicht und Varikosis (20). Allerdings besteht eine Abhängigkeit von der Östrogendosis, zumindest bis unter 50 g EE. Ob eine Abhängigkeit vom Typ des Gestagens besteht, ist umstritten. In vier Studien war eine leicht erhöhte Inzidenz von venösen Komplikationen bei Desogestrel, Gestoden versus Levonorgestrel aufgefallen (21–24). Die nachfolgende intensive Diskussion der Daten ergab jedoch Hinweise auf zahlreiche mögliche Neben- und Zusatzfaktoren, sodass die klinische Relevanz der Befunde als fraglich eingestuft werden muss. Aus den vorliegenden Daten scheint für uns keine generelle Empfehlung für ein Gestagen zu resultieren (25, 26). Im Vordergrund steht hier eine genetische Disposition zur Entwicklung von Thrombosen.

Frauen mit Blutgruppe 0 haben eine geringeres Risiko, eine tiefe Beinvenenthrombose zu entwickeln, als Frauen mit anderen Blutgruppen (27). Neue Einblicke in die Pathogenese wurden durch die Entdeckung angeborener Koagulationsdefekte bei Benutzerinnen von oralen Kontrazeptiva möglich (28). Die Faktor-V-Leiden-Mutation, die zu einer Resistenz gegenüber aktiviertem Protein C führt und bei 20% der Frauen mit tiefer Venenthrombose gefunden wird (29), zeigt eine deutliche Interaktion mit orale Kontrazeptiva. Bei 'Non-Carriers' dieses Gendefekts erhöht die Einnahme oraler Kontrazeptiva das Risiko, wie gesagt, um den Faktor 4; bei 'Carriers' liegt der Faktor bereits ohne orale Kontrazeptiva bei 8, bei Einnahme oraler Kontrazeptiva zeigt sich dann eine 30- bis 50fache Inzidenzerhöhung (28). Deshalb ist diese mögliche negative Auswirkung der oralen Kontrazeptiva nicht abhängig von der Dauer der Einnahme. Hier spielt also die Familienanamnese eine entscheidende Rolle. Von einem Laborscreening auf Faktor-V-Leiden-Mutation bzw. APC-Resistenz wird abgeraten (29).

> Herzinfarkt und zerebrovaskulärer Insult zeigen einen deutlichen Zusammenhang mit zusätzlichen Risikofaktoren, insbesondere Rauchen, Übergewicht und Fettstoffwechselstörung, Diabetes und Hypertonie (30, 31). Die kardiovaskuläre Mortalität ist bei unter 18-jährigen Frauen in allen internationalen Statistiken gleich null.

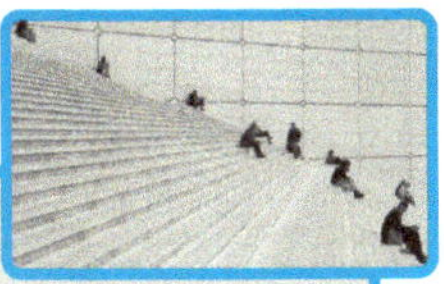

Vermutete Risiken bestehen für das Zervix- und das Mammakarzinom.

Vessey fand in seiner prospektiven Untersuchung einen Anstieg der Prävalenz der **Neoplasien der Zervix** auf 1,9/1000 Frauen/Jahr bei Pilleneinnahme von über acht Jahren gegenüber 0,6 bei den IUP-Trägerinnen (32). Andere Untersucher, die auf Sexualverhalten hin standardisiert haben, fanden kein erhöhtes Risiko (33, 34) mit Ausnahme von Harris, der auch nach Standardisierung bei Pillenanwenderinnen ein 2,1fach erhöhtes Risiko fand (35).

> Die wichtigsten Risikofaktoren für die Zervixneoplasien sind die Anzahl der Sexualpartner und das Rauchen. Der Lebensstil Jugendlicher hat diese Risikofaktoren verstärkt, sodass bei der Einnahme von oralen Kontrazeptiva eine sorgfältige Vorsorge bzw. Früherkennung von Zervixveränderungen durchgeführt werden muss.

Zervixdysplasien stellen jedoch keine Kontraindikation gegen orale Kontrazeptiva dar.

Was das **Mammakarzinom** betrifft, so ist Ausgangspunkt der Überlegungen das biologische Experiment der Schwangerschaft. Frauen, die ihre erste Schwangerschaft vor dem 18. Lebensjahr haben, zeigen ein auf die gesamte Lebenszeit projiziertes Brustkrebsrisiko, das nur ein Drittel von dem beträgt, das Frauen haben, deren erste Schwangerschaft nach dem 35. Lebensjahr auftritt. Deren Risiko liegt wiederum 20% höher als dasjenige von Frauen, die niemals schwanger waren (36). Mit anderen Worten, Frauen, die eine Schwangerschaft durchgemacht haben, haben ein geringeres Risiko, an einem Brustkrebs zu erkranken als nullipare Frauen, es sei denn, die erste Schwangerschaft kommt nach dem 35. Lebensjahr.

Bezüglich oraler Kontrazeptiva gibt es epidemiologisch keinen Unterschied im Auftreten von Mammakarzinomen zwischen Anwenderinnen und Nichtanwenderinnen über die gesamten Altersgruppen hinweg (37). Unterschiede wurden jedoch in Subgruppen beobachtet, was bereits epidemiologisch ein Problem darstellt. Die Subgruppen, bei denen man ein erhöhtes Risiko gefunden hatte, waren vor allem Frauen, die zum Untersuchungszeitpunkt orale Kontrazeptiva anwendeten (36). Das würde bedeuten, dass die Pille rasch einen Effekt zeigt. Andere Studien aber weisen auch bei früherer Anwendung ein höheres Risiko nach – ein Hinweis auf einen verspäteten Effekt.

Die wichtigste Subgruppe mit erhöhtem Risiko sind junge Pillenanwenderinnen. „Jung" wird zwar unterschiedlich definiert, es handelt sich jedoch immer um Frauen unter dem 35. Lebensjahr. Bei dieser Gruppe hat eine retrospektive Fall-Kontrollstudie ein drei- bis vierfach erhöhtes Risiko gezeigt (38). Aus anderen Studien wurde dabei ein Zusammenhang abgeleitet mit der Anwendungsdauer, wobei ein Maximum des Risikos nach etwa zehn Jahren Anwendungsdauer erreicht wird (37). Diese Ergebnisse wurden aus methodischen Gründen in Frage gestellt, und sie ließen sich in anderen Studien nicht reproduzieren.

Für die klinische Beratung sind folgende epidemiologische Daten von besonderer Bedeutung:

- Die jährliche Inzidenz des Mammakarzinoms bei jungen Frauen ist niedrig, d.h. etwa zwei bis drei pro 100 000 Frauen im Alter von 15 bis 30 Jahren (39).
- Die Mortalität jährlich bei jungen Frauen ist ebenfalls niedrig, z.B. wurden im U.K. nur sechs Todesfälle pro einer Million Frauen im Alter von 15 bis 29 Jahren aufgrund einer Brustkrebserkrankung gemeldet (14 pro 100 000 Frauen im Alter von 15–49 Jahren) (40).
- Zum Vergleich dazu ist festzuhalten, dass bei den Frauen im Alter von 50 bis 69 Jahren die Inzidenz 227 pro 100 000 ist und die Mortalität 102 pro 100 000, also fast 1000-mal höher.

Betrachten wir die absoluten Risiken, wird folgendes deutlich: Ausgehend von einer dreifachen Risikoerhöhung bei Frauen unter 35 Jahren, ist die entsprechende Zunahme von Brustkrebserkrankungsfällen 1:7000 Benutzerinnen pro Jahr. Das bedeutet allerdings eine hohe Risikoannahme. Andere Studien weisen auf eine relative Risikoerhöhung von 1,7 hin, also einen zusätzlichen Fall auf 14 000 Benutzerinnen pro Jahr. Diese Risikoerhöhung ist also äußerst gering.

Nimmt man alle Befunde zusammen, so ergeben sich eindeutig Hinweise darauf, dass orale Kontrazeptiva Brusterkrankungen nicht initiieren, aber eventuell die Manifestation beschleunigen. Eine Verursachung von Brustkrebs durch die Pille würde notwendigerweise in einer Zunahme von Erkrankungen bei Benutzerinnen führen. Dies konnte bisher nirgends gezeigt werden.

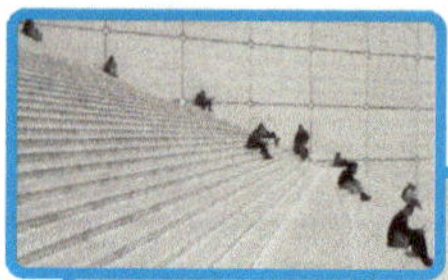

Zusammenfassend kann gesagt werden, dass keine Evidenz dafür vorliegt, dass bei Anwenderinnen von oralen Kontrazeptiva ein klinisch relevantes erhöhtes Risiko für Zervix- und Mammakarzinom gefunden wurde. Geringfügige, mögliche Risikoerhöhungen, die von der absoluten Häufigkeit her betrachtet äußerst seltene Ereignissen entsprechen, können durch sorgfältige Auswahl der Anwenderinnen noch vermindert werden.

Spezielle Anwendungsaspekte bei Jugendlichen. Die Pille bietet für Adoleszente eine sichere, bequeme, diskrete, vom unmittelbaren Sexualverhalten und vom Partner unabhängige Methode der Verhütung. Gleichzeitig sind einige mögliche Nachteile zu bedenken:

- Als Langzeitmedikament kann die Pille immer wieder Ängste auslösen und zu einem eher diffusen Unbehagen führen.
- Die kontinuierliche, von der Sexualität unabhängige Einnahme steht durchaus im Widerspruch zu Spontaneität und Impulsivität im Fühlen und Denken Adoleszenter sowie in ihrem Verhalten. Dies zeigt sich in der relativ hohen Versagerquote besonders in bestimmten jugendlichen Populationen (14).
- Die Pille ist ein außerordentlich gutes Projektionsfeld für Unzufriedenheiten oder Frustrationen auf anderen Gebieten: Konflikte mit dem Partner, Schwierigkeiten mit dem eigenen Körper, Auseinandersetzung mit Autoritäten und der Erwachsenenwelt, Auseinandersetzung mit der industrialisierten Gesellschaft, der Verwissenschaftlichung und Technisierung des Alltags etc.
- Nicht selten gibt es unbewusste Widerstände gegen eine nahezu perfekte Kontrazeption, die dem Wunsch nach einem Kind oder auch dem Wunsch nach Verwirklichung der eigenen Fruchtbarkeit als einer inneren Potenz zuwiderläuft (6).

Diesen verschiedenen kognitiven und verhaltensbezogenen Aspekten der Pille muss in der Beratung Rechnung getragen werden.

Ein weiteres sehr wichtiges Problem bei der Anwendung oraler Kontrazeptiva stellt der fehlende Schutz vor sexuell übertragbaren Erkrankungen dar. In der Tat haben verschiedene Untersuchungen gezeigt, dass die Angst vor einer Schwangerschaft bei Jugendlichen deutlich vor der Angst vor sexuell übertragbaren Erkrankungen rangiert und damit die Gefahr besteht, dass Sicherheit auf dem einen Gebiet mit Sicherheit auf dem anderen Gebiet gleichgesetzt oder eventuell sogar verwechselt wird.

Es ist deshalb unbedingt erforderlich, dass bei der Entscheidung für orale Kontrazeptiva der Schutz vor sexuell übertragbaren Erkrankungen bzw. HIV besprochen und die praktische Anwendung des Kondoms demonstriert wird.

IUD

Die Entwicklung auf dem Sektor der intrauterinen Verhütungsmethoden war in den letzten Jahren rapide. Zusätzlich zu den gut wirksamen Kupferspiralen stehen jetzt gestagenhaltige Spiralen und neue Formen des IUDs mit Fixation im Fundus zur Verfügung.

Die Vorteile mit der Methode sind evident: Die Verhütungseffizienz ist hoch (Pearl-Index bei modernen Kupferspiralen ca. 1, bei gestagenhaltigen IUD 0,1) (41). Sie ist eine Compliance-unabhängige Methode, die eine effiziente Verhütung über fünf bis sieben Jahren bietet.

Die Risiken der Methode bestehen in der möglichen Entwicklung einer „Pelvic Inflammatory Disease" (PID). In früheren Studien wurde bei IUD-Benutzerinnen eine deutlich höhere Inzidenz von PIDs gefunden (42, 43); Vessey berichtete von einem zehnfach erhöhten Risiko für eine Hospitalisierung wegen einer Infektion des inneren Genitale bei IUD-Anwenderinnen. Eine Reanalyse der Oxford-Daten unter Berücksichtigung möglicher Nebeneffekte brachte dann keine signifikante Risikoerhöhung bei Frauen die IUPs anwandten gegenüber Frauen, die keine kontrazeptive Methode praktizierten (44).

In der WHO-Studie von Farley wurde kein erhöhtes Risiko gefunden – vorausgesetzt, es fand eine gute Beratung und Auswahl der Patientinnen statt (45). Eine Ausnahme davon stellen die ersten 20 Tage nach Einlage dar, bei denen eine höhere Inzidenz von aufsteigenden Infektionen gefunden wird. Edelman konnte außerdem 1989 zeigen, dass IUD-Trägerinnen keine erhöhte Rate von Chlamydieninfektionen aufweisen (46).

Von besonderem Interesse sind die Daten zur gestagenhaltigen Spirale in der europäischen Multizenterstudie (47, 48). Nach drei Jahren Anwendung fand man bei Benutzerinnen ein vermindertes Risiko für PID, besonders bei den unter

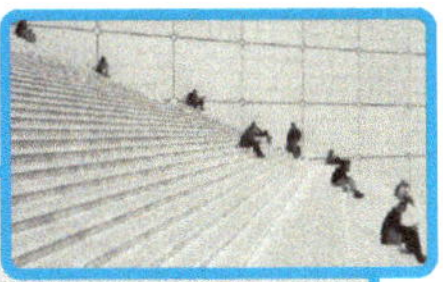

25-jährigen Frauen. Zwei andere Studien konnten allerdings diese Befunde nicht bestätigen (49, 50).

Spezielle Anwendungsaspekte bei Jugendlichen. Es sind zwei wichtige Aspekte zu beachten.

- Die Einlage eines IUDs ist häufig erschwert und schmerzhaft für die junge Frau bei eher engem Muttermund und Zervikalkanal. Durch eine lokale Traumatisierung können aufsteigende Infekte begünstigt werden.
- Jugendliche leben häufig nicht in stabilen Beziehungen und haben wechselnde Sexualpartner. Dies stellt eindeutig eine Erhöhung des Risikos für PID dar. So erhöhen IUDs per se die Infektionsrate nicht, sie können aber bei jungen nulliparen Frauen zusammen mit anderen typischen Risikofaktoren zur Entwicklung eines PID beitragen. Da PIDs eine Minderung der Fertilität und eine Erhöhung des Risikos für extrauterine Schwangerschaften darstellen, sind diese Aspekte bei jungen Frauen, die noch keine Kinder haben, von besonderer Bedeutung.

Eine Ausnahme stellen dabei eventuell die gestagenhaltigen Spiralen dar. Rein biologisch kann argumentiert werden, dass die kontinuierliche Gestagenabgabe im Cavum uteri zu einer Veränderung des Zervixschleims führt, die eine Aszension von Spermien und von Bakterien erschwert, damit also einen protektiven Faktor im Hinblick auf die PID darstellt.

Zusammenfassend möchten wir uns der Ansicht von Teichmann (15) anschließen, dass das generelle Verbot von IUDs bei nulliparen Frauen heute nicht mehr gerechtfertigt ist. Studien an nulliparen Frauen haben keine signifikanten Nachteile gegenüber Frauen mit Kindern ergeben (51, 52). Eine wichtige Voraussetzung ist allerdings die beidseitige monogame Beziehung. Dann kann bei sorgfältiger Überwachung und Kontrolle das IUD eine akzeptable Verhütungsmethode entsprechend der jeweiligen Gesamtsituation (s.o.) darstellen.

Gestagene

Die reine Gestagenpille (Minipille) ist in ihrer kontrazeptiven Effizienz altersabhängig unterschiedlich. Zwischen 25 und 34 Jahren liegt der Pearl-Index bei 2–3 und sinkt danach auf 1 bzw. 0,3 ab (53). Fasst man alle Altersgruppen zusammen, so kommt man auf einen Pearl-Index von knapp 1.

Die Vorteile liegen in fehlendem kardiovaskulären Risiko und in der geringen Beeinflussung des Stoffwechsels. Es liegen also keine wesentlichen gesundheitlichen Risiken vor. Günstige Auswirkungen betreffen die Minderung des Dysmenorrhö und eventuell eine Minderung prämenstrueller Beschwerden.

Die Nachteile liegen in der möglicherweise ungünstigen Beeinflussung des Zyklus. Bei 30 bis 60% der Frauen treten solche Tempoanomalien auf (53). Dazu gehört auch das vermehrte Auftreten von funktionellen Ovarialzysten, die zu Beschwerden führen können.

Die Anwendung dieser Methode verlangt ein hohes Maß an Disziplin, da eine pünktliche Einnahme jeden Tag eine wichtige Voraussetzung für die Effizienz darstellt.

Spezielle Anwendungsaspekte bei Jugendlichen. Im Vordergrund der Problematik bei Adoleszenten steht die hohe Einnahmedisziplin, die bei Jugendlichen häufig nur schwer zu erreichen ist. Tempoanomalien können weiterhin bei jungen Frauen die Akzeptanz der Methode herabsetzen.

Geeignet erscheint die Minipille nur bei hoch motivierten Jugendlichen mit Kontraindikationen gegen östrogenhaltige orale Kontrazeptiva.

Depot-Gestagene

Gestagene als Depot liegen in Injektions- und in Implantatform vor. Implantate haben im mitteleuropäischen Raum keine Bedeutung, sind jedoch gut eingeführt in den USA. Die Injektionen in Form des Depot-MPA sind kontrazeptiv sehr effizient. Es kommt durch die relativ hohe Dosierung zur Ovulationshemmung. Der Pearl-Index liegt bei 0,3.

Der Nutzen liegt neben der hohen Effizienz in der Verminderung dysmenorrhoischer Beschwerden inklusive prämenstruelles Syndrom, manchmal der Linderung von Migräne, einem gewissen protektiven Effekt gegenüber aufsteigenden Infektionen (relative Protektion gegenüber „Pelvic Inflammatory Disease“) sowie dort, wo gewünscht, in der Induktion einer Amenorrhö. Teilweise wird auch eine günstige Beeinflussung von gutartigen mastopathischen Veränderungen der Brust angegeben. Die gesundheitlichen Risiken sind gering.

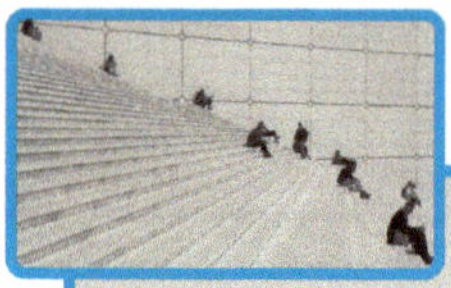

Während Studien an Beagle-Hunden zeigten, dass nach Depot-Medroxyprogesteron-Azetat deutlich vermehrt Brustkrebserkrankungen auftraten, konnten diese Verdachtsmomente in Studien bei Frauen nicht nachvollzogen werden (54). Man nimmt heute an, dass die Beobachtung bei Beagle-Hunden damit zu tun hat, dass bei diesen Tieren Progestogene die Sekretion von Wachstumshormon deutlich anheben und dieses Hormon einen ausgeprägten mammotrophen Effekt in dieser Spezies hat (55).

Die Untersuchungen bei Frauen gehen im Wesentlichen auf WHO-Studien (56) und eine 'Population Case Base Control Study' in Neuseeland (54) zurück. Dabei fand man keine Erhöhung des Risikos bei DMPA-Anwenderinnen. Allerdings war bei denjenigen Frauen, die zum Zeitpunkt der Untersuchung Anwenderinnen waren oder kurz zuvor mit der Anwenung begonnen hatten, ein höheres Risiko zu verzeichnen. Dies wird meist dahingehend interpretiert, dass Depot-Gestagene eventuell das Wachstum eines okkulten Krebses beschleunigen können. Im Hinblick auf das Zervixkarzinom fanden sich keine Relationen. Im Hinblick auf Endometriumkarzinom ist eine Senkung zu verzeichnen (54, 56).

Ungünstige Nebenwirkungen beziehen sich vor allem auf Zyklusveränderungen, Gewichtsveränderungen und teilweise depressive Verstimmungen.

Spezielle Anwendungsaspekte bei Jugendlichen. Ein spezielles Problem stellen die Gewichtsveränderungen dar, die von Adoleszenten schlecht akzeptiert werden. Außerdem bedeutet die meist eintretende Amenorrhö eine Minderung des Körperempfindens und kann Ängste auslösen. Ebenfalls schlecht akzeptiert werden Blutungsstörungen. Ein weiterer Aspekt ist die verzögerte Wiederherstellung der vollen Fertilität nach Absetzen der Dreimonatsspritze. Hier muss eventuell mit zwölfmonatiger Verzögerung gerechnet werden.

Eine offene Frage bleibt das Problem der Knochenmassenbildung. Ein frühzeitiges Einsetzen der Kontrazeption mit Depot-Gestagenen und eine eventuell begleitende Hypoöstrogenämie muss als nachteilig im Hinblick auf die Erreichung der „Peak Bone Mass" betrachtet werden; gleichzeitig aber wirkt sich MPA selbst günstig auf die Knochenmasse aus, sodass sich die Effekte möglicherweise aufheben. Hierzu bedarf es weiterer Studien.

Diaphragma

Die kontrazeptive Effizienz ist bei korrekter Anwendung recht gut, allerdings nicht vergleichbar mit der hohen Effizienz hormonaler Kontrazeptiva. Der Pearl-Index wird mit 6 bis 18 angegeben. Als Vorteil kann ein gewisser Schutz vor sexuell übertragbaren Erkrankungen betrachtet werden. Außerdem sind keine systemischen Nebenwirkungen zu befürchten. Der Nachteil ist die mangelnde Effizienz.

Spezielle Anwendungsaspekte bei Jugendlichen. Für diese Methode ist es erforderlich, dass die Jugendliche ein sicheres Körpergefühl entwickelt und in der Lage ist, sich selber zu untersuchen, innerlich abzutasten und zu beurteilen, ob das Diaphragma richtig sitzt. Dies kann im Sinne der Körpererfahrung als durchaus wichtiger positiver Aspekt der Methode gewertet werden. Bei den Jugendlichen aber, die das als belastend oder schwierig empfinden, ist die Methode ungeeignet, und es besteht die Gefahr von erheblichen Compliance-Schwierigkeiten. Ein wichtiger Vorteil dieser Methode ist die relativ schnelle Verfügbarkeit, die allerdings geringer ist als die des Kondoms.

Kondom

Die Verhütungssicherheit des Kondoms bei korrekter und regelmäßiger Anwendung ist gut. Der Pearl-Index liegt zwischen 2 und 12. Das Kondom ist die einzige derzeit zur Verfügung stehende kontrazeptive Methode für junge Männer.

Der besondere Vorteil der Methode liegt in effizientem Schutz vor verschiedenen sexuell übertragbaren Erkrankungen inklusive HIV. Ein weiterer Vorteil liegt in der guten Verträglichkeit und im Fehlen systemischer Nebenwirkungen.

Mögliche Nachteile sind: Latexallergie (1–3% der Bevölkerung), Beeinträchtigung der Sexualität, Platzen des Kondoms (schätzungsweise bei 1–2%) beim Geschlechtsverkehr.

Die Besonderheit des Kondoms liegt darin, dass es im unmittelbaren Zusammenhang mit der Sexualität verwendet werden muss. Um das Kondom überzustreifen, muss der Junge erregt sein, und er muss in dieser speziellen Situation in der Lage sein, die Methode korrekt anzuwenden.

Spezielle Anwendungsaspekte bei Jugendlichen. Sexualität bei Adoleszenten ist häufig spontan, neu, emotional hoch besetzt, eventuell auch begleitet von Scham und Heimlichkeit. In diesem sozialen und verhaltensbezogenen Setting besteht

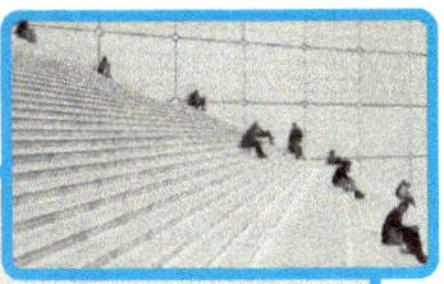

die Gefahr, dass die Methode nicht richtig oder eventuell gar nicht angewandt wird. Beide Partner trauen sich eventuell nicht, über das Kondom zu sprechen. Insbesondere Mädchen sollten dazu ermutigt werden, vom Partner die Verwendung eines Kondoms zu verlangen.

Die postkoitale Kontrazeption, die Notfallkontrazeption

Die Notfallkontrazeption stellt einen wichtigen Teil der methodischen Möglichkeiten der Fertilitätskontrolle bei Jugendlichen dar.
Eine international anerkannte Methode besteht darin, zweimal 100 µg EE zusammen mit zweimal 500 µg LNG beginnend möglichst innerhalb von 48 bis 72 Stunden nach ungeschütztem Verkehr in zwei Einzeldosen im Abstand von zwölf Stunden einzunehmen (57). Die Effizienz wird unterschiedlich angegeben. In einer vergleichenden Studie fand man bei 589 Frauen, die diese Methode anwandten, neun Schwangerschaften, was einer Schwangerschaftsrate von ca. 8–9% entspricht (58).
Eine weitere Methode ist die Anwendung von Antigestagenen. In einer Dosis von 600 mg Mifepriston innerhalb von 72 Stunden bietet diese Form der Verhütung einen guten Schutz mit Schwangerschaftsraten zwischen 0–2,6% (58, 59).

Literatur

1. Paragraph 7.2 du programme d'action de la conférence internationale sur la population et le développement. Le Caire (1994). IPPF, Vision 2000: Santé sexuelle et réproductive (1995).
2. McGrew MC, Shore WB: The problem of teenage pregnancy. Journal of Family Practice, 32:17–21 (1991).
3. Schmid G.: „Jugendsexualität – Sozialer Wandel, Gruppenunterschiede, Konfliktfelder." Beiträge zur Sexualforschung. Band 69. Enke Verlag Stuttgart (1994).
4. Nöstlinger C., Wimmer-Puchinger B.: „Geschützte Liege – Jugendsexualität und AIDS." Jugend und Volk, Wien (1994).
5. Bitzer J.: Kontrazeptive Beratung Jugendlicher: Grundsätze und spezifische Empfehlungen. Gyne, 9, 26–28 (1992).
6. Bitzer J.: Sexualpädagogik in der gynäkologischen Sprechstunde. Gynäkol. Praxis, 19, 727–735 (1995).
7. Nadelson CC, Notman MT, Gillon JW: Adolescent sexuality and pregnancy. In: Nadelson CC, Notman MT (eds.): The woman patient, medical and psychological interfaces. Vol. I: Sexual and reproductive aspects of women's health care. New York: Plenum (1978).
8. Royal College of General Practitioners (1992): „Counselling in general practice." RCGP Clinical Series, Royal College of General Practitioners, London.
9. Nelson-Jones R.: „The theory and practice of counselling". Cassell London New York (1995).
10. Lipkin M., Putnam S.M., Lazare A.: „The medical interview." Ringer New York–Berlin–Heidelberg (1995).
11. Kohlberg L.: „Moral stages and moralization: The cognitive developmental approach." In: Lickona T. (eds.): „Moral development in behaviour." Holt, Reihnhart and Winston, New York (1976).
12. Seelmann R.: „Die Entwicklung sozialen Verstehens." Suhrkamp, Frankfurt (1984).
13. Wellings K., Field B.: „Sexual behaviour in young women." In: A. Glarier (ed.): Baillière's Clin. Obstet. Gynecol., Vol. 10:139–158 (1996).
14. Hillard P.J.: Family planning in the teen population. Curr, Op. Ob. Gyn. 5:798-804 (1993).
15. Teichmann A.T.: „Empfängnisverhütung." Thieme, Stuttgart (1966).
16. Vessey M.P., Mant D., Smith A., Yates D.: „Oral contraceptives and venous thromboembolism: Findings in a large prospective study." Lancet i, 526 (1986).
17. Stampfer M.J., Willet W.C., Coldiz G.A., Steizer F.E., Hennikens C.H.: „Past use of oral contraceptives and cardiovascular disease: A metanalysis in the context of the nurses' health study." Am. J. Obstet. Gynecol., 163:285–291 (1990).
18. Engel H.J., Engel E., Behnke K., Lichtlen P.: „Angiographische Befunde nach Herzinfarkt junger Frauen: Die Rolle oraler Kontrazeptiva." Herz, 12:290–295 (1987).
19. Petitti D.B., Wingert J., Pellegrin F., Ramcharan S.: „All contraceptives, smoking and other factors in relation to risk of venous thrombo-embolic disease." Am. J. Epidemiol., 108:480–485 (1978).
20. Royal College of General Practitioners: „Oral contraceptive study. Oral contraceptives, venous thrombosis and varicose veins." J. R. Coll. Gen. Pract., 28:393–399 (1978).
21. WHO collaborative study of cardiovascular disease in steroid hormone contraception: „Effect of different progestogens in low estrogen oral contraceptives on ven-ous thromboembolic disease." Lancet, 346:1582–1588 (1995).
22. Jick H., Jick S.S., Gurewich V., Myers M.W., Vasilakis C.: „Risk of idiopathic cardiovascular death and nonfertil venous thromboembolism in women using oral contraceptives with different progestogen components." Lancet, 346:1589–1593 (1995).
23. Bloemenkamp K.W.M., Rosendaal F.R., Helmerhorst F.N., Büller H.R., Vandenbroucke J.P.: „Enhancement by factor 5 Leiden mutation of risk of deep vein thrombos-es associated with oral contraceptives containing third generation progestogens." Lancet, 346:1593–1596 (1995).
24. Spitzer W.O., Lewis M.A., Heinemann L.A.J., Thorogood M., MacRae K.D.: „Third generation of oral contraceptives and risk of venous thromboembolic disorders: An international case-controle-study." Br. Med. J., 312:83–88 (1996).
25. Farmer R.T., Preston T.D.: „A risk of venous thromboembolism associated with low estrogen oral contraceptives." J. Obstet. Gynecol., 15:195–200 (1995).
26. Speroff L., De Cherney A., and the Advisory Board for the new progestines: „Evaluation of a new generation of oral contraceptives." Obstet. Gynecol., 81:1034–1047 (1993).

27. Jick H., Slone D., Westerholm B. et al.: „Venous thrombo-embolic disease and ABO blood type." Lancet I, 539–542 (1969).
28. Vandenbroucke J.P., Koster T., Briët E., Reitsma P.H., Bertina R.M., Rosendaal F.R.: „Increased risk of venous thrombosis in all contraceptive users who are carriers of factor V Leiden mutation." Lancet, 344:1453–1457 (1994).
29. Winkler U.H.: „Role of screening for vascular disease in pill users: The hemostatic system." In: P.C. Hannaford, A.M.C. Webb (eds.): „Evidence guided prescribing of the pill." Royal College of General Practitioners, Manchester Research Unit, Parthenon Publishing Group, New York London (1966).
30. Croft P., Hannaford P.C.: „Risk factors for acute myocardial infarction in women." Evidence from the Royal College of General Practitioners or Contraception Study." Br. Med. J., 298:165–168 (1989).
31. Jensen E., Nyboe J., Appleyard M., Schnohr P.: „Risk factors for acute myocardial infarction in Copenhagen II: Smoking, alcohol intake, physical activity, obesity, oral contraception, diabetes, lipids and blood pressure." EUR Heart J. 12:298–308 (1991).
32. Vessey M.P., McPherson K.M., Lawless M., Yates D.: „Neoplasia of the cervix uteri and contraception: A possible adverse affect of the pill." Lancet, 930–934 (1983).
33. Swan S.H., Brown W.L.: „Oral contraceptive use, sexual activity and cervical carcinoma. Am. J. Obstet. Gynecol., 139:52–57 (1981).
34. Clarke E.A., Hatcher J., Mc Cowen-Eyssen D.E., Lickish G.M.: „Cervical dysplasia: Association with sexual behaviour, smoking, and oral contraceptive use?" Am. J. Obstet. Gynecol., 151:612–616 (1985).
35. Harris R.W.C., Brinton L.A., Cowdell R.H., Skegg D.C.G., Smith R.G., Vessey M.P., Dall R.: „Characteristics of women with dysplasia or carcinoma in situ of the cervix uteri." Br. J. Cancer 42:359–369 (1980).
36. Kay C.R.: „Oral contraceptives and breast cancer: Knowledge and ignorance." Gynecol. Formum, 1:13–16 (1996).
37. Kay C.A., Hannaford P.C.: „Breast cancer and the pill – A further report from the Royal College of General Practitioners, Oral Contraception Study. Br. J. Cancer, 58:675–680 (1988).
38. Pike M.C., Henderson B.E., Krailo M.D. et al.: „Breast cancer in young women and use of oral contraceptives: Possible modifying effect of formulation and age at use." Lancet ii, 926 (1988).
39. Cancer Incidence in Five Continents (1982), IARC-Scientific Publications, Vol. 4, in O.42.
40. Erikson E.H.: „Identität und Lebenszyklus." Suhrkamp Frankfurt (1966).
41. Sevin I.L., Mahgoub S., MacCarthy T. et al.: „Long-term contraception with a Levonorgestrel 20 mcg/day (LNG 20) and the copper T 380 AG intrauterine devices: A five-year randomized study." Contraception, 42:361–378 (1990).
42. Weström L., Bengtsson L.P., Mardh P.A.: „The risk of pelvic inflammatory disease in women using intrauterine contraceptive devices as compared with non-users." Lancet ii, 221–224 (1976).
43. Vessey M.P., Yates D., Flavel R., McPherson K.: „Pelvic inflammatory disease and the intrauterine device: Finding in a large cohort study." Br. Med. J., 282:8545–857 (1981).
44. Buchan H., Villard-Mackintosh L., Vessey M.P. et al.: „Epidemiology of pelvic inflammatory disease in parous women with special reference to intrauterine device use." Br. J. Obstet. Gynecol., 97:780–788 (1990).
45. Farley T.M.N., Rosenberg M.J., Rowe T. et al.: „Intrauterine devices and pelvic inflammatory disease: An international perspective." Lancet, 339:785–788 (1992).
46. Edelmann D.A.: „The use of intrauterine contraceptive device, pelvic inflammatory disease and chlamydia trachomatis infection." Am. J. Obstet. Gynecol., 158:956–959 (1989).
47. Andersson K., Odlind V., Rybo G.: „Levonorgestrel releasing and copper releasing (Nova T) IUDs during five years of use." Contraception, 49:56–72 (1994).
48. Toivonen J., Luukkainen T., Allonen H.: „Protective effect of intrauterine release of levonorgestrel on pelvic infection. Three years comparative experience of levonorgestrel and copper releasing intrauterine devices. Obstet. and Gynecol., 77:262–264 (1991).
49. Indian Counsil of Medical Research Task Force on IUD: „Randomized clinical trial with intrauterine devices (Levonorgestrel intrauterine device, LNG), CUT 380 Ag, CUT 220 C und CUT 200 D – A 36-month-study." Contraception, 39:37–52 (1989).
50. Sevin I.L., Stern J., Coutinho et al.: „Prolonged intrauterine contraception: A seven year randomized study of the levonorgestrel 20 mcg per day (LNG 20) and the copper T 380 Ag IUDs". Contraception, 44:473–480 (1991).
51. Wilson J.C.: „A prospective New Zealand study of fertility after removal of copper intrauterine devices for contraception and because of complications – A four-year-study." Am. J. Obstet. Gynecol., 160:391–396 (1989).
52. Thiery M., Van Der Pas H., Van Kets K.H.: „The MLCu-375 intrauterine device." Adv. Contracept., 1:37–44 (1985).
53. Population Report Series A 3 (1975): „Oral contraceptives: Minipill – A limited alternative for certain women."
54. Skegg P.C., Spears G.F.S.: „Depot medroxyprogesterone (Depo-Provera) and risk of breast cancer." Br. J., 299:759–762 (1989).
55. Skegg P.C.: „Depot medroxyprogesterone acetate and cancer risk." Gynecology Forum, Volume 1, 1:7–9 (1996).
56. WHO collaborative study: „Breast cancer and depot medroxyprogesterone acetate: A multinational study." Lancet, 338:833–838 (1991).
57. Vessey M.P., McPherson K., Johnson B.: „Mortality among women participating in the Oxford Family Planning Association Contraceptive Study." Lancet II, 731–733 (1977).
58. Glaser A., Thong K.J., Devar et al.: „Mifepristone (RU-486), compared with high dose estrogen and progestogen for emergency postcoital contraception." N. Engl. J. Med., 327:1041–1044 (1992).
59. Webb A.M.C., Russell J., Elstein M.: „Comparison of yuzpe regimen, danazol and mifepristone in all postcoital contraception." Br. Med. J., 305:927–931 (1992).

7 Jugend und Sport

Klaus-Dieter Rolirad

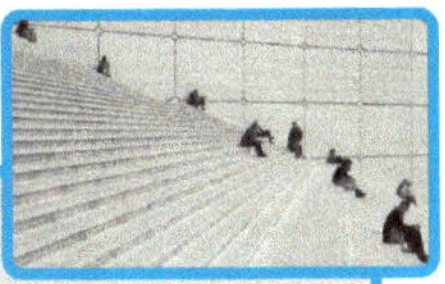

Tabelle 7-1 Motorische Hauptbeanspruchungsformen und ihre altersabhängige Erlernbarkeit.

Beanspruchungsform	Alter der maximalen Lernfähigkeit
Koordination: Zusammenspiel von ZNS und Muskulatur	8.–10. Lebensjahr
Flexibilität: Bewegungsausmaß über ein oder mehrere Gelenke, Dehnfähigkeit der Muskeln, Sehnen und Bänder	12.–14. Lebensjahr
Kraft: Maximalkraft (Gewichtheben), Schnellkraft (Kugelstoßen), Kraftausdauer (Rudern)	weiblich: 15.–17. Lebensjahr männlich: 18.–25. Lebensjahr
Schnelligkeit: Fähigkeit, höchstmögliche Geschwindigkeit über kurze Entfernung zu erreichen	weiblich: 17.–20. Lebensjahr männlich: 18.–22. Lebensjahr
Ausdauer: Ermüdungswiderstandsfähigkeit gegen muskuläre Belastung	weiblich: 14.–16. Lebensjahr männlich: 18.–19. Lebensjahr

Kinder haben ein elementares Bewegungsbedürfnis. Trotzdem sehen wir in zunehmendem Maße in unseren Praxen adipöse Kinder und Jugendliche, die bedingt durch ein geändertes Freizeitverhalten (Fernsehen, Computer usw.) auffällige Haltungsschwächen aufweisen. Gerade der Sport bietet sich als Präventivprogramm gegen die so genannten Zivilisationskrankheiten wie Hypertonie, Diabetes mellitus, Hypercholesterinämie und Übergewicht sowie gegen Suchtstoffe Nikotin, Alkohol und Drogen an.

7.1 Sportmedizin bei Jugendlichen

Ziel der Sportmedizin ist es, körperliches Training in Verbindung mit einer gesunden Lebensführung für Gesundheits- und Leistungsoptimierung zu erforschen und anwendbar zu machen. Im Rahmen der Kindervorsorgeuntersuchungen haben die Pädiater gute Möglichkeiten, für Kinder und Eltern Turn- und Schwimmprogramme sowie Fitnessübungen im täglichen Gebrauch (Radfahren, Inline-Skating) aufzuzeigen und durch die medizinische Betreuung von Vereinen zu fördern. Dieser aktive Lebensstil muss in die Freizeit übertragen werden, um entsprechend der WHO körperliches, geistiges und seelisches Wohlbefinden zu vermitteln. Optimal sind täglich zehn Minuten Sport oder dreimal in der Woche eine halbe Stunde.
Entsprechend den motorischen Hauptbeanspruchungsformen (Tab. 7-1), die sich mit zunehmendem Alter trainieren lassen, kann der Jugendliche belastet werden. Eine vertrauensvolle Zusammenarbeit mit den Übungsleitern und Eltern soll die Freude am Sport und der zunehmenden Leistungssteigerung für die Heranwachsenden erhalten. Durch die Auseinandersetzung mit dem eigenen Körper steigen Selbstwertgefühl, Leistungsvertrauen und die soziale Kompetenz, sodass der Verlockung von Drogen widerstanden wird.
Leider wird nicht bei allen Sportarten eine sportärztliche Untersuchung gefordert (Tab. 7-2). Optimal ist es, auch das Training zu überwachen und beim Wettkampf zu begleiten. Bewährt hat es sich, die Jugendlichen und ihre Eltern bezüglich einer ausgewogenen Ernährung zu beraten und auch das Thema „Doping" und „Übertraining" nicht auszusparen.
Verletzungen sind oft Verhaltensfehler! Untrainiertheit, schlechte Ausbildung und falsche Vorbereitung (Aufwärmen, Stretching usw.) sind in erster Linie zu nennen. Präventiv ist die Technik zu verbessern. Auslaufen ist keine verschwendete Zeit.

Tabelle 7-2 Bestandteile eine sportärztlichen Untersuchung bei Jugendlichen.

- Anamnese (Krankheiten, Schutzimpfungen, Unfälle und Verletzungen, gynäkologische Angaben zu Menstruation/Kontrazeption, laufende Medikation)
- Erfassung der Körpermaße
- Prüfung der Sinnesorgane
- internistischer Befund (einschließlich Blutdruck und Pulsfrequenz, Tanner-Stadium)
- Beurteilung des gesamten Skelettsystems (Erfassung von „Vorschäden")
- gegebenenfalls, insbesondere bei Leistungssportlern, EKG, Lungenfunktions- und Laboruntersuchungen

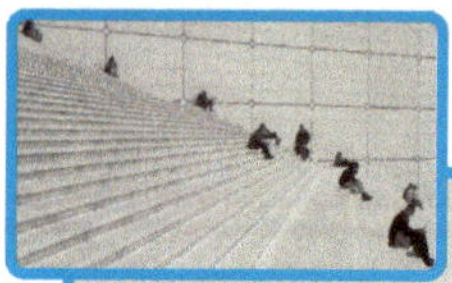

Medizinische und physiotherapeutische Maßnahmen sind gezielt einzusetzen. Gerade der Kinder- und Jugendarzt weiß um die Gefahren im Wachstumsalter und muss vor einem zu frühen Krafttrainingsbeginn warnen. Vor dem kardiopulmonalen System kommt es eher zu Fehl- bzw. Überlastungen im Skelett- und Bänderbereich, die sich sofort, aber auch als Spätschäden manifestieren können. In schnellen Wachstumsphasen muss die Trainingsintensität reduziert werden. Die pädagogische Verantwortung des Trainers ist gefordert. Oberstes Ziel ist das Wohl des Jugendlichen! Allgemein gilt jedoch, dass eine Gefährdung – auch im Schulsport – eher durch ein „Zuwenig“ als ein „Zuviel“ möglich ist.
Leistungssport ist ab zwölf Jahren möglich. Leistungsdiagnostik mit Blutlaktatbestimmung usw. ist von den örtlichen und finanziellen Möglichkeiten abhängig.
Hervorzuheben ist die Mitwirkung des sportmedizinisch engagierten Jugendarztes im Bereich der Asthma-, Neurodermitis-, Adipösen- und Behindertensportgruppen, die den betroffenen Familien eine wertvolle Hilfe ist (s.a. Kap. A7.7).

7.2 Schulsport

In jeder Altersstufe kann der Schulsport spezifische Entwicklungsreize setzen (Tab. 7-3). Insbesondere in den weiterführenden Schulen finden sich bei Jugendlichen bis zu 60% Haltungsschwäche, Übergewicht zu 30% und ein leistungsschwaches Herz-Kreislauf-System in 10 bis 20%! Durch verbesserte Sportleistungen lassen sich Koordination, Flexibilität und Motivation steigern.
Aerobes Ausdauertraining mit dynamischer Beanspruchung großer Muskelgruppen (Radfahren, Laufen, Schwimmen) macht Trainierbarkeit im morphologischen Sinn möglich. Bei einer Belastungsintensität von 50 bis 70% betrage die Belastungsdauer fünf, besser zehn Minuten. Eine positive Korrelation zwischen sportlichen und geistigen Leistungen ist zu konstatieren.
Auch in den Pausen muss die Bewegung gefördert werden. Drei Sportstunden sind unbedingt beizubehalten! Die eigentliche Bewegungszeit beträgt nämlich nur 20 Minuten (Umkleiden, Aufbauen etc., Waschen).
Im Schulsport werden auch Kooperationsfähigkeit, Soziabilität, Hilfsbereitschaft und soziale Sensibilität gefördert. Aus Freude am Sport in der Schule, wo alle Jugendlichen erreicht werden, ergibt sich eine sinnvolle Freizeitgestaltung und damit auch ein wirksames Präventivprogramm gegen Zigaretten, Alkohol, Glücksspiel, Drogen und die so genannten Zivilisationskrankheiten. Auch Sport in Sonderschulen fördert den Kontakt und schafft eine Vertrauensbasis. Leibeserziehung ist ein wesentlicher Bestandteil des schulischen Bildungsangebotes.
Freistellung vom Schulsport sollte die Ausnahme sein. Entsprechend den Rahmenrichtlinien der Kultusministerkonferenz vom 3. 11. 1966 ist das ärztliche Attest nur ein Gutachten, eine medizinisch begründete Entscheidungshilfe, die verständlich und sportpädagogisch umsetzbar, aber für den Sportlehrer nicht bindend ist! Teilfreistellungen sind je nach Krankheit oder Verletzung vorzunehmen unter Betonung der wünschenswerten Belastungen mit zeitlicher Begrenzung. Äußere Bedingungen sind zu berücksichtigen wie Wasser bei HNO-Affektionen, Allergenexposition, Sonne usw. Größerer zeitlicher Aufwand lohnt sich, wenn verhindert wird, dass aus einem nur vorübergehend kranken Kind ein kranker Erwachsener wird.
Die Liste der Indikationen wird ständig überprüft und mit den aktuellen Erkenntnissen der Sportmedizin und der Erfahrung aus der Praxis in Beziehung gesetzt (s. „Freistellung im Schulsport“ DSÄB/DSJ mit Richtwerten als Orientierungshilfe und Tabellen mit Diagnosen, Umfang und Dauer sowie Kompensationsmaßnahmen wie Krankengymnastik, Sportförderunterricht, machbare Übungsformen usw.).
Aufgabe des engagierten Jugendarztes sollte es auch sein, innerhalb des Sportunterrichts **Erste-Hilfe-Übungen** anzubieten und den **„Notfallschrank“** (Tab. 7-4) zu begutachten. Laut der zuständigen Berufsgenossenschaft betreffen 45%

Tabelle 7-3 Fähigkeiten, die der Schulsport fördern kann.

- koordinative Grundfähigkeiten
- allgemeine Gewandtheit
- Beweglichkeit
- Haltungsschulung
- kontrollierter Einsatz des eigenen Körpergewichts
- Kraft, Kraftausdauer
- Bewegungsausführung
- allgemeine aerobe Ausdauer als Laufausdauer
- Intervallbelastung beim Ballspiel
- Schnelligkeitsausdauer

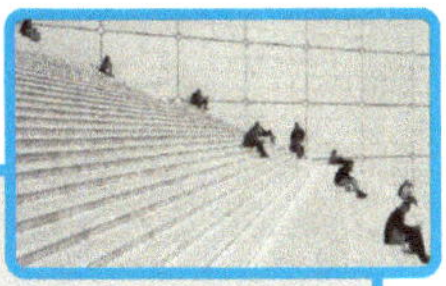

Tabelle 7-4 Ausstattung eines abschließbaren Notfallschrankes für Turnhallen.

Heftpflaster und Leukoplast in verschiedenen Breiten
Verbandsmull, größere Kompressen
Mullbinden und elastische Binden in verschiedenen Breiten
Dreieckstücher, Augenklappen, Fingerlinge
Verbandsscheren
Schienen in verschiedenen Größen, Tubegauze (verschiedene Größen)
Kältespray, Sportgel, Wunddesinfizienz, Dentosafe
Erste-Hilfe-Buch
Sanitätstasche (zur Mitnahme auf den Sportplatz)
Telefonliste (Arzt, Krankentransport, Krankenhaus)
Telefon mit direktem Anschluss nach „draußen"

der Schulunfälle den Sportunterricht. Überwiegend handelt es sich je nach Schulstufe um Kopfverletzungen und Extremitätentraumen.

7.3 Trend- und Freizeitsportarten

In jüngster Zeit wird der Jugendarzt gefordert, auch zu Sportarten wie z.B. Triathlon und Inline-Skating Stellung zu nehmen.

Beim **Triathlon** werden von Sieben- bis Achtjährigen 200 m Schwimmen, 8 km Radfahren und 2 km Lauf gefordert, für Zwölf- bis 14-Jährige analog 500 m, 20 km und 5 km. Hierbei werden Herzfrequenzen bis zu 200/min. und mehr erreicht. Die Wassertemperatur liegt über 21 °C, die Luft sollte nicht wärmer als 27 °C sein. Als Gefahren sind Stürze zu nennen sowie Distorsionen und eine verstärkte Hyperlordosierung der Lendenwirbelsäule. Es besteht Helmpflicht. Warnsymptome bei Hitze sind Kopfschmerzen, „Pochen", Frösteln, Übelkeit, Desorientiertheit und trockene Haut. Da 60 bis 90 Minuten Belastung zum Verlust von 2% der Körperflüssigkeit führen, sind vor dem Wettkampf 200–500 ml zu trinken. Im Wettbewerb werden alle 15 Minuten („Stationen") 100–150 ml Flüssigkeit angeboten (hypo- bis isoton, Kohlenhydrat- und NaCl-Zusatz).

Das **Inline-Skating** als Fitness- und Freizeitsport motiviert zur körperlichen Betätigung durch die erzielbare Geschwindigkeit und natürlich auch durch akrobatische Momente. Da die bekannten motorischen Grundeigenschaften – insbesondere Gleichgewicht, Koordination und Ausdauer – gefördert werden, ist auch aus sportärztlicher Sicht zuzustimmen. Voraussetzung sind entsprechende Schulung, geeignete Sportflächen und als „conditio sine qua non" die Schutzausrüstung mit Helm, Knie-, Ellenbogen- und Handgelenksschützern. Skating, das auch als Speed-, Downhill-, Slalom-, Streethockey- und „Aggressiv"-Skate wettkampfmäßig betrieben wird, gilt laut StVO als Spiel und ist auf Straßen verboten. Besonderen Verletzungen sind Kopf, Arme, Hände, Knie und Füße ausgesetzt. Umso wichtiger sind die entsprechende Technik mit Bremsmanövern, das ständige Tragen der Schutzausrüstung und das Einhalten aller Regeln sowie die Rücksichtnahme auf andere Verkehrsteilnehmer auf Bürgersteigen.

7.4 Die Ernährung des jugendlichen Sportlers

Die Ernährungsempfehlungen für Sportler ähneln jenen für die Allgemeinbevölkerung. Die Kost wird individuell angepasst je nach Sportart, Trainings- oder Wettkampfphase, Alter, Geschlecht, Konstitution oder Trainingsstand. Als endogene Einflussfaktoren auf den Energiebedarf sind Alter, Geschlecht, Körpergewicht und -größe, Konstitution, Technik, Bewegungsökonomie usw. aufzuführen. Exogen spielen Wetter/Klima, Temperatur, Sportart, Trainingsdauer, -intensität und -häufigkeit sowie Aktivitäten in der Freizeit eine Rolle. Leistungsschwimmer z.B. haben einen hohen Energiebedarf von 7000 kcal/Tag.

7.4.1 Nahrungszusammensetzung

55–65% der Nahrung (6 g/kg KG) sollten aus **Kohlenhydraten** mit Vitaminen, Spurenelementen und Mineralstoffen bestehen. Sie sind zu finden in Vollkornbrot, -teigwaren, Gemüse, Obst etc. Als Energierlieferant sind mit Kohlenhydraten höchstintensive Leistungen möglich. Die Muskelglykogenspeicher vergrößern und verlängern die Ausdauer. Kohlenhydrataufnahme fünf Minuten vor dem Wettkampf hat einen positiven Effekt („carbohydrate loading").

Die erwünschten 15% **Eiweiß** (1,5 g/ kg KG) sind enthalten in Milch, Milchprodukten, Hülsenfrüchten, Kartoffeln, Reis usw.

25–30% der Energie sollten als **Fett** aufgenommen werden. Pflanzliche Fette sind zu bevorzugen wegen ihres höheren Gehalts an ungesättigten Fettsäuren. In Tierprodukten sind oft viel gesättigte Fettsäuren, Cholesterin und Purin „versteckt!

Vitamine sind wirksam als Coenzyme im Substratabbau zur Energiegewinnung. Deutliche Unterversorgung führt zur Leistungseinbuße.
Elektrolyte wie Natrium, Kalium, Magnesium und Kalzium sowie Chlorid und Bikarbonat gehen mit dem Schweiß verloren, was zur Hämokonzentration führt.
Auch **Spurenelemente** wie Eisen (Bedarf: 14–23 mg/Tag beim Sportler), Zink, Kupfer, Selen und Chrom sind erforderlich.

Gerade bei Jugendlichen kann das Durstgefühl als Indikator für hohen Wasserverlust unzuverlässig sein. Deshalb muss die Gewichtsdifferenz vor und nach dem Training als Flüssigkeit ersetzt werden. Bei hohen Außentemperaturen und Ausdauerbelastung sind alle zehn bis 15 Minuten 150–250 ml erforderlich.

Alkohol, Nikotin und Koffein sind selbstverständlich zu meiden.
Im Wettkampf werden angeboten Mineralwasser mit Kohlenhydratgehalt, Bananen, Müsliriegel, Trockenfrüchte etc.

7.4.2 Getränke

Jeder Sportler sollte alle 20 bis 30 Minuten trinken, mehr als es der Durst verlangt. Schon eine Dehydration von 2%, d.h. weniger als 2 l Schweiß, reduziert die Leistung und ergibt einen subjektiv empfundenen Ermüdungsgrad, eine Dehydration von mehr als 10% führt zu ernsten Symptomen.
Bei einem Kurztriathlon gehen drei bis fünf Liter Flüssigkeit verloren. Mangelerscheinungen zeigen sich in Erschöpfung, Reizbarkeit, Muskelverspannungen und -krämpfen sowie häufigen Zerrungen. Zwangsläufig ergibt sich ein Leistungsabfall. Kaliummangel kann sich in ähnlicher Weise auswirken. Bei der Wasserverteilung im Körper und der Auffüllung der Kohlenhydratspeicher spielt es ebenfalls eine entscheidende Rolle.
Isotonie wird durch die Kohlenhydrate geprägt (osmotischer Druck). Mineralstoffe werden in derselben Konzentration wie im Schweiß zugesetzt. Der Magnesiumgehalt von Mineralwasser sollte über 100 mg/l liegen (z.B. Apfelsaftschorle aus drei Teilen Mineralwasser und einem Teil Apfelsaft). Nach sportlichen Belastungen müssen Wasser-, Energie-, Mineral- und Vitaminverluste schnellstmöglich ausgeglichen werden.
Isotone „Sportgetränke" enthalten 6 bis 8% Kohlenhydrate und ca. 20–25 mmol Natrium/l. Im Dünndarm beträgt die Wasserabsorptionsrate 3–4 ml/cm/h. Glukose wird mit H_2O und Natrium aktiv transportiert. Gegenüber den kommerziell angebotenen Produkten sind „Eigenrezepturen" wesentlich preiswerter und auch schmackhaft. Schmiedel empfiehlt 45 g Zucker (ca. 3 Essl.) + 3 g Kochsalz + 1 l Leitungs- oder Mineralwasser: das ergibt ein Getränk von 180 kcal Energie mit 1,3 g Natrium/l und einer Osmolarität von ca. 230 mosmol/l, also hypoton (Blutosmolarität: 310 mosmol).

Generell gilt für alle Altersgruppen, dass über den Tag ausreichend Flüssigkeit angeboten werden muss.

Bezeichnungen wie „Red Bull" (enthält in einer 250-ml-Flasche 533 mg Koffein), „Flying horse" und „ritual enerjoy drink" (320 mg Koffein) täuschen besondere „power" vor, sind aber aufgrund des Koffeingehalts nicht geeignet. Ebenfalls ungeeignet sind Bohnenkaffee, schwarzer Tee, Cola, Fruchtnektare, Brausen, Limonaden und Malzbier (Coffein und Zucker!).

7.5 Übertraining

Es handelt sich um ein Missverhältnis zwischen Belastung und Belastbarkeit mit chronischer Übermüdung, aus der eine Leistungsunfähigkeit resultiert.

Trotz harten Trainings und auch ohne Krankheit oder Verletzung werden schlechte Leistungen erbracht, die zu noch größeren Trainingsanstrengungen führen. Da es keine klar erkennbare Pathologie gibt, existiert auch keine effektive Behandlung. Eine längere Ruhephase von drei und mehr Monaten schafft Abhilfe.
Einseitiges Training muss vermieden werden. Hochintensives Intervalltraining wird besser toleriert. Die Belastung wird pro Woche um 10% gesteigert. Die Wiederherstellungsphase ist Voraussetzung für neue Trainingsreize.
Genauso wichtig ist keine plötzliche Unterbrechung, sondern das so genannte „Abtrainieren".
Trainer und Sportarzt müssen sich ihrer pädagogischen Verantwortung bewusst sein und alles unternehmen zum Wohle der ihnen anvertrauten jungen Sportler.

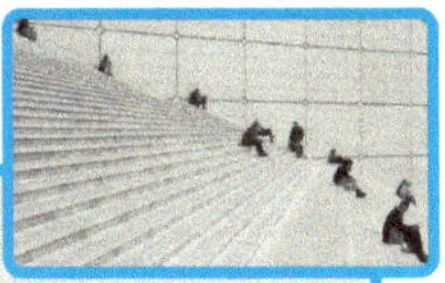

7.6 Doping

Beim Doping handelt es sich um eine Methode der unerlaubten Leistungssteigerung, die die Ermüdungsgrenze verschiebt und autonom geschützte Leistungsreserven angreift.

Aufgrund der Möglichkeiten, über das Internet praktische Doping-Tipps abzurufen, müssen Ärzte leider auch bei Jugendlichen mit einem Missbrauch rechnen.
Bekannt sind anabole Hormone, Stimulanzien (Amphetamin, Ephedrin und Kokain), Narkotika und Diuretika. Schwierig zu erfassen ist das „Dopen" mit körpereigenen Substanzen wie Erythropoetin und Wachstumshormon.
In der Kinder- und Jugendmedizin gebräuchliche Medikamente stehen auch auf der Verbotsliste: Piniol Nasensalbe, Rhinopront, Vibrocil, Bronchicum Elixier, Optipect, einige Augentropfen und so genannte „Stärkungsmittel" seien hier beispielhaft aufgeführt.
Clenbuterol wirkt anabol und stimulierend. Erlaubt sind Sultanol und Bricanyl.
Kortikoide sind meldepflichtig, als Inhalation erlaubt. Glukokortikoide sind wegen ihrer metabolen und euphorisierenden Wirkung nicht zugelassen.
Der Koffeingrenzwert liegt bei 12 µg/ml im Urin.
„Blutdoping" bedeutet, dass drei Wochen vor dem Wettkampf 1 Liter eingefroren wird, um dann „reinfundiert" zu werden.

Doping ist Körperverletzung.

Muskelaufbau durch Anabolika ist nur bei gleichzeitigem Training möglich. Die leistungssteigernde Wirkung (anaboler Effekt) zeigt sich im Eiweißaufbau der Skelettmuskulatur, einer verstärkten Flüssigkeitseinlagerung ins Gewebe, einer Erhöhung des Blutvolumens, einer Verminderung der Körperfette, einer Steigerung der Wettkampfbereitschaft (psychogener Effekt) und einer schnelleren Regeneration. Besonders bedeutsam sind Nebenwirkungen bei Heranwachsenden wie vorzeitiger Schluss der Wachstumsfugen, Leberenzymerhöhung und virilisierende Effekte bei weiblichen Sportlerinnen neben einer „Steroidakne".

7.7 Chronisch kranke Jugendliche und Sport

7.7.1 Diabetes mellitus

In Deutschland gibt es ca. 10.000 Typ-I-Diabetiker unter 14 Jahren (s.a. Kap. 18).

Neben Diät und Insulin gehört die regelmäßige körperliche Betätigung zu den Eckpfeilern der Therapie. Sportliche Aktivität verbessert schlechte Blutfettwerte, verzögert kardiovaskuläre Komplikationen und steigert das psychische und physische Wohlbefinden.

Empfohlen werden Sportarten wie Joggen, Wandern, Radfahren, Skilanglauf und Schwimmen, die über längere Zeit mit mäßiger Intensität betrieben werden können. Auch Tennis, Mannschaftsspiele und technische Leichtathletik sind bedingt tauglich.
Wichtig ist eine Blutglukosebestimmung vor, während und nach der Belastung. Bei Azetonnachweis im Urin ist Vorsicht geboten, ebenso nach einer Infektion.
Wegen einer drohenden Hypoglykämie ist die Insulindosis zu reduzieren (ca. um 50%) bzw. sind die BEs zu erhöhen. Traubenzucker und Obstsäfte sind bereitzuhalten. Während der Belastung ist zusätzlich zu ausreichender Flüssigkeit alle 30 Minuten eine Kohlenhydratgabe von 5–30 g notwendig. Dass Trainer und eventuell Mannschaftskameraden über Notfallmaßnahmen (Glukagon) informiert sind, ist eine Selbstverständlichkeit.

7.7.2 Zerebrale Anfallsleiden

Anfallbegünstigend wirken Hyperventilation, Hypoglykämie, Aufregung, Ermüdung und Sonnenlicht (s.a. Kap. B21). Verboten sind daher Bergklettern, Geräteturnen, Radrennen, Boxen, Flug- und Fallschirmsport, Skispringen und Tauchen. Aufmerksamer Überwachung bedürfen Turnen, Schwimmen, Surfen, Segeln und Reiten. Ca. 60% dieser Kranken sind sportfähig.

Sportliche Betätigung als Auslöser eines Anfalls ist eine Rarität.

7.7.3 Herz-Kreislauf-Erkrankungen

Bei Herz-Kreislauf-Erkrankungen (s.a. Kap. 26) hängt die Sportfähigkeit vom Krankheitsbild ab:

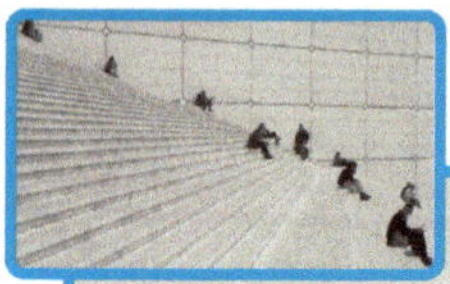

- Während zyanotische Vitien jedweden Sport verbieten, ist bei einigen „Herzfehlern“ wie Aortenisthmus- und Pulmonalstenose und solchen mit Rechts-Links-Shunt nur Leistungssport nicht erlaubt.
- Supra- und ventrikuläre Extrasystolen sind meist vegetativ bedingt und harmlos, aber müssen abgeklärt werden.
- Eine Myokarditis zwingt zum Pausieren.
- Nach Herzoperationen muss vier Monate ausgesetzt werden. Die erneute Belastung bedarf einer sorgfältigen Diagnostik und Überwachung.
- Paroxysmale Tachykardie beim WPW-Syndrom ist eine Kontraindikation.

Kinderherzsportgruppen sind leider noch zu wenig vertreten.

7.7.4 Asthma

Zu erwähnen sind das Anstrengungsasthma (exercise induced asthma), das allergische Asthma (extrinsic asthma) und das hyperreagible Bronchialsystem. Neben der bekannten medikamentösen Stufentherapie sind physio- und psychologische Praktiken erforderlich (s.a. Kap. 13). Atemtechniken wie „Lippenbremse“ und „Kutschersitz“ werden in entsprechenden Kursen vermittelt.

> Sport ist bei Asthmatikern nicht nur erlaubt, sondern angeraten, ja erwünscht!

Durch den Sport werden das Selbstwertgefühl, die Freude an körperlicher Anstrengung, das Gruppenerlebnis, die soziale Integration und die geistigen Entwicklung gefördert. „Overprotection“ muss abgebaut werden.
Die Belastungsschwelle wird durch Training angehoben. In erster Belastungsphase kommt es typischerweise zur Bronchokonstriktion, danach zur Refraktärphase bis zu zwei Stunden Dauer. Die Lungenfunktion bessert sich während des Laufens: „running-through-Phänomen“. Die motorischen Grundeigenschaften wie Kraft, Koordination, Schnelligkeit und Beweglichkeit verbessern sich.
Große Muskelgruppen werden bei Schwimmen und Gymnastik belastet. Ausdauertraining wie Laufen, Radfahren und Skilanglauf bieten sich an. Wichtig sind eine exakte Diagnostik und Therapie.
Statt eines „Kaltstartes“ ist eine lange Aufwärmphase erforderlich. Intervalltraining und eine submaximale Belastung haben sich bewährt.
Lehrer und Trainer müssen informiert sein. Kontrollen des „Peak flow“ vor und nach der Belastung sind durch den Jugendlichen selbstverantwortlich in einem Protokoll zu vermerken. Besondere Beachtung ist Infekten, dem Pollenflug, Schadstoffen (staubige Turnhallen), dem Wetter und auch der Psyche zu schenken.

7.7.5 Adipositas

Nachweisbar sind bei übergewichtigen jungen Menschen bereits für das metabolische Syndrom charakteristische Stoffwechselveränderungen (hohe Triglyzeride, niedrige HDL- und hohe LDL-Werte) sowie Hypertonie, die zu Arteriosklerose und ihren fatalen Folgen führen (s.a. Kap. 10). Negative Auswirkungen zeigen sich auch im Pulmonalbereich und im Stütz- und Bewegungsapparat. Zwangsläufig lässt die körperliche Aktivität weiter nach.
Sport- und Ernährungsprogramme müssen langfristig multimodal zunächst stationär und weiter ambulant mit entsprechenden Kontrollen angeboten werden. Das gesamte Ernährungsregime und das Bewegungsverhalten müssen nachhaltig geändert werden. Schulungsinhalte sind in realistischen kleinen Schritten umzusetzen.

> Der Sport führt nicht nur zu einer Steigerung des Selbstbewusstseins, sondern erhöht auch den Energieverbrauch und führt damit im Wachstumsalter zu einer langfristigen Stabilisierung.

7.7.6 Anorexia athletica

> Dabei handelt es sich um eine bewusste Verringerung des Körpergewichts bis zur Grenze des Untergewichts, um eine bestimmte sportliche Leistung zu erreichen. Dies kann zu restriktivem Essverhalten, Erbrechen und zu exzessivem Laxanzien- und Diuretikaabusus führen (s.a. Kap. 22).

Typischerweise handelt es sich um Mädchen und junge Frauen beim Turnen, Tanz und Ballett. Die reduzierte Ernährung führt zu Mangel an lebenswichtigen Stoffen wie Vitaminen, Mineralien, Spurenelementen etc. Die größte Gefahr besteht

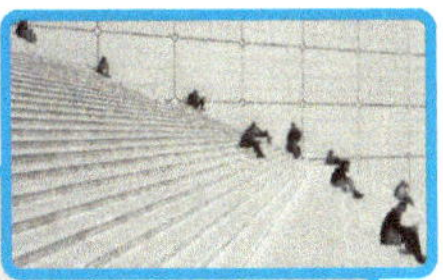

darin, dass sich das Krankheitsbild verselbstständigt und von der Sportlerin nicht mehr zu kontrollieren ist und zum Vollbild der Anorexia nervosa führt. Typische Symptome sind u.a. starker Gewichtsverlust, Amenorrhö, Magen-Darm-Probleme, Müdigkeit, exzessives Training, Hyperaktivität, sozialer Rückzug, Stressfrakturen usw. Kernsymptome sind eine Körperschemastörung und ausgeprägte Angst, „ zu dick zu sein".

Wichtig sind in der Prävention regelmäßige Gewichts- und Größenkontrollen (body-mass-index nicht unter 17). Eine professionelle Ernährungs- und Trainingsberatung der Heranwachsenden unter Einbeziehung der Eltern ist Aufgabe der Betreuer und der Ärzte. Die Ernährung muss vollwertig und der Sportart angepasst sein.

Skoliose und der floride **Morbus Scheuermann** verbieten Krafttraining, Rudern und intensives Springen.

Jugendliche mit **Spondylolyse und Spondylolisthesis** müssen von die Wirbelsäule reklinierenden und torquierenden Übungen sowie Sprüngen, Rudern und Kraftsport freigestellt werden.

Unfälle, die überwiegend die Extremitäten betreffen, begegnen uns in der Praxis u.a. als Distorsionen, Muskelfaser- und Bänderausriss neben Frakturen, die entsprechend zwei, vier und mehr Wochen Sportpause erzwingen. Als Unfallursache findet sich meist eine Trias aus schlechter Vorbereitung (Aufwärmen, Stretching!), konditionellen Defiziten und minder geschulten Fertigkeiten.

7.8 Knieschmerzen bei Jugendlichen

Häufig handelt es sich um Traumen, Meniskusschäden und auch Arthritiden. Zu denken ist an Morbus Perthes und selten an Tumoren. Nicht korrigierte Fehlstellungen im Zusammenhang mit Übergewicht dürfen nicht übersehen werden.

Der **Morbus Osgood-Schlatter** erzwingt eine Pause für u.U. mehrere Wochen mit antiphlogistischen Maßnahmen. Schwimmen und gezielte Gymnastik werden zuerst wieder aufgenommen.

Die **Chondropathia patellae** ist im akuten Stadium nicht zu belasten. Erlaubt sind dann Schwimmen, Gymnastik und leichtes Laufen.

Literatur

Clasing, D. (1986): Sportärztliche Untersuchung und Beratung. perimed, Erlangen

Hess, H.: Sportverletzungen. Fa.Luitpold

Heck, K.-J. (1988). Freistellung im Schulsport (DSÄB, DSJ)

Huber, E. G.(1988): Sport im Kindes- und Jugendalter aus ärztlicher Sicht. Marseille, München

Jäger, M. u.a. (1982): Sportverletzungen in der Praxis. Thieme, Stuttgart

de Marèes, H.: Sportphysiologie. Tropon, Köln

Wuster, K. G. (1990): Zu schlank für schnelles Laufen? (Bundesinstitut für Sportwissenschaft)

Anti-Doping-Kommission (DSÄB, NOK): Zulässige Medikamente.

Fa.Thomae: Sportgruppen für Kinder und Jugendliche mit Atemwegserkrankungen.

8 Jugend und Recht

Klaus-Dieter Rolirad und Karl-Heinz Möller

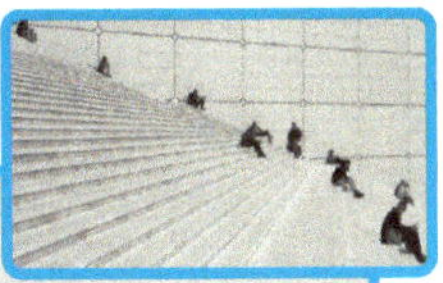

8.1 Jugendarbeitsschutz

Klaus-Dieter Rolirad

8.1.1 Eckdaten

Das Jugendarbeitsschutzgesetz in Deutschland datiert vom 1. Mai 1976 und wurde zum 1. März 1997 zuletzt geändert. Danach ist Jugendlicher, wer über 15 und noch nicht 18 Jahre alt ist.

Kinderarbeit ist verboten, da sie körperliche, psychische und soziale Schäden hervorrufen kann. Insbesondere schweres Heben und Tragen, Zwangshaltung, Zeitdruck und die Angst vor Fehlern belasten Kinder viel stärker als Erwachsene. Auch Jugendliche, die die Vollschulzeit – Sekundarbereich I – noch nicht beendet haben, fallen unter dieses Gesetz. Ausnahmen stellen schulische Betriebspraktika dar. Kinder über 13 Jahren dürfen mit Einwilligung der Eltern leichte und für sie geeignete Arbeiten bis zu zwei Stunden täglich ausführen, wenn sie die Gesundheit und Entwicklung und den Schulbesuch nicht nachteilig beeinflussen. Über 15-Jährige dürfen bis zu vier Wochen im Jahr in den Schulferien arbeiten. Die staatlichen Gewerbeaufsichtsämter können auf Antrag die Mitwirkung von Kindern ab sechs Jahren in Theatervorstellungen bewilligen.

Die Arbeitszeit für Jugendliche ist auf täglich acht Stunden begrenzt und zwischen 20 und 6 Uhr nur in Ausnahmefällen gestattet. Ruhepausen von 30 Minuten sind einzuhalten. Samstags- und Sonntagsarbeit sind verboten (Ausnahmen in wenigen typischen Berufen).

In unserem dualen Ausbildungssystem gilt eine Berufsschulzeit über fünf Stunden als voller Arbeitstag. Der Urlaub beträgt 30 Werktage für Jugendliche unter 16 Jahren, 27 unter 17 und 25 unter 18 Jahren, möglichst während der Schulferien. Vor und an Prüfungstagen erfolgt eine Freistellung.

8.1.2 Medizinische Untersuchung und Beratung bei der Berufswahl

Ein Jugendlicher, der in das Berufsleben eintritt, darf vom Arbeitgeber nur beschäftigt werden, wenn er sich bei der Einstellung (Erstuntersuchung) und ein Jahr später (erste Nachuntersuchung) ärztlich untersuchen lässt. Die Untersuchungen müssen durch eine Bescheinigung des Arztes nachgewiesen werden. Danach kann sich der Jugendliche in einem Abstand vom jeweils einem Jahr erneut nachuntersuchen lassen.

Gerade der Kinder- und Jugendarzt ist prädestiniert, die Heranwachsenden zu beraten und zu untersuchen, da er die familiäre Situation und angeborene bzw. erworbene Erkrankungen kennt und damit frühzeitig lenken kann. Bedauerlich ist die Tatsache, dass viele Schulabgänger bereits das 18. Lebensjahr vollendet haben und aus dem Raster der Jugendarbeitsschutzuntersuchung fallen. Mit Betriebseingangsuntersuchungen versucht man diesem Umstand zu begegnen, aber es gibt keinen gesetzlichen Zwang.

> **Eine allgemeine Berufseingangsuntersuchung für Schulabgänger ist zu fordern!**

Angesichts zahlloser „Abbrecher“ oder „Umschüler“ kommt einer sorgfältigen Untersuchung und Beratung eine besondere Bedeutung zu, da Zufriedenheit im Beruf eine große Auswirkung auf das weitere Leben hat. Die Untersuchungsberechtigungsscheine werden von den Gemeinden ausgegeben. Die Kosten trägt das jeweilige Bundesland. Zusätzlich wird von dem Jugendlichen bzw. den Eltern ein Erhebungsbogen über Vorerkrankungen ausgefüllt.

Die ärztlichen Untersuchungen haben sich auf den Gesundheits- und Entwicklungszustand und die körperliche Beschaffenheit, die Nachuntersuchungen auf die Auswirkungen der Beschäftigung auf Gesundheit und Entwicklung des Jugendlichen zu erstrecken.

Neben der Familien- und Eigenanamnese und den Angaben von Beschwerden wird nach sportlicher Betätigung, Medikamentengebrauch und Konsum von Nikotin, Alkohol und Drogen gefragt. Der ausführliche Untersuchungsbefund mit Seh- und Hörprüfung sowie den metrischen Angaben und Urinstatus wird dokumentiert. Ergänzungsuntersuchungen bei Augen- und Hals-Nasen-Ohren-Arzt sowie Orthopäden, Dermatologen und Neurologen werden veranlasst. Aufgrund der dort erhobenen Befunde wird die abschließende Beurteilung vorgenommen und den Erziehungsberechtigten und dem Arbeitgeber zugestellt. Erst dann darf die Beschäftigung aufgenommen werden. Empfehlungen für gesundheitsfördernde Maßnahmen für die Eltern werden ausgesprochen. Arbeitsmedizinische Erkenntnisse, dass dynamische Arbeit statischer vorzuziehen ist und gerade der Bewegungsapparat Heranwachsender besonders sensibel auf Belastungen reagiert und Allergene eine zunehmende Rolle spielen, fließen ein.

> Im Spannungsfeld zwischen Berufswunsch und knappen Ausbildungsplätzen einerseits und der Gefährdung eines Jugendlichen, der Vorerkrankungen wie z.B. Asthma, endogenes Ekzem, Lärmschäden, Kyphoskoliosen oder Behinderungen aufweist, kommt der ärztlichen Entscheidung eine große Bedeutung zu.

Rücksprachen mit dem Ausbildungsbetrieb, um einen akzeptablen und verantwortungsbewussten Kompromiss zu finden, haben sich bewährt.
In der Liste der gemeldeten Berufskrankheiten – die Dunkelziffer der unerkannten ist sicher höher – stehen Hauterkrankungen weit an der Spitze, gefolgt von Lärmschäden, Asthma und Erkrankungen des Skelettsystems. Nach der gesetzlichen Definition ist „eine Berufskrankheit eine Krankheit, welche in der Rechtsverordnung als solche bezeichnet wird und ein Versicherter bei einer versicherten Tätigkeit erleidet". Nach der Art der Entstehung gibt es sechs Gruppen: chemische/physikalische Einwirkungen, Infektionserreger oder Parasiten sowie Tropenkrankheiten, Erkrankungen der Atemwege, Hautkrankheiten und sonstige, wobei Lärmschäden in der Kinder- und Jugendarztpraxis durch geändertes Freizeitverhalten (Discobesuch und exzessives Walkman-Hören bedeuten 80–130 dB und bewirken irreversible Hörschäden mit einer Hörminderung von 20 db = c5-Senke) auffallen und durch entsprechende Aufklärung verhindert werden können.
Für Atopiker sind Berufe wie Friseur, Bäcker, Floristin, Lackierer, Tierpfleger, Kunststofftechniker u.Ä. nicht geeignet. Für Asthmatiker sind klimatische Auswirkungen sowie Belastung durch Gase, Staub, Mehl u.a. zu berücksichtigen. Chronische Erkrankungen des Verdauungstrakts, Diabetes mellitus, zerebrale Anfallsleiden und Behinderungen geistiger und körperlicher Art sind dem betreuenden Pädiater bekannt und können rechtzeitig mit den Eltern bei der Berufswahl berücksichtigt werden. Die Bundesanstalt für Arbeit hat durch berufliche Rehabilitationsmaßnahmen für eine angemessene berufliche und soziale Integration von behinderten Jugendlichen zu sorgen.
Die nach den §§ 33 und 34 durchzuführende Nachuntersuchung hat sich auf die Auswirkungen der Beschäftigung auf Gesundheit und Entwicklung des Auszubildenden zu erstrecken. Wiederum ist ein von Eltern und dem Jugendlichen unterschriebener Erhebungsbogen vorzulegen. Hier zeigt sich, inwieweit die oft recht schwierige Prognose bei der Erstbeurteilung richtig war.

Literatur

Bundesanstalt für Arbeit, Nürnberg(10/99): Ausbildungsfibel

BÄK, Köln: Gehörschäden durch Lärmbelastungen in der Freizeit. DÄ 96, Heft 16, 1999

BM für Arbeit und Sozialordnung (1997): Wie? So! Informationen für junge Leute

BM für Arbeit und Sozialordnung (1998): Ratgeber für Behinderte

Jugendarbeitschutzgesetz vom 12.4.1976 (BGBl.) mit Ergänzungen(1997)

8.2 Juristische Aspekte bei der Untersuchung/Behandlung von Jugendlichen

Karl-Heinz Möller

8.2.1 Die Bedeutung des Lebensalters in der Rechtsordnung

Die Rechtsordnung der Bundesrepublik Deutschland verknüpft mit dem Lebensalter des Menschen bestimmte Rechte und Pflichten. Ebenso richten sich die Kriterien, nach denen das Verhalten eines Menschen als schuldhaft zu bewerten ist, nach dem Lebensalter. Mit zunehmendem Alter wächst der rechtliche Spielraum. Dabei berücksichtigen die Gesetze die sich entwickelnde und zunehmend in den Vordergrund tretende Persönlichkeit des Heranwachsenden.
Unter Kindern versteht die Rechtsordnung Minderjährige, die das 14. Lebensjahr noch nicht vollendet haben. Abzugrenzen sind die Kinder von den Jugendlichen, also den minderjährigen Personen, die zwar das 14., jedoch noch nicht das 18. Lebensjahr vollendet haben.
Ein Minderjähriger, der bei Begehung einer Tat noch nicht 14 Jahre alt ist, kann mangels Schuldfähigkeit strafrechtlich nicht belangt werden (§19 StGB). Ein Täter, der zum Zeitpunkt der Tat 14, aber noch nicht 18 Jahre alt ist, untersteht dem JGG, das ihn als Jugendlichen bezeichnet (§1 Absatz 2 Jugendgerichtsgesetz in der Fassung der Bekanntmachung vom 11. Dezember 1974 [JGG]). Der Gesetzgeber stellt mit dem JGG erzieherische Ziele in den Vordergrund und lässt nicht die volle

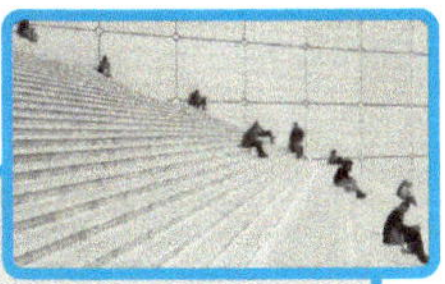

Härte des StGB Platz greifen, insbesondere nicht das Instrument der Strafe (Geld- und Freiheitsstrafe). Nach dem JGG ist ein Jugendlicher für seine Tat dann verantwortlich, wenn er nach seiner sittlichen und geistigen Entwicklung reif genug ist, das Unrecht einzusehen und nach dieser Einsicht zu handeln (§3 JGG).

Mit Vollendung des 14. Lebensjahrs ist der Jugendliche religionsmündig und darf allein und eigenständig entscheiden, welchem religiösen Bekenntnis er sich anschließen will (§5 Gesetz über die religiöse Kindererziehung vom 15. Juli 1921 [RKEG]).

§1 JÖSchG (Gesetz zum Schutze der Jugend in der Öffentlichkeit [Jugendschutzgesetz] vom 25. Februar 1985) gilt auch für Jugendliche, die sich ebenfalls nicht an jedem beliebigen Ort aufhalten dürfen.

Mit Vollendung des 16. Lebensjahres kann ein Minderjähriger ein Testament ohne Zustimmung seines gesetzlichen Vertreters errichten (§2229 Absatz 1 BGB) und unter bestimmten Bedingungen nach Anrufung des Familiengerichts heiraten (§1303 Absatz 2 BGB).

Die Volljährigkeit tritt mit Vollendung des 18. Lebensjahres ein (§2 BGB). Ab diesem Zeitpunkt ist die unbegrenzte Geschäftsfähigkeit gegeben (1). Es besteht die volle Verantwortlichkeit nach dem Recht der unerlaubten Handlung (§828 Absatz 2 BGB). Der Volljährige muss, wenn er einem anderen schuldhaft und rechtswidrig einen Schaden zufügt, dafür einstehen.

Wer das 18. Lebensjahr vollendet hat, kann an Wahlen zum Deutschen Bundestag teilnehmen (Artikel 38 Absatz 2 GG). Mit dem Eintritt der Volljährigkeit – gegenwärtig mit Vollendung des 18. Lebensjahres – geht die Wählbarkeit in den Bundestag einher (Artikel 38 Absatz 2 GG).

Die Wehrpflicht aller Männer beginnt ebenfalls mit der Volljährigkeit (§ 1 Absatz 1 Wehrpflichtgesetz in der Fassung der Bekanntmachung vom 15. Dezember 1995).

Das Strafrecht betrachtet einen Volljährigen nicht ohne weiteres als einen „Erwachsenen". Wer zur Zeit der Tat 18, jedoch noch nicht 21 Jahre alt ist, gilt als Heranwachsender (§1 Absatz 2 JGG). Bei einem Heranwachsenden ist zu fragen, ob seine Persönlichkeitsentwicklung unter Berücksichtigung der Umweltbedingungen die Gleichstellung mit einem Jugendlichen rechtfertigt oder ob es sich nach der Art, den Umständen und den Beweggründen der Tat um eine Jugendverfehlung handelt (§105 Absatz 1 JGG).

8.2.2 Der Behandlungsvertrag mit dem Minderjährigen/gesetzlichen Vertreter

Die Grundlage für die Rechtsbeziehungen zwischen Arzt und Patient ist der Behandlungsvertrag (Arztvertrag). Er verkörpert das rechtliche Band, das die Rechte und Pflichten des Arztes und des Patienten bestimmt. Dies gilt unabhängig vom Alter des Patienten. Der Vertrag verpflichtet den Arzt zur sorgfältigen Behandlung nach dem Standard der medizinischen Wissenschaft und Erfahrung.

Weiterhin ist der Vertrag die Grundlage für den Honoraranspruch des Arztes. Dies gilt uneingeschränkt für Privatpatienten, die aufgrund des ausschließlich zivilrechtlich zu beurteilenden Vertrages unmittelbar dem Arzt die Vergütung schulden. Die in der Regel hinter den Privatpatienten stehende private Krankenversicherung ist vertraglich nicht mit dem Arzt, sondern nur mit dem Patienten – ihrem Versicherungsnehmer – verbunden.

Aber auch zwischen dem Vertragsarzt und Kassenpatienten kommt ein bürgerlich-rechtlicher Behandlungsvertrag zustande (2). Dieser ist jedoch nur Teil eines öffentlich-rechtlichen Systems von Ansprüchen und Pflichten nach dem Recht der im Sozialgesetzbuch 5. Buch vom 20. Dezember 1988 (SGB V) geregelten gesetzlichen Krankenversicherung. Nach ihm bemisst sich im Wesentlichen unter Zugrundelegung zivilrechtlicher Maßstäbe die vom Arzt bei der Behandlung zu beachtende Sorgfalt (§76 Absatz 4 SGB V). Nimmt der Kassenpatient den Vertragsarzt – wie im Regelfall – nach dem Sachleistungsprinzip in Anspruch, besteht der Vergütungsanspruch des Vertragsarztes nur gegenüber der Kassenärztlichen Vereinigung.

Rechtsnatur des Behandlungsvertrags

Es ist seit langem anerkannt, dass der zwischen dem Arzt und Patienten abgeschlossene Vertrag seinem Typ nach als Dienstvertrag gemäß den §§611 ff. BGB zu qualifizieren ist. Der Arzt schuldet eine Dienstleistung und keinen Heilerfolg. Es wäre im übrigen völlig unangemessen, ihm das vertragliche Risiko der häufig von unbeherrschbaren Faktoren abhängenden Entwicklung aufzubürden. An der Einordnung als privatrechtlichen Dienstvertrag ändert sich nichts dadurch, dass der Arzt im Rahmen der vertragsärztlichen Versor-

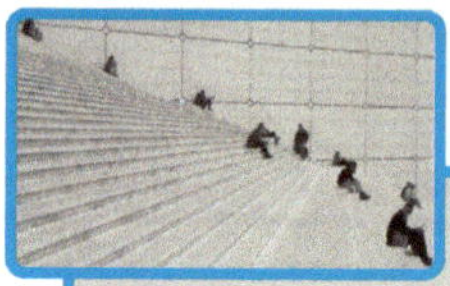

gung tätig wird. Hinsichtlich der vom Vertragsarzt zu erfüllenden Pflichten, insbesondere der Beachtung des Sorgfaltsmaßstabs, besteht kein Unterschied zwischen einem Kassenpatienten und einem Selbstzahler (3).

Da die Behandlung und gegebenenfalls Pflege im Vordergrund steht, ist der Krankenhausaufnahmevertrag, obwohl er weitere Elemente wie Raumüberlassung, Beköstigung etc. enthält, ebenfalls als Dienstvertrag einzuordnen.

Abschluss des Behandlungsvertrags

Ist der Patient noch nicht volljährig, kommt der Behandlungsvertrag nicht ohne weiteres durch die bloße Inanspruchnahme des Arztes zustande. Das Gleiche gilt, wenn ein Minderjähriger in ein Krankenhaus eingeliefert wird. Der tatsächliche Vorgang der Einlieferung allein begründet nicht den Krankenhausaufnahmevertrag (4).

Der Vertragsschluss setzt vielmehr ein wirksames Angebot und die wirksame Annahme des Angebots voraus. Angebot und Annahme bezeichnet das Zivilrecht als Willenserklärungen. Die Rechtswirksamkeit der Willenserklärung des minderjährigen Patienten ist aber – je nach Alter – entweder ausgeschlossen (bei Geschäftsunfähigkeit, d.h. bis zur Vollendung des 7. Lebensjahres) oder eingeschränkt (bei beschränkter Geschäftsfähigkeit, d.h. vom 8. bis zum vollendeten 18. Lebensjahr). Eine Willenserklärung ist dementsprechend bis zum vollendeten 7. Lebensjahr nichtig (§105 Absatz 1 BGB). Danach bedarf der Minderjährige zum Abschluss sämtlicher Verträge, durch die er nicht lediglich einen rechtlichen Vorteil erlangt, der Einwilligung seines gesetzlichen Vertreters (§§106, 107 BGB).

> Minderjährige können ohne Beteiligung ihres gesetzlichen Vertreters – in der Regel der Eltern – keinen wirksamen Behandlungsvertrag mit dem Arzt abschließen.

Bei privatversicherten Patienten fehlt regelmäßig mangels Vertragsabschlusses die Rechtsgrundlage für die Honorarforderung.

Anders ist die Rechtslage bei sozialversicherten Jugendlichen ab Vollendung des 15. Lebensjahres, da sie Leistungen der gesetzlichen Krankenkasse in Anspruch nehmen können (§36 Absatz 1 SGB I), sofern der gesetzliche Vertreter nicht widerspricht (5). Der Jugendliche kann als unbeschränkt geschäftsfähig angesehen werden, wenn die ärztliche Behandlung der Erhaltung oder der Wiederherstellung der Arbeitskraft dient (6).

Liegen diese Sonderfälle nicht vor, gilt der allgemeine Grundsatz, dass der Vertrag nur mit vorheriger Zustimmung oder nachheriger Genehmigung des gesetzlichen Vertreters des Minderjährigen zustande kommen kann. In der ärztlichen Praxis wird man sich aber in der Regel mit weniger rechtlicher Dogmatik begnügen können. Erscheinen ein Kind oder ein Jugendlicher mit dem Wissen und der Billigung der Eltern, ist es ohne weiteres möglich, den Minderjährigen als Bote des gesetzlichen Vertreters anzusehen, sodass der Arztvertrag auf diese Weise zustande kommt (7).

> Ergeben sich Zweifel, ob der Arztvertrag mit dem minderjährigen Patienten oder seinem gesetzlichen Vertreter wirksam abgeschlossen wurde, ist das Einverständnis des gesetzlichen Vertreters einzuholen. Zweifel sind insbesondere dann angebracht, wenn der Minderjährige eine nicht ohne weiteres indizierte Behandlung wünscht.

Gesetzlicher Vertreter des Minderjährigen sind dessen Eltern, die die elterliche Sorge gemeinsam und gleichrangig ausüben (§1629 Absatz 1 Satz 1 BGB). Einigen sich die Eltern in wichtigen Angelegenheiten nicht, kann das Familiengericht die Entscheidung einem Elternteil übertragen (§1628 Satz 1 BGB). Bei Gefahr im Verzug ist jeder Elternteil berechtigt, alle Rechtshandlungen vorzunehmen, die zum Wohl des Kindes notwendig sind, wobei der andere Elternteil unverzüglich zu unterrichten ist (§1629 Absatz 1 Satz 4 BGB). Auch sonst gilt, dass bei Verhinderung eines Elternteils zur Ausübung der elterlichen Sorge diese durch den anderen Elternteil ausgeübt wird. Verstirbt ein Elternteil, geht die elterliche Sorge auf den überlebenden Elternteil über (§1680 Absatz 1 BGB).

Durch das am 1. Juli 1998 in Kraft getretene Kindschaftsrechtsreformgesetz können auch nicht miteinander verheiratete Eltern bei Abgabe einer speziellen Sorgerechtserklärung das Sorgerecht gemeinsam übernehmen (§1626a Absatz 1 Ziffer 1 BGB). Wird eine solche Sorgerechtserklärung nicht abgegeben oder heiraten die Eltern nicht, steht die elterliche Sorge der Mutter zu (§1626a Absatz 2 BGB).

Eine Novität des Kindschaftsreformgesetzes ist die grundsätzliche Beibehaltung der gemeinschaftlichen elterlichen Sorge auch nach erfolgter

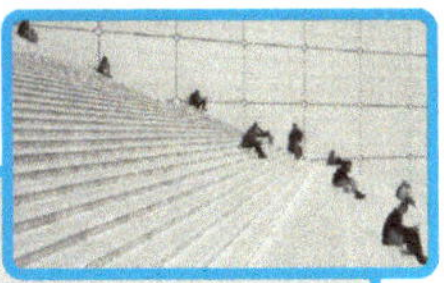

Trennung (§1671 BGB). Es kommt dabei nicht darauf an, ob die Eltern im Zeitpunkt der Geburt des Kindes und/oder Trennung miteinander verheiratet sind. Der Übergang der elterlichen Sorge auf einen Elternteil ist nicht automatisch die Folge der Trennung, sondern es bedarf einer auf Antrag möglichen Übertragung durch das Familiengericht (§1671 BGB).

Parteien des Behandlungsvertrages

Sind die Eltern mit der Behandlung eines geschäftsunfähigen oder beschränkt geschäftsfähigen Minderjährigen einverstanden oder genehmigen sie diese nachher, kommt der Behandlungsvertrag zustande. Damit ist aber noch nicht geklärt, wer Vertragspartner des Arztes ist. Das Kind – vertreten durch die Eltern – kann selbst Vertragspartei werden. Die Eltern können aber auch im eigenen Namen und auf eigene Rechnung den Vertrag mit dem Arzt abschließen (sog. Eigengeschäft), aus dem zugunsten des Kindes jedoch ein unmittelbarer Leistungsanspruch gegen den Arzt folgt (§328 BGB) (8). Was von den Eltern gewollt ist, lässt sich nicht allgemein beantworten, ist vielmehr eine Frage des Einzelfalls. Regelmäßig dürfte ein Eigengeschäft der Eltern gegeben sein (9). Dies gilt auch für den Krankenhausaufnahmevertrag.
Die Problematik spielt für den Arzt in der täglichen Praxis regelmäßig nur eine untergeordnete Rolle. Sie kann für ihn aber Bedeutung erlangen, wenn er das Kind durch seinen Heileingriff schädigt. Sind die Eltern vertraglich mit dem Arzt verbunden, steht ihnen – wenn alle sonstigen Anspruchsvoraussetzungen vorliegen – der Mehraufwand für Pflege und Versorgung als Schadensersatz zu. Unterfällt der Patient nicht der gesetzlichen Krankenversicherung, kann der Arzt seinen Honoraranspruch klageweise nur gegen seinen Vertragspartner geltend machen.
Nach §1357 BGB ist jeder Elternteil berechtigt, Geschäfte zur angemessenen Deckung des Lebensbedarfs der Familie mit Wirkung auch für den anderen Ehepartner zu besorgen, sofern die Eheleute nicht getrennt leben („Schlüsselgewalt“). Durch solche Geschäfte des einen Ehepartners wird auch der andere Ehepartner berechtigt und verpflichtet. Die Zuziehung eines Arztes für ein gemeinsames Kind – bis hin zum Abschluss eines Krankenhausvertrages – fällt regelmäßig unter die Schlüsselgewalt, insbesondere bei medizinisch indizierten und unaufschiebbaren Behandlungen (10).

8.2.3 Voraussetzungen für die Rechtmäßigkeit der Behandlung Minderjähriger (Einwilligung/Aufklärung)

Das ärztliche Handeln muss, wenn es beruflich legitim sein und vor dem Recht bestehen soll, drei Grundvoraussetzungen genügen. Der Heileingriff muss erstens medizinisch indiziert sein und zweitens lege artis ausgeführt werden. In Bezug auf diese Anforderungen gelten selbstverständlich gegenüber einem Minderjährigen keine anderen Maßstäbe als gegenüber einem Erwachsenen. Das geltende Recht verlangt darüber hinaus als dritte Voraussetzung die wirksame Einwilligung des Patienten in die Behandlung, der eine ausreichende Aufklärung voranzugehen hat.
Die Einwilligung soll im Folgenden näher beleuchtet werden, weil sie bei Minderjährigen im Hinblick auf die Einwilligungsfähigkeit erhebliche Probleme aufwirft und sich daran die Frage anschließt, ob der Minderjährige selbst oder sein gesetzlicher Vertreter der Behandlung zustimmen muss. Schwierigkeiten bereitet daher auch die Ermittlung des richtigen Adressaten für die Aufklärung als Grundlage der Einwilligung.

Einwilligungsfähigkeit

Ärztliche Untersuchungs- und Behandlungsmaßnahmen sind regelmäßig nur bei wirksamer Einwilligung des Patienten und/oder des gesetzlichen Vertreters zivil- und strafrechtlich gerechtfertigt. Wirksam einwilligen kann nur, wer die Einwilligungsfähigkeit besitzt.

> Die Einwilligungsfähigkeit, die nicht an ein bestimmtes Lebensalter gebunden ist, ist zu unterscheiden von der Geschäftsfähigkeit (Vertragsmündigkeit). Während sich nach der Geschäftsfähigkeit beurteilt, ob wirksam ein Vertrag geschlossen werden kann, beinhaltet die Einwilligungsfähigkeit – als Ausdruck des Selbstbestimmungsrechts – die individuelle „natürliche" Einsichts- und Urteilsfähigkeit, die Bedeutung und Folgen der Rechtshandlung (Zustimmung in den Heileingriff) zu erkennen und nach dieser Einsicht zu handeln (11).

Ist der Minderjährige einwilligungsfähig, kann er wirksam in einen ärztlichen Eingriff und somit in die Verletzung seiner körperlichen Integrität einwilligen, wodurch die ärztliche Maßnahme aus

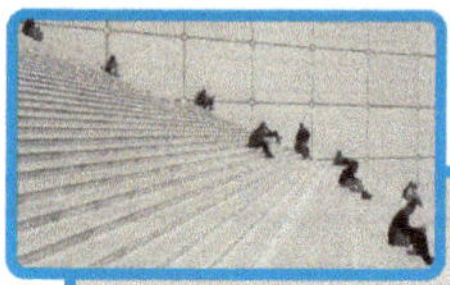

zivil- und strafrechtlicher Sicht gerechtfertigt ist. Da die ärztliche Behandlung persönliche Rechtsgüter (Leben, Gesundheit) betrifft, verlangt die Beachtung des personalen Selbstbestimmungsrechts im größtmöglichen Umfang die Beteiligung des jeweiligen Rechtsträgers.

Auch Minderjährige – abhängig vom individuellen Entwicklungsstand – verfügen häufig über die bei medizinischen Eingriffen erforderliche Einsichts- und Urteilsfähigkeit, sodass nicht einfach „über ihren Kopf hinweg" entschieden werden kann.

Ab der Schulfähigkeit besteht im zunehmenden Maße die Rechtspflicht, die Minderjährigen in den Einwilligungsvorgang einzubeziehen. Der Arzt darf nicht – gegebenenfalls mit den Eltern – ohne Einbindung des minderjährigen Patienten für diesen wichtige Entscheidungen treffen. Bei komplizierteren und gefährlicheren diagnostischen und/oder therapeutischen Maßnahmen muss er neben der Einwilligung des Patienten diejenige der Sorgeberechtigten einholen (12).
Die Einwilligungsfähigkeit muss individuell und bei dem betroffenen Minderjährigen festgestellt werden und hat sich auf den konkreten Eingriff, dessen Intensität und Tragweite zu erstrecken (13). Die entsprechenden Erhebungen sollte der Arzt in seiner Dokumentation sorgfältig festhalten, um im Fall einer späteren Auseinandersetzung seine Entscheidung plausibel darstellen und begründen zu können. Selbstverständlich ist er nicht gehalten, ein psychiatrisches Gutachten zur Frage der Einwilligungsfähigkeit einzuholen. Auf der anderen Seite darf er auch nicht leichtfertig über die Anforderungen an die Einwilligungsfähigkeit hinweggehen.

Der Arzt hat im Laufe einer Behandlung ständig zu prüfen, ob die Einwilligungsfähigkeit des Minderjährigen gegeben ist. Fehlte sie zu Anfang, so kann sie im Laufe einer – langwierigen – Behandlung gleichwohl eintreten und ist dann zu beachten.

Der Arzt muss sich in einem ausführlichen Gespräch einen subjektiven Eindruck verschaffen. Bei der Strukturierung des Gesprächs können die nachfolgend aufgeführten Kriterien hilfreich sein (14):

- intellektuelle Reife
- Ausprägung des Charakters
- Fähigkeit zum selbstständigen Urteilen und Entscheiden
- Fähigkeit zu zeitlich überschauendem Denken
- Fähigkeit, die erteilten Informationen zu verarbeiten
- Fähigkeit, die Vor- und Nachteile unterschiedlicher Behandlungsmethoden abzuwägen
- Fähigkeit, die Tragweite des Eingriffs einschließlich etwaiger Komplikationen auf die individuelle Situation zu übertragen

Der Arzt kommt also nicht umhin, in jedem Einzelfall die Frage der Einwilligungsfähigkeit – unabhängig vom Alter des minderjährigen Patienten – zu prüfen. Als Richtschnur kann jedoch gelten, dass Minderjährige unter 14 Jahren nicht, Minderjährige kurz vor Vollendung des 18. Lebensjahrs dagegen regelmäßig schon einwilligungsfähig sind. Je leichter der Eingriff ist, desto eher kann die Einwilligungsfähigkeit vorliegen.

Aber auch unterhalb der Schwelle der Vollendung des 14. Lebensjahres ist der jugendliche Patient in die Gespräche einzubeziehen. Dem Zeitpunkt der vollen eigenen Entscheidungskompetenz geht eine Phase der „Vetofähigkeit" voraus.
Kommt der Arzt zu dem Schluss, dass dem minderjährigen Patienten die Einwilligungsfähigkeit fehlt, muss er – von besonderen Not- und Eilfällen abgesehen – den Konsens des gesetzlichen Vertreters – also der Eltern – herbeiführen.

Der Arzt darf dabei weitgehend darauf vertrauen, dass der anwesende Elternteil auch im Namen des Abwesenden handelt und befugt ist, rechtswirksam in eine Heilbehandlung einzuwilligen. Dies gilt so lange, als dem Arzt keine entgegen stehenden Umstände bekannt sind.

Er ist auch nicht verpflichtet, dem anwesenden Elternteil eine irgendwie geartete Ermächtigung des anderen abzuverlangen. Im Einzelfall kommt es wiederum auf die besonderen Umstände, insbesondere auch auf die Schwere der Erkrankung und des Heileingriffs an. Dabei kann der Arzt von Folgendem ausgehen (15):

– Liegen nur leichtere Erkrankungen oder Verletzungen vor, darf er sich – ohne zu fragen – auf die Ermächtigung des erschienenen Elternteils verlassen.

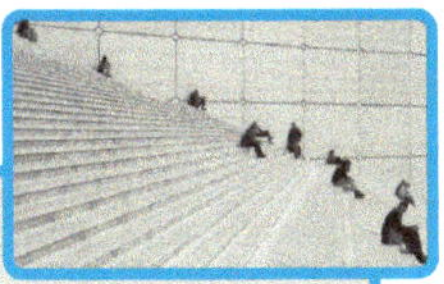

- In Fällen schwerer Art mit nicht unbedeutenden Risiken hat er nachzufragen, ob die Ermächtigung des anderen Ehepartners vorliegt. Er darf aber auf die Richtigkeit der mündlichen Auskunft des Erschienenen vertrauen, so lange nicht Anhaltspunkte für eine wahrheitswidrige Antwort vorliegen. In dieser Situation kann es angebracht sein, auf den erschienenen Elternteil einzuwirken, den vorgesehenen Eingriff nochmals mit dem Ehegatten zu besprechen.
- Strengere Anforderungen gelten bei schwierigen Entscheidungen über die Behandlung des Kindes, die mit erheblichen Risiken verbunden ist. Hier darf der Arzt nicht darauf vertrauen, dass der abwesende Elternteil die Einwilligung auf den Ehepartner übertragen hat. Der Arzt muss sich vielmehr vergewissern, dass der nicht erschienene Elternteil mit der vorgesehenen Behandlung des Kindes einverstanden ist. Dies gilt umso mehr, wenn sich zuvor beide Elternteile um die Behandlung des Kindes bemüht hatten. Soll von einem Behandlungsplan, der mit beiden Elternteilen abgesprochen ist, erheblich abgewichen werden, reicht die Einwilligung nur eines Elternteiles jedenfalls nicht aus.

> Die Berechtigung der Eltern, anstelle des Kindes über einen Eingriff zu entscheiden, ist nicht schrankenlos. Verweigern sie die Zustimmung zu einem lebenserhaltenden Heileingriff, kann der Arzt dies nicht ohne weiteres hinnehmen. Denn in der Verweigerung liegt der Missbrauch des Sorgerechts (16).

Stimmen beispielsweise die Eltern eines einwilligungsunfähigen Kindes bzw. Jugendlichen, die den Zeugen Jehovas zugehörig sind, aus religiösen Gründen einer medizinisch indizierten Bluttransfusion nicht zu, ist die Grenze der Religionsfreiheit überschritten mit der Folge, dass die Rechtsordnung eine solche, dem Kindeswohl eklatant entgegenstehende Entscheidung nicht akzeptieren kann. Soweit ausreichend Zeit verbleibt, ist die Bestellung eines Pflegers erforderlich. In eilbedürftigeren Fällen, etwa wenn die Eltern das Kind in erhebliche Gefahr bringen, kann um eine Entscheidung des Familiengerichts nach §1666 Absatz 3 BGB, das die fehlende Einwilligung ersetzt, nachgesucht werden. Kann die Entscheidung des Familiengerichts nicht herbeigeführt werden, wobei möglicherweise der Familienrichter nicht erreichbar oder die Situation zu eilbedürftig ist, darf der Arzt sich über die rechtsmissbräuchliche und somit unzulässige Verweigerung der Eltern hinwegsetzen und die erforderlichen Maßnahmen zum Wohle des Kindes ergreifen.

> Eine Verletzung dieser Pflicht kann je nach Sachlage zur Strafbarkeit des Arztes wegen fahrlässiger Körperverletzung oder fahrlässiger Tötung führen.

Ärztliche Aufklärung

Die Einwilligung hat nur dann rechtfertigenden Charakter, wenn der Arzt zuvor den einwilligungsfähigen und einwilligungsberechtigten Rechtsträger aufgeklärt hat.

> Ohne gehörige Aufklärung scheidet eine rechtswirksame Einwilligung aus. Auf der anderen Seite setzt die Pflicht zur Aufklärung nicht die Einwilligungsfähigkeit voraus. Auch wenn der minderjährige Patient nicht zustimmungsfähig ist, soll er informiert an dem Willensbildungsprozess beteiligt werden.

Zustimmung und Aufklärung laufen also nicht stets parallel. So sind zwar jüngere Jugendliche ab der Schulfähigkeit noch nicht zustimmungsfähig, sie haben jedoch ein Recht darauf zu erfahren, was mit ihnen geschieht. Diese Information muss auf jeden Fall den Behandlungsverlauf und im gewissen Maß auch das Risiko umfassen, damit der Jugendliche, falls er seinem Alter entsprechend verständig und nicht im Übermaß ängstlich ist, mit seinen Eltern darüber sprechen kann. Bei der Notwendigkeit der Doppelaufklärung, d.h. der Unterrichtung sowohl der Sorgeberechtigten als auch des Jugendlichen, ist der jüngere Minderjährige wenigstens über den Verlauf und der ältere, etwa ab zehn Jahren, normalerweise auch über das Risiko des Eingriffs zu informieren (17).
Es empfiehlt sich für den Arzt – selbstverständlich unter Beachtung der Schweigepflicht –, im Einvernehmen mit dem jungen Patienten immer den gesetzlichen Vertreter einzubeziehen, um dessen Erziehungsrecht Rechnung zu tragen.
Der Arzt sollte alle relevanten Umstände und die von ihm getroffenen Feststellungen ausreichend dokumentieren, um seine Entscheidung im nachhinein plausibel und nachvollziehbar rechtfertigen zu können.

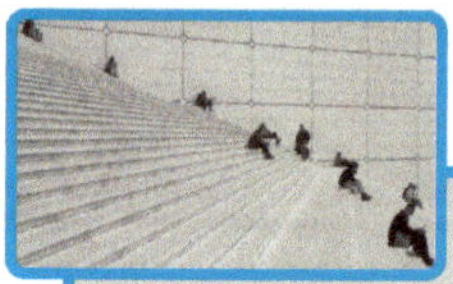

8.2.4 Zulässigkeit einzelner Heileingriffe/ärztlicher Maßnahmen bei Minderjährigen

Jugendgesundheitsuntersuchung

Am 1.Oktober 1998 ist die vom Bundesausschuss der Ärzte und Krankenkassen – auf der Grundlage der §§ 26 Absatz 2, 92 Absatz 1 und 4 SGB V – erlassene „Richtlinie zur Jugendgesundheitsuntersuchung" in Kraft getreten (18, s.a. Kap. A4.4). Die Richtlinie bestimmt das Nähere über die den gesetzlichen Erfordernissen des § 26 SGB V entsprechenden ärztlichen Maßnahmen zur Früherkennung von Krankheiten bei Jugendlichen nach Vollendung des 10. Lebensjahres.
Nach der „Richtlinie zur Jugendgesundheitsuntersuchung" sind anspruchsberechtigt Versicherte zwischen dem vollendeten 13. und vollendeten 14. Lebensjahr. Dabei wird eine Toleranzzeit von zwölf Monaten vor Vollendung des 13. Lebensjahrs und nach Vollendung des 14. Lebensjahrs eingeräumt, sodass man von einem Personenkreis der 12- bis 14-Jährigen auszugehen hat.
Zu berücksichtigen ist, dass die durchgeführten Maßnahmen nahezu keine Eingriffsintensität aufweisen. Dies gilt insbesondere für die Anamnese, jedoch auch für die klinisch-körperliche Untersuchung. Die durchgeführten Maßnahmen dürften regelmäßig vom Verständnis der 12- bis 14-Jährigen abgedeckt werden, sodass das Einverständnis der gesetzlichen Vertreter nicht einzuholen ist.
Eine besondere Bedeutung kommt der Verhaltens-/Sicherheitsaufklärung zu. Stellt der Arzt ein erhebliches Gefährdungspotenzial fest (z.B. Alkohol- und Drogenkonsum), kann es unzureichend sein, lediglich auf den Jugendlichen einzuwirken. Das Ziel einer Verhaltensänderung kann möglicherweise nur durch Einbeziehung der gesetzlichen Vertreter erreicht werden. Der Arzt sollte zunächst versuchen, den Minderjährigen zu einem gemeinsamen Gespräch mit den Eltern zu bewegen. Gelingt dies nicht und drohen bei Fortsetzung des Konsums erhebliche Gefahren, sollte der Arzt eine Kontaktaufnahme mit den gesetzlichen Vertretern nicht scheuen.
Das Resultat der Jugendgesundheitsuntersuchung kann aus einer Verdachtsdiagnose bestehen, zu deren Abklärung weitere diagnostische Maßnahmen erforderlich sind. Insbesondere bei erheblichen Risiken wird der Arzt sich regelmäßig nicht damit begnügen können, den Jugendlichen an einen Spezialisten zu überweisen. Vielfach wird es sich anbieten, bereits in diesem Stadium die gesetzlichen Vertreter zu kontaktieren. Vermittelt der Jugendliche den Eindruck, mit der Situation vernünftig umgehen zu können, kann sich die Einschaltung der gesetzlichen Vertreter erübrigen, jedoch sollte der Arzt nachhalten, ob der Jugendliche seiner Überweisung Folge geleistet und einen Spezialisten aufgesucht hat. Der Arzt kann dies kontrollieren, indem er darauf achtet, ob ihm ein Arztbrief zugeht. Ist dies nicht der Fall, ist die Einschaltung der gesetzlichen Vertreter unabdingbar.

Jugendarbeitsschutzuntersuchung

Die im Rahmen der Jugendarbeitsschutzuntersuchungen (s. Kap. A8.1.2) gewonnenen Erhebungen hat der Arzt schriftlich festzuhalten (§37 Absatz 3 JArbSchG) und den Personensorgeberechtigten mitzuteilen, im Hinblick auf das Untersuchungsergebnis beschränkt auf das Wesentliche (§39 JArbSchG). Die hierin liegende – gesetzlich angeordnete – Durchbrechung der Schweigepflicht dürfte gerechtfertigt sein, weil die Aufnahme und Aufrechterhaltung eines Arbeitsverhältnisses weitreichende Konsequenzen für die Entwicklung des Jugendlichen haben kann und der gesetzliche Vertreter, der der Eingehung des Arbeitsvertrages zustimmen muss, einer ausreichenden Entscheidungsgrundlage bedarf. Die für den Arbeitgeber bestimmte Bescheinigung hingegen darf nur die Durchführung der Untersuchung an sich bestätigen und muss gegebenenfalls den Hinweis enthalten, welche Arbeiten die Gesundheit und Entwicklung des Jugendlichen gefährden (§39 Absatz 2 JArbSchG).

Forschungseingriff/Arzneimittelprüfung

Im deutschen Recht gilt grundsätzlich das Verbot des Forschungseingriffs bei Einwilligungsunfähigen. Der Begriff des Kindeswohls lässt einen Forschungseingriff bei einem Kind zum Nutzen Dritter nicht zu (19).
Die klinische Prüfung eines Arzneimittels darf bei einem Minderjährigen gemäß §40 Absatz 4 AMG nur äußerst eingeschränkt durchgeführt werden. Das Mittel muss zum Erkennen oder Verhüten von Krankheiten speziell bei Minderjährigen bestimmt sein, wobei die klinische Prüfung an Erwachsenen keine ausreichende Prüfergebnisse erwarten lassen darf. Die Einwilligung muss durch den gesetzlichen Vertreter oder Pfleger nach um-

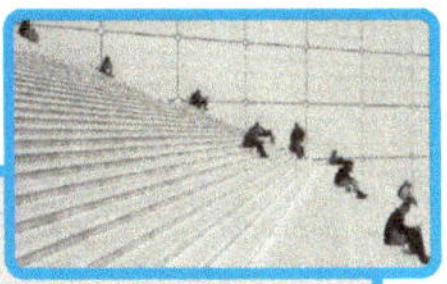

fangreicher Aufklärung erteilt werden. Ist der Minderjährige in der Lage, Wesen, Bedeutung und Tragweite der klinischen Prüfung einzusehen und seinen Willen hiernach zu bestimmen, so ist auch seine schriftliche Einwilligung erforderlich. In der Regel wird dieser Zeitpunkt mit zwölf Jahren erreicht sein (20).

Organspende

Das Gesetz über die Spende, Entnahme und Übertragung von Organen (Transplantationsgesetz) vom 5. November 1997 erklärt die Entnahme von Organen einer lebenden Person nur dann für zulässig, wenn sie volljährig und einwilligungsfähig ist (§8 Absatz 1 Nr. 1 TPG). Damit scheidet ein Minderjähriger als Organspender aus. Vom Anwendungsbereich des TPG sind das Blut und Knochenmark ausgenommen (§1 Absatz 2 TPG). Für die Blut- und Knochenmarkspende fehlt es also an einer gesetzgeberischen Vorgabe. Da weder eine Blut- noch eine Knochenmarkspende dem Wohl des Spenders entsprechen, sind solche Eingriffe bei einem Einwilligungsunfähigen unzulässig (21). Bei einer nicht indizierten Behandlungsmaßnahme rechtfertigt die Einwilligung der Eltern einen Eingriff grundsätzlich nicht.

Sterilisation

Die Sterilisation eines Minderjährigen ist unzulässig. Weder die Eltern noch der Minderjährige selbst können in die Sterilisation einwilligen (§1631c BGB).

Schwangerschaftsabbruch

Die Voraussetzungen für einen Schwangerschaftsabbruch sind bei einer Minderjährigen und einer Erwachsenen identisch. Minderjährigkeit für sich ist kein Rechtfertigungsgrund für einen Abbruch. Wünscht die Minderjährige die Geburt ihres Kindes, ist der entgegenstehende, auf Abbruch gerichtete Wille der Eltern unmaßgeblich (22). Etwas anderes kann allenfalls dann gelten, wenn eine besonders schwerwiegende medizinische Indikation für den Abbruch spricht (23).
Problematisch ist, ob und gegebenenfalls ab wann der Minderjährigen ein Alleinentscheidungsrecht über den Schwangerschaftsabbruch zusteht, es mithin keiner Zustimmung des gesetzlichen Vertreters bedarf. Allgemein wird davon ausgegangen, dass die Einwilligungsfähigkeit bei Minderjährigen für einen Schwangerschaftsabbruch ab dem 16. Lebensjahr gegeben sein kann. Diese in der juristischen Literatur weit verbreitete Auffassung wird von einigen Gerichten nicht geteilt. So hat das OLG Hamm jüngst geurteilt, eine Minderjährige bedürfe zur Vornahme eines Schwangerschaftsabbruches in jedem Fall der Zustimmung des gesetzlichen Vertreters (24). Das Gericht begründet seine Auffassung mit dem elterlichen Personensorgerecht, dem der Vorrang gegenüber dem Selbstbestimmungsrecht der Minderjährigen gebühre. Wenn man dem OLG Hamm auch zugeben muss, dass mit dem Abbruch der Schwangerschaft die Tötung eines Ungeborenen verbunden ist und der Eingriff für die Schwangere schwere physische und psychische Folgen haben kann, überzeugt die Entscheidung mit der in Anspruch genommenen Absolutheit nicht. Es ist kein Grund ersichtlich, warum das Selbstbestimmungsrecht grundsätzlich hinter der elterlichen Personensorge zurückstehen soll. Abzustellen ist vielmehr auf die sittliche und geistige Reife der minderjährigen Schwangeren, die zu prüfen Aufgabe des Arztes ist.
Ist die Minderjährige nicht einwilligungsfähig und verweigern die Eltern rechtsmissbräuchlich die Einwilligung in den von der Minderjährigen gewünschten Schwangerschaftsabbruch, kann die Einwilligung durch das Familiengericht nach §1666 Absatz 3 BGB ersetzt werden.
Hat die Minderjährige wirksam in den Schwangerschaftsabbruch eingewilligt, folgt daraus nicht ohne weiteres der wirksame Abschluss eines Behandlungsvertrags. Der Arztvertrag über den Schwangerschaftsabbruch ist vielmehr gemäß den §§106, 108 BGB schwebend unwirksam, kann aber durch Genehmigung des gesetzlichen Vertreters rückwirkend wirksam werden (§108 Absatz 1 BGB). Der Vertragsschluss bedarf als Rechtsgeschäft regelmäßig der Zustimmung der Eltern. Verweigern sie aus vernünftigen Gründen die Zustimmung zum Abschluss eines Behandlungsvertrags, der den Schwangerschaftsabbruch zum Ziel hat, dann verstoßen sie damit nicht ohne weiteres gegen das ihnen zukommende Sorgerecht (25).

Empfängnisverhütung

Jungen und Mädchen nehmen heute etwa zwei Jahre früher Geschlechtsverkehr auf als ihre Eltern. Nach Erkenntnissen des Berufsverbandes der Frauenärzte hat jedes zehnte Mädchen und jeder zehnte Junge bereits mit 14 Jahren seine sexuelle Premiere. Bis zum 16. Geburtstag liegt der Anteil der Mädchen, die Geschlechtsverkehr gehabt haben, bei 45%; bei den Jungen sind es 36%. Fragen der Kontrazeption spielen daher eine wichtige Rolle. Die mit einer kindlichen Schwangerschaft einhergehenden Risiken (kindliche Mortalität, Frühgeburtlichkeit, Gestosen, Anämie etc.) stellen eine Indikation zur Kontrazeption dar. Als Methode der Wahl gilt die Verordnung oraler Kontrazeptiva. Für den Arzt stellt sich die Frage, ab welchem Alter er die Pille ohne Einwilligung der Eltern verordnen darf.

Anerkannt ist, dass bei über 16-jährigen normal entwickelten Mädchen die Einwilligungsfähigkeit besteht. In der Altersgruppe der 14- bis 16-jährigen Mädchen wird die Einwilligungsfähigkeit je nach individueller Entwicklung und Reife bejaht.

Die gleichen Erwägungen gelten entsprechend für die Verwendung anderer Verhütungsmittel wie beispielsweise der Spirale.
Eine kontroverse Diskussion herrscht darüber, ob noch nicht 14 Jahre alten Mädchen überhaupt oder zumindest nach der Einwilligung der gesetzlichen Vertreter Kontrazeptionsmittel verordnet werden dürfen. Zum Teil wird vertreten, dass Angehörigen dieser Altersgruppe die Einsichtsfähigkeit fehle. Selbst die Einwilligung des gesetzlichen Vertreters soll unwirksam sein (26). Soweit ersichtlich, sind Gerichtsentscheidungen zu diesem Problemkreis bisher nicht ergangen. Sachgerecht erscheint es, auch in diesem Fall – wie bei den übrigen ärztlichen Maßnahmen – auf die individuelle Einwilligungsfähigkeit der Minderjährigen abzustellen. Ist die 13-jährige Patientin in vollem Umfang einsichts- und somit einwilligungsfähig, bestehen grundsätzlich keine Unterschiede zu einem oft nur wenige Monate älterem 14-jährigen Mädchen, sodass die formalen Grenzziehungen nach Alterskategorien nicht überzeugen.

Bei ausgeprägter Einsichtsfähigkeit können im Einzelfall auch einer 13-jährigen Antikonzeptiva verordnet werden (27).

Die strafrechtliche Bewertung der Verordnung von Kontrazeptiva an unter 14 Jahre alte Mädchen als Beihilfe zum sexuellen Missbrauch von Kindern (§§27, 176 StGB), an 14 bis unter 16 Jahre alte Patientinnen als Beihilfe zum sexuellen Missbrauch von Jugendlichen (§§27, 182 StGB) und an alle Mädchen unterhalb von 16 Jahren als Förderung sexueller Handlungen Minderjähriger (§180 StGB) wird kontrovers diskutiert. Mit Laufs und Ulsenheimer (28) ist davon auszugehen, dass eine indizierte Verordnung allein darauf abzielt, dem jungen Mädchen zu helfen, die mit einer unerwünschten Schwangerschaft verbundenen Notlagen zu vermeiden. Der Arzt will mit dem Rezeptieren das überwiegende Risiko einer Schwangerschaft mit allen ihren schädlichen Folgen für die Minderjährige abwenden und nicht sexuelle Straftaten fördern.

8.2.5 Schweigepflicht

Entgegen Äußerungen in der ärztlichen Literatur besteht die Schweigepflicht auch gegenüber minderjährigen Patienten (29).

Die Verpflichtung zur Verschwiegenheit erfasst bereits den Umstand der erfolgten Konsultation an sich, und zwar unabhängig von der Einwilligungsfähigkeit (30).

Die Schweigepflicht darf nur nach intensiver Güterabwägung zur Abwendung einer erheblichen Gefahr gebrochen werden.

Dies gilt etwa, wenn das Kind zur Vermeidung gesundheitlicher Gefahren auf die Betreuung der Eltern angewiesen ist. In Fällen anders nicht zu begegnender erheblicher Gefahr ist der Arzt zur Information der Eltern sogar verpflichtet.
Die Pflicht zur Verschwiegenheit erfasst die Ebene der Rechnungsstellung. Ob sich bei privatversicherten Patienten eine Abrechnung unmittelbar mit der Versicherungsgesellschaft anbietet, ist vom Arzt im Einzelfall kritisch zu prüfen. Wenn der Versicherungsvertrag, was nicht selten vorkommt, einen Selbstbehalt des Versicherungsnehmers vorsieht, wird die Versicherung die Arztrechnung nur im Rahmen ihrer Einstandspflicht begleichen und die Eltern des Minderjährigen davon in Kenntnis setzen. Auf diese Weise erführen die Eltern also zumindest vom Arztbesuch ihres Kindes (je nach der Gestaltung der Mitteilung – eventuell unter Beifügung der Rechnung – sogar vom Gegenstand der Behandlung), was einen Bruch der Schweigepflicht begründen könnte.

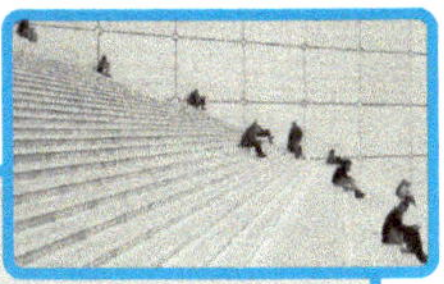

Literatur

1. Heinrichs, in: Palandt, Bürgerliches Gesetzbuch, 60. Auflage, 2001, § 2 Rz. 1.
2. BGHZ 97, 273 (276); BGHZ 100, 363 (367); Uhlenbruck, in: Laufs/Uhlenbruck, Handbuch des Arztrechts, 2. Auflage, 1999, § 40 Rz. 7 u. 30
3. Steffen/Dressler, Arzthaftungsrecht, 8. Auflage, 1999, Rz. 48
4. Uhlenbruck (Fn. 2), § 41 Rz. 15. Bei Kassenpatienten ist nicht abschließend geklärt, ob der Krankenhausaufnahmevertrag zwischen dem Krankenhaus und dem Patienten oder zwischen dem Krankenhaus und der Krankenkasse als Vertrag zugunsten des Patienten gemäß § 328 BGB abgeschlossen wird (vgl. zum Streitstand Uhlenbruck (Fn. 2), § 41 Rz. 15). Vorzugswürdig ist die Begründung eines Vertrages zwischen dem Patienten und Krankenhaus, weil so dem Gewicht des Behandlungs- und Schutzinteresses des Patienten zumindest dem Krankenhaus gegenüber am ehesten entsprochen wird. Im Ergebnis ebenso Gottwald, in: Münchener Kommentar, Bürgerliches Recht, Band 2, 3. Auflage, 1994, § 328 Rz. 34
5. Seewald, in: Kasseler Kommentar (Sozialversicherungsrecht), Loseblattsammlung, Band 1, Stand: Juni 1998, § 36 SGB V Rz. 2 f; zu den Ansprüchen des familienversicherten Jugendlichen vgl. Leitherer, in: Schulin, Handbuch des Sozialversicherungsrechts, Band 1, 1994, § 19 Rz. 14 f.
6. Uhlenbruck (Fn. 2), § 40 Rz. 31
7. Uhlenbruck (Fn. 2), § 40 Rz. 31; Laufs, Arztrecht, 5. Auflage, 1993, Rz. 106; Deutsch, Medizinrecht, 4. Auflage, 1999, Rz. 443
8. Laufs (Fn. 7), Rz. 106; Bender, Das Verhältnis von ärztlicher Schweigepflicht und Informationsanspruch bei der Behandlung Minderjähriger, MedR 1997, 7 (9 f.); Gottwald (Fn. 4), § 328 Rz. 33 ff. Nach OLG München, NJW 1993, 2998 entfaltet der Vertrag zugunsten des Kindes keine Schutzwirkung zugunsten der Persönlichkeitsrechte der Eltern
9. Laufs (Fn. 7), Rz. 106. A.A. Bender (Fn. 8), 7 (9 f.), der nur im Zweifel ein Eigengeschäft annimmt
10. Diederichsen, in: Palandt (Fn. 1), § 1357 Rz. 19 ff.
11. Lenckner, in: Schönke/Schröder, Strafgesetzbuch, 25. Auflage, 1997, Vorbem. §§ 32 ff. Rz. 39 ff.; Kern, Fremdbestimmung bei der Einwilligung in ärztliche Eingriffe, NJW 1994, 753 (755)
12. Deutsch (Fn. 7), Rz. 445; Möller, in: Distler/Pelzer (Hrsg.), Praxis der Kinder- und Jugendgynäkologie, 1994, 104 (105)
13. Lenckner (Fn. 11), Vorbem. §§ 32 ff. Rz. 40 f.; Kern (Fn. 11), 753 (755)
14. Remschmidt/Martin, Begutachtungsfragen bei Kindern und Jugendlichen, in: Marx (Hrsg.), Medizinische Begutachtung, 6. Auflage, 1992, 643 (657); Eser/Koch, in: Huber/Hirsche, Praxis der Gynäkologie im Kindes- und Jugendalter, 2. Auflage, 1987, 18 (29)
15. BGH, NJW 1988, 2946; BGH, MedR 1989, 143; Ratzel, Der minderjährige Patient. Rechtliche Aspekte, in: Der Frauenarzt 3/1991, 271; Kern (Fn. 11), 753 (756), zur Routineimpfung BGH, MedR 2001, 42
16. Diederichsen (Fn. 10), § 1666 Rz. 25 u. 53; Hinz, in: Münchener Kommentar, Bürgerliches Gesetzbuch, Band 8, 3. Auflage, 1992, § 1666 Rz. 35.
17. Deutsch (Fn. 7), Rz. 445; zum Informationsanspruch der Eltern Bender (Fn. 8)
18. abgedruckt in: Deutsches Ärzteblatt 95, Heft 38, 18. September 1998, A-2346 f. Zu den rechtlichen Aspekten der „Richtlinie zur Jugendgesundheitsuntersuchung" vgl. Möller, in: Zentralinstitut für die kassenärztliche Versorgung in der Bundesrepublik Deutschland (Hrsg.), Diagnose – Therapie – Band 13, Erläuterungen zur Jugendgesundheitsuntersuchung, 55 ff.
19. Giesen, Internationale Maßstäbe für die Zulässigkeit medizinischer Heil- und Forschungseingriffe (Das Vorhaben einer europäischen Bioethik-Konvention), MedR 1995, 353 (355); Kern (Fn. 11), 753 (756)
20. Deutsch (Fn. 7) , Rz. 788
21. Giesen (Fn. 19), 353 (356); Kern, a.a.O., 753 (756)
22. Kern (Fn. 11), 753 (754); Reiserer, Schwangerschaftsabbruch durch Minderjährige im vereinten Deutschland, FamRZ 1991, 1136 (1140); Ratzel (Fn. 15), 271 (272)
23. Kern (Fn. 11), 753 (754); Eser/Koch (Fn. 14), 20 (29) empfehlen zutreffend, dass sich der Arzt in Fällen, in welchen das Vetorecht der Schwangeren nicht beachtet wird, mit dem zuständigen Gericht in Verbindung setzen sollte.
24. OLG Hamm, NJW 1998, 3424. Nach AG Celle, MedR 1988, 41 ff. ist ein nahezu 17 Jahre altes Mädchen bei durchschnittlicher Intelligenz und Lebenserfahrung im Regelfall überfordert, die Situation zu beurteilen; ebenso Narr, Ärztliches Berufsrecht, Loseblattsammlung, Band II, 2. Auflage, Stand: Januar 1997, B 156
25. Narr (Fn. 24), B 156; Diederichsen (Fn. 10), § 1666 Rz. 27
26. Ratzel (Fn. 15), 271 (272 f.); Kern/Laufs, Die ärztliche Aufklärungspflicht, 1983, 29 f. Nach Tröndle, Verordnung von Kontrazeptiva an Minderjährige – eine Straftat? MedR 1992, 320 (321) soll selbst die Einwilligung des gesetzlichen Vertreters unwirksam sein
27. Möller (Fn.12),104 (106); wohl zustimmend Ulsenheimer, in: Laufs/Uhlenbruck (Fn. 2), § 139 Rz. 30
28. Laufs, Fortpflanzungsmedizin und Arztrecht, 1992, 123 f.; Ulsenheimer (Fn. 27), § 139 Rz. 30; ebenso Ratzel (Fn. 15), 271 (272). Nach Lenckner (Fn. 11), § 180 Rz.10 greift § 180 StGB nicht ein. Die Strafbarkeit bejahend Tröndle (Fn. 26), 320 ff. Nach der abzulehnenden Auffassung von Tröndle müsste bereits das Aufstellen eines Kondomautomats, der auch von unter 14-Jährigen benutzt wird, den Tatbestand der §§ 27,176 StGB erfüllen.
29. unzutreffend Freundl/Frank/Herrmann, Empfängnisverhütung von Jugendlichen, Gynäkologe 1991, 81 (85), wonach Jugendlichen gegenüber bis zur Vollendung des 16. Lebensjahres kein Geheimnisschutz zu bestehen scheint
30. Laufs (Fn. 28), 116. A A. Bender (Fn. 8), 7 (13 ff.), der meint, die Entbindung des Arztes von der Schweigepflicht sei strukturell nach den gleichen Grundsätzen zu behandeln wie die Einwilligung in den ärztlichen Heileingriff. Nach der Auffassung von Narr (Fn. 24), B 239 kann bei Minderjährigen eine Offenbarung an die Eltern durch den Erziehungszweck gerechtfertigt sein

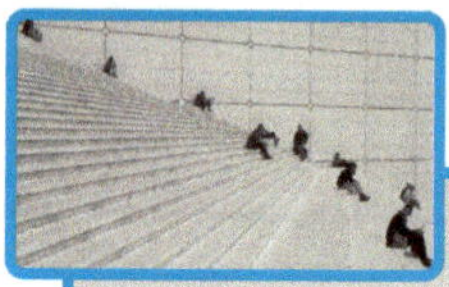

Abkürzungen

AG	Amtsgericht
AMG	Gesetz über den Verkehr mit Arzneimitteln (Arzneimittelgesetz) in der Fassung der Bekanntmachung vom 19. Oktober 1994
BGB	Bürgerliches Gesetzbuch vom 18. August 1996
BGH	Bundesgerichtshof
BGHZ	Bundesgerichtshof, Entscheidungen in Zivilsachen (Band und Seite)
ESchG	Gesetz zum Schutz von Embryonen (Embryonenschutzgesetz) vom 13. Dezember 1990
FamRZ	Ehe und Familie im privaten und öffentlichen Recht. Zeitschrift für das gesamte Familienrecht (Zeitschrift)
Fn.	Fußnote
GG	Grundgesetz für die Bundesrepublik Deutschland vom 23. Mai 1949
JArbSchG	Gesetz zum Schutze der arbeitenden Jugend (Jugendarbeitsschutzgesetz) vom 12. April 1976
JArbSchUV	Verordnung über die ärztlichen Untersuchungen nach dem Jugendarbeitsschutzgesetz (Jugendarbeitsschutzuntersuchungsverordnung) vom 16. Oktober 1990
JGG	Jugendgerichtsgesetz in der Fassung der Bekanntmachung vom 11. Dezember 1974
JÖSchG	Gesetz zum Schutze der Jugend in der Öffentlichkeit (Jugendschutzgesetz) vom 25. Februar 1985
OLG	Oberlandesgericht
RKEG	Gesetz über die religiöse Kindererziehung vom 15. Juli 1921
Rz.	Randziffer
SGB I	Sozialgesetzbuch; 1. Buch vom 11. Dezember 1975
SGB V	Sozialgesetzbuch; 5. Buch vom 20. Dezember 1988
StGB	Strafgesetzbuch in der Fassung der Bekanntmachung vom 13. November 1998
TPG	Gesetz über die Spende, Entnahme und Übertragung von Organen (Transplantationsgesetz) vom 5. November 1997
WPflG	Wehrpflichtgesetz in der Fassung der Bekanntmachung vom 15. Dezember 1995

9 Psychosoziale Betreuung und Rehabilitation von chronisch kranken Jugendlichen

Hans-Peter Michels

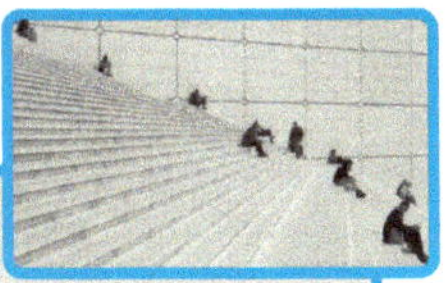

In modernen Gesellschaften ist die Bewältigung des Alltags als komplexe Leistung zu betrachten. Die Lebensweisen, zumal die der Jugendlichen, verändern sich rapide. Die Heranwachsenden stehen vor völlig neuen Herausforderungen: Sie haben viele Wahlmöglichkeiten und Chancen, aber auch ein erhöhtes Risiko des Scheiterns.

Für die Lebensführung von Jugendlichen mit chronischen Erkrankungen ergeben sich zusätzliche Anforderungen und Gefährdungen: Ihre Lebenspläne können trotz Adaptation an das Behandlungsreglement und hoher Disziplin aufgrund unvorhersehbarer Verschlechterungen im Krankheitsverlauf oft misslingen. Außerdem führen Handlungskompetenzen, die mit beachtlichem Aufwand erworben wurden, gerade bei diesen Jugendlichen häufig nicht zur beruflichen bzw. sozialen Integration.

Psychosoziale Maßnahmen bei chronisch kranken Jugendlichen tragen zum somatischen Behandlungserfolg bei. Von Experten, Betroffenen und Eltern wird diese Feststellung zweifellos geteilt (13, 21). Demzufolge sind in den letzten Jahren Modellprojekte der psychosozialen Betreuung etabliert und zum Teil in die Regelversorgung übernommen worden. Eine große Anzahl der jungen Patienten und ihrer Familien müssen aber ohne psychosoziale Begleitung auskommen.

Im Rehabilitationssektor sind ebenfalls Defizite zu vermerken: Da die Zuständigkeiten der einzelnen Kostenträger in der Jugendlichenrehabilitation immer noch nicht exakt definiert sind, stellt unser Gesundheits- und Rehabilitationssystem für die spezifischen Bedürfnisse chronisch kranker Jugendlicher kaum vergleichbare Einrichtungen bereit, die den Standards der Erwachsenenrehabilitation entsprechen. Klare Richtlinien durch den Gesetzgeber könnten hierbei Abhilfe schaffen (6).

9.1 Chronische Krankheit

Eine verbindliche Definition „chronisch körperlicher Krankheit" liegt bisher nicht vor. Es gibt jedoch Kennzeichen, die zu einem tiefergehendem Verständnis beitragen. Nicht nur aus der Sicht betroffener Jugendlicher ist entscheidend, ob die Krankheit eher asymptomatisch oder symptomatisch verläuft. Handelt es sich um eine symptomatische chronische Erkrankung, dann ist ausschlaggebend, ob sie stets lebensbedrohlich, potenziell lebensbedrohlich oder nicht lebensbedrohlich ist. Darüber hinaus ist die Einschätzung bedeutsam, ob die Krankheit lebensverkürzend wirkt oder zu Behinderungen führen kann (1).

Chronische Krankheiten weisen außerdem folgende Besonderheiten auf:

- erhebliche Einflüsse auf die Lebensführung (z.B. Einschränkung von Funktionen und des Rollenrepertoires, Erbringen wiederholter Anpassungsleistungen, Rückschritte oder desillusionierende Erfahrungen, Restriktion altersüblicher Aktivitäten)
- ständige Nachfrage an Präventions-, Kurations-, Rehabilitations- und/oder Pflegeleistungen
- Bedarf an (Sach-)Mitteln: z.B. Medikamente, medizinische Geräte/Hilfsmittel, spezielle Lebensmittel
- gravierende familiäre sowie schulische und berufliche Veränderungen

9.2 Psychologische Theorien

Menschen mit chronischen organischen Erkrankungen suchen primär Hilfe, um ihre körperlichen Beschwerden zu lindern. Treten belastende psychische Problemen auf, so akzeptieren sie nur dann psychosoziale Unterstützung, wenn sie dadurch nicht stigmatisiert werden. Folgender Grundsatz sollte deshalb beachtet werden: Eine psychopathologisierende Betrachtungsweise chronisch körperlich Kranker ist abzulehnen. Insofern können psychotherapeutische Ansätze nicht ohne weiteres als Betreuungs- und Rehabilitationskonzepte fungieren.

> Psychische Symptome von chronisch kranken Jugendlichen sind selten auf frühkindliche Konflikte, Neurosen etc. zurückzuführen. Sie sind eher als Krankheitsfolgen zu verstehen, hervorgerufen durch dauerhafte Belastungen bzw. Überanstrengungen.

Um der spezifischen Problematik adoleszenter Patienten gerecht werden zu können, ist eine entwicklungspsychologische Herangehensweise am ehesten angemessen. In der Psychologie sind hierzu entsprechende Theorien erarbeitet worden. Besonders bewährte Konzepte sollen in den folgenden Ausführungen vorgestellt werden.

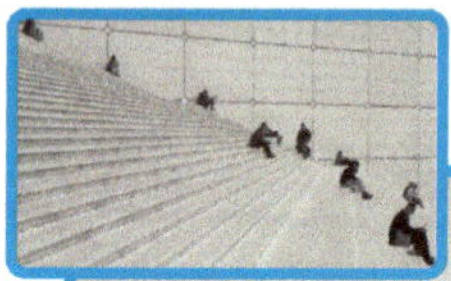

9.2.1 Krankheitsverarbeitung

Die Thematik „Krankheitsverarbeitung“ gewinnt zunehmende Bedeutung in der Betreuung und Rehabilitation von Jugendlichen (vgl. (20)). Menschen müssen belastende Situationen nicht passiv hinnehmen, sondern sie können sich aktiv mit Anforderungen auseinandersetzen – so die Maxime des Coping-Modells von Lazarus und Mitarbeitern. Ursprünglich wollten die Forscher zur Erklärung von Stresssymptomen beitragen, doch ihre Theorie hat darüber hinaus nachhaltig die Konzeptualisierungen zur Krankheitsverarbeitung bestimmt (8, 9):
Das Coping-Modell zählt zu den kognitiven Emotionstheorien. Kognitionen (z.B. Einstellungen, Bewertungen, Ziele) bewirken demnach wesentlich das Erleben von Belastung.

> Krankheit oder auch widrige Umweltverhältnisse führen nur mittelbar zu Belastung oder Stress. Entscheidend ist die subjektive Bewertung der Vorkommnisse und die Einschätzung, ob man ausreichend über eigene Bewältigungsmöglichkeiten verfügt.

Umweltbedingte oder körperlich verursachte Ereignisse werden in zweifacher Weise bewertet:

- Bei der primären Bewertung (primary appraisal) werden Sachverhalte hinsichtlich ihrer Relevanz für das eigene Wohlbefinden und in Bezug auf das Erreichen von Zielen eingeschätzt. Sie können als irrelevant, günstig-positiv oder belastend aufgefasst werden.
- Das emotionale Befinden, ob ein Mensch sich bedroht fühlt oder nicht, ist zusätzlich von einem zweiten Bewertungsprozess (secondary appraisal) abhängig: Die Person beurteilt die zur Verfügung stehenden Ressourcen auf ihre Bewältigungsfunktionalität. Hierbei rekurriert sie auf individuelle Erfahrungen, vorhandenes Wissen und Fähigkeiten sowie potenzielle Hilfen durch andere Menschen. Schließlich kann sie abschätzen, ob die Belastungen entweder umgehend oder erst auf lange Sicht effektiv gelöst werden können.

Danach wird der Betroffene versuchen, die belastende Situation durch Handlungen oder Hinzuziehen von Unterstützung zu bewältigen. Das Bewältigungshandeln bzw. dessen Ergebnis wird kontinuierlich auf Wirksamkeit oder Unwirksamkeit hin beurteilt (reappraisal).

Lazarus und Launier (1981) klassifizieren die Prozesse der Bewältigung (Coping) nach folgenden drei Aspekten (9):

- nach der zeitlichen Orientierung: Ein zu bewältigender Verlust/Schaden kann in der Vergangenheit aufgetreten bzw. auch gegenwärtig aktuell sein oder erst in der Zukunft auftreten.
- nach der Funktion: Es kann ein instrumentelles Coping, also ein Problemlöseverhalten oder aktives Handeln sein, das auch Umweltveränderung einschließt. Oder es kann sich um palliatives Coping handeln, eine Emotionsregulation, d.h. eine willentliche Steuerung emotionaler Reaktionen.
- nach der Fokussierung: Ziel ist die Veränderung der Umwelt oder die des eigenen Selbst.

> Entsprechend kann die Mitwirkung von Professionellen im Prozess der Krankheitsverarbeitung konzipiert werden: Die für eine Bewältigung ungünstigen Kognitionen lassen sich mittels kognitiv-verhaltenstherapeutischen Methoden verändern.

Denn die Bewältigung einer chronischen Krankheit wird nicht allein von den, durch die Krankheit gesetzten, objektiven Bedingungen beeinflusst. Die Bewertungen sowie die Handlungsfähigkeit des Jugendlichen spielen ebenfalls eine Rolle. Unter Umständen kann der Patient durch eine Umbewertung des belastenden Krankheitsverlaufs seine subjektive Befindlichkeit verbessern.
Trainings- und Schulungsmaßnahmen, die Krankheitswissen und entsprechende Handlungskompetenzen vermitteln, erhöhen mit großer Wahrscheinlichkeit die Compliance. Denn vorwiegend bedingen individuelle, durch Erfahrungen verfestigte Lebensstile die Art und Weise der Krankheitsbewältigung. Auch schaffen sie die Voraussetzung dafür, dass Adoleszente ihre Verhaltensweisen überdenken, gegebenenfalls krankheitsadäquater gestalten sowie riskante Einstellungen korrigieren.

9.2.2 Subjektive Krankheitskonzepte

Wie Menschen mit ihrer Krankheit umgehen, diese bewältigen oder ob sie während der Behandlung mitwirken, hängt wesentlich von ihren subjektiven Krankheits- und Gesundheitsvorstellungen ab. Die Erfassung und Analyse subjektiver Krankheitskonzepte ist deshalb zu einem wichti-

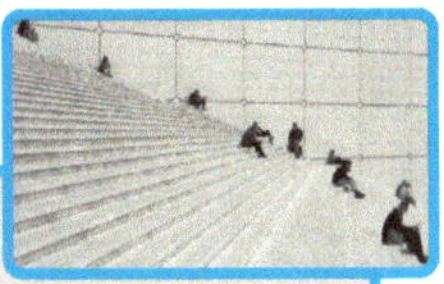

gen Arbeitsgebiet innerhalb der Rehabilitationspsychologie geworden. Eine detaillierte Kenntnis solcher Einstellungen ist unentbehrlich, um Betreuungs- und Rehabilitationsmaßnahmen gezielt zu planen.

Jugendliche generieren ihrem kognitiven Entwicklungsstand entsprechende, subjektive Annahmen über Krankheit und Gesundheit, die sich sowohl qualitativ von den Vorstellungen der Erwachsenen unterscheiden, als auch von den wissenschaftlich-objektiven Theorien über Krankheit und Gesundheit.

Erschließen kann man die Denk- und Wissensformen Jugendlicher auf der Grundlage von Piagets Modell der Ontogenese kognitiver Strukturen. Piaget beschreibt darin vier Phasen:

- die sensomotorische
- die präoperationale
- die konkret-operationale
- die formal-operationale

Damit werden verschiedenartige Niveaus von Bewusstseinsstrukturen Heranwachsender modelliert. Im Unterschied zu Kindern weist das Denken von Adoleszenten (ab 12. Lebensjahr) das qualitativ neue Vermögen zu formalen Operationen auf (die auch für das Denken Erwachsener charakteristisch sind):

Im Kindesalter sind Kognitionen noch stark egozentrisch ausgeprägt und abhängig von konkreten Erfahrungen. Die Geistestätigkeit Jugendlicher entfaltet sich, indem diese unmittelbare Realitätsgebundenheit überwunden wird. Abstraktes, hypothetisches Denken sowie eine komplexere Logik entwickeln sich.

Heranwachsende gehen beim Problemlösen systematischer vor, können einzelne Faktoren gewichten sowie Alternativen vergleichen. Sie können Situationen gedanklich durchspielen, ebenso sind sie fähig, verschiedene Verläufe und Perspektiven für das eigene Leben in Betracht zu ziehen. Dabei sind sie in der Lage, sich in verschiedene soziale Rollen und Perspektiven anderer Menschen hineinzuversetzen. Jugendlichen ist es möglich, das eigene Urteil zu reflektieren. Somit können sie sich bewusster zu sich selbst verhalten.

Besonders auf einen Unterschied zum Denken der Erwachsenen ist hinzuweisen: In der Adoleszenz werden Ideen und abstrakte Argumente überschätzt. In den nachfolgenden Lebensjahren wird diese Idealisierung zugunsten pragmatischerem Denken relativiert.

Die allgemeinen kognitiven Fähigkeiten ermöglichen es den Jugendlichen, sich ein profundes Verständnis über die Funktionsweise des Körpers anzueignen. Abstrakte und komplexe Beschreibungen von Organfunktionen und Körperprozessen können verstanden werden (z.B. Modelle und Wirkprinzipien oder unanschauliche, biochemische Vorgänge). Die multifaktorielle Entstehung mancher Krankheiten sowie bio-psycho-soziale Wechselwirkungen im Krankheitsprozess sind nachvollziehbar. Zu Beginn der Pubertät werden zwar eher physiologische Ursachen in den Vordergrund gestellt, später aber werden auch psychologische Faktoren berücksichtigt und interaktive Verursachungsprozesse gesehen. Einsichtig für Jugendliche ist darüber hinaus, dass ihre eigene Handlungsweise ein Verursachungsfaktor sein kann. D.h. eigenes Handeln kann bezüglich seiner förderlichen oder schädlichen Wirkung auf den weiteren Verlauf der Erkrankung bewertet werden.

Chronisch Kranke dieses Alters können Therapiemaßnahmen eher verstehen und reflektieren. Vor- und Nachteile einzelner Behandlungsprozeduren können hypothetisch durchdacht und anschließend in Bezug auf die eigene Person abgewogen werden. Entscheidungen und Abstimmungen im Behandlungsprozess von Adoleszenten mit chronischen Erkrankungen können rational mit Patienten diskutiert bzw. erarbeitet werden.

Der Kontakt zu Ärzten und dem weiteren Betreuungspersonal gestaltet sich – im Vergleich zu Kindern – qualitativ anders: Jugendliche sehen die Therapie nicht mehr als einseitig an, sondern begreifen die Interaktion im Behandlungsprozess und können die erforderliche eigene Verantwortung für den Krankheitsverlauf abwägen. Die Möglichkeit zur Wahl des Behandlers wird wahrgenommen.

Die Vorstellungen über Tod und Sterben werden zunehmend differenzierter. Jugendliche beschäftigen sich hypothetisch mit dem Lebensende, insbesondere auch im Verlauf ihrer Erkrankung. Hieraus können sie eigene Schlüsse ziehen, wie z.B. ihr Verhalten zu ändern oder andere Behandlungsmöglichkeiten in Erwägung zu ziehen. Aufgrund vertiefter Einsichten oder im Angesicht des

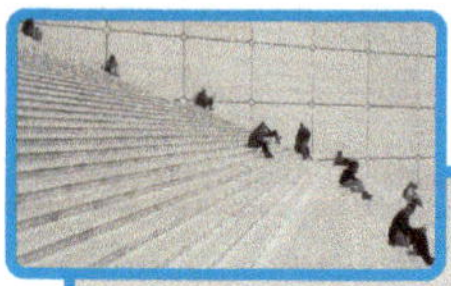

eigenen möglichen Todes können verstärkt Ängste auftreten. In diesem Alter verfügen Jugendliche aber auch über Kompetenzen der Angstbewältigung.
Diese entwicklungspsychologischen Resultate über subjektive Krankheitskonzepte sind systematisch in psychosozialen Betreuungs- und Rehabilitationsprogrammen umgesetzt worden, ebenso basieren Schulungen zur Förderung adäquaten Krankheitsverhaltens darauf. Für die altersgerechte Gestaltung des Arzt-Patient-Gesprächs sind sie in gleicher Weise vorteilhaft (2, 3, 10, 11, 13).

9.2.3 Entwicklungsaufgaben

Das Verhalten von Jugendlichen wird häufig von Erwachsenen als dynamisch, explosiv, unstet, launisch oder risikohaft eingeschätzt. Sie durchlaufen verschiedene Entwicklungs- und Anpassungsaufgaben (s. Kap. A.4). Wegen der relativ kurzen Zeitspanne zur Aufgabenbewältigung geraten selbst gesunde Jugendliche unter starken Druck. Sie reagieren gelegentlich mit Aggressionen, starken Stimmungsschwankungen, Depressionen etc. Für chronisch Kranke ergeben sich durch die jeweilige Erkrankung im allgemeinen erschwerte Bedingungen (3).

9.3 Psychosoziale Betreuung und Rehabilitation

Da die theoretischen Ansätze gleichermaßen für die psychosoziale Betreuung und Rehabilitation relevant sind, ist bisher nicht weiter zwischen diesen beiden Aufgabenfeldern unterschieden worden. Im Folgenden sollen formal-strukturelle und inhaltliche Differenzen angeführt werden. Die psychosoziale Betreuung wird den Kurationsleistungen, die psychosoziale Rehabilitation den Rehabilitationsleistungen subsumiert. Nach Ansicht der Bundesarbeitsgemeinschaft für Rehabilitation bietet eine solche Differenzierung Vorteile für

- die Schaffung angemessener Regelungen durch den Gesetzgeber
- das Etablieren gezielter Versorgungs- bzw. Angebotskomponenten

9.3.1 Psychosoziale Betreuung

Das bio-psycho-soziale Paradigma ist in der Behandlung von chronisch körperlichen Beschwerden nicht mehr wegzudenken. Diese Erkrankungen können unvorhergesehen verlaufen und stark belastend für die Betroffenen sein. Psychische, familiäre, soziale und finanzielle Probleme können als Folgen auftreten. Dadurch sind Aufgaben entstanden, die von einer Profession alleine nicht mehr effizient und mit einer bedarfsgerechten Qualität ausgeführt werden können. Neben den klassischen Berufen in der Pädiatrie – Ärzte, Krankenschwestern, Erzieherinnen, Krankengymnastinnen – sind deshalb Sozialarbeiter und Psychologen hinzugekommen. Dadurch wird eine ganzheitliche, interdisziplinäre Versorgung der Patienten möglich.
Psychosoziale Betreuung von chronisch kranken Jugendlichen ist allerdings bis heute noch keine selbstverständliche Leistung in der kurativen Behandlungsphase. Meist sind psychosoziale Dienste in der Pädiatrie über Modellprojekte zur Betreuung von Kindern und Jugendlichen mit spezifischen Krankheiten (z.B. zystische Fibrose, Niereninsuffizienz) installiert worden (13, 21).
Den jugendlichen Patienten stellen sich – wie oben angeführt – besondere Probleme.

> Im Verlauf der kurativen Behandlung, die häufig intermittierend über einen langen Zeitraum stationär und/oder ambulant erfolgt, sollten folgende Ziele umgesetzt werden:
> - Im Jugendalter soll die Verantwortung sukzessive von den Eltern auf die Betroffenen selbst übergehen.
> - Die Überleitung der Patienten von der Pädiatrie in die Erwachsenenmedizin soll vorbereitet und umgesetzt werden.

Daraus ergibt sich, dass die psychosoziale Betreuung auf die besonderen Bedürfnisse von jugendlichen Patienten abzustimmen ist und den nachfolgenden Prinzipien folgen sollte (zur spezifischen Realisierung s. Kap. A9.4):
Die psychosoziale Betreuung muss wissenschaftlich begründet erfolgen. Sie ist theoretisch zu fundieren, außerdem sind die Ergebnisse aus empirischen Studien zu berücksichtigen. Die durchgeführten Maßnahmen sind hinsichtlich ihrer Wirksamkeit zu evaluieren – das setzt voraus, dass sie protokolliert werden. Aufgrund solcher Protokolle lassen sich schrittweise psychosoziale Betreuungsmanuale entwerfen.
Die psychologische Arbeit soll generell im Sinne einer Begleitung der medizinischen Behandlung gestaltet werden. Patienten mit emotionalen oder

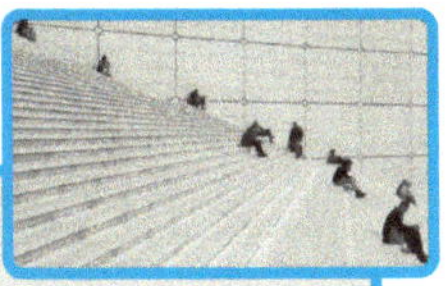

Verhaltensproblemen werden in erster Linie in ihrer Krankheitsverarbeitung unterstützt. Denn diese Schwierigkeiten werden gewissermaßen als Etappen in einem veränderbaren Prozess der Krankheitsverarbeitung identifiziert. Der Umgang des Betroffenen mit seiner Erkrankung und die psychischen Nachwirkungen werden nicht in psychopathologisierender Form interpretiert. Die praktische Arbeit mit den Patienten besteht ferner darin, sie in seinen Fähigkeiten zur Selbsthilfe zu unterstützen (z.B. krankheitsspezifische Schulungen, Kompetenztrainings, Erlernen der allgemeinen Fertigkeiten zum Problemlösen).

Themenbereiche der psychosozialen Betreuung und Sozialarbeit listet Tabelle 9-1 auf.

9.3.2 Psychosoziale Rehabilitation

Im Gegensatz zur „Betreuung“ besteht ein Rechtsanspruch auf Rehabilitation (vgl. auch SGB I, K§10). Im Sozialgesetzbuch I §10 wird „Rehabilitation“ folgendermaßen bestimmt:

„Wer körperlich, geistig oder seelisch behindert ist oder wem eine solche Behinderung droht, hat unabhängig von der Ursache der Behinderung ein Recht auf Hilfe, die notwendig ist, um (1) die Behinderung abzuwenden, zu beseitigen, zu bessern, ihre Verschlimmerung zu verhüten oder ihre Folgen zu mildern, (2) ihm einen seinen Neigungen und Fähigkeiten entsprechenden Platz in der Gemeinschaft, insbesondere im Arbeitsleben zu sichern.“ (18)

Im Gesetz ist explizit festgestellt, dass keine Einschränkungen hinsichtlich des Alters der Rehabilitanden getroffen werden, sodass auch Jugendliche mit chronischen Krankheiten Anspruch auf Rehabilitationsleistungen haben.

Außerdem sind die Rehabilitationsleistungen so zu planen und durchzuführen, dass die im Gesetz vorgegebenen Ziele, wenn irgend möglich, erreicht werden.

In der Bundesrepublik Deutschland findet man ein gegliedertes Gesundheits- und Rehabilitationssystem vor. Zur Rehabilitation tragen hauptsächlich folgende Institutionen bei: das medizinische System, das Schul- bzw. allgemeiner das Erziehungssystem und das Berufsausbildungssystem:

- medizinische Rehabilitation: Eine möglichst vollständige Ausheilung einer bestehenden

Tabelle 9-1 Themenbereiche der psychosozialen Betreuung und Sozialarbeit bei chronisch kranken Jugendlichen (vgl. 4; 14).

Psychosoziale Betreuung
- Beratung des Patienten, seiner Eltern und Geschwister
- Hilfen, um die Diagnose einer bedrohlichen Krankheit akzeptieren zu können
- Entwicklung von altersadäquaten Schulungsprogrammen (Vermittlung von Kranheits- und Behandlungswissen und zur Unterstützung der Krankheitsbewältigung)
- Etablieren von Gesprächsgruppen (Themen können analog zu den Entwicklungsaufgaben vorgegeben werden: Umgang mit Sexualität, Kontakte zu Gleichaltrigen, Attraktivität vs. körperliche Stigmata , Identität etc.)
- Unterstützung bei psychosozialen Folgen aufgrund von Behandlungsanforderungen
- psychologische Vorbereitung auf medizinische Eingriffe, um Ängste zu reduzieren (z.B. vor Operationen, Punktionen, Chemo- oder Strahlentherapie, Organtransplantationen)
- Erarbeiten von Indikatoren für die Auswahl der medizinischen Methode in Bezug auf die Lebensqualität (z.B. Evaluation, ob Strahlen- oder Chemotherapie nachteiligere Einfüsse auf die kognitiven Funktionen hat)
- psychologische Begleitung der Familien (z.B. bei Eltern, die starke Kontrolle ausüben, den Betroffenen überbehüten; Geschwister, die eventuell als „Schattenkinder" erscheinen)
- bei Bedarf Psychotherapie bei gravierenden psychischen Störungen mit Krankheitswert
- neuropsychologische Diagnostik und Therapie
- Sterbebegleitung

Sozialarbeit
- Erhebung der sozialen Anamnese (z.B. zur Einschätzung der Erziehungs- und Behandlungskompetenz der Familie)
- sozialrechtliche Beratung (z.B. Beratung bei Hilfsmitteln, Pflegegeld, Schwerbehindertenausweis)
- Unterstützung in schulischen Bereichen/Fragestellungen (sonderpädagogische Maßnahmen, Auswahl der (Sonder-) Schule, Unterrichtsausfall, Hausunterricht etc.)
- Einleitung von Maßnahmen zur Berufsfindung

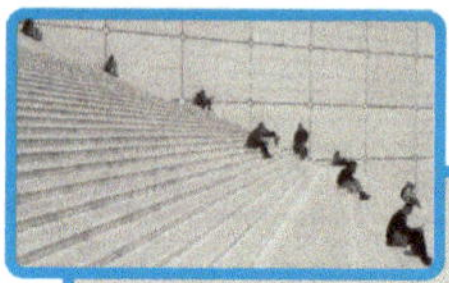

Krankheit oder der Folgeschäden aufgrund eines Unfalls sollen erreicht werden. Man zielt darauf ab, die Gesundheit derart herzustellen oder wiederherzustellen, dass eine soziale und berufliche Ein- oder Wiedereingliederung möglich wird.

- schulische Rehabilitation: Die optimale schulische Förderung und Bildung ist für Jugendliche mit chronischen körperlichen Erkrankungen besonders wichtig. Die spätere Eingliederung in eine Arbeit, aber auch die Teilhabe an gesellschaftlichen Betätigungen und Errungenschaften werden dadurch mitbedingt.
- berufliche Rehabilitation: Hierzu zählen Maßnahmen und Bestrebungen, die auf eine berufliche und soziale Integration chronisch Kranker zielen. Aufgrund struktureller Veränderungen am Arbeitsmarkt, insbesondere durch die gestiegenen Anforderungen, haben sich die Chancen für Jugendliche mit chronischen Krankheiten vermindert.
- soziale Rehabilitation: Diese besteht heute vorwiegend aus finanziellen Leistungen. Es sollten zusätzlich Dienstleitungen bereitgehalten werden, die die soziale Integration unterstützen sowie zur Bewältigung der alltäglichen Lebensführung beitragen.

Umfassende Rehabilitationsleistungen können nur professionell erbracht werden unter der Voraussetzung einer bio-psycho-sozialen Herangehensweise und interdisziplinärer Zusammenarbeit. Die „International Classification of Impairments, Disabilities and Handicaps (ICIDH)“ der Weltgesundheitsorganisation (WHO) stellt eine solche konzeptionelle Basis für die Gestaltung des Rehabilitationsprozesses dar. Mit der ersten Version der ICIDH von 1980 (die z.Zt. noch gültige Version) wurde eine operationalisierte Definition von Behinderung vorgelegt (12). Diese ermöglichte eine differenzierte Betrachtung chronischer Krankheiten und ihrer Folgezustände. Drei Konzepte sind damals ausgearbeitet worden, um die bio-psycho-sozialen Aspekte von Behinderung und Krankheit empirisch zu erfassen:

- Schädigung (Impairment)
- Fähigkeitsstörung (Disability)
- Beeinträchtigung (Handicap).

Im Entwurf einer zweiten Fassung, der ICIDH-2, sind diese Konstrukte erheblich umgearbeitet worden:

- Schaden (Impairment) wird jetzt folgendermaßen definiert: „Ein Schaden ist ein Verlust oder eine Störung einer anatomischen Struktur oder einer physiologischen oder psychologischen Funktion.“ (17, S. 6)
- Leistung/Aktivität (Activity): „Eine Leistung (Aktivität) einer Person ist gestört, wenn die Person (zum Untersuchungszeitpunkt) nicht in der Lage ist, die Leistung (Aktivität) zu erbringen, oder wenn sie Schwierigkeiten hat, die Leistung (Aktivität) zu erbringen.“ (17, S. 9)
- Partizipation (Participation): „Die Partizipation einer Person an einem Lebensbereich ist gestört, wenn die Teilhabe der Person an dem Lebensbereich ausgeschlossen oder nach Art und/oder Umfang vermindert ist.“ (17, S. 11; nach Schuntermann noch eine vorläufige Definition).

Wie schon in der ersten Version werden nicht nur organische und subjektive Gegebenheiten bei Behinderungen beachtet. Die Bedeutung von Umweltaspekten und gesellschaftlichen Entwicklungsbedingungen wird in der ICIDH-2 noch stärker hervorgehoben, insbesondere werden das Beziehungsgeflecht zwischen dem Individuum mit chronischer Krankheit einerseits sowie der gesellschaftlichen und natürlichen Lebensbedingungen andererseits thematisiert.

> D.h., die Integration von Personen mit Behinderungen kann sowohl durch „Anpassung“ behinderter Menschen an vorgegebene Rahmenbedingungen, als auch durch Abänderungen von Gesellschafts- und Umweltkonstellationen zur „Enthinderung“ erfolgen (z.B. durch eine möglichst barrierefreie Gestaltung von Umwelten).

Diese Kategorien und ihre Operationalisierung erlauben eine ausführliche Beschreibung der Krankheiten und dazugehörigen Folgeerscheinungen. Sie sind nicht nur hervorragend für die Rehabilitationsdiagnostik geeignet, sondern sie können auch als Basis zur Planung psychosozialer Leistungen in der Rehabilitation chronisch kranker Jugendlicher dienen.
Als grundlegende Verfahrensweisen in der psychosozialen Rehabilitation sind folgende zu nennen:

- Erarbeiten von Rehabilitationszielen gemeinsam mit dem Betroffenen sowie Initiieren von Veränderungsmotivation

- Unterstützung sowie Förderung bei der Verarbeitung bzw. Bewältigung der chronischen Krankheit
- Hilfestellung bei der Lösung von Lebensproblemen
- Entwicklung supportiver Maßnahmen zur psychischen Stabilisierung
- Verbesserung der Teilnahme an gesellschaftlichen Prozessen und Einleitung der Integration in soziale Gruppen
- Erarbeiten von Hilfen zur Selbsthilfe
- Herstellung von Verbindungen zu anderen Institutionen (z.B. Arbeitsamt, Beratungsstelle) und Selbsthilfegruppen
- Planung und Sicherstellung der Nachsorge
- Beratung von Eltern, Geschwistern und anderen wichtigen Bezugspersonen (z.B. Lehrer, Ausbilder)

9.4 Spezifische psychosoziale Arbeit

Besondere chronische Krankheiten und darauf abgestimmte Behandlungspläne bedingen eigene Schwerpunktsetzungen. Anhand von vier verschiedenen Krankheitsbildern können im Folgenden die jeweiligen psychosozialen Handlungsweisen gezeigt werden.

9.4.1 Zystische Fibrose/Mukoviszidose

Die zystische Fibrose (CF) ist eine erbliche Stoffwechselerkrankung. Aufgrund eines Gendefekts auf Chromosom 27 (Mutationen) kommt es zur Bildung eines meist zähen, wasserarmen Sekrets in sämtlichen sekretorischen Drüsen. Es handelt sich um eine Multiorganerkrankung, wobei Atmungsorgane und Verdauungstrakt vorwiegend betroffen sind.

Die durchschnittliche Lebenserwartung von CF-Kranken ist deutlich verkürzt, aber aufgrund medizinischer Fortschritte stetig im Steigen begriffen. Die Behandlung erfolgt weitgehend in Spezialambulanzen sowie in Akutkliniken.

Jugendliche mit CF kommen nicht ohne täglich durchzuführende Therapien aus:

- autogene Drainage, die mehrmals am Tag erledigt werden muss, um die Lunge vom zähen infizierten Sekret zu reinigen
- Aufnahme hochkalorischer Nahrung
- kontinuierliche Einnahme von Medikamenten

Bei der CF lässt sich eindrucksvoll belegen, dass es sich für psychosoziale Mitarbeiter empfiehlt nach den oben genannten Prinzipien vorzugehen. Eine aufdeckende psychotherapeutische Vorgehensweise kommt nicht in Frage, da diese die von den Patienten erarbeiteten Bewältigungsstrategien der „Neutralisierung“ und „Normalisierung“ unterminieren würde. Von Nachteil beispielsweise wäre es, Verleugnung oder Rationalisierung der Patienten als defizitäre Mechanismen zu werten und zu „bearbeiten“. Viele Jugendliche mit CF machen sich berechtigte Hoffnungen auf Fortschritte in der Medizin. Ihre Zuversicht wird wesentlich durch ihr Vertrauen in den Arzt und die Therapie bestimmt. Durch Betonung der Mobilität, der eigenständigen Erledigung vieler Alltagsaufgaben etc. können sie ihr Lebensgefühl steigern. Auf diese Weise lassen sich Ängste und Depressionen reduzieren sowie Beeinträchtigungen der alltäglichen Lebensführung vermeiden. Gerade diese Haltung schützt sie vor Demoralisierung und Resignation.

> Psychologische Betreuung sollte auf eine Stabilisierung des distanzierenden Verhaltens zielen, und keine Hilfsbedürftigkeit erzeugen, denn „Einbrüche“ treten immer wieder aufgrund der Schwere der Krankheit bei den Patienten auf.

Die medizinischen Fortschritte haben dazu geführt, dass heute viele CF-Kranke im Jugendalter beabsichtigen, ihre Lebensführung annähernd wie gesunde Gleichaltrige zu gestalten. Somit stellen sich auch für sie Probleme im **Umgang mit Entwicklungsaufgaben.** Sie sind allerdings häufig viel stärker gefordert. Die psychologische Betreuung muss dieser Situation gerecht werden: Während gesunde Jugendliche beispielsweise in der Pubertät eine beschleunigte körperliche Reifung erleben, verzögert sie sich bei Jugendlichen mit CF. Dies betrifft auch die Ausbildung der sekundären Geschlechtsmerkmale. Aufgrund ihres auffallenden Aussehens sowie der geringeren Sportlichkeit ist selten ein hoher Status in der Peer-Gruppe zu erreichen, wenn überhaupt eine Integration in eine Clique möglich ist. Sie können Freundschaften zu Gleichaltrigen nur mit hohem Aufwand fortführen, da zahlreiche stationäre Aufenthalte zum nachteiligen Fernbleiben aus dem unmittelbaren sozialen Umfeld führen.

Weitere problematische Themen sind Partnerschaft und Sexualität. Insbesondere bei männlichen Jugendlichen führt die Erkrankung zur Unfruchtbarkeit, die oftmals als Impotenz missverstanden wird. Für einige junge Frauen mit CF gibt es inzwischen die Möglichkeit einer Schwangerschaft. Hierbei sind intensive Gespräche mit dem betreuenden Arzt notwendig, ehe Fragen nach kurzzeitiger Mutterschaft, mögliches Aufwachsen des Kindes als Halbwaise u.Ä. überhaupt sinnvoll artikuliert werden können.

Für diese wie andere chronisch kranke Jugendliche sind noch während der pädiatrischen Behandlung entscheidende Weichenstellungen vorzunehmen, um eine **Überleitung in die Innere Medizin** vorzubereiten: Der Patient soll sukzessive selbstständiger in der Therapie mitarbeiten. Die Möglichkeiten dazu sind in den Arztgesprächen, in der Behandlungsabstimmung, aber auch in der Pflege sowie bei psychologischen Konsultationen zu eröffnen oder auch gemeinsam zu erarbeiten. Dabei sollte der Patient seine Therapiemitarbeit vollständig selbst verantworten, ehe der Wechsel in die Erwachsenenbehandlung erfolgt.

Ist es im Lauf der Betreuung zwischen Patient und Behandlungsteam zu einer tragfähigen Beziehung gekommen, so werden die vertrauten Betreuungspersonen den Patienten auch im **Sterbeprozess** begleiten können. Psychologen kommt dabei keine besondere Rolle zu, außer die anderen professionellen Helfer fühlen sich überfordert angesichts schwerwiegender emotionaler Beeinträchtigungen des Patienten. Entweder übernehmen sie dann – ausnahmsweise – die Sterbebegleitung weitgehend selbst oder befähigen die anderen Professionellen, mittels Supervision und spezifischer Fortbildung diese schwere Aufgabe zu bewältigen.

> Es ist hier zu betonen, dass die psychosoziale Versorgung bei dieser Erkrankung ausdrücklich als Begleitung zu verstehen ist. Sie sollte keineswegs interventionistisch erfolgen, also nicht erst dann beginnen, wenn der Patient „Schwierigkeiten" macht.

Patientenschulungen, in denen Krankheits- und Behandlungswissen in der Gruppe vermittelt wird (analog bei Asthma und Diabetes), stehen für die Gruppe der CF-Jugendlichen bislang noch nicht zur Verfügung (19, 20).

9.4.2 Asthma bronchiale

Das Asthma bronchiale ist die häufigste chronische Krankheit im Kindes- und Jugendalter. Eine allgemein anerkannte Definition gibt es nicht, doch in den letzten Jahren wird die chronische Entzündlichkeit der Atemwege mit bronchialer Hyperreagibilität und variabler Atemwegsobstruktion als Hauptmerkmal der Erkrankung gewertet. Husten und anfallsartige Atemnot sind typische Symptome (s.a. Kap. B13).

Die Jugendlichen mit Asthma werden hauptsächlich ambulant durch niedergelassene Ärzte versorgt, partiell in Spezialambulanzen. Eine stationäre Behandlung erfolgt dann, wenn sich die Befindlichkeit verschlimmert. Für die Behandlung bestimmend sind einerseits die Diagnostik und medikamentöse Einstellung der Patienten, andererseits ist eine adäquate Krankheitsverarbeitung für eine langfristige Rehabilitation lebenswichtig.

In der interdisziplinären Versorgung jugendlicher Asthmatiker haben psychosoziale Beiträge – insbesondere bezogen auf das Krankheitsverhalten – eine wichtige Funktion. Am Beginn stehen die soziale Anamnese und die psychologischen Diagnostik. Ob psychologische Maßnahmen indiziert sind, hängt von einigen Faktoren ab (Tab. 9-2). Anschließend kann ein individueller Betreuungs- oder Rehabilitationsplan erstellt werden, der mit den Maßnahmen der anderen Disziplinen (z.B. medikamentöse Therapie, Physiotherapie, Sport) abgestimmt werden sollte.

> Vor allem verhaltenstherapeutische und -medizinische Methoden haben Eingang in die psychosoziale Betreuung und Rehabilitation von jungen Asthmatikern gefunden:

Schulungsprogramme spielen in der modernen Asthmarehabilitation eine zentrale Rolle. Sie werden von Professionellen unterschiedlicher Berufsgruppen interdisziplinär durchgeführt (10). Fortschritte im Asthmamanagement sollen bei den Betroffenen dadurch erreicht werden. Die Programme sind verhaltensmedizinisch ausgerichtet und enthalten in der Regel die in Tabelle 9-3 aufgeführten Bausteine.

9.4.3 Diabetes mellitus Typ I

Diabetes mellitus Typ I ist die häufigste endokrinologische Krankheit im Jugendalter. Juvenile Diabetiker leiden unter einem absoluten Insulinmangel, der lebenslang behandelt werden muss (s.a. Kap. B18).

Diese Patientengruppe kann entweder mit kon-

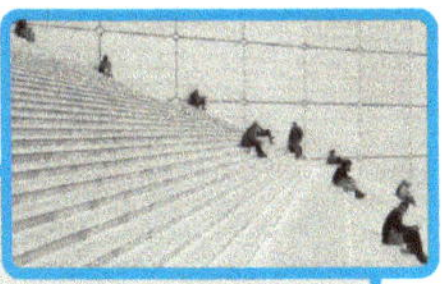

Tabelle 9-2 Faktoren, die psychologische Maßnahmen bei asthmatischen Jugendlichen indizieren.

- Eine Verbesserung der Asthmasymptomatik konnte durch die bisherigen Behandlungsverfahren nicht erreicht werden.
- Psychosoziale Faktoren lösen Asthmasymptome aus (Triggerfaktoren).
- Die Akzeptanz des Behandlungsreglements ist gering oder es besteht eine erhebliche Noncompliance.
- Die Lebensqualität ist vermindert.
- Verhaltensauffälligkeiten sind zu beobachten.
- Es bestehen Lerndefizite und/oder beträchtliche Schulschwierigkeiten.
- Die Berufseinmündung oder die berufliche Ausbildung machen Probleme.
- Es kommt zu offensichtlichen Verzögerungen in der Bewältigung von Entwicklungsaufgaben.
- Es bestehen Interaktionsprobleme in der Familie.
- Der Rehabilitand und/oder seine Familie gehen mit der Asthmaerkrankung bedenklich um.

ventioneller oder mit intensivierter Insulintherapie behandelt werden. Pädiater raten in der Regel zur intensivierten Therapie, da diese, aufgrund der Imitation der physiologischen Insulinausschüttung Stoffwechselgesunder, zu geringeren Langzeitkomplikationen führt. Da sie jedoch noch höhere Anforderungen stellt als die konventionelle Therapie sollten die Jugendlichen die Prozeduren intellektuell erfassen können sowie psychosozial nicht überlastet sein.

Tabelle 9-3 Bausteine eines verhaltensmedizinisch ausgerichteten Asthmamanagements (7, 10, 20, 21).

- Wissen über Anatomie, Physiologie, Ursachen und Symptome des Asthmas, Wirkungsweisen der Medikamente sowie der weiteren Therapien
- Übungen zum Umgang mit Hilfsmitteln
- Übungen zum Umgang mit belastenden Situationen und Emotionen
- Kennenlernen der persönlichen Triggerfaktoren, um bzgl. Reizmittel und Allergenen eine gewisse Kontrollmöglichkeit zu erwerben
- Bewältigung des akuten Asthmaanfalls
- Selbstmanagement
- Entspannungsmethoden, Biofeedback-Techniken und Atemübungen
- bei Unsicherheit im Umgang mit dem akuten Anfall: Kompetenztraining, um angstauslösende Situationen zu bewältigen (z.B. Selbstsicherheitstrainings, die einen anderen Umgang mit Unsicherheit, Ärger und Aggressionen einüben)

Die wichtigste Aufgabe für die Betreuung und Rehabilitation in der Diabetologie ist offenbar die Compliance-Problematik, denn Noncompliance kann erhebliche Folgen haben.

Vorwiegend kommen die verhaltenstherapeutisch/-medizinisch ausgerichteten Schulungsprogramme in Frage. Zweifellos haben sich die interdisziplinär durchgeführten Diabetesschulungen und Nachschulungen als unentbehrlicher Bestandteil der Rehabilitation erwiesen. Neben der Wissensvermittlung (Informationen über die Krankheit Diabetes, über Stoffwechselentgleisung und Ernährung) werden Verhaltensübungen in den Bereichen Selbstsicherheit, Einkaufen, Restaurantbesuch und Bewältigung von Notfallsituationen durchgeführt.

In Bezug auf psychologische Interventionen bei problematischem Krankheitsverhalten im engeren Sinne sind zu nennen (15, 20, 21):

- Methoden zur Gewichtsreduktion
- Selbstkontrollfertigkeiten
- systematische Desensibilisierung bei Ängsten vor Insulinspritzen
- Reizkontrolle, um an Injektionen und Blutzuckermessungen zu erinnern
- Blutzucker-Wahrnehmungstraining, um Hypoglykämien vorzubeugen
- soziales Kompetenztraining, Rollenspielübungen
- Abbau von negativen Selbstattributionen oder pessimistischen Zukunftserwartungen
- Einsatz von Jacobson-Muskelentspannung, Autogenem Training und/oder Biofeedback (indiziert bei vegetativer Dystonie oder starken Ängsten und leichter Erregbarkeit)
- aktivitätsfördernde Maßnahmen bei depressiven Reaktionen (u.a. Gestaltungs-, Kunst- und Musiktherapie, Maßnahmen zur Förderung der Lebensfreude)
- familientherapeutische Interventionen bei familiären Interaktionsstörungen, die sich negativ auf die Erkrankung auswirken

9.4.4 Schädel-Hirn-Trauma (SHT)

Unter Schädel-Hirn-Traumen werden Kopfverletzungen mit Gehirnbeteiligung verstanden (s.a. Kap. B44). Mit Anbeginn eines derartigen Vorfalls ist – je nach Schwere der Schädigung – eine intensive, oft langwierige und intensive Rehabilitation notwendig, die je nach Problemlage ambulant,

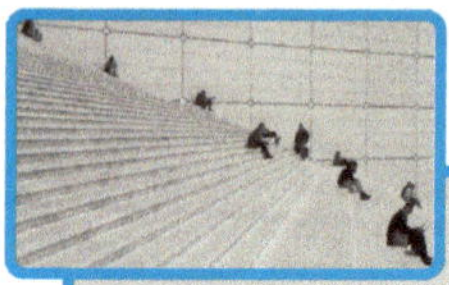

teilstationär oder stationär erfolgt. Die Neurorehabilitation bei Jugendlichen insbesondere erweist sich als ein komplexes Arbeitsfeld für Psychologen und andere Professionelle. Einerseits sind Neuropsychologen in die Behandlung der Funktionsausfälle einbezogen (z.B. mit Wahrnehmungs-, Aufmerksamkeits- und Gedächtnistrainings). Andererseits zählt auch die Unterstützung bei der Krankheits(Unfall-)verarbeitung, wie bei anderen chronischen Erkrankungen, zu ihrem Aufgabenspektrum.
Häufig kommt es bei Hirnläsionen vor, dass organisch bedingte, eingeschränkte Bewältigungsstrategien nicht eindeutig von psychischen Reaktionen auf Symptome und Beeinträchtigungen unterschieden werden können.

Neuropsychologische Trainings haben in der Rehabilitation Priorität, um Defizite und Teilleistungsstörungen abzubauen oder zu kompensieren. Erst in zweiter Linie, wenn diese Interventionen nicht greifen, machen verhaltenstherapeutische Maßnahmen bei den Betroffenen Sinn, damit diese ihre Einschränkungen und Defizite – oder auch ihre negativen Selbstwertgefühle – besser bewältigen können.

Die Rehabilitation von Jugendlichen mit Schädel-Hirnverletzungen durch Unfälle erfordert höchste Anstrengungen: Dank der heutigen Neurochirurgie überleben immer mehr Jugendliche, auch bei oftmals gravierenden Hirnschädigungen. Die dadurch bedingten, zum Teil erheblichen Auswirkungen auf kognitive und motorische Funktionen sind in der neuropsychologischen Testung genau zu ermitteln.
Für diesen Bereich sind inzwischen bedeutsame Fortschritte zu verzeichnen: Diagnostizierte man früher das Vorhandensein einer „Hirnschädigung“, so liegt heute der Schwerpunkt auf der genauen und detaillierten Erfassung der kognitiven, motorischen und emotionalen Funktionen bzw. Funktionsausfällen. Darüber hinaus werden Persönlichkeitsmerkmale oder deren pathologische Veränderung bestimmt. Eine Vielzahl von Screening-Verfahren und zunehmend differenziertere Tests sind in den letzten Jahren entwickelt worden. Neben Kenntnissen in Diagnosestrategien (hypothesengeleitete vs. Einsatz umfangreicher Standard-Testbatterien) benötigen Neuropsychologen indikationsspezifisches Wissen. Die potenziellen neuropsychologischen Korrelate der Syndrome und der Stand der Forschung zu Gehirn-Verhaltens-Beziehungen sollten ihnen bekannt sein.
Aufgrund detaillierter diagnostischer Profile kann anschließend die neuropsychologische Therapie bzw. Rehabilitation geplant werden. Sie gestaltet sich besonders kompliziert bei Heranwachsenden: Im Gegensatz zu Erwachsenen, die oft jahrelang ihren Beruf ausübten, hier Routinen und „überlernte“ Verhaltensweisen ausbildeten, befinden sich Jugendliche gerade im Stadium der Ausbildung/Entwicklung der kognitiven und behavioralen Voraussetzungen zum Erlernen eines Berufs. Von daher sind die Ziele eines neuropsychologischen Trainings im Jugendalter schwieriger zu bestimmen als in der Erwachsenenrehabilitation, insbesondere, wenn die laufende Entwicklung stagniert oder rückgängig ist.
Für Probleme der Krankheitsbewältigung oder für Verhaltensstörungen steht, wie bei den genannten chronischen Krankheiten, ein großes Repertoire von Methoden zur Verfügung. In der Therapie muss allerdings bedacht werden, dass Verhaltensprobleme auch organisch bedingt sein können oder eine genaue Trennung zu reaktiven Prozessen nicht möglich ist. Die in der Therapie anvisierten Verhaltensweisen müssen eventuell auf ein verändertes System der Verhaltensregulation gegenüber der prämorbiden Situation abgestimmt werden (5, 16).

Literatur

[1] Abholz, H.-H., F. Schafstedde: Chronische Krankheiten – eine Problemskizze, Chronische Krankheit: ohne Rezepte. Argument-Sonderband AS 182 (1990) 4–6.

[2] Bengel, J., M. Belz-Merk: Subjektive Gesundheitstheorien. In: Schwarzer, R. (Hrsg.): Gesundheitspsychologie. Ein Lehrbuch, 105–115. Hogrefe, Göttingen 1990.

[3] Eiser, C.: Chronic childhood disease. An introduction to psychological theory and research. Cambridge University Press, Cambridge, New York, Port Chester, Melbourne, Sydney 1990.

[4] Handrich-Michels, A.: Berufliche Rehabilitation – Angebote der Berufsberatung. In: Michels, H.-P. (Hrsg.): Chronisch kranke Kinder und Jugendliche. Psychosoziale Betreuung und Rehabilitation, 291–302. DGVT, Tübingen 1996.

[5] Haus-Herrmann, H., D. Heubrock: Psychosoziale Arbeit in der stationären neurologischen Rehabilitation von Kindern und Jugendlichen. In: Michels, H.-P. (Hrsg.): Chronisch kranke Kinder und Jugendliche. Psychosoziale Betreuung und Rehabilitation, 211–227. DGVT, Tübingen1996.

[6] Kioz, D.: Rehabilitationswissenschaftliche Aspekte und Forschungsbedarf in der Pädiatrie. In: VDR (Hrsg.): Reha-Kommission, Kommission zur Weiterent-

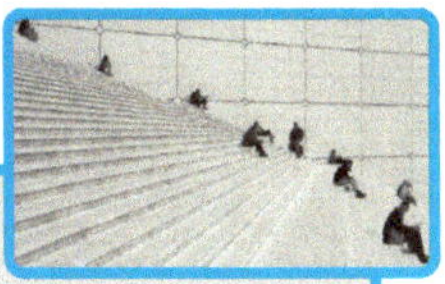

wicklung der Rehabilitation in der gesetzlichen Rentenversicherung. Abschlussberichte – Band VI, Arbeitsbereich „Wissenschaft und Lehre", 269–276. Eigenverlag, Frankfurt/M. 1991.

[7] Könning, J., N. Gebert, B. Niggemann, U. Wahn: Asthma bronchiale. In: Steinhausen, H.-C., M. von Aster (Hrsg.): Handbuch Verhaltenstherapie und Verhaltensmedizin bei Kindern und Jugendlichen, 461–490. Beltz, Psychologie Verlags-Union, Weinheim 1993.

[8] Lazarus, R.S., S. Folkman: Stress, appraisal, and coping. Springer, New York 1984.

[9] Lazarus, R.S., R. Launier: Streßbezogene Transaktionen zwischen Person und Umwelt. In: Nitsch, J. (Hrsg.): Streß, 213–259. Huber, Bern 1981.

[10] Lob-Corzillius, T., F. Petermann (Hrsg.): Asthmaschulung – Wirksamkeit bei Kindern und Jugendlichen. Beltz, PsychologieVerlags-Union, Weinheim 1997.

[11] Lohaus, A.: Gesundheit und Krankheit aus der Sicht von Kindern. Hogrefe, Göttingen 1990.

[12] Matthesius, R.-G., Jochheim, K.-A., Barolin, G.S., Heinz, C.: (Hrsg.). ICIDH – Internationale Klassifikation der Schädigungen, Fähigkeitsstörungen und Beeinträchtigungen. Berlin, Wiesbaden, Ullstein-Mosby 1995.

[13] Michels, H.-P. (Hrsg.): Chronisch kranke Kinder und Jugendliche. Psychosoziale Betreuung und Rehabilitation. DGVT, Tübingen 1996.

[14] Petermann, F., Noeker, M., Bode, U.: Psychologie chronischer Krankheiten im Kindes- und Jugendalter. München, Weinheim, Psychologie Verlags Union 1987.

[15] Renner, C., H.-P. Michels: Heimliche Insulinapplikation als Ursache unklarer Hypoglykämien bei jugendlichen Typ-I-Diabetikern. Monatsschrift für Kinderheilkunde 143 (1995) 742–745.

[16] Schellig, D.: Neurorehabilitation nach traumatisch bedingten Hirnschädigungen bei Kindern und Jugendlichen. In: Michels, H.-P. (Hrsg.): Chronisch kranke Kinder und Jugendliche. Psychosoziale Betreuung und Rehabilitation, 251–277. DGVT, Tübingen 1996.

[17] Schuntermann, M.F.: Die revidierte Fassung der Internationalen Klassifikation der Impairments, Disabilities und Handicaps (ICIDH-2). In: Delbrück, H., E. Haupt (Hrsg.): Rehabilitationsmedizin, 2–17. Urban & Schwarzenberg, München 1996.

[18] Sozialgesetzbuch SGB I. Allgemeiner Teil, Kommentar: Hauck, K., D. Freischmidt, W.-D. Walloth; Stand: 1.1.95; Erich Schmidt Verlag.

[19] Ullrich; G., U. Hellmann-Backhaus, H. J. Bartig: Behandlung und Rehabilitation? Überlegungen zum Stellenwert und zur Eigenart psychosozialer Versorgung bei Mukoviszidose/Cystischer Fibrose (CF). In: Michels, H.-P. (Hrsg.): Chronisch kranke Kinder und Jugendliche. Psychosoziale Betreuung und Rehabilitation, 125–144. DGVT, Tübingen 1996.

[20] VDR: Rahmenkonzept und indikationsspezifische Konzepte zur medizinischen Rehabilitation von Kindern und Jugendlichen in der gesetzlichen Rentenversicherung. Empfehlungen des Verbandes Deutscher Rentenversicherungsträger. DRV-Schriften Bd. 8, Frankfurt/M. 1998.

[21] Von der Hardt, H., P. Hürter, K. Lange, G. Ullrich: Versorgungssituation chronisch kranker Jugendlicher beim Übergang in das Erwachsenenalter. Expertise für das Bundesministerium für Gesundheit 313-1722003/10 (unter Mitarbeit von: M. Ballmann, J. Brodehl, G. Offner, S. Schweitzer, A. Thon und G. Wolff). VAS – Verlag für Akademische Schriften, Frankfurt-Bockenheim 1997.

B

Probleme
Beschwerden
Krankheitsbilder

10 Adipositas

Martin Wabitsch

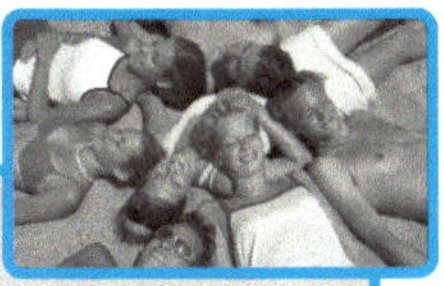

10.1 Definition

Eine Adipositas liegt vor, wenn der Körperfettanteil an der Gesamtkörpermasse pathologisch erhöht ist. Entsprechend internationalen Empfehlungen wird die Adipositas bei Jugendlichen mit Hilfe des Körper-Massen-Index (Body-Mass-Index, BMI) definiert. Genauere Methoden zur Ermittlung der Körperfettmasse sind aufwändig und zum Teil kostspielig und daher wissenschaftlichen Fragestellungen vorbehalten. Der BMI kann bei bekannter Größe und bekanntem Gewicht entweder berechnet werden (BMI = Gewicht(kg)/ Größe(cm)^2) oder aus Tabelle 10-1 abgelesen werden.

Bei der Beurteilung des BMI im Jugendalter ist die Berücksichtigung des Alters und des Geschlechtes des Patienten notwendig, da der BMI entsprechend der physiologischen Besonderheiten der prozentualen Körperfettmasse alters- und geschlechtsspezifischen Änderungen unterliegt. Referenzwerte für den BMI für deutsche Kinder und Jugendliche sind in Abbildung 10-1 dargestellt.

Durch die Ermittlung des Standard Deviation Scores (SDS) ist es möglich, eine vom Alter und Geschlecht unabhängige Angabe zum BMI eines Individuums zu machen. Zudem sind mit der Normierung auf SDS die BMI-Werte extrem adipöser Jugendlicher untereinander und im zeitlichen Verlauf vergleichbar.

Übergewicht bei Jugendlichen wird anhand der dargestellten BMI-Referenzwerte durch einen BMI > 90. und Adipositas durch einen BMI > 97. alters- und geschlechtsspezifische Perzentile definiert. Diese Festlegung der Grenzwerte ermöglicht bei der Verwendung der dargestellten Referenzwerte einen nahezu kontinuierlichen Übergang zu den von der WHO festgelegten Grenzwerte für junge Erwachsene. Hier gilt ein BMI von 25 kg/m^2 als Grenzwert für die Definition von Übergewicht und ein BMI von 30 kg/m^2 als Grenzwert für die Definition der Adipositas.

Diese Grenzwerte für Erwachsene wurden auf der Basis von Daten des Gesundheitsrisikos in Abhängigkeit vom BMI aus longitudinalen Untersuchungen so festgelegt. Bereits bei Jugendlichen kann man mit steigendem BMI ein vermehrtes Auftreten von Komorbiditäten der Adipositas wie z.B. Dyslipoproteinämie und Bluthochdruck feststellen.

Die Beurteilung der Größe der Fettmasse mittels BMI bei Jugendlichen hat den Nachteil, dass das biologische Alter nicht berücksichtigt wird. Ebenso wird der Körperbau und die Körperzusammensetzung (z.B. vergrößerte Muskelmasse bei Sportlern) nicht berücksichtigt.

10.2 Epidemiologie

Die Anzahl der Jugendlichen mit Adipositas steigt zur Zeit in allen Industrienationen an; wobei der Anstieg in den letzten Jahren so deutlich war wie nie zuvor. Die Anzahl der übergewichtigen Kinder und Jugendlichen lag 1990 in den USA bei 22%. Davon hatten 11% eine Adipositas – mehr als doppelt soviel wie zehn Jahre zuvor. Außerdem

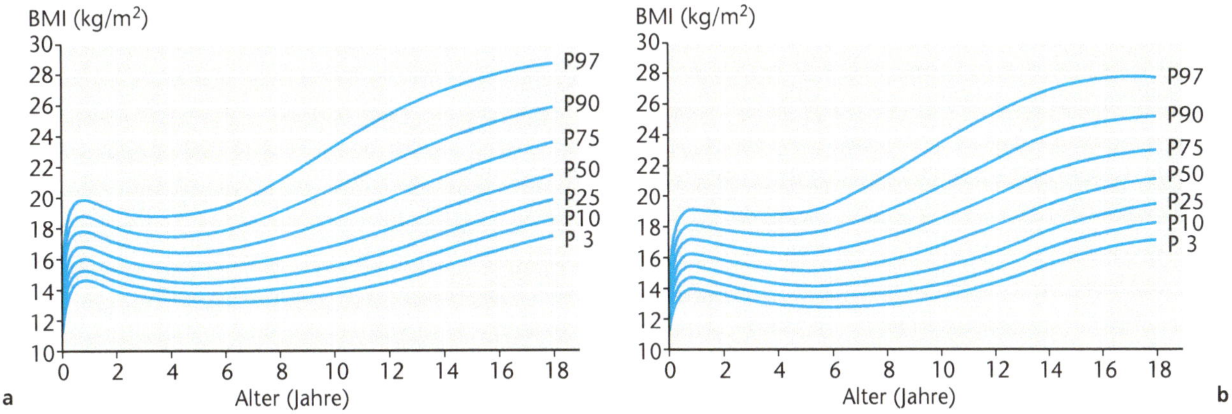

Abb. 10-1 BMI-Perzentilenkurve für Jungen (a) und Mädchen (b) (nach Kromeyer-Hauschild K., Wabitsch M., Kunze D. et al., Monatsschr Kinderheilkd 2001).

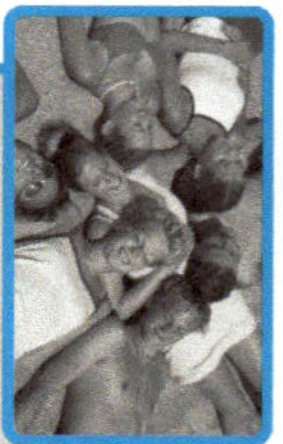

Tabelle 10-1 Body-Mass-Index-Kalkulationstabelle.

Gewicht [kg]	Größe [m]																											
	1,24	1,27	1,3	1,32	1,35	1,37	1,4	1,42	1,45	1,47	1,5	1,52	1,55	1,57	1,6	1,63	1,65	1,68	1,7	1,73	1,75	1,78	1,8	1,83	1,85	1,88	1,9	1,93
20	13	13	12	12	11	11	10	10	10	9	9	9	8															
23	15	14	13	13	12	12	12	11	11	10	10	10	9	9	9	9	8											
25	16	15	15	14	14	13	13	12	12	12	11	11	10	10	10	9	9	9										
27	18	17	16	16	15	15	14	13	13	13	12	12	11	11	11	10	10	10	9	9								
29	19	18	17	17	16	16	15	15	14	14	13	13	12	12	12	11	11	10	10	10	10							
32	21	20	19	18	17	17	16	16	15	15	14	14	13	13	12	12	12	11	11	11	10	10						
34	22	21	20	20	19	18	17	17	16	16	15	15	14	14	13	13	12	12	12	11	11	11	10					
36	24	22	21	21	20	19	19	18	17	17	16	16	15	15	14	14	13	13	13	12	12	11	11	11				
39	25	24	23	22	21	21	20	19	18	18	17	17	16	15	15	14	14	13	13	13	12	12	12	11	11			
41	27	25	24	23	22	22	21	20	19	19	18	18	17	17	16	15	15	14	14	14	13	13	13	12	12	12		
43	28	27	25	25	24	23	22	21	20	20	19	19	18	17	17	16	16	15	15	14	14	14	13	13	13	12	12	
45	29	28	27	26	25	24	23	22	22	21	20	20	19	18	18	17	17	16	16	15	15	14	14	14	13	13	13	12
48	31	30	28	27	26	25	24	24	23	22	21	21	20	19	19	18	17	17	16	16	16	15	15	14	14	13	13	13
50	32	31	30	29	27	27	25	25	24	23	22	22	21	20	19	19	18	18	17	17	16	16	15	15	15	14	14	13
52	34	32	31	30	29	28	27	26	25	24	23	23	22	21	20	20	19	18	18	17	17	16	16	16	15	15	14	14
54	35	34	32	31	30	29	28	27	26	25	24	24	23	22	21	20	20	19	19	18	18	17	17	16	16	15	15	15
57	37	35	34	33	31	30	29	28	27	26	25	25	24	23	22	21	21	20	20	19	19	18	17	17	17	16	16	15
59	38	37	35	34	32	31	30	29	28	27	26	26	25	24	23	22	22	21	20	20	19	19	18	18	17	17	16	16
61	40	38	36	35	34	33	31	30	29	28	27	27	25	25	24	23	22	22	21	20	20	19	19	18	18	17	17	16
64	41	39	38	36	35	34	32	31	30	29	28	27	26	26	25	24	23	22	22	21	21	20	20	19	19	18	18	17
66	43	41	39	38	36	35	34	33	31	30	29	28	27	27	26	25	24	23	23	22	21	21	20	20	19	19	18	18
68	44	42	40	39	37	36	35	34	32	31	30	29	28	28	27	26	25	24	24	23	22	21	21	20	20	19	19	18
70	46	44	42	40	39	37	36	35	33	33	31	30	29	29	27	26	26	25	24	23	23	22	22	21	21	20	19	19
73	47	45	43	42	40	39	37	36	35	34	32	31	30	29	28	27	27	26	25	24	24	23	22	22	21	21	20	19
77	50	48	46	44	42	41	39	38	37	36	34	33	32	31	30	29	28	27	27	26	25	24	24	23	23	22	21	21
79		49	47	46	44	42	40	39	38	37	35	34	33	32	31	30	29	28	27	27	26	25	24	24	23	22	22	21
82		51	48	47	45	44	42	40	39	38	36	35	34	33	32	31	30	29	28	27	27	26	25	24	24	23	23	22
84			50	48	46	45	43	42	40	39	37	36	35	34	33	32	31	30	29	28	27	26	26	25	25	24	23	23
86				49	47	46	44	43	41	40	38	37	36	35	34	32	32	31	30	29	28	27	27	26	25	24	24	23
88				51	49	47	46	44	42	41	39	38	37	36	35	33	32	31	31	30	29	28	27	26	26	25	25	24
91					50	48	46	45	43	42	40	39	38	37	35	34	33	32	31	30	30	29	28	27	27	26	25	24
93						50	47	46	44	43	41	40	39	38	36	35	34	33	32	31	30	29	29	28	27	26	26	25
95							49	47	46	44	42	41	40	39	37	36	35	34	33	32	31	30	29	28	28	27	26	26
98							50	48	46	45	43	42	41	40	38	37	36	35	34	33	32	31	30	29	28	28	27	26
100								49	47	46	44	43	42	40	39	38	37	35	35	33	33	31	31	30	29	28	28	27
102								51	49	47	45	44	42	41	40	38	37	36	35	34	33	32	31	30	30	29	28	27
104									50	48	46	45	43	42	41	39	38	37	36	35	34	33	32	31	30	30	29	28
107										49	47	46	44	43	42	40	39	38	37	36	35	34	33	32	31	30	30	29
109										50	48	47	45	44	43	41	40	39	38	36	36	34	34	33	32	31	30	29

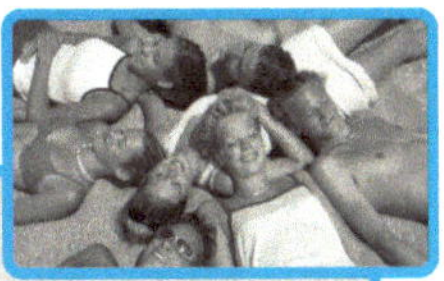

waren Jugendliche mit Adipositas 1990 deutlich schwerer als zehn Jahre zuvor. Die Prävalenz der Adipositas war bei Jugendlichen mit zwei adipösen Eltern fünfmal so hoch wie bei Kindern mit zwei normal gewichtigen Eltern.
In Deutschland liegt eine ähnliche Entwicklung vor. 10,5% der 14-jährigen Jungen und 14,5% der 14-jährigen Mädchen aus Jena waren 1995 übergewichtig. Die Anzahl der Jugendlichen mit Adipositas hat dort vor allem nach der Wiedervereinigung zugenommen. Im Saarland waren bei einer repräsentativen Untersuchung 1995 zwischen 20 und 30% der sechs- bis elfjährigen Kinder übergewichtig. Andere regionale Untersuchungen in Deutschland weisen ähnliche Zahlen auf.
Auch in Deutschland haben Jugendliche mit Adipositas heute ein deutlich höheres Gewicht als noch vor wenigen Jahren und die Anzahl der Patienten mit extremer Adipositas hat zugenommen. Die Untersuchung der Jenaer Schulkinder zeigte darüber hinaus, dass übergewichtige Kinder ein höheres Geburtsgewicht als Normalgewichtige hatten und weniger häufig in Familien mit Eltern mit einem hohen Bildungsstand zu finden waren. Eine unabhängige Einflussgröße auf das Körpergewicht war bei Mädchen zusätzlich die Größe der Wohnung, in der die Familie lebt.

Adipositas ist aufgrund der in den letzten Jahren angestiegenen Prävalenz eines der zahlenmäßig bedeutendsten medizinischen Probleme im Jugendalter.

Neben den rein medizinischen Folgen dieser Gesundheitsstörung kann die psychosoziale Entwicklung der Patienten aufgrund ihrer Adipositas erheblich gestört sein. Dies und die medizinische Komorbidität tragen dazu bei, dass die Adipositas bei Jugendlichen mit hohen volkswirtschaftlichen Kosten verbunden ist.

Jugendliche erleben oft eine Odyssee an diagnostischen und therapeutischen Maßnahmen. Im Gesundheitssystem finden sie zur Zeit kaum Ansprechpartner mit Kompetenz und Verständnis.

Die Wahrscheinlichkeit, mit der eine Adipositas bei Jugendlichen bis ins Erwachsenenalter hin fortbesteht, ist ein wichtiges Kriterium für die Beurteilung des Risikos der Adipositas in diesem Lebensabschnitt.

Unabhängig vom Fortbestehen der Adipositas bis ins Erwachsenenalter hinein hat die Adipositas im Jugendalter allerdings per se einen ungünstigen Einfluss auf die Morbidität und Mortalität im Erwachsenenalter.

Grundsätzlich hängt die Wahrscheinlichkeit des Fortbestehens einer Adipositas im Jugendalter vom Alter, vom Geschlecht, vom Ausmaß der Adipositas und vom Gewichtsstatus der Eltern ab. Wenn mindestens ein Elternteil adipös ist, haben Zehn- bis 14-Jährige ein 80%iges Risiko für eine Adipositas auch im Erwachsenenalter. Sind beide Eltern normalgewichtig so liegt dieses Risiko immerhin noch bei 60%. Mädchen haben ein höheres Risiko als Jungen für eine persistierende Adipositas.

10.3 Hintergrund

Eine übermäßige Ansammlung von Körperfett und damit von gespeicherter Energie entsteht, wenn über eine bestimmte Zeit eine positive Energiebilanz des Körpers vorliegt. Zwei Faktoren, die zu einer positiven Energiebilanz beitragen, sind eine übermäßige Kalorienzufuhr (u.a. durch fettreiche Nahrungsmittel) und eine mangelnde Energieabgabe des Körpers (u.a. durch körperliche Inaktivität).
Die Energiezufuhr in Form von Nahrungsaufnahme hängt beim Menschen im Wesentlichen ab von

- dem Hunger-Sättigungs-Empfinden, für dessen Regulation auch genetische Faktoren relevant sind
- den externen Stimuli
- dem Geschmack der Nahrungsprodukte
- dem Angebot an Nahrungsmitteln

Das Ausmaß der körperlichen Bewegung hingegen hängt von der täglichen Beschäftigung eines Individuums ab und wird auch durch Umgebungsfaktoren beeinflusst (Fernsehen, Auto, Rolltreppen usw.).
Ungefähr die Hälfte des täglichen Energieverbrauchs ist allerdings durch Stoffwechselvorgänge bestimmt, die willentlich nicht steuerbar sind. Hierzu gehören alle Vorgänge, die den Grundumsatz eines Individuums bestimmen, die nahrungsinduzierte Thermogenese auslösen und die Fettoxidation regulieren. Neben der Energiezufuhr und der Energieabgabe ist die Regulation

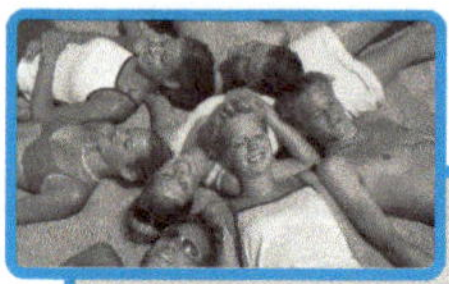

der Aufteilung der Energiespeicherung in Fett, Kohlenhydrate und Eiweiß („nutrition partioning“) zusätzlich bedeutend für die Körperzusammensetzung.
Ein großer Anteil der Regulation der Energiezufuhr und Energieabgabe ist somit nicht willentlich steuerbar, sondern genetisch fixiert.

> Bei einer genetischen Prädisposition zur Adipositas bzw. zur Ansammlung von vermehrter Körperfettmasse und unter dem gleichzeitigen Einfluss von ungünstigen Umgebungsfaktoren wird sich eine Adipositas bei einem Individuum entwickeln.

Individuen mit Adipositas haben in der Regel ein höheres Niveau des Energiegleichgewichts des Körpers als Normalgewichtige. Dies erklärt auch, warum Adipöse mehr Energie zuführen als Normalgewichtige, wenn sie ihr Körpergewicht konstant halten.

10.3.1 Wachstum des Fettgewebes

Das Fettgewebe besteht im Wesentlichen aus Blutgefäßen, Adipozyten und fibroblastenähnlichen Präadipozyten. Jedes Fettgewebsläppchen hat direkten Kontakt zu einer Kapillare.
Größenänderungen des Fettorgans können entweder durch Volumenänderungen der Adipozyten oder durch Veränderung der Adipozytenzahl entstehen.

Veränderung des Adipozytenvolumens

Das Volumen eines Adipozyten wird bestimmt durch seinen Fettgehalt, der bis zu 1 µg/Zelle betragen kann. Adipozyten vergrößern ihr Volumen durch die Aufnahme von Fettsäuren aus der Zirkulation und durch die quantitativ weniger bedeutsame Lipogenese. Der metabolische Prozess der Lipolyse und die nachfolgende Abgabe von Glyzerol und Fettsäuren führt zu einer Verringerung des Fettzellvolumens.
Lipidaufnahme und Lipidabgabe der Fettzellen werden durch eine Reihe von Hormonen reguliert und sind von verschiedenen intrazellulären Signalübertragungsmechanismen abhängig. Hier gibt es theoretisch eine Reihe von Kandidatengenen, die dazu beitragen können, die Lipidspeicherung im Fettgewebe zu erleichtern oder zu erschweren.

Veränderung der Adipozytenzahl

Die Anzahl der Adipozyten im Fettgewebe kann sich zeitlebens ändern. Eine Neubildung von Adipozyten wird dann ausgelöst, wenn vorhandene Adipozyten eine kritische Größe überschritten haben.
Die Regulation der Proliferation und Differenzierung von humanen Präadipozyten wird durch Wachstumsfaktoren und Hormone reguliert. Stimulierend auf die Fettzellneubildung wirken u.a. von den Adipozyten sezernierte Faktoren (z.B. Prostaglandine, IGF I) sowie Insulin und Kortisol. Ein entscheidender Schritt bei der Fettzellneubildung ist die Aktivierung des Transkriptionsfaktors PPARγ2, der in aktivierter Form die Expression von adipozytenspezifischen Genen auslöst und den differenzierenden Präadipozyten insulinsensitiv macht und die Leptinexpression aktiviert.
Neben verschiedenen Kandidatengenen, die aus diesem Bereich das Fettgewebswachstum regulieren, scheint der Grad der Phosphorylierung von PPARγ2 die Differenzierungsfähigkeit von Präadipozyten zu beeinflussen. Leptin ist ein Produkt des Adipozyten, das u.a. die Größe der Lipidspeicher und die Bilanz zwischen Lipidaufnahme und Lipidabgabe dem zentralen Nervensystem signalisiert.

10.3.2 Genetische Faktoren

> Aufgrund von Daten, die in Zwillings- und Adoptionsstudien gewonnen wurden, wird der Anteil genetischer Faktoren bei der Regulation der Körperfettmasse auf bis zu 70% geschätzt.

Es ist anzunehmen, dass bei den meisten Individuen mit Adipositas das Zusammenspiel verschiedener genetischer Faktoren für die Pathogenese verantwortlich ist. Dabei wurden verschiedene Kandidatengene aus unterschiedlichen Regulationssystemen des Energiegleichgewichts und der Energiespeicherung beschrieben. Mit Hilfe des Genom-Screens konnten darüber hinaus verschiedene chromosomale Regionen identifiziert werden, in denen Gene vorkommen müssen, die die Entwicklung einer Adipositas begünstigen.
Monogene Formen (Mutation eines einzelnen Gens führt zur Entstehung der Adipositas, wie z.B. kongenitaler Leptinmangel, Leptin-Rezeptordefekt oder Proopiomelanocortin-Gen-Defekt)

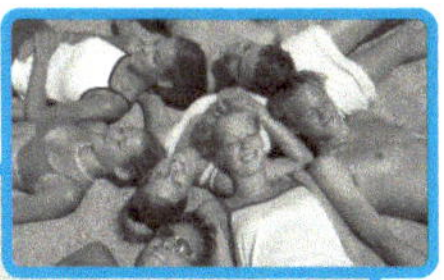

sind beim Menschen extrem selten. Die Befunde haben aber wesentlich zum besseren Verständnis der Regulation der Energiebilanz des Menschen beigetragen. Im Fall des Leptinmangels steht heute sogar eine medikamentöse Therapie zur Verfügung. Die Befunde bei diesen Patienten zeigen auch, dass die Regulation der Energiebilanz des Körpers eng mit der Regulation anderer endokrinologischer Regelkreise verknüpft ist.
Darüber hinaus sind ca. 25 andere genetische Syndrome mit Adipositas beschrieben. Dabei konnten bis heute nur bei einer Minderheit spezifische chromosomale Regionen identifiziert werden, auf denen potenziell adipositasrelevante Gene liegen (z.B. Prader-Willi-Syndrom, Laurence-Moon-Bardet-Biedl-Syndrom).

10.3.3 Umgebungsfaktoren

Faktoren der psychosozialen Umgebung tragen zur Entwicklung der Adipositas bei. Zwillings- und Adoptionsstudien zeigen, dass zwischen 20 und 50% der Variation des Körperfettgehalts nicht durch genetische Faktoren erklärt werden kann. Für den dramatischen Anstieg der Prävalenz der Adipositas bei Kindern und Jugendlichen in den letzten Jahren müssen die ebenfalls deutlichen Veränderungen von Umgebungsfaktoren als Ursache in Betracht gezogen werden.

Körperliche Bewegung und körperliche Inaktivität

Die modernen Möglichkeiten der Fortbewegung und die Tätigkeit vor Bildschirmen sowie das Fernsehen haben in den letzten Jahren sicher zu einem deutlichen Rückgang der täglichen körperlichen Bewegung und zu einer Zunahme der körperlichen Inaktivität geführt.
Der Energieunterschied zwischen 15 Minuten Sitzen im Vergleich zu 15 Minuten Gehen beträgt ca. 50 kcal. Dieses Beispiel lässt unschwer erkennen, dass solche Veränderungen während des Tagesablaufes langfristig zu einer positiven Energiebilanz beitragen können.

> Interessanterweise ist die Zeit, die Kinder und Jugendliche vor dem Fernseher verbringen, direkt mit der Prävalenz und dem Ausmaß von Adipositas assoziiert.

Fernsehen verringert die Zeit, die für körperliche Bewegung zur Verfügung steht und regt gleichzeitig zum Verzehr von Süßigkeiten und energiereichen Nahrungsmitteln an. Die Mehrzahl der Nahrungsmittel, die durch Werbung im Fernsehen angepriesen werden, haben einen hohen Fett-, Zucker- und Salzgehalt.
Der Grad der körperlichen Aktivität von Kindern und Jugendlichen wird auch durch den Grad der körperlichen Aktivität der Eltern beeinflusst. Zudem konnte gezeigt werden, dass der Grad der körperlichen Inaktivität bei zwölfjährigen Kindern sich in den folgenden sechs Jahren bis zum Alter von 18 Jahren ohne Intervention kaum ändert.

Energiezufuhr und Fettzufuhr

Die Ermittlung der Energiezufuhr mit Hilfe des Nahrungsprotokolls ist erfahrungsgemäß schwierig, da übergewichtige Jugendliche dazu neigen, deutlich weniger Energiezufuhr anzugeben. Durch Messung des täglichen Energieverbrauchs von übergewichtigen Jugendlichen wird klar, dass dieser im Vergleich zu Normalgewichtigen deutlich erhöht ist und somit diese Individuen auch mehr Energie zuführen müssen, um ihr Körpergewicht konstant zu halten.

> Querschnittsuntersuchungen zur Ernährung bei Kindern und Erwachsenen konnten zeigen, dass die Prävalenz und das Ausmaß der Adipositas direkt mit der Menge des konsumierten Fetts korreliert.

Die Annahme, dass Personen mit Adipositas in besonderem Maße Süßigkeiten bevorzugen, scheint nicht zu stimmen. Es konnte gezeigt werden, dass untergewichtige und normalgewichtige Personen eher Nahrungsmittel mit hohem Kohlenhydratanteil bevorzugen, wogegen Individuen mit Adipositas Nahrungsmittel mit hohem Fettgehalt bevorzugen. Dabei scheinen die männlichen Individuen vor allem gerne Steaks, Hamburger, Pizza und Pommes frites zu essen und die weiblichen Eis, Schokolade, Kuchen und andere Süßspeisen mit hohem Fettgehalt zu bevorzugen.
Jugendliche essen heute ein Drittel aller Mahlzeiten außerhalb ihrer Familie, vorwiegend in der Schule und in Fast-Food-Restaurants. Die dort angebotenen Nahrungsmittel zeichnen sich durch einen hohen Fettgehalt aus (58% der Kalorien eines Doppel-Burgers mit Soße stammen aus Fett, bei Pommes frites sind es 56%).
Die Energieträger Eiweiß und Kohlenhydrate

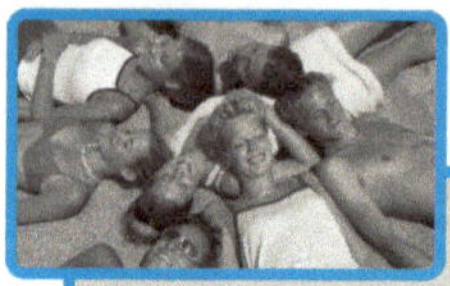

haben einen deutlich sättigenden Effekt, wogegen Fett einen sehr geringen sättigenden Effekt hat. Dies hat zur Folge, dass fettreiche Mahlzeiten zu einer Erhöhung der Energiezufuhr beitragen. Die Entwicklung des Körpergewichts in Abhängigkeit vom Fettgehalt der Nahrung hängt zudem von der Fähigkeit des Organismus, Fett zu oxidieren ab. Das Ausmaß, mit dem dieser Prozess abläuft, scheint durch genetische Faktoren bestimmt zu sein und kann bei einzelnen Individuen unterschiedlich sein und zu Unterschieden im Körperfettgehalt beitragen.

Nahrungsmittelauswahl und die Ernährungsgewohnheiten der Jugendlichen hängen ebenfalls stark von denen ihrer Eltern ab.

10.3.4 Appetit- und Körpergewichtsregulation

Wenn ein Individuum Gewicht zunimmt oder verliert, werden zahlreiche Regulationssysteme aktiviert, die darauf ausgerichtet sind, das ursprüngliche Gewicht wieder herzustellen. Das Körpergewicht und damit die Energiebilanz eines Individuums werden präzise reguliert und ein entsprechendes Gleichgewicht in einem schmalen Toleranzbereich gehalten. Die Präzision der zugrunde liegenden Regulationssysteme wird durch die Tatsache verdeutlicht, dass die Gewichtsschwankungen eines Erwachsenen in einem Jahr normalerweise bei 200 g liegen bei einem gleichzeitigen Energieumsatz von mehr als 900.000 kcal pro Jahr.

> Die jährliche Energiezufuhr und der jährliche Energieverbrauch werden also auf bis zu 0,2% genau reguliert. Damit können bereits kleine Abweichungen in der Regulation des Appetits oder des Grundumsatzes zur Entstehung von Adipositas führen.

Eine über das regulierte Gleichgewicht hinaus zugeführte Energie von nur 50 kcal pro Tag (= Unterschied zwischen 15 Minuten Sitzen vs. 15 Minuten Gehen) würde zu einer zusätzlichen Gewichtszunahme von ca. 3 kg pro Jahr führen. Unterschiede in der Energiezufuhr oder im Energieverbrauch in dieser Größenordnung sind mit den heutigen Methoden außerhalb von Laborbedingungen nicht messbar.

Veränderungen des Körpergewichts führen zu Veränderungen des Stoffwechsels, der Aktivität des sympathischen Nervensystems und der Schilddrüsenhormonproduktion, die in ihren energetischen Auswirkungen jeweils der Gewichtsentwicklung entgegengesetzt sind. So zeigten ehemalige übergewichtige Individuen nach erfolgreicher Gewichtsabnahme eine Verschlechterung der Rate der Fettoxidation nach einer fettreichen Mahlzeit und anschließendem Fasten. Dies erleichterte eine erneute Zunahme der Fettmasse.

> Ein Individuum muss nach erfolgreicher Gewichtsreduktion in der Regel deutlich weniger Kalorien zu sich nehmen, um dieses Gewicht zu halten, als ein Individuum, das dieses Gewicht schon immer hatte.

10.4 Klinik

Jugendliche mit Adipositas haben vergrößerte Fettdepots und dadurch vergrößerte Körperumfänge. Die subkutane Fettansammlung kann bei extrem Übergewichtigen monströse Formen annehmen. Dabei werden unterschiedliche Formen der Fettverteilung gefunden. Bei Jungen herrscht in der Regel eine eher zentrale oder abdominelle Fettverteilung mit Ansammlung der Fettdepots am Stamm vor. Bei den Mädchen findet man häufiger eine gluteo-femorale Körperfettverteilung mit vergrößerten Fettdepots im Bereich des Gesäßes und der Hüfte.

Während der Wachstumsphase sind Jugendliche mit Adipositas meist größer als ihre normalgewichtigen Altersgenossen. Dies resultiert aus einem akzelerierten Längenwachstum.

Aufgrund der schnellen Zunahme der subkutanen Fettdepots während der Pubertät kommt es häufig zur Entwicklung von zahlreichen Striae distensae, die am ganzen Körper vorkommen können. Bei adipösen Jungen kommt es oft zur Bildung einer ausgeprägten Pseudogynäkomastie.

Bei einem Teil der Mädchen kommt es zum Auftreten eines Hirsutismus und in der postpubertären Phase zu Zyklusstörungen und Amenorrhö. Diese Mädchen sind durch eine eher zentrale Körperfettverteilung gekennzeichnet.

Durch die deutlich vergrößerten Fettdepots und das erhöhte Gewicht haben Jugendliche mit Adipositas eine deutlich eingeschränkte Beweglichkeit.

Diese Charakteristika des äußeren Erscheinungsbildes der Jugendlichen tragen dazu bei, dass sie

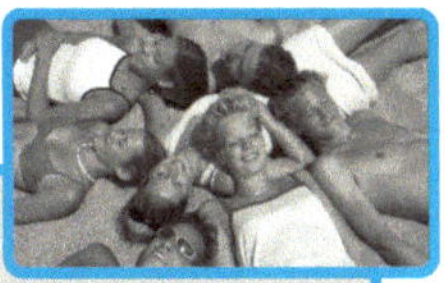

in ihrer Umgebung als Außenseiter wahrgenommen werden und diskriminiert werden. Durch die Reaktionen der Umgebung und das gestörte Selbstbild der Jugendlichen können schwerwiegenden psychosoziale Konsequenzen auftreten. Darin besteht mitunter der hauptsächliche Leidensdruck der betroffenen Jugendlichen. Das Vorhandensein von kardiovaskulären Risikofaktoren dagegen ist für den Leidensdruck der Jugendlichen kaum relevant.

10.5 Diagnostik

Eine sinnvolle Diagnostik bei Jugendlichen mit Adipositas sollte drei Ziele haben:

- Es soll das Ausmaß der Adipositas mit Hilfe des Body-Mass-Index und dessen Dokumentation in einer Perzentilenkurve oder durch die Berechnung des BMI-SDS ermittelt werden.
- Es sollten ursächliche Primärerkrankungen sicher ausgeschlossen werden.
- Die Komorbidität der Adipositas sollte ermittelt werden. Die einzelnen Bereiche, die dabei Beachtung finden sollten, sind im Folgenden aufgezeigt (s.a. Abb. 10-2).

Tabelle 10-2 Leitbefunde bei adipösen Jugendlichen, die nach heutigem Wissensstand keiner weiteren Diagnostik bedürfen.

- beschleunigtes Längenwachstum
- akzelerierte Skelettreife
- Striae distensae
- bei Mädchen: frühere Entwicklung der sekundären Geschlechtsmerkmale, früherer Zeitpunkt der Menarche
- bei Jungen zum Teil ausgeprägte Pseudogynäkomastie, ausgeprägter Pseudohypogenitalismus mit einem im subkutanen Fett versunkenen Penis
- Laborbefunde: leichte Erhöhungen der Lebertransaminasen, die mit einer Leberverfettung einhergehen

10.5.1 Nicht-diagnostikpflichtige Begleitbefunde

Entsprechende Leitbefunde sind in Tabelle 10-2 zusammengefasst.

10.5.2 Leitbefunde für ursächliche Primärerkrankungen einer Adipositas

Liegt bei einem Jugendlichen mit Adipositas ein Kleinwuchs oder ein dokumentiertes Abweichen

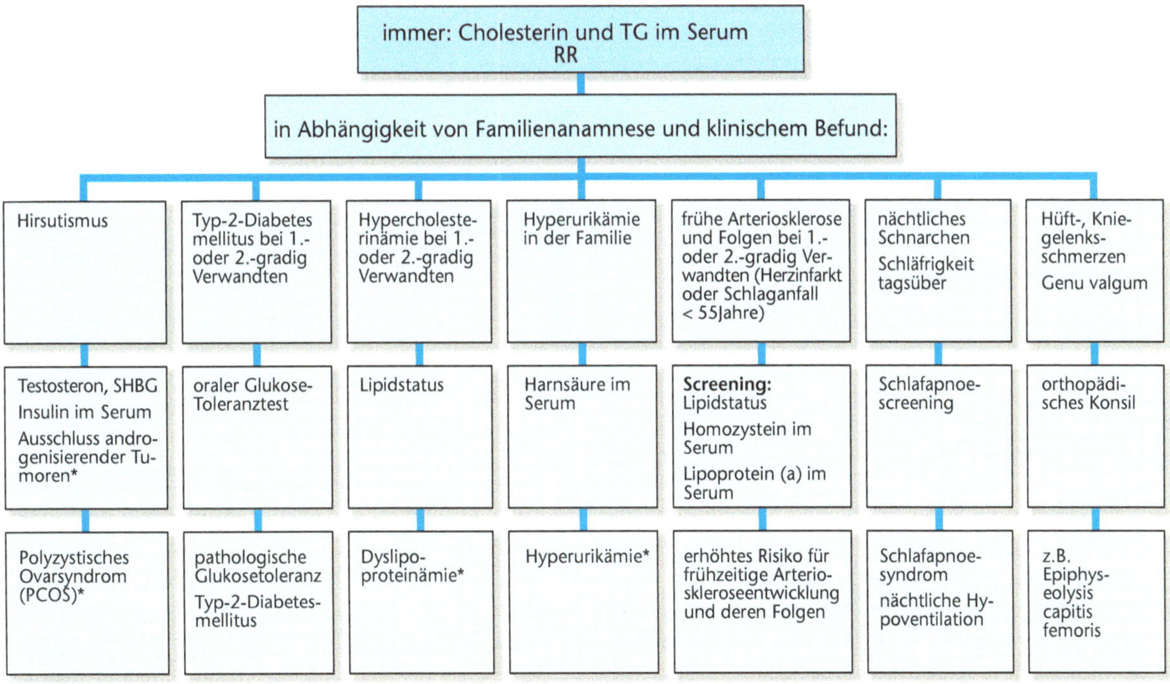

* für weitere Diagnostik und weiteres Vorgehen siehe Leitlinien der DGKJ

Abb. 10-2 Flussdiagramm zur Komorbiditätsdiagnostik bei Jugendlichen mit Adipositas (Wabitsch und Kunze 2001).

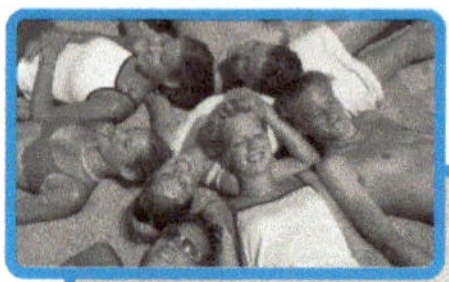

von der Körperlängenperzentile nach unten vor, sollte eine Skelettalter-Bestimmung durchgeführt werden und endokrinologische Störungen, wie Hypothyreose oder Cushing-Syndrom, ausgeschlossen werden. Bei Patienten mit verringertem Körperwachstum können auch Erkrankungen mit gestörtem Skelettwachstum vorliegen. Liegt außer des Kleinwuchses oder des Abweichens von der Körperlängenperzentile nach unten eine mentale Retardierung oder Dysmorphiezeichen vor, ist ein definiertes genetisches Syndrom wahrscheinlich.
Sind bei adipösen Jugendlichen ZNS-Ausfälle, eine Visusverschlechterung, eine Hyperphagie oder vegetative Störungen erkennbar, muss an das Vorliegen eines hypothalamischen Syndroms (z.B. Kraniopharyngeom) gedacht werden und eine entsprechende weitere Diagnostik veranlasst werden.
Schließlich soll erwähnt werden, dass es unter der Medikation mit verschiedenen Medikamenten zu einer Gewichtszunahme kommen kann, z.B. Glukokortikoide, Valproat, Phenothiazine.

10.5.3 Untersuchung der Komorbidität

Im Rahmen der Diagnostik der Komorbidität sollten immer eine Bestimmung des Gesamtcholesterins und der Triglyzeride im Serum durchgeführt werden sowie eine Blutdruckmessung. Erhöhungen des Gesamtcholesterinwertes und des Blutdrucks sind häufig bei Jugendlichen mit Adipositas zu finden und stellen ein zusätzliches Gesundheitsrisiko dar, das bekannt sein muss. Alle weiteren Untersuchungen zur Komorbidität sollten in Abhängigkeit von der Familienanamnese und vom klinischen Befund durchgeführt werden.

Kardiovaskuläre Risikofaktoren

Erhöhte Blutdruckwerte sind bei Jugendlichen mit Adipositas häufig zu finden.

> 50% der Jugendlichen mit einer manifesten Hypertonie sind übergewichtig.

Wird ein erhöhter Blutdruck bei Jugendlichen gemessen, sollten mehrere Blutdruckmessungen in Ruhe oder eine 24-h-Blutdruckmessung durchgeführt werden, um das Vorliegen einer Hypertonie zu sichern. Liegt eine Hypertonie bei einem Jugendlichen mit Adipositas vor, müssen zunächst andere Ursachen für eine Hypertonie unabhängig von der Adipositas ausgeschlossen werden.

Viele Jugendliche mit Adipositas haben **erhöhte Gesamtcholesterin-** und vor allem **LDL-Cholesterinwerte.** Die HDL-Cholesterinwerte können erniedrigt sein. Diese Veränderungen im Lipidstatus werden vermehrt bei Jungen gefunden.
Erhöhte nüchtern gemessene Triglyzeridwerte können Ausdruck einer **Insulinresistenz** sein.

> Parallel zum Anstieg der Adipositasprävalenz bei Jugendlichen in den letzten Jahren konnten vermehrt Fälle mit Typ-2-Diabetes-mellitus bei Jugendlichen gefunden werden.

Diese Patienten waren nahezu alle deutlich übergewichtig. Das Auftreten des Typ-2-Diabetes im Jugendalter ist symptomarm. Eine Untersuchung der Glukosetoleranz sollte bei extrem adipösen Jugendlichen und bei Jugendlichen mit einer positiven Familienanamnese (bei 1.- oder 2.-gradig Verwandten) für eine Typ-2-Diabetes durchgeführt werden.
Liegt bei Familienmitgliedern eine frühzeitige **Arteriosklerose**-Entwicklung und entsprechende Folgeerkrankungen vor (definiert durch das Vorkommen eines Herzinfarktes oder eines Schlaganfalls bei Personen < 55 Jahre) sollten weitere, von der Adipositas unabhängige Risikofaktoren bei den jugendlichen Patienten untersucht werden, um ein möglichst umfassendes Bild des Arteriosklerose-Risikos zu erhalten (u.a. Bestimmung der Konzentrationen von Homozystein und Lipoprotein (a) im Serum).

> Erhöhte Blutdruckwerte, eine Erhöhung des Cholesterinwertes und eine eingeschränkte Glukosetoleranz sind Befunde bei Jugendlichen mit Adipositas, die sich relativ zügig normalisieren lassen, wenn die Patienten ihr Gewicht über einen längeren Zeitraum konstant halten oder es um wenige Kilogramm reduzieren.

Orthopädische Veränderungen

Neben einer deutlich vermehrten Verletzungsneigung bei Jugendlichen mit Adipositas begünstigt die Adipositas im Jugendalter die Entwicklung von degenerativen Gelenkserkrankungen. Mögliche Faktoren, die bei der Pathogenese eine bedeutende Rolle spielen, sind die erhöhte mechanische Belastung der Gelenke durch das erhöhte Körpergewicht, metabolische Veränderungen bei deutlich vergrößerter Fettmasse und ernährungsab-

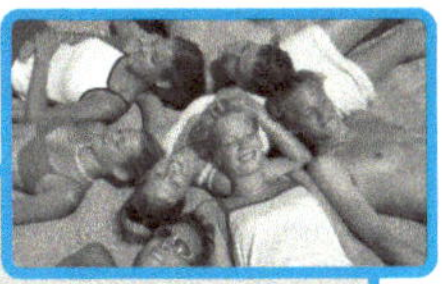

hängige Faktoren, die mit der Entwicklung der Adipositas verknüpft sind.

> Das Risiko für eine beidseitige Gonarthrose bei Frauen mit Adipositas ist 18fach höher als bei Frauen ohne Adipositas.

Orthopädische Veränderungen bei Jugendlichen mit Adipositas werden oft übersehen. Es gibt zwei Befunde, die nicht übersehen werden sollten, da sie für das Entstehen von orthopädischen Folgeerkrankungen relevant sind:

- eine deutliche Achsabweichung im Kniegelenk (genu valgum) als mögliche Ursache für eine Gonarthrose
- das Abrutschen der Hüftkopf-Epiphyse (Epiphyseolysis capitis femoris)

Endokrine Veränderungen

Oligomenorrhö oder Amenorrhö, Insulinresistenz, Hirsutismus und Akne sind Befunde des polyzystischen Ovar-Syndroms, das bei einer Untergruppe von jugendlichen Mädchen mit Adipositas vorkommt. Diese Mädchen zeichnen sich meist durch eine zentrale Körperfettverteilung und eine Hyperandrogenämie aus. Der Nachweis von Zysten im Ovar ist aufgrund der eingeschränkten Untersuchungsmöglichkeiten meist nicht möglich.
Bei einigen männlichen Jugendlichen mit Adipositas findet man bezogen auf das Knochenalter relativ niedrige Gonadotropin- und Testosteronspiegel im Serum. Die Ursache hierfür ist bislang ungeklärt.

Pulmonale Komplikationen

Jugendliche mit Adipositas scheinen häufiger an Asthma zu leiden als Normalgewichtige. Nächtliche Hypoventilationen und ein Schlafapnoe-Syndrom sind ebenfalls Befunde, die bei adipösen Jugendlichen vorkommen. Es gibt Hinweise dafür, dass Übergewichtige mit obstruktivem Schlafapnoe-Syndrom im Vergleich mit Übergewichtigen ohne obstruktives Schlafapnoe-Syndrom Einschränkungen in ihrer Lernfähigkeit und ihrer Gedächtnisfunktion haben.

> Bei Jugendlichen mit Adipositas, bei denen nächtliches Schnarchen oder regelmäßig eine Schläfrigkeit tagsüber vorliegen, sollte ein Screening auf nächtliche Hypoventilationen oder ein Schlafapnoe-Syndrom durchgeführt werden.

Neurologische Komplikationen

Bei Jugendlichen mit Adipositas kann ein Pseudotumor cerebi mit Kopfschmerzen, Erbrechen, Sehstörungen auftreten. Es wird angenommen, dass der erhöhte intraabdominelle Druck bei der Adipositas zu einer Erhöhung des intrathorakalen Drucks und des kardialen Füllungsdrucks führt. Dies resultiert in einem erhöhten Widerstand für den venösen Rückfluss aus dem Gehirn.

Soziale und wirtschaftliche Entwicklungsstörungen

Aufgrund der sozialen Diskriminierung adipöser Jugendlicher erfährt die Entwicklung des Selbstvertrauens und des Selbstbildes einen negativen Einfluss. Die Diskriminierung adipöser Jugendlicher, ihr negatives Selbstbild und ihr schwaches Selbstvertrauen tragen sicher zu den beobachteten schlechteren Schulabschlüssen bei. Die Anzahl der Jugendlichen mit Adipositas scheint bei den Abiturienten geringer zu sein als bei Schulabgängern von Real- und Hauptschulen. Darüber hinaus scheinen jugendliche Mädchen mit Adipositas als erwachsene Frauen weniger häufig verheiratet zu sein und ein deutlich niedrigeres Einkommen zu haben als Normalgewichtige.

Bulimie und Binge-eating-Störungen

Es ist wahrscheinlich, dass bei Jugendlichen mit Adipositas eine Bulimie und Binge-eating-Störungen häufiger vorkommen als bei normal gewichtigen Jugendlichen. Dies scheint vor allem für Mädchen zuzutreffen. Genaue Zahlen zur Häufigkeit des Vorkommens dieser Veränderungen liegen nicht vor.
Liegen Zeichen für das Vorhandensein einer Essstörung vor, sollte ein diesbezüglich erfahrener Psychologe hinzugezogen werden.

10.6 Therapie

10.6.1 Umgang mit dem Patienten

Da dem Schlanksein in unserer Gesellschaft ein hoher Wert zugemessen wird und nach wie vor die Meinung gilt, dass Adipositas das Ergebnis von Bequemlichkeit und mangelnder Willenskraft ist, sind Jugendliche mit Adipositas oft verlegen und in der sozialen Gruppe an den Rand ge-

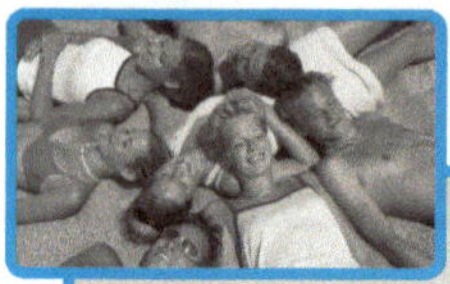

drängt. Ärzte, die sich um diese Jugendlichen kümmern, müssen diese mit Einfühlungsvermögen und Mitgefühl behandeln und sollten mit Überzeugung den jugendlichen Patienten vermitteln, dass Adipositas eine chronische Gesundheitsstörung ist, für die es eine starke genetische Prädisposition gibt, die aber auch behandelbar ist. Fragen nach der Nahrungszufuhr und der körperlichen Bewegung sollten sachlich und ohne Schuldzuweisung gestellt werden. Dabei ist es vorteilhaft, wenn die Fragen, die an den Patienten gestellt werden, sich auf Verhaltensweisen konzentrieren und nicht auf Charakterzüge.

> Nur wenn der Arzt sich Zeit nimmt, die spezielle Lebenssituation, den Tagesablauf des Patienten und seine Einstellung zum Körpergewicht, zur Ernährung und zur Bewegung zu verstehen, kann er realisierbare Empfehlungen zur Verhaltensänderung geben und das Bemühen des Patienten kompetent unterstützen.

10.6.2 Grundprinzip der zur Zeit möglichen Behandlung

Die Ursache der Störung der Körpergewichtsregulation bei Patienten mit Adipositas ist noch nicht ausreichend erforscht. Daher ist zur Zeit keine kausale medikamentöse Therapie möglich.

> Da die ursächliche Störung nicht therapierbar oder heilbar ist, müssen sich die therapeutischen Maßnahmen auf eine Veränderung der Umgebungsfaktoren konzentrieren, die die Adipositas auslösen, und damit auf eine Beeinflussung des Ernährungs- und Bewegungsverhaltens.

Dies ist nur durch eine langfristige Betreuung, Schulung und Verhaltenstherapie des Patienten möglich. Eine Einbeziehung der Personen der engeren sozialen Umgebung ist dabei vorteilhaft.
Aus den geschilderten Umgebungsfaktoren wird erkennbar, dass diese Faktoren nicht allein durch eine ärztliche Behandlung verändert werden können.

> Eigentlich müssten Änderungen auf drei Ebenen erfolgen, nämlich auf der Ebene der Gesellschaft, der Schule oder Ausbildungsstätte und schließlich im Rahmen einer verhaltenstherapeutischen Behandlung beim Patienten selbst.

Die Gründe für die oft schlechten Ergebnisse von verhaltenstherapeutischen Programmen bei Jugendlichen mit Adipositas liegen u.a. darin, dass die beiden erst genannten Bereiche während einer Behandlung nicht verändert werden und der Patient unter ungünstigen Umgebungsfaktoren neu erlernte Verhaltensweisen nur schwer festigen und beibehalten kann. Dazu kommt, dass die meisten Therapieprogramme nur auf kurze Zeit angelegt sind und dadurch keine ausreichende Betreuung des Patienten ermöglicht wird, um einen Langzeiterfolg zu erreichen.

> Das Ziel ist nicht die Gewichtsabnahme, sondern die Stabilisierung des Körpergewichts auf einem niedrigeren Niveau, das mit einem niedrigeren Risiko für Komorbiditäten verbunden ist.

Damit ist weder das Normalgewicht das Therapieziel noch eine schnelle Gewichtsabnahme, wie dies von vielen Therapie-Programmen angeboten wird. Schnelle Gewichtsabnahmen führen zur Aktivierung von physiologischen Gegenregulationsmechanismen, wie z.B. Absinken des Grundumsatzes, Verringerung der Fettoxidation und Steigerung des Hungergefühls.
Wenn es gelingt, den Patienten für eine aktive Mitarbeit zu gewinnen und das verhaltenstherapeutische Programm kleine realistische Ziele schrittweise verfolgt, es langfristig angelegt ist (viele Monate) und eine kontinuierliche Weiterbetreuung über Jahre ermöglicht, dann ist ein langfristiger Therapieerfolg möglich.

10.6.3 Motivation und Bereitschaft zur Verhaltensänderung

Vor Beginn einer Therapie muss die Motivation und die Bereitschaft zu Verhaltensänderungen überprüft werden. Dies erfordert Zeit und ausführliche Gespräche. Die Zielpersonen dabei sind bei jüngeren Jugendlichen die Eltern **und** der jugendliche Patient und bei älteren Jugendlichen die Jugendlichen alleine. Die Einbeziehung der Eltern ist bei älteren Jugendlichen nur bedingt notwendig.
Liegt in der Familie oder bei dem jugendlichen Patienten keine Motivation oder Bereitschaft zur Verhaltensänderung vor, kann es in Abhängigkeit vom Schweregrad der Adipositas und vom Vorliegen von Risikofaktoren durchaus angebracht sein, Motivationsarbeit durch einen Psychologen durchführen zu lassen.

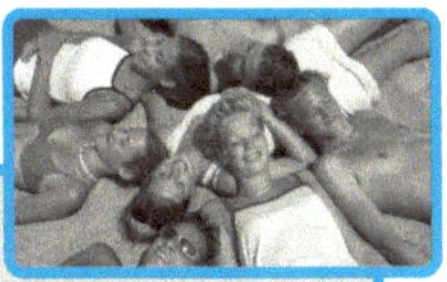

> Eine Therapie bei nicht motivierten Patienten ist nicht nur nutzlos sondern auch schädlich, da eine erfolglose Behandlung das Selbstwertgefühl der Jugendlichen weiter schädigt und zukünftige Anstrengungen zu einer Therapie beeinträchtigen wird.

10.6.4 Therapieziele

Verhaltenstherapeutische Ziele

Ein wichtiges Ziel bei der Therapie der Adipositas bei Jugendlichen ist das Erreichen einer gesunden Ernährung und ausreichender körperlicher Bewegung. Während einer Behandlung sollten also die Fertigkeiten geschult werden, die notwendig sind, um das Verhalten entsprechend zu ändern und die veränderte Verhaltensweise zu verfestigen. Dabei sollte die Schulung des Patienten, insbesondere auf folgende Punkte ausgerichtet sein:

- Entwicklung eines Problembewusstseins für die momentanen Ernährungsgewohnheiten und den momentanen Grad der körperlichen Aktivität
- Erkennen von Problemsituationen
- Erlernen von wenigen kleinen, aber andauernden Verhaltensänderungen in kleinen Schritten; dabei sollten realistische Ziele verfolgt werden und mit neuen Änderungen nur dann begonnen werden, wenn die vorangegangenen verfestigt sind

Eine kontinuierliche Kontrolle des Verhaltens sollte als langfristiges Ziel angestrebt werden, die auch dann vorhanden ist, wenn sich im Alltag und in der Umgebung des Jugendlichen Veränderungen ergeben.

Medizinische Ziele

> Bei Jugendlichen mit Adipositas, bei denen bereits eine Komorbidität oder eine durch die Adipositas ausgelöste Erkrankung vorliegt, ist die Linderung oder Heilung dieser Komorbidität oder Erkrankung ein wichtiges medizinisches Ziel.

Eine Gewichtskonstanz über mehrere Monate oder eine nur geringe Gewichtsabnahme kann bereits zu einer Normalisierung eines erhöhten Blutdrucks, einer pathologischen Glukosetoleranz oder einer Cholesterinerhöhung führen. Jugendliche Mädchen mit Adipositas, bei denen eine Hyperandrogenämie und deren Folgen wie Hirsutismus und Zyklusstörungen vorliegen, profitieren von einer Gewichtsabnahme von nur 10% mit einer nahezu Normalisierung der freien zirkulierenden Androgenkonzentrationen.

Therapieziele, die das Körpergewicht betreffen

Der erste Schritt auf dem Weg, eine Kontrolle der Gewichtsentwicklung bei Jugendlichen mit Adipositas zu erreichen, ist das Erreichen einer Gewichtskonstanz. Die Erfahrung zeigt, dass ein motivierter Jugendlicher dieses Ziel durch einfache Veränderungen der Ernährung und der körperlichen Aktivität erreichen kann. Das Erreichen dieses ersten gewichtsbezogenen Ziels ist eine wichtige Grundlage für weitere Veränderungen. Die Veränderungen im Ess- und Bewegungsverhalten sollen schrittweise weitergeführt werden, damit die Gewichtsabnahme langsam erfolgt (z.B. 0,5 kg/Monat) und Gegenregulationsmechanismen möglichst wenig aktiviert werden.

10.6.5 Therapeutische Maßnahmen

Es gibt nur wenige Studien, die den Langzeiterfolg von Therapiemaßnahmen bei Jugendlichen mit Adipositas überprüft haben. Ein wichtiges Ergebnis dabei war, dass bei jüngeren Jugendlichen der Erfolg verbessert werden kann, wenn die Behandlung nicht nur auf Verhaltensänderungen bei den Betroffenen, sondern auch bei den weiteren Familienmitgliedern abzielte. Sinnvolle Therapiemaßnahmen sollten bleibende Veränderungen erzielen. Kurzzeitige Diäten oder kurzzeitige Sportprogramme, die auf einen schnellen Gewichtsverlust abzielen, sollten vermieden werden.

> Eine langfristig durchdachte und schrittweise Behandlung ist erfolgreicher als kurzzeitig angelegte und unsystematisch ausgewählte Maßnahmen.

Ein Therapieprogramm kann in zwei Phasen gegliedert sein:

- In einer ersten intensiven Phase sollen durch eine Schulung des Patienten und eventuell seiner Familie die o.g. verhaltenstherapeutischen, medizinischen und gewichtsbezogenen Ziele erreicht werden. In dieser Phase sind regel-

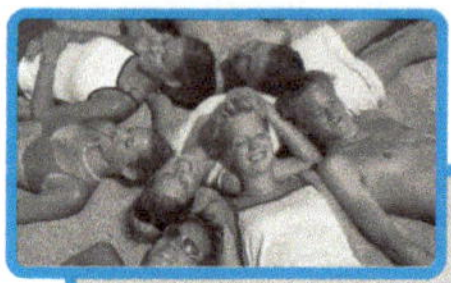

mäßige Therapeut-Patienten-Kontakte (z.B. einmal wöchentlich) notwendig, bei denen genügend Zeit für eine Überprüfung der erreichten Änderungen, eine weitere Schulung und Unterstützung des Patienten möglich ist. Der Therapeut soll dabei den Jugendlichen ermutigen und nicht kritisieren. Dabei gilt es, erreichte Verhaltensänderungen positiv zu bewerten, auch wenn keine Gewichtsänderung kurzfristig erkennbar war.

- Während der zweiten Phase des Therapieprogramms sollen regelmäßige Patienten-Therapeuten-Kontakte erfolgen (z.B. vier- bis achtwöchentlich), um die Stabilität der erreichten Verhaltensweisen und des Körpergewichts zu überprüfen und gegebenenfalls wiederum intensivere Schulungsmaßnahmen durchführen zu können.

Bei einem Therapieprogramm können verschiedene Berufsgruppen therapeutisch mitarbeiten (Ärzte, Psychologen, Ernährungsfachleute). Dabei bedarf es jeweils einer Fachkompetenz auf dem Gebiet der Gewichtsregulation und eines Koordinators („Case-Manager"), der die Zusammenarbeit verschiedener Berufsgruppen in einem multidisziplinären Ansatz koordiniert. Wenn ein Therapeut mehrere Jugendliche behandelt, können Gruppentreffen effizienter und effektiver sein als individuelle Beratungstermine.

Steigerung der körperlichen Aktivität

Es gibt verschiedene Möglichkeiten, die körperliche Aktivität zu steigern. Der einfachste Ansatz ist sicher, die körperliche Inaktivität einzuschränken. Dies kann z.B. durch eine Verringerung der Zeit, die vor dem Fernseher verbracht wird oder durch die Benutzung von Treppen statt Aufzügen und Rolltreppen sowie die Fortbewegung zu Fuß oder mit dem Fahrrad anstelle mit dem Mofa oder dem Bus erreicht werden.
Für Jugendliche kann es attraktiver sein, sich in einer Gruppe sportlich zu betätigen als alleine. Es ist sinnvoll, dazu in den lokalen Sportvereinen Gruppen mit Jugendlichen mit Adipositas zu bilden. Jugendliche, die sich schwertun, in einer Gruppe aktiv zu sein, bevorzugen vielleicht eher Schwimmen, Tanzen oder Kampfsportarten.

Verringerung der Kalorienaufnahme

Zunächst sollte das Ziel bei der Veränderung der Ernährung sein, sich ausgewogen und mit gesunden Nahrungsmitteln zu ernähren. Dabei kann die vom Forschungsinstitut für Kinderernährung in Dortmund beschriebene optimierte Mischkost ein Anhalt sein.

> Um den Energiegehalt der Nahrung zu verringern, ist es nicht notwendig, Kalorien exakt zu zählen. Durch den Verzicht oder das Einschränken von bestimmten hochkalorischen oder fettreichen Nahrungsmitteln kann man viele Kalorien einsparen, ohne dass der Patient dadurch hungrig werden muss oder sich benachteiligt fühlt.

Es kann z.B. zunächst ein hoch kalorisches Nahrungsmittel, wie z.B. Eis oder Schokolade weggelassen werden und durch ein Stück Obst oder Gemüse ersetzt werden. Des Weiteren können alle Getränke bis auf ein Glas Fruchtsaft pro Tag durch Wasser ersetzt werden. Diese Aufzählung kann beliebig fortgesetzt werden und auch einzelne Bestandteile von Mahlzeiten mit berücksichtigen. Werden solche Veränderungen schrittweise durchgeführt, können viele Kalorien eingespart werden. Dabei ist es interessant festzustellen, dass bereits eine Negativbilanz von 100 kcal pro Tag, wenn sie jeden Tag erreicht wird, in einem Jahr theoretisch zu einer Gewichtsabnahme von ca. 6 kg führen kann.
Besondere Problemsituationen sind gegeben, wenn die Mahlzeiten außerhalb von zu Hause in Gaststätten verzehrt werden oder Fast-Food-Produkte oder Fertigmahlzeiten eingekauft werden. In solchen Fällen ist die Zubereitung der Mahlzeiten nicht kontrollierbar. Die meisten dieser Nahrungsmittel enthalten einen hohen Fettgehalt.

Stationäre Therapie der Adipositas bei Jugendlichen

Im Rahmen eines Therapiekonzepts kann eine interkurrente stationäre Therapiephase, die in ein langfristiges, ambulantes Therapieprogramm zwingend eingebettet sein muss, sinnvoll sein. Ein Hauptziel einer solchen Behandlung kann dann eine intensive Schulung des Patienten sein. Es kann zusätzlich Motivationsarbeit durch die in Adipositas-Rehabilitationskliniken erfahrenen Therapeuten geleistet werden. Motivierend kann auch der Kontakt mit weiteren Jugendlichen sein, die mit ähnlichen Problemen zu kämpfen haben. Schließlich kann eine Phase mit einer zügigeren Gewichtsabnahme während einer stationären

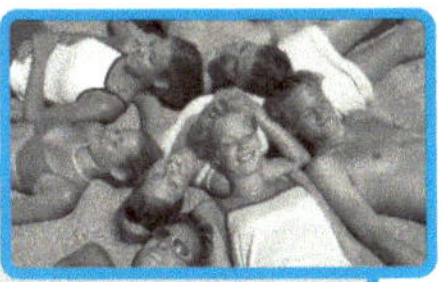

Therapie in einer Reha-Klinik die Motivation zusätzlich steigern.

Voraussetzung für eine stationäre Behandlung ist eine ausreichend lange ambulante Vorbehandlung, in der der Jugendliche zumindest erreicht, sein Gewicht konstant zu halten sowie eine anschließende intensive Nachbehandlung, um den erreichten Therapieerfolg während der stationären Behandlung zu verfestigen.

Leider gibt es heute nur sehr wenige solcher langfristig geplanter Therapiekonzepte. Die meisten der Jugendlichen, die aus Reha-Kliniken nach einer Adipositastherapie entlassen wurden, haben innerhalb kürzester Zeit ihr Ausgangsgewicht oder sogar mehr Gewicht (Jo-Jo-Effekt) wieder erreicht. In einem solchen Fall ist diese Art der Behandlung eher frustrierend und nachteilig.

Andere Therapiemöglichkeiten

Bislang gibt es keine ausreichenden Erfahrungen mit der Verwendung von Medikamenten, chirurgischen Maßnahmen (z.B. gastric banding) oder mit der Verwendung von Formuladiäten bei Jugendlichen mit Adipositas.

Für die bislang verfügbaren Medikamente zur Adipositasbehandlung (Appetitzügler, Lipaseinhibitoren) gibt es auch bei Erwachsenen noch keine ausreichenden Langzeitbeobachtungen. Da der Erfolg einer solchen medikamentösen Therapie nur so lange gewährleistet ist, so lange das Medikament eingenommen wird, ist der Sinn einer solchen Behandlung bei Jugendlichen fraglich.

Bei Erwachsenen mit extremer Adipositas gilt als effektivste Therapie die Anlegung eines Magenbandes. Die Verwendung von Formuladiäten zielt auf eine zügige Gewichtsabnahme innerhalb kurzer Zeit durch eine bilanzierte Formuladiät, die im Kaloriengehalt deutlich vermindert ist, ab. Die Anwendung einer solchen Maßnahme kann nur im Rahmen eines langfristig angelegten Programms, in dem das Erreichen der o.g. verhaltenstherapeutischen Ziele oberste Priorität hat, Sinn machen. Solche langfristigen Programme für die Anwendung bei Jugendlichen gibt es heute noch nicht.

Die zunehmende Anzahl von Jugendlichen mit Adipositas und extremer Adipositas und die daraus resultierenden medizinischen und psychosozialen Folgen für die Betroffenen fordert die Entwicklung neuer und besserer Therapieprogramme. Dabei ist es notwendig, dass prospektive und kontrollierte Studien zu einzelnen Therapiemaßnahmen durchgeführt werden, in denen Langzeitergebnisse untersucht werden. Auch wenn heute noch wenig bekannt ist über die molekularen und pathophysiologischen Ursachen der Entstehung der Adipositas, können wir dabei nicht warten, bis diese Kenntnisse vorliegen.

Der Leidensdruck der Jugendlichen mit Adipositas und die medizinischen Folgen dieses Zustandes lassen die Adipositas als ernst zu nehmende, chronische Gesundheitsstörung einstufen, die behandelt werden muss. Die Patienten haben ebenso wie andere Jugendliche mit chronischen Krankheiten ein Recht auf eine adäquate Therapie.

10.7 Ausblick

Allen Bemühungen innerhalb der Medizin wird es kaum möglich sein, dem Problem der Adipositas bei allen Jugendlichen adäquat zu begegnen. Es müssen zusätzlich Maßnahmen auf der Ebene der Schulen und der Ausbildungsplätze sowie der Gesellschaft und der Politiker getroffen werden. Das Ziel dabei muss sein, die körperliche Aktivität im Alltag attraktiver zu machen, die Hindernisse hierfür abzubauen und die Möglichkeiten zur körperlichen Inaktivität zu begrenzen. Die Nahrungsmittelwerbung und das Nahrungsmittelangebot in der Öffentlichkeit sollte einer Kontrolle unterzogen werden, wie dies für die Werbung und das Angebot von Zigaretten und Alkohol ebenso der Fall ist.

Durch die neuen Ergebnisse der Adipositasforschung der letzten Jahre ist zu erwarten, dass in den nächsten Jahren genauere Kenntnisse über die molekularen Mechanismen und die Pathophysiologie der Körpergewichtsregulation vorliegen. Diese Erkenntnisse können dazu beitragen, spezifisch wirkende Medikamente zu entwickeln, die es erlauben, die Störungen der Körpergewichtsregulation bei Patienten mit Adipositas zu normalisieren.

Da in den nächsten Jahren durchaus neue diagnostische Möglichkeiten (molekulargenetische Diagnostik) und auch neue Therapieprogramme und

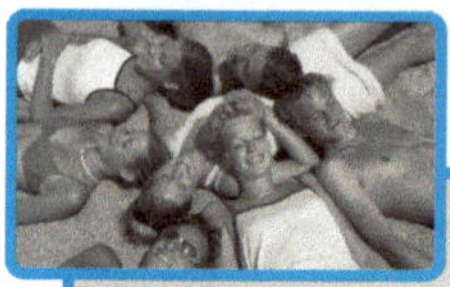

Therapiebausteine entwickelt werden, ist es sinnvoll, im Rahmen der Betreuung von Jugendlichen mit Adipositas mit den im Folgenden genannten Stellen in Kontakt zu bleiben (s. auch C Adressen und Internetadressen):

- Arbeitsgemeinschaft Adipositas im Kindes- und Jugendalter (AGA) (über die Deutsche Adipositasgesellschaft, Sekretariat, Prof. Dr. H. Hauner, Diabetes-Forschungsinstitut an der Universität, Auf'm Hennekamp 65, 40225 Düsseldorf, Tel. 0211/3382-0, oder über PD Dr. M. Wabitsch, Universitätskinderklinik Ulm, Prittwitzstr. 43, 89075 Ulm, Tel 0731/5002 7790 oder über www.a-g-a.de)
- Molekulargenetisches Labor der Klinik für Kinder- und Jugendpsychiatrie, Prof. Dr. J. Hebebrand, Hans-Sachs-Str. 6, D-35033 Marburg, Tel.: 06421-2866466
- Forschungsinstitut für Kinderernährung, Frau Dr. M. Kersting, Heinstück 11, 44225 Dortmund

Literatur

Barlow, S.E., W.H. Dietz: Obesity evaluation and treatment: expert committee recommendations. Pediatrics 102 (1998) e29.

Epstein, L.H.: Behavioral treatment of Obesity. In: Stricher (ed.): Handbook of Behavioral Neurobiology. S. 61–73. Plenum Publishing Corp., NY, 1990.

Rosenbaum, M., R.L. Leibel: The physiology of body weight regulation: relevance to the etiology of obesity in children. Pediatrics 101 (1998) 525–539.

Strauss, R.: Childhood obesity. Curr. Probl. Pediatr. 29 (1999) 5–29.

Wabitsch, M.: Übergewicht. In: Michalk, D., E. Schönau (Hrsg,): Differentialdiagnose Pädiatrie. S. 30–37. Urban & Schwarzenberg, München, 1999.

Wabitsch, M., Kunze, D: Leitlinien der Arbeitsgemeinschaft Adipositas im Kindes- und Jugendalter (AGA). Monatsschr. Kinderheilk. 2001.

11 Akne

Stefanie Humke und Thomas Ruzicka

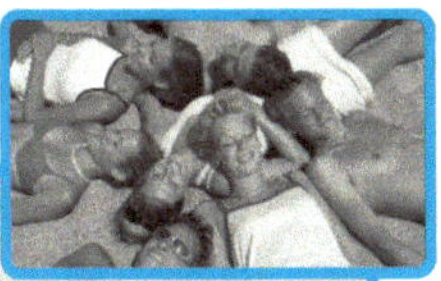

11.1 Definition

Acne vulgaris ist eine Erkrankung talgdrüsenreicher Hautregionen und zeichnet sich durch vermehrte Talgbildung, Ausbildung von Komedonen (Mitesser) sowie nachfolgenden entzündlichen Knötchen, Pusteln, entzündeten Knoten und Narben aus. Zahlreiche Faktoren bestimmen die Akne:

- genetische Prädisposition
- Talgbildung
- Hormone
- Bakterien
- follikuläre Verhornungsstörung
- follikuläre Reaktionsbereitschaft auf eine Entzündung

Immunologische Vorgänge spielen wahrscheinlich nur indirekt eine Rolle.

11.2 Epidemiologie

Die Akne ist eine der häufigsten Erkrankungen. Sie tritt in der Pubertät bei fast jedem Menschen in unterschiedlicher Ausprägung auf und klingt fast immer im frühen Erwachsenenalter wieder spontan ab. Gelegentlich besteht sie bis zum 30. Lebensjahr und darüber hinaus.

> Je früher eine Akne beginnt, desto schwerer kann ihre Ausprägung und ihr Verlauf erwartet werden.

Beide Geschlechter sind etwa gleich häufig betroffen, wobei die Krankheit bei Jungen oft schwerer verläuft als bei Mädchen.
Da die Akne meist im Gesicht auftritt und die Veränderungen bei schweren Verläufen sehr entstellend sein können, stellt die Akne für die Heranwachsenden eine nicht zu unterschätzende psychosoziale Belastung dar.

11.3 Hintergrund

> Die Ursachen der Akne sind vielgestaltig, die sich bei der Entstehung der Hautveränderungen gegenseitig beeinflussen.

Die Neigung zur Akne wird vererbt. Haben beide Elternteile eine Akne durchgemacht, so liegt die Wahrscheinlichkeit, dass auch der/die Jugendliche an einer Pubertätsakne erkranken, bei über 50%.
Der von den Talgdrüsen produzierte Talg ist ein Fettgemisch und Hauptbestandteil des Oberflächenfetts der Haut. Seine Funktion ist es, das Haarkleid geschmeidig, wasserabweisend und sein chemisches Milieu keimfeindlich zu halten. Die Ausführungsgänge der Drüsen münden in den Haarbalg, sie kommen also nur zusammen mit Haaren vor. Da allerdings sämtliche Körperregionen bis auf die Handflächen und Fußsohlen über zumindest sehr feine Härchen verfügen, kommen sie fast überall vor (Abb. 11-1).
Voraussetzung für eine Akne ist eine **gesteigerte Talgbildung.** Bei fast allen Patienten liegt eine vermehrte Talgbildung vor. Bei Eunuchen, die kaum Talgbildung vorweisen, kommt die Akne nicht vor. Aknepatienten weisen größere Talgdrüsen auf und produzieren mehr Talg als Hautgesunde.
Die vermehrte Talgbildung ist aber nicht der einzige Faktor. Der Talg in den Talgdrüsen enthält, solange er noch nicht mit den Bakterien der Hautoberfläche in Berührung gekommen ist, noch keine **freien Fettsäuren.** Diese entstehen erst durch Spaltung des Talgs durch Bakterien. Die freien Fettsäuren gelten als Auslöser für die Entstehung von Komedonen. Zusätzlich sind sie in der Lage, Entzündungszellen anzulocken. Durch die Einwanderung solcher Entzündungszellen kommt es zu einem Druckanstieg in der Talgdrüse und so zu ihrer Zerstörung. Die jetzt in die Umgebung freigesetzten freien Fettsäuren führen zu einer toxischen Reaktion und damit zur Umwandlung in entzündliche Akneknoten und Abszesse. Andere Hauterkrankungen, bei denen sich der Talg lediglich in der Tiefe ansammelt und nicht durch Oberflächenbakterien in freie Fettsäuren gespalten werden kann, führen nicht zu entzündlichen Reaktionen.
Die Talgdrüsenfollikel aller Menschen sind dicht mit **Bakterien** und Pilzen besiedelt. Diese sind als Standortkeime nicht krankheitserregend. An der Entstehung der Aknepusteln sind die Propionibakterien vor allem durch die Spaltung des Talges beteiligt. Die Pusteln sind somit eigentlich keine bakteriellen Infektionen, die durch übermäßige Vermehrung von Bakterien entstehen und also auch nicht ansteckend.
Vor der Pubertät sind die Talgdrüsenfollikel klein. Die Entfaltung der Talgdrüsen und Menge der Talgbildung werden hormonell durch männliche

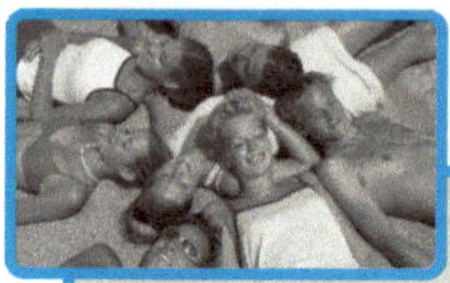

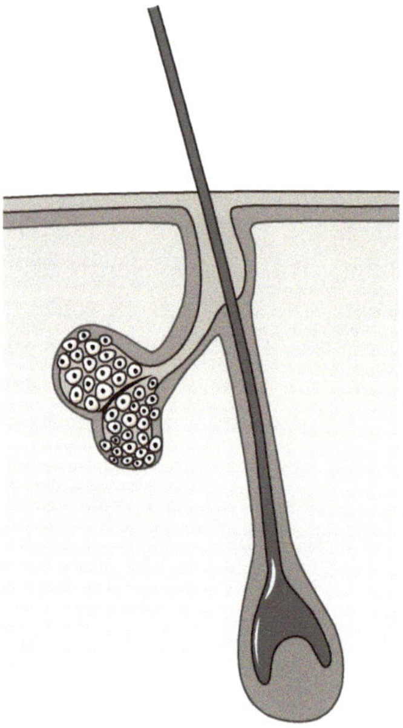

Abb. 11-1 Normaler Haarfollikel mit Haarwurzel und Talgdrüse.

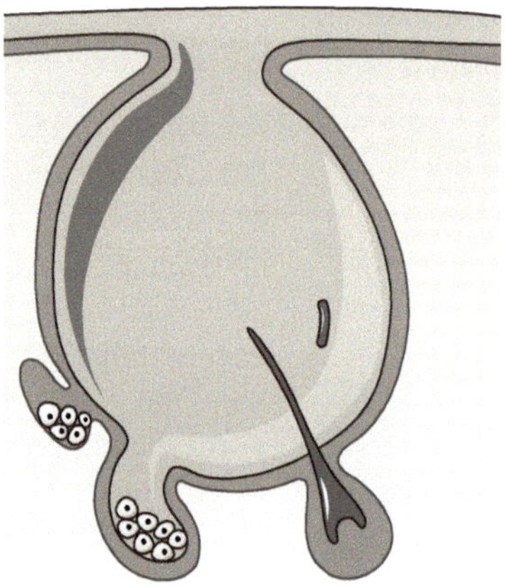

Abb. 11-2 Geschlossener Komedo.

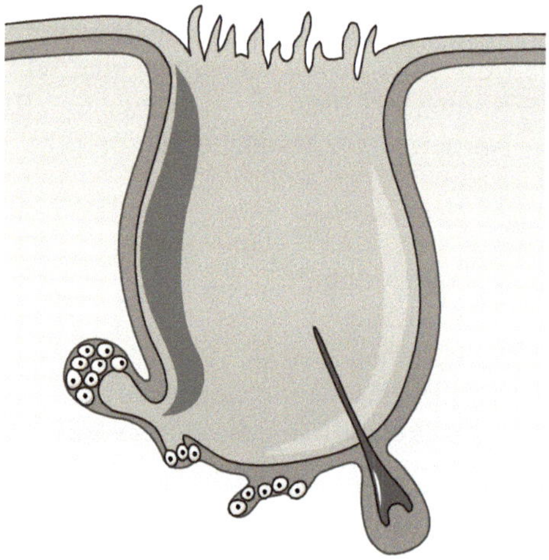

Abb. 11-3 Offener Komedo.

Geschlechtshormone gesteuert. Talgdrüsenzellen tragen Androgenrezeptoren an der Zelloberfläche. Testosteron selbst hat keine biologische Wirkung. Erst in der Zielzelle, in diesem Fall der Talgdrüse, wird es zu dem wirksamen 5α-Dihydrotestosteron (DHT) aktiviert. Die **Umwandlung von Testosteron** zu DHT in der Haut von Aknepatienten ist bis zu 30-mal höher als in der Haut von Nicht-Aknepatienten.

Anabolika mit androgener Wirkung steigern selbst bei Männern mit bereits erhöhter Talgproduktion diese um weitere 10 bis 20% und können zu einem schweren Ausbruch einer Akne führen (Bodybuilding-Akne, Doping-Akne). Östrogene (z.B. Pille, Schwangerschaft) hemmen die Talgproduktion indirekt über die Hypophyse durch Unterdrückung der Androgenbildung. Auch Antiandrogene, die normalerweise nicht im Körper vorkommen, vermindern die Talgproduktion.

Erste fassbare Zeichen einer Akneerkrankung sind innerhalb des Talgdrüsenausführungsgangs vermehrt gebildete, aber nicht mehr nach außen abgestoßene Hornzellen, die einen so genannten Mikrokomedo bilden. Komedone entstehen durch diese gestörte Verhornung im Bereich der Talgdrüsenausführungsgänge (Abb. 11-2). Die Talgdrüse selbst ist im Anfangsstadium eines Komedos nicht verändert, sie wird aber mit zunehmender Komedonengröße aber kleiner (Abb. 11-3). Der Talgabfluss durch die Hornzellmassen eines Komedos zur Hautoberfläche ist nicht blockiert.

Die Ausführungsgänge der Talgdrüsen von Aknepatienten reagieren auf eine ganze Reihe von Reizen leichter mit vermehrter Hornbildung als die von Patienten ohne Akne. Diese so genannte **follikuläre Reaktionsbereitschaft** ist also bei Aknepatienten gesteigert. Komedogen wirkende Verbindungen wie chlorierte zyklische Kohlenwasserstoffe, Vaseline oder Teerprodukte lösen bei Aknepatienten leichter Komedonen aus. Daraus resultiert dann die so genannte Ölakne, Chlorakne oder Kosmetikakne. Substanzen, die auch bei allen Menschen eine Akne hervorrufen können, wie Glukokortikoide, B-Vitamine oder manche Hautpflegemittel, rufen bei Aknepatienten leichter Entzündungen hervor. Immunologische Ergebnisse haben bei Patienten mit Akne keine abnormen Reaktionen gezeigt. Immunologische Vorgänge sind wahrscheinlich nicht beim Zustandekommen der primären Akne, wohl aber im Verlauf der später entstehenden entzündlichen Hautveränderungen möglich.

Die Hautveränderungen, die man bei Aknepatienten findet, können in verschiedene Stadien eingeteilt werden. Man unterscheidet die zuerst auftretenden (primären) von den nachfolgenden (sekundären) Hautveränderungen. Die primären zeigen im Gegensatz zu den sekundären zunächst keine Entzündungen. Daneben findet man Hautveränderungen bei Spätstadien (Tab. 11-1).

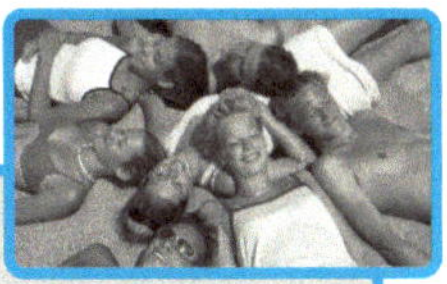

Tabelle 11-1 Hautveränderungen bei Aknepatienten.

Primäre nicht-entzündliche Hautveränderungen	
Mikrokomedo	erste, nur mikroskopisch wahrnehmbare Veränderung an einem Talgdrüsenfollikel; Verhornungsstörung des Ausführungsgangs, der ballonartig aufgetrieben wird
geschlossener Komedo	Entstehung des jetzt erst sichtbar werdenden Komedo durch stetige Ansammlung weiterer Hornzellmassen im Ausführungsgang, der tabaksbeutelartig eng zusammengeschnürt ist;. gut sichtbar, wenn die darüber liegenden Haut angespannt wird (kugelartige, hautfarbene oder weißliche Knötchen; die zentrale Öffnung ist gelegentlich als feiner Punkt erkennbar); auf Druck Entleerung als fadenförmige weißliche, pastöse Masse
offener Komedo	geht aus geschlossenem Komedon hervor, gelegentlich auch ohne dieses Zwischenstadium direkt aus den Mikrokomedonen; Komedopfropf besteht aus einem sehr dicht gepackten Gerüst vieler hundert fest miteinander verhafteter abgestorbener Hautzellen, Talg und zahlreichen Propionibakterien; Talg fließt durch winzige Gänge („Lakunen") ungestört zur Hautoberfläche ab (s. Farbtafel, Abb. 11-4); Haaranlage am unteren Teil des Komedos macht ständig Haarzyklen durch, die aber nicht mehr nach außen gelangen, sondern sich zwischen den Hornzellmassen verfangen; bei Gelangen dieser Haare in das umgebende Gewebe entstehen chronische Fremdkörperreaktionen und bleibende Akneknoten
Sekundäre entzündliche Hautveränderungen	
Knötchen und Pusteln	durch entzündliche Veränderungen Ausbildung von Knötchen (kleine, bis erbsengroße Hautveränderungen, die keinen Eiter enthalten) und Pusteln (auch Pickel genannt, enthalten Eiter) (s. Farbtafel, Abb. 11-5); Entstehung durch das Platzen geschlossener Komedonen, deren Inhalt so in das umgebende Bindegewebe gelangt; kann zu heftigen entzündlichen Reaktionen führen
Knoten	Unter Knoten versteht man Knötchen, die größer als 1 cm sind. Sie bestehen über Wochen oder Monate und entstehen als Folge einer Fremdkörperreaktion der tief in die Unterhaut eingesprengten Hornzellmassen und Haarfragmente
Spätstadien	
Fistelkomedonen	fuchsbauartige kleine Gangsysteme, die direkt unter der Hautoberfläche liegen und mit komedonenartigen Massen angefüllt sind; Kennzeichen von schweren Verlaufsformen; fast ausschließlich am Rücken und Nacken; Entstehung durch entzündliche und später narbig abheilende Einschmelzung benachbarter Komedonen und Talgdrüsenfollikel
Zysten	1–5 cm große, kugelig aus der Haut hervorragende nichtentzündliche Knoten, die sich prallelastisch tasten; zentral erkennbare Pore, aus der auf Druck pastenartig käsig-weiße Sekretmassen, bestehend aus abgestorbenen Hornzellen und Bakterien, entleert werden können; Zysten können immer wieder rupturieren und so zu Abszessen Anlass geben (sollten dann operativ entfernt werden)
Narben	vielfältiges Vorkommen: kleine, wie geschlossene Komedonen aussehenden Narben, wurmstichartig eingesunkene bis riesengroße erhabene oder eingesunkene Narben (s. Farbtafel, Abb. 11-6)

11.4 Klinik

Die Erscheinungsformen der Akne können unterschiedlich stark ausgeprägt sein. Sie variieren von wenigen Mitessern bis hin zu schweren Hautveränderungen mit allgemeinem Krankheitsgefühl, Ulzerationen und Abszessen.

> Die drei häufigsten Erscheinungsformen der Akne sind Acne comedonica, Acne papulopustulosa und Acne conglobata.

Acne comedonica

Bei dieser Form der Akne finden sich offene und geschlossene Komedonen vorwiegend im Gesicht. Nur vereinzelt zeigen sich entzündliche Knötchen oder Pusteln.

In der Pubertät beginnt die Akne als Acne comedonica mit Hautveränderungen zunächst auf der Nase, dann auf Stirn und Wangen.

Liegen nur wenige Komedonen vor, handelt es sich um leichte Verlaufsformen; bei Hunderten von geschlossenen Komedonen ist die Erkrankung schwerer zu beeinflussen (s. Farbtafel, Abb. 11-7). Fast immer besteht vermehrte Talgbildung.

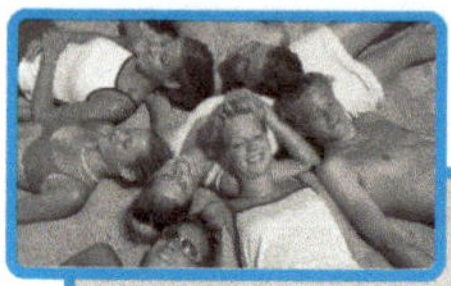

Acne papulopustulosa

Hier stehen entzündlich umgewandelte Komedonen als Knötchen und Pusteln im Vordergrund. Setzt sich die Entzündung weiter in die Tiefe fort, treten ausgedehnte, schmerzhafte furunkelartige Knoten als Reaktion auf die in die tieferen Schichten der Haut verlagerten Hornzellmassen und Haare aus den Komedonen hinzu. Die Gefahr der Narbenbildung ist dann groß.
Bei den entzündlichen Akneformen sind die Komedonenen oft sehr klein, kaum sichtbar und scheinen manchmal zu fehlen, da nur Mikrokomedonen vorliegen. Diese sind mit dem bloßen Auge nicht sichtbar und wandeln sich sehr schnell in die entzündlichen Hautveränderungen um.
Der Verlauf kann mit nur wenigen Knötchen und Pusteln leicht oder mit zahlreichen Knötchen und Pusteln und auch Koten im Gesicht, am Hals, auf Brust, Rücken und Oberarmen schwer sein (s. Farbtafel, Abb. 11-8 bis 11-10). Stets besteht vermehrte Talgbildung.

Acne conglobata

Acne conglobata ist die schwerste Form der Akne und tritt häufiger bei Männern als bei Frauen auf. Komedonen, Knötchen, Pusteln, schmerzhafte Knoten, daneben flächenhafte Rötungen und zahlreiche Naben zeichnen diese schwere Hauterkrankung aus (s. Farbtafel, Abb. 11-11). Typisch sind neben den einschmelzenden Knoten Gruppen von Fistelkomedonen, die als dunkle Pfröpfe die fuchsbauartigen Gänge, besonders am Rücken, anfüllen sowie Zysten.

Acne fulminans

Es handelt sich um ein seltenes, akut einsetzendes, schweres Krankheitsbild, das fast nur bei Jungen im Alter von 13 bis 16 Jahren auftritt, die an Acne conglobata leiden.
Es entstehen blutige Nekrosen, besonders im Gesicht, Hals- und Rückenbereich, die zu großflächiger blutiger Einschmelzung der Haut führen (s. Farbtafel, Abb. 11-12). Dabei bestehen Fieber, eine Leukozytose sowie arthritische Gelenkschwellungen vorwiegend der Hüft- und Kniegelenke, die zu einer typischen vorgebeugten Haltung beim Gehen führen. Selten treten auch Schwellungen der Gelenke zwischen Schlüsselbein und Brustbein auf. Gelegentlich werden Störungen der Nierenfunktion beobachtet.
Die Ursache dieser schweren Akneform ist unbekannt.

Body-Building-Akne und Doping-Akne

Zufuhr von Androgenen oder Anabolika zum Aufbau von Muskelmasse und zur Erzielung höchster körperlicher Leistung kann innerhalb weniger Wochen zu Acne conglobata und sogar zu Acne fulminans führen (s. Farbtafel, Abb. 11-13)
Ähnlich dramatische Krankheitsbilder können sich auch als Nebenwirkung einer Hochwuchs-Reduktionstherapie mit Testosteron bei Jungen ergeben.

Acne mechanica

Mechanische Faktoren begünstigen die Verschlimmerung einer sonst leicht verlaufenden Akne. Bevorzugt betroffen sind Menschen mit vermehrter Talgbildung und Akneneigung.
Druck und Scheuerstellen von Gürteln, Helmen, Hosenträgern, Gipsschalen und Stirnbändern führen an den betroffenen Körperstellen zu Entzündungen der Haarausführungsgänge und danach zu komedoartigen Hautveränderungen, die sich durch die ständige mechanische Reizung weiter entzünden können.

Acne excoriée des jeunes filles

Minimale Hautveränderungen einer Akne werden für manche Patientinen, meist junge Mädchen oder Frauen, zu einem solchen kosmetischen Problem und zu psychischer Belastung, dass jede nur andeutungsweise vorhande Hautveränderung durch Ausdrücken oder Ausquetschen bearbeitet wird. Mit Fingernägeln oder Instrumenten werden blutig-verkrustete oberflächliche Hautdefekte, besonders an der Stirn-Haar-Granze und im Brustbereich, gesetzt. Diese heilen nur langsam unter charakteristischen sternförmig eingezogenen Narben ab, die meist heller als die Umgebung sind (s. Farbtafel, Abb. 11-14).
Obwohl die oft zugrunde liegende geringfügige Akne bereits abgeheilt ist, wird die Bearbeitung der Haut fortgesetzt. Entstellende permanente Narben können die Folge sein.

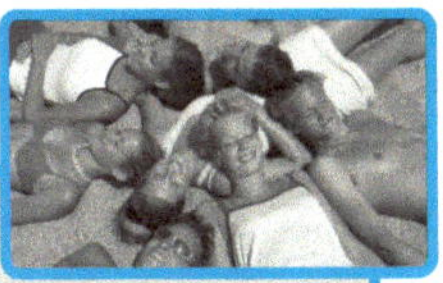

11.5 Therapie

Fast jede Akne heilt spontan im frühen Erwachsenenalter ab. Durch therapeutische Maßnahmen kann der Verlauf gekürzt, die Schwere der Erkrankung gemildert und gefürchtete Komplikationen wie Narbenbildungen abgewendet werden.

Eine reine Haut hebt das Selbstbewusstsein und die soziale Kontaktfähigkeit der oft gehemmten Aknepatienten. Seltene schwere Akneformen wie Acne conglobata können über viele Jahrzehnte dahinschwelen, zeitlebens bestehen und ständige Behandlung erfordern.
Die Therapie hat sich in den letzten Jahren erheblich gewandelt. Durch das bessere Verständnis der Ursachen und deren Zusammenwirkung, ist heute eine gezielte Therapie möglich, die den verschiedenen Formen der Akne angepasst werden muss.

11.5.1 Reinigung

Akne geht meist mit vermehrter Talgbildung einher. Der auf der Hautoberfläche sichtbare Talg ist kosmetisch oft sehr störend, beeinflusst aber den Verlauf der Akne nicht mehr, da er schon auf der Hautoberfläche liegt und die kritischen Stellen, Ausführungsgänge und Komedonen, passiert hat. Eine gründliche Entfettung der Haut ist dennoch angezeigt.
Die vermehrte Talgbildung kann durch Hormone in Tablettenform (orale Kontrazeptiva) und durch Isotretinoin gebremst werden. Äußerlich anwendbare Therapeutika können die Talgdrüsenaktivität weniger beeinflussen.

Ausreichende Hautreinigung und entfettende Maßnahmen unter Verwendung von Syndets, alkoholischen Lösungen oder die mehrmals tägliche Säuberung mit weichen, fettaufsaugenden Kosmetiktüchern sind empfehlenswert.

11.5.2 Diät

Nahrungsmittel haben keinen Einfluss auf die Menge oder Zusammensetzung des Talgs und die Bildung von Komedonen.

Ein generelles Verbot bevorzugter Genuss- oder Nahrungsmittel wie Schokolade, Eis, Nüsse und Fleisch ist grundsätzlich nicht notwendig. Eine verstärkte Aufnahme von jod- oder bromhaltigen Nahrungsmitteln oder von Multivitaminsäften (B-Vitamine), die zu einer Zunahme entzündlicher Hautveränderungen führen können, sollte vermieden werden. Jodiertes Speisesalz ist in dieser Hinsicht jedoch unbedenklich.

11.5.3 Psychische Betreuung

Aknepatienten leiden oft sehr unter den entstellenden Gesichtsveränderungen. Verschlossenheit, Angstgefühl und depressive Verstimmung sind verständliche Reaktionsweisen. Akne wird nicht durch psychische Faktoren ausgelöst. Die eigentliche Aknetherapie beruht auf wirksamen Medikamente, nicht auf Psychotherapie.

Eine begleitende Psychotherapie kann aber in Einzelsituationen, insbesondere bei Patientinnen mit Acne excoriée, hilfreich sein. Eine optimistische Haltung ist wichtig in der oft jahrelangen Betreuung von Aknepatienten.

11.5.4 Medikamentöse Behandlung

Zur Behandlung der Akne steht inzwischen eine Vielzahl von medikamentösen Therapieformen zur Verfügung. Diese sollten allerdings nur durch den Hautarzt verordnet werden, da die Medikamente und gegebenenfalls ihre Kombinationen miteinander genau auf die jeweilige Form der Akne abgestimmt werden müssen. Die notwendigen Medikamente oder Kombinationen können sich im Verlauf der Therapie auch ändern, sodass die zu Beginn hilfreichen Medikamente später gewechselt werden müssen. Wichtig ist es, keine Fettsalben und Salben zu verwenden.

Acne comedonica

Wirksamste Form der Therapie ist eine Schälbehandlung zur Beseitigung der Komedonen und zur Verhinderung ihrer Neubildung.

Zur Schälbehandlung eignen sich insbesondere die äußerliche Behandlung mit Tretinoin (Vita-

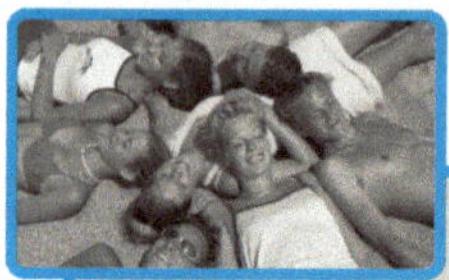

min-A-Säure) und Isotretinoin (13-cis-Retinsäure). Diese Behandlung führt gewöhnlich zu unvermeidbaren Nebenwirkungen in Form von vorübergehender Rötung, Schuppung, Juckreiz oder – selten - Verschlechterung der bestehenden Akne. Deswegen sollte der Arzt diese Therapieform vorher ausführlich mit dem Patienten besprechen. Insbesondere tretinoinhaltige Präparate wirken wie ein Sonnenbrand aus der Tube.
Zwei andere sehr wirksame Schälmittel sind Benzoylperoxid und Azelainsäure. Benzoylperoxid wirkt gegen Bakterien und hemmt die Bildung freier Fettsäuren. Eine unerwünschte Nebenwirkung ist der Bleicheffekt auf Haare und dunkel gefärbte Textilien. Azelainsäure wirkt zusätzlich antibakteriell und entzündungshemmend und hat sich wegen eines geringeren Reizeffekts daher insbesondere bei der Behandlung hautempfindlicher Patienten (z.B. Neurodermitiker) bewährt.
Wirksam, wenn auch aufwändig, ist die mechanische Entfernung der Komedonen (so genannte Aknetoilette) meist in Verbindung mit vorhergehenden feucht-warmen Kompressen, Infrarotbestrahlung oder heißen Gesichtsmasken. Diese sollte nur von ausgebildeten Kosmetikerinnen durchgeführt werden.

Acne papulopustulosa

Da jede entzündliche Hautveränderung der Akne mit einem Komedo beginnt, steht auch hier die Schälbehandlung mit Tretinoin, Isotretinoin, Benzoylperoxid oder Azelainsäure im Vordergrund.
Meist wird sie mit einer äußerlichen antibiotischen Therapie mit Erythromycin, Clindamycin oder Tetrazyklin kombiniert. Bei stärkerer pustulöser Komponente sind Antibiotika in Tablettenform erforderlich. Mittel der Wahl sind Tetrazykline. Die Dosierung wird nach einer mehrwöchigen Anwendung unter Berücksichtigung des klinischen Bildes reduziert. Komplikationen sind selten.

Acne conglobata

Auch hier beginnt die Therapie mit Hautreinigung und einer Schälbehandlung aller betroffener Hautareale. Die Einleitung einer Therapie unter klinischen Bedingungen ist nicht selten angezeigt.

> Heute steht bei dieser schweren Form der Akne die Therapie mit Isotretinoin in Tablettenform im Vordergrund. Diese kann auch bei Jugendlichen, allerdings in niedrigerer Dosierung als bei Erwachsenen, durchgeführt werden.

Die Therapie erfolgt über einen Zeitraum von zwölf bis 16 Wochen. Danach ist der Patient meist symptomfrei. Zu den wesentlichen Nebenwirkungen zählen die Austrocknung der Haut, der Lippen (bei 90% der Patienten) und der Nasenschleimhäute mit gelegentlichem Nasenbluten. Auch die Augenbindehäute können gereizt sein, was zu einer Unverträglichkeit von Kontaktlinsen führt.
Isotretinoin sollte nicht mit Tetrazyklinen kombiniert werden, da beide Substanzen zu einer Hirndruckerhöhung führen können und sich in dieser Nebenwirkung gegenseitig verstärken. Da es zu einer Erhöhung der Blutfette kommen kann, sollten diese regelmäßig kontrolliert werden.
Da Isotretinoin teratogen wirkt, besteht bei der Einnahme während einer Schwangerschaft ein hohes Risiko von Missbildungen. Isotretinoin darf nur bei schweren und sonstigen Therapien nicht zugängliche Akneformen eingesetzt werden. Dies betrifft insbesondere die Acne conglobata und die Acne fulminans. Die Therapie sollte ausschließlich von erfahrenen Ärzten durchgeführt werden.

> Bei Anwendung von Isotretinoin im gebärfähigen Alter ist die ärztliche Aufklärung über eine wirksame Schwangerschaftsverhütung unerlässlich. Dies betrifft insbesondere auch jüngere Mädchen nach der ersten Regelblutung.

Vor Einleitung der Therapie muss ein Schwangerschaftstest durchgeführt werden und dieser sollte während der Therapie alle sechs bis acht Wochen wiederholt werden. Der behandelnde Arzt wird vor Beginn der Therapie eine Einverständniserklärung von der Patientin bzw. deren Eltern unterzeichnen lassen, um sich zu vergewissern, dass die Bedeutung der Schwangerschaftsverhütung vor, während und nach der Therapie von der Patientin verstanden wurde. Die Schwangerschaftsverhütung in Form der Pille sollte auch bei Mädchen, die noch keinen Geschlechtsverkehr haben, einen Monat vor der Behandlung, während und einen Monat nach der Behandlung durchgeführt werden.

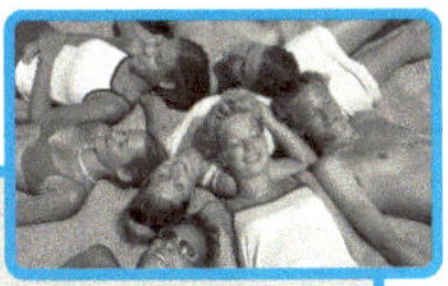

Auch wenn diese Behandlungsform mit Nebenwirkungen und einem gewissen Aufwand verbunden ist, sollte man sich nicht scheuen sie, falls notwendig einzuleiten, da sie die einzige Möglichkeit ist, im weiteren Verlauf die sehr entstellende Narbenbildung zu verhindern.

Acne fulminans

Die Behandlung entspricht weitgehend der bei Acne conglobata. Zusätzlich werden antientzündliche Medikamente, unter anderem auch orale Kortikoidpräparate eingesetzt, um die starke Entzündung zu hemmen und die Narbenbildung zu reduzieren.

Narbenkorrekturen

Diese werden erst nach längerer Behandlung und Abheilung der entzündlichen Hautveränderungen vorgenommen. Für Aknenarben im Gesicht kommen Abschleifen der Haut mittels hochtouriger Fräsen, „chemical peeling“ oder Laserbehandlung in Frage. Hiermit kann allerdings nur die oft kraterförmige Begrenzung der Narben etwas gemindert werden, sodass sie weniger auffallen. Bevor man eine solche Therapieformen in Erwägung zieht, sollte man sich gut informieren, da sie nur sehr auffällige Narben etwas mildern können.
Die beste Therapie ist hier immer noch die rechtzeitige und konsequente Therapie der Akne zur Verhinderung von Narben.

Literatur

Braun-Falco O, Plewig G, Wolff HH: Dermatologie und Venerologie. Springer Verlag 1997.

Harms M: Akne, ein Ratgeber für Patienten. Karger Verlag 1997

Plewig G, Albrecht G, Henz BM, Meigel W, Schöpf E, Stadler R: Systemische Behandlung der Akne mit Isotretinoin: Aktueller Stand. Der Hautarzt 48 (12): 881–885 (1997).

Plewig G, Kligman AM: Acne and Rosacea. Springer Verlag 2000.

Traupe, H., Hamm, H. (Hrsg.): Pädiatrische Dermatologie. Springer Verlag 1999.

12 Angststörungen

Hans-Christoph Steinhausen

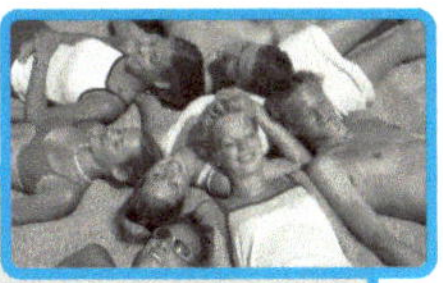

12.1 Definition, Problematik

Zeichen der Angst sind in jedem Lebensalter häufig zu beobachten. Sie äußern sich emotional, körperlich und im Verhalten. Während für die noch nicht klinischen Ängste besser der Begriff der Furcht im Sinne eines schützenden und adaptiven Mechanismus vorbehalten bleiben sollte, sind die klinisch bedeutsamen Angststörungen entweder durch ein hohes Ausmaß diffuser, frei flottierender oder aber einer situations- und objektbezogenen Angst gekennzeichnet.
Klinisch werden die situations- oder objektbezogenen Ängste als Phobien bezeichnet. Im Unterschied zur Furcht sind klinische Angststörungen durch ihr hohes Ausprägungsniveau, die Situationsunangemessenheit und die mangelnde Kontrollierbarkeit gekennzeichnet. Typischerweise führen Angststörungen zur Vermeidung der jeweils belastenden Situation oder Objekte und insgesamt aufgrund ihrer Persistenz zu einer Fehlanpassung, die im Kindes- und Jugendalter darin resultieren können, dass wichtige alterstypische Entwicklungsschritte nicht vollzogen werden.
Die Klassifikation der ICD-10 berücksichtigt eine spezifische Klasse der emotionalen Störungen des Kindes- und Jugendalters. Hierzu werden gezählt:

- emotionale Störung der Trennungsangst (F 93.0)
- phobische Störung des Kindesalters (F 93.1)
- Störung mit sozialer Ängstlichkeit des Kindesalters (F 93.2)

Darüber hinaus werden eine Reihe von altersunabhängigen Angststörungen in der ICD-10 berücksichtigt:

- die phobischen Störungen darunter speziell: Agoraphobie, soziale Phobien, spezifische isolierte Phobien
- sonstige Angststörungen darunter speziell: Panikstörung (episodisch paroxysmale Angst), generalisierte Angststörung, Angst und depressive Störung gemischt.

Zusätzlich wird unter den Anpassungsstörungen (F43) die Diagnose der gemischten Angst- und depressiven Reaktionen berücksichtigt (s. Kap. 15).
Angstörungen treten häufig in einer komorbiden Verbindung mit depressiven, anderen phobischen und zwanghaften Störungen auf. In diesem Kapitel wird auf die Angststörung des Kindesalters nur dann Bezug genommen, wenn es sich um eine Fortsetzung einer aus dem Kindesalter stammenden oder rezidivierenden Störung handelt.

12.2 Epidemiologie

Bei einer nicht immer genügend klar vollzogenen Unterscheidung zwischen noch normaler Furcht und klinischer Angststörung variieren die Daten aus epidemiologischen Studien beträchtlich bis zu maximal 43%. Die stärker im Kindesalter angesiedelten Trennungsängste treten gemäß neueren epidemiologischen Untersuchungen bei 1–5%, die generalisierten Angststörungen im Kindes- und Jugendalter bei 0,5–3,6% und die sozialen Ängste bei 1–4,6% der Kinder und Jugendlichen auf. Angststörungen finden sich bei beiden Geschlechtern auf und zeigen im Kindes- und Jugendalter keine eindeutige Geschlechtspräferenz.
Die Symptomatik der Angststörungen zeigt eine relativ charakteristische Altersbindung. Typisch für das Kindesalter sind Ängste vor Dunkelheit, Tieren, Fremden und Angst vor Trennung von den Eltern, während bei Jugendlichen die Häufigkeit der Ängste insgesamt leicht abnimmt, dann aber behindernde Angststörungen wie generalisierte Angststörungen, Panikstörungen und spezifische Phobien im Vordergrund stehen. Ab dem Jugendalter sind die Angststörungen im Erscheinungsbild denen des Erwachsenenalters weitgehend ähnlich. Zugleich besteht die Gefahr einer Persistenz dieser Störungen, sodass jugendliche Patienten mit einer Angststörung gehäuft angstgestörte Erwachsene werden.

12.3 Hintergrund

Angesichts des gehäuften Vorkommens von Angststörungen in Familien sowie der erhöhten Quote von Angststörungen bei monozygoten im Vergleich zu dizygoten Zwillingen muss bei vielen Angststörungen von einer genetischen Disposition ausgegangen werden. Ergänzend sind das Temperament im Sinne eines konstitutionellen Verhaltensstiles zumindest im Kindesalter bedeutsam. Diese konstitutionelle Komponente könnte ebenfalls Ausdruck einer genetischen Disposition sein. Weitere biologische Mechanismen können auf der Ebene einer serotonergen Neurotransmitterstörung liegen. Auch neuroendokrine Fehlsteuerungen sind in der wissenschaftlichen Diskussion.
Neben diesen biologischen Determinanten spielen Umweltbedingungen und Lebensereignisse eine herausragende Rolle. Die entwicklungstypische Manifestation der Altersstörungen verweist auf die Wirksamkeit eines allgemeinen Persön-

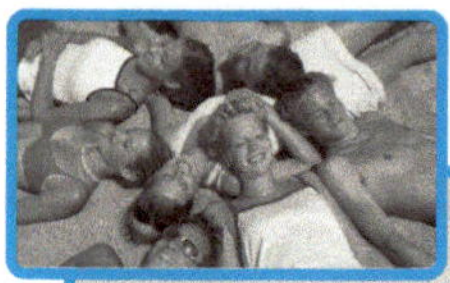

lichkeits- und Entwicklungsfaktors, mit dem unterschiedliche Verarbeitungsmöglichkeiten für Angststörungen verbunden sind. Neben diesen Persönlichkeitsmerkmalen sind meist in Wechselwirkung Situationsfaktoren bedeutsam. Hierzu zählen in erster Linie belastende Lebensereignisse. Schließlich spielen Lernfaktoren eine besondere Rolle. So wirken Eltern mit einer Angststörung nicht nur über eine mögliche genetische Disposition, sondern vor allem durch ihre Rolle als Modell bei der Entwicklung einer Angststörung im Kindes- und Jugendalter. Dies gilt ganz besonders für die Trennungsangst des Kindesalters, die im Jugendalter rezidivieren kann.

12.4 Klinik

12.4.1 Emotionale Störung mit Trennungsangst

Diese sich meist im Kindesalter bereits manifestierende Störung kann im Jugendalter persistieren, bzw. rezidivieren. Im Kern bestehen ausgeprägte Ängste vor der Trennung von Bindungspersonen. Da mit dieser Störung typischerweise eine Verweigerung des Schulbesuchs einhergeht, hat diese Störung auch den Begriff der „Schulphobie" erhalten. Dieser Begriff ist allerdings paradox, zumal es sich nicht um eine auf die Schule gerichtete Angst im Sinne der Definition einer Phobie handelt. Die diagnostischen Kriterien gemäß ICD-10 sind:

- Eine unrealistische, vereinnahmte Besorgnis über mögliches Unheil, das Hauptbezugspersonen zustoßen könnte, oder die Furcht, dass sie weggehen und nicht wiederkommen könnten.
- Die unrealistische, vereinnahmte Besorgnis, dass irgendein unglückliches Ereignis das Kind oder den Jugendlichen von einer Hauptbezugsperson trennen werde.
- Die aus Furcht vor der Trennung resultierende, überdauernde Verweigerung des Schulbesuchs.
- Eine einheitliche Abneigung oder Verweigerung, alleine ins Bett zu gehen.
- Eine einheitliche, unangemessene Furcht, allein tagsüber ohne eine Bezugsperson zuhause zu sein.
- Wiederholte Albträume über Trennung.
- Das wiederholte Auftreten somatischer Symptome wie Übelkeit, Bauchschmerzen, Kopfschmerzen oder Erbrechen bei Trennung von einer Hauptbezugsperson.
- Ein extremes, wiederkehrendes Gefühl des Unglücklichseins in Erwartung oder im Verlauf einer Trennungssituation.

Die im Rahmen der Trennungsangst zu beobachtende Schulverweigerung im Sinne der „Schulphobie" muss von der „Schulangst" differenziert werden, bei der ein Jugendlicher Ängste vor z.B. Leistungssituationen oder bestimmten Lehrpersonen in der Schule zeigt. In der Realität können allerdings „Schulphobie" und „Schulangst" auch kombiniert auftreten.

12.4.2 Phobische Störungen

Zu diesen auf Situationen oder Objekte bezogenen Ängsten zählen die *Agoraphobie*, die *soziale Phobie* sowie *spezifische isolierte Phobien*. Bei den Auslösern handelt es sich im Allgemeinen um ungefährliche Situationen oder Objekte. Typischerweise werden diese Angstauslöser gemieden, sodass es zu einer Verfestigung der Symptomatik kommt. Diese kann von leichtem Unbehagen bis zur schweren panischen Angstmanifestation reichen. Sie werden begleitet von zahlreichen körperlichen Symptomen wie Herzrasen oder Schwächegefühl sowie Todesängsten, Kontrollverlust oder dem Gefühl, verrückt zu werden. Die Erkenntnis, dass andere Menschen vor ähnlichen Situtationen oder Objekten keine Angst entwickeln, mildert die Angststörung beim Betroffenen Jugendlichen nicht. Schon die Vorstellung oder Erwartung, dass eine entsprechende Situation eintreten könnte, kann zur Auslösung der Symptomatik führen.
Der Begriff der *Agoraphobie* beschreibt eine zusammenhängende und sich häufig überschneidende Gruppe von Phobien, bei der die Angst, das eigene Haus zu verlassen, Geschäfte zu betreten, sich in einer Menschenmenge oder auf öffentliche Plätze zu begeben oder alleine in Verkehrsmitteln zu reisen, im Zentrum stehen. Damit geht der Begriff über die eigentliche Wortbedeutung eine Angst vor offenen Plätzen deutlich hinaus. Die Folgen der Agoraphobie zeigen sich besonders in dem einschränkenden Verlauf, wobei die Betroffenen schließlich völlig an ihr Haus gefesselt sind. Häufig treten Panikgefühle bei dem Gedanken auf, in der Öffentlichkeit in eine hilflose Situation zu geraten. Das Fehlen eines jederzeit benutzbaren Fluchtweges steht im Zentrum des Erlebens bei vielen dieser agoraphobischen Situationen. Von der Agoraphobie ist das weibliche Geschlecht

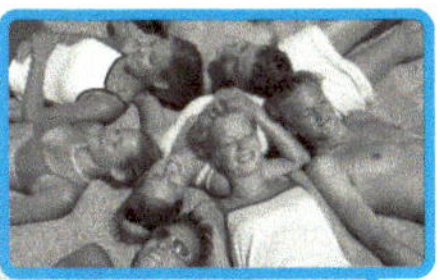

deutlich häufiger betroffen. Die Symptomatik stellt im Jugendalter eine frühe Manifestation dar, zumal mehrheitlich Erwachsene erkranken.

Bei den häufig im Jugendalter beginnenden *sozialen Phobien* steht die Furcht vor prüfender Beobachtung durch andere Menschen in überschaubaren sozialen Situationen im Vordergrund. Diese Furcht führt schließlich dazu, dass soziale Situationen weitgehend vermieden werden. Diese Störung tritt bei beiden Geschlechtern etwa gleich häufig auf. Soziale Phobien können ein unterschiedliches Ausmaß annehmen und sich entweder nur auf bestimmte Situationen wie den Besuch eines Restaurants oder das Sprechen in der Öffentlichkeit oder aber auf nahezu alle sozialen Situationen außerhalb der Familie erstrecken. Begleitende Symptome sind ein niedriges Selbstwertgefühl sowie Angst vor Kritik. Körperliche Symptome schließen Erröten, Vermeidung von Blickkontakt, Händezittern, Übelkeit sowie Drang zum Wasserlassen ein. Der Patient verkennt diese sekundären Symptome häufig als primäres Problem seiner Angst. Soziale Phobien können sich bis zu Panikattacken steigern.

Bei den *isolierten Phobien* handelt es sich um Störungen, die auf ganz bestimmte Situationen beschränkt sind: die Nähe bestimmter Tiere, Höhe, Donner, Dunkelheit, geschlossene Räume, öffentliche Toiletten, bestimmte Speisen, Arztbesuche, Anblick von Blut oder Verletzungen oder Furcht vor bestimmten Erkrankungen. Trotz der verschiedenen auslösenden Situationen können Panikgefühle entstehen. Die meisten spezifischen Phobien beginnen bereits im Kindesalter und tendieren in unbehandelter Form zum Persistieren. Die resultierende Behinderung hängt davon ab, wie leicht die betreffende Person die ängstigende Situation vermeiden kann, bzw. wie stark Alltagsroutinen beeinträchtigt sind. Zu den spezifischen Phobien im Jugendalter können auch die Angst vor Krebserkrankungen, Geschlechtskrankheiten oder AIDS gehören.

12.4.3 Panikstörung

Bei der Panikstörung treten wiederkehrend schwere Angstattacken auf, die sich nicht auf eine spezifische Situation oder besondere Umstände beschränken und deshalb auch nicht vorhersehbar sind. Die Symptome zeigen eine interindividuelle Variation; typisch ist der plötzliche Beginn mit Herzklopfen, Brustschmerz, Erstickungsgefühlen, Schwindel und Entfremdungsgefühlen. Nahezu regelmäßig entstehen dadurch sekundär die Furcht zu sterben, vor Kontrollverlust oder die Angst, wahnsinnig zu werden. Charakteristisch ist der anfallsartige Charakter der Störung, die meist über Minuten, manchmal auch länger dauert. Die Panikattacke geht typischerweise mit einem crescendoartigen Anstieg der Angst und der vegetativen Symptome einher, sodass der jeweilige Ort fluchtartig verlassen wird. In der Folge wird dieser Ort möglicherweise vom Patienten gemieden. Häufige und unvorhersehbare Panikattacken können auf ähnliche Weise auch die Angst vor dem Alleinsein oder vor öffentlichen Plätzen hervorrufen. Aus einer Panikattacke resultiert häufig die anhaltende Furcht vor dem Auftreten einer erneuten Attacke.

12.4.4 Generalisierte Angststörung

Das zentrale Merkmal der generalisierten Angststörung ist die Tatsache, dass die Angst nicht auf bestimmte Situationen in der Umgebung beschränkt ist, sondern frei flottierend auftritt. Diese Angststörung wird von zahlreichen Symptomen begleitet: ständige Nervosität, Zittern, Muskelspannung, Schwitzen, Benommenheit, Herzklopfen, Schwindelgefühle oder Oberbauchbeschwerden. Damit verbunden treten Befürchtungen auf, der Patient selbst oder ein naher Angehöriger könnten erkranken oder verunglücken. Ferner können eine große Anzahl von Sorgen und Vorahnungen vorliegen. Die generalisierte Angststörung tritt häufiger beim weiblichen Geschlecht auf und zeigt in der Anamnese oft anhaltende äußere Belastungsumstände. Die Störung kann in der Intensität zwar variieren, neigt jedoch zur Chronifizierung.

12.5 Diagnostik

Die verschiedenen Angststörungen werden in erster Linie durch die Exploration gesichert. Dabei ist die Befragung des Jugendlichen unabdingbar, zumal Eltern oft über die innere Befindlichkeit ihrer Jugendlichen nur ungenügend informiert sind. Bei den einzelnen Angststörungen müssen die jeweiligen definierenden Kriterien bestimmt werden. Bei einer Fokusierung auf die Leitsymptome handelt es sich im Einzelnen um folgende Schwerpunkte:

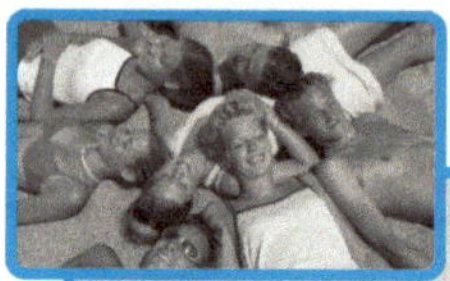

Trennungsangst. Übermäßig enge Bindung, Ablösungsängste und Besorgnis, der Bezugsperson könnte etwas zustoßen; Schulverweigerung; Angst vor dem Alleinsein; körperliche Symptome wie Übelkeit, Bauchschmerzen, Kopfschmerzen oder Erbrechen, im Zusammenhang mit realen oder befürchteten Trennungssituationen; andere ängstlich-depressive Zeichen.

Agoraphobie. Angst, das eigene Haus zu verlassen und in die Öffentlichkeit zu gehen oder Verkehrsmittel zu benutzen; Einengung auf die eigene Wohnung; begleitende Panikgefühle.

Soziale Phobien. Furcht vor Beobachtung durch andere Menschen; Vermeidung von Situationen, in denen Sprechen erforderlich ist; Anzeichen einer ängstlich-depressiven Persönlichkeitsstruktur.

Spezifische (isolierte) Phobien. Angst vor bestimmten Tieren, Höhe, Donner, Dunkelheit, geschlossenen Räumen, Verzehr bestimmter Speisen, Arztbesuchen, Anblick von Blut oder Verletzungen oder bestimmten Krankheitszeichen.

Panikstörung. Anfallsartig auftretende, unvorhersehbare, schwere Angstsymptome mit Herzklopfen, Brustschmerz, Erstickungsgefühlen, Schwindel und Entfremdungsgefühlen; Todesangst, Befürchtung vor Kontrollverlust oder Angst, Verrückt zu werden; Furcht vor Wiederauftreten einer Attacke.

Generalisierte Angst. Frei flottierende, nicht an Situationen oder Umgebung gebundene zahlreiche Ängste in Verbindung mit zahlreichen vegetativen und körperlichen Symptomen.
Neben der Exploration können verschiedene Fragebögen und Selbstbeurteilungsskalen eingesetzt werden.

12.6 Therapie

Für die Therapie von Angststörungen bei Jugendlichen kommen psychotherapeutische und psychopharmakologische Methoden zum Einsatz. Die beiden Ansätze schließen einander nicht aus, sondern können auch in Kombination eingesetzt werden.

In der *Psychotherapie* werden Verhaltenstherapie, Familientherapie sowie psychodynamische Therapien eingesetzt. Zu den besonders wirksamen verhaltenstherapeutischen Vorgehensweisen zählen die systematische Desensibilisierung, die Überflutung (Flooding), das Modelllernen sowie die kognitiven Techniken der Selbstinstruktion und des Stress-Immunisierungstrainings. Sämtliche Gefahren sind besonders bei phobischen Störungen, zum Teil aber auch bei anderen Angststörungen indiziert. Über die Wirksamkeit anderer psychotherapeutischer Verfahren ist vergleichsweise wenig bekannt. Sie finden jedoch in der Praxis weite Verbreitung. Wie bei jeder Behandlung von Kindern und Jugendlichen müssen auch im Rahmen der Therapie von Angststörungen die Eltern bzw. die Familie in die Behandlung zumindest auf der Ebene der Beratung einbezogen werden.
Im Rahmen der *Psychopharmakotherapie* besteht in erster Linie eine Indikation für den Einsatz von Antidepressiva. Der traditionelle Einsatz von trizyklischen Antidepressiva wird in neuerer Zeit weitgehend durch die Gabe von nebenwirkungsärmeren selektiven Serotonin-Wiederaufnahmehemmer verdrängt. Hinsichtlich des Einsatzes von Benzodiazepinen ist angesichts des Suchtpotenzials dieser Substanzen äußerste Zurückhaltung geboten, zumindest im längerfristigen Gebrauch. Mit Beta-Rezeptorenblockern können die somatischen Symptome der Angst positiv beeinflusst werden.
In der Regel ist die Behandlung der Angststörungen des Jugendalters mit Psychotherapie oder Psychopharmakotherapie eine Aufgabe für den fachlich qualifiziert weitergebildeten Jugendpsychiater. Die Psychotherapie kann auch an qualifizierte klinische Psychologen delegiert werden.

Literatur

Steinhausen, H.-C.: Psychische Störungen bei Kindern und Jugendlichen, 4. Auflage. München: Urban & Fischer, 2000.

Steinhausen, H.-C., von Aster, M. (Hrsg.): Verhaltenstherapie bei Kindern und Jugendlichen. 2. Auflage. Weinheim: Beltz-PVU, 1999.

Palitzsch, D. (Hrsg.): Jugendmedizin. München: Urban & Fischer, 1999.

13 Asthma

Ulrich Wahn

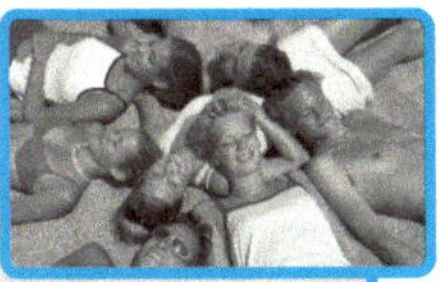

13.1 Definition

Nach der aktuellen Definition, wie sie im Rahmen einer Experten-Konsensuskonferenz des amerikanischen National Heart, Lung und Blood Institute formuliert wurde [National Institutes of Health 1997], kann das Asthma bronchiale wie folgt beschrieben werden:

„Asthma ist eine chronisch-entzündliche Erkrankung der Atemwege, bei der zahlreiche Zellen und Zellelemente eine Rolle spielen, insbesondere Mastzellen, Eosinophile, Lymphozyten, Neutrophile und Epithelzellen. Bei entsprechend reaktionsbereiten Menschen führt diese Entzündung zu rezidivierenden Episoden mit Giemen, Atemnot, Engegefühl in Brust und Husten, insbesondere nachts und in den frühen Morgenstunden. Die Episoden sind üblicherweise von einer ausgedehnten, aber variablen Atemwegsobstruktion begleitet, die oft reversibel ist, entweder spontan oder als Folge einer Behandlung. Die Entzündung bewirkt außerdem eine begleitende Erhöhung einer bestehenden bronchialen Hyperreagibilität gegenüber einer Reihe verschiedener Stimuli."

13.2 Epidemiologie

In den meisten westlichen Industrieländern ist das Asthma bronchiale ebenso wie andere Krankheitsmanifestationen des atopischen Formenkreises zu einem der besonders verbreiteten Gesundheitsprobleme bei Jugendlichen geworden. So haben in den USA ebenso wie in einigen europäischen Ländern zeitlich versetzte Querschnittsuntersuchungen ergeben, dass die Prävalenz von Asthma im Lauf der letzten zwei bis drei Jahrzehnte deutlich angestiegen ist. Eine kürzlich veröffentlichte Untersuchung aus der ISAAC-Studie (International Study of Asthma and Allergies in Children 1998) zeigt, dass die Periodenprävalenz für das Symptom „giemende und pfeifende Atmung" bei 13- bis 14-jährigen Jugendlichen in England und Neuseeland bei 30%, in den USA bei 22%, in Deutschland bei etwa 25% liegt (Abb. 13-1). Die Prävalenz des ärztlich diagnostizierten Asthmas liegt demgegenüber niedriger. Nach den veröffentlichten Daten ist davon auszugehen, dass nur zwei von drei Patienten mit typischen Asthmasymptomen auch als Asthmatiker behandelt werden.

> Auch wenn in Deutschland die Prävalenzzahlen im Vergleich zum angloamerikanischen Sprachraum niedriger liegen, so ist die Public-Health-Relevanz dieser verbreitetsten chronischen Erkrankung im Adoleszentenalter, die mehrere Jugendliche einer jeden Schulklasse betrifft, doch unverkennbar.

Die Mehrzahl der betroffenen Jugendlichen leidet unter einem milden bis mäßig stark ausgeprägten Asthma bronchiale, das zumeist nicht lebensbedrohlich ist, die Lebensqualität jedoch nachhaltig beeinflussen kann. In Deutschland gibt es keine Hinweise auf eine ansteigende Mortalität bei Asthma unter Jugendlichen. Die mit der Erkrankung verbundene Problematik wird erkennbar,

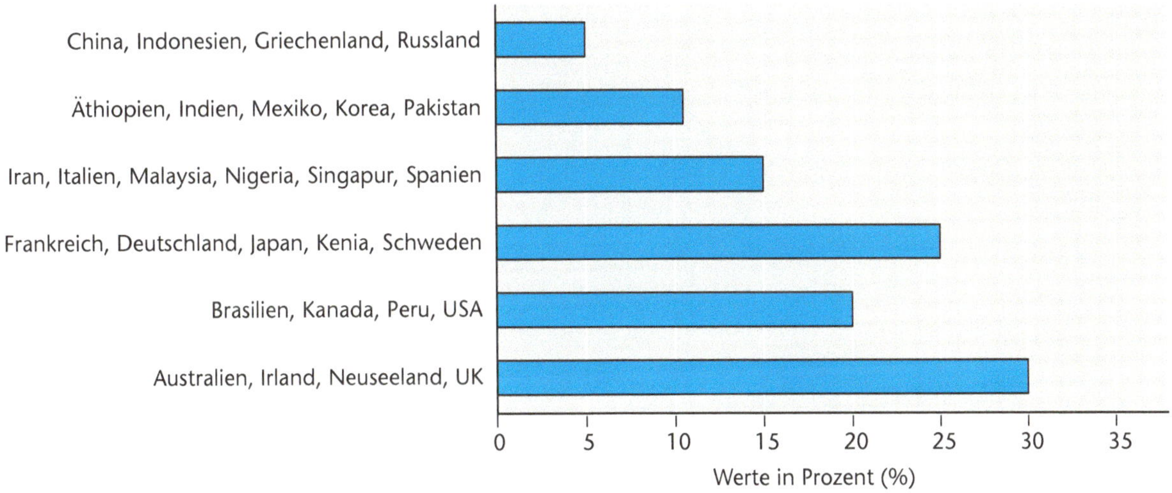

Abb. 13-1 Periodenprävalenz für das Symptom „giemende und pfeifende Atmung in den letzten zwölf Monaten" bei 13- bis 14-jährigen Jugendlichen (Daten aus der ISAAC-Studie).

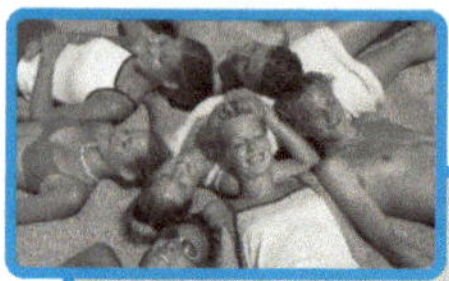

wenn die krankheitsbedingten Schulfehltage mit in Betrachtung gezogen werden. So mussten 24% der Schulkinder in Großbritannien 1993 aufgrund ihrer Asthmaerkrankung mehr als zwei Wochen der Schule fern bleiben.

13.3 Hintergrund

Die große Mehrzahl der Jugendlichen mit Asthma bronchiale gehört zur Gruppe der Atopiker. Sie ist dadurch charakterisiert, dass sie auf der Grundlage einer genetischen Prädisposition über die Fähigkeit verfügt, auf Kontakt mit natürlichen Allergenen der Umwelt in niedrigster Konzentration eine Sensibilisierung zu entwickeln, d.h., spezifische Antikörper der Immunglobulin-E-Klasse gegen Umweltallergene zu bilden.

Der Prozess der Sensibilisierung ist eine notwendige Voraussetzung für die Entwicklung allergisch induzierter Krankheitssymptome, wie sie bei wiederholtem Allergenkontakt beobachtet werden können: Sensibilisierte Mastzellen werden durch Allergenkontakte aktiviert und zur Sekretion präformiert gespeicherter (Histamin) sowie neu gebildeter (Leukotriene) Mediatorstoffe veranlasst. Diese Mediatoren wirken proinflammatorisch und sind in der Lage, einen Bronchospasmus, ein Schleimhautödem sowie eine Chemotaxis für weitere Entzündungszellen zu veranlassen.

Diese chemotaktisch in die Mukosa einwandernden Effektorzellen der allergischen Entzündung sind insbesondere eosinophile Granulozyten. Sie setzen ihrerseits Mediatorstoffe (eosinophiles kationisches Protein, eosinophiles Protein x) frei, die zur Verstärkung und Prolongierung einer allergisch ausgelösten Entzündung der Schleimhaut beitragen.

Die allergisch ausgelöste Entzündung der Atemwege ist für die gesteigerte bronchiale Ansprechbarkeit und Reaktionsbereitschaft gegenüber verschiedenen Stimuli verantwortlich, wie wir sie bei Asthmakranken beobachten (Abb. 13-2). Im Lungenfunktionslabor lässt sich die gesteigerte Reaktivität auf Stimuli wie Histamin oder Acetylcholin quantitativ beschreiben, was im Rahmen der diagnostischen Abklärung durch bronchiale Provokationsteste erfolgt.

> Eine derartige bronchiale Hyperreagibilität ist charakteristisch für Asthmakranke und erklärt, weshalb auch bei ursprünglich allergisch ausgelöster Entzündung der Atemwege eine Exposition gegenüber unspezifischen Stimuli wie Tabakrauch, Ozon oder Kälte zu einer akuten Atemwegsobstruktion führen kann.

13.4 Klinik

Die Erstmanifestion rekurrierender Episoden mit Atemwegsobstruktion erfolgt in aller Regel bereits im Säuglingsalter. Die große Mehrzahl der so be-

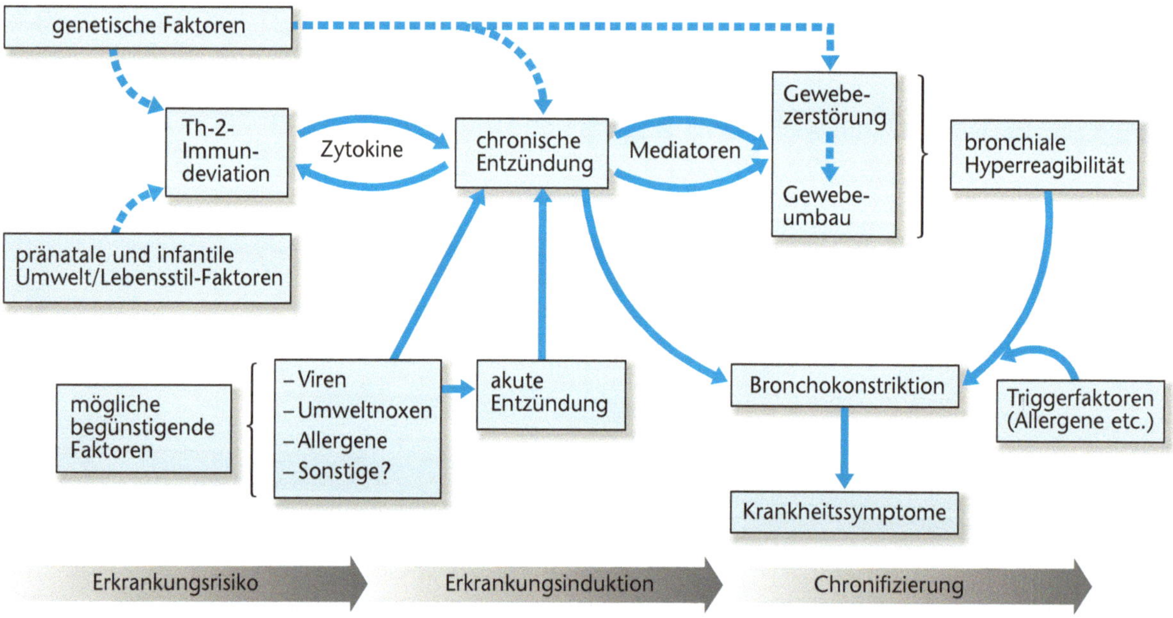

Abb. 13-2 Krankheitsverlauf des Asthma bronchiale.

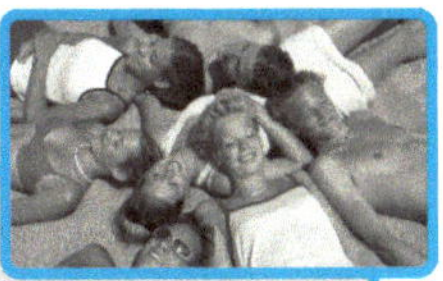

troffenen Säuglinge entwickelt Krankheitssymptome unter dem Einfluss viraler Infektionen, vor allem in den ersten zwei bis vier Lebensjahren, bevor eine Remission der Krankheitssymptome auftritt.

Sichere Prädiktoren für eine Persistenz eines chronischen Asthma bronchiale bis in die Adoleszenz hinein gibt es bis heute nicht, jedoch sind ein Asthma bronchiale bei Verwandten ersten Grades sowie eine atopische Dermatitis, die mit einer frühzeitigen Sensibilisierung gegen Nahrungsmittelallergene einhergeht, Risikofaktoren für einen chronischen Krankheitsverlauf.

Vom dritten Lebensjahr an gewinnen Allergene als Trigger asthmatischer Beschwerden an Bedeutung, sodass im zweiten Lebensjahrzehnt über 80% der mit Asthma bronchiale erkrankten Jugendlichen zur Gruppe der Atopiker zählen, wozu diejenigen Individuen gerechnet werden, die aufgrund ihrer genetischen Disposition die Fähigkeit haben, auf natürliche Allergene der Umwelt krankheitsauslösende IgE-Antworten zu produzieren.
Die Rolle der Allergenexposition für das Auftreten von Beschwerden ist jedoch nicht nur als Trigger für einen akuten Bronchospasmus unmittelbar nach vorangegangener Allergeninhalation zu verstehen.

Niedrig dosierte Allergenbelastungen, wie sie während einer Pollensaison auftreten oder beim indirekten Kontakt mit tierischen Allergenen im häuslichen Bereich, können auch dann asthmatogen wirksam werden, wenn sie nicht unmittelbar zu einer akuten Atemwegsobstruktion führen.

Sie werden subjektiv mitunter nicht als krankheitsauslösendes Problem wahrgenommen, wenngleich sie über eine klinisch noch unterschwellige Inflammation der Atemwege zur Hyperreagibilität des Bronchialsystems beitragen. Diese äußert sich bei Jugendlichen besonders häufig als belastungsinduziertes oder Sport-Asthma. Oft manifestiert es sich entweder nur für Wochen oder Monate (Pollensaison) oder auch das ganze Jahr über. Die wichtigsten „asthmatogenen Sportarten" sind hierbei Dauerlauf (Mittel- oder Langstrecke) oder Fahrradfahren, insbesondere im kühlen und trockenen Milieu, während längeres Schwimmen vor allem dann gut toleriert wird, wenn die dabei eingeatmete Luft warm und feucht ist (Hallenbad).

Auch Atemwegsinfektionen können bei Adoleszenten immer wieder zum Auftreten von Asthmaepisoden führen, womit deutlich wird, dass eine Kategorisierung asthmakranker Jugendlicher in Allergie-, Belastungs- oder Infekt-bedingtes Asthma artefiziell ist und der klinischen Wirklichkeit nicht entspricht.

Aufgrund klinischer Kriterien ist eine Einteilung in ein leichtes, mittelschweres und schweres Asthma sinnvoll (Tab. 13-1). Die Einteilung der Asthma-Schweregrade aufgrund der Ausprägung der obstruktiven Ventilationsstörung (Tab. 13-2) kann ebenfalls hilfreich sein, korreliert jedoch nicht in jedem Fall mit der Klassifikation nach der Episoden-Frequenz.

13.5 Diagnostik

Das Asthma bronchiale wird in aller Regel allein durch die Anamnese diagnostiziert, was im Fall

Tabelle 13-1 Klinische Einteilung von Asthma.

Schweregrad	Definition
Leicht	Episoden mit Husten und Giemen treten nicht häufiger als einmal im Monat auf, der Schlaf und die altersentsprechenden Lebensgewohnheiten sind nicht beeinträchtigt und etwaige Beschwerden nach Anwendung von Bronchodilatatoren reversibel. Bronchodilatatoren sind dabei nicht häufiger als zwei- bis dreimal wöchentlich notwendig.
Mittelschwer	Auftreten von Beschwerdeepisoden bis zu einmal in der Woche oder auch chronische Symptome, die das Wachstum und die Entwicklung des Kindes nicht nachteilig beeinflussen.
Schwer	An den meisten Tagen bzw. in den meisten Nächten bestehen Zeichen der Atemwegsobstruktion oder wiederholt machen Anfälle den Einsatz systemischer Kortikosteroide erforderlich.

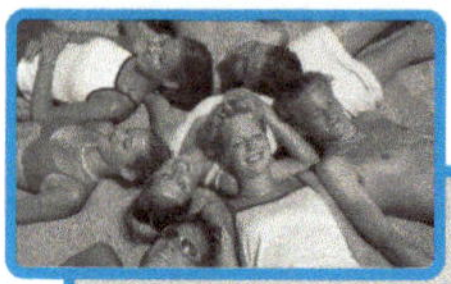

Tabelle 13-2 Einteilung für Schweregrade der obstruktiven Ventilationsstörung bei Asthma.

Parameter	leicht	maßig	schwer
FEV 1[!]	85–90%	70–85%	< 70%
FEV 1[% VK]	65–80%	50–65%	< 59%
VK	70–80%	50–70%	< 50%
FEV 75, 50, 25	60–80%	40–60%	< 40%
RV	135–150%	150–250%	> 250%
RV/TLK	0,3–0,45%	0,45–0,6%	> 0,6%
ITGV	100–140%	140–170%	> 170%

eines klassischen Erscheinungsbildes mit chronisch oder rezidivierend auftretendem exspiratorischem Giemen, Husten und Luftnot nicht schwer ist. Nicht selten manifestiert sich die Erkrankung mit nur einem Teil der typischen Symptomatik. Vor allem bei einer Obstruktion der kleinen Atemwege fehlen auskultatorisch erkennbare Zeichen der Atemwegsobstruktion. Auch kann ein isoliert auftretender Husten nach körperlicher Belastung und während der Nacht die einzig klinisch fassbare Manifestation eines Asthma bronchiale sein.

Röntgen-Untersuchungen sind für die Diagnostik eines Asthma bronchiale nur von geringem Wert. Ein Abklärung etwaiger Sensibilisierungen durch Allergie-Hautteste ist bei Asthmatiker unverzichtbar. Nötigenfalls kann die allergologische Diagnostik durch den Nachweis spezifischer IgE-Antikörper im Serum, in Einzelfällen auch durch gezielte inhalative Provokationstests ergänzt werden.

Bei Jugendlichen sind Prüfungen der Lungenfunktion zur Erhebung objektivierbarer Messdaten für die Diagnostik als auch für die Therapiekontrolle von besonderem Wert.

Eine Bestimmung der Ruhe-Lungenfunktion mit Ermittlung exspiratorischer Messgrößen einschließlich der Ganzkörperplethysmographie erlaubt die Quantifizierung der exspiratorischen Atembehinderung einschließlich der Erfassung von Risikofaktoren wie einer chronischen Überblähung der Lunge.

Wird durch die Lungenfunktionsmessung eine Obstruktion der Atemwege diagnostiziert, so lässt sich mit Hilfe des Bronchospasmolysetests, d.h. nach Inhalation eines Beta-2-Sympathomimetikums, die Reversibilität dieser Obstruktion dokumentieren. Ein Anstieg der 1-s-Kapazität um 20% nach einer Bronchospasmolyse gilt als signifikanter Hinweis für eine Reversibilität. Sollte im symptomfreien Intervall bei einem asthmakranken Jugendlichen lungenfunktionsanalytisch keine pathologischen Befunde zu erheben sein, so sind standardisiert durchgeführte Provokationstestungen wie inhalative Kaltluftprovokationen, Laufbandprovokationen oder Histamin- bzw. Metacholininhalationen geeignet, eine vermutete bronchiale Hyperreagibilität nachzuweisen.

13.6 Therapie

Eine Reihe von Untersuchungen der letzten Jahre haben deutlich gemacht, dass es durchaus altersspezifische psychosoziale Probleme bei asthmakranken Jugendlichen gibt, die besondere Behandlungskonzepte erfordern.

Das Anderssein und die Besonderheit der eigenen überempfindlichen Atemwege gegenüber der Altersgruppe kann ein Gefühl persönlicher Insuffizienz hervorrufen. Aus Mangel an Selbstbewusstsein können Hilflosigkeit, Ängstlichkeit, Niedergeschlagenheit, mitunter auch Aggression entstehen. Vor allem das mittelschwere und schwere persistierende Asthma scheinen mit derartigen psychischen Störungen bei Jugendlichen verbunden zu sein.

Das Akzeptiertwerden in der „Peer-Group", das bei Jugendlichen von besonderer Bedeutung ist, ist nicht selten Gegenstand der Sorge jugendlicher Asthmatiker. Dabei kann ein versäumter Sport- oder Schulunterricht den krankheitsbedingten Stress verstärken und mitunter in einen Teufelskreis münden. Ein Drittel jugendlicher Asthmatiker äußert die Sorge, dass das Asthma zukünftige Karrieremöglichkeiten beeinträchtigen könnte. Die deutlich sichtbare Anwendung von Medikamenten während des Sports, die durch Asthmabeschwerden bedingte Unfähigkeit, gleichwertig mit den Klassenkameraden an Spiel und Sport teilzunehmen, mitunter auch eine negative Vorstellung vom eigenen Aussehen, können Auswirkungen auf das eigene Selbstbild haben und zu einem Gefühl des Isoliertseins führen.

Daneben besteht bei asthmakranken Jugendlichen die Gefahr, dass der natürliche Ablösungs-

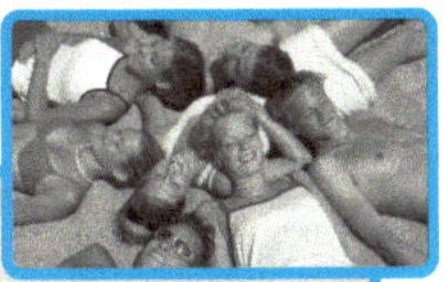

prozess von Eltern und Familie krankheitsbedingt verzögert wird. Mitunter entsteht aus dem Bedürfnis zu demonstrieren, dass mit dem „Stigma-Asthma“ keine Bedrohung verbunden ist, der Vorsatz, mit dem Rauchen zu beginnen. Bei etwa der Hälfte der Jugendlichen mit Asthma bronchiale tritt die Pubertät verzögert ein, verbunden mit einer geringeren Körpergröße und verzögerten Entwicklung der sexuellen Aktivität.
Das Risiko von Compliance-Problemen bei der notwendigen medikamentösen Behandlung ergibt sich insbesondere dann, wenn Jugendliche glauben, dass Medikamente ihr Wachstum negativ beeinflussen.

> Somit ist vielfach trotz eines für Pädiater akzeptablen Risiko-Nutzen-Verhältnisses gerade bei Adoleszenten die Steroidphobie ein Faktor, der im Zusammenhang mit einer inhalativen Kortikosteroidtherapie zur Non-Compliance beiträgt.

Untersuchungen zeigten, dass die Compliance-Rate von zwölf- bis 17-jährigen Patienten für inhalative Kortikosteroide nur bei 30% lag, während Kortikosteroidinhalationspräparate bei acht- bis zwölfjährigen in 58% korrekt appliziert wurden. Insgesamt ist die Compliance im Zusammenhang mit inhalativer Therapie bei Jugendlichen geringer, vor allem dann, wenn die Anwendung öfter als zweimal täglich erfolgen muss:

- Ein Medikament wird an weniger als 20% der Tage adäquat eingesetzt, wenn eine Anwendung viermal täglich vorgesehen ist.
- Bei dreimal täglicher Anwendung erfolgt eine korrekte Therapie an etwa 30% der Tage.
- Bei zweimal täglicher Anwendung wird das Medikament an über 70% der Tage wie verordnet angewendet.

Selbst Jugendliche, die sich an die Behandlungsanweisung halten und beispielsweise inhalative Steroide regelmäßig anwenden, zeigen oft Schwierigkeiten mit der richtigen Benutzung ihres Dosieraerosols.
Compliance-Probleme mit der im Zusammenhang mit einer inhalativen medikamentösen Behandlung können zu falschen Dosierungen führen, die insbesondere bei mittelschwerem und schwerem Asthma, wo in aller Regel eine Langzeitbehandlung mit mehreren Medikamenten erforderlich ist, relevant werden können.

> Eine antiasthmatische Behandlung insbesondere bei Jugendlichen stellt ein „ganzheitlich“ zu verstehendes Krankheitsmanagement dar, das auf einem intensiven Vertrauensverhältnis zwischen betroffenem Patienten und Therapeuten aufbaut und ein hohes Maß an Co-Management eines qualifiziert geschulten und zum weitgehend autonomen Handeln befähigten Kranken aufbaut.

13.6.1 Medikamentöse Behandlung

Zum pharmakotherapeutischen Vorgehen wurden für das Asthma bronchiale bei Kindern und Jugendlichen internationale und nationale Stufenschemata im Sinne eines Konsensus entwickelt (Abb. 13-3).
Unklarheit besteht bis heute über den Platz oral zu applizierender Leukotrien-Rezeptorantagonisten, deren Wirksamkeit beim belastungsinduzierten Asthma des Jugendlichen in kontrollierten Studien nachgewiesen werden konnten. Sie sind vermutlich schwächer wirksam als inhalativ applizierte Kortikosteroide, könnten jedoch künftig möglicherweise an die Stelle einer inhalativen

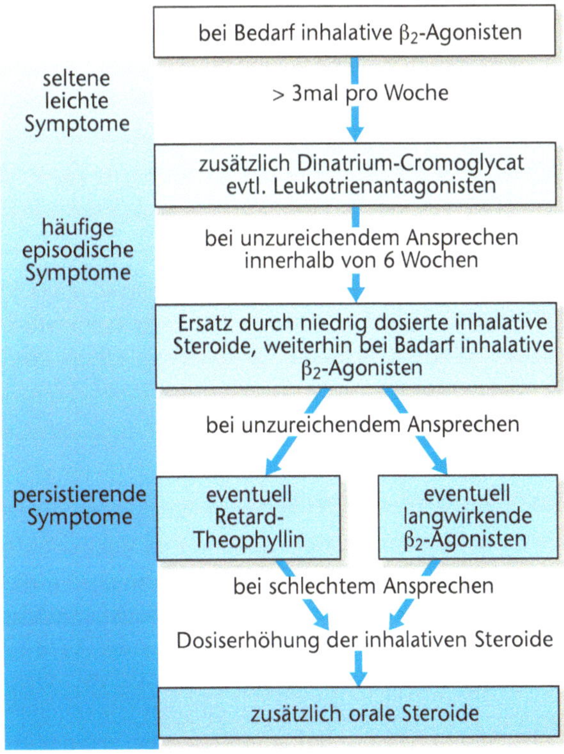

Abb. 13-3 Langzeit-Asthmatherapie: Algorithmus für eine Stufenbehandlung [Warner et al. 1998].

13 Asthma

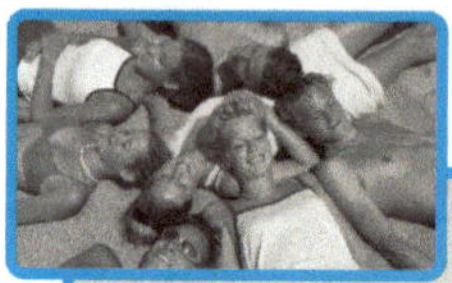

Dauerprophylaxe mit Cromonen treten, zumal ihre Akzeptanz bei Betroffenen und deren Familien in Folge der Einfachheit der Applikation (Kautablette am Abend) und der guten Verträglichkeit groß ist. Ein zusätzliches Compliance-erleichterndes Element wäre die Verabreichung fixer Kombinationen im Rahmen der medikamentösen Dauerprophylaxe. Derartige Kombinationen aus β2-Sympathomimetika und Dinatriumcromoglicat waren am deutschen Markt sehr erfolgreich. Die jüngst verfügbaren Kombinationen aus unterschiedlich hoch dosiertem topischen Kortikosteroid (Fluticason®, Budesonid) und lang wirksamem β_2-Mimetikum könnten ebenso ihren Platz im therapeutischen Stufenschema erhalten und bestimmten Subgruppen asthmakranker Jugendlicher die Notwendigkeit einer medikamentösen Langzeitbehandlung erleichtern.

13.6.2 Allergenvermeidung

Ein wichtiges Element zur Stabilisierung der mit dem Asthma bronchiale verbundenen bronchialen Überempfindlichkeit ist die Schaffung eines allergenarmen häuslichen Milieus. Die Empfehlung zur Meidung von Haustieren stößt mitunter auf Ablehnung, sind doch vielfach nicht zu unterschätzende emotionale Bindungen an Tiere im häuslichen Bereich zu einem von Jugendlichen als sehr wichtig empfundenen Element der eigenen Lebensqualität geworden. Leichter ist es mitunter, die Notwendigkeit milbenabdichtender Matratzenüberzüge, die zusammen mit einer Abschaffung von Teppichböden im eigenen Zimmer, verwendet werden sollten, zu vermitteln.

> Eine konsequente Elimination häuslicher Allergene vermag das Niveau einer medikamentösen Langzeitbehandlung in vielen Fällen zu reduzieren.

13.6.3 Immuntherapie

Die Wirksamkeit einer spezifischen subkutanen Immuntherapie, d.h. einer Applikation der für die Atemwegserkrankung relevanten Allergene in unterschwelliger, allmählich ansteigender Dosierung, war lange Zeit Gegenstand der Kontroverse. Neuere Untersuchungen haben deutlich machen können, dass nicht nur eine Verminderung der allergenspezifischen Hyperreagibilität mit dieser Therapie erzielt werden kann, sondern dass auch die unspezifische bronchiale Hyperreagibilität, wie sie im Rahmen einer Kaltluftprovokation bestimmbar ist, unter der Hyposensibilisierung abgeschwächt werden kann.

> Somit ist die Therapie inzwischen bei ausgewählten Allergikern mit einer Sensibilisierung gegen schwer vermeidbare häusliche Allergene zu einem wesentlichen Behandlungselement geworden.

Der frühzeitige Einsatz der spezifischen Immuntherapie bei Patienten mit saisonaler allergischer Rhinitis scheint zudem die Inzidenz einer mit der Allergenexposition verbundenen Asthmaerkrankung zu reduzieren. Dieser präventive Aspekt der spezifischen Immuntherapie sollte Anlass sein, mit dem Einsatz der Behandlung gerade im Schulkindalter nicht zu lang zu zögern.

13.6.4 Strukturierte Patientenschulung

Die Komplexität der notwendigen Langzeitbehandlung, bei der der Inhalationstherapie ein besonderer Platz zukommt, die mit den Atemwegsbeschwerden verbundenen Ängste, die Interaktion zwischen Emotion und Asthma sowie die mitunter verminderte Perzeption der eigenen Atemwegsobstruktion durch asthmakranke Jugendliche haben in verschiedenen Ländern zur Erarbeitung strukturierter Schulungsprogramme für verschiedene Altersgruppen geführt. Ziel dieser Programme ist die Gewährleistung eines möglichst hohen Maßes an Autonomie und eigener Kompetenz für den erkrankten Jugendlichen, die es diesem ermöglichen, in kritischen Situationen eigene Entscheidungen zu treffen, die Notwendigkeit einer antiinflammatorischen Langzeittherapie zu erkennen und diese selbst zu steuern, sowie sich in Alltagssituationen (Schule, Sport) adäquat zu verhalten.

> Einige dieser Konzepte wurden im Rahmen kontrollierter Studien evaluiert, wobei die Fähigkeiten für ein kompetentes Selfmanagement inzwischen gut belegt werden konnten. Gleichzeitig erfolgt ein Abbau krankheitsbezogener Ängste. Schließlich ist eine signifikant verbesserte Compliance bei der Durchführung der Langzeittherapie ein wichtiger Effekt der Patientenschulung.

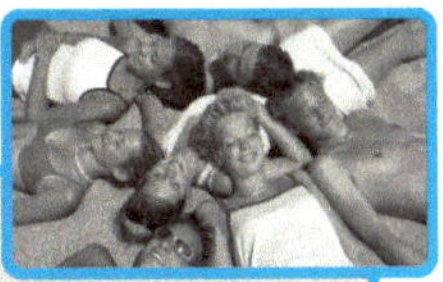

13.7 Prognose

Bis heute sind diejenigen Faktoren, die die Lang-zeit-Prognose des Asthma bronchiale bei Jugendlichen bestimmen, noch nicht voll verstanden. Die im zweiten Lebensjahrzehnt häufig beobachtete Tendenz zur Remission der Atemwegsbeschwerden ist nur bei einer Minderzahl der Patienten komplett. Eine im frühen Schulalter bestehende schwere Symptomatik mit Zeichen der chronischen Atemwegsobstruktion sowie ein schweres atopisches Ekzem mit polyvalenter Sensibilisierung scheinen Risikofaktoren für eine längerfristige Chronifizierung mit Persistenz der Beschwerden bis ins Erwachsenenalter zu sein.

Literatur

Coughlin SP. Sport and the asthmatic child: a study of exercise-induced asthma and the resultant handicap. J R Coll Gen Pract 1988; 38: 253–255

Forero R et al. Asthma prevalence and management in Australian adolescents: results from three community surveys. Journal of Adolescent Health 1992; 13: 707–712

National Institutes of Health. Guidelines for the diagnosis and management of asthma. NIH Publication 1997, 97: 4051A

Warner JO, Naspitz CK, Cropp GJA. Third international pediatric consensus statement on the management of childhood asthma. Pediatr Pulmonol 1998, 25: 1–17

World-wide variations in the prevalence of symptoms of asthma allergic rhinoconjunctivitis, and atopic eczema: ISAAC. The International Study of Asthma and Allergy in Childhood. Lancet 1998; 351: 1225–1232

14 Bauchschmerzen

Sibylle Koletzko

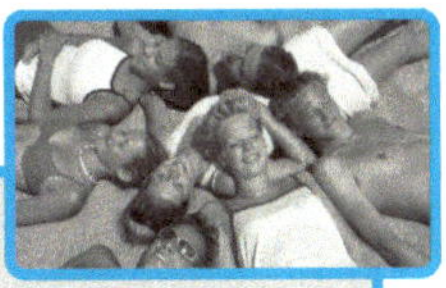

14.1 Akute Bauchschmerzen

14.1.1 Definition

Die Begriffe „akute Bauchschmerzen“ oder „akutes Abdomen“ beschreiben langsam zunehmende oder plötzlich einsetzende heftige Bauchschmerzen, die zu einer sofortigen Diagnostik und Therapie Anlass geben. Der Patient bzw. die Eltern suchen wegen der Schwere der Beschwerden in der Regel sofort ärztliche Hilfe auf.
Obwohl die meisten Patienten mit akuten Bauchschmerzen an einer selbstlimitierenden Erkrankung leiden, z.B. einer Gastroenteritis, kann sich hinter dem Symptom stets ein medizinischer oder chirurgischer Notfall verbergen.

14.1.2 Hintergrund

Die Ursachen des akuten Bauchschmerzes werden grob eingeteilt in

- Bauchtrauma
- chirurgische Notfälle, z.B. Appendizitis, Obstruktionsileus
- intraabdominelle Erkrankungen, z.B. Pyelonephritis, Magen- oder Duodenalulkus, Gastroenteritis
- Systemerkrankungen, z.B. diabetische Ketoazidose, familiäres Mittelmeerfieber, C1-Esterase-Inhibitor-Mangel

> Eine Herausforderung für den hinzugezogenen Arzt ist es stets, einen chirurgischen Notfall so früh zu erkennen und eine Intervention vor Auftreten ernster Komplikationen zu initiieren (Abb. 14-1).

Die Anamnese muss ein Bauchtrauma, frühere abdominelle Operationen, andere Symptome wie Übelkeit, Erbrechen, Durchfall, Stuhlverhalt, Fieber, Dysurie und bei Mädchen den Zusammenhang zur letzten Menstruation erfassen. Umgebungserkrankungen (z.B. Gastroenteritis, Lebensmittelintoxikation) und besondere akute und chronische Erkrankungen in der Eigen- und Familienanamnese sind gezielt zu erfragen.

14.1.3 Klinik

Nach ihrer Lokalisation werden Bauchschmerzen unterteilt in

- periumbilikale Schmerzen
- Oberbauchschmerzen
- epigastrische Schmerzen
- suprapubische Unterbauchschmerzen

> Da viszerale Schmerzen oft diffus wahrgenommen oder projiziert werden, kann die Lokalisation manchmal irreführend sein.

Zum Beispiel beginnen die Schmerzen bei der Appendizitis häufig periumbilikal, bevor sie in den rechten Unterbauch wandern. Eine Pneumonie kann sich durch Projektion der von der parietalen Pleura kommenden Afferenzen auf die Bauchwand als akutes Abdomen manifestieren. Umgekehrt führt bei Peritonitis oder intestinaler Obstruktion eine tiefe Inspiration häufig zu einer Verstärkung der Bauchschmerzen und führt so zu einer anstoßenden Atmung.
Typische Schmerzausstrahlungen finden sich bei Affektionen der Gallenblase zum rechten Schulterblatt und bei der Pankreatitis gürtelförmig zum Rücken. Ein Dysurie weist auf eine Beteiligung der ableitenden Harnwege hin, wird aber auch gelegentlich bei der Appendizitis und bei einem Abszess im kleinen Becken angegeben.
Heftiges galliges oder gar Stuhlerbrechen bei Stuhlverhalt weist auf eine Darmobstruktion hin. Das Abdomen ist meist gespannt und diffus druckempfindlich. Beim paralytischen Ileus fehlen die Darmgeräusche, beim Obstruktionsileus sind sie laut und hoch gestellt, die peristaltischen Wellen z.T. auf der Bauchwand sichtbar.

14.1.4 Diagnostik

Die weiterführenden Untersuchungen hängen von den Verdachtsdiagnosen ab. An Basisdiagnostik sollte immer ein Urinstatus, ein komplettes Blutbild, Entzündungsparameter (CRP, BSG), Nieren-, Leber- und Pankreasparameter erhoben werden.
In geübter Hand kann die Sonographie der Ileozökalregion den Verdacht auf eine entzündete Appendix erhärten, eine sonographisch normal erscheinende Appendix schließt eine Appendizitis jedoch nicht sicher aus. Bei Verdacht auf abdominellen Tumor, Obstruktion oder Peritonitis ist eine Abdomenaufnahme in Linksseitenlage anzufertigen, um Spiegelbildungen im Darm und deren Ausmaß zu erfassen. Bei Mädchen mit Sexualverkehr sind ein Schwangerschaftstest und infektiologische Untersuchungen auf durch Geschlechtsverkehr übertragbare Erkrankungen vorzunehmen.

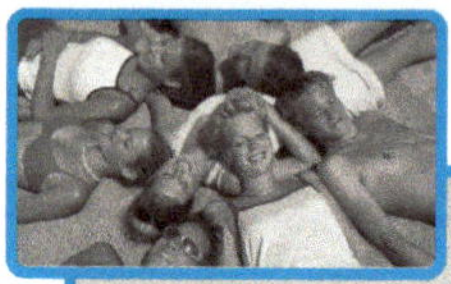

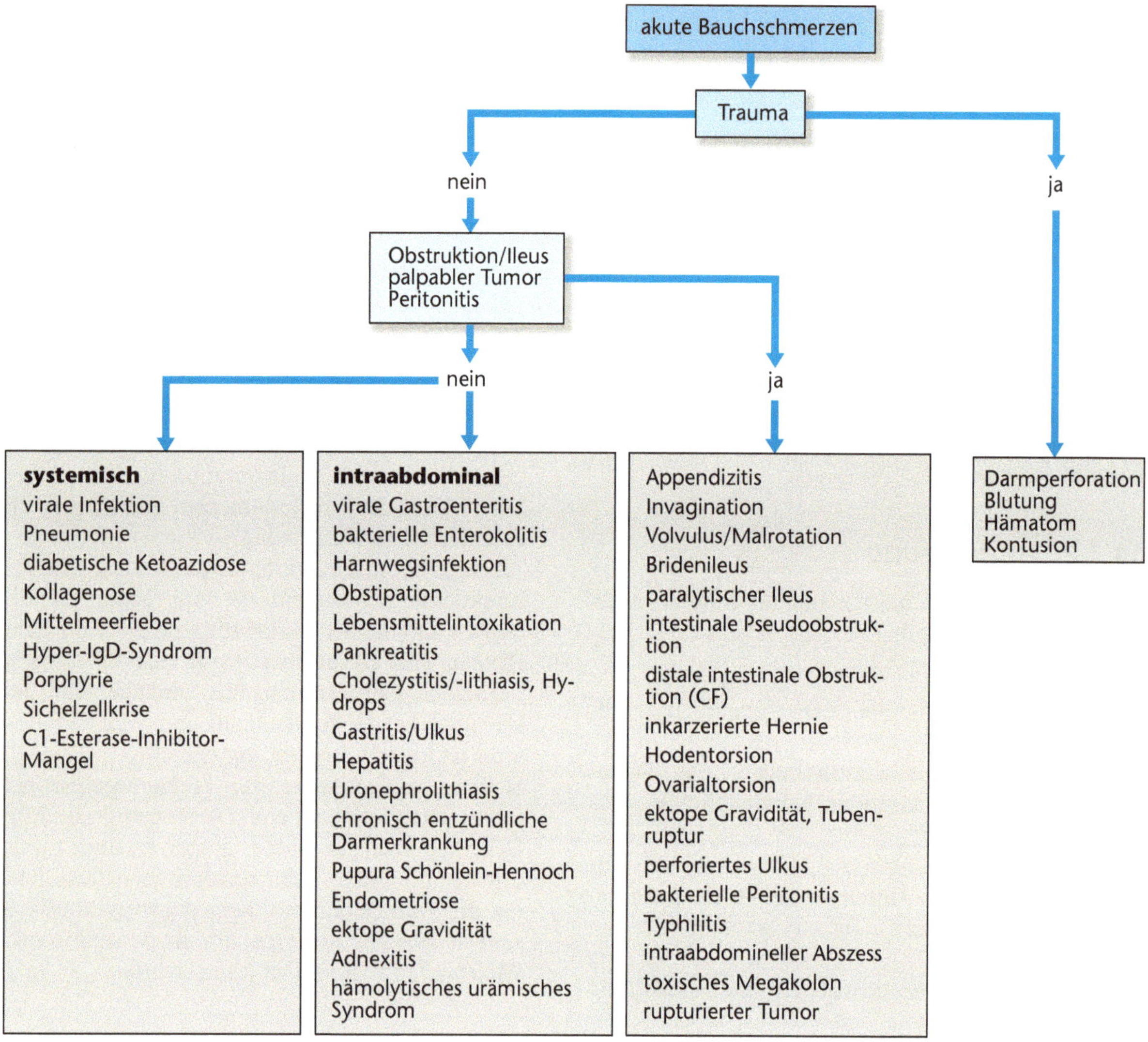

Abb. 14-1 Differenzialdiagnosen beim akuten Abdomen (mod. nach J.T. Boyle).

Fieber mit Husten, anstoßender Atmung oder pathologischem Auskultationsbefund machen eine Röntgen-Thoraxaufnahme zwingend.
Nach Ausschluss von Ursachen, die eine sofortige operative Intervention erfordern, und wenn mit den oben dargestellten Basisuntersuchungen keine Ursache der Bauchschmerzen gefunden wird, sind seltene Ursachen durch gezielte Stoffwechseluntersuchungen zu eruieren.

14.1.5 Therapie

Die Therapie des akuten Abdomens ist streng nach der Ätiologie ausgerichtet. Eine symptomatische Schmerztherapie vor Sicherung der Diagnose verbietet sich in den meisten Fällen, um die Symptomatik nicht zu verschleiern und damit notwendige gezielte therapeutische Maßnahmen nicht zu verzögern.

14.2 Chronische Bauchschmerzen

14.2.1 Definition und Einteilung

Chronische Bauchschmerzen sind ein häufiges und unspezifisches Symptom. Mehr als 200 verschiedene Diagnosen innerhalb und außerhalb des Gastrointestinaltrakts können dafür verantwortlich sein (Tab. 14-1). Findet sich kein organi-

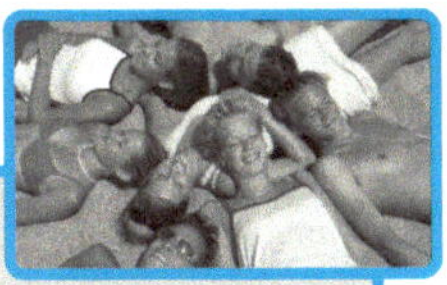

Tabelle 14-1 Potenziell beteiligte Organe und Ursachen bei rezidivierenden Bauchschmerzen: Mehr als 200 verschiedene Diagnosen innerhalb und außerhalb des Verdauungstrakts sind bekannt.

Innerhalb des Verdauungstrakts
- Ösophagus
- Magen/Duodenum
- Dünndarm
- Dickdarm
- Leber
- Gallenwege
- Pankreas

Außerhalb des Verdauungstrakts
- Milz
- Lunge
- Niere und ableitende Harnwege
- metabolische Erkrankungen
- Intoxikationen
- Infektionen
- Genitalorgane

sches oder biochemisches Korrelat für die Beschwerden, spricht man von funktionellen Beschwerden.

Obwohl funktionelle Beschwerden auch bei der Mehrzahl von Jugendlichen die Ursache der Bauchschmerzen sind, muss bei jedem Patienten, der wegen der Beschwerden ärztliche Hilfe sucht, eine Organerkrankung ausgeschlossen werden, bevor die Diagnose „funktionelle Bauchschmerzen" gestellt werden darf. Um dieses Dilemma kostengünstig und für den Jugendlichen möglichst wenig belastend zu lösen, ist es sinnvoll, auf Grund der klinischen Symptome verschiedene Beschwerdekomplexe zu unterscheiden. Für das Erwachsenenalter werden die funktionellen gastrointestinalen Erkrankungen seit vielen Jahren durch die so genannten Rom-Kriterien definiert. Für die Kinder- und Jugendmedizin wurde erst Ende der 90er-Jahre ein differenziertes Klassifikationssystem mit abdominellen Beschwerdekomplexen erarbeitet: Erbrechen, Bauchschmerzen, Durchfälle und Defäkationsstörungen. Bauchbeschwerden werden nach der klinischen Symptomatik weiter unterteilt in

- funktionelle Dyspepsie, d.h. auf den Oberbauch bezogene Beschwerden
- Reizdarmsyndrom, d.h. Schmerzen, die mit der Defäkation oder einer Änderung von Stuhlfrequenz oder -konsistenz einhergehen
- funktionelle Bauchschmerzen, d.h. im Mittelbauch lokalisierte Schmerzen, die unabhängig von Nahrungsaufnahme oder Stuhlgang sind

Bei den drei Symptomenkomplexen sind jeweils verschiedene Differenzialdiagnosen in Erwägung zu ziehen. Entsprechend kommt bei der Abklärung ein anderes Repertoires an diagnostischen Tests zum Einsatz (s. Kap.14.2.4).

In diesem Kapitel werden die funktionellen Bauchschmerzen ausführlich besprochen, während die Organerkrankungen des Gastrointestinaltrakts, die häufig mit Beschwerden wie Übelkeit, Erbrechen, Blähungen und Durchfällen einhergehen, ebenso wie die funktionelle Obstipation im Kapitel Verdauungsstörungen abgehandelt werden.

14.2.2 Epidemiologie

In den 50er-Jahren befragte J. Apley 1000 Schulkinder und Jugendliche nach abdominellen Beschwerden und fand, dass eins von neun Befragten die damaligen Kriterien für rezidivierende Bauchschmerzen (drei Episoden von abdominellen Schmerzen, die die normale Aktivität beeinträchtigen, innerhalb von drei Monaten) erfüllte. Der Altersgipfel lag zwischen acht und zwölf Jahren mit einem Überwiegen der Mädchen im Verhältnis 1,5:1. Die Prävalenz der Bauchschmerzen nahm bei Jugendlichen jenseits des 14. Lebensjahrs deutlich ab. In den folgenden Jahrzehnten bestätigten verschiedene Arbeitsgruppen in Europa und Nordamerika, dass etwa 10% aller Kinder zwischen vier und 16 Jahren unter chronisch rezidivierenden Bauchschmerzen leiden.

Die erste und bisher einzige Studie, die speziell die Häufigkeit von abdominellen Beschwerden bei Jugendlichen untersuchte, wurde erst in den 90er-Jahren durchgeführt. In einer nordamerikanischen Mittelstadt wurden bei unselektierten Jugendlichen der 7. Klasse ($n = 249$, mittleres Alter $12{,}6 \pm 0{,}6$ Jahre) und der 10. Klasse ($n = 258$, $15{,}6 \pm 0{,}8$ Jahre) gastrointestinale Beschwerden mit Hilfe eines validierten Fragebogens erhoben. Wöchentliche Bauchschmerzen gaben 13% der jüngeren und 17% der älteren Schüler an. Die Kriterien für ein Reizdarmsyndrom erfüllten signifikant mehr Jugendliche der 10. Klasse als der 7. Klasse (17% vs. 8%, $p < 0{,}01$). Zwischen Jungen und Mädchen ergaben sich in dieser Studie keine signifikanten Unterschiede bezüglich Stärke und Häufigkeit von Bauchschmerzen oder des Reizdarmsyndroms. Etwa 8% alle Befragten beider Altersgruppen hatten wegen der Bauchbeschwerden in den vergangenen zwölf Monaten einen Arzt konsultiert.

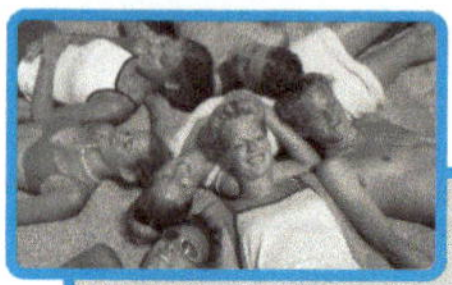

> Auch wenn keine Rückschlüsse auf die Ursachen möglich sind, zeigt die Studie deutlich, dass gastrointestinale Beschwerden bei Jugendlichen keineswegs selten, ja sogar häufiger als bei jüngeren Schulkindern sind.

Interessanterweise liegen die ermittelten Zahlen bei den Jugendlichen sehr dicht an den Zahlen, die mit demselben Fragebogen bei Erwachsenen in den USA und verschiedenen europäischen Länder, einschließlich Deutschland, erhoben wurden. Gastrointestinale Beschwerden stellen damit einen ganz erheblichen Kostenfaktor für das Gesundheitssystem dar.

14.2.3 Hintergrund

In den vergangenen 50 Jahren wurden zahlreiche Erkenntnisse zur Entstehung funktioneller gastrointestinaler Beschwerden gewonnen. Das neuronale Netzwerk, das die Verdauungsorgane kontrolliert, befindet sich im Zentralnervensystem, im Rückenmark, den paravertebralen Ganglien und im enterischen Nervensystem, das in den Wandschichten des Gastrointestinaltrakts lokalisiert ist. Im enterischen Nervensystem, das als eigenständiges „Mini-Hirn" einfache Darmfunktionen wie z.B. die Peristaltik eigenständig reguliert, wird die Informationsübertragung zwischen den Nervenzellen und den Effektorzellen, d.h. Muskelzellen, sekretorischem Epithel, endokrinen Zellen und Gefäßen, durch eine Vielzahl von Neurotransmittern und neuromodulatorischen Peptiden kontrolliert (u.a. Stickstoffmonoxid [NO], vasoaktives intestinales Peptid, Substanz P, Acetylcholin). Die Funktionen des enterischen Nervensystems werden ständig durch die übergeordneten neuralen Ebenen kontrolliert und moduliert.

Abnorme Motilität

Es ist seit langem bekannt, dass Erbrechen, Durchfall, akute Bauchschmerzen, Stuhlinkontinenz und andere gastrointestinale Beschwerden durch eine gestörte Motilität verursacht werden können. Zahlreiche Experimente konnten belegen, dass bei gesunden Jugendlichen und Erwachsenen starke emotionale oder physische Stressfaktoren zu einer verstärkten Motilität von Ösophagus, Magen, Dünn- und Dickdarm führen. Probanden, die unter funktionellen gastrointestinalen Beschwerden leiden, reagieren häufiger und stärker auf diese Stressoren im Vergleich zu gesunden, beschwerdefreien Probanden. Die beobachteten Motilitätsphänomene sind jedoch nur partiell mit den Beschwerden korreliert und erklären für sich alleine nicht das Auftreten der chronisch rezidivierenden Beschwerden.

Viszerale Hypersensitivität

Das Konzept der viszeralen Überempfindlichkeit ist durch zahlreiche übereinstimmende Studien eindeutig belegt.

> Patienten mit funktionellen Beschwerden haben im Vergleich zu gesunden Kontrollpersonen eine herabgesetzte Schwelle für Wahrnehmung (viszerale Allodynie) und Schmerz (viszerale Hyperalgesie).

Dieses konnte durch Ballondistensionsversuche in verschiedenen Abschnitten des Magen-Darm-Trakts gezeigt werden. Bisher ist noch nicht eindeutig geklärt, ob die viszerale Hypersensitivität in erster Linie auf Rezeptorebene in den Darmwandschichten, durch eine erhöhte Erregbarkeit in den Neuronen des Hinterhorns im Rückenmark oder durch eine alterierte Verarbeitung der afferenten Impulse im ZNS entsteht.
Eine viszerale Überempfindlichkeit kann durch wiederholte Stimuli, z.B. eine ständige oder wiederholte Dehnung der Darmwand, bei Gesunden und bei Patienten mit funktionellen Darmbeschwerden induziert werden.

Entzündung

Die Beobachtung, dass funktionelle Bauchbeschwerden häufig nach einer akuten Darminfektion entstehen, hat zu dem Konzept geführt, dass eine Entzündung von Mukosa oder der neuralen Elemente der Darmwand zu einer viszeralen Hypersensitivität führt, die noch Monate nach der akuten Infektion anhalten kann. Experimentell wurde diese Hypothese inzwischen für die Darminfektion mit Yersinia enterocolitica und Campylobacter jejuni bestätigt.

Hirn-Darm-Interaktion

Es besteht eine starke Achse zwischen Hirn und Darm. Extrinsische (z.B. visuelle Eindrücke, Gerüche) und intrinsische (z.B. Emotionen, Angst, Gedanken) Faktoren beeinflussen über Efferen-

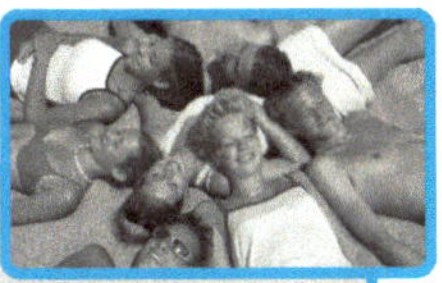

zen die Darmfunktionen, z.B. die Sekretion, die Motilität und die Wahrnehmung. Umgekehrt führen Beschwerden aus dem Intestinaltrakt zu einer Änderung der Schmerzwahrnehmung, der Stimmung und des Verhaltens. So führt die Sorge um eine ernsthafte oder gar lebensbedrohliche Krankheit zu einer deutlich verstärkten Wahrnehmung der Beschwerden.

Umgekehrt bewirken Beruhigung nach sorgfältigem Ausschluss einer Organerkrankung und Aufklärung über die harmlose Natur funktioneller Beschwerden innerhalb weniger Tage oder Wochen bei den meisten Jugendlichen eine deutliche Abnahme der Beschwerden.

Psychologische Aspekte

Obwohl psychologische Faktoren die funktionellen Bauchbeschwerden weder definieren noch für die Diagnose gefordert werden, sind sie wichtige Modulatoren der Wahrnehmung, des Verhaltens auf die Beschwerden, z.B. ärztliche Hilfe in Anspruch zu nehmen, und haben damit großen Einfluss auf die Prognose.

14.2.4 Beschwerdekomplexe

Grundlage der diagnostischen Abklärung ist immer die ausführliche Anamnese (Tab. 14-2) und eine gründliche körperliche Untersuchung einschließlich neurologischer Untersuchung, Inspektion der Perianalregion, rektaler Untersuchung und Feststellung der Pubertätsstadien. Das Minimalprogramm an Laboruntersuchungen und diagnostischen Methoden wird durch das klinische Beschwerdebild etwas modifiziert (Tab. 14-3). Finden sich bei der Anamnese Alarmsymptome (Tab. 14-4) oder Alarmbefunde (Tab. 14-5), muss die Diagnostik ausgeweitet werden.

Nur wenn sich keine Hinweise auf eine Organerkrankung finden, darf man von funktionellen Beschwerden sprechen.

Funktionelle Dyspepsie

Definition

Persistierende oder rezidivierende Oberbauchbeschwerden über eine Gesamtdauer von zwölf Wochen innerhalb der letzten zwölf Monate ohne

Tabelle 14-2 Wichtige anamnestische Punkte bei Kindern und Jugendlichen mit chronischen Bauchschmerzen.

- Schmerzen: Lokalisation? Charakter? Dauer? Tageszeit? Abhängigkeit von Mahlzeiten oder Defäkation oder anderer Aktivität? Begleitsymptome wie Blässe, Übelkeit, Schwindel, Müdigkeit? Was macht es besser oder schlechter?
- Stuhlverhalten: Frequenz? Konsistenz? Blut- oder Schleimbeimengungen?
- Appetit, besondere Diät, Sorbit- oder hohe Fruktosezufuhr?
- allgemeine Leistungsfähigkeit? Müdigkeit?
- Gewichtsverlust?
- Längen- und Pubertätsentwicklung, Menarche, Menstruationsverhalten?
- andere Beschwerden: Fieber? Sodbrennen, Kopfschmerzen? Sehstörungen? Gelenkschmerzen? Hauterscheinungen? Husten? Rezidivierende Aphthen? Dysurie? Enuresis?
- frühere Bauchoperation oder Trauma?
- psychosoziale Situation: Familie, Freunde, Schule, Beruf
- Familienanamnese: Ulkus, Magenkarzinom, chronische Darmerkrankungen, funktionelle Schmerzsyndrome?

Hinweis auf organische Erkrankung, einschließlich unauffälliger oberer Endoskopie.

Klinik

Dyspeptische Beschwerden werden unterteilt in

- Ulkus-ähnliche Beschwerden, bei denen Oberbauchschmerzen dominieren
- Dysmotilität-ähnliche Beschwerden mit mehr unspezifischen Beschwerden wie Übelkeit, Völlegefühl, schnelles Sättigungsgefühl
- die unspezifische Dyspepsie, deren Beschwerdebild weder der ersten noch der zweiten Kategorie entspricht

Tabelle 14-3 Untersuchungen bei chronisch rezidivierenden Bauchschmerzen. Die Untersuchungen werden je nach Beschwerdebild (nicht-ulzeröse Dyspepsie, Reizdarm-Syndrom oder funktionelle Bauchschmerzen) modifiziert.

- komplettes Blutbild mit Differenzialblutbild
- Entzündungsparameter (CRP, BSG)
- Leberwerte (GPT, γGT, alk. Phosphatase, Bilirubin)
- Pankreasenzyme (Amylase oder Lipase)
- Urinstatus
- Stuhl auf okkultes Blut, Parasiten (Lamblien, Wurmeier)
- Laktose H_2-Atemtest
- Sonographie des Abdomens

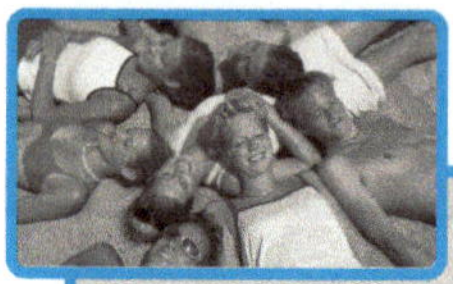

Tabelle 14-4 Alarmsymptome, die an eine Organerkrankung denken lassen.

- rezidivierendes Erbrechen (blutig, gallig)
- Blutbeimengungen im Stuhl
- Bauchschmerzen vom Nabel entfernt
- Schmerzen wecken Patient nachts auf
- extraintestinale Beschwerden: Fieber, Gelenkschmerzen, Hauterscheinungen, rezidivierende Aphthen im Mund, Dysurie

Tabelle 14-5 Alarmbefunde, die an eine Organerkrankung denken lassen

- Blut im Stuhl (auch okkultes)
- Anämie, Eisenmangel
- Entzündungszeichen erhöht
- perianale Veränderungen: Fissur, Mariske, Fistel, Abszess
- Uhrglasnägel
- Hautzeichen einer Lebererkrankung (Spider, Palmarerythem) oder Darmerkrankung (Erythema nodosum, Pyoderma gangraenosum)
- positive Familienanamnese für Ulkus, Magenkarzinom, chronisch entzündliche Darmerkrankung

Ein Wechsel zwischen diesen Unterformen beim Einzelpatienten ist jedoch nicht selten.

Diagnostik und Differenzialdiagnose

Durch die Bestimmung der Leberwerte, Amylase, Lipase werden Affektionen der Gallenwege, der Bauchspeicheldrüse und der Leber erfasst, einschließlich des M.-Gilbert-Meulengracht. Eine Ultraschalluntersuchung kann Gallensteine ausschließen. Entsprechend der Definition der funktionellen Dyspepsie muss durch eine obere Endoskopie eine Refluxösophagitis, ein peptisches Ulkus oder eine Gastritis ausgeschlossen werden, da diese Erkrankungen durch keinen nicht-invasiven Test erfasst werden können. Während der Endoskopie sollten Duodenalbiopsien zum Ausschluss einer Zöliakie oder anderen Enteropathien, und Magenbiopsien aus Antrum und Korpus für die histologische Untersuchung entnommen werden. Besteht der Verdacht auf eine Helicobacter-pylori-Infektion, z.B. bei peptischem Ulkus oder Schleimhautnodularität im Antrum, sollte immer die kulturelle Anzüchtung und Resistenztestung des Erregers angestrebt werden.

Irritabler Darm oder Reizdarmsyndrom

Definition

Das Reizdarmsyndrom („irritable bowel syndrome", IBS) bezeichnet abdominelle Schmerzen, die oft in Beziehung zur Defäkation stehen. Mindestens zwei der folgenden Kriterien sollten erfüllt sein:

- Schmerzen lassen durch Defäkation nach
- Stuhlfrequenz geändert (> 3 pro Tag oder < 3/Woche)
- Stuhlkonsistenz geändert (hart, weich, flüssig)

Daneben müssen strukturelle oder biochemische Veränderungen am Gastrointestinaltrakt ausgeschlossen sein.

Klinik

Neben Änderung der Stuhlkonsistenz oder -frequenz können auch Defäkationsbeschwerden wie eine erschwerte Defäkation mit Notwendigkeit vermehrten Pressens oder imperativer Stuhldrang angegeben werden. Schleimabgang mit oder unabhängig von der Entleerung von Stuhl können zum Reizdarmsyndrom gehören, während Blutbeimengungen diese funktionelle Störung ausschließen. Blähungen oder das Gefühl eine geblähten Abdomens sind häufig geäußerte Beschwerden von Patienten mit Reizdarm.

Diagnostik und Differenzialdiagnose

Eine vermehrte Sorbitzufuhr, z.B. durch zuckerfreie Kaugummis oder Bonbons, Diätlimonaden oder andere Diätprodukte, sollte durch gezieltes Befragen eruiert werden, ebenso ein exzessiver Konsum von Fruchtsäften mit hohem Fruktosegehalt (z.B. Apfelsaft), da gelegentlich auch bei Jugendlichen die Absorptionskapazität bei hoher Zufuhr überschritten werden kann. Eine Laktosemaldigestion sollte durch einen H_2-Atemtest ausgeschlossen sein. Falls keine Möglichkeit zu diesem Test besteht, kann alternativ auch eine zweiwöchige Karenz von Kuhmilchprodukten eingesetzt werden. Bestehen die Beschwerden unverändert fort, ist eine verminderte Laktaseaktivität als Ursache unwahrscheinlich. Sicher ausgeschlossen werden sollte eine chronisch entzündliche Darmerkrankung.

Bei Alarmsymptomen (s. Tab. 14-4) oder pathologischen Laborparametern wie Eisenmangel oder Anämie, erhöhten Entzündungszeichen, okkultem oder sichtbarem Blut im Stuhl, vermehrten Granulozyten im Stuhlausstrich oder einer erhöhten Eiweißausscheidung und/oder vermindertem Albumin im Serum als Hinweis auf einen enteralen Eiweißverlust sollte die Diagnostik weiter ausgedehnt werden.

Schwierig zu erfassen ist eine Nahrungsmittelall-

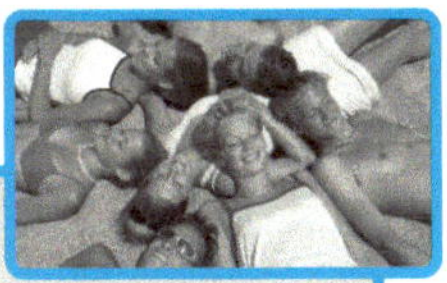

ergie, besonders wenn es sich um nicht-IgE-vermittelte Spätreaktionen handelt, die oft erst Stunden oder am Folgetag nach Ingestion des Antigens auftreten. Wegweisend kann eine positive Anamnese für andere atopische Erkrankungen und eine Eosinophilie im Differenzialblutbild sein.

Funktionelle Bauchschmerzen

Definition

Der Begriff ist nicht mit den nach Apley definierten Kriterien der rezidivierenden Bauchschmerzen (s.o.) gleichzusetzen:

- rezidivierende Bauchschmerzen über mindestens zwölf Wochen beim Schulkind oder Jugendlichen
- keine oder nur gelegentliche Assoziation der Schmerzen mit physiologischen Ereignissen wie Mahlzeiten, Menstruation, Defäkation etc.
- Tagesablauf durch die Beschwerden beeinträchtigt
- Beschwerden sind nicht „eingebildet" oder vorgetäuscht
- Kriterien für andere funktionelle Beschwerden nicht erfüllt

Strukturelle oder biochemische Veränderungen am Gastrointestinaltrakt müssen ausgeschlossen sein.

Klinik

Der Schmerz ist um den Nabel lokalisiert und dauert von wenigen Minuten bis gelegentlich zu Stunden. Er wird als dumpf oder stechend beschrieben und ist nicht an eine bestimmte Aktivität gebunden. Der Schmerz mag den Jugendlichen am Einschlafen hindern, weckt aber nicht nachts auf. Die Schmerzen gehen z.T. mit Blässe, vermehrtem Schwitzen, Schwindel, Übelkeit, Müdigkeit und Kopfschmerzen einher. Einige der Betroffenen werden als perfektionistisch, sensibel und mehr introvertiert beschrieben.

Diagnostik und Differenzialdiagnose

Die körperliche Untersuchung, Wachstum, Pubertätsentwicklung, die erhobenen Laborparameter (Blutbild, BSG, Leberwerte, Urinstatus, Stuhl auf Parasiten und okkultes Blut) und eine abdominelle Sonographie sind normal, Alarmsymptome (Tab. 14-4) nicht eruierbar. Eine Laktosemaldigestion sollte ausgeschlossen werden. Psychologische Faktoren beim Patienten und in der Familie müssen erhoben werden, z.B. Phobien oder eine allgemeine Ängstlichkeit, depressive Verstimmungen, Somatisierungstendenzen und Hinweise auf einen positiven Krankheitsgewinn durch die Bauchschmerzen.

Sind Alarmsymptome vorhanden, wie z.B. eine Analfissur, Gelenkschmerzen, erhöhte Entzündungszeichen, muss auch bei fehlenden Durchfällen an einen M. Crohn gedacht werden (s. Verdauungsstörungen). Sind die Schmerzen sehr heftig, kolikartig, sollte ein C1-Esterase-Inhibitor-Mangel durch Bestimmung der Enzymaktivität in einer Serumprobe ausgeschlossen werden, da sich die Symptomatik ohne Hautsymptome ausschließlich auf die intestinale Schleimhaut beschränken kann.

Bei Mädchen müssen bei mehr im Unterbauch lokalisierten Schmerzen selbstverständlich gynäkologische Ursachen wie z.B. eine Endometriose bedacht und eine fachspezifische Abklärung veranlasst werden.

14.2.5 Therapeutisches Vorgehen bei funktionellen Beschwerdekomplexen

> Nach einer am Symptom orientierten diagnostischen Abklärung und mit Ausschluss von Organerkrankungen steht das beruhigende und aufklärende Gespräch mit dem Patienten und, je nach Alter des Jugendlichen, auch den Eltern. Dem Patienten muss ohne jegliche Ambivalenz überzeugend vermittelt wird, dass eine Organerkrankung sicher ausgeschlossen worden ist.

Sätze wie „bei Weiterbestehen der Beschwerden führen wir noch diesen Test oder jene Untersuchung durch" verunsichern und sollten vermieden werden. Nur wenn der betreuende Arzt selbst überzeugt ist, dass eine funktionelle Störung und keine Organerkrankung vorliegt, kann er dies auch überzeugend vermitteln. Die Diagnostik muss vor dem aufklärenden Gespräch mit dem Patienten abgeschlossen sein. Weitere Untersuchungen sind nur dann indiziert, wenn sich die Symptomatik qualitativ oder stark quantitativ ändert oder wenn Alarmsymptome hinzukommen.

Die konzeptionellen Modelle zur Entstehung der funktionellen Beschwerden sollten vermittelt werden, damit der Jugendliche und die Eltern verstehen, warum die Schmerzen entstehen und dass sie nicht „eingebildet" sind. Das hilft den Betrof-

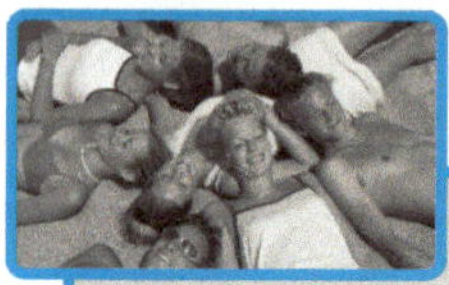

fenen, die Beschwerden als individuelle Empfindlichkeit zu akzeptieren, nach Stressoren zu suchen und diese, falls möglich, auszuschalten. Bereits das Nehmen der Angst, von einer vielleicht ernsten Erkrankung betroffen zu sein, führt dazu, dass die Wahrnehmung nicht mehr so auf das Abdomen fokussiert ist und die Beschwerden weniger wahrgenommen werden. Ich benutze dafür häufig das Beispiel „Kopfschmerzen": Wenn jemand mit Kopfschmerzen Angst hat, an einem Hirntumor erkrankt zu sein, nimmt er die Schmerzen ganz anders wahr, als wenn er weiß, dass er auf Wetterumschlag oder bei Föhnwetterlage mit Kopfschmerzen reagiert.

> Die Überempfindlichkeit des Darms sollte nicht als negativ besetzt und lästig, sondern als den Organismus schützendes Signal gewertet werden, auf das frühzeitig reagiert werden kann. Damit werden Körper und Seele vielleicht langfristig weniger Stress und Belastungen zugemutet.

Unnötige Restriktionen, wie Diäten oder Befreiung vom Sport, sollten aufgehoben, und der Jugendliche zurück zum normalen Leben geführt werden. Empfohlen wird eine ausgewogene Normalkost. Die Berücksichtigung individueller Empfindlichkeiten, z.B. auf sorbithaltige Nahrungsmittel oder stark blähende Speisen, sind wichtiger als generelle Verbote. Der Faserstoffgehalt sollte bei Neigung zur Obstipation auf 15–20 g pro Tag gehalten werden.

Verstärkendes Verhalten durch Familie, Lehrer etc. sollte erkannt und abgebaut werden. So sollten Jugendliche mit rezidivierenden Bauchschmerzen nicht bei jeder Episode nach Hause geschickt werden. Gibt man ihnen die Möglichkeit, sich in der Schule kurz hinzulegen, können sie häufig an der darauffolgenden Schulstunde wieder teilnehmen und versäumen nicht den gesamten Schultag.

> Eine iatrogene Verstärkung durch großzügige Verordnung von Medikamenten, wie es bei Erwachsenen mit funktionellen Beschwerden durchaus üblich ist, sollte bei Jugendlichen unbedingt vermieden werden.

Zum einen vermittelt die Einnahme von Medikamenten den Betroffenen den Eindruck, doch an einer Krankheit zu leiden. Zum anderen sollte das Ziel sein, dem Jugendlichen Bewältigungsstrategien an die Hand zu geben, mit seinem empfindlichen Darm zu leben.

Langzeituntersuchungen von Kindern mit rezidivierenden Bauchschmerzen haben gezeigt, dass etwa die Hälfte von ihnen auch als Erwachsene unter funktionellen Bauchbeschwerden leidet. Diese Ergebnisse sind mit den oben beschriebenen Konzepten einer individuellen, eventuell auch genetisch determinierten erhöhten Sensibilität der viszeralen Afferenzen gut vereinbar.

> Den Kinder- und Jugendärzten kommt damit eine Schlüsselrolle zu, diesen betroffenen Personen früh das „Krankheitsgefühl" zu nehmen, bevor eine Chronifizierung eingetreten ist.

Falls die Beschwerden stark durch Stress getriggert sind, ist das Erlernen von Entspannungstechniken, z.B. autogenes Training, im Einzelfall sinnvoll. Bei Anzeichen für eine Angststörung oder depressive Reaktion ist die Einleitung einer Psychotherapie zu erwägen.

14.2.6 Prognose

Die Prognose ist kurzfristig günstig, langfristig nach den oben erwähnten Langzeituntersuchungen eher zweifelhaft. Nach diagnostischem Ausschluss von Organerkankungen und aufklärendem Gespräch bessern sich oder verschwinden die Bauchbeschwerden bei ca. der Hälfte der betroffenen Jugendlichen innerhalb von vier bis acht Wochen. Dieser kurzfristig günstige Effekt weist ebenso wie die hohe Plazebo-Ansprechrate bei medikamentösen Therapiestudien auf die starke psychische Modulation der Beschwerden hin.

Literatur

Boyle JT. Abdominal Pain. In: Walker, Durie, Hamilton, Walker-Smith, Watkins (Hrgs.). Pediatric gastrointestinal disease. Pathophysiologie, Diagnosis, Management. 3. Auflage. 2000 Mosby Company. S. 129–149

Hotz J, Enck P, Goebell H, Heymann-Mönnikes I, Holtmann G, Layer P. Konsensusbericht: Reizdarmsyndrom – Definition, Diagnosesicherung, Pathophysiologie und Therapiemöglichkeiten. Konsensus der Deutschen Gesellschaft für Verdauungs-. und Stoffwechselkrankheiten. Z Gastroenterol 1999; 37: 685–700.

Hyams J, Burke G, Davis P M, Rzepski B, Andrulonis P A. Abdominal pain and irritable bowel syndrome in adolescents: a community-based study. J Pediatrics 1996; 129: 220–226

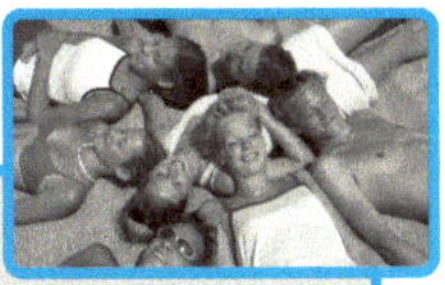

Literatur

Koletzko S. Andere Erkrankungen des Gastrointestinaltraktes. In: D. Reinhardt, G. A. von Harnack (Hrsg.): Therapie der Krankheiten des Kindesalters. Springer Verlag, Berlin, 5. Auflage 1994, S. 703-719

Rasquin WA, Hyman PE, Cucchiara S, Fleisher DR, Hyams JS, Milla PJ, Staiano A. Childhood functional gastrointestinal disorders. Gut 1999; 45 Suppl 2:II60-II68

Walker LS, Guite JW, Duke M, Barnard JA, Greene JW. Recurrent abdominal pain: a potential precursor of irritable bowel syndrome in adolescents and young adults. J Pediatr 1998:132:1010-1015

Whitehead WE, Palsson OS. Is rectal pain sensitivity a biological marker for irritable bowel syndrome: Psychological influences on pain perception. Gastroenterology 1998;115:1263–1271

15 Belastungs- und Anpassungsstörungen

Hans-Christoph Steinhausen

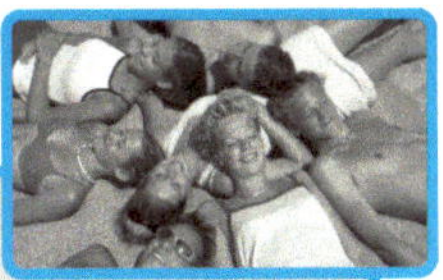

15.1 Definition, Problematik

Unter diesen Störungen werden Reaktionen auf außergewöhnlich belastende Lebensereignisse oder besondere Veränderungen im Leben erfasst, die zu akuten oder vorübergehend bestehenden psychischen Symptomen führen. Derartige Störungen können in jedem Lebensabschnitt auftreten.

Für das Verständnis der Belastungs- und Anpassungsstörungen sind neben den bereits genannten ursächlichen Faktoren eine Reihe weiterer Überlegungen bedeutsam. Hierzu zählt die Tatsache, dass die beobachteten Symptome oder Funktionsstörungen in der Regel weniger schwer als bei den übrigen psychischen Störungen sind, wenngleich sie deutlich außerhalb der Norm liegen. Ferner dürfen die Symptome keine Exazerbation einer zuvor bereits bestehenden psychischen Störung darstellen.

Die Klassifikation der ICD-10 berücksichtigt die folgenden zentralen Formen von Belastungs- und Anpassungsstörungen:

- akute Belastungsreaktionen (F43.0)
- posttraumatische Belastungsstörung (F43.1)
- Anpassungsstörungen (F23.2)

15.2 Epidemiologie

Die Raten über die Häufigkeit von Belastungs- und Anpassungsstörungen variieren in psychiatrischen Inanspruchnahmepopulationen beträchtlich. Dabei kommt es häufig zu einer überinklusiven Diagnosezuschreibung, zumal mit dieser diagnostischen Kategorie eine der wenigen Diagnosen im ICD-10-Klassifikationssystem erfasst wird, die eine kausale Zuordnung einer psychischen Störung zu auslösenden Bedingungen nicht nur zulässt, sondern explizit fordert. Aufgrund einer einzigen amerikanischen Feldstudie kann mit einer Prävalenz von ca. 4% für Anpassungsstörungen gerechnet werden. Für die posttraumatische Belastungsstörung sind in den USA Lebenszeitprävalenzen zwischen 1 und 14% ermittelt worden.

15.3 Hintergrund

Bei Anpassungsstörungen stehen Lebensereignisse und Lebensveränderung gemäß der Definition im Vordergrund der Verursachung. Wie bei anderen psychischen Störungen des Kindes- und Jugendalters zählen zu den bedeutsamen Lebensereignissen z.B. der Tod eines Elternteils, die Scheidung der Eltern, die Geburt eines Geschwisters oder erworbene körperliche Krankheiten und Verletzungen. Derartige Lebensereignisse müssen jedoch von einer Qualität und Intensität sein, dass erfolgreiche Bewältigungsmechanismen verhindert werden und eine Störung der sozialen Leistungsfähigkeit resultiert. Diese können aus einer Vulnerabilität bzw. zu niedrigen Resilienz (Widerstandskraft) oder ungenügend erworbenen Bewältigungsfertigkeiten resultieren. Gleichermaßen kann eine ungenügende soziale Unterstützung durch die Familie oder andere wichtige Bezugspersonen verstärkend pathogen einwirken. In der Regel wirken also verschiedene Einflussgrößen zusammen.

Bei der posttraumatischen Belastungsstörung sind der Schweregrad des Traumas, die parallel einhergehende Belastung der Eltern durch das Trauma und die zeitliche Nähe zum Trauma bedeutsame Faktoren für die Entwicklung der Störung. Wie bei allen Formen der Belastungs- und Anpassungsstörungen können auch hier die schützenden Faktoren in der Person des Jugendlichen bzw. im Rahmen der familiären und sozialen Unterstützung den Schweregrad einer posttraumatischen Belastungsstörung mindern.

15.4 Klinik

15.4.1 Akute Belastungsreaktion

Die akute Belastungsreaktion ist eine vorübergehende Störung von beträchtlichem Schweregrad, die sich bei einem zuvor psychisch gesunden Jugendlichen als Reaktion auf eine außergewöhnliche körperliche oder seelische Belastung entwickelt. Kennzeichnend ist, dass sie in der Regel innerhalb von Stunden oder Tagen wieder abklingt.

Zu den Auslösern der akuten Belastungsreaktion zählen überwältigende traumatische Erlebnisse mit einer Bedrohung der Sicherheit der Person (Tab. 15-1).

Die Symptome sind bei einzelnen Menschen von beträchtlicher Variabilität. Am Anfang steht ein Gefühl der „Betäubung“ mit Einengung des Bewusstseins, der Aufmerksamkeit sowie der Reizverarbeitung einschließlich Desorientiertheit. In

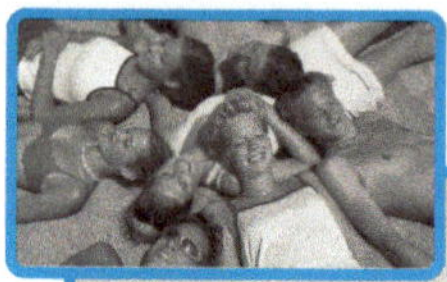

Tabelle 15-1 Mögliche Auslöser einer akuten Belastungsreaktion.

- Naturkatastrophen
- Unfälle
- Krieg
- Verbrechen oder Vergewaltigung
- plötzliche und bedrohliche Veränderung des Beziehungsnetzes wie etwa Verlust eines Mitmenschen durch Tod

der weiteren Folge können sozialer Rückzug oder ausgeprägte motorische Unruhe sowie Flucht auftreten.

Die Symptomatik ist von den vegetativen Zeichen einer panischen Angst mit Gefühlen von Verzweiflung und Hoffnungslosigkeit, bisweilen aber auch von Ärger und Aggressivität gekennzeichnet.

Diese verschiedenen Zeichen treten in der Regel innerhalb von Minuten nach dem bedrohlichen Ereignis auf und klingen meist innerhalb weniger Tage ab. Derartige akute Belastungsreaktionen werden wegen ihrer Nähe zum Ereignis selten unmittelbar in der ärztlichen Sprechstunde beobachtet.

15.4.2 Posttraumatische Belastungsreaktion

Die posttraumatische Belastungsstörung ist eine verzögerte und anhaltende Reaktion auf ein belastendes Ereignis oder eine Situation von außergewöhnlicher Bedrohung mit katastrophenartigem Ausmaß (Tab. 15-2).

Die Symptomatik der posttraumatischen Belastungsstörung spielt sich auf drei Ebenen ab:

Das **Wiedererleben des Traumas** erfolgt in so genannten Nachhallerinnerungen (Flashbacks) oder Träumen. Jugendliche beschäftigen sich repetitiv im Spiel oder in ihren Gedanken mit den traumatischen Themen und Erlebnissen, als ereigne sich das Trauma erneut. Dabei können Teile des Traumas wie z.B. eine sexuelle Handlung im Rahmen eines sexuellen Missbrauchs wieder in Szene gesetzt werden. Hinweise, die einen Teil des Traumas symbolisieren oder ihm ähneln, verursachen massive Belastungen.

Tabelle 15-2 Mögliche Auslöser einer posttraumatischen Belastungsstörung.

- natürliche oder von Menschen hervorgerufene Katastrophen
- Kriegs- und Kampfhandlungen
- schwere Unfälle
- das Erleben des gewaltsamen Todes anderer
- Erfahrung, Opfer von Verbrechen, Vergewaltigung, Folterung oder Terrorismus zu werden

In vielfältigen Zeichen äußert sich ein **Vermeidungsverhalten** mit emotionalem Rückzug. Hierzu zählen die Amnesie für wichtige Aspekte des Traumas sowie die Vermeidung von Gedanken, Gefühlen, Erinnerung oder Unterhaltungen, die sich auf das Trauma beziehen. Weitere zu dieser Ebene gehörende Symptome sind abnehmendes Interesse oder reduzierte Teilnahme an Alltagsaktivitäten, ein Gefühl der Entfremdung von anderen, ein reduzierter emotionaler Ausdruck sowie das Gefühl einer begrenzten Lebensperspektive.

Schließlich stellen sich verschiedene Zeichen einer physiologischen **Übererregtheit** ein: Schlafstörungen, Reizbarkeit, Wutausbrüche, Konzentrationsstörungen sowie Überwachsamkeit mit gesteigerter Schreckhaftigkeit.

> Die posttraumatische Belastungsreaktion folgt in der Regel mit einer Latenz von Wochen und Monaten nach dem Trauma.

Jugendliche können das Vollbild der Symptome auf allen drei Ebenen entwickeln. Sie können zusätzlich dissoziative Symptome, d.h. einen Verlust der normalen Integration entwickeln, der sich auf die Entwicklung der Erinnerung an die Vergangenheit, Identitätsbewusstsein und unmittelbare Empfindungen sowie Kontrolle von Körperbewegungen bezieht. Entsprechend können Entfremdungserlebnisse (Depersonalisation und Derealisation) auftreten. Weitere komplizierende Symptome können aus selbstverletzenden Handlungen, Substanzmissbrauch und aggressiven Affektdurchbrüchen bestehen. Zu den zahlreichen komorbiden Störungen zählen ferner depressive Störungen, Angststörungen, Störungen des Sozialverhaltens und gelegentlich auch hyperkinetische Störungen sowie impulsive Persönlichkeitsstörungen.

15.4.3 Anpassungsstörungen

Die Klinik der Anpassungsstörungen als Folge von bedeutsamen Lebensveränderungen oder be-

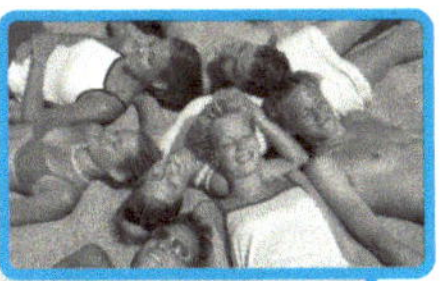

lastenden Lebensereignissen wird vornehmlich von ängstlichen und depressiven Symptomen sowie Störungen des Sozialverhaltens mit dem Leitsymptom der Aggressivität geprägt.
Auch für die Anpassungsstörungen gilt, dass die Symptomatik in einem eng umschriebenen Zeitraum (ca. einem Monat) nach einem belastenden Ereignis auftritt und in der Regel nicht länger als sechs Monate anhält. Lediglich bei dem Untertyp der längeren depressiven Reaktion darf dieser Zeitrahmen überschritten werden.

15.5 Diagnostik

Die Sicherung der Diagnose erfolgt in der direkten Exploration des Jugendlichen, wobei den Auskünften Dritter einschließlich der unmittelbaren Bezugspersonen eine besondere Bedeutung zukommt.

Für alle Manifestationsformen der Belastungs- und Anpassungsreaktionen sind folgende Nachweise unverzichtbar:

- Es liegen ein oder zwei belastende Lebensereignisse oder Lebensveränderungen als ursächliche Faktoren vor.
- Die Störung ist als direkte Folge dieser Belastung vollumfänglich zu verstehen.
- Der weitere Verlauf mit abklingender Symptomatik innerhalb einer Frist von üblicherweise sechs Monaten bestätigt die Diagnose.

Für die Diagnostik von Belastungs- und Anpassungsreaktionen gibt es im deutschsprachigen Raum keine einfachen, einsetzbaren Fragebogenverfahren zur Fremdbeurteilung.

15.6 Therapie

15.6.1 Akute Belastungsreaktion

Akute Belastungsreaktionen werden in der Regel nicht unmittelbar in der ärztlichen Sprechstunde beobachtet. Daher liegen nur begrenzt Erfahrungsberichte über die Form der Behandlung vor. Eine einfühlsame Beratung von betroffenen Jugendlichen und Eltern sowie gegebenenfalls der vorübergehende Einsatz von Anxiolytika stellen die wahrscheinlich hilfreichsten Formen der therapeutischen Intervention dar.

15.6.2 Posttraumatische Belastungsreaktion

Für die Behandlung der posttraumatischen Belastungsstörung liegen Erkenntnisse aus verschiedenen Kontexten vor. Zum Einsatz kommen

- die direkte Exploration des Traumas, die bereits eine therapeutische Wirkung haben kann. Mit der direkten Ansprache des Traumas soll dem Jugendlichen Gelegenheit gegeben werden, seine Ängste und Trauer zu bewältigen. Dabei müssen besonders Situationen genutzt werden, in denen die traumatische Erinnerung oder das Vermeidungsverhalten psychische Belastungen hervorrufen.
- der Einsatz von spezifischen Stress-Management-Techniken der Verhaltenstherapie, z.B. die progressive Muskelentspannung oder die Methode des Gedanken-Stopps.
- die Exploration und Korrektur von unangemessenen Attributionen hinsichtlich des Traumas. Viele Attributionen können mit kognitiven Techniken beeinflusst werden.
- die Beteiligung der Eltern und Bezugspersonen in der Behandlung, was die Auflösung der Symptomatik fördert.
- pharmakotherapeutisch können Anxiolytika oder Antidepressiva erwogen werden.

15.6.3 Anpassungsstörungen

In der Behandlung der Anpassungsstörung sollen die Bewältigungsmöglichkeiten des Jugendlichen ausgebaut sowie Entlastungen geschaffen werden. Hier kommen verschiedene Formen der Psychotherapie und Beratung zum Einsatz. Das Ziel besteht darin, Einsicht in die Belastungen zu gewinnen und gegebenenfalls auch aktiv einzugreifen, um reale und wiederkehrende Belastung etwa im Zusammenhang mit Schule oder Gleichaltrigen abzubauen. Die begleitende Beratung der Eltern oder ihr Einbezug im Rahmen einer Familientherapie sollten die einzeltherapeutische Arbeit ergänzen.
In der Regel stellen Belastungsstörungen keine Indikation für eine Pharmakotherapie dar.

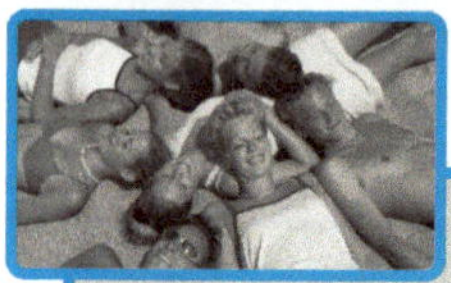

Literatur

Steinhausen, H.-C.: Psychische Störungen bei Kindern und Jugendlichen, 4. Auflage. München: Urban & Fischer, 2000.

Steinhausen, H.-C., von Aster, M. (Hrsg.): Verhaltenstherapie bei Kindern und Jugendlichen. 2. Auflage. Weinheim: Beltz-PVU, 1999.

Heemann, A., Schulte-Markwort, M., Ruhl, U., Knölker, U.: Posttraumatische Belastungsstörung bei Kindern und Jugendlichen. Kindheit und Entwicklung (1998) 129–142.

Schepker, R.: Posttraumatische Belastungsstörungen im Kindesalter – Diagnose, Verlaufsprädikatoren und therapeutische Strategien. Z. Kinder-Jugendpsychiat. 25 (1997) 46–56

16 Bluthochdruck

Wolfgang Rascher

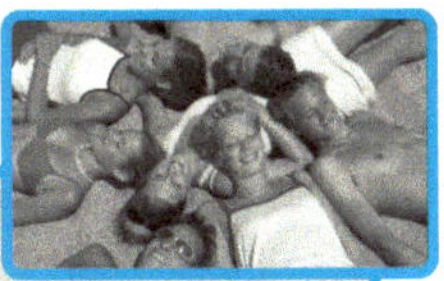

16.1 Definition und Problematik

Der Blutdruck steigt mit dem Wachstum kontinuierlich vor allem in der Adoleszenz an. Da die Körpergröße eher als das Alter die biologische Reifung widerspiegelt, ist verständlich, dass Blutdruckwerte besser mit der Körpergröße als mit dem Lebensalter korrelieren. Deswegen werden Referenzwerte auf die Körpergröße bezogen.

Als Referenzwerte für den Gelegenheitsblutdruck dienen die Daten europäischer Studien an über 20 000 Kindern und Jugendlichen (Abb. 16-1). Referenzwerte für die 24-Stunden-Blutdruckmessung, mit automatischen Geräten, so genanntes ambulantes Blutdruckmonitoring (ABDM) an über 1100 Kindern und Jugendlichen stehen zur Verfügung, unterscheiden sich aber von denen der Gelegenheitsblutdruckmessung (Tab.16-1).

> Für Jugendliche gelten die Referenzwerte Erwachsener, d.h. normal < 140/90 mmHg für die Gelegenheitblutdruckmessung und < 135/85 mmHg für den Tagesmittelwert in der ABDM.

Bei Schulkindern und Jugendlichen wird der Blutdruck wie üblicherweise mittels Membranmanometer nach Riva Rocci und Korotkoff gemessen. Beim ersten hörbaren Geräusch (Phase I nach Korotkoff) wird der systolische Blutdruck am Manometer abgelesen. Das komplette Verschwinden der Töne (Phase V nach Korotkoff) zeigt den diastolischen Wert des Blutdrucks an. Falls die Phase V sehr niedrige Werte nahe Null anzeigt, wird die Blutdruckmessung wiederholt. Im Fall einer erneuten Messung nahe Null wird der diastolische Blutdruck beim deutlichen leiser werden bzw. dumpfer werden der Töne (Phase IV nach Korotkoff) abgelesen. Die Geschwindigkeit bei der Entlastung der Druckmanschette darf 2–3 mm/s nicht überschreiten.

Zudem wird der Blutdruck auch bei Jugendlichen und Erwachsenen mit automatischen Messgeräten gemessen, die nach den oszillometrischen Prinzip arbeiten. Die Oszillometrie misst den mittleren arteriellen Blutdruck und errechnet den systolischen und diastolischen Blutdruck auf Grund eines Algorithmus.

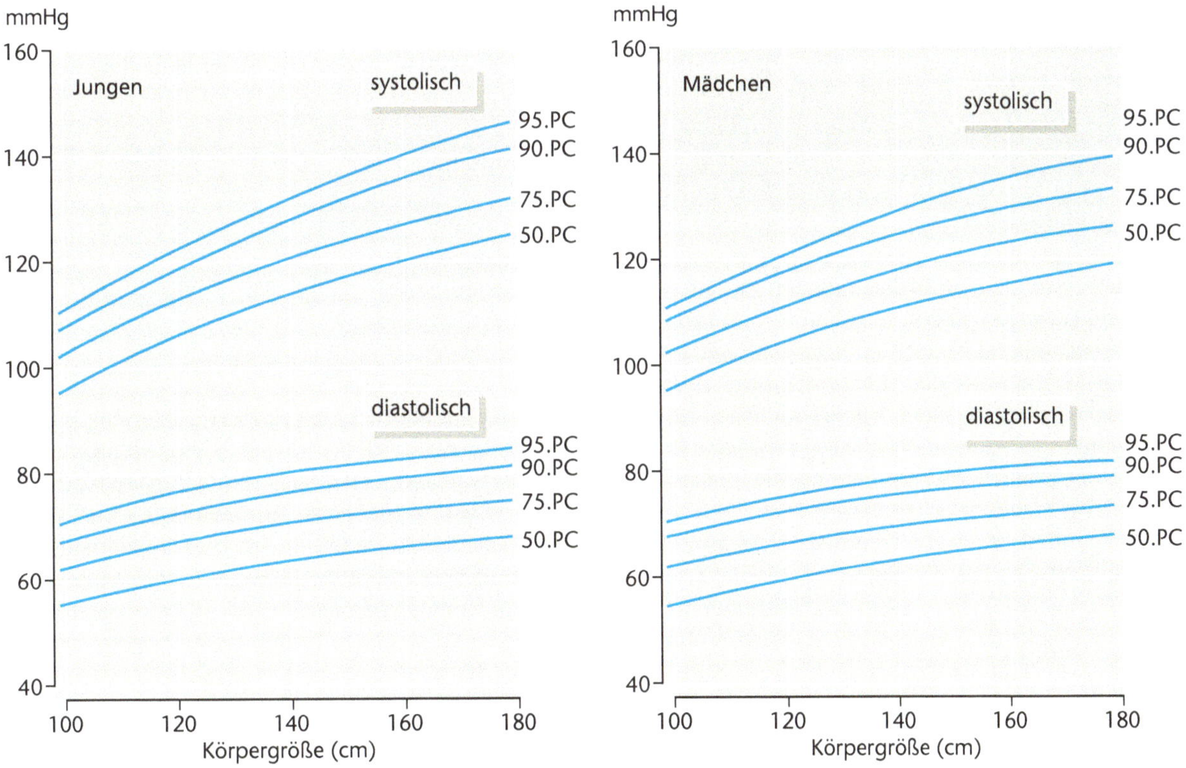

Abb. 16-1 Gelegenheitsblutdruck gesunder Kinder und Jugendlicher in Abhängigkeit von der Körpergröße aus europäischen epidemiologische Studien (de Man et al, J Hypertens, 9, 109–14, 1991).
Die 50. Perzentile stellt den Mittelwert dar, die 95. Perzentile repräsentiert den oberen Normalwert. Eine dauerhafte Blutdruckerhöhung oberhalb der 95. Perzentile entspricht der Definition einer arteriellen Hypertonie im Wachstumsalter.

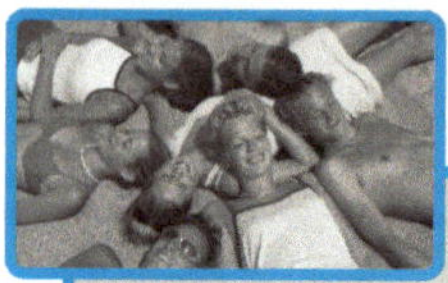

Tabelle 16-1 Pädiatrische Normwerte für die ambulante Langzeit-Blutdruckmessung (aus Soergel, M et al, J Pediatr, 130, 178–184, 1997).

Körpergröße	Tags (8–20)		Nachts (0–6)		24 Stunden	
(cm)	50. Pc.	**95.Pc.**	50. Pc.	**95. Pc.**	50. Pc.	**95. Pc**
Jungen						
120	112/73	**123/85**	95/55	**104/63**	105/65	**113/72**
130	113/73	**125/85**	96/55	**107/65**	105/65	**117/75**
140	114/73	**127/85**	97/55	**110/67**	107/65	**121/77**
150	115/73	**129/85**	99/56	**113/67**	109/66	**124/78**
160	118/73	**132/85**	102/56	**116/67**	112/66	**126/78**
170	121/73	**135/85**	104/56	**119/67**	115/67	**128/77**
180	124/73	**137/85**	107/56	**122/67**	120/67	**130/77**
Mädchen						
120	111/72	**120/84**	96/55	**107/66**	103/65	**113/73**
130	112/72	**124/84**	97/55	**109/66**	105/66	**117/75**
140	114/72	**127/84**	98/55	**111/66**	108/66	**120/76**
150	115/73	**129/84**	99/55	**112/66**	110/66	**122/76**
160	116/73	**131/84**	100/55	**113/66**	111/66	**124/76**
170	118/74	**131/84**	101/55	**113/66**	112/66	**124/76**
180	120/74	**131/84**	103/55	**114/66**	113/66	**124/76**

Die situativen und periodischen Schwankungen des Blutdrucks relativieren den Aussagewert einer einzigen Gelegenheitsmessung in der Praxis. Nur wiederholte Messungen unter Standardbedingungen (5 Min. Ruhe, Sitzen) ergeben relativ zuverlässige Messwerte.
Die Selbstmessung und/oder ambulante 24-Stunden-Langzeitblutdruckmessung gibt eine bessere Auskunft über das tatsächlichen Blutdruckniveau.

Die 24-Stunden-Blutdruckmessung mit automatischen Geräten (ABDM) erstellt ein Blutdruckprofil im Alltag und ist auch im Jugendalter eine wertvolle Methode in der Diagnostik und Therapiesteuerung des Bluthochdrucks. Auch bei Jugendlichen finden sich eine typische zirkadiane Rhythmik mit Blutdruckwerten, die nachts im Mittel 15 bis 25% niedriger liegen als am Tag.
Gelegentlich werden nur in der Praxis hohe Blutdruckwerte gemessen (Praxishypertonie, Weißkittel-Hypertonie). Dies kann mit Hilfe der ABDM leicht identifiziert werden. In der Bewertung des Blutdruck-Tagesprofils spielt der Tagesmittelwert und die Nachtabsenkung die wichtigste Rolle. Mit der ABDM gelingt der Nachweis einer isolierten bzw. überwiegenden nächtlichen Hypertonie. Von großer klinischer Bedeutung ist dies bei Jugendlichen mit Nierenerkrankungen, bei denen nicht selten eine nächtliche Hypertonie auftritt.

16.2 Epidemiologie

Die Prävalenz der arteriellen Hypertonie liegt bei Erwachsenen in der Bundesrepublik Deutschland bei etwa 20%. In etwa 95% der Fälle liegt eine essentielle oder primäre Hypertonie vor. Nur in etwa 5% ist die Ursache bekannt (sekundäre Hypertonie).

Nach den bisherigen Erkenntnissen ist eine Häufigkeit der primären Hypertonie im Wachstumsalter von 1 bis 3% anzunehmen, die Prävalenz liegt bei Jugendlichen wahrscheinlich höher.

Im Kindesalter ist die sekundäre arterielle Hypertonie (Prävalenz 0,1%) bei Nierenerkrankungen und Gefäßfehlbildungen (Nierenarterienstenose, Aortenisthmusstenose) gut bekannt. Nur selten finden sich heute wegen der frühzeitigen Diagnose und konsequenten Therapie kardiale und zerebrale Komplikationen.

16.3 Hintergrund

Der weitaus größte Anteil Jugendlicher mit Hypertonie weist eine mäßige Blutdruckerhöhung auf Grund einer primären Hypertonie auf. Die Bogalusa Heart Study und die Muscatine Study in

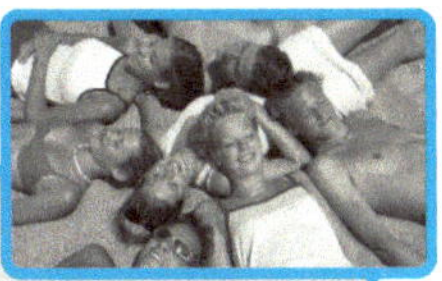

den USA haben zweifelsfrei gezeigt, dass die Frühstadien der primären arteriellen Hypertonie im Kindes- und Jugendalter beginnen.

> Es ist Aufgabe des Jugendarztes, Frühstadien der Erkrankung zu erkennen und eine Behandlung einzuleiten.

Diese Blutdruckerhöhungen sind im Verlauf durch sorgfältige Blutdruckkontrollen und Verlaufsbeobachtungen zu diagnostizieren. Selten finden sich im Wachstumsalter bei primärem Bluthochdruck Organschäden, oft aber ist die arterielle Hypertonie mit zusätzlichen Risikofaktoren wie Übergewicht, Störungen in der Glukosetoleranz (Insulinresistenz) und einer Hyperlipidämie („metabolisches Syndrom") assoziiert.

> Der primäre Hochdruck im Wachstumsalter ist somit oft ein Zeichen für ein hohes Gesundheitsrisiko von Herz-Kreislauf-Erkrankungen.

Die primäre Hypertonie und ihre Komplikationen kommen familiär gehäuft vor. Zu gleichen Teilen sind Umweltfaktoren und genetische Belastung verantwortlich. Bei Jugendlichen aus Familien mit Hochdruckbelastung vermag die ABDM früher den Bluthochdruck aufzudecken als die Gelegenheitsblutdruckmessung in der Praxis. Von den Umgebungsfaktoren ist insbesondere der Zusammenhang zwischen Körpergewicht, Gewichtszunahme bzw. Übergewicht mit der Blutdruckhöhe für das Wachstumsalter unbestritten.
Wenige Jugendliche leiden an einer sekundären Hypertonie (Prävalenz 0,1%). Bei etwa 80% dieser Patienten liegt eine Nierenkrankheit, wie akute und chronische Glomerulonephritis, fokalsegmentale Glomerulosklerose, polyzystische Nierenerkrankungen, chronische Niereninsuffizienz zugrunde bzw. die Jugendtlichen leben mit einem Nierentransplantat. Seltener als Nierenparenchymerkrankungen sind Nierengefäßerkrankungen für eine arterielle Hypertonie im Jugendalter verantwortlich. Neben der Aortenisthmusstenose, die heute im frühen Säuglingsalter korrigiert wird, gibt es selten Stenosen der abdominalen Aorta und häufiger Nierenarterienstenosen. Etwa die Hälfte der Kinder und Jugendlichen mit Nierenarterienstenose leidet an einer fibromuskulären Dysplasie, andere Ursachen sind Gefäßmalformation z. B. bei Neurofibromatose mit Intimaproliferation oder Klippel-Trenaunay-Syndrom.

16.4 Klinik

Der Jugendarzt wird zum einen mit einer Vielzahl von Jugendlichen mit grenzgradig erhöhten Blutdruckwerten konfrontiert, die eine primäre (oder essentiellen) Hypertonie entwickeln. Diese fallen nicht durch klinische Symptome auf.
Symptome, die bei manifestem Bluthochdruck beobachtet werden, sind Übelkeit, Kopfschmerzen, Nasenbluten, Polyurie, Sehstörungen, Fazialisparese oder zerebrale Krampfanfälle.

16.5 Diagnostik

Zunächst muss bei hohen Blutdruckwerten durch wiederholten Blutdruckmessungen (Persistenz der Blutduckwerte > 140/90 mmHg) bzw. die ABDM (Tagesmittelwert > 135/85 mmHg) eine chronische Blutdruckerhöhung bestätigt werden. Das Ausmaß der Diagnostik hängt vom Schweregrad der Hypertonie und dem Vorhandensein möglicher Hochdruckfolgen ab:
Bei **milder Hypertonie** (Blutdruckwerte bis max. 10 mmHg über dem oberen Referenzwert), die zufällig bei einem asymptomatischen Jugendlichen entdeckt wird, reicht neben einer sorgfältigen Anamnese eine klinische Untersuchung und eventuell ein Urinstatus aus. Erst wenn sich hierbei richtungsweisende Anhaltspunkte wie z.B. vorzeitige Herz-Kreislauf-Erkrankungen in der Familie oder Hinweise für eine Nierenerkrankung ergeben, ist eine weitere Diagnostik angezeigt.
Persistiert der Bluthochdruck über Monate trotz nicht-pharmakologischer Maßnahmen (vor allem Gewichtsreduktion und Steigerung der körperlichen Aktivität, dynamische Sportarten) werden Blutbild, Urinstatus (Proteinurie) sowie im Serum Kalium, Harnstoff, Kreatinin und zur Erfassung weiterer kardiovaskulärer Faktoren Glukose, Triglyzeride und Cholesterin im Serum bestimmt. Bei Kindern und Jugendlichen umfasst die körperliche Untersuchung immer die Messung des Blutdrucks an der oberen und unteren Extremität.
Bei **schwerer Hypertonie** ist eine sofortige Diagnostik notwendig. Neben Nierenparenchymerkrankungen sind Nierenarterienstenose und Phäochromozytom auszuschließen. Dazu ist ein abdominaler Ultraschall, wünschenswert mit Farbdoppleruntersuchung, und eine Darstellung der Nierenfunktion mittels Szintigraphie (Captopril-Szintigraphie) richtungweisend, gegebenenfalls ist eine Angiographie notwendig. Die Mes-

sung der Plasma-Renin-Aktivität/Reninkonzentration ist vor allem zur Diagnostik des Niedrig-Renin-Hochdrucks angezeigt. Mittels Echokardiographie und einer Funduskopie sollte nach Endorganschäden gefahndet werden.

16.6 Therapie

Für die Planung des therapeutischen Vorgehens ist neben dem Schweregrad des Bluthochdrucks eine mögliche Grundkrankheit entscheidend. Chirurgische Verfahren finden bei Aortenisthmusstenose, Nierenarterienstenose und Phäochromozytom Anwendung; bei Nierenarterienstenose auch die perkutane transluminale Angioplastie.

> Bei der primären Hypertonie im Wachstumsalter ist man mit einer medikamentösen Therapie zunächst zurückhaltend. Erst wenn der Bluthochdruck trotz nicht-pharmakologischer Behandlung persistiert, ist eine Pharmakotherapie angezeigt.
> Nur bei einer sekundären arteriellen Hypertonie z.B. nach Nierentransplantation, bei einer Glomerulonephritis bzw. bei einem Diabetes mellitus Typ I muss frühzeitig medikamentös mit dem Zielblutdruck um die 50. Perzentile behandelt werden, um hochdruckbedingte Verschlechterungen der Nierenfunktion zu vermeiden.

16.6.1 Nicht-pharmakologische Behandlung

Nicht-pharmakologische Maßnahmen wie Gewichtsreduktion bei Übergewicht, Steigerung der körperlichen Aktivität sowie Umstellung der Ernährung sind immer einzuleiten. Der Erfolg dieser therapeutischen Interventionen ist auch im Jugendalter eindrucksvoll dokumentiert und sollte nicht erst bei persistierendem Hochdruck als Therapie Anwendung finden. Ausdauertraining sollte bei labiler Hypertonie von Jugendlichen, die oft mit Übergewicht und anderen Risikofaktoren einhergeht, primär eingesetzt werden. Die Reduktion der Kochsalzzufuhr ist nicht so effektiv wie früher angenommen, aber bei gleichzeitig vorliegender Adipositas oder in Kombination mit einer gesteigerten Kaliumzufuhr sinnvoll.

16.6.2 Pharmakotherapie

Die medikamentöse Therapie wird mit einer Monotherapie eines der Basistherapeutika eingeleitet. Zu diesen gehören

- Angiotensin-Konversionsenzymhemmer (ACE-Hemmer)
- Beta-Rezeptorenblocker
- Kalziumantagonisten
- Diuretika

Im Einzelfall lässt sich nicht vorhersagen, auf welches Antihypertensivum am besten angesprochen wird.
Oft werden Beta-Rezeptorenblocker bei mildem Hochdruck eingesetzt. Bei Jugendlichen mit primärer Hypertonie sind sie sehr gut wirksam, senken aber die maximale körperliche Leistungsfähigkeit. Da Sport bei den Patienten dringend angezeigt ist, muss man dies bei der Verordnung berücksichtigen und den Patienten zu einer Sportart überzeugen, die ein Ausdauertraining ohne kurzfristige Maximalleistung erfordert (Schwimmen, Dauerlauf, Radfahren etc.).
Bei Natriumchlorid- und Wasserretention finden Diuretika primär Anwendung.
Aus pathophysiologischen Überlegungen und aufgrund von klinischen Studien sollte eine arterielle Hypertonie bei Jugendlichen mit Diabetes mellitus Typ I früh und primär mit ACE-Hemmern behandelt werden. Ist der Blutdruck durch eine parenchymatöse Nierenerkrankung bedingt und das Renin-System stimuliert (z.B. bei polyzystischer Nierenerkrankung), werden ebenfalls ACE-Hemmer primär eingesetzt. Jugendliche erhalten zunächst eine niedrige Erwachsenendosis.

ACE-Hemmer

Schon kurz nach der Einführung des ACE-Hemmers Captopril wurde diese Substanz bei schwerer Hypertonie eingesetzt. Damals wurden sehr hohe Dosen (bis 6 mg/kg KG/Tag) verwendet und viele unerwünschte Nebenwirkungen beobachtet. Die Reduktion der Dosis auf maximal 2–3 mg/kg KG/Tag führte zu einer deutlichen Verringerung der Nebenwirkungen bei gleichbleibend guter Blutdrucksenkung. Mittlerweile wird Captopril häufig in der Dauertherapie, auch als Monosubstanz verwendet. In der Langzeittherapie ist eine Steigerung der Dosis auf über 3 mg/kg KG/Tag bzw. 150 mg bei Jugendlichen nicht sinnvoll. Bei fortgeschrittener Niereninsuffizienz muss die Dosis reduziert werden.

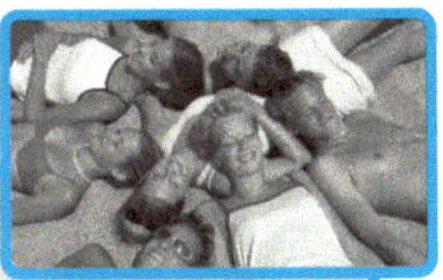

Die Nebenwirkungen von Captopril und anderen ACE-Hemmern umfassen Hautausschlag, Geschmacksstörungen, unproduktiven Husten und Neutropenie. Letztere Nebenwirkung kommt vor allem in der dritten bis zwölften Woche nach Beginn der Behandlung bei Patienten mit Autoimmunerkrankungen und Niereninsuffizienz vor. Bei den jetzt verwendeten niedrigen Dosen wird diese Nebenwirkung kaum mehr beobachtet. ACE-Hemmer können ein hämodynamisch induziertes Nierenversagen, vor allem bei Patienten mit bi- oder unilateraler Nierenarterienstenose (z.B. bei Transplantatnierenarterienstenose), hervorrufen.

Bei Jugendlichen ist der Einsatz von Enalapril, einem lang wirkenden ACE-Hemmer, wegen der Einmalgabe (z.B. 2,5–10 mg pro Tag) zu empfehlen und heute Mittel der Wahl.

Beta-Rezeptorenblocker

Früher fand Propranolol in einer Dosis von 1–5 mg/kg KG/Tag breite Anwendung. Dieses Medikament besitzt einen ausgeprägten First-pass-Effekt, d.h. nach oraler Zufuhr wird es in nicht vorhersehbarer Weise mehr oder weniger stark in der Leber zu nicht wirksamen Metaboliten verstoffwechselt. So kommt es, dass Dosen zwischen 40 und 320 mg/Tag eingesetzt wurden.

Heute werden relativ kardioselektive Beta$_1$-Rezeptorenblocker wie Atenolol und Metoprolol eingesetzt. Atenolol hat den Vorzug einer langen Halbwertszeit, sodass nur eine Einzeldosis von 25–100 mg/Tag gegeben werden muss und ist Mittel der Wahl.

Bei fortgeschrittener Niereninsuffizienz ist eine Dosisreduktion erforderlich.
Metoprolol wird in der Regel zweimal pro Tag in einer Dosis von 50–100 mg/Tag verordnet. An unerwünschten Wirkungen verursachen Beta-Rezeptorenblocker gelegentlich Sinusbradykardie und Bronchokonstriktion.

Kalziumantagonisten

Kalziumantagonisten werden heute vor allem in der Behandlung von hypertensiven Krisen eingesetzt. Wie bei Erwachsenen ist bei Hochdruckkrisen Nifedipin Mittel der ersten Wahl (s.u.).

In der chronischen antihypertensiven Behandlung wird Nifedipin in einer Dosis von zwei- bis dreimal 20 mg/Tag in Retardpräparation eingesetzt.

Wie bei allen Kalziumantagonisten vom Nifedipintyp steigt durch eine ausgeprägte Vasodilatation oft die Herzfrequenz an. Dann ist die Blutdrucksenkung nicht ausreichend. Deshalb wird Nifedipin oft mit einem Beta-Rezeptorenblocker kombiniert.
Auch ist der Einsatz des Kalziumantagonisten Nitrendipin in einer Dosis von 10–20 mg/Tag möglich.
Als unerwünschte Wirkungen führen Kalziumantagonisten zu gastrointestinalen Symptomen, vor allem zur Obstipation. Zudem werden Knöchelödeme und bei gleichzeitiger Anwendung von Cyclosporin A auch eine verstärkte Gingivahyperplasie beobachtet.

Diuretika

Bei gestörter Ausscheidung von Salz und Wasser (z.B. bei Ödembildung infolge einer Niereninsuffizienz oder einer akuten Glomerulonephritis) ist neben einer Einschränkung der Kochsalzzufuhr ein Diuretikum das Mittel der ersten Wahl.
Bei normaler oder geringgradiger Einschränkung der Nierenfunktion werden Thiaziddiuretika (z.B. Hydrochlorothiazid) eingesetzt. Die Dosierung bei chronischer Gabe sollte niedrig liegen. Eine Steigerung der Dosis hat nur geringe Auswirkung auf den Blutdruck, führt aber vermehrt zu unerwünschten Wirkungen wie Hypokaliämie, Hyperurikämie und Störungen des Fettstoffwechsels. Bei Jugendlichen wird eine 25-mg-Tablette Hydrochlorothazid eingesetzt.
Bei fortgeschrittener Niereninsuffizienz ist die Behandlung mit einem Schleifendiuretikum (z.B. Furosemid) obligat. Die unerwünschten Wirkungen von Furosemid entsprechen denen der Thiaziddiuretika, zusätzlich können eine Hyperkalziurie und bei intravenöser Zufuhr Hörstörungen auftreten.

Alpha-adrenerge Blocker

Moderne postsynaptische alpha-adrenerge Rezeptorenblocker werden bei Jugendlichen nur gelegentlich eingesetzt, sind in Kombination aber brauchbare Substanzen. Prazosin hat den Nach-

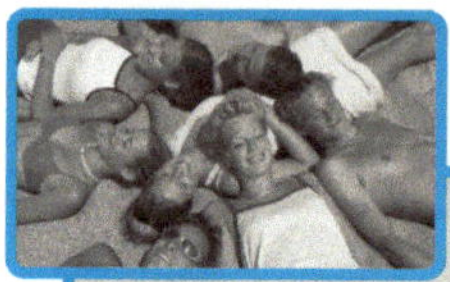

teil einer kurzen Halbwertszeit und wird wahrscheinlich durch lang wirksame alpha-adrenerge Rezeptorenblocker wie Doxazosin ersetzt. Als unerwünschte Wirkung kann bei zu hoher Anfangsdosierung ein zu starker Blutdruckabfall auftreten. Deshalb werden Prazosin und Doxazosin einschleichend dosiert (1–10 mg/Tag).

Kombinationstherapie

> Eine Kombinationstherapie von zwei Antihypertensiva ist dann indiziert, wenn mit Hilfe einer adäquat dosierten Monotherapie die Blutdruckwerte weiterhin oberhalb der 90. Perzentile liegen.

Wurde die Behandlung mit einem Beta-Rezeptorenblocker begonnen, ist eine Kombination mit einem Kalziumantagonisten (z.B. Nifedipin) sinnvoll. Aber der Betablocker kann auch mit einem Diuretikum kombiniert werden.
Wurde primär eine ACE-Hemmer eingesetzt, kombiniert man bei unzureichender Wirkung ACE-Hemmer mit einem Diuretikum.
Die primäre Behandlung mit einem Diuretikum (z.B. bei postinfektiöser Glomerulonephritis) sollte mit einem ACE-Hemmer kombiniert werden.
Bei initialer Therapie mit einem Kalziumantagonisten kann als nächstes Medikament ein Beta-Rezeptorenblocker eingesetzt werden.

> In der Regel ist eine frühzeitige niedrig dosierte Kombination wirkungsvoller und nebenwirkungsärmer als eine hoch dosierte Monotherapie.

Dosierung und Dosierungsintervalle ergeben sich aus Tabelle 16-2.

16.6.3 Behandlung hypertensiver Notfälle

Vor allem bei Nierenerkrankungen treten nicht selten krisenhafte Blutdrucksteigerungen auf. Eine rasche Blutdrucksenkung ist beim hypertensiven Notfall erforderlich, wenn zu den erhöhten Blutdruckwerten Anzeichen einer Hochdruckenzephalopathie (Kopfschmerzen, Sehstörungen, Schwindel, Bewusstseinsstörungen, neurologische Ausfallserscheinungen, zerebraler Krampfanfall) oder ein Lungenödem hinzutreten. Noch vor der stationären Einweisung ist dann die Behandlung mit Vasodilatanzien einzuleiten.

Tabelle 16-2 Dosierung von Antihypertensiva bei Jugendlichen mit chronischer Hypertonie.

	Handelsname	Dosierung (mg/Tag)
Diuretika		
Hydrochlorothiazid	Esidrix®	1 x 25
Furosemid*	Lasix®	1–2 x 20–40
Sympathikushemmstoffe		
Propranolol	Dociton®	2–3 x 40–80
Atenolol**	Tenormin®	1 x 25–100
Prazosin	Minipress®	3 x 1–5
Doxazosin	Cardular®	1 x 1–10
Vasodilatanzien		
Dihydralazin	Nepresol®	3 x 12,5–50
Minoxidil	Lonolox®	2 x 5–10
Kalziumantagonisten		
Nifedipin	Adalat retard®	2 x 20–40
	Adalat Eins®	1 x 30–60
Nitrendipin	Bayotensin®	1 x 10–20
Konversionsenzym-Hemmstoffe		
Captopril**	Lopirin®	2 x 25–75
Enalapril**	Xanef®	1 x 2,5–10

* nur bei Niereninsuffizienz
** Dosisreduktion bei Niereninsuffizienz

> Mittel der ersten Wahl ist Nifedipin in einer Dosis von 5(–10) mg. Bei Bedarf ist eine Wiederholung der Dosis nach 15 Minuten angezeigt.

An Nebenwirkungen wird eine leichte Tachykardie und gelegentlich eine Flush-Symptomatik beobachtet. Bei krisenhaftem Blutdruckanstieg ohne klinische Symptome sind oft niedrige Dosen von Nifedipin ausreichend.
Tritt eine starke Tachykardie auf, die eine Sympathikusstimulation anzeigt, ist Clonidin in einer Dosis von 75–150 µg subkutan, i.m. oder langsam i.v. indiziert. Mit diesem Regime gelingt in den allermeisten Fällen eine ausreichende Blutdrucksenkung, bis die Weiterbehandlung in der Klinik erfolgen kann. Bei fortgeschrittener Niereninsuffizienz mit ausgeprägter Natriumchlorid- und Wasserretention ist letztlich nur der Einsatz einer Dialysebehandlung mit Volumenentzug in der Lage, den Blutdruck adäquat zu senken.

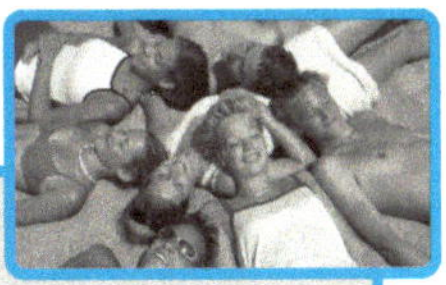

16.6.4 Bluthochdruck bei diabetischen Jugendlichen

Neben einer exakten Blutdruckeinstellung ist heute die Behandlung eines Bluthochdrucks (auch einer milden Hypertonie) und einer Mikroalbuminurie eine der wichtigsten Aufgaben in der Betreuung von Kindern und Jugendlichen mit Diabetes mellitus Typ I.

Trotz verbesserter Blutzuckereinstellung ist es bis heute nicht gelungen, die gefürchtetste Komplikation des Diabetes mellitus, das chronisch terminale Nierenversagen, zu verhindern. Noch immer muss ein Teil der Jugendlichen mit Diabetes mellitus im späteren Leben mit einer Dialysebehandlung rechnen.

Neben der Güte der Stoffwechseleinstellung sind genetische Faktoren an der Entstehung einer diabetischen Nephropathie beteiligt. Insbesondere prädisponiert die genetische Anlage für eine primäre Hypertonie zur vorzeitigen diabetischen Nephropathie. So weisen die Eltern von diabetischen Patienten mit Proteinurie häufiger erhöhte Blutdruckwerte auf als Eltern diabetischer Patienten ohne Anzeichen für eine Nierenbeteiligung. Wenn ein Elternteil an einer manifesten primären Hypertonie leidet, verdreifacht sich bei ihrem Kind mit Diabetes mellitus das Risiko für eine Nephropathie. Somit ist die arterielle Hypertonie nicht nur eine Folge, sondern auch eine Ursache der diabetischen Nephropathie.

Früheste Anzeichen einer progressiven Nierenzerstörung ist eine Mikroalbuminurie, die auch schon im Jugendalter auftreten kann. Die Mikroalbuminurie wird als Folge einer glomerulären Hypertonie angesehen.

Bei Patienten mit Diabetes mellitus muss regelmäßig der Blutdruck gemessen werden und der Urin auf Mikroalbuminurie untersucht werden. Steigt der Blutdruck im Verlauf der Zeit überproportional an und/oder überschreitet er den oberen Normwert (90. Perzentile), ist unbedingt eine medikamentöse Therapie angezeigt.

Ebenso ist eine konstante Mikroalbuminurie konsequent zu behandeln. Eine adäquate Blutzuckereinstellung und ein niedrig-normaler Blutdruck vermögen die Komplikationen des Diabetes an Herz, Kreislauf und Nieren zu verhindern.

Literatur

Rascher W. Twenty-four hour ambulatory blood pressure monitoring: what is the reference? J Hum Hypertens. 12: 733–734 (1998)

Rascher W. Blood pressure measurement and standards in children. Nephrol Dial Transplant. 12: 868–870 (1997)

Soergel M; Kirschstein M; Busch C; Danne T; Gellermann J; Holl R; Krull F; Reichert H; Reusz GS; Rascher W. Oscillometric twenty-four-hour ambulatory blood pressure values in healthy children and adolescents: a multicenter trial including 1141 subjects J Pediatr, 130: 178–184 (1997)

Temple ME; Nahata MC. Treatment of pediatric hypertension. Pharmacotherapy 20: 140–150 (2000)

17 Depressionen

Hellmuth Braun-Scharm

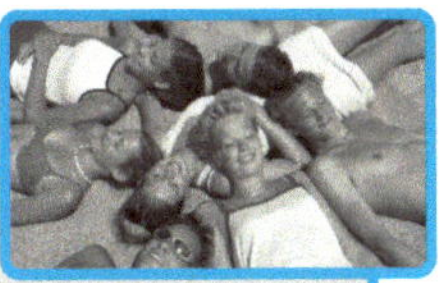

17.1 Definition

Depressive Symptome als Reaktionen auf außergewöhnlich belastende Erlebnisse sind normale, vermutlich notwendige Reaktionen im Rahmen von Trauer- und Verarbeitungsprozessen und gehören zum normalen Verhaltensrepertoire. Depressive Symptome sind zu unterscheiden von Depressionen als psychische Störungen oder psychiatrische Krankheiten, die in Ausprägung und Dauer die üblichen Toleranzen für affektive Auslenkungen überschreiten. Der phänomenologische Übergang zwischen symptomatischen und pathologischen Depressionen verläuft aber kontinuierlich und erschwert kategoriale Grenzziehungen. Offensichtlich stellen depressive Störungen eine heterogene Gruppe mit Übergängen zu zahlreichen anderen psychiatrischen Störungen dar.

17.2 Epidemiologie

Die Vielfalt der Klassifikationsmöglichkeiten nach ICD-10 (s.u.) deutet darauf hin, dass auf klassifikatorischer Ebene eine gewisse Unschärfe besteht. Auch andere diagnostische Verfahren wie klinische Einschätzung, Checklisten, Fragebögen und Interviews weisen prinzipiell diese Problematik auf. Es verwundert daher nicht, dass die gefundenen Häufigkeiten der Depressionen zwischen 2 und 14% schwanken, wobei die meisten Studien Häufigkeiten von 2 bis 3% ermittelten.

Die Angaben zu Prävalenz und Geschlechterverteilung sind auch deshalb unterschiedlich, weil sie während der Entwicklungszeit vom Kind zum Jugendlichen Veränderungen durchlaufen.

> Unterhalb des zehnten Lebensjahrs sind depressive Störungen bei Jungen und Mädchen etwa gleich häufig. Zwischen dem elften und 14. Lebensjahr steigt die Zahl der depressiven Erstmanifestationen an, im Jugendalter ist die Inzidenz ähnlich hoch wie im Erwachsenenalter. Mit steigendem Alter gewinnt das weibliche Geschlecht eine zunehmende Dominanz.

So werden im Jugendalter bei den Mädchen bereits wesentlich häufiger Depressionen diagnostiziert. Dieser Geschlechterunterschied bleibt im Erwachsenenalter erhalten und nimmt mit zunehmendem Alter eher zu.

17.3 Hintergrund

> Die psychischen Störungen des Jugendalters nähern sich einerseits dem klinischen Muster der Erwachsenen an, sind andererseits aber auch teilweise noch den kindlichen Entstehungsbedingungen und Ausprägungsformen verhaftet.

Diese Aussage gilt – mehr als für manche andere – auf jeden Fall für depressive Störungen. In der klassischen, innerhalb kurzer Zeit weitgehend ungebräuchlich gewordenen Klassifizierung der Depressionen wurde zwischen psychotischen (endogenen) Depressionen, deren Ausbruch und Verlauf relativ unabhängig von äußeren Einflüssen angesehen wurde, und neurotischen (exogenreaktiven) Depressionen unterschieden. Dabei sind nur die bipolaren, manisch-depressiven Psychosen (affektive Psychosen) durch Verlauf und Symptomatik ausreichend abgrenzbar. Da eine zuverlässige Klassifizierung der depressiven Patienten auch im klinischen Alltag oft nicht eindeutig möglich war, wurde die pathogenetisch gedachte Dichotomisierung (endogen – exogen) häufig als quantitative Einteilung interpretiert, in der die psychotische Depressionen den schweren, die neurotischen Depressionen den leichten Ausprägungen gleichgesetzt wurden.

Die aktuellen Klassifikationssysteme ICD-10 und DSM-IV mit ihrer weitgehend atheoretisch-deskriptiven Ausrichtung haben zusammen mit der Eliminierung des Neurose-Konzepts eine neue Terminologie entwickelt, die nicht mehr zwischen den verschiedenen Altersgruppen unterscheidet (Tab. 17-1).

Weniger bekannt ist die Tatsache, dass depressive Entwicklungen auch als Folge hirnorganischer Schädigungen entstehen können und dann meist einen chronischen Verlauf aufweisen. Dazu gehört auch die enechetische Wesensänderung bei epilepsiekranken Jugendlichen. Die depressive Persönlichkeitsstörung ist in der aktuellen Fassung der ICD-10 nicht mehr enthalten und dürfte im Jugendalter nur schwer von der Dysthymie unterscheidbar sein.

17.4 Klinik

> Im Jugendalter können Depressionen noch ähnlich ausgestaltet sein wie im Kindesalter. Jugendliche zeigen aber einerseits häufiger

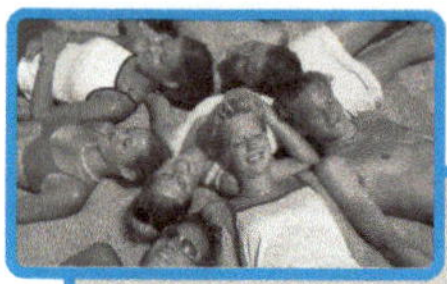

Tabelle 17-1 Klassifikationsmöglichkeiten von ICD-10 und DSM-IV für Depressionen bei Jugendlichen.

F 3	Affektive Störungen	
	F 31	Bipolare affektive Störungen
	F 32	Depressive Episoden unterschiedlicher Ausprägung
	F 33	Rezidivierende depressive Störungen unterschiedlicher Ausprägung
	F 34	Anhaltend affektive Störungen (Zyklothymie, Dysthymie)
F 41	Sonstige Angststörungen	
	F 41.2	Angst und depressive Störung, gemischt
F 43	Akute Belastungsreaktionen	
	F 43.20	Kurze depressive Reaktion
	F 43.21	Längere depressive Reaktion
F 92	Kombinierte Störungen des Sozialverhaltens und der Emotionen	
	F 92.0	Störung des Sozialverhaltens mit depressiver Störung

Symptome wie Schulverweigerung, Substanzmissbrauch und parasuizidale Handlungen, andererseits treten auch die depressiven Störungen selbst klarer zutage. Suizide gehören zu den häufigsten Todesursachen in diesem Altersbereich.

Juvenile Depressionen sind auch oft gekoppelt an andere psychiatrische Störungen, dazu zählen:

- Ängste, Phobien
- Störungen des Sozialverhaltens
- Essstörungen, insbesondere schwere Anorexia nervosa
- beginnende Suchterkrankungen
- posttraumatische Belastungsstörungen (Missbrauch, Krieg etc)
- emotionale Instabilität bei Borderline-Syndrom
- narzistische Störungen mit leichter Kränkbarkeit
- schizoaffektive und schizophrene Psychosen

Die größte Herausforderung in der klinischen Praxis sind aber nicht die klassischen psychiatrischen Differenzialdiagnosen, sondern diejenigen Jugendlichen, die lustlos und unzugänglich wirken, die ihre „Null-Bock-Haltung" kultivieren, die therapeutische Hilfestellungen verweigern und ihre Umwelt oft im Unklaren lassen, ob sie ihren Rückzug genießen oder unter ihm leiden. Die Schulleistungen sinken, die Freunde bleiben aus, Gefühle von Lustlosigkeit und Aussichtslosigkeit dominieren. Es gelingt nicht immer, einen besseren Kontakt zu diesen Jugendlichen herzustellen und eine adäquate Behandlung einzuleiten. Manchmal lösen sich solche Phasen auch in Luft auf oder können als kurze Adoleszenzkrisen verstanden werden. Manchmal entpuppen sie sich aber auch als Prodromi schizophrener oder affektiver Psychosen.

Wenn Jugendliche einen geeigneten Rahmen finden, können sie wesentlich besser über ihre innere Befindlichkeit und über belastende Lebensbedingungen sprechen und reflektieren als Kinder. Sie verfügen normalerweise über eine größere Autonomie und können gezieltere Eigeninitiativen entwickeln. Oft ist die Hemmung der Therapeuten, „heiße Eisen" anzupacken, größer als die Bereitschaft der Jugendlichen, darüber zu sprechen. Dies gilt besonders für parasuizidale Themen, mit denen depressive Jugendliche aus falscher Rücksicht oft allein gelassen werden.

Es sollte eine Grundregel sein, dass alle Jugendlichen, die unter belastenden Bedingungen leben oder depressiv wirken (ohne etwas zu sagen), auf depressive und parasuizidale Gedanken und Stimmungen angesprochen werden. Primäre Prävention ist für den Kinder- und Jugendarzt möglich, der Psychiater kommt meistens zu spät.

17.4.1 Manisch-depressive Störungen

Phasische manisch-depressive Störungen stellen unter den Depressionen eine eigene Gruppe mit typischen Symptomen und Verlaufsmustern dar. Neben der bipolaren Form, die in regelmäßiger oder unregelmäßiger Folge manische und depressive Phasen aufweist, sind auch monopolare Formen bekannt, die entweder nur depressive oder nur manische Episoden zeigen. Dabei sind rein manische Störungen am seltensten.

Als Manie werden (nach ICD-10) Zustände von situationsinadäquat gehobener Stimmung, sorgloser Heiterkeit, übertriebenem Optimismus und vermehrtem Antrieb bezeichnet. Rededrang, vermindertes Schlafbedürfnis, soziale und sexuelle Enthemmungen und Geldverschwendung, aber auch aggressive Gereiztheit und Misstrauen können die soziale und berufliche Funktionsfähigkeit unterbrechen und zu katastrophalen Folgen führen.

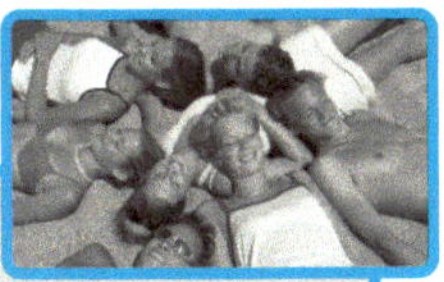

Manisch-depressive Störungen gehören zu den schweren psychiatrischen Störungen, deren Altersgipfel weit im Erwachsenenalter liegt. Sie sind im Jugendalter seltener als die Schizophrenien. Die Gemeinsamkeiten mit den Schizophrenien bestehen darin, dass sie allein durch reaktive Prozesse nicht erklärbar sind, oft genetische Belastung, familiäre Häufung und hirnorganische Befunde aufweisen, zur Chronizität neigen und in der Regel eine medikamentöse Behandlung erfordern. Das idealtypische Unterscheidungsmerkmal zu den Schizophrenien ist, dass im Intervall keine klinischen Symptome und keine Residualstadien auftreten. Trotzdem sind bei einem – im Vergleich zu den Schizophrenien – kleineren Anteil der Patienten sowohl prämorbide Auffälligkeiten als auch gewisse Restzustände im Intervall möglich. Der Verlauf der manisch-depressiven Störung im Jugendalter ist ungünstiger als im Erwachsenenalter.

Am Beginn der Erkrankung ist eine zuverlässige Diagnose oft noch problematisch, da der phasische Charakter noch nicht erkennbar ist. Wenn zwei oder drei eindeutige depressive oder manische Episoden aufgetreten und remittiert sind, kann aber die Diagnose gestellt und mit der adäquaten Medikation begonnen werden. Wie bei den Schizophrenien sind die Länge der Störung, die Dauer und Frequenz der Episoden sowie die fakultativen Begleitsymptome individuell unterschiedlich.

17.4.2 Saisonale Depression

Die saisonale Depression (auch Winterdepression genannt) ist ein jahreszeitlich gebundenes Krankheitsbild, das viele typische Symptome der klassischen Depression umfasst, teilweise mit etwas anderer Gewichtung. In der kalten, dunklen Jahreszeit entwickeln manche Menschen ein depressives Syndrom, das als eine humane Variante des Winterschlafs imponiert. Vegetative Störungen wie Schlafbedürfnis, Kohlenhydratheißhunger und Gewichtszunahme sind akzentuiert. Bei Jugendlichen kommen Lustlosigkeit und schulische Leistungsprobleme hinzu. Ursache ist eine licht(mangel)induzierte Stoffwechselumstellung mit Auswirkung auf die Stimmungsregulation.

Die Therapie der Wahl ist eine gezielte Lichtbehandlung, die meist mit künstlichen Lichtquellen durchgeführt wird. Eine genügend intensive Exposition an natürlichem Licht ist möglicherweise genauso intensiv. Wenn die Lichttherapie keine ausreichende Besserung bewirkt, können auch Antidepressiva eingesetzt werden.

17.4.3 Depressionen und Komorbidität

Depressionen weisen in allen Altersbereichen hohe Raten von Komorbidität unterschiedlichster Art auf. Im Kindesalter sind die häufigsten komorbiden Störungen Ängste und dissoziale Störungen. Bei Jugendlichen und Erwachsenen kommen weitere Komorbiditäten hinzu wie soziale Phobien, Essstörungen, Borderline-Syndrome, Zwangsstörungen, schizoaffektive und schizophrene Psychosen. Depressionen sind dann meist die Folge und nicht die Ursache dieser Störungen, gelegentlich bestehen aber auch echte Doppeldiagnosen.

Suizidalität ist ein weiteres Symptom, das bei vielen depressiven Menschen vorhanden ist und das oft nicht ausreichend exploriert wird.

„Reine" Depressionen ohne Komorbidität und ohne Suizidalität stellen wohl in allen Altersgruppen die Ausnahme dar. Dies führt dazu, dass die Beschreibung einer depressiven Symptomatik noch nicht die Diagnosestellung beinhaltet, sondern zu einer differenzialdiagnostischen Abklärung führen muss, in welchen psychopathologischen Rahmen die Depression eingeordnet werden kann.

17.5 Diagnostik

Die Kriterien für (schwere) depressive Störungen gehen über den affektiven Anteil weit hinaus und umfassen auch kognitive, soziale und vegetative Bereiche (Tab. 17-2).

17.6 Therapie

Die Behandlung ausgeprägter Depressionen stützt sich auf psychotherapeutische und medikamentöse Verfahren, ergänzt durch sozialpsychiatrische Maßnahmen und Beratungen zur allgemeinen Lebensführung.

Zuerst sollten die beeinflussbaren Belastungen reduziert oder aufgelöst werden. Dazu dient eine gründliche Anamnese und Untersuchung, um un-

Tabelle 17-2 Die Kriterien für (schwere) depressive Störungen.

- depressive und reizbare Verstimmungen
- reduziertes Interesse und geringere Freude an Aktivitäten aller Art
- Appetitstörungen und Abnahme oder Zunahme des Körpergewichts
- vermindertes oder vermehrtes Schlafbedürfnis
- Hemmung oder psychomotorische Unruhe
- verminderte Gestik und Mimik
- Müdigkeit und Energieverlust
- Gefühl der Wertlosigkeit, Verlust von Selbstvertrauen und Selbstvorwürfe
- Gefühl von Hilf- und Hoffnungslosigkeit
- reduzierte Denk- und Konzentrationsfähigkeit
- parasuizidale Gedanken und Handlungen
- Suizid

erkannte Grundstörungen wie Intelligenzminderungen, Teilleistungsstörungen oder schwerwiegende familiäre Beziehungsstörungen zu identifizieren. Zahlreiche depressive Zustände des Jugendalters sind pathogene Verarbeitungsprozesse von Überforderungen und Belastungen.

Bei beginnenden Suchterkrankungen muss eventuell ein Entzug durchgeführt und eine grundsätzliche Karenz angestrebt werden.

17.6.1 Psychotherapeutische Verfahren

Im Jugendalter können die für Erwachsene entwickelten gesprächstherapeutischen Verfahren psychodynamischer, kognitiver und behavioraler Art schon weitgehend eingesetzt werden. Bekannte Techniken sind die kognitive Depressionbehandlung nach Beck (Beck et al. 1992), die Interpersonelle Therapie (Schramm 1998) oder psychodynamische Verfahren, die sich zunehmend um kurztherapeutische Varianten bemühen (Strupp/Binder 1984).

Wie bei allen anderen psychischen Störungen ist die Zusammenarbeit mit der Familie und den Eltern die Basis jeder Behandlung. Zur Unterstützung der Familienarbeit können gut verständliche Ratgeber eingesetzt werden (Kerns 1997, Schäfer 1999).

17.6.2 Medikamentöse Therapie

Die medikamentöse Behandlung der Depressionen bietet heute eine große Palette unterschiedlicher Möglichkeiten an. In den letzten Jahren ist eine Vielzahl neuer Substanzen eingeführt worden, sodass die Übersicht und überprüfte Empfehlungen für den differenzierten Einsatz teilweise noch fehlen.

Als antidepressive Standardmedikation gelten heute die selektiven Serotonin- und Noradrenalin-Wiederaufnahmehemmer (Dosierungsbeispiele Tab. 17-3), vor allem wegen des verträglicheren Nebenwirkungsspektrums und der geringeren Toxizität. Ein wesentlicher Vorteil ist die zusätzliche Wirkung auf komorbide Essstörungen (vor allem Bulimie), Zwänge und Phobien, sodass Doppelmedikationen oft vermieden werden können. Eine gewisse Problematik besteht darin, dass einige dieser Substanzen initial antriebssteigernd

Tabelle 17-3 Dosierungsbeispiele für Pharmakotherapie von Depressionen bei Jugendlichen. Neue Psychopharmaka sind oft nicht für Kinder und Jugendliche zugelassen. Sie bedürfen daher einer individuellen Indikation und einer gesonderten Aufklärung der Familie.

Generikum	Handelsname	Tabletteneinheit	Tagesdosis
SSRI			
Citalopram	Seropram®	20 mg	10– 60 mg
Fluoxetin	Fluctin®	20 mg	20– 60 mg
Paroxetin	Deroxat®	20 mg	20– 80 mg
Sertralin	Zoloff®	50 mg	50–200 mg
Serotonin- und Noradrenalin-wirksame Antidepressiva			
Mirtazapin	Remergil®	30 mg	30– 60 mg
Nefazodon	Nefadar®	100 mg	50–300 mg
Venlafaxin	Efexor®	37,5 mg	37,5–150 mg

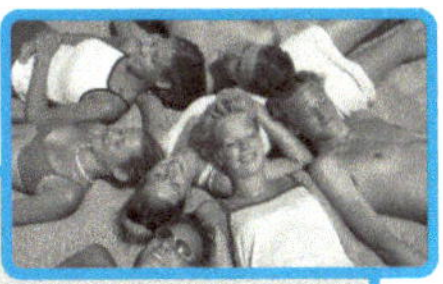

wirken, sodass begleitende parasuizidale oder automutilative Tendenzen vorübergehend verstärkt werden können. Als Alternativen bieten sich neuere Substanzen an, die sowohl den Serotonin- als auch den Noradrenalin-Stoffwechsel beeinflussen.
Bei entsprechenden klinischen Indikationen, vor allem bei komorbiden expansiven oder impulsiven Störungen, bei ausgeprägten Schlafstörungen oder bei mangelhafter Response auf die selektiven Serotonin- und Noradrenalin-Wiederaufnahmehemmer können bei sicheren Einnahmebedingungen auch die klassischen trizyklischen Antidepressiva wie Amitryptilin oder Clomipramin gegeben werden.
Als weitere Alternative bietet sich der reversible MAO-Hemmer Moclobemid an, da im Gegensatz zu den früheren MAO-Hemmern kein strenges Diätverhalten mehr erforderlich ist. Bei milden Symptomen ist auch die Verordnung von Hypericum-Präparaten sinnvoll.
Elektrokrampftherapien sind im Jugendalter ungebräuchlich und auf Extremfälle beschränkt.

> Erstaunlicherweise gelten sowohl die psychotherapeutischen als auch die medikamentösen Behandlungsansätze im Jugendalter bislang als weniger erfolgreich als im Erwachsenenalter. Eine empirisch gesicherte Erklärung dafür liegt nicht vor, möglicherweise sind aber vor allem die unsicherere diagnostische Einordnung und altersinadäquate psychotherapeutische und pharmakologische Methoden verantwortlich.

Ein anderer medikamentöser Zugang ist bei manisch-depressiven Störungen erforderlich. Hier sind Lithiumsalze als Therapeutika, mehr aber noch als Prophylaktika die Substanzen erster Wahl. Lithium kann episodische Verstimmungen unterdrücken oder zumindest in Ausprägung und Frequenz reduzieren. Alternativ können auch Carbamazepin, Valproat und neue Antikonvulsiva (z.B. Oxcarbazepin) eingesetzt werde. Bei allen Phasenprophylaktika sind regelmäßige Laboruntersuchungen erforderlich, die bei Carbamazepin und Valproat vor allem die Kontrolle der Leberwerte und des Blutbildes, bei Lithium die Kontrolle der Schilddrüsenwerte (Gefahr der Hypothyreose) und der Ausscheidungsparameter (Gefahr von Nierenschäden) einschließt. Lithium ist ein Medikament mit geringer therapeutischer Breite, das bei Unterdosierung keine, bei Überdosierung rasch toxische Wirkung zeigt. Zusätzlich zu den normalen Laboruntersuchungen sind deshalb auch Blutspiegelkontrollen erforderlich. Auch bei den Antidepressiva sind vor allem bei ausbleibender und ungenügender Wirkung Blutspiegelkontrollen empfehlenswert; dabei kann auch die Compliance zuverlässig beurteilt werden.

17.6.3 Therapeutische Strategie

Die Frage, in welcher Reihenfolge und Kombination psychotherapeutische und pharmakologische Möglichkeiten eingesetzt werden, ist manchmal nicht leicht entscheidbar und wird kontrovers beantwortet. Jugendliche, Eltern und Therapeuten haben dabei nicht selten unterschiedliche, emotional geprägte Haltungen.

> Eine frühe pharmakologische Behandlung ist dann zu erwägen, wenn die Depression schwer ist, ein hohes suizidales Risiko besteht, eine genetische Belastung vorhanden ist und psychotherapeutische Interventionsmöglichkeiten durch ungünstige individuelle oder soziale Faktoren erschwert sind. Aufgrund der besseren Verträglichkeit der modernen Antidepressiva und Antikonvulsiva werden heute oft beide Vorgehensweisen kombiniert.

17.7 Verlauf

> Die im Jugendalter beginnenden Depressionen können ihren Charakter ändern und sich zu psychischen Störungen mit eigenen Verlaufsgesetzen entwickeln ohne direkte Abhängigkeit von äußeren Belastungen. Sie zeigen einen ungünstigeren Verlauf als bisher angenommen. Bis zu 10% der Erstmanifestationen verlaufen chronisch, bei ungenügender Behandlung und hoher Belastung kommt es zu frühen und zahlreichen Rezidiven.

Negative Prognosekriterien sind:

- hoher Schweregrad
- komorbide psychische Störungen
- vorangegangene depressive Episoden
- familiäre Belastung mit depressiven und anderen psychischen Störungen
- früher Beginn und früher Rückfall

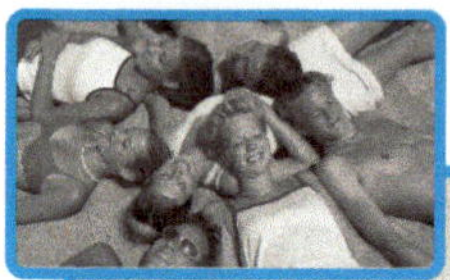

Weiterführende Literatur

AACAP (1998) Practice parameters for the assessment and treatment of children and adolescents with depressive disorders. J Am Acad Child Adolesc Psychiatry Suppl. 63S-83S

Beck AT, Rush AJ, Shaw BF, Emery G (1992) Kognitive Therapie der Depression. Psychologie Verlags Union, Weinheim, 3. Auflage

Dilling H, Mombour W, Schmidt MH (1993 Hrsg) Internationale Klassifikation psychischer Störungen ICD-10 Kapitel V (F). Huber Bern

Essau CA, Petermann U (2000) Depression. In: Petermann F (Hrsg) Lehrbuch der Klinischen Kinderpsychologie und Kinderpsychotherapie. Hogrefe Göttingen, S. 295–326

Harrington R (1995) Depressive disorders in childhood and adolescence. Wiley, New York

Kerns L (1997) Hilfen für depressive Kinder. Herausgeber der deutschen Ausgabe Sigrid und Michael von Aster. Huber, Bern

Lam RW, Levitt A (1998) Canadian Consensus Guidelines for the treatment of seasonal affective disorder. Can J Diag, Supp Oct: 2–15

Schäfer U (1999) Depressionen im Kindes- und Jugendalter. Ein kurzer Ratgeber. Huber, Bern

Schramm E (1998) Interpersonelle Psychotherapie. Schattauer, Stuttgart

Strupp HH, Binder JL (1984) Psychotherapy in a new key: time-limited dynamic psychotherapy. Basic Books, New York

18 Diabetes mellitus

Reinhard W. Holl

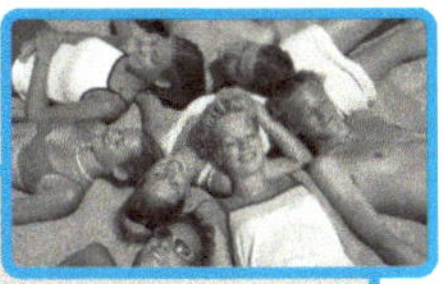

18.1 Definition

Der Diabetes mellitus stellt eine der häufigsten chronischen Erkrankungen bei Kindern und Jugendlichen dar. Unter Diabetes mellitus wird eine chronische Erhöhung des Blutzuckers verstanden. Akute Hyperglykämien, wie sie z.B. in extremen Stresssituationen oder unter Infusionstherapie auftreten können, erfüllen nicht die Definition des Diabetes mellitus. Allerdings kann der vermeintlich transient erhöhte Blutzucker ein erstes biochemisches Zeichen eines sich entwickelnden Diabetes mellitus sein.

Die bei Jugendlichen häufigste Form, der autoimmunologisch bedingte Typ-1-Diabetes, war vor Entdeckung des Insulins im Jahre 1922 durch Banting und Best nicht heilbar und führte meist über wenige Monate zum Tod. Heute stehen weniger die akuten Komplikationen des Diabetes (Ketoazidose) bzw. der Diabetestherapie (Hypoglykämie) im Vordergrund, sondern die durch langfristige Hyperglykämie bedingten Folgeerkrankungen an Auge, Niere, Nerven und Gefäßen.

> Da nicht selten im Jugendalter erste – oft asymptomatische – diabetische Organveränderungen nachgewiesen werden können, gleichzeitig aber diese Lebensphase häufig durch unbefriedigende Stoffwechselwerte charakterisiert ist, stellt die Betreuung von Jugendlichen mit Diabetes mellitus eine große Herausforderung für das gesamte Behandlungsteam dar.

18.2 Epidemiologie

Die Mehrzahl der Patienten mit Typ-1-Diabetes erkranken während Kindheit und Jugend. Aufgrund der verbesserten Möglichkeit der Antikörperdiagnostik werden zunehmend mehr Erwachsene auch in höherem Alter als Typ-1-Diabetes klassifiziert (LADA = latent onset diabetes in adulthood). Epidemiologische Modellrechnungen der Düsseldorfer Arbeitsgruppe ergaben für Deutschland in der Altersgruppe 0–19 Jahre jährlich etwa 3000 neu an Diabetes erkrankte Patienten (Inzidenz: $17/10^5$), insgesamt werden in Deutschland etwa 25 000 pädiatrische Diabetespatienten unter 20 Jahren erwartet (Prävalenz: $140/10^5$).

> Das bedeutet, dass jedes 300. Neugeborene in Deutschland vor seinem 20. Geburtstag an Diabetes mellitus erkranken wird.

Abbildung 18-1 zeigt die Inzidenzraten getrennt für vier Altersgruppen. Ältere Jugendliche haben danach die höchste Erkrankungsrate. Da nur wenige Studien für die Altersgruppe 15 bis 19 Jahre vorliegen, ist die Inzidenzschätzung hier relativ unsicher. In manchen Ländern wurde die höchste Inzidenz in der frühen Pubertät, also der Altersgruppe zehn bis 14 Jahre, gefunden.

Die Häufigkeit des Diabetes schwankt erheblich zwischen einzelnen Ländern und Regionen, wobei in Europa grob ein Nord-Süd-Gefälle vorliegt: Die höchste Inzidenz besteht in Finnland (44 Neuerkrankungen pro 100 000 in der Altersgruppe < 15 Jahre), gefolgt von Ländern wie Schweden, Dänemark und Norwegen. In südeuropäischen Ländern liegt die Inzidenz dagegen zwischen fünf und acht. Allerdings gibt es Ausnahmen von dieser Regel, da in Sardinien mehr als 30 Neuerkrankungen pro 100 000 beobachtet werden und in Polen lediglich etwa sechs. In asiatischen Ländern und Japan ist der Typ-1-Diabetes eine seltene Erkrankung.

> Deutschland liegt nach den Daten des ehemaligen DDR-Registers bei etwa acht Neuerkrankungen pro 100 000 und Jahr, nach neueren Schätzungen dagegen bei etwa 14 für die Altersgruppe unter 15 Jahren.

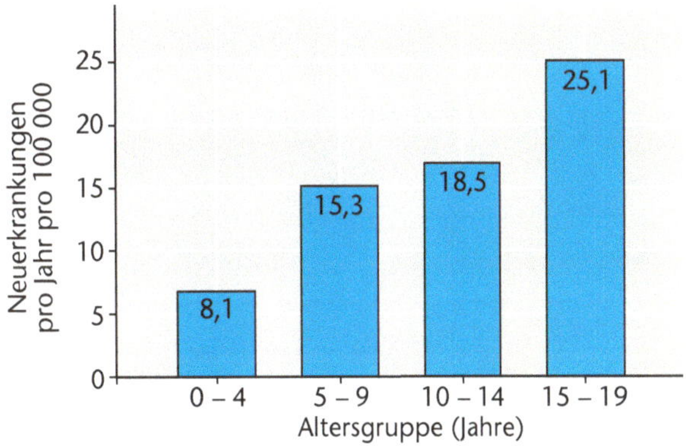

Abb. 18-1 Altersspezifische Inzidenz des Diabetes mellitus in Deutschland, basierend auf mehreren für Deutschland verfügbaren Datenquellen (nach J. Rosenecker, A. Icks und G. Giani, EASD 1998, Diabetologia 41, A 84).

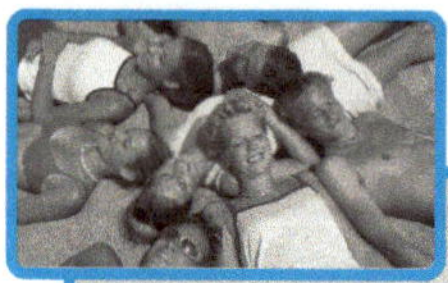

18.3 Hintergrund

> Der Typ-1-Diabetes-mellitus ist eine Autoimmunerkrankung, bei der zytotoxische T-Zellen zu einer allmählichen Zerstörung der insulinproduzierenden Beta-Zellen führen. Die exokrine Pankreasfunktion ist in der Regel nicht beeinträchtigt.

Abbildung 18-2 gibt einen schematischen Überblick über die heutigen Vorstellungen zum zeitlichen Ablauf und zu den beteiligten Faktoren: Eine Kombination aus genetischen Anlagen und Umweltfaktoren entscheidet darüber, ob ein Individuum einen Diabetes mellitus entwickeln wird. Der Hauptteil des genetischen Risikos wird über Gene der HLA-Region, insbesondere HLA-DR3/DR4 und HLA-DQ B1 02/03 determiniert. Mittlerweile sind jedoch noch etwa zehn weitere Gene bekannt, die zum Diabetesrisiko beitragen. Entsprechend erhöht ein naher Verwandter mit Typ-1-Diabetes das Risiko eines Patienten, selbst einen Typ-1-Diabetes zu entwickeln (Tab. 18-1).

> Dass Umweltfaktoren in der Pathophysiologie des Typ-1-Diabetes eine Rolle spielen, steht außer Zweifel.

Die relativ rasche Häufigkeitszunahme der Erkrankung, die für die letzten 20 bis 30 Jahre für viele Länder und Regionen dokumentiert werden konnte, kann mit genetischen Veränderungen nicht erklärt werden. Untersuchungen an Migranten deuten in dieselbe Richtung. Zum einen werden virale Erkrankungen diskutiert (z.B. konatale Röteln, Masern, Mumps, Coxsackie). Der Nachweis einer räumlichen und zeitlichen Clusterung

Tabelle 18-1 Risiko des Typ-1-Diabetes in Abhängigkeit vom Verwandtschaftsverhältnis zu ebenfalls Betroffenen.

Betroffener Verwandter	Risiko
Geschwisterkind	5%
Zwilling, zweieiig	5%
Zwilling, eineiig	30–50%
Vater	7%
Mutter	3%
beide Eltern	30%

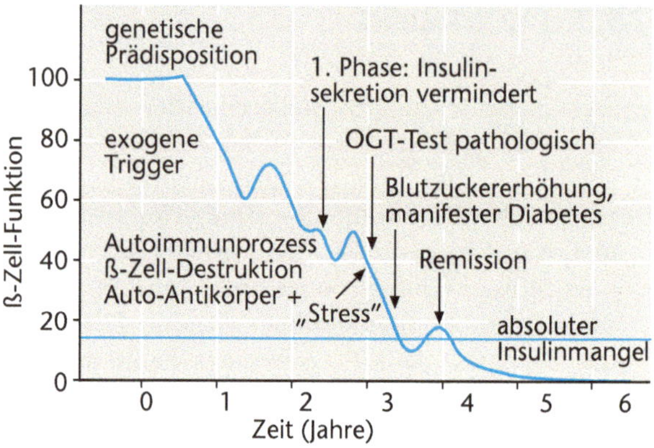

Abb. 18-2 Schematischer Ablauf der immunologischen Zerstörung von pankreatischen Beta-Zellen, die der Manifestation des Diabetes mellitus vorausgeht.

von Diabetesmanifestationen wäre gut mit einer Rolle von Viruserkrankungen vereinbar. Viele Daten sind jedoch widersprüchlich, es wird heute nicht von einem einzelnen, spezifischen „Diabetesvirus" ausgegangen. Die Vermutung, dass Impfungen eine Rolle in der Diabetesentstehung spielen könnten, hat sich nicht bestätigt, im Gegenteil konnte etwa für die Masernimpfung ein präventiver Effekt gezeigt werden. Faktoren in der Nahrung werden ebenfalls diskutiert, z.B. eine frühe Exposition gegenüber Kuhmilch: Sowohl der Kuhmilchverbrauch als auch die Stilldauer in einzelnen Ländern korreliert mit der Diabetesinzidenz, und Kuhmilchantikörper wurden bei frisch manifestierten Patienten vermehrt nachgewiesen. Ein molekulares Mimikri zwischen Kuhmilchantigenen und Oberflächenstrukturen der Beta-Zellen wurde vermutet. Ob das Vermeiden einer Exposition gegenüber Kuhmilch in den ersten Lebensmonaten das spätere Auftreten eines Diabetes verhindern kann, wird zur Zeit in einer prospektiven Studie in Finnland untersucht. Weitere exogene Faktoren, die bei genetisch prädisponierten Individuen mit einer Diabetesmanifestation in Verbindung gebracht wurden, sind Nitrate und Nitrosamine in der Nahrung oder ein Vitamin-D-Mangel.

Durch die Kombination von genetischer Prädisposition und zum Teil noch unbekannten Auslösern in der Umwelt kommt ein Immunprozess zustande, bei dem Makrophagen in die Insel einwandern und Antigene über MHC-Klasse-II-Moleküle den T-Helferzellen präsentieren. Adhäsionsmoleküle spielen hierbei eine Rolle. Makrophagen aktivieren über Interleukine spezifisch zy-

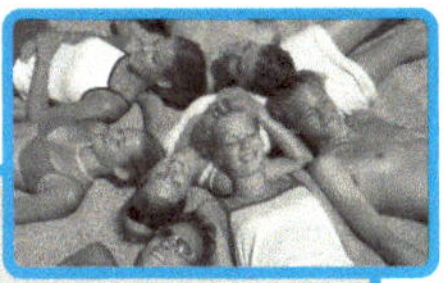

totoxische T-Zellen sowie unspezifisch Makrophagen, die über reaktive Sauerstoffradikale und NO eine direkte Zerstörung von Beta-Zellen bewirken (TH1-Antwort). Zusätzlich werden B-Lymphozyten aktiviert, die gegen Beta-Zellen gerichtete Antikörper produzieren (TH2-Antwort). Diese humorale Antwort scheint bei der Zerstörungen der Beta-Zellen nur eine untergeordnete Rolle zu spielen, für den Nachweis der Autoimmunität gefährdeten Personen und für die diagnostische Einordnung des Diabetes sind sie jedoch wichtig: Neben dem semiquantitativen Nachweis von zytoplasmatischen Inselzellantikörpern (ICA) in der Immunfluoreszenz können heute Antikörper gegen drei identifizierte Beta-Zellantigene (Glutamat-Decarboxylase-Antikörper = GADA, Insulin-Autoantikörper = IAA und Insulinphosphatase-Antikörper = IA2) routinemäßig nachgewiesen werden.

> Der Prozess der Beta-Zellzerstörung läuft individuell unterschiedlich schnell ab.

Stressfaktoren, die zu einem höheren Insulinbedarf führen (z.B. Infektionen, Operationen) beschleunigen die Beta-Zelldestruktion, weshalb solche Ereignisse häufig der Manifestation vorausgehen und oft als „Auslöser" des Diabetes beschuldigt werden. Sowohl Familienuntersuchungen als auch Populationsuntersuchungen auf Inselzellantikörper zeigen klar, dass der Zeitraum zwischen Beginn des Autoimmunprozesses und der Manifestation des Diabetes in der Regel mehrere Jahre beträgt. Der vermehrte Insulinbedarf während rascher Wachstumsfaktoren wie der Pubertät erklärt auch, warum großwüchsige und adipöse Kinder und Jugendliche in einigen Studien ein höheres Risiko des Typ-1-Diabetes aufweisen.

> Es ist davon auszugehen, dass der Immunprozess nicht bei allen Betroffenen zur Manifestation des Diabetes führt, sondern auch vorher zum Stillstand kommen kann.

Im Rahmen von Studien wurde und wird versucht, die Beta-Zelldestruktion in dieser prädiabetischen Phase zum Stillstand zu bringen (Studien mit Nikotinamid, Insulin i.v., s.c. oder oral, Proteinasen etc.), bisher jedoch ohne wissenschaftlich belegbaren Erfolg. Weitere immunologisch begründete Interventionsansätze werden im Tierversuch getestet. Eine Verschiebung der Immunantwort von der zytotoxischen, Beta-zelldestruierenden TH1-Antwort hin zu der humoralen TH2-Antwort wäre ein hypothetischer Ansatz, um den vollständigen Untergang pankreatischer Beta-Zellen zu verhindern und die Manifestation des Diabetes zu vermeiden. Wenn etwa 80 bis 90% der insulinproduzierenden Zellen zerstört sind, steigt der Blutzucker an, der Diabetes wird symptomatisch.

Die erste in einem Funktionstest nachweisbare Störung ist eine verminderte frühe Insulinausschüttung nach intravenöser Glukosebelastung. Im weiteren Verlauf wird dann der orale Glukosetoleranztest pathologisch, bei weiterer Verschlechterung der Kohlenhydrattoleranz treten erste klinische Symptome des Diabetes mellitus auf (Tab. 18-2).

> Nach frühem Beginn einer suffizienten Insulintherapie erholt sich die endogene Insulinproduktion häufig für einen begrenzten Zeitraum von bis zu zwei oder drei Jahren.

Diese als „Remission" oder „Honey-moon" des Diabetes bezeichnete Phase ist charakterisiert durch eine stabile Stoffwechseleinstellung trotz geringem Insulinbedarf. Die Remission scheint bei Jugendlichen im Mittel ausgeprägter und auch zeitlich länger zu sein verglichen mit kleinen Kindern. Versuche, die Remissionsphase zu verlängern, ergaben bisher – ebenso wie die Prävention des Diabetes – keine gesicherten Interventionsmöglichkeiten. Das Konzept, durch frühzeitigen Beginn und konsequente Fortführung einer niedrig dosierten Insulingabe die Beta-Zellen zu „entlasten" und damit die Remission zu verlängern, erscheint in Analogie zu anderen endokrinen Autoimmunerkrankungen logisch, wurde jedoch bisher nur an kleinen Patientenkollektiven kontrolliert untersucht.

Tabelle 18-2 Symptome eines Diabetes bei Jugendlichen.

- Müdigkeit, Leistungsmangel, Adynamie
- unerklärte Gewichtsabnahme
- Polyurie
- Polydipsie
- Nykturie
- Genitalmykose

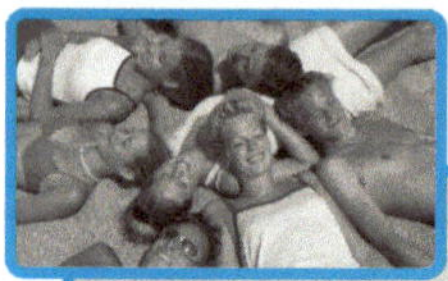

18.4 Klinik

Symptome, die bei Jugendlichen auf einen Diabetes mellitus hinweisen können, sind in Tabelle 18-2 zusammengestellt.

18.5 Diagnostik

18.5.1 Diagnosekriterien

Nach den neuen Richtlinien, die 1997 von der Amerikanischen Diabetesgesellschaft verabschiedet und von der WHO weitgehend übernommen werden, kann die Diagnose „Diabetes mellitus" gestellt werden, wenn eines oder mehrere der nachfolgenden Kriterien erfüllt ist.

Kriterium 1: Typische Symptome + erhöhter Blutzuckerwert

Typische Symptome des Diabetes mellitus (s. Tab. 18-2) in Verbindung mit einem zu einem beliebigen Zeitpunkt gemessenen Blutzuckerwert (qualitätsgesicherte, enzymatische Methode vorausgesetzt) von über 200 mg/dL (11,1 mmol/L). Dieser Grenzwert ist abhängig von der zur Blutzuckermessung verwendeten Probe und gilt für venöses Plasma oder kapilläres Vollblut. Im venösen Vollblut liegt der Grenzwert bei 180 mg/dL (10 mmol/L), im kapillären Plasma dagegen bei 220 mg/dL (12,2 mmol/L).
Bei Jugendlichen mit Typ-1-Diabetes ist dies das häufigste Kriterium, um einen Diabetes mellitus zu diagnostizieren. Ein oraler Glukosetoleranztest oder anderer Funktionstest des Kohlenhydratstoffwechsels ist deshalb nur in Ausnahmefällen indiziert. Wie weiter unten ausgeführt, werden auch bei Jugendlichen zunehmend auch andere Diabetesformen diagnostiziert, deren oft schleichender Beginn eine Diagnose nach den nachfolgenden Punkten erfordert.

Kriterium 2: Erhöhter Nüchtern-Blutzuckerwert

Ein Nüchtern-Blutzuckerwert von ≥ 120 mg/dL (7,0 mmol/L) im venösen oder kapillären Plasma (≥110 mg/dL bzw. 6,1 mmol/L im venösen oder kapillären Vollblut) erlaubt auch ohne Diabetestypische Symptome die Diagnose eines Diabetes. Aufgrund eines einzelnen erhöhten Nüchtern-Blutzuckerwertes soll aber noch nicht die – meist lebenslange – Diagnose „Diabetes mellitus" gestellt werden; ein zweiter erhöhter Nüchtern-Blutzuckerwert an einem anderen Tag oder eine Bestätigung durch den oralen Glukosetoleranztest wird gefordert. Basierend auf großen epidemiologischen Studien wurde damit im Vergleich zu den seit den 80er-Jahren etablierten WHO-Kriterien zur Diagnose des Diabetes der Grenzwert für den Nüchternblutzucker erheblich gesenkt (WHO 1985: 140 mg/dL bzw. 7,8 mmol/L im venösen Plasma). In wie weit eine wiederholte Nüchtern-Blutzuckermessung den OGT-Test ersetzen kann, wird zur Zeit heftig diskutiert – die nach den beiden Kriterien als diabetisch identifizierten Patientenkollektive sind nicht identisch. Das Argument, dass aufgrund der hohen Prävalenz des Typ-2-Diabetes (in entwickelten Ländern etwa 5% der Bevölkerung!) ein OGT-Test nicht bei allen Risikopatienten durchführbar sei, trifft für die Altersgruppe der Jugendlichen sicher nicht zu – auch wenn aus USA über eine rapide Zunahme des Typ-2-Diabetes bei adipösen Jugendlichen berichtet wird.

Kriterium 3: Pathologischer OGT-Wert

Ein Diabetes liegt vor, wenn der Blutzuckerwert im oralen Glukosetoleranztest (OGT) nach zwei Stunden ≥ 200 mg/dL beträgt (11,1 mmol/L, venöses Plasma). Aufgrund des oralen Glukosetoleranztests ist eine Einteilung in „normaler Kohlenhydratstoffwechsel", „gestörter Kohlenhydratstoffwechsel" und „diabetischer Kohlenhydratstoffwechsel" möglich, wobei als zusätzliche Kategorie eine isoliert erhöhter Nüchtern-Blutzuckerwert als „gestörte Nüchternglukose" bezeichnet wird. In Tabelle 18-3 sind die Grenzwerte für die einzelnen Kategorien und die möglichen Blutproben aufgeführt. Diese Grenzwerte gelten unabhängig vom Alter des Patienten, frühere Empfehlungen mit modifizierten Grenzwerten für pädiatrische Patienten haben sich nicht durchgesetzt. Lediglich für den Sonderfall „OGT-Test während der Schwangerschaft" bestehen noch Kontroversen in Bezug auf Durchführung und Interpretation des Tests. Wichtig für verwertbare Resultate ist die korrekte Durchführung: Der Patient muss sich über einen Zeitraum von mindestens drei Tagen „kohlenhydratreich" ernähren und eine normale körperliche Aktivität befolgen; während oder direkt nach akuten Erkrankungen kann der Test somit nicht durchgeführt werden. Der Test muss morgens nüchtern erfolgen nach einer Fastenperiode von acht bis 16 Stunden. Medikamentenein-

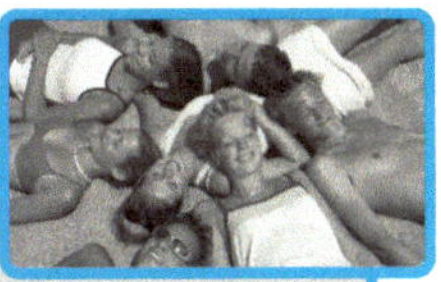

Tabelle 18-3 Kriterien für die Interpretation des oralen Glukosetoleranztests je nach verwendeter Probe zur Blutzuckerbestimmung (Werte in mg/dL; zur Umrechnung in mmol/L: durch 18 teilen).

Interpretation	Bestimmungszeitpunkt	Venöses Plasma	Venöses Vollblut	Kapilläres Plasma	Kapilläres Vollblut
normal	nüchtern und	< 110	< 100	< 110	< 100
	2 h	< 140	< 120	< 160	< 140
gestörte Glukosetoleranz	nüchtern und	< 126	< 110	< 126	< 110
	2 h	140–199	120–179	160–119	140–199
gestörte Nüchternglukose	nüchtern und	110–125	100–109	110–125	100–109
	evtl. 2 h	< 140	< 120	< 160	< 140
Diabetes mellitus	nüchtern und/oder	≥ 126	≥ 110	≥ 126	≥ 110
	2 h	≥ 200	≥ 180	≥ 220	≥ 200

nahme oder zusätzliche Stressfaktoren (z.B. direkt vor Operationen) verfälschen die Ergebnisse ebenfalls. Ein erheblicher Teil der Variabilität der OGT-Testresultate – die wie bei jedem anderen biologischen Funktionstest bei etwa 20–30% liegt – ist auf inkorrekte Testbedingungen zurückzuführen.

Nach Abnahme der Blutprobe für die Nüchtern-Blutzuckerbestimmung erhält der Patient 1,75 g Glukose (Maximum 75 g), aufgelöst in etwa 250–300 g Wasser, die innerhalb von fünf Minuten getrunken werden müssen. Aus geschmacklichen Gründen werden Präparate mit Oligosacchariden (Dextro-OGT®) bevorzugt, auch Kühlung erhöht die Akzeptanz. Während des Tests soll der Patient sitzen oder liegen, sich jedoch nicht körperlich anstrengen. Nach zwei Stunden wird eine zweite Blutzuckermessung durchgeführt, zusätzliche Blutzuckerbestimmungen nach 30, 60 oder 90 Minuten sind für die Interpretation des Tests nicht hilfreich, auch eine gleichzeitige Bestimmung von Insulin oder von C-Peptid unterstützt die Diagnose des Diabetes mellitus bzw. der gestörten Glukosetoleranz nicht.

Eine exakte Diagnostik setzt nicht nur eine qualitätsgesicherte enzymatische Blutzuckermessung voraus (Teststreifen und Blutzuckerselbstmessgeräten nicht ausreichend!), sondern auch eine korrekte Abnahme der Blutprobe: Aufgrund der Glykolyse verbrauchen Erythrozyten Glukose und der gemessene Blutzuckerwert sinkt zeit- und temperaturabhängig ab. In Kliniken, in denen der Blutzucker im Zentrallabor zusammen mit anderen Parametern gemessen wird, und Plasma- oder Serummonovetten mit Vollblut versandt werden, werden falsch-niedrige Blutzuckerwerte gemessen. Wenn eine sofortige Bestimmung nicht möglich ist, muss Heparinblut oder Serum rasch abzentrifugiert oder durch Verwenden Natriumfluorid-haltiger Röhrchen und Kühlung der Probe (0–4 °C) die Glykolyse gehemmt werden.

Wertigkeit alternativer Messmethoden

Auch wenn eindeutig erhöhte HbA_{1c}-Werte dringend auf einen Diabetes hindeuten (in seltenen Fällen aber auch durch erhöhtes HbF oder durch Hämoglobinanomalien bedingt), so wird eine Diagnose des Diabetes mellitus aufgrund der HbA_{1c}-Bestimmung generell nicht empfohlen: Die heute verwendeten Bestimmungsmethoden sind wenig standardisiert und die Korrelation zwischen HbA_{1c} und 2-Stundenwert im OGT-Test ist nicht ausreichend, um eine zuverlässige Diagnose zu gewährleisten.

Auch aufgrund einer Urinzuckerbestimmung alleine kann die Diagnose „Diabetes mellitus“ nicht gestellt werden, da die Nierenschwelle individuell variiert und bei renaler Glukosurie eine völlig normale Kohlenhydrattoleranz besteht. Jede Urinzuckerausscheidung – mit oder ohne Ketonurie – muss jedoch Anlass zu weiterer Diagnostik sein mit dem Ziel, einen Diabetes nachzuweisen oder auszuschließen.

18.5.2 Klassifikation des Diabetes

Bei den meisten Jugendlichen, die in Deutschland an Diabetes erkranken, liegt ein autoimmunologisch bedingter Typ-1-Diabetes vor (die Bezeichnungen „Insulin-pflichtiger Diabetes“ oder „IDDM“ wurde verlassen). Die Polyendokrinopathie sei als seltene Kombination des Typ-1-Diabetes mit Immunthyreoiditis, M. Addison, Hypoparathyreoiditis und/oder Hypogonadismus sowie eventuell Candidiasis, Alopezie oder Vitiligo erwähnt. Durch verbesserte diagnostische Möglichkeiten werden jedoch vermehrt nicht-immunologische Diabetesformen diagnostiziert.

MODY-Diabetes

Die MODY-Diabetes ist eine autosomal-dominant vererbte Diabetesform, in der Regel ohne Azetonurie oder Ketoazidose. Da die Erkrankung oft als „harmlos“ eingestuft und entsprechend vernachlässigt wird, können früh diabetische Komplikationen eintreten. Zur Zeit sind fünf Formen bekannt (MODY I–V), die auf Mutationen der Glukokinase (MODY-2) oder von Regulatoren der Insulinbiosynthese zurückgehen und molekularbiologisch diagnostiziert werden können.

Wolfram-Syndrom (DIDMOAD)

Kombination aus Optikusatrophie, Diabetes insipidus, Diabetes mellitus, Innenohrschwerhörigkeit und Erweiterung der Ureteren. Häufig neurologische Auffälligkeit, Psychosen, Suizidalität. Vor kurzem wurde ein Genort auf Chromosom 4 („Wolframin“) beschrieben.

Mütterlich vererbter Diabetes mit Taubheit

Mutation im mitochondralen Genom (Position 3243). Fehlende Ketose, Vererbungsmodus und die Kombination mit einer Hörstörung sollten an diese Diagnose denken lassen, die molekularbiologisch gesichert wird.

Insulinresistenzsyndrome (Typ A, HAIR-AN-Syndrom etc.)

Variable Störungen der Kohlenhydrattoleranz zusammen mit massiv erhöhten Insulin- und C-Peptid-Werten. Acanthosis nigricans, Hirsutismus und Zyklusstörungen werden häufig gefunden.

Sekundäre Diabetesformen

Z.B. bei Mukoviszidose, Pankreaserkrankungen, Eisenüberladung (Multitransfusion) oder durch Medikamente: Glukokortikoide, Immunsuppressiva (Cyclosporin A, Takrolimus), Zytostatika (Asparaginase, Alexan).

Typ-2-Diabetes

Vor allem bei massiv adipösen Jugendlichen wird diese Form vermehrt beschrieben. In den USA tritt sie vorwiegend bei afro-amerikanischen und hispanischen Jugendlichen auf, sodass möglicherweise auch genetische Faktoren beteiligt sind. Ob auch in Europa eine „Epidemie“ des Typ-2-Diabetes bei Jugendlichen auftreten wird, ist offen. Die Therapie besteht in Gewichtsabnahme sowie eventuell zusätzlich orale Antidiabetika und/oder Insulin.

> Bei mildem Diabetesbeginn mit langer Symptomdauer, fehlenden Ketonkörpern im Urin, bei ungewöhnlicher familiärer Diabetesbelastung und bei fehlendem Nachweis von Inselzellantikörper muss an atypische Diabetesformen gedacht werden

18.6 Therapie

18.6.1 Insulin

Die meisten Jugendlichen werden heute mit Humaninsulin behandelt, lediglich für spezielle Indikationen wird noch Schweineinsulin eingesetzt (z.B. Semilente-Insulin spätabends bei Dawn-Phänomen). Rinderinsuline gelten als obsolet.

> Während präpubertäre Kinder auch nach der Remissionsphase meist mit einer Tagesinsulindosis von 0,8–1 Einheit/kg KG auskommen, erhöht sich der Insulinbedarf in der Pubertät oft dramatisch (Abb. 18-3, oberer Teil). Dennoch sind die Stoffwechselergebnisse, gemessen am HbA_{1c}-Wert, in dieser Phase deutlich schlechter verglichen mit jüngeren Kindern und mit jungen Erwachsenen (Abb. 18-3, unterer Teil).

Auch bei stoffwechselgesunden Jugendlichen zeigt sich eine Insulinresistenz, bedingt durch die kontrainsulinäre Wirkung von Wachstumshormon und durch Änderungen der Körperzusam-

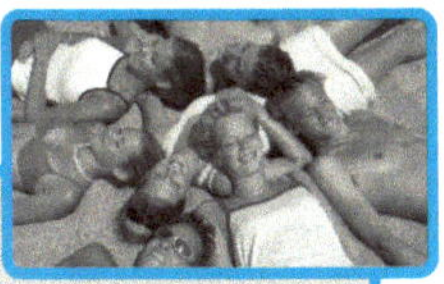

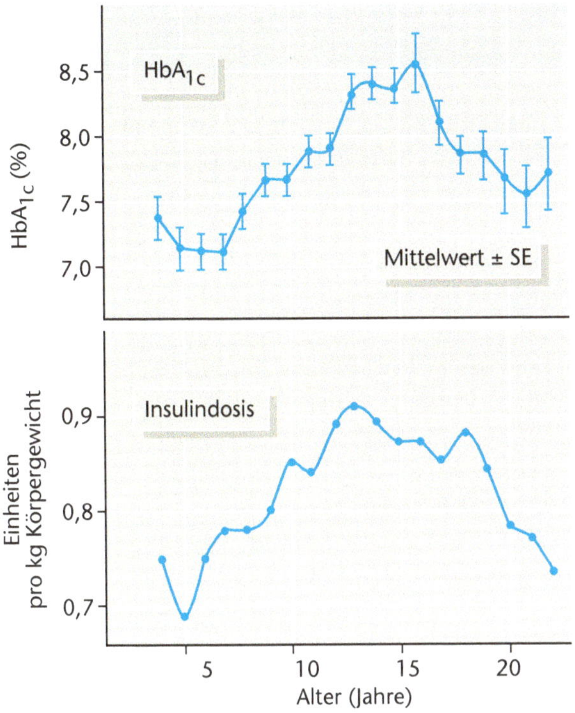

Abb. 18-3 Insulinbedarf pro kg Körpergewicht (unten) und langfristiger HbA_{1c}-Wert (oben) bei 4279 Kindern und Jugendlichen mit Diabetes mellitus nach der Remissionsphase (Diabetesdauer mindestens zwei Jahre; Ergebnisse der bundesweiten Qualitätssicherungsinitiative der Arbeitsgemeinschaft für pädiatrische Diabetologie aus dem Jahr 1998, Daten aus 70 pädiatrischen Zentren).

mensetzung unter dem Einfluss von Sexualsteroiden. Bei Jugendlichen mit Diabetes tragen zusätzlich eine gesteigerte Nahrungsaufnahme, eine hohe Variabilität im Tagesablauf und psychische Faktoren, wie bewusste oder unbewusste Therapiefehler, zu den unbefriedigenden Stoffwechselergebnissen trotz hohen Insulindosen bei.

Intensivierte Insulintherapie

Die Insulinbehandlung bei Jugendlichen ist nur selten als konventionelle Insulintherapie mit lediglich zwei täglichen Injektionen von Normal- und Verzögerungsinsulin (NPH-Insulin) erfolgreich (Abb. 18-4 oben), da hierfür ein sehr starrer Tagesablauf mit festgelegten Nahrungszeiten und -mengen notwendig ist. Um die von Jugendlichen gewünschte Flexibilität zu erreichen, ist eine intensivierte Insulintherapie mit Trennung von Mahlzeiteninsulin und Basalinsulin notwendig. Verschiedene Schemata dieser auch als Basis-Bolus-Therapie bezeichneten Insulinbehandlung wurden entwickelt: Meist wird das Basalinsulin als NPH-Insulin morgens und spätabends verabreicht (Abb. 18-4 Mitte), aber auch eine zusätzliche Gabe mittags ist häufig erforderlich. Intensivierte Insulintherapie bedeutet aber nicht nur vier bis fünf tägliche Insulininjektionen, sondern auch regelmäßige Blutzuckerselbstkontrollen (Zielbereich 70–160 mg/dl bzw. 4–9 mmol/l) und konsequente, vorausplanende Anpassung der Insulindosis. Auch wenn die Regeln zur Dosisanpassung individuell festgelegt werden müssen, gibt Tabelle 18-4 einige Anhaltspunkte.

> Abbildung 18-5 zeigt ein aktuelles Abbild der gewählten Insulintherapieform in Abhängigkeit vom Alter der Patienten, das Überwiegen intensivierter oder teilintensivierter Therapieformen bei Jugendlichen ist klar ersichtlich.

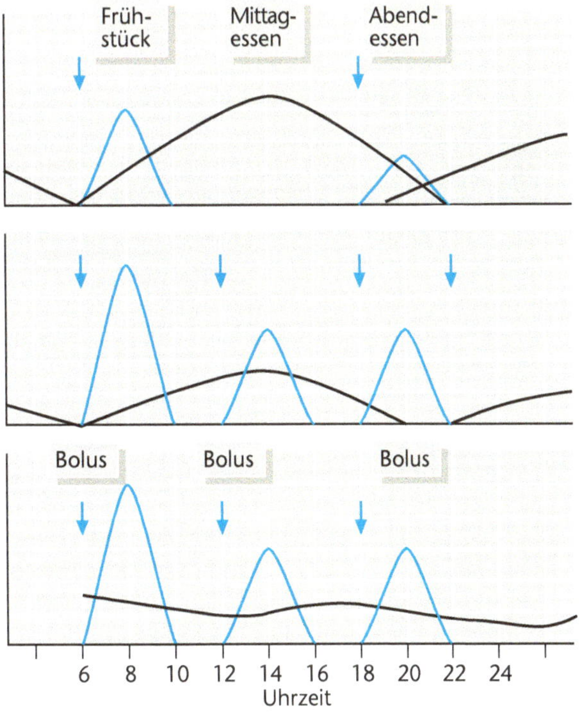

Abb. 18-4 Schematische Darstellung von Insulintherapieschemata:
Oben: konventionelle Insulintherapie
Mitte: intensivierte konventionelle Insulintherapie
Unten: Insulinpumpentherapie (kontinuierliche subkutane Insulininfusion)
Die Wirkkurve von Normalinsulin ist blau, die von NPH-Insulin in schwarz angegeben.

Tabelle 18-4 Regeln für die Insulindosisanpassung bei Jugendlichen mit Diabetes mellitus. Jede Regel muss durch Blutzuckerkontrollen individuell überprüft und auf den momentanen Insulinbedarf des Patienten angepasst werden.

Korrektur erhöhter bzw. erniedrigter Blutzuckerwerte

Abhängig vom Körpergewicht des Patienten senkt eine Einheit zusätzliches Normalinsulin bzw. Analoginsulin den Blutzuckerwert eines Patienten:

bei 30–40 kg um etwa 80–100 mg/dL
bei 40–50 kg um etwa 50 mg/dL
bei > 50 kg um etwa 30–40 mg/dL

Aufgrund der geringeren Insulinsensitivität am Morgen verglichen mit mittags und abends verwenden viele Patienten für die Morgeninjektion einen höheren Korrekturfaktor als mittags und abends.

Insulindosisanpassung in Abhängigkeit von der geplanten Nahrungsaufnahme

Für morgens, mittags und abends wird jeweils die pro BE/KE notwendige Insulinmenge ermittelt durch Blutzuckermessung etwa zwei Stunden nach der Mahlzeit. Anhand dieses Faktors können dann Mahlzeiten variiert bzw. für zusätzliche Mahlzeiten die notwendige Insulindosis errechnet werden.

Richtwerte:	morgens:	etwa 1,5–2,5 E Normalinsulin pro BE/KE
	mittags:	etwa 1–1,5 E Normalinsulin pro BE/KE
	abends:	etwa 1,5–2 E Normalinsulin pro BE/KE

Veränderung der Grundmenge des Verzögerungsinsulins

Dosisanpassung, wenn über mehrere Stunden der Blutzucker zur Zeit des Wirkungsmaximums (etwa 6 h nach Injektion) außerhalb des Zielbereichs von 70–160 mg/dL liegt.
Beispiel: wenn BZ über mehrere Tage mittags erhöht, morgendliches Basalinsulin um etwa 10% erhöhen

Dosisanpassung bei Sport

minus 10–20% pro Stunde Sport; große individuelle Variabilität!
bei Sport am Nachmittag/Abend: auch Basalinsulin für die Nacht reduzieren

Viele Jugendliche ziehen Injektionsgeräte („Pens") der Insulinspritze vor, da so die Injektion einfacher und in der Öffentlichkeit unauffälliger erfolgen kann. Bei freier Mischung von Normal- und NPH-Insulin sind dann jedoch zwei Einstiche notwendig. Pen-Insulin wird immer in der Konzentration 100 E/ml hergestellt, Spritzeninsulin in Deutschland (im Gegensatz zu vielen anderen Ländern!) jedoch in der Konzentration 40 E/ml.

> Pen-Insulin darf also nie mit U-40-Spritzen injiziert werden.

Ein häufig bei Jugendlichen beobachtetes Problem besteht in sehr hohen **morgendlichen Nüchtern-Blutzuckerwerten.** Nur in Ausnahmefällen sind nächtliche Unterzuckerungen (Somogy-Phänomen) als Ursache anzuschuldigen, in aller Regel liegt ein Dawn-Phänomen vor: Eine Insulinresistenz in den frühen Morgenstunden (etwa ab 3 Uhr nachts) zusammen mit nachlassender Insulinwirkung aufgrund der Kinetik der Insulinpräparationen führt zu einem oft ausgeprägten Blutzuckeranstieg. Als Abhilfe kann eine Spätinjektion mit NPH oder einem länger wirkenden Zinkinsulin (z.B. Semilente® oder eventuell auch Ultratard®) versucht werden, die so spät wie möglich (etwa 23 Uhr) in den Oberschenkel verabreicht wird, da hier die Resorption langsamer erfolgt. Auch eine Spätinjektion hat jedoch nur eine begrenzte Wirkdauer, d.h. unbegrenzt langes Ausschlafen (Wochenende oder Ferien) führt zu hohen Nüchtern-Blutzuckerwerten.

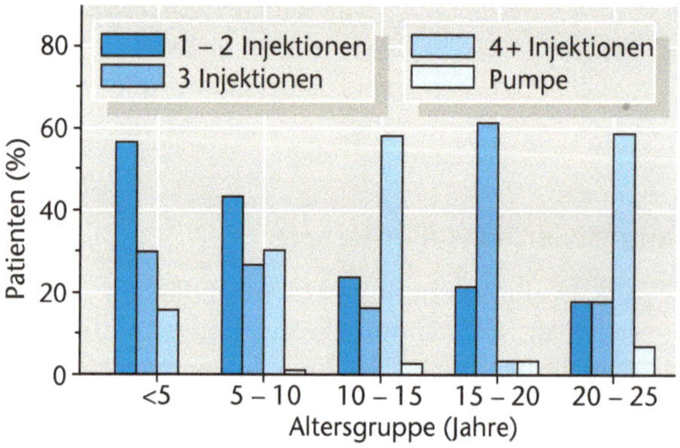

Abb. 18-5 Wahl des Insulintherapieschemas in Abhängigkeit vom Alter (Daten der bundesweiten Qualitätssicherungsinitiative der Arbeitsgemeinschaft für pädiatrische Diabetologie aus dem Jahr 1998, 4279 Kinder und Jugendliche mit einer Diabetesdauer von mehr als zwei Jahren aus 70 Zentren).

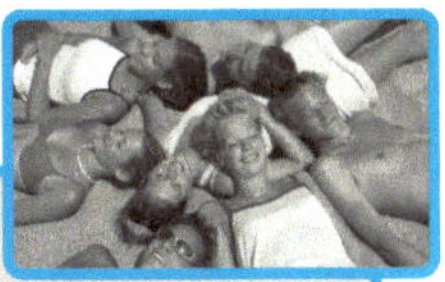

Eine optimale Behandlung des Dawn-Phänomens ist mit einer Insulinpumpentherapie möglich, bei der die Basalrate ab etwa 3 Uhr nachts schrittweise erhöht werden kann (Abb. 18-4 unten). Bisher haben sich aber nur wenige Jugendliche für eine Insulinpumpenbehandlung entschieden, da der höhere Aufwand und die Notwendigkeit, das Gerät ständig am Körper zu tragen, die Akzeptanz reduziert (Abb. 18-5).

Einem aktuellen Trend aus den USA folgend werden Insulinpumpen in der Pädiatrie vermehrt eingesetzt und frühere Kontraindikationen hinterfragt. Diese Art der Insulintherapie ermöglicht größtmögliche Flexibilität durch konsequente Trennung des prandialen Insulinbedarfs vom Mahlzeiten unabhängigen Basalbedarf.
Kurz wirkende Analog-Insuline (Humalog®, NovoRapid®) haben die Möglichkeiten der Insulintherapie erweitert, für Jugendliche ist der Wegfall eines Spritz-Ess-Abstands im Alltag eine oft erhebliche Erleichterung. Da diese Analoginsuline nicht nur rascher, sondern auch kürzer als Normalinsulin wirken, muss das Basalinsulin entsprechend angepasst werden, häufig ist mittags zusätzlich NPH-Insulin notwendig. Wenn Zwischenmahlzeiten gewünscht werden, muss in der Regel hierfür separat Analoginsulin injiziert werden. Jugendliche, die zu häufigeren Injektionen bereit sind, können so eine erhebliche Flexibilität ihres Tagesablaufs realisieren. In Studien zeigte sich, dass

- der Wechsel von Normal- auf Analoginsulin zu geringeren postprandialen Blutzuckeranstiegen führt
- Hypoglykämien eher reduziert werden
- sich die HbA_{1c}-Werte in den untersuchten Kollektiven statistisch meist nicht verbessern

Für die Sorge vieler Patienten, daß gentechnologisch veränderte Insuline mit neuen Nebenwirkungen (atherogen, mitogen) behaftet sein könnten, gibt es zur Zeit keine konkreten Hinweise.
Lang wirkende Analoginsuline (Lantus®) stehen seit kurzem zur Verfügung, sind für jüngere Patienten jedoch nicht zugelassen. Nicht bei allen Patienten ist die einmal tägliche Gabe ausreichend. Beschriebene Vorteile (weniger Hypoglykämien, konstantere Resorption) müssen in größeren pädiatrischen Kollektiven noch bestätigt werden, ebenso die langfristige Sicherheit.

18.6.2 Ernährung

Durch den Trend zur intensivierten Insulintherapie mit mehreren Injektionen pro Tag sind Ernährungsrichtlinien für Jugendliche mit Diabetes in den letzten Jahren wesentlich weniger restriktiv geworden im Vergleich zu früheren Empfehlungen.

Empfohlen wird heute eine gesunde Mischkost, nahezu alle Nahrungsmittel können gegessen werden. Von stark zuckerhaltigen Limonaden und großen Mengen von Süßigkeiten, die nur aus Saccharose bestehen, wird abgeraten.

Saccharose in vernünftigen Mengen (max. 10% der Gesamttagesenergie) und zusammen mit resorptionsverzögernden Nahrungsbestandteilen (Ballaststoffe, Fette) führt zu keiner Verschlechterung der Stoffwechseleinstellung. Spezielle Diabetikernahrungsmittel mit Zuckeraustauschstoffen (Fruktose, Sorbit, Xylose) bieten keinerlei ernährungsphysiologische Vorteile, sind jedoch deutlich teurer und oft geschmacklich wenig befriedigend.
Um die Insulinmenge auf die Nahrungsmenge abzustimmen, wird der Kohlenhydratgehalt abgeschätzt (1 Brot- [BE] oder Kohlenhydrateinheit [KE oder KHE] entspricht 10–12 g verwertbare Kohlenhydrate). Austauschlisten über die in gängigen Nahrungsportionen enthaltene BE- bzw. KE-Menge erleichtern den Umgang mit diesem System im Alltag.
Als Zielwert für den Kohlenhydratgehalt der Nahrung werden in vielen Empfehlungen etwa 50% genannt, allerdings unterscheiden sich die Ernährungsgewohnheiten in unterschiedlichen Ländern und Regionen stark.

Eine Reduktion von Kohlenhydraten mit dem Ziel, so Insulin einzusparen und gute Blutzuckerwerte zu erzielen, ist aber auf keinen Fall günstig, da dann notwendigerweise auf die Energieträger Eiweiß und Fett ausgewichen wird, die – im Übermaß genossen – unter dem Gesichtspunkt der Serumfette und des renalen Risikos ungünstig sein können.

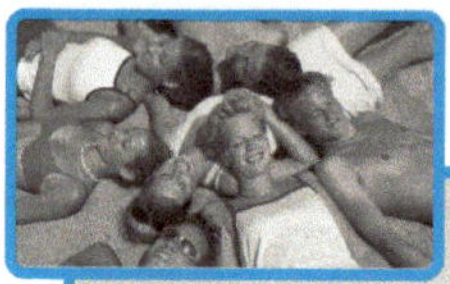

Immer wieder trifft man auf Jugendliche, die in der Kindheit an Diabetes erkrankten und dann über viele Jahre einen relativ starren Ernährungsplan mit z.B. nur 8 oder 10 BE am Tag befolgten. Hier muss durch regelmäßig wiederholte Ernährungsberatung eine Angleichung an den altersentsprechenden Bedarf angestrebt werden.
Die zunehmende Flexibilisierung der Ernährung zusammen mit der besseren Stoffwechseleinstellung durch intensivierte Therapieformen führt als unerwünschte Nebenwirkung nicht selten zu einer Gewichtszunahme bei Jugendlichen, die bei Mädchen sozial schwerer zu akzeptieren ist als bei Jungen. Zusätzliche Mahlzeiten müssen nicht nur in Bezug auf den Kohlenhydratgehalt und die dafür notwendige Insulinmenge bedacht werden, sondern auch in Bezug auf die aufgenommene Gesamtenergiemenge. Diese Gewichtszunahme ist aber sicher multikausal bedingt und lässt sich – bei optimaler Stoffwechseleinstellung – nur schwer verhindern.

> Bei plötzlicher Gewichtsabnahme muss – insbesondere bei Mädchen in der Pubertät – an das bewusste Auslassen von Insulininjektionen oder an eine sich entwickelnde Essstörung gedacht werden und rasch psychologisch/psychiatrische Hilfe hinzugezogen werden.

Auch das Thema „Alkohol“ muss in der Ernährungsberatung von Jugendlichen angesprochen werden, vor allem in Bezug auf die Hypoglykämiegefahr.

18.6.3 Stoffwechselkontrollen und Untersuchungen auf Folgeerkrankungen

Selbstkontrollen und Dokumentation

Eine gute Stoffwechseleinstellung bei Jugendlichen mit Diabetes setzt regelmäßige Blutzuckerselbstkontrollen voraus. Urinzuckerkontrollen sind in aller Regel nicht ausreichend, da mit Urinzuckermessungen weder Hypoglykämien erkannt werden noch eine Insulindosisanpassung möglich ist. In Abhängigkeit von der Stoffwechselkontrolle, dem Ausmaß an gewünschter Flexibilität und weiteren individuellen Faktoren sollten bei intensivierter Therapie in der Regel drei bis fünf Blutzuckermessungen pro Tag erfolgen. Um aus den gemessenen Werten die optimale Information ableiten zu können, sollten die Blutzuckerwerte zusammen mit der jeweiligen Insulindosis, der Nahrungsmenge und Besonderheiten wie Sport oder Hypoglykämien dokumentiert werden. Dies kann entweder in einem konventionellen BZ-Tagebuch oder – von Jugendlichen teilweise bevorzugt – mittels eines EDV-Programmes (z.B. Camit®, DiabAss®, SensorLink® etc.) erfolgen.

Ärztliche Kontrolltermine

Während regelmäßiger medizinischer Kontrolltermine sollten die gemessenen Blutzuckerwerte mit dem Arzt besprochen und die individuellen Insulindosisanpassungsregeln überprüft werden. Schwere Hypoglykämien müssen dokumentiert und die wahrscheinliche Ursache diskutiert werden. Die Bestimmung des HbA_{1c}-Wertes sollte etwa alle drei Monate erfolgen, anzustreben ist ein Wert unter 7% (abhängig von der verwendeten Bestimmungsmethode, etwa 1–2% höhere Werte bei Bestimmung von HbA_1), was jedoch gerade bei Jugendlichen in der Pubertät häufig nicht erreicht wird (s. Abb. 18-3).
Laut der Empfehlung der Arbeitsgemeinschaft für pädiatrische Diabetologie sollte bei jedem Patienten mit Diabetes mellitus mindestens alle sechs Monate Gewicht und Größe dokumentiert werden, um – z.B. anhand des Body-mass-Indexes – eine Tendenz zum Übergewicht frühzeitig zu erkennen (Tab. 18-5).
Weiterhin müssen die Injektionsstellen kontrolliert werden, um bei Lipohypertrophien, die zu verminderter und variabler Insulinresorption führen, auf das Wechseln der Injektionsstellen hinzuweisen.
Bei Jugendlichen ist das frühzeitige Erkennen und Behandeln von zusätzlichen Risikofaktoren für mikro- und makrovaskuläre Komplikationen wichtig: Hypertonie, Hyperlipidämie, Zigarettenrauchen.

18.7 Betreuung

18.7.1 Psychosoziale Betreuung

Die Betreuung von Jugendlichen mit Diabetes setzt ein hohes Maß an psychosozialer Kompetenz im Umgang mit chronisch kranken Jugendlichen voraus. Das Infragestellen von vorgegebenen Regeln, das Experimentieren mit neuen Erfahrungen

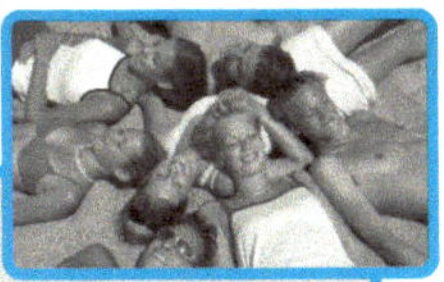

Tabelle 18-5 Von der Arbeitsgemeinschaft für pädiatrische Diabetologie empfohlene Kontrolluntersuchungen bei Kindern und Jugendlichen mit Diabetes.

Alle Patienten
Mindestens alle 6 Monate:
- HbA_{1c}
- Gewicht, Größe
- Blutdruck
- Injektionsstellen

Mindestens jährlich:
- Serumcholesterin

Patienten > 11 Jahre oder mit einer Diabetesdauer > 5 Jahre
Mindestens jährlich:
- Augenhintergrund (dilatierter Pupille!)
- Albuminausscheidung im Urin

ist typisch für diese Altersgruppe, kollidiert jedoch oft mit dem Ziel einer stabilen, normnahen Blutzuckereinstellung. Auch alterstypische Konflikte mit den Eltern werden oft über Fragen der Diabetestherapie ausgetragen, da die Übergabe der Verantwortung für die Erkrankung von den Eltern auf die Jugendlichen für beide Seiten oft schwierig ist. Mindestens ein Teil der medizinischen Kontakte sollte mit den Jugendlichen alleine erfolgen.
Die Diabetestherapie in alterstypischen Situationen (Diskobesuch, Rucksackreisen, Partnerkontakte) muss besprochen werden, ebenso wie Auswirkungen von Alkohol und Drogen (Gefahr der Hypoglykämie).
Auch die Frage der Kontrazeption muss bei weiblichen Jugendlichen Teil der langfristigen Betreuung sein. Ungewollte Schwangerschaften bei Mädchen, die regelmäßig einen Arzt aufsuchen, sollten vermeidbar sein. Alle weiblichen Jugendlichen müssen über das Konzept der präkonzeptionellen Stoffwechseloptimierung zur Reduktion des Missbildungs- und Fetopathierisikos informiert werden. Bei Jungen muss das Thema Potenzstörungen angesprochen werden, da hier oft unbegründete Ängste bestehen.
Die Möglichkeit zu psychosozialen Hilfestellungen (durch Psychologe, Pädagoge, Psychiater und/oder Sozialarbeiter) muss in einem pädiatrisch-diabetologischen Zentrum gegeben sein.

Es hat sich als positiv erwiesen, wenn ein Psychologe fest in das Betreuungsteam integriert ist und ab Diagnose Patienten und deren Familien als Ansprechpartner zur Verfügung steht.

Wenn psychologische Hilfe dagegen als „Feuerwehr“ erst bei erheblichen Problemen hinzugezogen wird, sind die Erfolgsaussichten oft schlecht. In Extremfällen mit erheblichen Interaktionsproblemen und völlig fehlender familiärer Unterstützung des Jugendlichen kann eine zeitweise Herausnahme aus der Familie und Unterbringung in einer Langzeiteinrichtung (Internat, Diabetiker-Jugendheim etc.) notwendig werden.

18.7.2 Schulung für Jugendliche mit Diabetes mellitus

Schulungsangebote für jugendliche Patienten müssen auf die Altersgruppe abgestimmt sein und unterscheiden sich grundlegend von der Schulung jüngerer Patienten, der Schulung von Eltern und der Schulung junger Erwachsener.

Während die Initialschulung nach Manifestation in der Regel stationär und als Einzelschulung erfolgt, sollten Folgeschulungen, die etwa alle zwei bis drei Jahre oder bei Änderungen der Therapie notwendig sind, wenn möglich in Gruppen erfolgen. Verschiedene Modelle für solche Gruppenschulungen (ambulant, teilstationär, vollstationär) wurden entwickelt und je nach lokalen Gegebenheiten erfolgreich eingesetzt.
Grenzen der ambulanten Gruppenschulung sind in der geringeren Mobilität von Jugendlichen im Vergleich zu Erwachsenen, der häufig größeren Entfernung zu einem pädiatrischen Schulungszentrum und in der oft unzureichenden Finanzierung ambulanter Schulungsleistungen zu sehen.
Eine Schulung von Jugendlichen zusammen mit erwachsenen Diabetespatienten wird den spezifischen Anforderungen nicht gerecht und sollte heute obsolet sein. Nicht nur die Gruppeninteraktion, sondern auch Schulungsthemen wie Führerschein, Berufsberatung, Diskobesuche, Designerdrogen, Leistungssport, Diabetes und Partnerschaft etc. erläutern diese Notwendigkeit exemplarisch.

18.7.3 Strukturelle Anforderungen an Therapieeinheiten für Jugendliche

Die Betreuung von Jugendlichen mit Diabetes setzt sowohl diabetologische Kenntnisse als auch

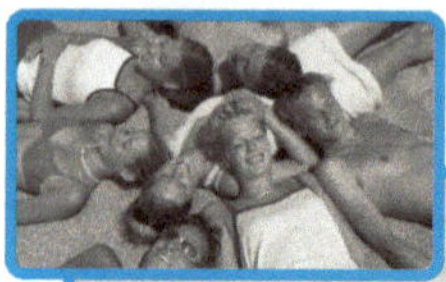

spezifisch pädiatrische Kenntnisse voraus. Die Notwendigkeit von pädiatrischen Diabetologen wird international z.B. in der St. Vincent-Deklaration, einer von der WHO und der IDF Europa initiierten Initiative, anerkannt. Die Deutsche Diabetes-Gesellschaft zertifiziert spezielle Behandlungs- und Schulungseinrichtungen für pädiatrische Diabetespatienten: Gefordert werden hier ein Facharzt für Kinderheilkunde mit der Zusatzausbildung „Diabetologe DDG", eine Diabetesberaterin DDG (Kinderkrankenschwester oder Ernährungsberaterin mit strukturierter diabetologischer Zusatzausbildung), eine Ernährungsberaterin mit Erfahrung über Diabetes bei Kindern und Jugendlichen sowie die Zusammenarbeit mit einem Psychologen, Pädagogen und/oder Sozialarbeiter. Weiterhin muss ein pädiatrisches Schulungs- und Behandlungszentrum über entsprechende Erfahrung mit allen gängigen Therapieformen verfügen, einen Notfalldienst vorhalten und eine altersentsprechende Palette an Schulungsangeboten anbieten (entsprechend ausgestattete Schulungsräume, Schulungsmaterialien und Demonstrationsmöglichkeiten, strukturiertes, schriftliches Schulungsprogramm etc.).

Für Jugendliche, die an Diabetes erkranken, sind der Kinder- und Jugendarzt und eine auf die Betreuung von Diabetespatienten spezialisierte Klinik für Kinder und Jugendliche die natürlichen Ansprechpartner. Darüber hinaus wird das Angebot erweitert, da sich Internisten, speziell so genannte Diabetes-Schwerpunktpraxen, auch für diese Altersgruppe öffnen. Der Wechsel von der pädiatrischen in die internistische Betreuung erfolgt in Deutschland bisher oft unkoordiniert und zufällig. Nur an wenigen Zentren sind z.B. gemeinsame Übergabesprechstunden durch pädiatrische und internistische Diabetologen etabliert.

Ein weiteres Betreuungsangebot für Jugendliche in Deutschland besteht in diabetologisch ausgerichteten Fachkliniken, die zum Teil im Rahmen von Kur- oder Reha-Aufenthalten eine Schulung und Therapie-Neueinstellung anbieten und oft gezielt auf Jugendliche zugehen. Die diabetologische Kompetenz dieser Einrichtungen ist meist nicht anzuzweifeln, nicht alle Einrichtungen haben jedoch die notwendige pädiatrisch-jugendärztliche Kompetenz und Ausstattung. Auch die Wohnortferne, die fehlende kontinuierliche ambulante Weiterbetreuung und die Therapieeinstellung unter artifiziellen Bedingungen werden als Argumente gegen diese Betreuungsform angeführt. Für Jugendliche, denen keine adäquate wohnortnahe pädiatrisch-diabetologische Betreuung zur Verfügung steht oder die diese aus unterschiedlichsten Gründen nicht wahrnehmen können, sind solche Einrichtungen im Einzelfall zweifellos eine Alternative.

18.8 Komplikationen des Diabetes

Jeder Arzt muß mit den Symptomen und den notwendigen Sofortmaßnahmen bei akuten Diabeteskomplikationen vertraut sein (Tab. 18-6). Eltern, gegebenenfalls Freunde etc. sollten mit den Zeichen einer schweren Hypoglykämie vertraut und in der Anwendung von Glukagon geschult sein.

> Hypoglykämien sind bei Jugendlichen statistisch seltener verglichen mit jungen Kindern; Alkoholgenuss stellt jedoch einen für die Altersgruppe spezifischen Risikofaktor dar.

Einzelne Jugendliche erfüllen die Kriterien einer Hypoglykämie-Wahrnehmungsstörung, indem keine Warnsymptome vor schweren Hypoglykämien bemerkt werden. Hier muss eine Änderung der Diabetestherapie, gegebenenfalls eine Erhöhung des angestrebten Blutzuckerzielbereichs erfolgen. Spezielle Trainingsprogramme zur Hypoglykämiewahrnehmung wurden entwickelt.

> Jeder Diabetespatient sollte immer rasch resorbierbare Kohlenhydrate sowie einen Diabetikerausweis mit sich führen.

Ketoazidotische Entgleisungen kommen heute seltener bei Manifestation, sondern vorwiegend im Zusammenhang mit Therapiefehlern und Compliance-Problemen bei Jugendlichen vor. Wichtig ist die rasche Diagnose und sofortige stationäre Einweisung, eventuell nach Anlegen einer Infusion mit physiologischer Kochsalzlösung.

Operationen sind bei diabetischen Jugendlichen ohne erhöhte Gefährdung möglich unter der Voraussetzung, dass Anästhesist und Kinderarzt über entsprechende Erfahrung in der Stoffwechselführung während und nach einer Narkose verfügen und dass jederzeit die sofortige Möglichkeit zur Blutzuckermessung besteht.

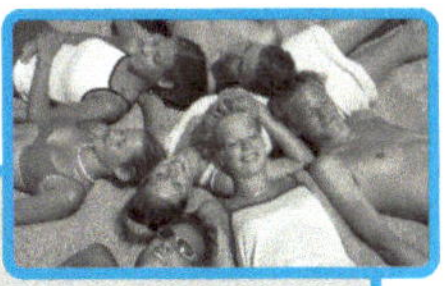

Tabelle 18-6 Symptome und Sofortmaßnahmen bei akuten Komplikationen des Diabetes.

Komplikation	Symptome/Diagnostik	Therapie
Hypoglykämie	• Schwitzen, Zittern, Tachykardie • Heißhunger, Schwindel • Aufmerksamkeitsstörungen, Sprachstörungen • Somnolenz, Koma	• bei Hypoglykämie mit erhaltenem Bewusstsein: orale Gabe leicht resorbierbarer Kohlenhydrate (Cola, Saft, Traubenzucker, Hypogluc), etwa 20 g bzw. 2 BE/KE, dann Blutzuckermessung und Entscheidung über weitere Kohlenhydratzufuhr • bei hypoglykämischem Koma oder Krampfanfall: bei klassischer Symptomatik keine Zeit mit Blutzuckermessung vergeuden, sondern Glukagoninjektion: 1 mg i.v., i.m. oder s.c. oder i.v.-Glukoseinjektion: 20% Glukoselösung, etwa 0,2–0,5 g pro kg KG
diabetische Ketoazidose	• Durst, Gewichtsverlust, Dehydratation/Exsikkose • Mattigkeit, Leistungsverlust, Abgeschlagenheit • Acetongeruch, Tachypnoe (Kußmaul-Atmung) • Kopfschmerzen, Erbrechen, Somnolenz • Diagnostik: Blutzucker, Urinzucker, Urinaceton, Säure-Basen-Status, Elektrolyte; Blutdruck	• sofortige stationäre Einweisung, Infusionsbehandlung (0,9% NaCl), Insulin über Perfusor, engmaschige Überwachung etc.

Das Risiko von **diabetischen Folgeerkrankungen** reduziert auch heute die langfristige Lebensqualität und Lebenserwartung von Diabetespatienten. Entgegen früheren Vermutungen trägt die gesamte Diabetesdauer, also auch die Stoffwechseleinstellung vor und in der Pubertät, zum individuellen Risiko von mikrovaskulären Komplikationen bei. Bei diabetischen Jugendlichen lässt sich gelegentlich eine beginnende Retinopathie (Mikroaneurysmen, harte Exsudate) oder eine Mikroalbuminurie nachweisen. Die präventiven Aufgaben des Kinder- und Jugendarztes umfassen die Sicherstellung von regelmäßigen Kontrolluntersuchungen (s. Tab. 18-5) und die Reduktion von Risikofaktoren:

- bestmögliche Stoffwechseleinstellung
- Verhindern des Zigarettenrauchens
- Erkennen und konsequente Behandlung einer Hypertonie

Eine symptomatische Neuropathie oder makrovaskuläre Komplikationen sind bei Jugendlichen extreme Ausnahmen. Eine proliferative Retinopathie oder eine Makroalbuminurie bzw. diabetische Nephropathie kommen bei adäquater Langzeittherapie in dieser Altersgruppe ebenfalls nur selten vor, weshalb das Thema diabetische Folgeerkrankungen in der Pädiatrie noch häufig vernachlässigt wird.

Bei jedem Patienten mit beginnenden Folgeerkrankungen muss die Stoffwechseleinstellung überdacht und die Therapie gegebenenfalls verändert werden.

Durch kompetente, engmaschige augenärztliche Untersuchungen muss sichergestellt werden, dass die Indikation zu einer Lasertherapie nicht versäumt wird.

Bei persistierender Mikroalbuminurie (mindestens zwei von drei quantitativen Urinuntersuchungen im pathologischen Bereich, d.h. nächtliche Urinalbuminexkretion > 20 µg/min, Albuminausscheidung im 24-Stunden-Sammelurin > 30 mg oder Albumin/Kreatinin-Quotient > 30 mg/g bei Männern bzw. > 40 mg/g bei Frauen). Andere Nierenerkrankungen (Harnwegsinfektion, IgA-Nephritis etc.) müssen ausgeschlossen werden, die Unterscheidung zwischen einer transitorischen Albuminvermehrung im Urin und einer persistierenden Mikroalbuminurie ist nicht immer einfach. Für Patienten mit gesicherter diabetischer Mikroalbuminurie stehen – neben Stoffwechseloptimierung und Ausschaltung zusätzlicher Risikofaktoren wie Hypertonie oder Rauchen – heute als gesicherte, die Progression zur diabetischen Nephropathie verzögernde Maßnahmen eine Behandlung mit ACE-Hemmern (z.B. Enalapril)

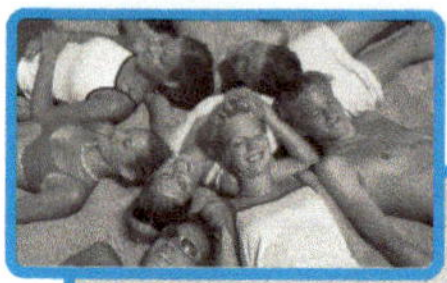

und/oder eine Reduktion der Eiweißzufuhr zur Verfügung. Hier sollte immer eine Beratung oder Mitbetreuung durch Zentren erfolgen, die Erfahrung in der Therapie beginnender diabetischer Folgeerkrankungen haben. Folgeerkrankungen sollten in Schulungen für Jugendliche thematisiert und die präventiven Möglichkeiten bei aktiver Mitarbeit der Patienten unterstrichen werden.

Literatur

Alberti KGMM, Zimmet PZ for the WHO Consultation (1998) Definition, Diagnosis and Classification of Diabetes mellitus and its Complications. Part 1: Diagnosis and Classification of Diabetes mellitus. Provisional Report of a WHO consultation. Diabetic Medicine 15, 539–535

Diabetes Control and Complications Trial Research Group: Effect of intensive diabetes treatment on the development and progression of long-term complications in adolescents with insulin-dependent diabetes mellitus. J Pediatr 125: 177–188, 1994

Heinze, E., Holl, R.W.: Diabetes mellitus. In: Reinhardt, D., G.-A. von Harnack (Hrsg.) Therapie der Krankheiten des Kindesalters. 6. Auflage, Springer-Verlag, 1997, S. 103–114

Heinze, E., Holl, R.W.: Tests for ß-cell function in childhood and adolescence. in: M.B. Ranke (Hrsg.): Functional Endocrinologic Diagnostics in Children and Adolescents, J & J Verlag, Mannheim. 2. Auflage, 1996

Holl, R.W., P. Hürter, Arbeitsgemeinschaft Pädiatrische Diabetologie. Statement zur Qualitätssicherung in der pädiatrischen Diabetologie. Monatsschr Kinderheilk 143 (11), 1146–1149, 1995

Holl, R.W.: Hyperglykämie. in: D. Michalk und E. Schönau: Pädiatrische Differentialdiagnose. Urban & Schwarzenberg, München–Wien–Baltimore, 1999

Hürter, P.: Diabetes bei Kindern und Jugendlichen. Mit drei Beiträgen von Karin Lange. 5., vollständig überarbeitete und aktualisierte Auflage. Springer, Berlin/Heidelberg/NewYork, 1997

Lange, K., Burger, W., Haller, R., Heinze, E., Holl, R.W., Hürter, P., Schmidt, H. Weber, B.: Jugendliche mit Diabetes: Ein Schulungsprogramm. Verlag Kirchheim, Mainz, 1995

19 Dissozialität und Delinquenz

Hans-Christoph Steinhausen

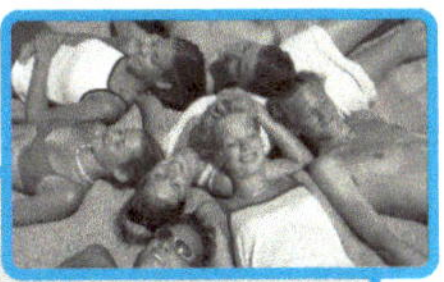

19.1 Definition

Mit Dissozialität wird ein Verhalten beschrieben, das die Regeln des sozialen Zusammenlebens so weitreichend verletzt, dass ein Eingreifen von Fachpersonen bzw. gesellschaftlichen Instanzen erforderlich wird. Delinquenz umreißt ein Verhalten, das von gesellschaftlichen Kontrollinstanzen verfolgt wird. Entsprechende Handlungen müssen nicht notwendigerweise Verstöße gegen die Strafgesetzgebung darstellen. So kann z.B. chronisches Schulschwänzen als eine delinquente Handlung verstanden werden, die vornehmlich die Schulbehörden veranlasst, Maßnahmen zu ergreifen. Rechtsbrüche im Sinne einer Verletzung der Strafgesetzgebung werden als kriminelle Handlungen bezeichnet.

In der Kinder- und Jugendpsychiatrie werden gemäß dem vorherrschenden internationalen Klassifikationssystemen dissoziale und delinquente Handlungen diagnostisch mit dem Begriff der Störungen des Sozialverhaltens bezeichnet. Bei diesen handelt es sich um ein wiederholtes und ausgeprägtes Muster dissozialen, aggressiven oder aufsässigen Verhaltens, das in extremer Form gröbste Verletzungen altersentsprechender sozialer Erwartungen beinhaltet.

Jugendliche mit dissozialem oder delinquentem Verhalten gehören zum Aufgabengebiet nicht nur der Jugendpsychiatrie, sondern auch der Psychologie, der Pädagogik und Soziologie sowie zahlreicher weiterer gesellschaftspolitisch relevanter Instanzen und Disziplinen. Das vorliegende Kapitel handelt den Themenbereich vornehmlich unter jugendpsychiatrischen Aspekten ab.

Für die Diagnose einer Störung des Sozialverhaltens muss gemäß ICD-10 ein extremes Ausmaß der in Tabelle 19-1 genannten Symptome vorliegen. Bei einzelnen Symptomen kann die erhebliche Ausprägung bereits für eine Diagnose ausreichen, während isolierte dissoziale Handlungen dieses Kriterium nicht erfüllen.

In der Klassifikation der ICD-10 werden im Wesentlichen vier Formen der Störungen des Sozialverhaltens unterschieden:

- Die auf den **familiären Rahmen beschränkte Störung des Sozialverhaltens** (F91.0) ist in der Regel auf das Kindesalter beschränkt und wird in diesem Kapitel daher nicht weiter behandelt.
- Die **Störung des Sozialverhaltens bei fehlenden sozialen Bindungen** (F91.1) ist durch die Kombination von anhaltendem dissozialem und aggressiven Verhalten mit einer bedeutsamen sozialen Beziehungsstörung charakterisiert. Das entscheidende Merkmal dieser Form ist die fehlende Einbindung in die Gruppe der Gleichaltrigen. Die betroffenen Kinder und Jugendlichen sind isoliert und unbeliebt, haben keine engen Freundschaften oder dauerhafte Beziehungen zu Gleichaltrigen und weisen häufig eine belastete Beziehung zu Erwachsenen auf. Die dissozialen und aggressiven Handlungen werden typischerweise allein begangen und schließen Tyrannisieren, exzessives Streiten, Erpressung, Gewalttätigkeit, Ungehorsam und Widerstand sowie ausgeprägte aggressive Gewaltausbrüche und Destruktivität ein.
- Ähnliche Symptome weist auch die **Störung des Sozialverhaltens bei vorhandenen sozialen Bindungen** (F91.2) auf. Hier bestehen allerdings angemessene andauernde Freundschaften mit Gleichaltrigen, die oft der gleichen delinquenten oder dissozialen Subkultur angehören. Jugendliche mit dieser Störung können aber auch einer nicht delinquenten Gruppe angehören und ihr dissoziales Verhalten außerhalb dieses Rahmens zeigen.
- Die vierte Form der **Störung des Sozialverhaltens mit oppositionellem aufsässigem Verhalten** (F91.3) ist eine leichtere Störung des Sozialverhaltens, die vornehmlich bei Kindern vorkommt und daher in diesem Kapitel ebenfalls nicht weiter behandelt wird.

Störungen des Sozialverhaltens können sich mit emotionalen Störungen kombinieren; dies gilt ganz besonders für depressive Störungen sowie Angststörungen.

Tabelle 19-1 Symptome, die gemäß ICD-10 für die Diagnose einer Störung des Sozialverhaltens in extremem Ausmaß vorliegen müssen.

- Streiten oder Tyrannisieren
- Grausamkeit gegenüber Menschen oder Tieren
- erhebliche Destruktivität gegen Eigentum
- Feuerlegen
- Stehlen
- häufiges Lügen
- Schulschwänzen und Weglaufen von Zuhause
- ungewöhnlich häufige oder schwere Wutausbrüche
- Ungehorsam

19.2 Epidemiologie

Störung des Sozialverhaltens liegen gemäß internationalen Feldstudien bei etwa 4 bis 6% der Jugendlichen vor. Im gesamten Kindes- und Jugendalter sind Jungen mindestens viermal häufiger als Mädchen betroffen. Ab der Adoleszenz verschiebt sich dieses Verhältnis noch weiter zu Lasten der männlichen Jugendlichen.

Die Risiken für Störungen des Sozialverhaltens steigen mit einer Anhäufung von psychosozialen Risikofaktoren weiter an, zu denen Unterschicht, Kriminalität und psychische Störungen bei den Eltern, beengte Wohnverhältnisse, chronische Partnerkonflikte und Heimunterbringung zählen. Bei anonymisierten Befragungen nach der Methode der so genannten Dunkelfelderhebung wird deutlich, dass Jugendliche in sehr viel größerem Umfang delinquente Handlungen begehen, als die offiziellen Polizeistatistiken widerspiegeln. Dabei handelt es sich aber mehrheitlich um leichtere Vergehen, die noch dazu mehrheitlich nicht in ausgeprägte delinquente oder kriminelle Entwicklungen münden. Wahrscheinlich wird aber mindestens die Hälfte aller Jugendlichen mehrfach auffällig.

19.3 Hintergrund

Im Rahmen einer integrierenden Ätiologie spielen biologische Faktoren eine untergeordnete Rolle, während psychosoziale Bedingungen vorrangig für die Entwicklung von Dissozialität und Delinquenz verantwortlich sind.

Genetische Faktoren sind allenfalls für die Schwerstkriminalität von Erwachsenen im Rahmen von Zwillings- und Adoptionsstudien nachgewiesen worden. Hirnorganische Faktoren spielen eher eine untergeordnete Rolle. In einzelnen Fällen können – mit einer ganz speziell zu würdigenden Strafmündigkeit – postenzephalitische oder hirntraumatische Zustandsbilder, episodische Verstimmungen bei der Temporallappen-Epilepsie oder frühkindliche hirnorganische Risikofaktoren eine Bedeutung haben. Auch das männliche Sexualhormon Testosteron spielt wahrscheinlich ebenfalls nur eine periphere Rolle in der Ätiopathogenese der Störung des Sozialverhaltens.

Im Rahmen der zentral bedeutsamen psychosozialen Faktoren kommt den familiären Bedingungen eine herausragende Bedeutung zu.

Ältere Geschwister können über ihr eigenes aggressives, dissoziales und delinquentes Verhalten wichtige Vorbilder für den delinquenten Jugendlichen werden. Ein inkonsistentes Erziehungsverhalten mit ausgeprägten Schwankungen, chronische Partnerkonflikte, anhaltender Streit, Zerwürfnisse, Gewalt und Trennung der Eltern schädigen in ganz besonderer Weise vor allem die heranwachsenden männlichen Kinder und Jugendlichen.

Diese familiären Faktoren werden häufig durch weitere soziale und kulturelle Faktoren verstärkt.

Hierzu zählen soziale und ökonomische Benachteiligungen bzw. Belastungen, niedriges Bildungsniveau, ungünstige und eingeschränkte Wohnbedingungen sowie Wohnviertel mit hohem Anteil an delinquenten Jugendlichen und Erwachsenen. Ferner leisten die Gruppe der Gleichaltrigen sowie die Schule wichtige eigenständige Beiträge zur Auslösung und Verfestigung von Dissozialität und Delinquenz. Sie können aggressives und dissoziales Verhalten fördern bzw. ungenügend sanktionieren.
Schließlich dürfen vielfältige gesellschaftliche und kulturelle Einflüsse nicht unberücksichtigt bleiben. Dies gilt in zunehmendem Maße für die ungünstigen Effekte der Massenmedien, die über die Darbietung von Aggressivität und Gewalt einen bedeutsamen Beitrag zur Entwicklung von Störungen des Sozialverhaltens bei Jungen insbesondere kurz vor der Adoleszenz leisten.

19.4 Klinik

Zu den häufigen Delikten von Jugendlichen gehören Diebstahl, Einbruch oder Raub und Sachbeschädigung. Daneben können Brandstiftung, Körperverletzung und Tierquälerei sowie Verkehrsdelikte und Bedrohung sowie Erpressung beobachtet werden. Weitere Strafhandlungen betreffen Verstöße gegen das Betäubungsmittelgesetz, Beschaffungskriminalität, Sexualdelikte sowie Totschlag und Mord.
In das Spektrum dissozialer Verhaltensweisen gehören ferner häufiges Lügen, verbal aggressives

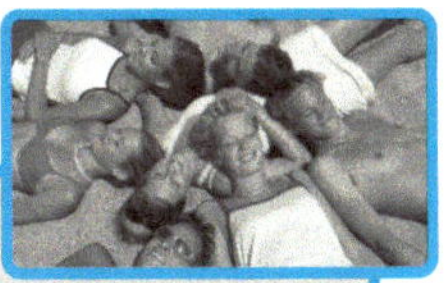

Verhalten, extremes Streiten sowie häufige und schwere Wutausbrüche. Weitere Symptome betreffen ausgeprägten Ungehorsam, Tyrannisieren, Grausamkeit gegen Tiere oder Menschen, Schulschwänzen, Schwarzfahren und Weglaufen von Zuhause.

Wie bereits in der Klassifikation zum Ausdruck gebracht, können Störungen des Sozialverhaltens im Jugendalter bedeutsam mit depressiven oder Angststörungen verbunden sein. Nicht wenige dissoziale Jugendliche haben ein niedriges Selbstwertgefühl und emotionale Beeinträchtigungen. Weitere **komorbide Störungen** betreffen die hyperkinetischen Störungen, die in dieser Kombination mit einer Störung des Sozialverhaltens eine besonders ungünstige Prognose haben. Auch mit Entwicklungsstörungen schulischer Fertigkeiten, insbesondere der Lese-Rechtschreib-Schwäche sind Störungen des Sozialverhaltens häufig verbunden. Eine enge Beziehung besteht ferner zu Substanzmissbrauchsstörungen, während eine Koexistenz mit schizophrenen Psychosen eher selten ist. Ab dem Jugendalter kann sich bei persistierenden Störungen des Sozialverhaltens auch die Frage stellen, inwieweit eine dissoziale Persönlichkeitsstörung vorliegt.

19.5 Diagnostik

Während in der Diagnostik von Störungen des Sozialverhaltens bei Kindern und Jugendlichen spezielle Fragebögen eine Vorabklärung ermöglichen, macht die Dissozialität und Delinquenz beim Jugendlichen in der Regel eine differenzierte Exploration von Anfang an unabdingbar. Dabei ist zu berücksichtigen, dass die Jugendlichen zur Dissimulation neigen und die Eltern bzw. Bezugspersonen oft über das ganze Ausmaß der dissozialen und delinquenten Handlungen nicht hinlänglich informiert sind.

Vor der eigentlichen Befunderhebung muss eine sorgfältige Anamnese alle entwicklungsbezogenen Risikobelastungen sowie Hinweise auf das Vorliegen von Hirnfunktionsstörungen oder organischen Psychosyndromen abklären. Die eigentliche Befunderhebung muss sich auf die in Tabelle 19-2 genannten Themenbereiche erstrecken.

Bei Verdacht auf das koexistente Vorliegen eines organischen Psychosyndroms oder einer Epilepsie müssen zusätzliche diagnostische Erhebungen (z.B. bildgebende Verfahren, EEG, neuropsychologische Testdiagnostik) eingesetzt werden. Die Beurteilung der Strafmündigkeit ist Aufgabe des forensisch weitergebildeten Jugendpsychiaters.

Tabelle 19-2 Befunderhebung bei delinquentem/dissozialem Verhalten.

- Alter bei Beginn der Störung
- Erscheinungsform und Ausprägung dissozialer und delinquenter Handlungen (aktuell und zurückliegend)
- bedeutsame Kontexte für das dissoziale und delinquente Verhalten (Familie, Gleichaltrigengruppe, Schule)
- koexistente, klinische Störungen (depressive Störungen, Angststörungen, hyperkinetische Störungen, umschriebene Entwicklungsstörungen, Substanzmissbrauchsstörungen)
- Verlauf von Schule und Ausbildung
- Persönlichkeitsstruktur des Jugendlichen
- familiäre Verhältnisse
- soziale Einbindung des Jugendlichen (Freunde, Gleichaltrige, delinquente Gruppe)
- Behandlungsmotivation und bisherige Behandlungsversuche.

19.6 Therapie

Für die Therapie von dissozialen und delinquenten Jugendlichen sind nicht nur die Jugendpsychiatrie, sondern ein im beträchtlichen Maß auch die Pädagogik und die klinische Psychologie zuständig. Weitere Schwerpunkte liegen bei der Sozialarbeit sowie anderen staatlichen und gesellschaftlichen Instanzen.

Für die klinisch-jugendpsychiatrische Behandlung gilt der Grundsatz einer indikationsbezogenen, differenzialdiagnostisch geleiteteten Intervention. Die zahlreichen komorbiden Störungen müssen jeweils mit den zur Verfügung stehenden Mitteln behandelt werden.

Die im Zentrum stehenden Störungen des Sozialverhaltens lassen sich am ehesten mit Methoden der familienorientierten Verhaltenstherapie beeinflussen.

So wird z.B. im Elterntraining auf eine systematische Veränderung des fehlangepassten elterlichen Erziehungsverhaltens abgezielt. Dissoziales und

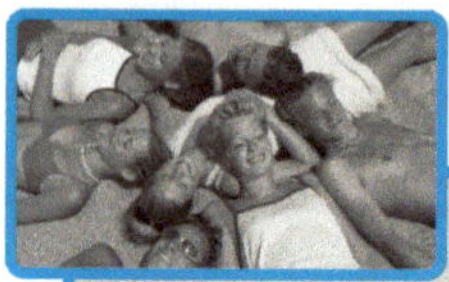

delinquentes Verhalten lässt sich beim Jugendlichen selbst ebenfalls mit Methoden der Verhaltenstherapie im Rahmen von Einzel- und Gruppentraining verändern. Dabei sollen die Beziehungsfähigkeit und die soziale Kompetenz sowie die Strategien zur Konfliktbewältigung ausgebaut, ein realistisches Selbstkonzept vermittelt und eine Ablösung von dissozialen Gruppen erreicht werden.

Je umfassender die zahlreichen Problembereiche sowohl auf der individuellen wie auf der familiären Ebene berücksichtigt werden können, desto wahrscheinlicher sind die Erfolgsaussichten für die Behandlung.

Gleichwohl muss bei dissozialen und delinquenten Jugendlichen mit einer längerfristigen Behandlungsdauer gerechnet werden und können desolate familiäre Rahmenbedingungen die Fremdplatzierung in pädagogischen Einrichtungen erforderlich machen. Auch im Rahmen von Strafmaßnahmen ist eine Einbindung psychologischer Behandlungsansätze anzustreben.

Literatur

Steinhausen, H.-C.: Psychische Störungen bei Kindern und Jugendlichen, 4. Auflage. München: Urban & Fischer, 2000.

Steinhausen, H.-C., von Aster, M. (Hrsg.): Verhaltenstherapie bei Kindern und Jugendlichen. 2. Auflage. Weinheim: Beltz-PVU, 1999.

20 Drogen

Eberhard Schulz, Christian Fleischhaker und Rudolf Heger

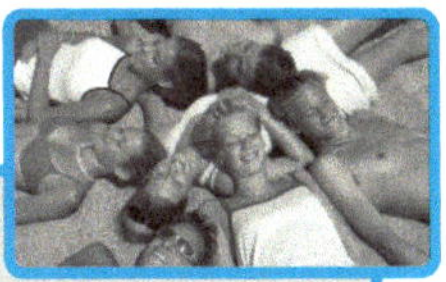

20.1 Definition

Die ICD–10 klassifiziert übergreifend die einzelnen Zustände, die durch Alkohol, Drogen und andere psychotrope Substanzen verursacht werden (Tab. 20-1). Von der akuten Intoxikation unterscheidet die WHO-Klassifikation den schädlichen Gebrauch (F1X.1). Aus diesem hat sich ein **Abhängigkeitssyndrom** entwickelt, wenn drei oder mehr der folgenden Kriterien zusammen mindestens einen Monat lang bestanden haben:

- starkes Verlangen oder Art Zwang, die Substanz zu konsumieren
- verminderte Kontrolle über den Substanzgebrauch
- körperliches Entzugssyndrom, wenn die Substanz reduziert oder abgesetzt wird
- Toleranzentwicklung gegenüber den Substanzeffekten
- Einengung auf den Substanzgebrauch, deutliche Vernachlässigung anderer Vergnügungen oder Interessen
- anhaltender Substanzgebrauch trotz eindeutig schädlicher Folgen

Von einem **Entzugssyndrom** (F1X.3) wird gesprochen, wenn der absolute oder relative Entzug einer Substanz, die wiederholt oder zumeist über einen längeren Zeitraum und/oder in höherer Dosierung konsumiert wurde, zu einem entsprechenden Symptomkomplex führt. Beginn und Verlauf des Entzugssyndroms sind zeitlich begrenzt und abhängig von der Substanz, Art und Dosis, die unmittelbar vor dem Absetzen verwendet wurde. Das Entzugssyndrom darf nicht durch eine unabhängige körperliche Erkrankung oder eine andere psychiatrische Störung verursacht werden. Darüber hinaus können beim Entzugssyndrom weitere Komplikationen, wie z.B. Krampfanfälle hinzutreten.

Im Weiteren werden noch die in Tabelle 20-2 aufgeführten Zustandsbilder als Folge von Alkohol- und Substanzmissbrauch unterschieden.

Tabelle 20-1 Klassifikation von Störungen, die durch psychotrope Substanzen verursacht werden können.

F 1 X.0	**Akute Intoxikation mit folgender Subdifferenzierung:**
F 1 X.00	ohne Komplikationen
F 1 X.01	mit Verletzungen oder anderen körperlichen Schäden
F 1 X.02	mit anderen medizinischen Komplikationen (z.B. Hämatemisis, Aspiration)
F 1 X.03	mit Delir
F 1 X.04	mit Wahrnehmungsstörungen
F 1 X.05	mit Koma
F 1 X.06	mit Krampfanfällen
F 1 X.07	pathologischer Rausch (gilt nur für Alkohol)

Tabelle 20-2 Weitere Komplikationen als Folge von Alkohol- und Substanzmissbrauch.

F 1 X.4	Entzugssyndrom mit Delir
F 1 X.5	Psychotische Störung
F 1 X.6	Durch Alkohol oder psychotrope Substanzen bedingtes amnestisches Syndrom
F 1 X.7	Durch Alkohol oder psychotrope Substanzen bedingter Restzustand und verzögert auftretende psychotische Störung
F 1 X.8	Andere, durch Alkohol oder psychotrope Substanzen bedingte psychische oder Verhaltensstörung

20.2 Problematik

Klinische und epidemiologische Untersuchungen aus dem Bereich der Kinder- und Jugendpsychiatrie zeigen eine deutliche Überschneidung zwischen Substanzmissbrauch und -abhängigkeit mit anderen jugendpsychiatrischen Störungsbildern. Die vorliegenden Forschungsbefunde belegen einen bedeutsamen Einfluss des Substanzmissbrauchs auf den Verlauf von kinder- und jugendpsychiatrischen Erkrankungen – speziell bei hyperkinetischem Syndrom, Störungen des Sozialverhaltens, affektiven Störungen und bei Subgruppen von Essstörungen. Umgekehrt lässt sich zeigen, dass die prämorbide Belastung mit bestimmten psychischen Auffälligkeiten, psychosozialen Belastungen und bereits manifesten kinder- und jugendpsychiatrischen Erkrankungen das Risiko für Alkohol- und Substanzmissbrauch deutlich erhöht.

Das Wissen um die häufige Komorbidität von Substanzmissbrauch mit kinder- und jugendpsychiatrischen Störungsbildern ist von großer Relevanz für eine frühzeitige Diagnostik und Therapie.

Cannabis ist im Jugendalter die am häufigsten gebrauchte Droge, gefolgt von Ecstasy, Amphetaminen, Kokain und LSD. Der kombinierte Ge-

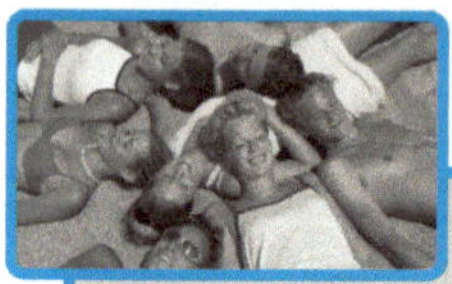

brauch von Alkohol mit den oben genannten Drogen überwiegt. Neue Untersuchungen belegen, dass auch der Gebrauch von Ecstasy mit einem offensichtlich erhöhten Risiko für die Entwicklung einer Abhängigkeit einhergeht. Beim Gebrauch von Cannabis kann sich ein Abhängigkeitssyndrom mit oder ohne Entzugssymptomatik entwickeln. Im Jugendalter ist das durch Cannabis induzierte so genannte amotivationale Syndrom häufig anzutreffen. Der multiple Substanzgebrauch begünstigt das Auftreten von Flashback–Phänomenen, paranoid-halluzinatorischen Psychosen, aggressiven Durchbrüchen und von zum Teil lang andauernden affektiven Störungen. Nachfolgend werden einige der wichtigsten Charakteristika der am häufigsten konsumierten Rauschdrogen zusammengefasst.

Cannabis

Die für die psychotrope Wirkung verantwortliche Verbindung in allen Cannabisprodukten ist das delta-9-Tetrahydrocannabinol (THC). Das THC wird mit einer Halbwertzeit von 35–50 Stunden eliminiert. Schon nach einmaligem Gebrauch lassen sich daher noch sieben Tage später Abbauprodukte im Urin nachweisen. Aufgrund dieser langen Halbwertzeit kumuliert das THC bei häufiger Anwendung. Innerhalb von ca. acht Tagen werden etwa 30% der Cannabinoide über die Niere und 50% über den Darm ausgeschieden.

In den letzten Jahren hat offensichtlich der Gehalt an delta-9-Tetrahydrocannabinol, aufgrund einer selektiven Pflanzenzüchtung, um teilweise das Dreifache zugenommen.

Unter den durch Cannabiskonsum ausgelösten Störungen sind im physischen Bereich Konjunktivitis, Entzündungen der oberen Luftwege, Kopfschmerzen, Übelkeit, Erbrechen, gelegentlich auch Ataxie, Blutdruckabfall und Abschwächung der Muskelkraft hervorzuheben. Die psychischen Auswirkungen erstrecken sich auf Veränderungen von Aktivität, Antrieb und Psychomotorik. Es kommt zu Apathie oder euphorischer Stimmung, zu Veränderungen der Wahrnehmung und des Denkens bis hin zu paranoiden Inhalten und Halluzinationen.

Die Einschränkung kognitiver Funktionen führt u.a. zu nachlassenden Schulleistungen, häufig gefolgt von Umschulungen oder Abbruch des Schulbesuchs.

Opioide

Das derzeit am häufigsten als Suchtmittel verwendete Opioid ist das Heroin. Das Diacetylmorphin (Heroin) entsteht durch Acetylierung des Morphins. Heroin wird sehr viel schneller metabolisiert als Morphin. Heroin hat im Vergleich zum Morphin eine stärkere, rascher eintretende und länger anhaltende analgetische und euphorisierende Wirkung, bei gleichzeitig geringer ausgeprägter Sedierung. Heroin kann sowohl intravenös als auch intramuskulär gespritzt und auch geschnupft werden. Letzteres ist unter Jugendlichen jedoch zumeist nur ein Durchgangsstadium zum intravenösen Gebrauch.

Die neuropsychiatrische Symptomatik entsteht einerseits als Folge der Sucht, andererseits als Folge der toxischen Wirkung des Heroins und der Fremdbeimengungen des „Straßenheroins". Nach einer Überdosis kommen verschiedene Grade der Bewusstseinsstörung vor, von schwer komatösen Zustandsbildern bis hin zu Durchgangssyndromen, die teilweise längerfristig persistieren können.

Die chronische Einnahme führt häufig zu Depressionen, Sexual- und Schlafstörungen und Dysfunktionen im vegetativen Nervensystem. Die häufigsten neurologischen Störungen sind Nystagmus, Koordinations- und Sensibilitätsstörungen sowie ein Tremor. Seltener kommen hingegen ein Parkinson-Syndrom, Ataxie, Enzephalomalazie oder eine toxische Amblyopie vor. Von Seiten der peripheren Nerven treten vor allem Neuropathien und Neuritiden auf. Als Muskelschädigung wird außer chronischen Myopathien auch das eher seltene Krankheitsbild der akuten Rhabdomyolyse beschrieben. Hinzu kommen noch neuropsychiatrische Symptome als Folge von infektiösen Erkrankungen (u.a. Hepatitis, HIV-Infektion).

Drogen mit Amphetaminwirkung („Speed")

Amphetamine werden aufgrund der guten Lipidlöslichkeit fast vollständig aus dem Dünndarm resorbiert. Der Amphetamingehalt ist im Gehirn etwa achtmal höher als im Plasma. Amphetamine werden sowohl unverändert, als auch nach Hydroxylierung in der Leber und konjugiert mit Glucuronsäure über die Nieren ausgeschieden. Je saurer der Harn, desto mehr Amphetamin wird ausgeschieden, da die Rückresorption in den Nierentubuli nahezu unterbleibt.

Amphetamine werden als Tabletten, Kapseln, Dragees, Injektionslösungen und weißes, kristallines Pulver gehandelt. Verwendet wird es auch in Kombination mit LSD (Frisco speed), Kokain, Heroin (Speed ball) oder auch Barbituraten. Konsumiert werden Amphetamine oral, i.v., geschnupft oder geraucht. Der Wirkungseintritt ist je nach Applikationsform sehr rasch (z.B. ca.10 s bei gerauchtem Amphetamin), die Wirkdauer beträgt zwischen zwei Stunden bei oral zugeführtem Amphetamin und bis zu 24 Stunden bei gerauchtem Amphetamin.

Vorübergehend wirken Amphetamine leistungssteigernd und euphorisierend, begleitet von Appetitlosigkeit und herabgesetztem Schlafbedürfnis. An Nebenwirkungen zeigen sich optische und akustische Halluzinationen, Unruhe, Gereiztheit, Nervosität und Bewusstseinstrübungen. An körperlichen Symptomen kommt es zu einer Erhöhung von Blutdruck, Herzfrequenz (Tachykardie und Arrhythmien) und einer Hyperthermie.

Bei Langzeitabusus besteht die Gefahr der Neurotoxizität, wobei sich auch Enzephalorrhagien und Apoplexien entwicklen können. Bei häufigem Gebrauch kommt es zu einer Toleranzentwicklung mit Dosissteigerung und verstärktem Auftreten von dysphorischen Verstimmungen.

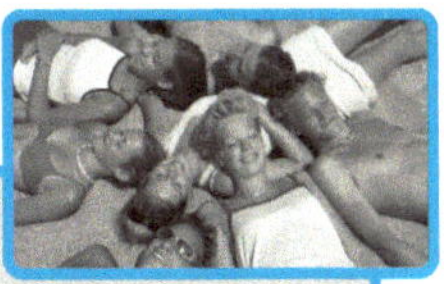

Neben akuten oder vorübergehenden paranoid-halluzinatorischen Störungen treten auch lang andauernde affektive Störungen und chronische paranoid-halluzinatorische Verläufe auf. Rezidive im Sinne von Flashback-Phänomenen sind sowohl durch unspezifische psychische Anspannung als auch durch Alkohol und weiteren multiplen Substanzmissbrauch auslösbar.

Kokain

Als Droge wird Kokain meist geschnupft oder geraucht und selten gespritzt, da es enteral schlecht resorbiert und durch Hydrolyse inaktiviert wird. Die enterale Bioverfügbarkeit liegt nur bei etwa 30 bis 40%. In der Leber wird Kokain zu Norkokain verstoffwechselt, einem pharmakodynamisch aktiven Metaboliten. Nach intravenöser Injektion hat Kokain eine Plasmahalbwertzeit von etwa 60 Minuten. Wird das Kokain geschnupft, so werden auch aufgrund der lokal vasokonstriktorischen Wirkung höhere Kokainplasmaspiegel mit deutlich längerer Wirkdauer über einige Stunden erreicht.

Kokain wird entweder als kristallines Salz oder als Kokainbase (Crack) gehandelt. Die Kokainbase wird vorwiegend geraucht, da sie leichter flüchtig ist als das Kokainhydrochlorid. Geraucht erreicht Kokain einen sehr viel schnelleren und höheren Wirkspiegel als bei anderer Verabreichung.

Kokain reduziert das Schlafbedürfnis, bewirkt eine motorische Unruhe und nicht selten wird über ein initiales Glücksgefühl berichtet. Diese Wirkung ist jedoch meist nur von kurzer Dauer und wird häufig von akuten Angst- und Panikzuständen mit zum Teil ausgeprägter Aggressionsneigung abgelöst. Es können sich bei längerfristigem Gebrauch anhaltende depressive Verstimmungen und chronisch paranoid-halluzinatorische Syndrome entwickeln.

Komplikationen werden zumeist durch die starke sympathomimetische Aktivität des Kokains ausgelöst. Besonders lebensbedrohlich sind akute Arrhythmien und andere kardiovaskuläre Komplikationen. Daneben finden sich gehäuft eine Hyperthermie und auch Krampfanfälle.

LSD (Lysergsäurediäthylamid)

LSD wird im Plasma zu 40 bis 70% an Eiweiß gebunden. Die Halbwertzeit beträgt beim Menschen etwa drei Stunden.

Nach der Einnahme von LSD dominieren zunächst vegetative Effekte, wie Schwächegefühl, Schwindel, Parästhesien und Tremor. Herzfrequenz und Körpertemperatur können ansteigen. Regelmäßige Symptome sind eine Erhöhung der Reflexerregbarkeit und weite Pupillen, gelegentlich kommt es auch zu Schweißausbrüchen und Tränenfluss. Innerhalb von Minuten baut sich eine Spannung auf mit abrupten Wechseln zwischen Euphorie und Dysphorie. In der zweiten und dritten Stunde treten visuelle Illusionen und Synästhesien, wie das farbige Sehen von Tönen, auf. Die Erscheinungen sind äußerst vielfältig und werden durch Variablen wie Persönlichkeit, Umgebung und Erwartungshaltung beeinflusst.

Ecstasy (MDMA) und Eve (MDE)

Ecstasy und Eve sind die derzeit wichtigsten Vertreter der Gruppe der Methylendioxyamphetamine, den so genannten Entaktogenen. 3,4-Methylen-Dioxy-Metamphetamin (MDMA oder Ecstasy) wurde erstmals 1912 synthetisiert und 1914 als Appetitzügler patentiert. Es handelt sich chemisch um ein ringsubstituiertes Phenylisopropylamin, das eine chemische Strukturverwandtschaft sowohl zu den Halluzinogenen als auch zu Amphetaminen zeigt.

Entaktogene werden als Tabletten, Kapseln und als weißes kristallines Pulver gehandelt. Es werden auch Mischungen mit Amphetaminen wegen der unterschiedlichen Wirkung verwendet.

Die Dosierung von MDMA beträgt zumeist zwischen 80–150 mg, die von MDE zwischen 100–140 mg. Der Wirkungseintritt findet sich nach etwa einer Stunde, die Wirkdauer beträgt ca. vier Stunden. Einzelne Metabolite lassen sich noch nach sieben Tagen im Urin nachweisen, wobei es sich jedoch hierbei um pharmakodynamisch inaktive Substanzen handelt.

An psychotropen Wirkungen wird eine milde Euphorie und eine erhöhte emphatische Kommunikationsbereitschaft beschrieben. Aufgrund dieser Eigenschaften wurde das MDMA in der Vergangenheit speziell in der Schweiz und in den Vereinigten Staaten im Rahmen von tiefenpsychologisch fundierten Psychotherapien angewandt. Seit Beginn der 90er-Jahren ist MDMA als „Tanzdroge" bei Jugendlichen verstärkt verbreitet. Aufgrund seines Missbrauchspotenzials wurde MDMA als Betäubungsmittel eingestuft.

Es konnte gezeigt werden, dass der Gebrauch von Ecstasy mit einem erhöhten Risiko für die Entwicklung einer Abhängigkeit einhergeht. Ecstasy-Konsumenten klagen gehäuft über körperliche Beschwerden und psychische Beeinträchtigungen in Form von Konzentrationsstörungen und Denkstörungen bis hin zu Derealisations- und Depersonalisationsphänomenen und protrahierten Nachhall-Psychosen. Schwerwiegende Komplikationen treten in Form von gesteigerter Suizidalität, paranoidem Erleben, aggressiven Durchbrüchen und lebensbedrohlichen Zwischenfällen mit Hyperpyrexie, Rhabdomyolyse und disseminierter intravasaler Gerinnung in Erscheinung. Die im Tierversuch eindeutig nachgewiesenen neurotoxischen Wirkungen innerhalb des serotoninergen Systems sind im Hinblick auf ihre Relevanz am Menschen Gegenstand aktueller Forschung.

20.3 Epidemiologie

> Nach dem 1997 von der Bundeszentrale für gesundheitliche Aufklärung vorgestellten Bericht war Cannabis die am häufigsten gebrauchte Droge, gefolgt von Ecstasy und Amphetaminen.

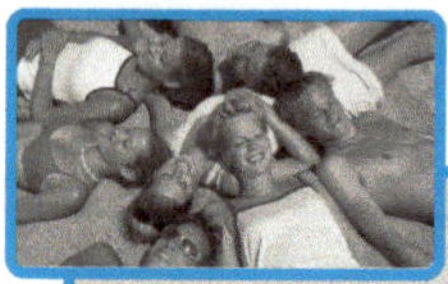

Mehr als 90% der befragten Ecstasy-Konsumenten hatten vor dem Erstkonsum von Ecstasy Alkohol konsumiert und Cannabis gebraucht. Die überwiegende Mehrheit der Ecstasy-Konsumenten berichtet dabei über einschlägige Erfahrungen mit anderen Drogen, vor allem mit Cannabis, Drogen mit Amphetaminwirkung („Speed"), LSD und Kokain.

Nach den von der Bundeszentrale für gesundheitliche Aufklärung vorgelegten aktuellen Daten, liegt der häufigste Erstkonsum bei Alkohol und Cannabis zwischen dem 13. und 15. Lebensjahr, bei Ecstasy später, zwischen dem 16. und 18. Lebensjahr. Weiter zeigt die Studie, dass der Gebrauch von Ecstasy mit einem erhöhten Risiko für die Entwicklung einer Abhängigkeit einhergeht.

Die Drogenaffinitätsstudie (BZgA 1994) zeigt, dass sich der Anteil der Jugendlichen mit Alkoholrauscherfahrung in den letzten Jahren praktisch nicht verändert hat: Bei den 14- bis 17-Jährigen hatten 45% ein- oder mehrmals einen schweren Rausch und bei den 18- bis 20-Jährigen waren es 77%. Es zeigt sich, dass der Alkoholkonsum von Jugendlichen, besonders erste Alkoholrauscherfahrung, vielfach im privaten Umfeld stattfinden, zum Teil sogar gemeinsam mit den Eltern oder anderen Familienangehörigen. Der wichtigste soziale Kontext des jugendlichen Alkoholtrinkens, in dem sich entscheidet, ob und wie viel getrunken wird, ist jedoch weiterhin die Gruppe der gleichaltrigen Freunde. So schreiben die Jugendlichen dem Alkohol auch vor allem eine geselligkeitsfördernde und deutlich weniger eine belastungsreduzierende Wirkung zu.

20.4 Hintergrund

Das Wissen um die Zusammenhänge zwischen Substanzmissbrauch und -abhängigkeit mit kinder- und jugendpsychiatrischen Störungsbildern eröffnet neue Möglichkeiten für das Verständnis von Risikofaktoren für Suchterkrankungen und deren Früherkennung.

> Bei Suchterkrankungen handelt es sich um ein kompliziertes Wechselspiel zwischen Persönlichkeitsmerkmalen, erhöhter Vulnerabilität für eine psychische Störung und familiären sowie psychosozialen Belastungen.

Die Problematik der **Komorbidität** des Drogenmissbrauchs im Jugendalter lässt sich wie folgt beschreiben:

- Bei vielen psychopathologischen Symptomen handelt es sich um Folgen des Drogenmissbrauchs (z.B. amotivationales Syndrom bei Cannabismissbrauch, drogeninduzierte Psychosen).
- Eine Reihe von kinder- und jugendpsychiatrischen Erkrankungen begünstigt das Auftreten und beeinflusst den Verlauf eines Drogenmissbrauchs (z.B. hyperkinetisches Syndrom, Störung des Sozialverhaltens, sich entwickelnde antisoziale Persönlichkeitsstörung).
- Der Drogenmissbrauch beeinflusst wiederum den Verlauf der psychiatrischen Störung (z.B. depressive Syndrome, Bulimia nervosa).

Familiäre und psychosoziale Risikofaktoren begünstigen die Entwicklung einer Drogenproblematik und deren Aufrechterhaltung (z.B. Broken-Home-Situation, familiäre Belastungen mit Suchterkrankungen und antisozialen Persönlichkeitsstörungen, Deprivationssyndrome, Misshandlung, sexueller Missbrauch).

> Fasst man die vorliegenden Verlaufsstudien zusammen, so ergibt sich, dass Kinder mit einem hyperkinetischen Syndrom in der Langzeitkatamnese signifikant häufiger dissoziales Verhalten und Drogenmissbrauch gegenüber den Kontrollgruppen zeigen.

Den bereits im Kindesalter vorhandenen aggressiv-expansiven Verhaltensauffälligkeiten kommt somit eine hohe prädiktive Wertigkeit für Alkohol und Drogenmissbrauch im Jugendalter zu – dies meist in Kombination mit einer persistierenden Störung des Sozialverhaltens.

Das hyperkinetische Syndrom kommt häufiger bei biologischen Verwandten ersten Grades vor. Zusätzlich belegen zahlreiche Studien, dass bei den Familienmitgliedern von Kindern mit einem hyperkinetischen Syndrom eine höhere Prävalenz von affektiven Störungen, Angststörungen, antisozialen Persönlichkeitsstörungen und Suchterkrankungen auftritt.

Eine **Störung des Sozialverhaltens** kann bereits im Vorschulalter auftreten, gewöhnlich liegt der Beginn jedoch in der späteren Kindheit oder frühen Adoleszenz. Die Störung des Sozialverhaltens ist häufig mit frühen Sexualkontakten, Rauchen, Alkohol- und Drogenmissbrauch vergesellschaftet. Für die Entwicklung einer Störung des

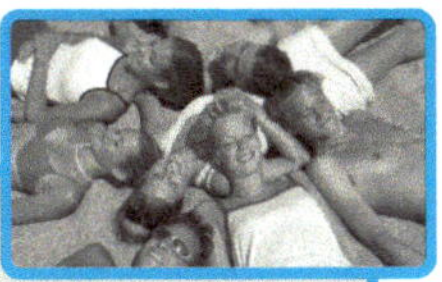

Sozialverhaltens lassen sich einige Risikofaktoren benennen (Tab. 20-3).

Ein komorbider Alkohol- und/oder Substanzmissbrauch erhöht das Risiko einer bleibenden Störung des Sozialverhaltens.

Darüber hinaus ist es wichtig zu betonen, dass Alkohol und die derzeit von Jugendlichen häufig konsumierten Drogen wie LSD (Lysergsäurediäthylamid), Kokain, Ecstasy (3,4-Methylen-Dioxy-Metamphetamin, MDMA), Amphetamine, aber auch Cannabis, sowohl alleine als auch in Kombination mit Alkohol, das Auftreten von aggressivem und gewalttätigem Verhalten nachhaltig begünstigen. Bei chronischem und zumeist multiplem Substanzmissbrauch erhöht sich zugleich die Rate an Suizidversuchen und vollendeten Suiziden im Jugendalter.
Ein Substanzmissbrauch begünstigt bei Jugendlichen das Auftreten von **depressiven Syndromen,** und Jugendliche mit depressiven Störungen zeigen ein erhöhtes Risiko für die Entwicklung von Alkoholmissbrauch und Drogenproblemen.

Die höchsten Suizidraten finden sich in diesem Zusammenhang bei Jugendlichen mit Alkohol- und/oder Drogenmissbrauch und einem depressiven Syndrom.

Es wird angenommen, dass mindestens 25% aller Suizidversuche im Jugendalter in einem Zusammenhang mit Alkohol- bzw. Drogenmissbrauch stehen.
Alkohol- und Substanzmissbrauch begünstigen ferner das Auftreten von **Angststörungen** im Jugendalter. Dabei imponieren die phobischen Störungen, speziell die soziale Phobie. Im Gegensatz zu den depressiven Syndromen ist aber im Jugendalter nach wie vor unklar, inwiefern primäre Angsterkrankungen das Auftreten eines Substanzmissbrauchs begünstigen.
Jugendliche mit einer **Anorexia nervosa** lassen sich nach DSM-IV in zwei klinische Subtypen differenzieren:

- restriktiver Typus: Der Gewichtsverlust wird in erster Linie durch Diäten, Fasten oder übermäßige körperliche Betätigung erreicht.
- „Binge-Eating/Purging"-Typus: Hierbei zeigen die Betroffenen regelmäßige „Fressanfälle" (binge-eating) und/oder „Purging"-Verhalten in Form von selbstinduziertem Erbrechen oder dem Missbrauch von Laxanzien.

Verglichen mit dem restriktiven Typus zeigt die zweite Subgruppe (Binge-Eating/Purging-Typ) eine größere Affektlabilität und im weiteren Verlauf der Erkrankung eine erhöhte Komorbidität mit Alkohol- und Drogenmissbrauch.
Deutlich höher ist das Risiko für Substanzmissbrauch und -abhängigkeit bei der **Bulimia nervosa.** Bei dieser Essstörung finden sich häufiger Zeichen einer Impuls-Kontroll-Störung, Übergänge in Persönlichkeitsstörungen vom instabilen Typus (Boderline-Persönlichkeitsstörungen), affektive- und Angststörungen. Häufig werden Stimulanzien (u.a. Amphetaminderivate) konsumiert, um den Appetit und das Gewicht zu kontrollieren.

Bei Suchtproblemen im Jugendalter ist die Kenntnis von entwicklungspsychopathologischen Besonderheiten sowohl für die Diagnostik als auch für die Therapie von entscheidender Bedeutung. Die Suchtproblematik markiert nicht selten ein Scheitern an den altersabhängigen Entwicklungsaufgaben und -anforderungen.

Substanzmissbrauch und -abhängigkeit finden sich daher u.a. auch im Rahmen von Adoleszentenkrisen. Hierbei handelt es sich um Normvarianten des Erlebens und Verhaltens in der Adoleszenz. Zur Symptomatik gehören Auffälligkeiten im Bereich des Erlebens (Selbstwertskrupel, Schuldgefühle, Insuffizienzgefühle, körperliche und seelische Selbstwertkonflikte) und/oder des Verhaltens, wie beispielsweise Weglaufen, Suizidversuche, übertriebene Protesthaltung sowie Alkohol- und Drogenkonsum.

Tabelle 20-3 Risikofaktoren für die Entwicklung einer Störung des Sozialverhaltens.

- Zurückweisung und Vernachlässigung durch die Eltern
- körperliche Misshandlung und/oder sexueller Missbrauch
- inkonsequente Erziehung
- inadäquate Betreuung
- häufiger Wechsel der Bezugspersonen
- abnorme intrafamiliäre Beziehungsmuster
- schwieriges Temperament
- Vorgeschichte mit hyperkinetischem Syndrom
- schwieriges soziales Umfeld
- Anschluss an delinquente Gruppe Gleichaltriger

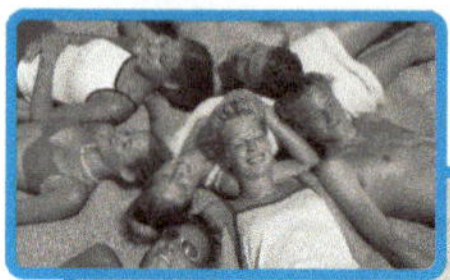

Differenzialdiagnostisch müssen die in Tabelle 20-4 genannten Störungsbilder und Erkrankungen mit in Betracht gezogen werden. Dabei muss bedacht werden, dass die Suchtproblematik als komorbide Störung aufgetreten sein kann oder aber eine dieser Störungsbilder sich als Folge des Substanzmissbrauchs entwickelt hat.
Die Komorbidität von kinder- und jugendpsychiatrischen Störungen mit Alkohol- und Drogenmissbrauch ist erheblich, wie die vorangestellte Darstellung verdeutlicht.

Eine rein soziologische, psychologische und pädagogische Betrachtung des Drogenproblems ohne Berücksichtigung der relevanten kinder- und jugendpsychiatrischen Störungsbilder kann nicht ausreichen, um langfristig wirkungsvolle präventive Strategien zu etablieren.

Aktuelle Langzeitstudien vom Kindergartenalter bis in die Adoleszenz belegen auf eindrucksvolle Weise, dass Risikokinder für eine Suchterkrankung schon in jungem Alter erkannt werden können. Diese Risikokinder zeigen bereits im Kindergartenalter aggressiv-expansives Verhalten, mangelnde Selbstkontrolle, erhöhte Impulsivität, sind leicht erregbar, gefahrenblind, zeigen vorschnelles Handeln, eine ausgeprägte Suche nach unmittelbaren Verstärkern, eine erhöhte Empfindlichkeit für Außenreize, verhalten sich häufig rücksichtslos, und sie zeigen deutliche Defizite in den sozial-adaptiven Fähigkeiten. Im weiteren Verlauf ergibt sich eine hohe Überschneidung dieser Merkmale mit den sich entwicklenden Störungen des Sozialverhaltens. Die hier genannten Temperamentsmerkmale sowie ein früher Beginn der dissozialen Probleme bereits im Vorschulalter, aggressives Verhalten, ungenügende Sozialfertigkeiten, schlechte Beziehungen zu Gleichaltrigen und später hinzutretende Schulschwierigkeiten können als Risikomerkmale für eine Störung im Sozialverhalten und für Alkohol- und Drogenmissbrauch angesehen werden. Kinder mit diesen Temperamentsmerkmalen und entsprechenden sozialen Auffälligkeiten bedürfen einer frühzeitigen Diagnostik und Therapie. Für eine wirkungsvolle Prävention muss durch weitere sehr sorgfältige kinderpsychiatrische Untersuchungen geklärt werden, welche protektiven Faktoren Kinder mit den gleichen problematischen Temperamentsmerkmalen vor der Entwicklung einer Suchterkrankung schützen.

Tabelle 20-4 Differenzialdiagnostisch zu bedenkende Störungsbilder und Erkrankungen bei Suchterkrankungen Jugendlicher.

- organische psychische Störungen (F0)
- Psychosen (F20–29)
- Affektstörungen, insbesondere depressive Störungen (F31–33, F38)
- Angststörungen (einschließlich posttraumatischer Belastungsstörungen; F40, 41, 43)
- Borderline-Persönlichkeitsstörungen (F60.3)
- Impulskontrollstörungen (F63)
- hyperkinetisches Syndrom und Störungen des Sozialverhaltens (F90–92)

20.5 Klinik

Klinisch lassen sich in Anlehnung an die ICD-10-Klassifikation der WHO verschiedene Unterformen des Substanzmissbrauchs beschreiben (Tab. 20-5). Die körperlichen und psychopathologischen Symptome, die durch die jeweiligen Rauschmittel ausgelöst werden, ähneln weitgehend der Symptomatik bei Erwachsenen. Ähnliches gilt für die Entwicklung von psychischer und körperlicher Abhängigkeit und von Gewöhnung (Tab. 20-6)
Für die meisten derzeit von Jugendlichen bevorzugt konsumierten Drogen gilt, dass sie psychotische Zustandsbilder auslösen und spezifische drogeninduzierte Psychosen hervorrufen können. Es handelt sich teilweise um typische **Halluzinogene,** wobei speziell LSD, Kokain, Phencyclidin („Angel Dust"), aber auch die vielfältigen als

Tabelle 20-5 Unterformen des Substanzmissbrauchs nach ICD-10.

- Störungen durch Alkohol (F10)
- Störung durch Opioide (F11)
- Störungen durch Cannabinoide (F12)
- Störungen durch Sedativa oder Hypnotika (F13)
- Störungen durch Kokain (F14)
- Störungen durch andere Stimulanzien, einschl. Koffein (F15)
- Störungen durch Halluzinogene (F16)
- Störungen durch Tabak (F17)
- Störungen durch flüchtige Lösungsmittel (F18)
- Störungen durch multiplen Substanzgebrauch und Konsum anderer psychotroper Substanzen (F19)

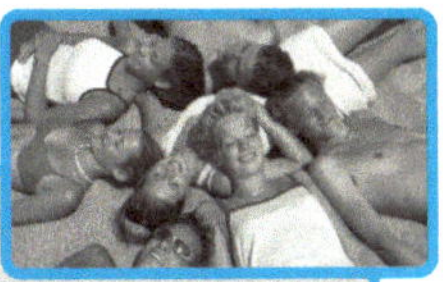

Tabelle 20-6 Entwicklung von psychischer und körperlicher Abhängigkeit und von Gewöhnung bei andauernder Zufuhr von Suchtmitteln.

	Psychische Abhängigkeit	Körperliche Abhängigkeit	Gewöhnung
Opiate	+++	+++	+++
Zentral dämpfende Mittel (Schlafmittel, Beruhigungsmittel, Alkohol)	+++	++	++
Zentral erregende Mittel			
• Kokain	+++	–	–
• Stimulanzien	++	(+)	++
• Cannabis	++	+	+
• Halluzinogene	++	–	++

„Speed" bezeichneten Amphetaminderivate ebenso wie Ecstasy, häufig begünstigt durch den multiplen Substanzmissbrauch, zu schwerwiegenden psychopathologischen Zustandsbildern (Tab. 20-7) führen können. Psychotische Symptome können auch durch psychotrope Alkaloide ausgelöst werden (z.B. Tollkirsche und Stechapfel). Es finden sich Symptome wie Schlaflosigkeit, Zittern, Angst, Bewusstseinstrübung und Verwirrtheit mit zum Teil lebhaften Halluzinationen.

Ecstasy-Konsumenten klagen gehäuft über körperliche Beschwerden und psychische Beeinträchtigungen in Form von Konzentrationsstörungen und Denkstörungen bis hin zu Derealisationsphänomenen und Nachhall-Psychosen. Schwerwiegende Komplikationen treten in Form von gesteigerter Suizidalität, paranoidem Erleben, aggressiven Durchbrüchen und lebensbedrohlichen Zwischenfällen mit Hyperpyrexie, Rhabdomyolyse und disseminierter intravasaler Gerinnung in Erscheinung.

Die durch **Cannabiskonsum** ausgelösten Störungen sind in Tabelle 20-8 zusammengefasst. Bei häufigem Gebrauch von Cannabis kann sich ein Abhängigkeitssyndrom mit oder ohne Entzugssymptomatik entwickeln, und auch beim isolierten Gebrauch der Droge können psychotische Zustandsbilder mit Wahn und Halluzinationen auftreten. Das amotivationale Syndrom beschreibt die bei regelmäßigem Cannabiskonsum zu beobachtende Antriebsminderung. Hierbei findet sich nicht nur eine Verringerung des Antriebs, sondern auch von Aktivität und Psychomotorik, begleitet von Interessensverlust und häufig ausgeprägten Lern- und Leistungsstörungen.

Bei den persistierenden Wahrnehmungsstörungen (Flashbacks) handelt es sich um das Wiederauftreten von Wahrnehmungsstörungen, die während der Intoxikation mit der Rauschdroge aufgetreten waren. Gerade bei jugendlichen Patienten resultieren aus diesen nicht selten durch Cannabis, LSD und Kokain induzierten Störungen erhebliche Beeinträchtigungen im sozialen, familiären und schulischen Bereich.

Tabelle 20-7 Klinisch bedeutsame psychopathologischen Zustandsbildern nach Drogenmissbrauch.

- Horror- und Panikerlebnisse
- Echo-Psychosen
- paranoide Psychosen
- Halluzinationen
- Depressionen und Ängste
- Suizidimpulse
- aggressive Durchbrüche
- Unruhezustände und Desorientierung
- körperliche und psychische Entzugssymptomatik

Tabelle 20-8 Störung durch Cannabiskonsum (entsprechend international anerkannter diagnostischer Kriterien, DSM-IV, 1996).

Cannabismissbrauch
Cannabisabhängigkeit
- mit Entzugssymptomatik
- ohne Entzugssymptomatik

Cannabisintoxikation
Cannabisintoxikationsdelir
Cannabis-induzierte psychotische Störung
- mit Wahn
- mit Halluzinationen

Cannabis-induzierte Angststörung
Cannabis-induziertes amotivationales Syndrom

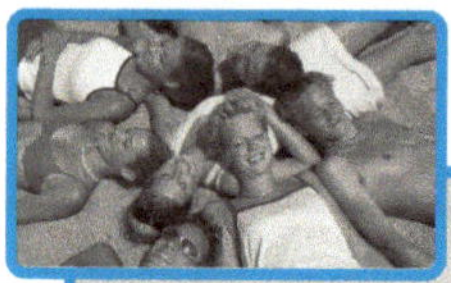

20.6 Diagnostik

Suchtprobleme bei Jugendlichen können auch durch Überforderungssituationen in der Schule, z.B. im Rahmen von Grenzbegabung, nicht erkannter Lernbehinderung oder von Teilleistungsstörungen, wie der Legasthenie, auftreten.

> Das diagnostische Vorgehen bei Verdacht auf eine Suchtproblematik im Jugendalter beinhaltet daher stets neben der körperlichen und neurologischen Untersuchung und ergänzend zur psychopathologischen Untersuchung auch die psychologische Diagnostik.

Letztere umfasst im Rahmen einer ausführlichen Leistungsdiagnostik auch die Überprüfung schulischer Fertigkeiten, wie Lesen, Schreiben und Rechnen, und wird durch entsprechende Verfahren zur Emotional- und Persönlichkeitsdiagnostik ergänzt. Im Jugendalter verweisen die folgenden anamnestischen Angaben nicht selten auf eine sich entwickelnde Suchtproblematik:

- schulischer Leistungsknick
- „Knick“ in der Lebensführung
- amotivationales Syndrom
- sozialer Rückzug
- sich entwickelnde Störung des Sozialverhaltens
- Kontakte zu Jugendlichen mit Drogenmissbrauch

Generell lässt sich feststellen, dass sich die Psychopathologie drogeninduzierter und schizophrener Psychosen im Akutstadium auf der Symptomebene oftmals nur schwer voneinander abgrenzen lässt. Folgende Hinweise können dafür sprechen, dass die Symptome durch eine nicht substanzinduzierte psychotische Störung verursacht werden:

- Auftreten der Symptomatik vor Beginn der Substanzeinnahme
- Hinweise auf nicht substanzinduzierte psychotische Episoden in der Vorgeschichte
- Persistenz der Symptomatik über eine beträchtliche Zeitspanne nach Beendigung des akuten Entzugs

Schizophrenien unterscheiden sich von drogeninduzierten Psychosen hinsichtlich der Ätiologie, der Prämorbidität und des Verlaufs. Es fehlen bislang jedoch ausreichende Untersuchungen zur Klärung der Frage, wie häufig genuine drogeninduzierte Psychosen im Langzeitverlauf in Schizophrenien übergehen können bzw. ob ein vorausgehender Substanzmissbrauch bei vorhandener Vulnerabilität den Ausbruch der Schizophrenie vorverlagert und generell begünstigt.

Für die zur Chronifizierung neigenden schweren psychiatrischen Erkrankungen, wie die schizophrenen Psychosen im Jugendalter gilt jedoch, dass ein komorbider Substanzmissbrauch den Verlauf ganz eindeutig verschlechtert. Dies zeigt sich an einer verminderten Compliance, erhöhten Rückfallraten, verschlechterten Bedingungen für eine soziale Reintegration und Rehabilitation sowie an erhöhten Suizidraten.

Zur Erfassung der störungsspezifischer Symptomatik erscheinen die in Tabelle 20-9 genannten Erhebungsmethoden in Anlehnung an die Leitlinien der Deutschen Gesellschaft für Kinder- und Jugendpsychiatrie und -psychotherapie geeignet.

> Neben der Anamneseerhebung, der Exploration und der psychopathologischen Befunderhebung gilt es bei Suchtproblemen im Jugendalter auch mittels körperlich-neurologischer Untersuchung unter Einschluss einer Labordiagnostik eine erweiterte Abklärung der Problematik vorzunehmen (Tab. 20-10).

Viele Substanzen können mittels Schnelltests orientierend im Urin nachgewiesen werden (Tab. 20-11). Im Rahmen von gutachterlichen Fragestellungen können diese Substanzen auch in Serum, Schweiß oder über Haaranalysen nachgewiesen werden.

Tabelle 20-10 Untersuchungen und Beurteilungen im Rahmen der körperlich-neurologischen Untersuchung.

Allgemeinzustand:
- Kleidung, äußeres Erscheinungsbild
- Zahnstatus
- Einstichstellen
- gerötete Augen
- vegetative Funktionen

Internistische und neurologische Untersuchung

Bei Verdacht auf Drogenabhängigkeit:
- Pupillen: Miosis (Opiate), Mydriasis (Kokain, Amphetamine)
- Nase: Ulzerationen, Rhinorrhö
- Haut: Einstichstellen (Arme und Beine), Spritzenabszesse, Thrombophlebitits
- Koordination: Gangstörung, Finger-Nase-Versuch (akute Intoxikation)
- Herz: Rhythmusstörungen (u.a. bei Kokain, Ecstasy, Amphetamine)

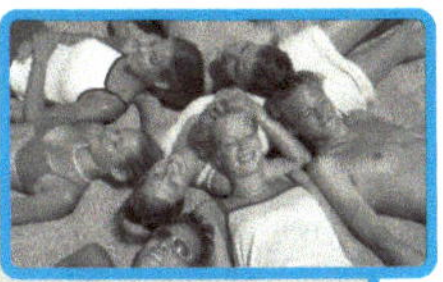

Tabelle 20-9 Anamnese bei Verdacht auf Suchterkrankung in Anlehnung an die Leitlinien der Deutschen Gesellschaft für Kinder- und Jugendpsychiatrie und -psychotherapie.

Anamnese über den Jugendlichen hinsichtlich:

- Verlauf des Alkohol-/Substanzmissbrauchs: Beginn, Substanzwechsel, Konsummuster
- Auswirkungen des Alkohol-/Substanzmissbrauchs auf die Interaktionen in der Familie, in der Gleichaltrigengruppe und auf die schulisch-berufliche Leistung
- gezielte Exploration nach möglichen Symptomen der häufigsten komorbiden Störungen: Störungen des Sozialverhaltens, aggressives Verhalten, Impulsivität inkl. hyperkinetisches Syndrom, Suizidalität oder parasuizidale Verhaltensweisen, affektive und Angststörungen, Essstörungen, paranoid-psychotische Symptomatik
- allgemeiner Entwicklungsverlauf inkl. Schul- und Ausbildungskarriere; bisherige Schulabschlüsse, höchstes erreichtes Funktionsniveau
- Freizeitverhalten: Kontakte zu drogenkonsumierender Cliquen etc., Einbindung in prosoziale Aktivitäten (Vereine, kirchliche Gruppen etc.)

Medizinische Anamnese,
Familienanamnese hinsichtlich:

- Umgang mit Suchtmitteln, Alkohol, Zigaretten, Drogen und Medikamenten
- Alkoholismus bzw. Drogenabhängigkeit in der Familie
- Ressourcen und Bewältigungsmechanismen in der Familie
- soziales Umfeld

Mit Einverständnis der Eltern Kontaktaufnahme mit Schule und Ausbildungsstelle:

- Information über aktuellen Leistungsstand
- Entwicklung der Leistungen (Leistungsknick?)
- Fehlzeiten (Schwänzen)
- auffälliges Verhalten in der Schule: Hinweise auf Intoxikation (geistesabwesend im Unterricht, affektiv inadäquates Verhalten, Übermüdung, Verlangsamung, ungewöhnliche Affektausbrüche)
- Vergesellschaftung mit bereits als delinquent bekannten Jugendlichen

Exploration des Jugendlichen

Suchtanamnese:

- Suchtstoff, erster Kontakt, erster Vollrausch, Zigarettenrauchen, Beginn des regelmäßigen Konsums, Dauer und Intensität der Einnahme, körperliche Entgiftungen und Entwöhnungen, Abstinenzphasen
- Kontext des Gebrauchs, Einstellungen im Freundeskreis zu Suchtmitteln, Drogengebrauch im Freundeskreis, subjektiv erlebte Drogenwirkung (Stimmungsänderungen im Vorfeld, während des und nach dem Konsum), bisher erlebte Entzugssymptomatik
- Intensität der Beschäftigung mit dem Drogenthema, Vernachlässigung früherer Hobbys und alter Freunde zugunsten der Substanzbeschaffung und des Substanzkonsums, bisherige negative Konsequenzen des Substanzkonsums in schulischer, familiärer und psychosozialer Hinsicht

Hinweise für delinquentes Verhalten:

- Diebstähle, Dealen
- gewalttätiges Verhalten unter Drogeneinfluss
- bisherige bekannte Straftaten

Anamnese und Diagnostik im Hinblick auf vorbestehende und/oder weiterhin manifeste kinder- und jugendpsychiatrische Erkrankungen oder Störungsbilder

Sozialanamnese

- Jugendliche neigen in der Regel dazu, ihr Konsumverhalten zu bagatellisieren. Um eine Gefährdungsaussage treffen zu können, muss eine differenzierte Analyse des Suchtverhaltens erfolgen. Zu explorieren sind: Substanz, Konsumfrequenz, Konsumgewohnheit, Rahmenbedingungen des Konsums, gewünschte und erzielte Wirkungen
- Hinweise auf den Grad der Gefährdung ergeben: Belastung der familiären Beziehungen, soziale Bewährung bzw. soziales Scheitern (Schule, Beruf, Struktur der Freizeitkontakte, einschlägige Delinquenz), fehlende Einbindung in positive soziale Kontakte
- Hinweise auf schädlichen Gebrauch durch Missbrauchsverhalten ergeben: Leistungsknick in der Schule, Rückzug aus bisherigen sozialen Kontakten und Fokussierung der Aktivitäten auf das Drogenumfeld. Damit verbunden ist in der Regel ein Ausweichen vor anstehenden Entwicklungsaufgaben (z.B. Verselbständigung), psychosexuelle Gefährdung wie Verwahrlosung (Promiskuität, Frühschwangerschaft und Prostitution), gesundheitliche Schäden (Hepatitis, HIV)

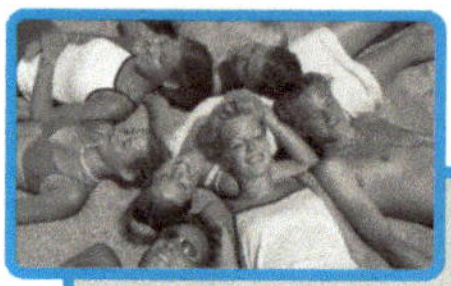

Tabelle 20-11 Nachweismöglichkeiten von Drogen und Medikamenten im Urin.

Substanz	Nachweisdauer (Tage)	Halbwertzeit (h)	Wirkungsdauer (h)
Opiate	2–3	1,3–6,7	3–6
Kokain	2–3	2–5	1–2
Cannabinoide	Gelegenheitskonsum: bis 10 Chronischer Gebrauch: über 30	14–38	2–4
Amphetamine (z.B. Ecstasy)	1–4	7–34 (abhängig vom pH)	2–4
Methadon		15–55	12–24
Phencyclidin	3–8	7–46	2–4 Tage
Barbiturate	3	2–6 Tage	3–24
Benzodiazepine	bis zu 2 Wochen (je nach Halbwertzeit)	2–97	4–12

20.7 Therapie

Bei der Behandlung von Suchtproblemen im Jugendalter stehen psychotherapeutische Verfahren – meist verhaltenstherapeutische und gesprächspsychotherapeutische Ansätze – in Verbindung mit familienzentrierten Vorgehensweisen und sozialrehabilitativen und pädagogischen Maßnahmen im Mittelpunkt der therapeutischen Bemühungen. Sie können speziell bei der Akutbehandlung, während der Entgiftung und beim Vorliegen schwerer körperlicher Entzugserscheinungen durch eine medikamentöse Behandlung ergänzt werden.

Das Vorgehen orientiert sich hierbei an den Indikationsstellungen, die aus dem Bereich der Erwachsenenpsychiatrie bekannt sind.
Die Wirksamkeit angewendeter Interventionen muss regelmäßig durch objektive Befunde (z.B. Urinkontrollen) überprüft werden. Interventionen im Rahmen einer Beratung oder ambulanten Behandlung erfordern einen konkreten Behandlungsplan und eine verbindliche Absprache mit dem Patienten. Darin müssen bereits Behandlungsperspektiven für den Fall aufgezeigt sein, dass das vereinbarte Vorgehen nicht erfolgreich ist. Dies kann eine stationäre Entzugsbehandlung oder als nächste Stufe eine Rehabilitationsbehandlung sein.
Grundsätzlich können verschiedene Therapieformen wie kognitive Verhaltenstherapie oder Elemente der Familientherapie mit medikamentöser Behandlung verbunden werden (Alkohol- oder Substanzmissbrauch oder -abhängigkeit per se stellen keine Kontraindikation für die Behandlung mit Psychopharmaka dar).

Bei Substanzmissbrauch von Jugendlichen sollten Maßnahmen der Jugendhilfe, der Drogenhilfe sowie der Kinder- und Jugendpsychiatrie ineinandergreifen.

Die Entgiftung mit Diagnostik und Behandlung von unmittelbaren Suchtfolge- und -begleitkrankheiten geschieht im Rahmen einer stationären Akutbehandlung. Kostenträger ist in diesem Fall die Krankenkasse. Bei der Langzeitentwöhnung handelt es sich hingegen um eine medizinische Rehabilitationsmaßnahme. Fehlen Rentenversicherung und andere Leistungsträger, so tritt das Bundessozialhilfegesetz ein.
Durch die hohe Komorbidität mit Störungen des Sozialverhaltens und die häufig bei Suchtproblemen von Jugendlichen anzutreffenden erheblichen psychosozialen Belastungen empfiehlt sich bei allen weitergehenden Therapieplanungen eine frühzeitige und enge Einbindung der Jugendhilfe unter der Voraussetzung, dass die Sorgeberechtigten hierfür ihr Einverständnis geben. Hierbei geht es um Leistungsansprüche nach dem Kinder- und Jugendhilfegesetz (KJHG) im Rahmen der Hilfen zur Erziehung, der Eingliederungshilfen für seelisch behinderte oder von Behinderung bedrohter Kinder und Jugendlichen und um Hilfen für junge Volljährige (Tab. 20-12).

Freiheitsentziehende Maßnahmen sind in Fällen mit erheblicher Selbst- oder Fremdgefährdung angezeigt.

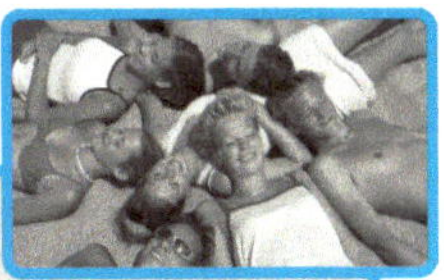

Tabelle 20-12 Gesetzliche Grundlagen der Leistungsansprüche nach dem Kinder- und Jugendhilfegesetz (KJHG).

§27	Hilfe zur Erziehung
§28	Erziehungsberatung
§29	Soziale Gruppenarbeit
§30	Erziehungsbeistand, Betreuungshelfer
§31	Sozialpädagogische Familienhilfe
§32	Erziehung in einer Tagesgruppe
§33	Vollzeitpflege
§34	Heimerziehung
§35	Intensive sozialpädagogische Einzelbetreuung
§35a	Eingliederungshilfe für seelisch behinderte Kinder und Jugendliche

Die Eltern sind dann gegebenenfalls darin zu unterstützen, die ihnen zur Verfügung stehenden rechtlichen Mittel auszuschöpfen und nötigenfalls eine stationäre Behandlung oder geschlossene Unterbringung im Bereich der Jugendhilfe gegen den Willen des Jugendlichen über das Familiengericht zu veranlassen (§1631b BGB: „Eine Unterbringung des Kindes, die mit Freiheitsentziehung verbunden ist, ist nur mit Genehmigung des Familiengerichts zulässig. Ohne die Genehmigung ist die Unterbringung nur zulässig, wenn mit dem Aufschub Gefahr verbunden ist; die Genehmigung ist unverzüglich nachzuholen. Das Gericht hat die Genehmigung zurückzunehmen, wenn das Wohl des Kindes die Unterbringung nicht mehr erfordert").

Im Zusammenhang mit der Substitutionsbehandlung bei Erwachsenen wird in der öffentlichen Diskussion nicht selten der Eindruck erweckt, die für Erwachsene etablierten Programme könnten auch auf Jugendliche übertragen werden. Hierzu ist festzustellen: Es gibt derzeit keine Indikation für eine Substitutionsbehandlung im Jugendlichenalter.

Literatur

Gastpar, M., Mann, K., Rommelspacher (Hrsg.): Lehrbuch der Suchterkrankungen: Thieme, Stuttgart New York (1999)

Uchtenhagen, A., Ziegelgänsberger, W. (Hrsg.): Suchtmedizin. Konzepte, Strategien und therapeutisches Management. Urban & Fischer, München Jena (2000)

Klosinski, G. et al., Expertengruppe und Vorstand: Leitlinien der Deutschen Gesellschaft für Kinder- und Jugenpsychiatrie und -psychotherapie: Psychische und Verhaltensstörungen durch psychotrope Substanzen (F1), 1999

Kleiber, D., Kovar, K.-A.: Auswirkungen des Cannabiskonsums. Eine Expertise zu pharmakologischen und psychosozialen Konsequenzen. Im Auftrag des Bundesministeriums für Gesundheit. Wissenschaftliche Verlagsgesellschaft, Stuttgart (1998)

Schulz, E., Remschmidt, H.: Substanzmissbrauch und Drogenabhängigkeit im Kindes- und Jugendalter. Neuere Befunde der Forschung. Deutsches Ärzteblatt, 96: 328–332 (1999)

21 Epilepsie

Dieter Wenzel

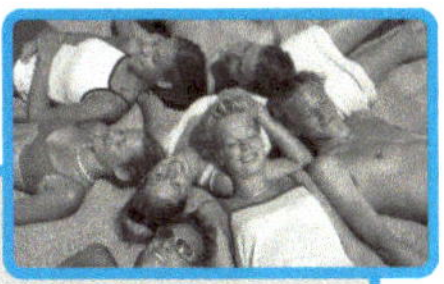

21.1 Definition

Der Begriff der Epilepsie umfasst epileptische Anfälle, die ohne erkennbare unmittelbare Auslöser chronisch rezidivieren. Er ist abzugrenzen von epileptischen Anfällen, die sich im Rahmen einer akuten zerebralen Alteration ereignen.

Ein epileptischer Anfall ist Ausdruck einer plötzlichen Dysfunktion des Zentralnervensystems verbunden mit einer Vielfalt klinischer Phänomene aus dem motorischen, sensorischen, vegetativen und psychischen Bereich. Die Ursachen sind in einer großen Vielzahl pathologischer Prozesse zu sehen, die mit der normalen Hirnfunktion interagieren.

Für die Einteilung und Zuordnung der Epilepsien liegen zahlreiche Klassifikationsmodelle vor, die sich an verschiedenen Aspekten wie Ätiologie, klinischem Anfallsbild, Elektroenzephalographie (EEG) und/oder einer Kombination dieser orientieren. Bei der elektroklinischen Klassifikation in fokale (partielle) Anfälle und generalisierte Anfälle steht der klinische Aspekt im Vordergrund, während die Zuordnung nach ätiologischen Gesichtspunkten idiopathische (genuine) und symptomatische Epilepsien unterscheidet. Diese grundsätzlichen Einteilungen werden in der neuesten Beschreibung der Kommission zur Klassifikation und Terminologie der internationalen Liga gegen Epilepsie berücksichtigt (Tab. 21-1).

Beim Jugendlichen können sowohl fokale als auch generalisierte Epilepsien auftreten, sowohl idiopathisch als auch symptomatisch:

Fokale Anfälle sind dadurch charakterisiert, dass bei Anfallsbeginn die klinischen Phänomene auf die abnorme Aktivierung eines umschriebenen Hirnareals (epileptogene Area) innerhalb einer Hemisphäre hinweisen. Bei elementar fokalen Anfällen gehen diese ohne Bewusstseinsstörung einher, bei komplex-fokalen Anfällen sind diese mit einer Einschränkung oder Veränderung der Bewusstseinslage verknüpft. Von sekundär generalisierten Anfällen spricht man, wenn sich im Anfallsverlauf aus einem primär fokalen ein generalisierter Anfall entwickelt. Im EEG findet man eine Ausbreitung einer zunächst umschriebenen

Tabelle 21-1 Revidierte Klassifikation der Epilepsien und epileptischen Syndrome nach dem Klassifikationsvorschlag der Internationalen Liga gegen Epilepsie (1989; gekürzte Fassung).

1	**Lokalisationsbezogene (fokale, lokale, partielle) Epilepsien und Syndrome**
1.1.	Idiopathisch (mit altersgebundenem Beginn)
1.1.1	Gutartige Epilepsie des Kindesalter mit zentrotemporalen Spikes
1.2	Symptomatisch
1.2.1.	Temporallappenepilepsien
1.2.2.	Frontallappenepilepsien
1.3.	Kryptogen
2	**Generalisierte Epilepsien und Syndrome**
2.1.	Idiopathisch (mit altersgebundenem Beginn, nach dem Erkrankungsalter geordnet)
2.1.1.	Epilepsie mit pyknoleptischen Absencen (Pyknolepsie, Absencenepilepsie des Kindesalters)
2.1.2.	Juvenile Absencenepilepsie
2.1.3.	Impulsiv-Petit-mal-Epilepsie (juvenile myoklonische Epilepsie)
2.1.4.	Aufwach-Grand-mal-Epilepsie
2.2.	Kryptogen oder symptomatisch (geordnet nach dem Erkrankungsalter)
2.3.	Symptomatisch
3.	**Epilepsien und Syndrome, die nicht als fokal oder generalisiert bestimmbar sind**
3.1.	Mit sowohl generalisierten als auch fokalen Anfällen
3.2.	Ohne eindeutige generalisierte oder fokale Zeichen Hierzu gehören alle Fälle mit generalisierten tonisch-klonischen Anfällen, bei denen klinische und EEG-Befunde eine klare Klassifikation als generalisiert oder lokalisationsbezogen nicht erlauben, wie z.B. viele Fälle von Schlaf-Grand-mal.
4.	**Spezielle Syndrome**
Gelegenheitskrämpfe	
•	Fieberkrämpfe
•	isolierte Anfälle oder isolierter Status epilepticus
•	Anfälle, die ausschließlich bei akuten metabolischen oder toxischen Ereignissen auftreten mit Faktoren wie Alkohol, Drogen, Eklampsie, nichtketotische Hyperglykämie

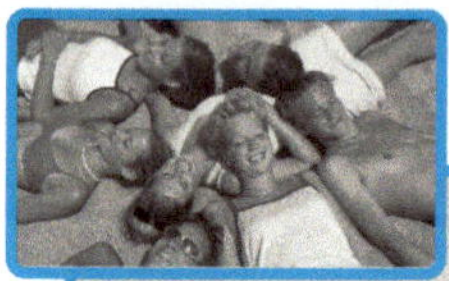

epileptogenen Zone des ZNS auf schließlich beide Hemisphären.

Bei den **generalisierten epileptischen Anfällen** weisen die klinischen Symptome bereits zu Anfallsbeginn auf die Einbeziehung beider Hemisphären hin. Dementsprechend laufen die klinischen Anfallsbilder bilateral synchron (z.T. tonisch, tonisch-klonisch, klonisch-atonisch oder myoklonisch) ab. Vegetative Begleitphänomene können fakulativ hinzukommen. In der Regel tritt bei der generalisierten Epilepsie eine Bewusstlosigkeit oder Bewusstseinsstörung auf, d.h. die Wahrnehmungsfähigkeit und/oder die Fähigkeit auf exogene Stimuli zu reagieren, ist gestört.

Anfälle ohne eindeutige generalisierte und/oder fokale Zeichen, z.B. Schlaf-Grand-mal, sind als nicht näher klassifizierbar definiert.

21.2 Epidemiologie

Etwa zwei Drittel der Epilepsien werden vor dem Erwachsenenalter manifest, die meisten vor dem zehnten Lebensjahr.

> Zwischen zwölf und 19 Jahre liegt die Prävalenz bei 3–6 pro 1000.

Die kumulative Inzidenzrate, d.h. welcher Anteil der Bevölkerung über eine definierte Zeit (gewöhnlich ein Jahr) eine Epilepsie entwickelt, wird mit 0,4–0,8% angegeben. Erweitert man den Kreis der Menschen, die im Leben nur einen epileptischen Anfall haben (Oligoepilepsien und Gelegenheitsanfälle), so erhöht sich die Zahl auf etwa 4–5% der Gesamtpopulation. Damit gehört die Epilepsie zu den häufigsten chronischen Erkrankungen des Zentralnervensystems.

21.3 Hintergrund

Unter den **fokalen Epilepsien** stellt die „benigne" fokale Epilepsie mit zentro-temporalen Sharp-wave-Fokus, die Rolando-Epilepsie, eine Sonderform dar. Betroffen sind überwiegend normal entwickelte Schulkinder (Jungen > Mädchen). Eine genetische Ätiologie scheint relativ sicher, wenngleich der/die Genorte (noch) nicht identifiziert sind.

Im Jugendalter nimmt die Häufigkeit **partieller Epilepsieformen** im Verhältnis zu den generalisierten Formen zu. Im Gegensatz zum Erwachsenenalter sind Tumoren als Ursache fokaler Anfälle eher selten, perinatale Hirnschäden stehen hier an erster Stelle. Daneben spielen aber ZNS-Fehlbildungen wie Dysplasien oder Heterotypien der grauen Substanz sowie Gefäßmissbildungen (z.B. Kavernome) eine Rolle. Dagegen sind genetische Faktoren in der Ätiologie der symptomatischen fokalen Epilepsie nur von untergeordneter Bedeutung. Aufgrund der Fokalität ergibt sich zwingend, dass eine sichere ätiologische Klärung durch eine Kernspintomographie des ZNS immer nötig ist.

Wie bei der einfach fokalen Epilepsie besteht bei der partiell komplexen Epilepsie ebenfalls keine Altersbindung. Ätiologisch ist ebenso stets nach einer morphologischen Abweichung zu suchen. Häufig finden sich Sklerosen im Hippocampusgebiet, aber auch Fehlbildungen oder traumatische Veränderungen.

Die Ursache der **Grand-mal-Epilepsien** reicht von genetisch geprägten Syndromen bis zu symptomatischen Formen bei Residualschäden des Gehirns, aber auch bei progredienten ZNS-Prozessen. Bei Jugendlichen dominiert noch gering die genetische Determinante als wichtige Ursache eines generalisierten Anfalls, beim Erwachsenen hingegen überwiegen die erworbenen symptomatischen lokalisationsbezogenen Ursachen. Im pädiatrischen Krankengut liegt die Häufigkeit reiner Grand-mal-Epilepsien zwischen 25 und 40%.

Die Formen **primär generalisierter Epilepsien** zeigen in der Regel keine ätiologisch relevanten Faktoren. Die psychomotorische Entwicklung der Jugendlichen verläuft normal, der neurologische und psychische Befund ist unauffällig. Etwa 4% der Patienten sind Verwandte 1. Grades, in etwa 12% zeigen auch entferntere Familienangehörige eine Epilepsieform. Genetische Faktoren stehen also ganz im Vordergrund; diese Epilepsie-Entität wird daher auch als idiopathisch bezeichnet. Alle Formen sind sowohl klinisch als auch im EEG durch einen primär generalisierte Übererregbarkeit beider Hemisphären charakterisiert.

Der bekannteste Vertreter primär generalisierter Epilepsien ist die Absencen-Epilepsie (Friedmann-Syndrom). Es besteht sicher eine genetische Determination, das Gen konnte aber bis heute noch nicht identifiziert werden. Einzelne Autoren fanden auch neuropathologisch zerebrale Reifungsstörungen in Form von Mikrodysgenesien in unterschiedlicher Verteilung. Typisch ist die hohe Anfallsfrequenz (Pyknolepsie), vor allem in den Morgenstunden bis Mittag (also Schulzeit!). Die Häufigkeit der juvenilen Absencen-Epi-

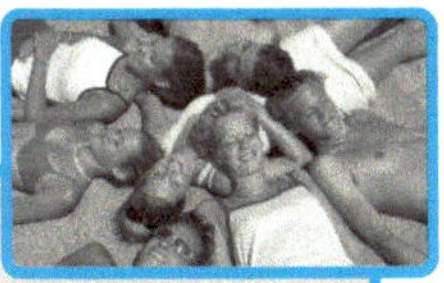

lepsie (JAE) liegt bei etwa 10%, sie manifestiert sich nach dem zehnten Lebensjahr, meist um den Beginn der Pubertät bei ausgeglichener Geschlechterverteilung. Die JAE unterscheidet sich von der des Kindesalters nur in Anfallsfrequenz und Erkrankungsalter. Nicht selten werden daher beide Formen in der Petit-mal-Gruppe zusammengefasst (pyknoleptische Absencen bei Kindern, spanioleptische Absencen bei Jugendlichen).

Die juvenile myoklonische Epilepsie (JME) oder Impulsiv-Petit-mal (Janz-Syndrom) zeichnet sich durch eine besonders hohe hereditäre Prädisposition aus. Der Genort liegt auf dem kurzen Arm des Chromosoms 6. Die JME ist der spezifische Vertreter der generalisierten Epilepsiesyndrome mit altersgebundenen Anfällen. Die Erkrankung beginnt zwischen dem 13. und 17. Lebensjahr bei ausgeglichener Geschlechterverteilung.

Die bisher beschriebenen Formen der primär generalisierten Epilepsie können bei der Pyknolepsie sehr selten, bei der juvenilen Absencen-Epilepsie häufiger und bei der juvenilen myoklonischen Epilepsie sogar sehr häufig auch in den ersten Stunden nach den morgendlichen Aufwachen einen Grand-mal entwickeln. Diese Aufwach-Grand-mal-Epilepsie kann aber auch eine spezifische Epilepsieform sein, die meist kurz vor, während oder kurz nach der Pubertät beginnt und meist in der ersten halben Stunde nach dem Aufwachen erstmals auftritt. Dieser Anfall ereignet sich aufgrund der zeitlichen Verhältnisse häufig im Badezimmer oder beim Frühstück. Gelegentlich können auch einige „kleine“ generalisierte Myoklonien vorausgehen. Das Auftreten der Anfälle wird begünstigt durch Schlafmangel, vorzeitiges Gewecktwerden, übermäßige körperliche Anstrengung oder Alkoholgenuss. Bei Frauen ist auch eine zeitliche Beziehung zur Menstruation (katameniale Anfälle) bekannt. Die Abgrenzung zur juvenilen myoklonischen Epilepsie kann schwierig sein, wenn im weiteren Krankheitsverlauf generalisierte kleine Anfälle hinzutreten.

21.4 Klinik

21.4.1 Fokale Epilepsien

Altersabhängige idiopathische Epilepsie (Rolando-Epilepsie)

Die Anfallssemiologie ist besonders typisch. Im Bereich des Gesichtes treten hemifaziale sensomotorische Anfälle auf, die häufig mit Parästhesien im Bereich der Lippen und der Wangen beginnen. Es treten tonische, meist auch klonische Zuckungen vorwiegend im Bereich des Mundwinkels, seltener auch im Bereich der Kaumuskulatur auf. Dadurch besteht fast immer eine Sprech-/Sprachstörung (speech arrest), die eine Bewusstseinsstörung vortäuscht. Das Bewusstsein ist jedoch immer erhalten.

Die Anfallsform ist häufig an den Schlaf gebunden und führt dann nach halbseitigen Beginn der klonischen Anfälle zu einer Generalisation in tonisch-klonische Anfälle mit Bewusstlosigkeit. Die Anfallsfrequenz ist unterschiedlich.

Nicht altersabhängige symptomatische (und kryptogene) fokale Epilepsie

Einfach fokale Epilepsien. Umschriebene Zuckungen der peripheren Muskulatur zeigen die zerebrale Funktionsstörung kontralateral an. Wenn diese Funktionsstörung fortschreitet und sich der Anfall ausbreitet, etwa ausgehend von der Hand über Unterarm und Oberarm in die Schulterregion, spricht man von einem „march“. Dieser wird postiktal nicht selten von einer über Stunden anhaltenden schlaffen Lähmung abgelöst (Toddsche Lähmung). Einfach fokal motorische Anfälle können sich auch nur durch tonisch oder tonisch-klonische Wendebewegungen der Bulbi oder des Kopfes äußern (Versiv-Anfall). Sind andere Hirnareale betroffen wie das somatosensible, das akustische oder das optische System können reversible sensible Missempfindungen, akustische Störungen oder visuelle Störungen auftreten.

Komplex fokale Epilepsie (partiell komplexe Epilepsie). Entscheidend ist die Bewusstseinsstörung. Entsprechend der Definition liegt eine Bewusstseinsstörung vor, wenn einfache Aufträge nicht ausgeführt werden können (Patient ist nicht ansprechbar) und/oder wenn während des Anfalles die Erinnerung an Vorgänge während des Anfalls verlorengeht.

Das Anfallsbild ist äußerst variabel und hängt vom Entstehungsort ab. Am häufigsten ist der Ursprungsort im Temporallappen (70–90%) zu finden und hier häufiger mesiobasal als neokortikal.

Die **mesiobasale Epilepsie** zeigt besonders häufig einen zykloleptischen Verlauf, d.h. regellos in der Verteilung, nicht selten in Clustern, aber mit anfallsfreien Intervallen. Der Anfall beginnt mit einer motorischen Erstarrung, die typischerweise

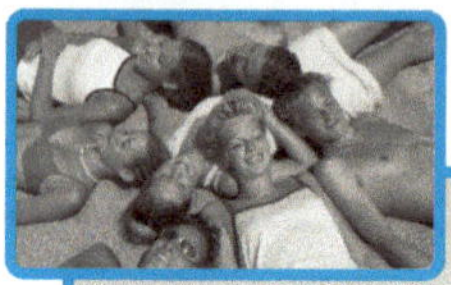

von oralen Automatismen gefolgt werden. Die Anfallsdauer beträgt häufig über eine Minute, das Anfallsende ist ungenau.

Besonders charakteristisch sind die subjektiv empfundenen und von Jugendlichen schwer zu beschreibenden eigenartigen oder fremdartigen Gefühle, die dann in das bewegungslose Starren übergehen. Dabei werden vegetative Begleiterscheinungen (Blässe, Rötung) und psychische Symptome, insbesondere Angstsymptome häufig beobachtet. Bei den Automatismen mit unbewussten Bewegungsabläufen, die sowohl bewegungsarm als auch sehr ausgestaltet ablaufen können, gesellen sich Würg-, Schluck-, Kau- und Schmatzbewegungen sowie Nestel-, Zupf- und Reibebewegungen der Hände. Auch sind komplexe Automatismen mit Handlungscharakter sowie sprachliche Automatismen ebenfalls anzutreffen.

Ein kleinerer Teil der komplex-fokalen Anfälle kann auch aus dem Frontallappen entstehen. Die Automatismen der **Frontallappen-Epilepsie** sind häufig heftig (Bewegungsstürme) und bizarr, das Anfallsende meist abrupt mit nur geringer postiktaler Verwirrtheit. Eine Generalisierungstendenz in sekundär generalisierte Anfälle ist häufig, auch ist die Anfallsfrequenz hoch mit häufiger Bindung an den Schlaf. Weitere Unterteilungen der Frontallappen-Epilepsie in Anfälle der supplementär-motorischen Region oder frontoorbitalen Epilepsie mit gestischen Automatismen und olfaktorischen Halluzinationen werden zusätzlich beschrieben.

21.4.2 Generalisierte Epilepsien

Generalisierte tonisch-klonische Krampfanfälle dürfen nicht mit generalisierter Epilepsie gleichgesetzt werden. Vielmehr ist Grand-mal der Oberbegriff für alle primär oder sekundär generalisierten Krampfanfälle, die meist tonisch-klonisch sind.

Die Anfälle dauern meist nur wenige Minuten. Zu ihrer Symptomatik gehören Bewusstseinsverlust, Störung der Atemfunktion mit Zyanose, Speichelfluss und weite lichtstarre Pupillen. Bei der Aufwach-Grand-mal-Epilepsie treten die Anfälle vorwiegend oder ausschließlich nach dem Aufwachen, unabhängig von der Tageszeit auf. Bei der Schlaf-Grand-mal-Epilepsie treten die Anfälle vorwiegend oder ausschließlich im Schlaf auf. Bei den diffusen Grand-mal-Epilepsien treten die Anfälle wahllos verteilt auf. Diese Unterscheidung ist sinnvoll, da die Aufwach-Grand-mal-Epilepsie in der Regel der idiopathischen primär generalisierten Epilepsie entspricht, die altersgebunden im Jugendalter auftritt und bisweilen auch mit Absencen oder Myoklonien vergesellschaftet ist. Schlaf-Grand-mal- und diffuse Grand-mal-Epilepsien sind meist symptomatische Epilepsien, die auch durch einfach oder komplex-fokale Anfälle eingeleitet werden können (so genannte fokal eingeleitete Grand-mal-Anfälle). Für diese Gruppe besteht keine Altersbevorzugung.

Der generalisierte tonisch-klonische Anfall

Prodromi: Einige Jugendliche verspüren mehrere Stunden, sogar Tage vorher unspezifische Symptome, aus denen sie dann ex post einen drohenden Anfall vorhersagen können. Hierzu sind vor allem Veränderungen der Stimmung und des Verhaltens mit gesteigerter Reizbarkeit, innerer Unruhe oder auch Schlafstörungen zu nennen. Der überwiegende Teil der Jugendlichen erleidet aber den Grand-mal-Anfall ohne jegliche Vorboten.

Von den unspezifischen Prodromi abzugrenzen sind Symptome fokal elementarer oder komplexer Symptomatik als Hinweis auf einen fokalen Ursprung und somit auf eine symptomatische Ätiologie. Diese subjektiv wahrgenommenen sensorischen, psychischen oder sensiblen Phänomene sind für Begleitpersonen oft nicht erkennbar und entsprechen fokalen Anfällen. Diese lokale epileptische Funktionsstörung dauert in der Regel nur wenige Sekunden, und die Symptomatik signalisiert die Hirnlokalisation. Bei behinderten Patienten können gerade diese Herdzeichen kaum oder nur sehr ungenau angegeben werden, häufig wird dann lediglich ausgedrückt, dass jetzt „etwas passiert“.

Von der Aura abzugrenzen sind begleitende Anfälle, die dann in einen Grand-mal einmünden. Dies trifft vor allem für primär generalisierte Epilepsien zu, entweder in Form von Absencen oder Myoklonien.

Anfallverlauf: Der typische große Anfall mit tonisch-klonischer Komponente beginnt mit einer tonischen Phase, wobei der Jugendliche plötzlich und unvermittelt zu Boden stürzt, gelegentlich einen Initialschrei oder gepressten Laut von sich gibt. Mit Beginn dieser tonischen Symptomatik setzt das Bewusstsein aus, sodass der Patient diesen Anfall nicht erlebt. Die Augen sind weit geöffnet, die Pupillen lichtstarr und die Bulbi nach oben verdreht. Der Mund ist häufig starr in einer halb offenen Position, der Kopf kann zu einer Seite gewendet sein. Die tonische Beugung schrei-

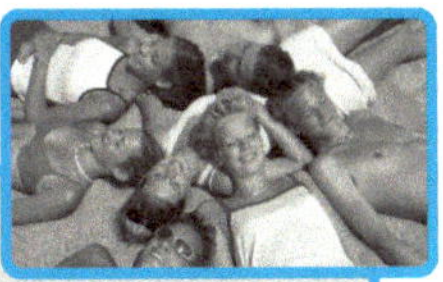

tet in kraniokaudaler Richtung fort bis zu einer Anspannung des gesamten Körpers mit Opisthotonus und Extension der Extremitäten. Beim Übergang in die klonische Phase wird der zunächst geöffnete Mund ruckartig verschlossen, sodass es zu einem lateralen Wangen- oder Zungenbiss kommen kann.

Das tonische Stadium geht durch periodischen Tonusverlust der Muskulatur in das klonische Stadium über. Dieses beginnt mit Vibrationen der Muskulatur, die von distal nach proximal zunehmen. Die Dauer der atonischen Phasen nimmt zu, so dass es dann schließlich zu einer kurzfristigen vollständigen Erschlaffung der Muskulatur führt, an deren Ende wieder tonische Kontraktionen einschießen. Dadurch entstehen heftige Zuckungen, die im Verlauf an Häufigkeit ab- und an Heftigkeit zunehmen. Bei jeder klonischen Zuckung ist diese mit einem Ausatmungsstoß begleitet, bei dem schaumiger Speichel austritt. Das Ende des klonischen Stadiums kündigt sich dann durch immer seltener werdende Zuckungen an und wird dann häufig durch eine heftige Zuckung beendet. Zu diesem Zeitpunkt kann es auch zu Urin-, wesentlich seltener zu Stuhlabgang kommen. Während der tonischen und klonischen Phase sind vegetative Begleitsymptome typisch. Zunächst sind die Pupillen weit und reaktionslos, Puls und Blutdruck sind erhöht. Es kommt zu Schweißausbruch, Gesichtsrötung und schließlich Zyanose. In der klonischen Phase ist starker Speichelfluss typisch.

Am Ende der tonisch-klonischen Phase ist der Jugendliche mit tiefer und schnorchelnder Atmung komatös. Das Gesicht nimmt wieder die normale Farbe an, langsam erreicht der Patient wieder das Bewusstsein, bleibt aber noch für einige Minuten im Durchgangssyndrom mit Verwirrtheit, Desorientiertheit und gelegentlich Bewegungsautomatismen.

Nach dem Anfall klagen viele über Müdigkeit, Kopfschmerzen und starke Muskelschmerzen. Manche Patienten haben das Verlangen, nach der postiktalen Phase in einen anschließenden Schlaf zu verfallen, andere Patienten wiederum fühlen sich nach kürzerer Zeit wieder unbeeinträchtigt. Bei nächtlichen Grand-mal-Anfällen werden diese in der Regel vom normalen Nachtschlaf gefolgt, sodass erst am nächsten Morgen der mögliche Zungenbiss oder Urinabgang auf das Ereignis hindeutet.

Komplikationen wie die Aspiration während der Bewusstlosigkeit, ein Lungenödem als Folge des erhöhten Pulmonalarteriendrucks, Bissverletzungen im Wangen- und Zungenbereich und Wirbelfrakturen sind bei Jugendlichen selten. Allerdings sind plötzliche Todesfälle während eines Grand-mal-Anfalls gerade bei Schulkindern und Jugendlichen nicht ganz selten. Als Ursachen werden eine kardiale Arrhythmie und/oder ein Lungenödem diskutiert. Darüber hinaus sind als Komplikationen auch Verletzungen durch den plötzlichen Sturz sowie Mund-, Zahn- und Kieferverletzungen zu nennen.

Der Grand-mal-Status

Der konvulsive Status epilepticus mit Grand-mal ist definiert als Grand-mal-Anfälle, die sich ohne Erlangung des Bewusstseins wiederholen und der Zustand länger als 30 Minuten andauert. Bei symptomatischen Epilepsieformen ist er häufiger als bei primär generalisierten Epilepsien.

Bei länger anhaltendem Status epilepticus nimmt die Dramatik und Heftigkeit der tonisch-klonischen Anfälle ab, sie können sogar schließlich ganz verschwinden und nur noch im EEG registriert werden. Fälschlicherweise wird dies oft als Besserung des Status interpretiert. Durch den anhaltenden Komazustand, der exzessiven Muskelarbeit und den Nebenwirkungen der erforderlichen aggressiven antikonvulsiven Therapie resultiert eine vitale Bedrohung.

Der nicht-konvulsive Status epilepticus

Ein generalisierter nicht-konvulsiver Status epilepticus tritt meist bei Jugendlichen mit bekannter primär generalisierter, seltener mit sekundär generalisierter Epilepsie auf. Insbesondere bei der Kombination mit Absencen und Myoklonien kommt es bei externen Triggerfaktoren (Schlafdefizit, Alkohol, Non-Compliance) zu einem nicht-konvulsiven Status.

Im Vordergrund steht die Bewusstseinsstörung. Meist sind die Patienten im Auffassungsvermögen und der Reaktionsfähigkeit deutlich eingeschränkt, insgesamt verlangsamt und im unterschiedlichen Ausmaß desorientiert. Die Patienten können häufig während des Status einfache und auch sinnvolle Handlungen wie Essen, Trinken, Umherlaufen usw. korrekt ausführen. Motorische Phänomene treten in der Regel nicht auf, gelegentlich einzelne Myoklonien der Augenlider oder auch der Extremitäten sowie einfache Automatismen wie Nesteln und Schmatzen.

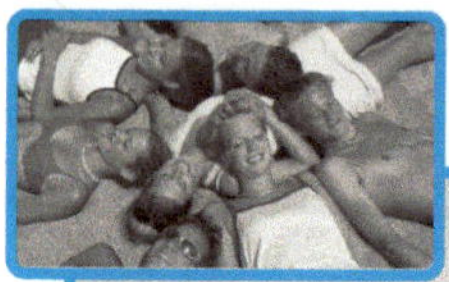

Altersabhängige primär generalisierte Epilepsie-Entitäten

Pyknolepsie (Petit-mal-Absence): Die typische Absence besteht in einer abrupt auftretenden Bewusstseinspause. Die Augen sind geöffnet, der Blick starr, motorische oder vegetative Begleitsymptome fehlen. Die Haltefunktionen sind nicht beeinträchtigt, aktuelle Tätigkeiten wie Malen, Schreiben oder Sprechen werden kurz unterbrochen. Für diese Pause (von 5-10-20 s Dauer) hat der Jugendliche eine Amnesie. Indirekt wird ihm dieser Zustand dadurch bewusst, dass beispielsweise Teile des Gesprächs fehlen. Motorische Aktionen sind weniger beeinträchtigt als höhere zerebrale Leistungen wie z.B. Kurzzeitgedächtnis oder die Lösung von verschiedenen Aufgaben. Dadurch sind die Jugendlichen trotz der kurzen Bewusstseinspausen, die klinisch kaum bemerkbar bleiben können, in ihrer Leistungs- und Lernfähigkeit eindeutig beeinträchtigt. Durch körperliche und psychische Aktivität können die Absencen unterdrückt werden; Langeweile und starke Gemütsäußerungen hingegen können Absencen provozieren. Besonders aktiviert werden Absencen durch Schlafmangel.

Neben den einfachen Absencen treten häufig **komplexe Absencen** auf. In etwa der Hälfte aller Absencen finden sich milde klonische 3/s-Zuckungen im Bereich der Augenlider. Daneben können auch atonische Komponenten mit langsamem, oft rhythmischem Herabsinken des Kopfes und/oder der Arme auftreten sowie Absencen mit tonischer Komponente und Retropulsivbewegungen von Kopf, Auge und Rumpf. Im Weiteren kennen wir Absencen mit Automatismen und ebenso Absencen mit autonomen Komponenten wie Mydriasis, Blässe, Hautrötung, Tachykardie. So ist vom klinischen Bild eine Unterscheidung in retropulsive, versive, myoklonische und atonische sowie vegetative Absencen möglich.

Juvenile Absencen-Epilepsie (JAE). Das klinische Bild der JAE ist phänomenologisch nicht von dem der Absencen-Epilepsie des Kindesalters zu unterscheiden. Die abrupt auftretende Bewusstseinspause (einfache Absence) wird meist von motorischen Phänomenen gefolgt. Kurze rhythmische Lidmyoklonien und kurze Retropulsivbewegungen des Kopfes werden beobachtet.

Die Bewusstseinsstörung kann so milde sein, dass sie vom Patienten häufig selbst nicht bemerkt wird. Die Anfälle treten sporadisch (spanioleptisch) auf, können sich allerdings auch statusartig häufen.

Die große Mehrzahl der Jugendlichen zeigt eine Kombination mit einem Grand-mal in der Regel vom Aufwachtyp, seltener aus dem Schlaf oder diffus über den Tag verteilt. Ebenso können zusätzlich myoklonische Anfälle auftreten.

Juvenile myoklonische Epilepsie (JME). Die JME ist durch bilateral synchrone, den Schultergürtel und Arme umfassende generalisierte Entladungen bei meist erhaltenem Bewusstsein charakterisiert. Der einzelne Anfall ist kurz und plötzlich einschießend. Es kommen Salven unterschiedlicher Intensität und Häufigkeit vor.

Von den Jugendlichen werden diese Myoklonien wie ein plötzliches Erschrecken erlebt und nicht selten als Nervosität oder als Folge von Stress und Übermüdung fehlgedeutet. Bei den kurzen Stößen bewegen sich die Arme plötzlich nach oben mit Spreizung der Finger, sodass in der Hand gehaltene Gegenstände weggeschleudert werden.

Die Anfälle treten ganz überwiegend morgens in den ersten Stunden nach dem Aufwachen auf. Im Lauf des Morgens vermindert sich die Frequenz, Einzelmyoklonien können jedoch über längere Zeit andauern, sogar an Intensität zunehmen, sodass auch ein Übergang in einen Status myoklonisch impulsiver Anfälle auftreten kann.

Eine wesentliche Rolle spielt der Schlafentzug als Auslöser. Bei vielen Patienten treten in der Folge (durchschnittlich nach ein bis drei Jahren) generalisierte tonisch-klonische Anfälle vom Aufwach-Typ auf, denen nicht selten Myoklonien vorausgehen.

Aufwach-Grand-mal-Epilepsie. Der große Anfall ist bereits ausführlich beschrieben mit tonisch-klonischer Kernsymptomatik und postiktalem Stadium. Eine Aura besteht nicht.

21.5 Diagnostik

21.5.1 Anamnese

Zunächst ist zu klären,

- ob die Anfälle epileptischer oder nicht-epileptischer Natur sind.
- ob es sich um einen Gelegenheitsanfall, also eine akute symptomatische epileptische Reaktion handelt, oder um eine beginnende chronisch rezidivierende und damit behandlungsbedürftige Epilepsie.

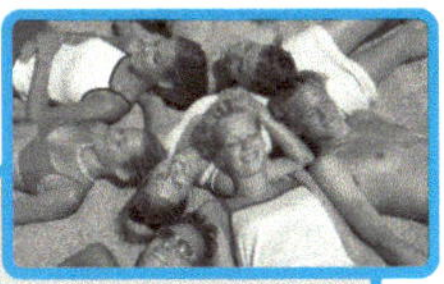

Hier ist eine sehr gründliche Anamnese die wichtigste Maßnahme, die bei der Variabilität im Jugendalter ein umfassendes Grundwissen erfordert.
Das Grundproblem der Anamneseerhebung liegt in der Regel darin, dass die Betroffenen über die eigenen Anfallsphänomene wenig oder kaum etwas konkretes berichten können und somit die Informationen nur aus zweiter Hand erhältlich sind.

Es müssen deshalb umfassende ergänzende Angaben und genaue Beschreibungen von Anfallszeugen hinzukommen, bis aus klinischen Kriterien die Diagnose eines epileptischen Anfalls wahrscheinlich gemacht werden kann.

Der paroxysmal-reversible Charakter eines Anfalls konzentriert sich in der differenzialdiagnostischen Abwägung erstens auf den paroxysmalen Beginn und zweitens auf den reversiblen Verlauf. Es muss daher eine konkrete auslösende Ursache erfragt werden, die gegebenenfalls zu dieser Manifestation geführt hat. Auslösende Situationen können sich ergeben aus

- dem Vigilanzgrad und der Emotionalität wie z.B. durch Langeweile, Stereotypien oder Tagträume oder bei Schmerz oder Angst
- der Haltung bzw. der Spontanmotorik, z.B. langes Stehen oder rasches Aufrichten
- metabolische und/oder vegetative Einstellungen durch begleitende Erkrankungen oder mangelnder Nahrungsaufnahme, z.B. metabolische Krisen oder Hypoglykämien

Der reversible Charakter weist immer auf eine funktionelle Störung hin, der z.B. vaskuläre Mechanismen (Differenzialdiagnose: komplizierte Migräne) oder kardiale Rhythmusstörungen sowie metabolische Veränderungen zugrunde liegen können. In der Differenzialdiagnostik ergeben sich somit Laboruntersuchungen ebenso wie EKG und kardiologische Untersuchungen und schließlich erweiterte diagnostische Strategien.
Bei einem ersten Anfall im Jugendalter sprechen die in Tabelle 21-2 genannten Faktoren für das Vorliegen eines epileptischen Anfalls.

Tabelle 21-2 Faktoren, die bei einem ersten Anfall im Jugendalter für das Vorliegen eines epileptischen Anfalls sprechen.

- auslösende Faktoren (Schlafmangel, Alkoholgenuss, Lichtstimulation)
- paroxysmale Entwicklung der Symptomatik
- meist geöffnete und starr blickende Augen
- langsame Reorientierung nach dem Zustand

21.5.2 EEG

Nach der Schilderung der Anfallssemiologie ist in jedem Fall das Hirnstrombild unverzichtbar.

Unter einem konventionellen Wach-EEG versteht man eine etwa 30 Minuten dauernde Ableitung in Ruhe, die Provokationsverfahren wie Hyperventilation und Photostimulation einschließt. Bei negativen Befunden des konventionellen Hirnstrombildes sollte die Diagnostik durch eine Schlaf-EEG-Ableitung oder ein Provokations-EEG nach Schlafentzug erweitert werden. Im Weiteren ist im Rahmen der primären Diagnostik stets eine neuroradiologische Diagnostik (Kernspintomographie, nur ausnahmsweise ein Schädel-Computertomogramm).
Mit dem EEG-Video-Monitoring werden gleichzeitig der Patient über eine Video-Kamera und seine Hirnstromkurve aufgezeichnet. Die Korrelation klinischer Anfälle und ihrer beginnenden Einzelsymptomatik mit der EEG-Kurve sichern die Diagnose.

Typische EEG-Befunde

Rolando-Epilepsie. Die EEG-Veränderungen sind charakteristisch mit einem medio-zentrotemporalen Sharp-wave-Fokus unilateral, gelegentlich auch bilateral. Die typischen Entladungen zeigen große amplitudenstarke biphasische spikes oder sharp-waves mit langsamer Nachschwankung und bifrontaler Phasenumkehr. Beim Einschlafen und im Schlaf kommt es meist zu einer Aktivierung des Herdbefundes, auch mit generalisierten Entladungen.
Einfach fokale Epilepsie. Die interiktalen EEGs zeigen lokalisierte kontralaterale Entladungen; die iktalen Hirnstrombilder zeigen über der betroffenen Region Spitzenpotenziale, beginnend über der korrespondierenden Area der kortikalen Repräsentation. Diese können im Oberflächen-EEG gelegentlich nicht nachweisbar sein.
Komplex fokale Epilepsie. Interiktal finden sich in der Hälfte bis zwei Drittel der Anfälle fokale unspezifische Dysrhythmien oder vereinzelte sharp-waves und spikes; iktal zeigen sich häufig generalisierte rhythmische Theta-Entladungen

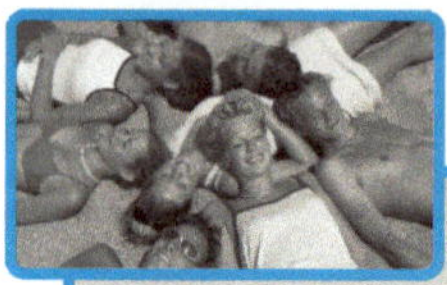

vom steilen Charakter oder auch eingelagerte Spitzenpotenziale. Manchmal finden sich aber auch selbst während eines sicheren klinischen Anfalls normale EEG-Befunde.

Generalisierte Epilepsien. Das **interiktale EEG** zeigt häufig eine unregelmäßige Grundtätigkeit mit eingelagerten Spitzen als Zeichen gesteigerter Anfallsbereitschaft. Jugendliche mit Aufwach-Grand-mal zeigen meist bilateral synchrone Veränderungen im Sinne von Spike-wave-Komplexen oder Polyspike-wave-Komplexen.

Das **iktale EEG** beginnt bei der sekundär generalisierten Epilepsie mit fokaler Amplitudenabflachung und hoch frequenten Spitzenentladungen. Bei primär generalisierter Epilepsie beginnt in der klinischen Phase des tonischen Anfalls ein dichtes Polyspike-wave-Gemisch, das sich bilateral von frontal nach okzipital rasch ausbreitet und alle Hirnregionen erfasst. Die Spitzenentladungen nehmen an Amplitude zu, wobei beim Auftreten der klonischen Phase in diese hohen Spitzen dann Verlangsamungswellen im Theta- oder Delta-Bereich eingelagert sind. Das Hirnstrombild zeigt jetzt das Bild der generalisierten irregulären Spike- bis Polyspike-wave-Ausbrüche. Das klinische Anfallsende zeigt sich im Hirnstrombild mit einer anhaltenden Amplitudenabflachung, die im postkonvulsiven Stadium in eine generalisierte hoch amplitudige Delta-Verlangsamung mit einer Dauer von etwa 30 bis 60 Minuten übergeht. Vereinzelt sind bis zur vollständigen Restitution fokale Verlangsamungen oder auch generalisierte periodische Komplexe nachweisbar.

Der Grand-mal-Status. Das Hirnstrombild ist von Muskel- und Bewegungsartefakten überlagert. In den auswertbaren Strecken findet man generalisierte polyspikes und Spike-wave-Komplexe. Insbesondere in der Phase der Rückbildung der motorischen Phänomene ist das Anhalten des Status nur elektroenzephalographisch zu differenzieren. Insbesondere gilt dies auch bei Patienten mit Analgosedierung und/oder Muskelrelaxation.

Der nicht-konvulsive Status epilepticus. Im Gegensatz zum generalisierten konvulsiven Status epilepticus hat hier das Hirnstrombild einen sehr hohen Stellenwert. Auch zur differenzialdiagnostischen Abgrenzung anderer Zustände wie Intoxikation, psychischer Ausnahmezustand oder postiktaler Dämmerzustand ist das Hirnstrombild ergiebig. Typischerweise findet sich ein generalisiertes Spike-wave-Muster mit wechselnder schnellerer oder langsamerer Frequenz und eingelagerten irregulären Polyspike-wave-Komplexen.

Altersabhängige primär generalisierte Epilepsie-Entitäten:

- Pyknolepsie (Petit-mal-Absence): Pathognomonische Muster mit 3/s-Spike-wave-Rhythmen bilateral und frontal betont sind im Anfall nachweisbar. Nur selten finden sich irreguläre Spike-wave-Muster mit langsamerer Frequenz (2–2,5/s) oder höherer Frequenz (> 4/s) sowie eingelagerte Polyspike-wave-Muster. Bei Vigilanzschwankungen, unter Therapie und mit zunehmenden Alter der Patienten finden sich im Hirnstrombild wechselnd lateralisierte pseudofokal auftretende spikes und spike-waves. Die Grundaktivität ist fast stets regelrecht. Die Absencen-typischen EEG-Muster sind in der Regel durch Hyperventilation und durch Fotostimulation provozierbar.
- Juvenile Absencen-Epilepsie: Das Hirnstrombild ist charakteristisch und zeigt bilateral synchrone frontal betonte Spike-wave-Komplexe mit einer höheren Frequenz als 3/s. Häufiger finden sich auch Doppel- und Polyspike-wave-Komplexe, die sich durch Hyperventilation oder in Zweifelsfällen durch Schlafentzug provozieren lassen. Die Grundaktivität ist in der Regel normal.
- Juvenile myoklonische Epilepsie: Das charakteristische EEG-Muster besteht aus bilateral synchronen, frontal betonten Polyspike-wave-Komplexen mit einer Frequenz zwischen 3,5 und 4,5/s. Im anfallsfreien Intervall finden sich meist Doppel- bis Polyspike-wave-Komplexe. Besonders ausgeprägt ist eine Photosensibilität. Ähnlich wie bei den beschriebenen Absencen-Epilepsien wirken Schlafmangel und Fotostimulation provozierend.

21.6 Therapie

Ziel der therapeutischen Maßnahmen ist zum einen die Unterbrechung eines akuten Anfalls im Sinne einer Notfalltherapie, zum anderen die Einleitung und Durchführung einer medikamentösen Langzeittherapie bei chronischer Epilepsie.

21.6.1 Notfalltherapie

> Eine medikamentöse Notfalltherapie während eines Anfalls oder im Status ist durch ein Benzodiazepinderivat durchzuführen. Mittel der ersten Wahl sollte Clonazepam (Rivotril®) sein, das langsam i.v. injiziert wird.

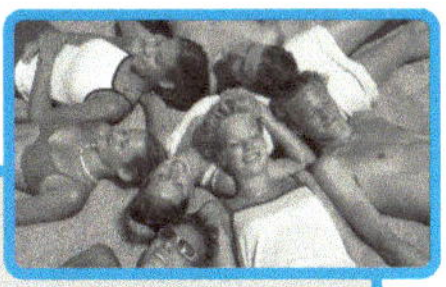

Auch die rektale Applikation von Benzodiazepinen stellt eine rasch verfügbare und effektive Notfalltherapie dar. Im Weiteren ist die i.v.-Gabe von Diazepam, Phenobarbital oder Phenytoin (Kurzinfusion) günstig (Tab. 21-3).

Eine Einweisung in die Klinik ist erforderlich, insbesondere beim ersten unklaren Anfall oder bei prolongierten Anfällen.

Neben der medikamentösen antikonvulsiven Therapie sind Allgemeinmaßnahmen zur Sicherung der Vitalfunktionen und Vermeidung von Verletzungen erforderlich.
Die Behandlung eines Status epilepticus als vital bedrohlicher Notfall muss unter intensiv-medizinischer Überwachung durchgeführt werden.

21.6.2 Antikonvulsive Langzeittherapie

Bei rezidivierenden Anfällen im Sinne der Epilepsie ist die Indikation für eine Langzeittherapie gegeben. Wichtig ist ein einheitlicher Behandlungsplan, der nicht durch wiederholte Arztwechsel (wie z.B. an manchen großen Polikliniken) erschwert wird.

Die Indikation für eine antikonvulsive Dauertherapie ergibt sich aus der klinisch manifesten Epilepsie und der Anfallshäufigkeit. Ziel der Therapie ist Anfallsfreiheit ohne Beeinträchtigung der Leistungsfähigkeit.

Die Frage einer Behandlungsbedürftigkeit einer Epilepsie ist gerade im Jugendalter nicht grundsätzlich zu beantworten. Wir kennen Jugendliche mit einem ersten unprovozierten Anfall ohne neurologische Defizite, ohne EEG-Veränderungen und ohne eine ungewöhnlich lange Anfallsdauer. Bei Jugendlichen mit idiopathischen Anfällen und interiktalen EEG-Auffälligkeiten sowie mit symptomatischen Anfällen erscheint eine frühzeitige Therapieeinleitung zweckmäßig, da Rezidive statistisch hier am häufigsten in den ersten Monaten nach dem ersten Anfall auftreten.

Die Frage ist nicht beantwortet, ob das Rezidivrisiko für die einzelnen Epilepsieformen und Epilepsiesyndromen getrennt so hoch ist, dass eine mögliche Schädigung und/oder Einbuße des sozialen Umfeldes höher zu bewerten ist, als das Risiko einer möglichen unerwünschten Nebenwirkung der Therapie.

Somit müssen stets individuelle Faktoren und die besonderen Umstände gewürdigt werden einschließlich der Beurteilung der psychischen und psychosozialen Gesamtsituation, bevor eine Langzeittherapie eingeleitet wird.
Die Wahl des Medikaments richtet sich nach dem Anfallstyp und dem EEG-Befund, sodass sich spezielle Antiepileptika der ersten und der weiteren Wahl ergeben (Tab. 21-4 und 21-5). Da es sich in der Regel um eine Langzeitmedikation über mehrere Jahre handelt, muss immer eine optimale Dosis gefunden werden, die in erster Linie durch langsames Aufsteigern bis zum Verschwinden der klinischen Anfälle ermittelt werden muss. Überdosierungserscheinungen dürfen keinesfalls in Kauf genommen werden. Für die individuelle Dosisfindung und -anpassung stellen so genannte therapeutische Bereiche Richtwerte dar, deren

Tabelle 21-3 Notfallmedikamente zur Unterbrechung eines epileptischen Anfalls.

Generikum	Präparat (Beispiel)	Dosierung
Für den Hausarzt		
Clonazepam	Rivotril®	0,01–0,05 mg/kg KG
Diazepam	Diazepam®	0,2–0,4 mg/kg KG
Phenobarbital	Luminal®	4–8 mg/kg KG
Für den Klinikarzt		
Clonazepam	Rivotril®	0,01–0,07 mg/kg KG
Diazepam	Diazepam®	0,3–0,5 mg/kg KG
Phenobarbital	Luminal®	6–10–20 mg/kg KG
Phenytoin	Phenhydan®	10–15–20 mg/kg KG

Beim prolongierten Anfall bzw. Status epilepticus i.v. injizieren, möglichst in Intubationsbereitschaft; bei Persistenz Intubationsnarkose. Selten angewendete Medikamente wie Lorazepam, Midazolam, Lidocain und Tiopenthal nur unter Intensivbedingungen.

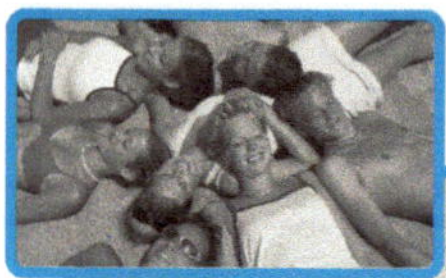

Tabelle 21-4 Die wichtigsten Antiepileptika.

Generikum	Handelspräparate	Durchschnittlicher Tagesdosierung bei Langzeittherapie
Carbamazepin	Timonil®, Tegretal®, Sirtal®, Phenlepsin®	15–25 mg/kg KG
Ethosuximid	Suxinutin®, Petnidan®, Suxilep®	20–30 mg/kg KG
Lamotrigin	Lamictal®	2–10 mg/kg KG
Phenobarbital	Luminal®, Phenaemal®, Maliasin®	3–5 mg/kg KG
Phenytoin	Phenhydan®, Phenytoin®, Zentropil®	4–8 mg/kg KG
Primidon	Mylepsin®, Liskantin®, Resitamil®	15–20 mg/kg KG
Sultiam	Ospolot®	2–8 mg/kg KG
Valproat	Orfiril®, Ergenyl®, Konvulex®, Leptilan®	15–40 mg/kg KG

Bewertung ohne klinischen Bezug abzulehnen ist. Zur Therapieüberwachung sind regelmäßige Laboruntersuchungen zunächst in ein- bis dreimonatigen, später in sechsmonatigen Abständen angezeigt (Tab. 21-6).

Seit vielen Jahren wird die Monotherapie einer Polytherapie vorgezogen (Tab. 21-7).

Allerdings ist bei therapieschwierigen Epilepsien eine Kombinationstherapie mit zwei, gelegentlich sogar mit drei Antiepileptika nicht zu umgehen.
Die medikamentöse Einstellung kann in der Regel ambulant erfolgen. Ein möglicher Misserfolg darf nicht zur Resignation führen und soll schon bei den ersten Kontakten mit den Eltern und den Betroffenen angesprochen werden. Es soll ein schriftlicher Behandlungsplan erstellt werden und eine umfassende Aufklärung möglicher auftretender Nebenwirkungen erfolgen. Die voraussichtliche Behandlungsdauer ist ebenso bedeutsam wie die engmaschige psychische Führung des Patienten und der Familie. In der Regel kann mit dem Absetzen der Antikonvulsiva nach drei- bis fünfjähriger Anfallsfreiheit begonnen werden, bei einer Reihe von Epilepsiesyndromen ist eine mindestens fünfjährige Anfallsfreiheit zweckmäßig.

Tabelle 21-5 Weitere Antiepileptika.

Generikum	Durchschnittlicher Tagesdosierung bei Langzeittherapie
„Klassische" Medikamente	
Acetazolamid	7–10 mg/kg KG
Bromid	30–60 mg/kg KG
Clobazam	0,3–1,0 mg/kg KG
Ethadion	30–50 mg/kg KG
Mesuximid	10–20 mg/kg KG
„Neue" Antiepileptika	
Felbamat	10–50 mg/kg KG
Gabapentin	10–50 mg/kg KG
Tiagabin	0,2–1,5 mg/kg KG
Topiramat	5–10 mg/kg KG
Vigabatrin	50–100 mg/kg KG
Oxcarbazepin	20–30 mg/kg KG

Besondere Vorsicht ist während der Pubertät angezeigt, vor allem bei Jugendlichen mit idiopathischen Epilepsien. Ein Grand-mal-Schutz ist wichtig, da die Rezidivquote besonders hoch ist und darüber hinaus das altersspezifische Verhalten der Jugendlichen auch einmal zum Schlafmangel führt.

Das Absetzen der Antikonvulsiva geschieht schrittweise je nach Dosierung zwischen sechs Monaten und zwei Jahren.
„Therapieversager" können von Seiten der Patienten und deren Angehörigen auftreten, aber auch von Seiten des Arztes. Es ist vor allem die Regelmäßigkeit der Medikamenteneinnahme und die regelmäßige Lebensführung bedeutsam, von seiten des Arztes die richtige Diagnosestellung und die Wahl des richtigen Medikaments. So führt beispielsweise eine Unterdosierung des richtigen Medikaments zur irrigen Annahme, dass eine Pharmakoresistenz für dieses Medikament gegeben ist.

Tabelle 21-6 Laboruntersuchungen zur antiepileptischen Therapieüberwachung.

- Leberenzyme
- Elektrolyte
- großes Bildbild einschließlich Differenzialblutbild und Thrombozyten
- bei Valproat: zusätzlich Gerinnungswerte und Pankreasenzyme

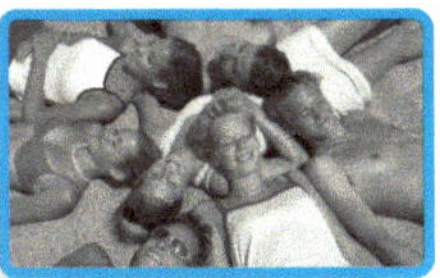

Tabelle 21-7 Medikamentenwahl bei Epilepsiesyndromen im Jugendalter: „Reihung".

Epilepsiesyndrom	Medikamente der 1. Wahl	Medikamente der 2. Wahl
Fokale Epilepsien		
Rolando-Epilepsie	Sultiam, Carbamazepin	Valproat, Phenytoin, Clobazam
symptomatische Herdepilepsie	Carbamazepin, Valproat, Lamotrigin	Phenytoin, Phenobarbital, Primidon, Sultiam, Topiramat
Generalisierte Epilepsien		
Absencen (Pyknolepsie, juvenile Absencen)	Ethosuximid, Valproat	Lamotrigin, Mesuximid, Ethadion
juvenile myoklonische Epilepsie	Valproat, Lamotrigin	Primidon, Phenobarbital, Ethosuximid
Grand-mal-Epilepsie	Valproat, Phenobarbital/Primidon, Lamotrigin	Carbamazepin, Phenytoin, Primidon

Andererseits würde auch eine mangelnde oder fehlende Einnahme dieses Medikaments ebenfalls zu einer Unterdosierung führen. Auch die Möglichkeit einer Gewöhnung ist wichtig, wobei dies besonders für Benzodiazepine gilt, die daher vorwiegend als Notfallmedikation in Betracht kommen.

Etwa 10% aller Epilepsien sind pharmakoresistent.

Unter optimaler Therapieführung ist zumindest nach zwei bis drei Jahren weiter anhaltender Anfälle an die Möglichkeit eines prächirurgischen Intensivmonitorings mit dem Ziel einer eventuell neurochirurgischen Therapie zu denken. In den Epilepsiezentren werden neben dem differenzierten Video-EEG-Monitoring funktionelle strukturgebende Untersuchungsverfahren wie Single-Photon-Emissions-Computertomographie (SPECT) und Positron-Emissions-Tomographie (PET) eingesetzt und diese mit hoch auflösender Kernspintomographie fusioniert. Derartig umfassende Untersuchungen setzen nicht nur große Erfahrung in der apparativen und klinischen Diagnostik voraus, sondern bedürfen auch einer konsequenten und umfassenden Hilfe in psychosozialen Bereichen. Je nach Sitz des Anfallsherds ist nach den bisherigen Erfahrungen die Effektivität der Epilepsiechirurgie gut bis sehr gut, insbesondere bei den fokalen Epilepsien vom Temporallappentyp. Im Einzelfall aber außerordentlich hilfreich kann die partielle Callosotomie bei der Grand-mal-Epilepsie vor allem in Bezug auf die gefürchteten tonischen Sturzanfälle sein.

21.7 Soziale Beratung und Betreuung

Wesentliches Anliegen in der Betreuung Jugendlicher ist die soziale und berufliche Integration. Die unbewussten Ängste und Abwehrmechanismen der Familie und Umgebung müssen durch Aufklärung abgebaut werden, eine übertriebene Fürsorge relativiert werden. Bedeutsam für die gesamte soziale Führung ist die Ausprägung der Epilepsie und die Risiken von Anfallsrezidiven.

Grundsätzlich ist ein Jugendlicher mit Epilepsie nicht krank. Eine möglichst normale Integration in Schule und Beruf steht im Vordergrund.

Liegt neben der Epilepsie eine körperliche oder mentale Behinderung vor, so ist eine Integration in eine geeignete Sonderschule einzuleiten.

21.7.1 Berufsfindung für epilepsiekranke Jugendliche

Je nach Schullaufbahn und Fertigkeiten richtet sich die Berufswahl in erster Linie nach Begabung, Intelligenz und Persönlichkeit. Liegt eine aktive Epilepsie vor, so sind die berufsbedingten Unfallverhütungsvorschriften zu beachten.

21.7.2 Wehrdienst

Für den Wehrdienst besteht in der Regel Untauglichkeit, insbesondere dann, wenn im EEG noch Zeichen einer erhöhten Anfallsbereitschaft bestehen. Der zuständigen Musterungsbehörde sollte

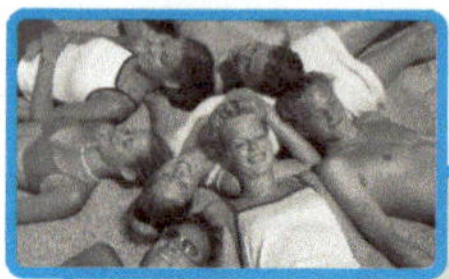

ein fachärztliches Zeugnis über die Art und den Aktivitätsgrad der spezifischen Epilepsie vorgelegt werden.

21.7.3 Epilepsie und Sport

Grundsätzlich können anfallskranke Jugendliche am Sport teilnehmen. Das Schwimmen bzw. Baden ist allerdings nur unter sorgfältiger 1:1-Aufsicht statthaft. Sportarten mit einer erhöhten Unfall- oder Verletzungsgefahr sind ungeeignet.

21.7.4 Führerschein/Fahrtauglichkeit

Bei Jugendlichen besteht fast immer der dringende Wunsch, den Führerschein zu erwerben. Eine grundsätzliche Verweigerung ist weder rechtmäßig noch erforderlich.
Entsprechend der 2. EU-Führerscheinrichtlinie sind verbindliche Vorschriften festgelegt:

- Die Führerscheinklassen 1, 3, 4 und 5 können nach zweijähriger Anfallsfreiheit ohne erkennbares Risiko weiterer Anfälle erworben werden. Dabei muss das Hirnstrombild nicht zwingend frei von epilepsietypischen Entladungen sein, allerdings darf keine Zunahme generalisierter Spike-wave-Komplexe oder andere besondere Auffälligkeiten vorliegen. Auch nach einem einmaligen Anfall muss eine Beobachtungszeit von sechs Monaten Anfallsfreiheit eingehalten werden. Die gültigen Begutachtungsrichtlinien können bei den jeweiligen TÜV-Stellen angefordert werden. Regelmäßige Kontrolluntersuchungen in Abständen von einem, zwei und vier Jahren sind gefordert.
- Zum Erwerb der Führerscheinklasse 2 (Fahrzeuge zur Personenbeförderung) ist nach mehreren epileptischen Anfällen grundsätzlich Fahruntauglichkeit gegeben.

21.7.5 Genetische Beratung

Das Wiederholungsrisiko bzw. Erkrankungsrisiko bei Geschwistern und Nachkommen ist aufgrund der unterschiedlichen Ätiologie nur individuell abzuschätzen. Lediglich bei den idiopathischen primär generalisierten Epilepsien wie bei der Absencen-Epilepsie, der Epilepsie mit myoklonisch impulsiven Anfällen und der Aufwach-Grand-mal-Epilepsie ist eine erhöhte Inzidenz bei den Nachkommen von 4 bis 8% und bei Geschwistern von 4 bis 10% gegeben. Bei idiopathischer fokaler Epilepsie vom Rolando-Typ ist ebenfalls mit einem erhöhten Risiko zu rechnen, bei wahrscheinlich autosomal-dominantem Erbgang und altersbedingter Penetranz. Das Risiko bei Geschwistererkrankung wird hier mit 15% angegeben. Eine individuelle Beratung in Zusammenarbeit mit einer genetischen Beratungsstelle ist zu empfehlen.

21.7.6 Epilepsie und Schwangerschaft

Die Wirkung einer Schwangerschaft auf den Epilepsieverlauf ist im Einzelfall unvorhersehbar. Das Risiko für eine Malformation des Neugeborenen epilepsiekranker Mütter wird mit 1,2–2fach höher eingeschätzt als bei Müttern ohne Epilepsie. Bei antiepileptischer Therapie steigt das Risiko auf das Dreifache an. Eine besondere Beachtung verdient die Valproinexposition des Embryos mit dem erhöhten Risiko von Neuralrohrdefekten.
Die hormonale Schwangerschaftsverhütung ist durch die Enzyminduktion einiger Antiepileptika nicht sicher, eine gynäkologische Beratung ist notwendig.

21.7.7 Epilepsieambulanzen

Nach Diagnosesicherung und Beachtung der Differenzialdiagnose kann die Therapie eines Jugendlichen mit Epilepsie grundsätzlich vom Hausarzt in enger Zusammenarbeit mit einem Facharzt mit Epilepsieerfahrung und den entsprechenden Einrichtungen (Voraussetzung EEG) erfolgen. Für Jugendliche mit schwierigen diagnostischen, differenzialdiagnostischen, therapeutischen oder sozialen Problemen stehen so genannte Epilepsie-Ambulanzen oder sozialpädiatrische Zentren zur Verfügung. Entsprechend der Definition der Deutschen Sektion der Internationalen Liga gegen Epilepsie sind derartige Epilepsieambulanzen regionale Spezialeinrichtungen, die der Diagnostik, Therapie und sozialpädiatrischen Betreuung von Problemfällen dienen. Diese Epilepsieambulanzen dienen auch der epileptologischen Fortbildung niedergelassener Kollegen und aller mit der Rehabilitation epilepsiekranker Jugendlicher befasster Personen. Üblicherweise sind diese Epilepsieambulanzen pädiatrischen oder neurologischen Kliniken oder Fachabteilungen von Krankenhäusern angeschlossen. Auf dieser Qualitätsstufe kann eine ambulante Versorgung auch in epileptologischen Schwerpunktpraxen übernommen werden, die sich in Arbeitsweise und Aus-

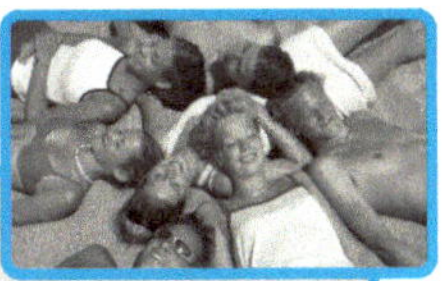

stattung an den Epilepsieambulanzen orientieren. Von der Geschäftsstelle der Liga gegen Epilepsie können Verzeichnisse angefordert werden, in denen alle Anfallsambulanzen für Kinder und Jugendliche bzw. Jugendliche und Erwachsene sowie alle Epilepsiezentren in der Bundesrepublik Deutschland aufgeführt sind.

Literatur

Commission on Classification and Terminology of the International League Against Epilepsy. Proposal for revised classification of epilepsies and epileptic syndromes. Epilepsia 1989; 30: 389–399.

Aicardi, J.: Epilepsy in Children. Raven Press, New York 1994

Doose, H.: Epilepsien im Kindes- und Jugendalter. 11. Aufl. Desitin, Hamburg 1998

Engel, J., Pedley, TA (eds): Epilepsy: A. Comprehensive Textbook, 1. New York: Lippincott-Raven 1998

Fröscher, W., Vassella, F. (Hrsg.): Die Epilepsien. Grundlagen, Klinik, Behandlung. de Gruyter, Berlin–New York 1994

Janz, D.: Die Epilepsien. Spezielle Pathologie und Therapie. 2. unveränderte Auflage. G. Thieme Verlag Stuttgart–New York 1998

Roger, J. et al (eds): Epileptic Syndromes in Infancy, Childhood and Adolescence. Libbey, Paris 1992

Schneble, H., Ernst, J.-P.: Vademecum antiepilepticum – Pharmakotherapie der Epilepsien, 15. Aufl. (Hrsg.: Deutsche Sektion der Internationalen Liga gegen Epilepsie) 1999/2000

Wyllie, E. (ed) The Treatment of Epilepsy. Principles and Practice. Lea & Febiger, Philadelphia/London 1993

22 Essstörungen

Johannes Hebebrand

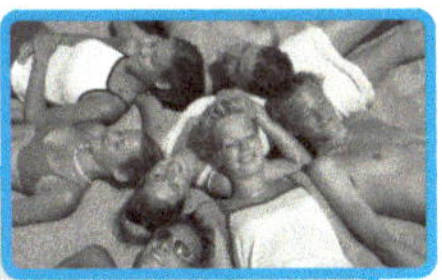

22.1 Definition

Derzeit sind als Essstörungen sowohl die Anorexia und Bulimia nervosa gut definiert und abgegrenzt:

- Unter Anorexia nervosa versteht man einen selbstverursachten bedeutsamen Gewichtsverlust oder eine unzureichende altersentsprechende Gewichtszunahme, die mit einer tief verwurzelten Überzeugung einhergeht, trotz Untergewicht zu dick zu sein.
- Bei der Bulimia nervosa folgen auf die häufig auftretenden Essattacken vor dem Hintergrund einer krankhaften Furcht, zu dick zu werden, Versuche, dem dick machenden Effekt der Nahrung durch unterschiedliche Verhaltensweisen (z.B. Erbrechen, Laxanzienabusus, Fasten) entgegenzuwirken.
- Im Rahmen der so genannten Binge Eating Disorder (BED) kommt es ebenfalls zu häufigen Essattacken, wobei jedoch im Gegensatz zur Bulimia nervosa keine Gegenregulation erfolgt.

22.2 Epidemiologie

Essstörungen sind häufig und betreffen überwiegend das weibliche Geschlecht.

Die Anorexia nervosa hat bei Frauen eine Lebenszeitprävalenz von ca. 0,5–1%, die Bulimia nervosa von 2–4% und BED von ebenfalls ca. 2%. Das Geschlechtsverhältnis bei der Anorexia nervosa beträgt Frauen : Männer ca. 10–15:1. Die Anorexia nervosa tritt nur sehr selten vor zehn bzw. nach 25 Jahren auf; der Erkrankungsgipfel liegt bei 14 Jahren. Der Hauptmanifestationszeitpunkt der Bulimia nervosa liegt bei 18 bis 20 Jahren. Eine Anorexie kann einer Bulimie vorausgegangen sein, das Umgekehrte ist selten.
BED wird bislang primär bei Erwachsenen diagnostiziert, die in klinischen Populationen meist adipös sind. Etwa 20–30% aller Erwachsenen mit Adipositas erfüllen die Kriterien der BED.

Epidemiologische Untersuchungen haben ergeben, dass in westlichen Industrieländern besonders übergewichtige Jugendliche und Jugendliche mit geringem Selbstwertgefühl gesundheitsbedenkliches Essverhalten entwickeln, wobei Übergänge zu subklinischen und manifesten Essstörungen vorkommen.

Da Übergewicht im Kindes- und Jugendalter im Verlauf der letzten zwanzig Jahre deutlich häufiger geworden ist, könnte dies mit eine mögliche Erklärung für die mehrfach nachgewiesene Zunahme der Essstörungen sein, die jedoch nicht in allen entsprechenden Untersuchungen bestätigt werden konnte.

22.3 Hintergrund

22.3.1 Ursachen

Essstörungen sind komplexe Erkrankungen, die nicht auf einen einzigen kausalen Faktor zurückgeführt werden können.

Zwillings- und Familienstudien legen die Beteiligung genetischer Faktoren nahe. Für die erstgradigen weiblichen Angehörigen einer Patientin mit Anorexia nervosa wird von einem Wiederholungsrisiko von ca. 5% ausgegangen. In jüngster Vergangenheit initiierte molekulargenetische Untersuchungen haben bislang keinen eindeutigen Befund erbracht; diskutiert wird eine Rolle des Serotonin $5HT_{2A}$-Rezeptorgens. Affektive Störungen, Substanzmissbrauch und -abhängigkeit, aber auch Essstörungen kommen bei Angehörigen von Patientinnen mit Bulimia nervosa gehäuft vor.
Bei Familienuntersuchungen ist bei beiden Essstörungen die Komorbididät der Indexpatientin zu berücksichtigen. So ließ sich für die Anorexia nervosa zeigen, dass die familiäre Belastung mit affektiven Störungen auf die Patientinnen zurückzuführen ist, die selbst eine Depression haben. Die ältere Hypothese, wonach die Anorexie als eine Sonderform einer affektiven Störung aufgefasst werden kann, wurde deshalb fallen gelassen. Das deutliche Überwiegen des weiblichen Geschlechts bei der Anorexia und Bulimia nervosa verlangt nach entsprechenden Erklärungsansätzen. So wird das in vielen Ländern vorherrschende Schlankheitsideal immer wieder mit der Pathogenese von Essstörungen in Verbindung gebracht. Tatsächlich dürfte diesem Ideal jedoch lediglich eine Rolle als Auslöser der Essstörung zukommen. Anorexia nervosa wird auch in Kulturen beobachtet, in denen das westliche Schlankheitsideal nicht nur nicht gilt, sondern im Gegenteil Übergewicht bei Frauen als Zeichen von Gesundheit und Fertilität angesehen wird. Historisch wird diskutiert, warum die Erstbeschreiber der Ano-

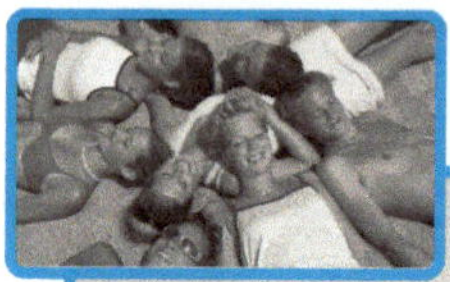

rexie im letzten Jahrhundert die Gewichts- und Fettphobie bei ansonsten minutiöser Darstellung aller sonstiger Symptome nicht aufgeführt haben. Möglicherweise beschränkt sich die Kernsymptomatik auf die Weigerung bzw. Unfähigkeit, das Gewicht auf einem altersentsprechendem Minimum zu halten. Hiernach wären die heutigen psychopathologischen Symptome der Gewichtsphobie stark von soziokulturellen Faktoren abhängig. In diesem Zusammenhang ist auch erwähnenswert, dass Fastenheilige im Mittelalter meist weiblich und jüngeren Alters waren. Auch im Rahmen der Bleichsucht, die um 1900 weit verbreitet war, wiesen betroffene Frauen teilweise erhebliches Untergewicht auf.

Das westliche Schlankheitsideal trägt maßgeblich dazu bei, dass über 60% aller weiblichen Jugendlichen bis zum 18. Lebensjahr mindestens einmalig eine Diät zur Gewichtsreduktion beginnen. Das Alter, zu dem erstmalig eine Diät eingehalten wird, hat sich in den letzten Jahren nach unten verlagert.

> Diäten oder andere in der Regel vorübergehende Einschränkungen der Nahrungszufuhr (wie z.B. im Rahmen von Infektionen oder Operationen) kommen als unmittelbare Auslöser der Anorexia nervosa in Betracht, sofern eine entsprechende Prädisposition gegeben ist.

Das Überwiegen des weiblichen Geschlechts könnte auch hormonell bedingt sein. Einzelne Untersuchungen deuten auf eine mögliche Beteiligung des Östrogens hin.

> Der präpubertär einsetzende Anstieg der weiblichen Geschlechtshormone könnte ein prädisponierender Faktor sein und somit zugleich das charakteristische Manifestationsalter mit bedingen.

Bei der Bulimie wird angenommen, dass Fasten oder exzessives Diätverhalten die Fressattacken regelrecht provozieren. Da im Rahmen der Gegenregulation zur Vermeidung einer Gewichtszunahme die Nahrungszufuhr im Anschluss an die Fressattacke wieder stark eingeschränkt wird, kommt es zu einem Circulus vitiosus. Die Bulimie ist als eigenständige Essstörung erst 1979 abgegrenzt worden, sodass Überlegungen zum Einfluss soziokultureller Faktoren aufgrund der erst 20-jährigen Geschichte problematisch erscheinen. Beschreibungen von bulimischem Essverhalten existieren jedoch schon seit Jahrhunderten.

> Psychische Auffälligkeiten vor Ausbruch einer Essstörung lassen sich häufiger als bei nicht-erkrankten Jugendlichen eruieren.

Zwangs-, Angststörungen und Depressionen können im Einzelfall der Essstörung vorausgehen. Wählerisches Essverhalten und frühkindliche Essstörungen werden als Risikofaktoren bewertet. Ein erniedrigtes Selbstwertgefühl begünstigt die Manifestation einer Essstörung.

Sexueller Missbrauch lässt sich bei Patientinnen mit Essstörungen nicht häufiger nachweisen als bei Frauen mit anderen psychiatrischen Störungen, jedoch deutlich häufiger als bei Gesunden. Intra- und extrafamiliäre Konflikte können an der komplexen Verursachung beteiligt sein. Psychodynamisch sind Autonomiekonflikte und die Ablehnung der weiblichen Geschlechtsrolle in die pathogenetischen Überlegungen einzubeziehen.

22.3.2 Somatische und psychiatrische Komorbidität

> Viele somatische und psychische Auffälligkeiten im Rahmen einer Essstörung – insbesondere bei der Anorexia nervosa – lassen sich auf das chaotische Essverhalten bzw. die Semistarvation zurückführen (Tab. 22-1).

Gut bekannt ist beispielsweise, dass Depressionen, auffälliges Essverhalten, gedankliche Beschäftigung mit Essen und Rigidität als Folge einer Semistarvation auftreten und nach entsprechender Gewichtsanhebung wieder verschwinden können. Insofern können alle somatischen und einige psychopathologische Auffälligkeiten im Akutstadium der Anorexia nervosa als Folge der Semistarvation erklärt werden.

Die bei Patientinnen mit Anorexia nervosa stark erniedrigten Serumleptinspiegel (Abb. 22-1) im Akutstadium der Erkrankung sind mutmaßlich wesentlich für die Veränderungen der Hypothalamus-Hypophysen-Gonaden-, Schilddrüsen- und Nebennierenrinden-Achsen verantwortlich. Leptin ist somit maßgeblich an der hormonellen Adaptation des Organismus an eine Semistarvation beteiligt. Die Forschung der nächsten Jahre wird zeigen, welche der somatischen und psychopa-

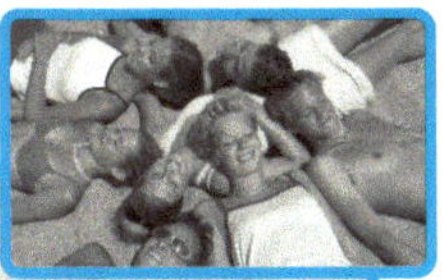

Tabelle 22-1 Wichtige starvationsbedingte Veränderungen.

Psychopathologisch	Somatisch	Laborbefunde
– Depression – kognitive Beeintächtigung – gedankliche Beschäftigung mit Essen – auffälliges Essverhalten – gedankliche Rigidität – verminderte Libido	– primäre bzw. sekundäre Amenorrhö – ggf. vermindertes Längenwachstum – Sinusbradykardie – Hypotonie – Obstipation – Lanugobehaarung – Hypothermie – verminderte Knochendichte – reversible „Gehirnatrophie"	– reduzierte Blutbildung (Leukopenie, Anämie) – Erhöhung harnpflichtiger Substanzen – Transaminasenerhöhung – „Low-T3-Syndrom" – niedrige Serummagnesium-, Zink-, Phosphat- und Kaliumspiegel – erhöhte Amylase – erniedrigte Konzentrationen an Sexualhormonen – Hyperkortisolismus

thologischen Symptome der Anorexie sich auf die Hypoleptinämie zurückführen lassen.

Nach Genesung von der eigentlichen Essstörung tragen ehemalige Patientinnen ein erhöhtes Risiko, psychiatrische Erkrankungen – insbesondere affektive Störungen, Angststörungen (einschließlich insbesondere soziale Phobie und Zwangsstörung), Störungen der Impulskontrolle und Suchterkrankungen – zu entwickeln. Diese Störungen bestehen aber auch nicht selten gleichzeitig mit der Essstörung im Sinne einer psychiatrischen Komorbidität.

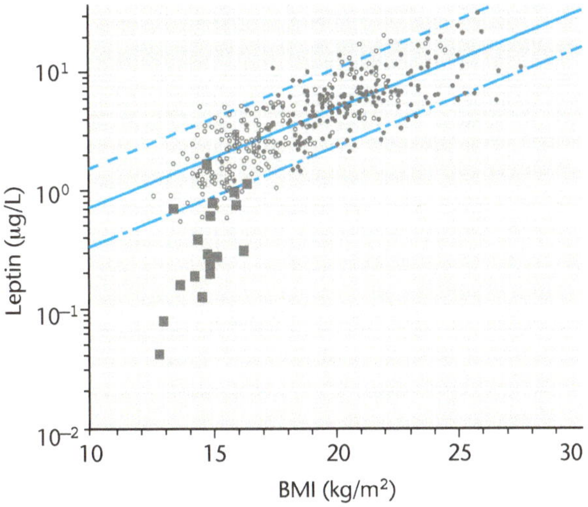

Abb. 22-1 Serumleptinspiegel ($\log_{10}$) von 18 Patientinnen mit Anorexia nervosa bei Aufnahme zur stationären Behandlung (■). Das Alter der Patientinnen liegt zwischen 13 und 18 Jahren (aus Hebebrand et al., 1997a).
● Leptinkonzentrationen von alters- und BMI-gematchten Kindern und Jugendlichen weiblichen Geschlechts
○ Kontrollen im Altersbereich 6–12 Jahre
Durchgezogene Linie = 50. Perzentile der bei den Kontrollen gemessenen Spiegel
Gestrichelte Linien = 5. und 95. Perzentile

22.3.3 Gewichtsaspekte

Das Körpergewicht wird häufig durch eine Essstörung beeinflusst.

> Untergewicht ist das Leitsymptom der Anorexie, bei der Bulimie kommen gehäuft größere Gewichtsschwankungen vor. Auf die Assoziation von BED mit Übergewicht wurde bereits hingewiesen.

Um das Gewicht eines Jugendlichen unter Berücksichtigung von Alter und Geschlecht adäquat einzuordnen, empfiehlt sich die Anwendung von Altersperzentilen für den BMI (Tab. 22-2; Abb. 22-2).

Das Gewichtskriterium (unter Zugrundelegung des A-Kriteriums im DSM-IV; s. Tab. 22-3) für die Anorexie ist bei beiden Geschlechtern erfüllt, wenn der BMI unterhalb der 10. BMI-Perzentile liegt. Ein großer Teil der klinisch in Erscheinung tretenden Patientinnen hat einen BMI unterhalb der 3. Perzentile, die absoluten BMI-Werte liegen meist zwischen 12 und 17 kg/m², sehr selten beträgt der BMI weniger als 10 kg/m². In Entwicklungsländern wird vom Vorliegen eines chronischen Energiedefizits ausgegangen, wenn der BMI unterhalb von 16 kg/m² liegt.

Die BMI-Perzentilen erlauben auch eine Einschätzung des prämorbiden Gewichts von Patienten mit Essstörungen. Hierdurch lässt sich überprüfen, ob Übergewicht vor Beginn der Essstörung vorlag. Übergewicht und Adipositas kön-

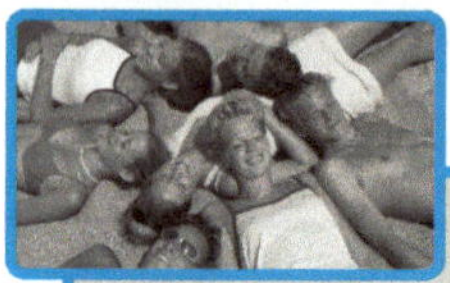

Tabelle 22-2a und b BMI-Altersperzentilen für das männliche (a) und weibliche (b) Geschlecht im Altersbereich zwischen zehn und 25 Jahren (aus Coners et al., 1996). N = Anzahl der im Rahmen der Nationalen Verzehrstudie untersuchten Probanden der jeweiligen Altersstufe.

(a)				BMI (Perzentile)				
Alter	**N**	**Max.**	**Min.**	**5.**	**10.**	**50.**	**85.**	**95.**
10	125	30,2	12,1	13,9	14,6	17,10	21,40	25,00
11	128	31,4	12,2	14,0	14,3	17,8	2,120	23,10
12	124	30,3	11,1	14,6	14,8	18,35	22,00	24,80
13	123	40,8	13,0	15,6	16,2	19,10	21,70	24,50
14	168	37,2	14,0	16,1	16,7	19,80	22,60	25,70
15	149	35,2	14,4	17,0	17,8	20,20	23,10	25,90
16	158	35,3	15,0	17,8	18,5	20,95	23,70	26,00
17	159	31,7	14,8	17,6	18,6	21,60	23,70	25,80
18	164	32,9	15,1	17,6	18,6	21,80	24,00	26,80
19	189	30,1	13,0	18,3	19,0	22,10	24,90	26,60
20	188	33,1	17,0	18,8	19,9	22,55	25,10	27,50
21	194	29,7	16,8	18,9	19,8	22,30	24,70	27,10
22	194	33,6	16,6	19,3	19,9	22,60	25,80	27,80
23	222	37,2	15,7	19,5	20,1	22,60	25,50	27,50
24	245	32,1	15,1	19,5	20,2	22,90	25,20	27,40
25	263	39,0	14,9	18,9	20,1	22,80	25,70	29,10

(b)				BMI (Perzentile)				
Alter	**N**	**Max.**	**Min.**	**5.**	**10.**	**50.**	**85.**	**95.**
10	131	27,8	12,4	13,4	14,2	16,90	20,70	23,40
11	108	31,8	12,4	13,8	14,6	17,65	20,80	22,90
12	124	28,2	12,7	14,8	16,0	18,35	21,50	23,40
13	120	30,1	12,1	15,2	15,6	18,85	22,05	24,35
14	177	30,1	13,0	16,2	17,0	19,40	23,20	26,00
15	152	37,4	12,8	16,9	17,6	20,20	23,20	27,60
16	181	33,2	13,8	16,9	17,8	20,30	22,80	24,20
17	193	28,6	15,1	17,1	17,8	20,50	23,40	25,70
18	233	27,9	15,2	17,6	18,3	20,60	23,50	25,00
19	258	30,8	15,4	17,3	18,0	20,70	23,40	26,40
20	231	35,6	15,8	17,7	18,3	20,90	23,10	26,80
21	237	34,6	17,0	17,8	18,1	20,90	23,90	26,90
22	268	34,9	15,6	17,5	18,0	21,00	23,30	25,60
23	284	30,8	16,77	17,8	18,4	21,00	24,60	27,50
24	255	37,6	16,4	17,7	18,5	21,00	24,50	29,80
25	250	37,6	14,1	18,3	18,7	21,15	25,10	28,30

nen u.a. nach internationaler Übereinkunft mit Hilfe der 85. bzw. 95. Altersperzentile altersunabhängig einheitlich abgegrenzt werden. Prämorbid übergewichtige Patientinnen erreichen im Akutstadium der Erkrankung einen meist nicht ganz so niedrigen BMI (> 13 kg/kg/m^2), haben jedoch erheblich an Gewicht verloren. Umgekehrt erreichen prämorbid untergewichtige Patientinnen einen niedrigeren BMI, weisen aber insgesamt einen geringeren Gewichtsverlust auf. Prämorbid übergewichtige Patientinnen haben ein erhöhtes Risko für den „Binge-Eating/Purging"-Typus der Anorexie und anschließend für die Entwicklung einer Bulimia nervosa. Das prämorbide Körpergewicht von Patientinnen mit Anorexie weicht nicht von der altersentsprechenden Verteilung ab. Nur bei Frauen nimmt in der Adoleszenz der prozentuale Anteil der Fettmasse am Gesamtkörpergewicht deutlich zu. Dies impliziert zugleich, dass weibliche Jugendliche nach der Pubertät mehr abnehmen können als Männer, ohne dass die fettfreie Masse und somit auch lebensnotwendige Organsysteme stärker in Mitleidenschaft gezogen werden. Aus Hungerkatastrophen ist bekannt, dass Männer früher und bei höherem BMI versterben als Frauen. Bei Frauen mit Marasmus nimmt die Mortalität unterhalb eines BMI von 12 kg/m^2 exponentiell zu, bei kachektischen Männern besteht ein eher linearer Zusammenhang zwischen BMI und Mortalität.

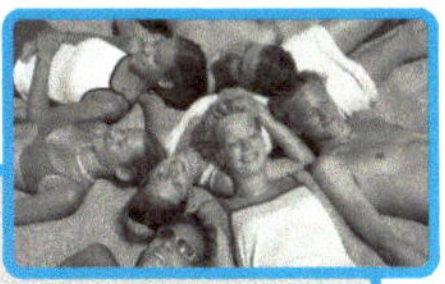

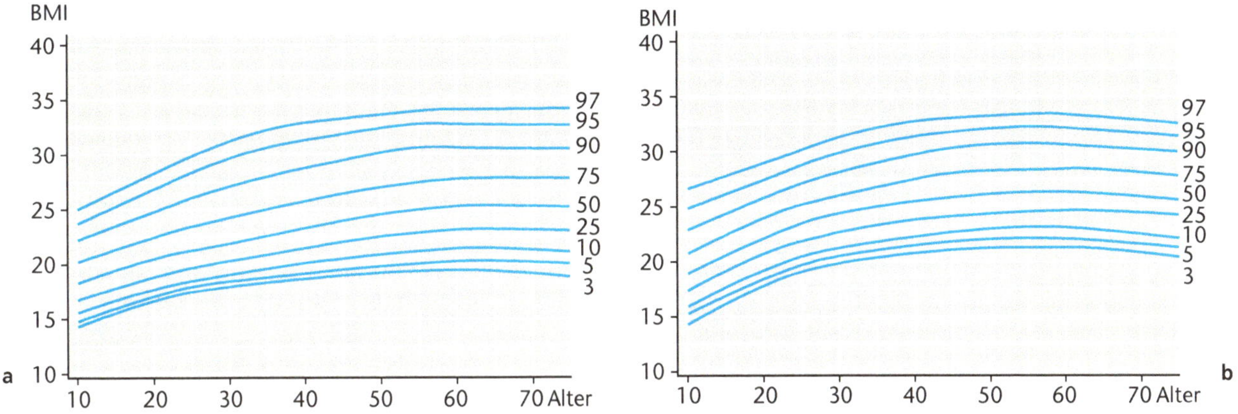

Abb. 22-2 Altersperzentilenkurven für den Body-Mass-Index (BMI; kg/m²) für das weibliche (a) und männliche (b) Geschlecht für die deutsche Bevölkerung im Altersbereich von zehn bis 75 Jahren nach Daten der Nationalen Verzehrstudie (aus Hebebrand et al., 1994).

Auch bei Patientinnen mit Anorexie lässt sich ein Zusammenhang zwischen Mortalität und dem BMI nachweisen. BMI-Werte < 13 kg/m² bei stationärer Aufnahme gehen mit einem deutlich erhöhten Mortalitätsrisiko einher.

Eigene Untersuchungen an Hand der Katamnesen von 272 jugendlichen und erwachsenen Patientinnen zeigten, dass elf von 100 Patienten mit Aufnahme-BMI < 13 kg/m² entweder kurz nach stationärer Aufnahme oder im Verlauf der nächsten Jahre an starvationsbedingten Komplikationen verstarben (Abb. 22-3). Hingegen starb während des durchschnittlich zehnjährigen Katamnesezeitraums nur eine von 172 Patientinnen mit einem Aufnahme-BMI von 13 kg/m² oder höher. Patientinnen, die bei Aufnahme den kritischen Schwellenwert von 13 kg/m² unterschritten, hatten auch ein deutlich erhöhtes Risiko, chronisch anorektisch zu bleiben. Insgesamt blieb das Körpergewicht dieser Frauen unter dem der Patientinnen, die mit höheren BMI zur stationären Behandung gelangten.

Die starvationsbedingte Mortalität bedingt, dass die Anorexia nervosa die höchste Mortalität von allen psychiatrischen Erkrankungen aufweist. Der tödliche Ausgang einer Anorexie ist besonders bei mehr- bzw. langjährig erkrankten Patientinnen mit niedrigem BMI zu befürchten.

Suizide tragen ebenfalls zu der hohen Mortalität bei.

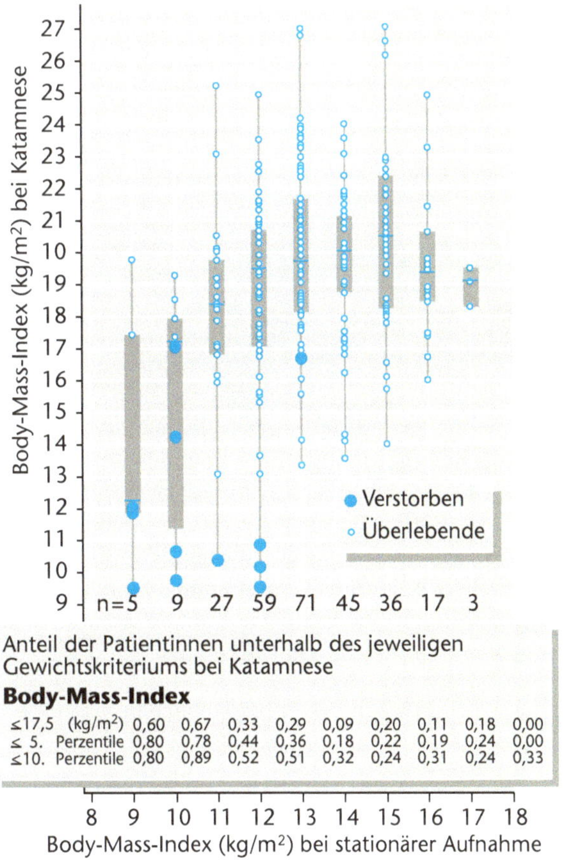

≤17,5 (kg/m²)	0,60	0,67	0,33	0,29	0,09	0,20	0,11	0,18	0,00
≤ 5. Perzentile	0,80	0,78	0,44	0,36	0,18	0,22	0,19	0,24	0,00
≤10. Perzentile	0,80	0,89	0,52	0,51	0,32	0,24	0,31	0,24	0,33

Abb. 22-3 Die Aufnahme-BMI von 272 Patientinnen mit Anorexia nervosa wurden zu ganzen Zahlen jeweils abgerundet und in Bezug gesetzt zum Katamnese-BMI. Die Katamneseuntersuchung erfolgte im Schnitt 9,6 Jahre nach der Aufnahme (aus Hebebrand et al., 1997b).
Box-Plots = Patientinnen, die das 2. und 3. Quartil bilden
waagrechte Linien in den Box-Plots = Median

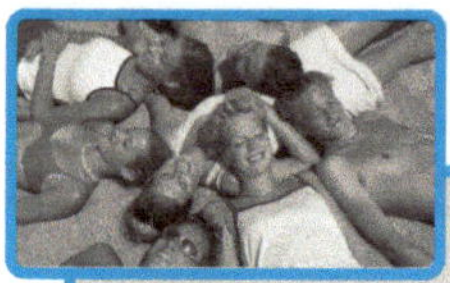

22.4 Klinik

> Da die gedankliche Beschäftigung mit Körpergewicht und -figur ein Kernsymptom sowohl der Anorexia als auch der Bulimia nervosa darstellt, kommt diesem Aspekt eine große Bedeutung zu.

Von einer Anorexie Betroffene schränken ihre tägliche Kalorienzufuhr stark ein, indem sie insbesondere fett-, aber auch kohlenhydrathaltige Lebensmittel auslassen. Sie beschäftigen sich zwanghaft anmutend mit ihrem Körpergewicht, das sie trotz bestehenden Untergewichts für noch zu hoch halten. Während es bei der Anorexie im Regelfall zu einem Gewichtsverlust kommt, kann es bei prämenarchealer Erkrankung auch „lediglich" zu einem Ausbleiben der während der Wachstumsperiode zu erwartenden Gewichtszunahme kommen. Nicht selten versuchen die Patienten auch ihren Energieverbrauch zu erhöhen, indem beispielsweise über Stunden pro Tag Sport betrieben wird.

> Typischerweise äußern Patientinnen mit Anorexia nervosa nur selten die Angst, dass das massive Untergewicht medizinische Komplikationen bzw. den Tod nach sich ziehen könnte. Eine Krankheitseinsicht ist nur bedingt, im Einzelfall gar nicht vorhanden.

Obwohl Patientinnen mit Bulimia nervosa nicht stark untergewichtig sind – in einem solchen Fall ist die Diagnose einer Anorexia nervosa vom „Binge-Eating/Purging"-Typus zu stellen – beschäftigen auch sie sich zwanghaft anmutend mit Körpergewicht und -figur. Bei ungefähr der Hälfte der Patientinnen mit einer Bulimie kommt es zu größeren Gewichtsschwankungen (ca. 5 kg), die als Folge des chaotischen Essverhaltens erklärt werden können. Der Tagesablauf einer Patientin ist häufig fast durchgängig geprägt von Versuchen, eine Gewichtszunahme zu verhindern, und den Fressanfällen.

> Da Betroffene nicht selten versuchen ihre Essstörung geheim zu halten, sollte ein Arzt im Verdachtsfall in einem vertrauensvollen Gespräch nach den typischen Symptomen fragen. Gerade bei Jugendlichen sollte zusätzlich eine Fremdanamnese (Eltern oder andere Bezugspersonen) eingeholt werden.

Deutliches Untergewicht unbekannter Ätiologie sollte im Jugend- bzw. jungen Erwachsenenalter an Anorexie denken lassen, insbesondere wenn eine Gewichtsabnahme zu eruieren ist. Personen mit konstitutionell bedingtem Untergewicht haben zum einen meist eine entsprechende Familienanamnese, zum anderen äußern sie häufig den Wunsch, zunehmen zu wollen, dies jedoch nicht tun zu können. In solchen Fällen besteht das Untergewicht auch meist seit mehreren Jahren.

22.5 Diagnostik

Die diagnostischen Leitlinien für die **Anorexia nervosa** (Tab. 22-3) gemäß dem amerikanischen Klassifikationssystem DSM-IV zeigen, dass die vorwiegend somatischen Kriterien in Form von Untergewicht und bei Frauen zusätzlich primärer oder sekundärer Amenorrhö (Kriterien A und D) mit spezifischen psychopathologischen Auffälligkeiten einhergehen (Kriterien B und C). Da insbesondere weibliche Jugendliche sich häufig zu dick fühlen und Unzufriedenheit mit ihrem Gewicht und ihrer Figur äußern, ist gerade die Kombination von Untergewicht und der unter den Kriterien B und C subsumierten Psychopathologie charakteristisch für diese Essstörung. Bei prämenarchealem Beginn der Essstörung setzt die Menarche nicht ein; eine für das Alter erniedrigte Körperhöhe kann aufgrund des Untergewichts resultieren, wobei in solchen Fällen in der Regel sowohl die Menarche als auch ein Wachstumsschub nach entsprechender Gewichtszunahme resultieren. Ähnlich wie bei Patienten männlichen Geschlechts kann deshalb bei prämenarcheal erkrankten Frauen die Diagnose auch gestellt werden, wenn nur die Kriterien A bis C erfüllt sind. Nimmt eine Patientin Kontrazeptiva ein, ist zu berücksichtigen, dass eine möglicherweise vorliegende primäre oder sekundäre Amenorrhö nicht angegeben wird.
Die psychopathologischen Auffälligkeiten, die zur Definition der **Bulimia nervosa** (Tab. 22-4) herangezogen werden, ähneln denen der Anorexia nervosa. Bei der Bulimia nervosa und der noch nicht endgültig abgegrenzten **„Binge Eating Disorder"** (BED; Forschungskriterien nach DSM-IV: Tab. 22-5) stehen „Fressattacken" im Vordergrund, die mit einer überdurchschnittlichen Energiezufuhr einhergehen. Typischerweise werden im Rahmen einer Fressattacke ca. 800–5000 kcal in-

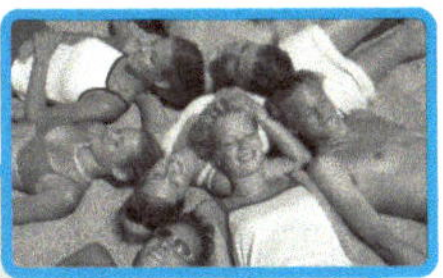

Tabelle 22-3 Diagnostische Kriterien für Anorexia nervosa nach DSM-IV.

A Weigerung, das Minimum des für Alter und Körpergröße normalen Körpergewichts zu halten (z.B. der Gewichtsverlust führt dauerhaft zu einem Körpergewicht von weniger als 85% des zu erwartenden Gewichts; oder das Ausbleiben einer während der Wachstumsperiode zu erwartenden Gewichtszunahme führt zu einem Körpergewicht von weniger als 85% des zu erwartenden Gewichts).

B Ausgeprägte Ängste vor einer Gewichtszunahme oder davor, dick zu werden, trotz bestehenden Untergewichts.

C Störung in der Wahrnehmung der eigenen Figur und des Körpergewichts, übertriebener Einfluss des Körpergewichts oder der Figur auf die Selbstbewertung oder Leugnen des Schweregrades des gegenwärtigen geringen Körpergewichts.

D Bei postmenarchalen Frauen das Vorliegen einer Amenorrhö, d.h. das Ausbleiben von mindestens drei aufeinanderfolgenden Menstruationszyklen (Amenorrhö wird auch dann angenommen, wenn bei einer Frau die Periode nur nach Verabreichen von Hormonen, z.B. Östrogen, eintritt).

Bestimmung des Typus:

Restriktiver Typus	Während der aktuellen Episode der Anorexia nervosa hat die Person keine regelmäßigen „Fressanfälle" gehabt oder hat kein „Purging"-Verhalten (d.h. selbstinduziertes Erbrechen oder Missbrauch von Laxanzien, Diuretika oder Klistieren) gezeigt.
„Binge-Eating/Purging"-Typus	Während der aktuellen Episode der Anorexia nervosa hat die Person regelmäßig Fressanfälle gehabt und hat Purging-Verhalten (d.h. selbstinduziertes Erbrechen oder Missbrauch von Laxanzien, Diuretika oder Klistieren) gezeigt.

nerhalb relativ kurzer Zeit eingenommen, wobei auch Aufnahmen von bis zu 10 000 kcal vorkommen können. Eine Betroffene muss während dieser Fressattacke subjektiv einen Kontrollverlust erleben, der sich darin äußert, dass sowohl der Zeitpunkt des Auftretens der Attacke als auch die Menge der zugeführten Nahrung nicht oder nur eingeschränkt willentlich beeinflusst werden können.

Typischerweise kommt es nur bei der Bulimia nervosa, nicht hingegen bei BED, zu einer Gegenregulation in Form von intermittierendem Fasten,

Tabelle 22-4 Diagnostische Kriterien für Bulimia nervosa nach DSM-IV.

A Wiederholte Episoden von „Fressattacken". Eine „Fressattacken"-Episode ist gekennzeichnet durch beide der folgenden Merkmale:
   1 Verzehr einer Nahrungsmenge in einem bestimmten Zeitraum (z.B. innerhalb eines Zeitraums von 2 h), wobei diese Nahrungsmenge erheblich größer ist, als die Menge, die die meisten Menschen in einem vergleichbaren Zeitraum und unter vergleichbaren Bedingungen essen würden.
   2 Das Gefühl, während der Episode die Kontrolle über das Essverhalten zu verlieren (z.B. das Gefühl, weder mit dem Essen aufhören zu können, noch Kontrolle über Art und Menge der Nahrung zu haben).

B Wiederholte Anwendung von unangemessenen, einer Gewichtszunahme gegensteuernden Maßnahmen, wie z.B. selbstinduziertes Erbrechen, Missbrauch von Laxanzien, Diuretika, Klistieren oder anderen Arzneimitteln, Fasten oder übermäßige körperliche Betätigung.

C Die „Fressattacken"und das unangemessene Kompensationsverhalten kommen drei Monate lang im Durchschnitt mindestens zweimal pro Woche vor.

D Figur und Körpergewicht haben einen übermäßigen Einfluss auf die Selbstbewertung.

E Die Störung tritt nicht ausschließlich im Verlauf von Episoden einer Anorexia nervosa auf.

Bestimmung des Typus:

„Purging"-Typus	Die Person induziert während der aktuellen Episode der Bulimia nervosa regelmäßiges Erbrechen oder missbraucht Laxanzien, Diuretika oder Klistiere.
„Nicht-Purging"-Typus	Die Person hat während der aktuellen Episode der Bulimia nervosa andere unangemessene, einer Gewichtszunahme gegensteuernde Maßnahmen gezeigt wie z.B. Fasten oder übermäßige körperliche Betätigung, hat aber nicht regelmäßig Erbrechen induziert oder Laxanzien, Diuretika oder Klistiere missbraucht.

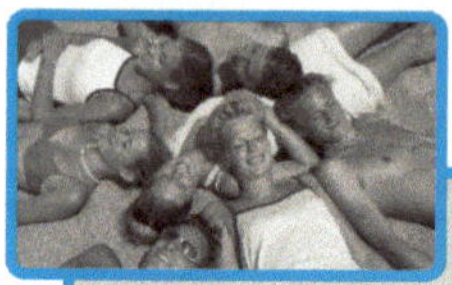

Tabelle 22-5 Forschungskriterien für die „Binge-Eating"-Störung nach DSM-IV.

A	Wiederholte Episoden von „Fressanfällen". Eine Episode von „Fressanfällen" ist durch die beiden folgenden Kriterien charakterisiert: 1 Essen einer Nahrungsmenge in einem abgrenzbaren Zeitraum (z.B. von 2 h), die definitiv größer ist, als die meisten Menschen in einem ähnlichen Zeitraum unter ähnlichen Umständen essen würden. 2 Ein Gefühl des Kontrollverlusts über das Essen während der Episode (z.B. ein Gefühl, dass man mit dem Essen nicht aufhören kann bzw. nicht kontrollieren kann, was und wieviel man isst).
B	Die Episoden von „Freßanfällen" treten gemeinsam mit mindestens drei der folgenden Symptome auf: 1 wesentlich schneller essen als normal. 2 essen bis zu einem unangenehmen Völlegefühl. 3 essen großer Nahrungsmengen, wenn man sich körperlich nicht hungrig fühlt. 4 alleine essen aus Verlegenheit über die Menge, die man isst. 5 Ekelgefühle gegenüber sich selbst, Deprimiertheit oder große Schuldgefühle nach einem übermäßigen Essen.
C	Es besteht deutliches Leiden wegen der „Fressanfälle".
D	Die „Fressanfälle" treten im Durchschnitt an mindestens zwei Tagen in der Woche für sechs Monate auf. **Beachte:** Die Methode zur Bestimmung der Häufigkeit unterscheidet sich von der, die bei Bulimia nervosa benutzt wird; die zukünftige Forschung sollte thematisieren, ob die zu bevorzugende Methode für die Festlegung einer Häufigkeitsgrenze das Zählen der Tage darstellt, an denen die „Fressanfälle" auftreten oder das Zählen der Anzahl der Episoden von „Fressanfällen".
E.	Die „Fressanfälle" gehen nicht mit dem regelmäßigen Einsatz von unangemessenen kompensatorischen Verhaltensweisen einher (z.B. „Purging-Verhalten", Fasten oder exzessive körperliche Betätigung) und sie treten nicht ausschließlich im Verlauf einer Anorexia nervosa oder Bulimia nervosa auf.

Erbrechen nach Fressattacken und Mahlzeiten, übermäßigem Sport und Abführmittel-, Appetitzügler- und/oder Diuretikamissbrauch. Die Gegenregulation impliziert den Versuch, eine Gewichtszunahme als Folge der Fressattacke abzuwenden. Sowohl die Fressattacken als auch das im Rahmen der Bulimie meist vorhandene Erbrechen werden häufig nach außen hin verheimlicht.

Anorexia und Bulimia nervosa werden jeweils in zwei **Subtypen** unterteilt (Tab. 22-3 und 22-4). Während die Anorexia nervosa vom „Binge-Eating/Purging"-Typus der Symptomatik der Bulimia nervosa ähnelt und somit eine gewisse symptomatologische Überlappung beider Essstörungen deutlich wird, ist die Diagnose einer Anorexia nervosa vom genannten Typus vorrangig zu stellen, wenn neben Essattacken und/oder „Purging"-Verhalten – d.h. wiederholte Anwendung von Erbrechen und/oder Missbrauch von Laxanzien, Diuretika bzw. Appetitzügler – zusätzlich Untergewicht und Amenorrhöe vorliegen.

Falls bei einer Patientin nicht alle Kriterien einer Essstörung erfüllt sind, kann nach DSM-IV eine **„Nicht näher bezeichnete Essstörung"** diagnostiziert werden, wobei die im ICD-10 zusätzlich aufgeführte Subdifferenzierung in atypische Anorexia nervosa bzw. atypische Bulimia nervosa klinisch sinnvoll erscheint.

22.6 Therapie

Nur ein Teil aller Patientinnen mit Essstörungen sucht von sich aus nach einer Behandlungsmöglichkeit. Die Symptome können verschwiegen und verleugnet werden.

> In der Regel besteht der erste Schritt der Therapie in dem Aufbau einer therapeutischen Beziehung und einer Behandlungsmotivation.

Dies erfordert häufig mehrere Gespräche, in denen die Patientin mit ihrer Essstörung und den für sie resultierenden Nachteilen, aber auch Vorteilen konfrontiert wird. Als Angelpunkte eignen sich hierfür die häufig vorhandene soziale Isolation, die fast vollständige gedankliche Absorption durch die Einengung auf Essen, Gewicht und Figur und die gedrückte Stimmungslage. Die vermehrte Zuwendung durch Familienangehörige, die von den Betroffenen auch als Ausdruck von Macht über Bezugspersonen erlebt werden kann, und das Gefühl, den eigenen Körper vollständig und besser als andere kontrollieren zu können, werden von den Patientinnen häufig als Vorteile angesehen.

> Im Regelfall ist eine ambulante Behandlung einer stationären vorzuziehen.

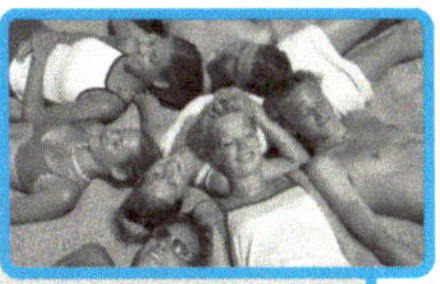

Die ambulante Behandlung sollte psychotherapeutisch ausgerichtet sein, wobei Gewichtskontrollen und ggf. weitere medizinisch-diagnostische Maßnahmen (z.B. Laboruntersuchungen, EKG) bei erheblichem Untergewicht unabdingbar sind.
Bei chronisch erkrankten erwachsenen Patientinnen, die sich nicht psychotherapeutisch behandeln lassen wollen, kommt dem Hausarzt eine besondere Rolle zu. Gerade bei Jugendlichen sollten jedoch alle therapeutischen Bemühungen ausgeschöpft werden.

Keinesfalls sollte über einen mehrmonatigen Zeitraum toleriert werden, dass eine Patientin mit niedrigem BMI nicht zunimmt. In derartigen Fällen und bei Gewichtsabnahmen unter der Therapie sind die Grenzen des ambulanten Settings erreicht.

In einigen städtischen Regionen werden tagesklinische Plätze für Patienten mit Essstörungen angeboten. Eine vollstationäre Behandlung kann zu Beginn der Erkrankung sinnvoll sein. Als weitere Indikationen für eine stationäre Behandlung sind u.a. niedriges Körpergewicht (BMI < 14 kg/m^2), potenziell lebensgefährliche somatische Komplikationen, schwere Depressionen, starvationsbedingte Beeinträchtigung der Kognition, akute Suizidgefahr und schwere familiäre Konflikte zu nennen.
Eine wesentliche Voraussetzung für die stationäre Behandlung ist ein therapeutisches Team, das mit den spezifischen Problemen dieser Patientinnen umgehen kann und über psychiatrische Expertise verfügt.

Die Behandlung einer Essstörung sollte multimodal angelegt sein.

Außerordentlich wichtig ist die **Normalisierung des Essverhaltens**. Hierzu ist das Erlernen einer regelmäßigen Nahrungszufuhr zu den drei Hauptmahlzeiten und zwei bis drei Zwischenmahlzeiten wichtig. Betroffene müssen in Kenntnis davon gesetzt werden, dass prolongiertes Fasten Fressattacken nach sich ziehen kann und somit unter Umständen ein Circulus vitiosus entsteht. Eine ausführliche Ernährungsberatung sollte die für Essstörungen relevanten Aspekte vermitteln (Tab. 22-6).
Bei der Anorexia nervosa gilt es zur **Osteoporoseprophylaxe** auf eine ausreichende Calciumzufuhr (mind. 1200 mg täglich) zu achten. Eine Östrogensubstitutionstherapie hat in einzelnen Studien keinen eindeutig günstigen Effekt im Hinblick auf eine Verbesserung der Knochendichte erbracht.
Die **Psychotherapie** kann verhaltenstherapeutisch, gesprächstherapeutisch, familientherapeutisch und/oder tiefenpsychologisch ausgerichtet sein. In der Regel gelangen Kombinationen der genannten Therapierichtungen zur Anwendung. Inter- und intrapsychische Konflikte werden bearbeitet. Die Indikation zur Psychotherapie und die Auswahl der geeigneten Psychotherapiebausteine sind abhängig von der individuellen Patientin und der Ausbildung des Psychotherapeuten. Familientherapie ist besonders bei jüngeren Patientinnen indiziert. Unabhängig davon, ob eine Familientherapie im engeren Sinne durchgeführt wird, ist eine Einbeziehung der Angehörigen in irgendeiner Form fast immer sinnvoll. Die unter Umständen erheblichen Schuldgefühle der Eltern einer Betroffenen sind zu berücksichtigen.
Gerade bei Patienten mit Anorexia nervosa sollte eine **Gewichtsanhebung** ein zentrales Therapieziel sein. Bei erheblicher Kachexie kann eine kognitive Beeinträchtigung im Sinne eines reversiblen hirnorganischen Psychosyndroms vorliegen. Die Behebung dieser Folge der Starvation ist eine absolute Voraussetzung für die „Psychotherapiefähigkeit" einer Patientin. Die klinische Erfahrung lehrt, dass der Gewichtsanstieg sich insgesamt langsam vollzieht. Bei chronischen Patientinnen stellen bereits geringfügige Gewichtszunahmen einen therapeutischen Erfolg dar, wenn es hierdurch gelingt, die Patientin aus dem lebensbedrohlichen Gewichtsbereich heraus zu holen. Es ist darauf hinzuweisen, dass Genesungen auch nach über zehnjährigem Bestehen einer Essstörung beschrieben sind. Phasen der langsamen

Tabelle 22-6 Themen einer ausführlichen Ernährungsberatung bei Essstörungen.

- Energieaufnahme, -verbrauch
- Nahrungsbestandteile und deren biologische Relevanz
- gesunde Ernährungsweise
- somatische und psychische Folgen einer Starvation
- Regulation des Körpergewichts
- individuelle Unterschiede des Körpergewichts
- soziokulturelle und geschlechtsspezifische Normen im Hinblick auf Körpergewicht und Essverhalten

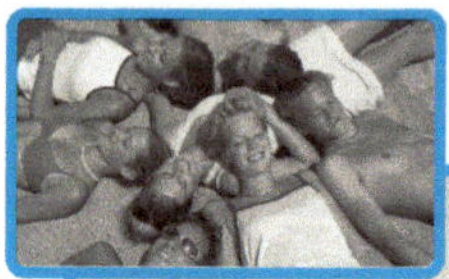

Gewichtszunahme können durch erneute Gewichtsabnahmen unterbrochen werden; diese Rückschläge stellen den Regelfall und nicht die Ausnahme dar. Insofern ist von übertriebenen therapeutischen Erwartungen zu warnen.

> Der Verlauf einer Essstörung beträgt in der Regel mehrere Jahre; hierbei kommen häufig sowohl stationäre als auch ambulante Therapiephasen vor. Dem Jugend- bzw. Hausarzt kommt hierbei die Funktion zu, die therapeutischen Bemühungen zu koordinieren und den Kontakt zur Patientin und der Familie zu halten.

Abermals ist zu betonen, dass das Gewicht, bei Jugendlichen aber auch die Körperlänge, regelmäßig zu kontrollieren ist.
Gerade bei der Anorexia nervosa stellt sich im seltenen Einzelfall das Problem, dass der behandelnde Arzt und/oder die Eltern eine **stationäre Einweisung** für dringend erforderlich erachten, die Patientin hingegen diese ablehnt. Bei vitaler Indikation muss eine stationäre Einweisung in eine hierfür geeignete Klinik auch gegen den Wunsch der Patientin erfolgen. Hierzu sind die entsprechenden juristischen Möglichkeiten auszuschöpfen. Es muss jedoch betont werden, dass ein derartiges Vorgehen nur als ultima ratio angesehen werden kann. Eine wesentlich bessere Compliance der Patientin lässt sich erzielen, wenn sie von der Notwendigkeit einer Behandlung überzeugt werden kann. Bei Frauen kann als Bewertungsmaßstab für ein potenziell lebensbedrohliches Untergewicht ein BMI von unter 13 kg/m^2 gewertet werden. Jedoch können auch bei einem höheren BMI tödliche Komplikationen auftreten. Dies gilt besonders, wenn der Gewichtsverlust sehr rasch erfolgte. Zu berücksichtigen ist auch, dass einzelne Patientinnen im Akutstadium die Flüssigkeitszufuhr einschränken bzw. einstellen. Das Vorliegen einer akuten oder latenten Suizidalität ist bei jeder essgestörten Patientin abzuklären.
Nur bei akut lebensbedrohlich erkrankten Patienten mit extremem Untergewicht kann eine **intensivmedizinische Behandlung** indiziert sein. Da auf einer Intensivstation die spezifischen Probleme essgestörter Patienten nicht ausreichend bekannt sind bzw. berücksichtigt werden können, ist nach Möglichkeit eine Behandlung in einer Klinik vorzuziehen, deren therapeutisches Team über entsprechende Erfahrungen mit essgestörten Patienten verfügt. Zunächst sollte immer der Versuch gemacht werden, dass die Patientin von sich aus Nahrung zu sich nimmt. Im Einzelfall kann eine Nasen-Magen-Sonde eine deutliche Entlastung der Patientin erwirken. Eine parenterale Ernährung ist nur in absoluten Ausnahmefällen bei vitaler Bedrohung unter intensivmedizinischer Kontrolle sinnvoll; schwerwiegende Komplikationen – insbesondere Elektrolytentgleisungen – bei parenteraler Ernährung sind mehrfach beschrieben worden.

> Die Energiezufuhr sollte initial langsam gesteigert werden.

Eine seltene, aber gefürchtete Komplikation in dieser Phase stellt eine akute Pankreatitis dar. Auf eine Flüssigkeitsbilanzierung ist zu achten. Kreatinin, Harnstoff, Elektrolyte (besonders Kalium, Phosphat), Transaminasen und Amylase im Serum sind insbesondere zu Beginn der Realimentation sorgfältig zu kontrollieren.
Unter stationären Bedingungen werden häufig Gewichtszunahmen von 500–1000 g pro Woche angestrebt. Bei ambulanten Behandlungen vollzieht sich der Gewichtsanstieg deutlich langsamer. In der Regel gelingt es einer Patientin, nur dann das nach einer stationären Therapie erreichte Gewicht zu halten, wenn in der ambulanten Nachbehandlung das Gewicht engmaschig kontrolliert und bei erneuter Gewichtsabnahme entsprechend interveniert wird. Bei Jugendlichen empfiehlt sich unter Umständen die Festlegung eines kritischen Gewichts, unterhalb dessen eine erneute stationäre Behandlung vereinbart wird. Dem Kinder- und Jugendmediziner bzw. dem Hausarzt kommt im Hinblick auf die Einhaltung derartiger Absprachen eine zentrale Bedeutung zu. Wir empfehlen ein Zielgewicht, das in etwa der 25. BMI-Perzentile entspricht. Die 10. BMI-Perzentile sollte nach Möglichkeit in jedem Fall überschritten werden. Mit Hilfe der BMI-Perzentilen kann der Patientin und den Eltern das initial bestehende Untergewicht und das Zielgewicht erläutert werden. Bei erfolgtem Längenwachstum ist das Zielgewicht entsprechend anzupassen. Ein Ausbleiben des Längenwachstums bei einer noch nicht ausgewachsenen Patientin signalisiert eine Unterernährung.
Dem ambulant tätigen Arzt muss bekannt sein, dass Patientinnen durch diverse Maßnahmen (z.B. exzessives Wassertrinken, Anlegen schwerer Schmuckstücke, Verstecken von schweren Gegenständen in Kleidungsstücken) ein höheres Ge-

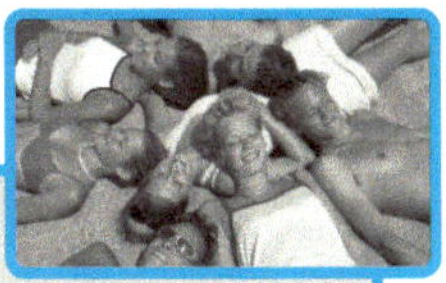

wicht vortäuschen können, um beispielsweise eine stationäre Behandlung zu umgehen. Auch können Angehörige die Tragweite der Symptomatik unter Umständen nicht adäquat erkennen. Die Therapiebausteine, die nach individuellen Aspekten und den vor Ort möglichen Therapieangeboten ausgewählt werden, sollten in ein längerfristiges Gesamtkonzept eingebettet sein. Eine ausreichende Abstimmung zwischen stationär und ambulant tätigen Therapeuten ist eine wesentliche Voraussetzung für eine erfolgreiche Therapie.

Die Gabe von Serotoninwiederaufnahme-Hemmer kann zur Rückfallprophylaxe bei Essstörungen sinnvoll sein. Empfohlen wird beispielsweise bei Patientinnen mit Bulimia nervosa die Einstellung auf Fluoxetin (Tagesdosis 60 mg), die psychopharmakologisch versierte Ärzte vornehmen sollten. Die psychiatrische Komorbidität bei Essstörungen bedarf unter Umständen einer eigenständigen psychotherapeutischen und psychopharmakologischen Therapie.

22.7 Prognose

Auf die hohe Letalität der **Anorexia nervosa** ist bereits hingewiesen worden. Sie wird mit zwischen 5 und 15% nach zehn Jahren beziffert. Nur ca. 10% aller Patienten mit dieser Essstörung genesen innerhalb von zwei Jahren. Mit zunehmender Katamnesedauer wird der Prozentsatz der chronisch erkrankten Personen kleiner, wobei sowohl Gesundung als auch Tod diese Abnahme bedingen.

Chronische Verläufe sind durch soziale Isolation und hohe psychiatrische und somatische (z.B. renale Insuffizienz) Komorbidität gekennzeichnet. Übergänge in subklinische Essstörungen sind häufig; genesene Patientinnen behalten häufig mehr oder minder leichte Auffälligkeiten des Essverhaltens bei. Übergewicht tritt nur selten auf. Ungefähr 50% der ehemaligen Patientinnen bekommen Kinder. Eine potenzielle Spätfolge ist die Osteoporose, die selten zu Spontanfrakturen führt.

Der Verlauf der **Bulimia nervosa** ist insgesamt günstiger. Die Letalität beträgt ca. 2–4%, wobei Suizid und Folgen der Bulimie (z.B. Ösophagusruptur) vorkommen. Dennoch besteht die Bulimie ebenfalls häufig über mehrere Jahre fort.

Auf Grund der erst vor kurzer Zeit abgegrenzten **BED** gibt es noch keine Katamnesestudien zu dieser Essstörung. Für diese Störung liegen für das Jugendalter ohnehin nur vereinzelte Studien vor.

Literatur

American Psychiatric Association. Workgroup on Eating Disorders. Practice guideline for eating disorders (revision). American Journal of Psychiatry, 157 (1 Suppl.): 1–39

American Psychiatric Association. Diagnostisches und Statistisches Manual Psychischer Störungen DSM-IV. Hogrefe Verlag, Göttingen, 1994

Coners H, Himmelmann GW, Hebebrand J, Heseker H, Remschmidt H, Schäfer H. Perzentilenkurven für den Body-Mass-Index zur Gewichtsbeurteilung bei Kindern und Jugendlichen ab einem Alter von zehn Jahren. Der Kinderarzt 1996, 8: 1002–1007

Fichter MM, Pirke KM. Psychobiology of human starvation. In: Remschmidt H, Schmidt MH. (Hrsg) *Child and Youth Psychiatry: European Perspectives*. Volume 1. Anorexia nervosa. Hogrefe & Huber Publishers, 13–29, 1990

Hebebrand J, Heseker H, Himmelmann W, Schäfer H, Remschmidt H. Altersperzentilen für den Body-Mass-Index aus Daten der Nationalen Verzehrstudie einschließlich einer Übersicht zu relevanten Einflußfaktoren. Aktuelle Ernährungsmedizin, 19, 259–265, 1994

Hebebrand J, Blum WF, Barth N, Coners H, Englaro P, Juul A, Ziegler A, Warnke A, Rascher W, Remschmidt H. Leptin synthesis in patients with anorexia nervosa is reduced in the acute stage and elevated upon short term weight restoration. Molecular Psychiatry 2: 330–334, 1997a

Hebebrand J, Himmelmann GW, Herzog W, Herpertz-Dahlmann BM, Steinhausen HC, Amstein M, Seidel R, Deter HC, Remschmidt H, Schäfer H. Prediction of low body weight at long-term follow-up in acute anorexia nervosa by low body weight at referral. Am J Psychiatry 154: 566–569, 1997b

Hebebrand J, Ballauff A, Hinney A, Herpertz S, Köpp W, Wewetzer C, Ziegler A, Blum WF, Remschmidt H. Die Gewichtsregulation im Rahmen der Anorexia nervosa unter besonderer Berücksichtigung der Leptinsekretion. Der Nervenarzt 70: 31–40, 1999

Müller B, Herpertz S, Heussen N, Neudörfl A, Wewetzer C, Remschmidt H, Herpertz-Dahlmann B. Persönlichkeitsstörungen und psychiatrische Morbidität bei Anorexia nervosa im Jugendalter. Ergebnisse einer prospektiven 10-Jahres-Katamnese. Zeitschrift für Kinder- und Jugendpsychiatrie und Psychotherapie 28: 81–91, 2000

23 Fluor vaginalis

Marlene Heinz

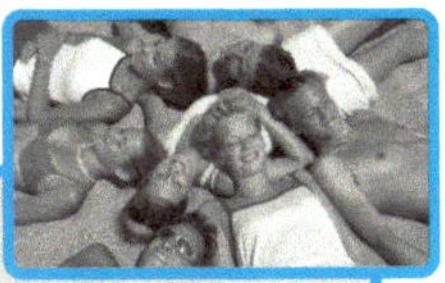

23.1 Definition

Fluor genitalis, der Ausfluss aus dem Bereich des äußeren Genitale, ist ein Symptom und keine Diagnose. Die Ursachen sind wesentlich vom hormonalen Entwicklungsstand beeinflusst. So kommen bei kleinen Mädchen bevorzugt unspezifische Infektionen vor. In der Präpubertät und Pubertät ist der entwicklungsbedingte dysfunktionelle Fluor häufig, gleichzeitig steigen nach Eintritt der Menarche und mit Aufnahme sexueller Beziehungen schließlich die spezifischen Infektionen an.

Fluor ist in der Jugend- wie in der Erwachsenengynäkologie der häufigste Konsultationsgrund. Die Problematik besteht darin, das Symptom ätiologisch sorgfältig abzuklären. Einerseits sind so genannte STD(sexually transmitted disease)-Erreger rechtzeitig zu erkennen und zu behandeln, um aszendierende Infektionen mit den Folgen einer tubaren Sterilität zu vermeiden, und andererseits darf der entwicklungsbedingte physiologische Fluor nicht unnötig als Krankheit eingestuft und behandelt werden.

Unabhängig von der Ursache, ob pathologisch oder entwicklungsbedingt physiologisch, fühlen sich die Mädchen durch den Ausfluss stark beeinträchtigt, und ihre Beschwerden sollten ernst genommen und die Ursache sorgfältig abgeklärt werden.

23.2 Epidemiologie

Während der Pubertätsentwicklung haben fast alle Mädchen eine weißliche Sekretion aus der Scheide, den so genannten dysfunktionellen Fluor, der auch symptomatisch werden kann. Mit Beginn der Präpubertät bis zum 14. Lebensjahr steigt die Häufigkeit auf mehr als 30% aller Fluorursachen bei Jugendlichen dieser Altersgruppe an und geht anschließend allmählich zurück.
Einen ähnlichen Verlauf zeigen Soor- und Gardnerella-Infektionen, deren Häufigkeit von der Präpubertät bis zum 16. Lebensjahr von 5 auf 28% bzw. 4 auf 25% der Fluorursachen ansteigt.
Nach Aufnahme sexueller Beziehungen kann der Fluor vermehrt durch andere STD-Erreger verursacht sein, wie Chlamydia trachomatis, Trichomonas vaginalis, Neisseria gonorrhea, Herpes-simplex-Virus Typ II und Humanes-Papillom-Virus (HPV) 6, 11, 16 und 18.
Der Anteil unspezifischer aerober und anaerober Mischflora als Fluorursachen sinkt während der Pubertät auf weniger als 15%, während er in der Kindheit bei mehr als 60% liegt.

23.3 Hintergrund

Dysfunktioneller Fluor. Als Folge der noch instabilen Achse Hypothalamus-Hypophyse-Ovar und entsprechend diskontinuierlicher Östrogenproduktion kann in der Präpubertät ein dysfunktioneller „Östrogenmangelfluor" und in der Pubertät ein dysfunktioneller „hyperöstrogener Fluor", so genannter physiologischer Fluor, entstehen (s. Farbtafel, Abb. 23-1). Die pathogenetischen Übergänge sind fließend. Die Häufigkeit liegt bei mehr als 30%.
Unspezifische Mischflora. Diese bei Jugendlichen im Vergleich zur Kindheit eher seltene Fluorursache zeigt hauptsächlich Enterokokken und E. coli, häufig verursacht durch falsche oder mangelhafte Intimhygiene. Aber auch hämolysierende Streptokokken der Gruppe A können, wie in der Kindheit, z.B. bei rezidivierender Angina tonsillaris in der Pubertät einen Fluor verursachen. Mischinfektionen mit Anaerobiern sind möglich. Die Häufigkeit liegt unter 15%.
Spezifische Erreger. Die verursachenden Keime sind identisch mit denen der so genannten genitalen Kontaktinfektionen oder STD-Infektionen. Nach Eintritt der Menarche steigt die Häufigkeit dieser Infektionen an und nimmt mit Aufnahme sexueller Beziehungen sprunghaft zu. Allerdings ist der Nachweis dieser Erreger nicht zwanghaft mit sexuellen Kontakten verbunden.
Mykosen. Der Erreger ist zu 90% Candida albicans. Bei hartnäckigen Rezidiven ist durch eine Hefedifferenzierung Candida glabrata auszuschließen. Die Soorvulvitis ist inzwischen bereits ab der Präpubertät vermehrt anzutreffen und nach Eintritt der Menarche führend unter den spezifischen Erregern. Eine wesentliche Ursache für den Anstieg dieser genitalen Pilzinfektionen junger Mädchen sehen wir in einer einseitigen zu stark zuckerhaltigen Ernährung bei unzureichender Zufuhr von Ballaststoffen. Weitere begünstigende Faktoren sind systemische Antibiotikagaben, Diabetes mellitus, Immunabwehrstörungen und mangelhafte Intimhygiene. Die Übertragung durch nicht-sexuelle Schmierinfektionen ist gesichert (s. Farbtafel, Abb. 23-2). Bei Reinfektionen ist ein Soorbefall von Mundhöhle und Darm auszuschließen.

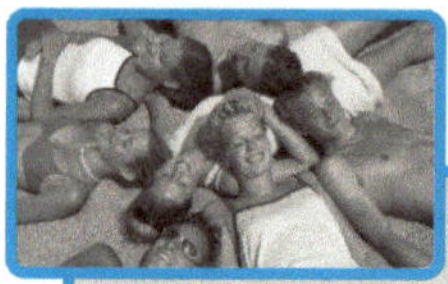

Gardnerella vaginalis („Aminkolpitis"). Der Erreger ist ein zartes, fast kokkoides gramnegatives bis gramlabiles Kurzstäbchen, früher als Haemophilus vaginalis bezeichnet, der sich auch im Urogenitaltrakt gesunder Frauen nachweisen lässt. Durch Synergismus mit Anaerobiern kommt es zu einem erheblichen Anstieg dieser Keime mit Verdrängung der normalen Laktobakterien. Rezidive werden begünstigt durch eine zunehmende Alkalität des Scheiden-pH-Werts im Zusammenhang mit der Menstruation, bei Blutungsstörungen oder bei beeinträchtigter Laktobakterienflora nach Antibiotikabehandlung. In den letzten Jahren wird bei jungen Mädchen mit Fluorbeschwerden auch ohne Sexualkontakt ab der Präpubertät vermehrt Gardnerella gefunden (s. Farbtafel, Abb. 23-3).

Chlamydien. Chlamydia trachomatis mit der Variante Serovare D–K kann einen uncharakteristischen gelblichen Fluor verursachen. Nach bisherigem Erkenntnisstand wird der Erreger ausschließlich durch sexuellen Kontakt übertragen. Allerdings konnten intrapartal übertragene Chlamydien bei Kindern bis zu drei Jahren nach der Geburt im Nasen-Rachen-Raum nachgewiesen werden.

Trichomonas vaginalis. Der Erreger ist ein 8–12 x 15–30 µm großer Flagellat, der einen Fluor nur im östrogenisierten Milieu verursacht. Nicht-sexuelle Übertragungswege sind vielleicht möglich. So überlebte Trichomonas vaginalis bis zu drei Stunden in feuchten Tüchern und bis zu drei Tagen in warmem Mineralwasser. Nach unseren Erfahrungen ist die Trichomoniasis bei jungen Mädchen weitgehend zurückgegangen bei gleichzeitigem Anstieg von Soor und Gardnerella-Infektionen.

Gonorrhoe. Erreger ist Neisseria gonorrhea, eine gramnegative Diplokokke in Semmel- oder Kaffeebohnenform. Die Übertragung geschieht in der Regel durch sexuelle Kontakte. Allerdings sind offensichtlich Schmierinfektionen möglich. In Studien wurde gezeigt, dass unter bestimmten Temperatur- und Feuchtigkeitsbedingungen 10% der Gonokokken auf Toilettensitzen und Bettüchern bis zu 24 Stunden überleben können. Bei jugendlichen Mädchen muss als Ursache einer Gonokokkeninfektion in erster Linie aber ein sexueller Übertragungsweg angenommen werden.

Herpes genitalis (HSV). Erreger ist das Herpes-simplex-Virus Typ II. Im Fall einer akuten Infektion ist fast immer von einem sexuellen Kontakt auszugehen.

Papillomaviren (HPV). HPV-induzierte Infektionen zählen ebenfalls zu den STD und steigen mit Aufnahme sexueller Beziehungen an. Die Übertragung erfolgt durch Kontaktinfektion der Basalzellen der Epidermis nach Mikrotraumen. HPV 6 und 11 verursachen Condylomata acuminata. Der sexuelle Übertragungsweg ist anzunehmen (s. Farbtafel, Abb. 23-4). HPV 16 und 18 sind an der Entstehung des Zervixkarzinoms beteiligt. Auch diese Infektionen steigen mit Aufnahme sexueller Beziehungen der Mädchen an. Daher sollte bei Indikation zur Verschreibung oraler Kontrazeptiva die gynäkologische Untersuchung unabhängig vom Alter der Mädchen obligatorisch mit einem Zervixkarzinomscreening (Pap-smear) verbunden werden.

23.4 Klinik

Die Mädchen klagen über Ausfluss aus der Scheide, zum Teil verbunden mit Juckreiz und Brennen im Vulva- und Scheidenbereich. Sie sind selten in der Lage, Einzelheiten zu beschreiben: Hauptaussage ist, es sei „feucht zwischen den Beinen und die Schlüpfer sind schmutzig". Die Beschwerden werden ziemlich uniform geschildert.

Der Fluor kann weißlich-zähflüssig bis serös, gräulich-dünnflüssig, gelblich bis eitrig sein. Er kann „geruchlos" sein. Vulva und Introitus vaginae sind mehr oder weniger gerötet, die Vaginalschleimhaut kann unauffällig bis gerötet sein. Mitunter findet man weißliche bis krümelige Beläge zwischen den Labialfalten (Cave! Verwechslung mit Smegma infolge mangelhafter Hygiene!) und auf der Vaginalschleimhaut.

> Es ist ärztliche Aufgabe, die geschilderten Beschwerden ernst zu nehmen, sorgfältig zu hinterfragen und zunächst durch Inspektion die Beschaffenheit des Fluors und des äußeren Genitale zu beurteilen.

Auf dieser wesentlichen Grundlage kann dann eine gezielte Diagnostik eingeleitet oder möglicherweise auch für überflüssig gehalten werden.

23.5 Diagnostik

23.5.1 Anamnese

Eine sorgfältige Anamnese steht vor Beginn jeglicher Untersuchung und kann richtungweisend für

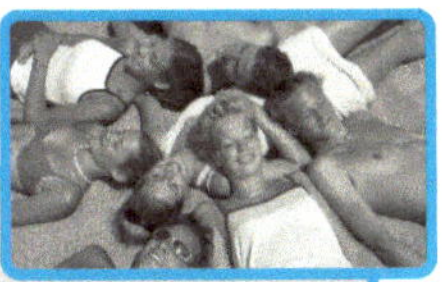

weitere gezielte Untersuchungen sein. Die Frage nach Hygienegewohnheiten ist von großer Bedeutung. Übertriebene Seifenwaschungen, mehrmaliger Gebrauch der Seiflappen und deren gemeinsame Benutzung oder Benutzung von Intimtüchern und Intimsprays können ebenso zu Fluor und entzündlichen Reizungen des äußeren Genitale führen wie mangelhafte zu seltene Intimhygiene.
Fehlerhafte Menstruationshygiene, wie zu seltener Tampon- oder Vorlagenwechsel und unterlassene Intimhygiene während der Menstruation, begünstigen das Auftreten von Reizerscheinungen im äußeren Genitalbereich. Slips aus synthetischen Fasern, regelmäßiger Gebrauch von Slipeinlagen und zu enge Jeans fördern die Sekretion und können ebenfalls zu den beschriebenen Symptomen führen.
In der Eigenanamnese wird gezielt nach chronischen Grunderkrankungen (z.B. Diabetes), kürzlich durchgemachten Infektionen der oberen Luftwege, der Ohren und der Augen und einer eventuell kürzlich durchgeführten Antibiotikabehandlung gefragt. Prädisponierende Faktoren für Soor sind vor allem Diabetes und systemische Antibiotikagaben. Infektionen der oberen Luftwege können sekundär eine Strepto- oder Staphylokokken-Infektion der Vagina verursachen. Diese sekundär bedingte Vulvovaginitis ist allerdings in der Kindheit wesentlich häufiger als bei Jugendlichen.
Bei jungen Mädchen mit Partnerbeziehungen ist die Methode der Schwangerschaftsverhütung zu erfragen. Bei wechselnden Partnern ist auch bei „Pilleneinnahme" unbedingt der zusätzliche Gebrauch des Kondoms zu empfehlen, um STD einschließlich Hepatitis B und AIDS mit den fatalen Folgen zu vermeiden.

23.5.2 Inspektion des äußeren Genitale

> Vor Beginn der Exploration sollte der Jugendlichen in jedem Fall verständlich erklärt werden, warum die Untersuchung auf dem gynäkologischen Untersuchungsstuhl erfolgen soll. Erfahrungsgemäß ist nach einem einfühlsam geführten Gespräch die anfängliche Scheu vor dieser, dem Mädchen bisher unbekannten Untersuchungsmethode wesentlich gemindert.

Die Inspektion des äußeren Genitale erfolgt in Rückenlage mit abduzierten und im Hüftgelenk gebeugten Beinen bei gezielter Beleuchtung des Genitalbereichs. Ein am gynäkologischen Untersuchungsstuhl montiertes Kolposkop bietet beste Voraussetzungen, um gegebenenfalls unklare Veränderungen in Vergrößerung zu betrachten. Die kleinen Labien werden gespreizt und gleichzeitig leicht nach unten gezogen (Separations- und Traktionsmethode). Die gesamte Genitalregion wird dann systematisch von kranial nach kaudal unter Einbeziehung des Analbereichs betrachtet.
Die Beschaffenheit des Fluors erlaubt in vielen Fällen bereits eine Verdachtsdiagnose und ist bei qualifizierter Beurteilung Grundlage für die weitere gezielte mikrobiologische Untersuchung (Tab. 23-1).
Die Untersuchung des inneren Genitale ist bei Fluorbeschwerden und gleichzeitig bestehenden Unterbauchschmerzen angezeigt. Methode der Wahl ist bei Virgines die abdominale Ultraschalldiagnostik bei voller Harnblase, die von den jungen Mädchen voll akzeptiert wird. Bei Mädchen mit Partnerbeziehungen ist eine Spiegeleinstellung von Scheide und Portio, gegebenenfalls mit Sekretentnahme zur zytologischen und mikrobiologischen Untersuchung einschließlich palpatorischer und sonographischer Untersuchung des inneren Genitale nötig. Zur Verifizierung von entzündlichen Adnexprozessen sind die bekannten zusätzlichen Laborparameter erforderlich.

23.5.3 Mikrobiologische Diagnostik

Bei Virgines wird das Sekret mit sterilem Wattetupfer aus dem hinteren Scheidengewölbe ohne Touchierung des Vulvabereichs entnommen. Eine Spiegeleinstellung ist nur bei rezidivierendem Fluor unklarer Genese und bei blutigem Fluor absolut indiziert.
Bei Mädchen mit Partnerbeziehungen gelten die Regeln der Erwachsenengynäkologie.
Die Anfertigung eines mikroskopischen Übersichtspräparats (Nativ, Gram) erlaubt kostengünstig die sofortige Beurteilung des mikrobiellen Scheidenbildes und ist damit die Voraussetzung, um wesentlich kostenintensivere mikrobiologische Diagnostik gezielt einzusetzen oder gar zu vermeiden (Tab. 23-2).
Der Herpes genitalis ist in typischen Fällen eine Blickdiagnose. In Zweifelsfällen sollte der Nachweis über ein Viruslabor angestrebt werden (Immunfluoreszenz, ELISA). Durch HPV 6 und 11 verursachte Condylomata acuminata werden klinisch diagnostiziert (s. Farbtafel, Abb. 23-4).

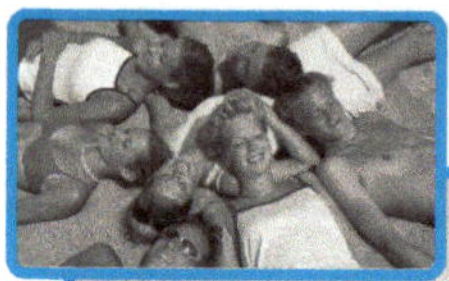

Tabelle 23-1 Zusammenhänge von Symptomen, klinischer Verdachtsdiagnose und mikrobiologischem Untersuchungsprogramm beim „Symptom Fluor" jugendlicher Mädchen.

Fluorqualität	Symptomatik	Verdachtsdiagnose	Mikrobiologische Untersuchung
schleimig-pastös, weißlich-gelblich	sporadisch wechselnde Mengen, „geruchlos"	dysfunktioneller Fluor	Ausschlussdiagnose!
serös bis gelblich	Rötung der Vulva	unspezifische Mischflora	Aerobier-, Anaerobierkultur und Resistenz
weißlich-zähflüssig bis krümelig	Juckreiz, Rötung bis Erosionen der Vulva (anamnestisch Antibiotika?)	Soor	Nativpräparat, Pilzkultur
dünnflüssig, gräulich-weißlich	fischartiger Geruch (Amine!)	Gardnerella („Aminkolpitis")	Nativ-, Grampräparat
uncharakteristisch weißlich bis gelblich	evtl. Unterbauchschmerzen	Chlamydien	Direktnachweis (Fluoreszenzmikroskop), PCR
gelblich-schaumig	evtl. „Bauchschmerzen"	Trichomonaden	Nativ-, Grampräparat
eitrig, gelblich-zähflüssig	plötzlicher Beginn, nach Menarche Adnexitis, Brennen bei der Miktion	Gonorrhoe	Methylenblau- oder Grampräparat (= Screening!) GO-Kultur obligat! Resistenzbestimmung!

Das mikroskopische Übersichtspräparat (Nativ, evtl. Gramfärbung) ist bei jedem Fluor als Screening angezeigt!

Tabelle 23-2 Zusammenhänge zwischen mikroskopischem Befund, klinischer Verdachtsdiagnose und weiterführender mikrobiologischer Diagnostik.

Mikroskopischer Befund	Verdachtsdiagnose	Weiterführende Diagnostik
Laktobakterien ohne pathologischen Zusatzbefund	dysfunktioneller Fluor	keine
unspezifische Mischflora (Kokken, Streptokokken, Staphylokokken u. a.)	unspezifische Vulvovaginitis	evtl. Aerobier- und Anaerobierkultur mit Resistenz
Pseudomyzel und ovale Sprossformen	Candida albicans (Soor)	bei Rezidiven Pilzkultur, evtl. mit Differenzierung
„clue-cells" wenig Laktobakterien, keine erhöhten Leukozyten	Gardnerella („Aminkolpitis")	pH-Wert der Scheide > 4,5
auffallend hohe Leukozytenzahlen	Chlamydien	Direktnachweis im speziellen Abstrichpräparat (Immunfluoreszenz), Enzymimmunassay, PCR
Typ Flagellaten	Trichomonas vaginalis	pH-Wert der Scheide > 4,5
gramnegative Diplokokken	Gonorrhoe	GO-Kultur obligat (Ausschluss von Pseudo-Gonokokken!)

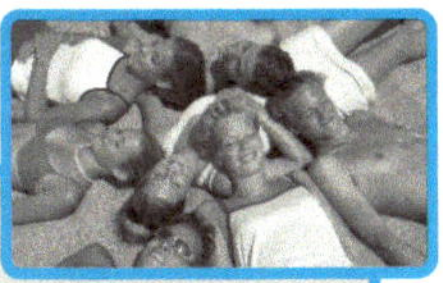

23.7 Therapie

Vor Beginn jeglicher Behandlung sollten die Gewohnheiten der Intimhygiene sorgfältig erfragt und gegebenenfalls korrigiert werden.

Zu empfehlen sind tägliche Waschungen des äußeren Genitale mit klarem lauwarmen Wasser. Dem Mädchen sollte erklärt werden, dass dies am besten mit dem Wasserstrahl der Dusche (falls verfügbar Bidet) unter Spreizen der Vulva ohne Benutzung eines Seiflappens mit der eigenen Hand erfolgen sollte. Die tägliche Benutzung von Seifen, Intimsprays oder Feuchttüchern im Vulva- und Scheideneingangsbereich kann zu Irritationen führen.

Prinzipiell sollten Unterhöschen aus Baumwolle getragen und täglich gewechselt werden. Zu enge Jeans können ebenfalls zu Reizungen im Genital- und Analbereich führen, insbesondere bei adipösen Mädchen.

Dysfunktioneller Fluor. Dieser physiologische Fluor ist passager und verschwindet mit Stabilisierung der hormonalen Achse. Diese Diagnose darf nur nach Ausschluss anderer pathogener Noxen gestellt werden. Häufig fühlen sich die Mädchen durch den ausgeprägten Fluor erheblich beeinträchtigt (s. Farbtafel, Abb. 23-1).

Es braucht mitunter viel Geduld in der verständlichen Erklärung der Zusammenhänge zwischen den Reifungsvorgängen und dem lästigen Fluor.

Die oben angeführten Hygienehinweise müssen unbedingt erläutert werden. Von der ständigen Benutzung von Slipeinlagen sollte abgeraten werden, da hierdurch weitere Irritationen entstehen können. Günstiger ist ein häufigerer Wechsel der Unterhöschen. Auch muss den Mädchen gesagt werden, dass bei Veränderung der Fluorqualität, z.B. Wechsel von weißlich-pastös zu dünnflüssig und zusätzlichen Symptomen wie Juckreiz, Brennen und Rötung eine erneute Konsultation angezeigt ist.

Unspezifische Mischflora. Auch hier sind die Hygienegewohnheiten zu überprüfen, insbesondere bei Nachweis von Fäkalkeimen. Der durch hämolysierende Streptokokken der Gruppe A verursachte Fluor erfordert nach Resistenzbestimmung eine systemische Antibiotikatherapie über fünf bis sieben Tage, überwiegend sind orale Aminopenicilline angezeigt. Bei jeder systemischen Antibiotikabehandlung ist auf die Möglichkeit einer sekundär resultierenden Soorinfektion hinzuweisen, die dann behandelt werden muss. Bei Anaerobierbeteiligung ist zusätzlich Metronidazol oral 1 g/Tag über sieben Tage zu verordnen.

Spezifische Erreger. STD-Erreger können nach Eintritt der Menarche aszendierende Infektionen und damit eine tubare Sterilität verursachen. Daher ist ihre rechtzeitige Diagnostik und Therapie bei jungen Mädchen besonders wichtig. Chlamydien und Gonokokken passieren unbehandelt bei Jugendlichen fast immer die Zervixschranke, Trichomonaden können aszendieren.

Die beste Prävention ist die Benutzung von Kondomen. Den Mädchen mit instabilen Partnerbeziehungen ist dies unbedingt klar zu machen.

Alle spezifischen Genitalinfektionen junger Mädchen werden nach den Kriterien der Erwachsenengynäkologie behandelt.

Mykosen. Vaginalmykosen junger Mädchen werden lokal mit Clotrimazol, Econazol oder Miconazol intravaginal in Kombination mit Salben behandelt. Systemische Behandlungen mit Antimykotika der neueren Generation, wie Imidazole und ihre Derivate (Fluconazol, Itraconazol, Miconazol, Nizoral), sollten Ausnahmen sein, da bisher nicht genügend Erfahrungen bei Mädchen unter 16 Jahren vorliegen. Bei rezidivierendem Soor des Genitale infolge Rachen- und Darmtrakt-Befall sind orale Nystatine zur Zeit noch Mittel der Wahl. Resistenzentwicklungen sind bisher nicht bekannt.

Gardnerella vaginalis. Mittel der Wahl ist die orale Gabe von Metronidazol 1 g/Tag über sieben Tage.

Chlamydien. Mittel der Wahl ist die systemische Behandlung mit Doxycyclin 200 bis 100 mg/Tag oral über 14 (–21) Tage. Falls das Mädchen eine feste Partnerbeziehung hat, ist die Mitbehandlung des Partners auch bei Beschwerdefreiheit dringend zu empfehlen. Bei bereits eingetretener Adnexitis sollte die Therapie stationär erfolgen.

Trichomonas vaginalis. Mittel der Wahl ist Metronidazol oral 1 g/Tag über ein bis zwei Tage.

Gonorrhoe. Vor Behandlungsbeginn sollte eine Resistenzbestimmung durchgeführt werden. Bei nachgewiesener Empfindlichkeit ist Benzylpenicillin in einer Einmaldosis von 2–4 Mio E unverändert Mittel der Wahl, falls die Infektion noch

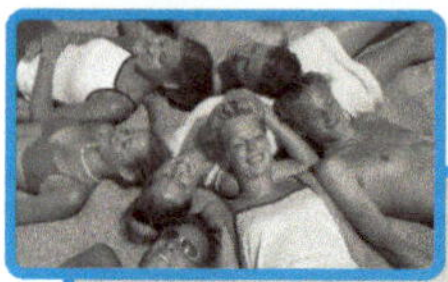

auf den unteren Genitaltrakt begrenzt ist. Bei Adnexbeteiligung sollte auch hier die Behandlung stationär erfolgen. Bei Empfindlichkeit ist Doxycyclin Mittel der Wahl.

Herpes genitalis. Mittel der Wahl ist Aciclovir. Ob eine intravenöse, orale oder lokale Behandlung angezeigt ist, hängt vom Ausmaß und der Schwere der Infektion ab. Bei einzelnen Effloreszenzen ohne ausgeprägte subjektive Beschwerden genügt die mehrmalige tägliche lokale Salbenbehandlung.

HPV. Bei Condylomata acuminata ist Mittel der Wahl die Laservaporisation. Bei Rezidiven kann der Einsatz von Interferonen erwogen werden. Größere Erfahrungen bei Jugendlichen liegen nicht vor.

Literatur

Heinz, M. Entzündungen und Infektionen. In: Heinz, M. (Hrsg.): Kinder- und Jugendgynäkologie in Sprechstunde und Klinik, S. 38, Deutscher Ärzte-Verlag, Köln 1994.

Geiger W. Normale und pathologische Inspektionsbefunde bei Vulva und Vagina. In: Kinder- und Jugendgynäkologie (Hrsg.: Wolf AS, Esser-Mittag J), 1. Auflage, 1996, Schattauer Verlag

Kohl, P. K., D. Petzoldt: Sexuell übertragbare Krankheiten im Kindesalter und sexueller Mißbrauch, Deutsches Ärzteblatt 93: B 314–317 (1996)

24 Gynäkomastie

Helmuth-Günther Dörr

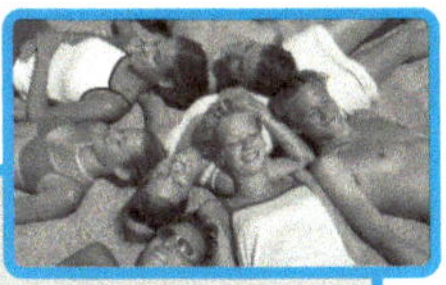

24.1 Definition

Als Gynäkomastie wird die Ausbildung eines Brustdrüsenkörpers beim männlichen Geschlecht bezeichnet.
Eine Gynäkomastie ist bei Jugendlichen in der Pubertät eine Normvariante (Pubertätsgynäkomastie), sie kann aber auch ein Symptom für eine endokrine Störung sein (Tab. 24-1). Man muss die Gynäkomastie auch von einer Lipomastie, einer Fettansammlung im Brustbereich ohne Ausbildung eines Drüsenkörpers, unterscheiden.

24.2 Klinik

24.2.1 Pubertätsgynäkomastie

Die Pubertätsgynäkomastie, die bei ca. 60 bis 70% aller Jungen in der Pubertät mit einem Häufigkeitsgipfel von im Median 14 Jahren auftritt, ist physiologisch und wird durch eine temporäre Imbalance des Verhältnisses von Testosteron zu Östrogenen erklärt. Sie kann einseitig oder beidseitig auftreten, zu subjektiven Beschwerden wie Spannungsgefühl der Brüste und Berührungsempfindlichkeit der Mamillen führen oder sie kann völlig asymptomatisch sein.

> Sie kann bei Jugendlichen zu erheblichen psychischen Belastungen führen (z.B. Angst vor einer bösartigen Erkrankung, Zweifel an der eigenen sexuellen Identität, Angst vor Hänseleien).

Bei der Untersuchung tastet man meist einen homogenen, subareolär gelegenen Brustdrüsenkörper (selten > 3,5 cm), der oft druckempfindlich ist. Er geht meist nicht über das Stadium B3 hinaus und bildet sich spontan innerhalb von zwei bis drei Jahren zurück. Dabei ist von besonderer Bedeutung, dass die Genitalentwicklung dabei stets normal verläuft.

> Von einer Pubertätsgynäkomastie darf nur gesprochen werden, wenn keine anamnestische oder klinische Hinweise für eine Grunderkrankung vorliegen, sie erstmalig in direktem zeitlichen Zusammenhang mit der Pubertät entsteht und sie eindeutig vom umgebenden Fettgewebe abgegrenzt werden kann.

Tabelle 24-1 Mögliche Ursachen einer Gynäkomastie.

Physiologische temporäre Testosteron-Östrogen-Imbalance
- ausgeprägte Pubertätsgynäkomastie

Verminderte Testosteronbiosynthese oder -wirkung
- Formenkreis hypergonadotroper Hypogonadismus
  - Anorchie (kongenital, erworben)
  - Hodenschädigung (Orchitis, Trauma, Radiatio, andere Erkrankungen)
- Testosteronbiosynthesedefekte (3β-Hydroxysteroid-Dehydrogenasemangel, 17-Ketosteroid-Reduktasemangel)
  - Klinefelter-Syndrom
- Formenkreis hypogonadotroper Hypogonadismus
  - Kallmann-Syndrom, Prolaktinom
- Formenkreis Androgenresistenz (Androgenrezeptordefekt)

Vermehrte Östrogenproduktion oder -wirkung
- exogene Östrogenzufuhr (Nahrung, Medikamente)
- erhöhte gonadale Östrogenproduktion durch hCG-produzierende Tumoren
- erhöhte Östrogenproduktion durch Tumoren
  - Leydigzelltumor, Sertolizelltumor
  - östrogenproduzierende Nebennierenrinden-Tumoren
- erhöhte Östrogenproduktion durch vermehrte Bereitstellung von Präkursoren
  - Biosynthesedefekte der Nebennierenrinde
  - Lebererkrankungen; chronische Unterernährung, Hyperthyreose
- erhöhte Östrogenproduktion durch ovarielle Anteile der Keimdrüsen
- erhöhte Östrogenproduktion durch vermehrte Aromataseaktivität

Sonstige Ursachen
- medikamentös bedingte Gynäkomastie
- idiopathische Gynäkomastie

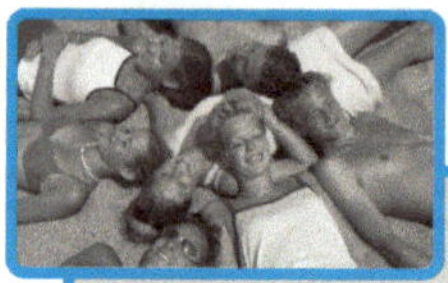

24.2.2 Lipo-Gynäkomastie

Bei adipösen Jugendlichen ist die Abgrenzung zwischen Lipomastie (Lipomakromastie) und Gynäkomastie schwierig. Häufig kann auch ein Mischtyp auftreten, eine so genannte Lipo-Gynäkomastie.

24.2.3 Pathologische Gynäkomastie

Eine pathologische Gynäkomastie ist bei Jugendlichen selten. Grundprinzip der pathologischen Gynäkomastie ist ein relatives Übergewicht der Östrogene bei fehlender oder ungenügender Testosteronproduktion.
Eine Vielzahl von **Medikamenten** verursachen eine Gynäkomastie:

- Substanzen mit Östrogenwirkung
- Substanzen mit Vermehrung der Östrogenrezeptoren (Digitoxin)
- Substanzen, die die Östrogenproduktion steigern (Gonadotropine)
- Substanzen, die mit Androgenbiosynthese/dem Androgenrezeptor interferieren (z.B. Cimetidin, Cyproteronacetat, Etomidate, Flutamid, Ketokonazol, Metronidazol, Spironolacton, Ranitidin, Zytostatika)
- Substanzen mit unbekanntem Wirkmechanismus (Psychopharmaka, Tuberkulostatika, Kalziumantagonisten, Amiodaron, ACE-Hemmer, Rauschgifte)

Eine **familiäre Gynäkomastie** tritt bei einer gesteigerten peripheren Aromatase-Aktivität (Umwandlung von Testosteron in Östradiol) auf.
Bei der **Pseudogynäkomastie** wird der Aspekt einer vergrößerten Brustdrüse durch submammillär gelegene Hämatome, Lymphangiome, Lipome oder andere Tumoren verursacht.
Eine der häufigsten Ursachen einer pathologischen Gynäkomastie in der Pubertät ist das **Klinefelter-Syndrom** (s.a. Kap. 29). Die dysgenetischen Hoden sind klein und derb (Volumen bis ca. 6 ml). Eine vorübergehende ausreichende Testosteronproduktion kann nur durch einen massiven LH-Anstieg aufrechterhalten werden. Aufgrund der erhöhten FSH-Konzentrationen als Folge der Tubulusdysgenesie steigt die Aromatase-Aktivität an und führt zu vermehrter testikulärer Östrogensekretion.

24.3 Diagnostik

24.3.1 Anamnese und körperliche Untersuchung

Eine sorgfältige Anamnese ist unabdingbar, um den zahlreichen Ursachen der Gynäkomastie gerecht zu werden (Tab. 24-2). Jugendlichen muss man auch die Frage nach psychosozialen Belastungen stellen.
Neben einer exakten körperlichen Untersuchung werden die wichtigsten auxologischen Daten wie Körperhöhe und -gewicht (Berechnung des Body-Mass-Index) und die Pubertätsentwicklung nach Tanner (Penislänge, Hodengröße mittels Orchiometer) dokumentiert. Anschließend erfolgt die Palpation des Brustdrüsenkörpers (Abgrenzung von Fett- und Drüsengewebe) sowie eine exakte Größen- und Konsistenzbestimmung. Größe und Erscheinungsbild der Gynäkomastie können entsprechend der Entwicklung der weiblichen Brust in die Tanner-Stadien B1 (kein Drüsenkörper tastbar) bis B5 (reife weibliche Brust) klassifiziert werden (s. Kapitel 1, Abb. 1-4 und Tab. 1-1).

24.3.2 Klinisch-chemische Untersuchungsmethoden

> Bei den Normvarianten wie Pubertätsgynäkomastie oder Lipo-Gynäkomastie sind keine Laboruntersuchungen notwendig. Es müssen nur regelmäßige klinische Kontrolluntersuchungen durchgeführt werden.

Bei den Laboruntersuchungen stehen die Bestimmungen von Testosteron, Östradiol, DHEAS, LH, FSH und Prolaktin im Serum im Vordergrund.

Tabelle 24-2 Anamnesepunkte bei Gynäkomastie.

- Alter bei Auftreten der Brustvergrößerung
- Geschwindigkeit der Größenzunahme
- Alter bei Pubertätsbeginn
- familiäres Auftreten?
- Ernährungsanamnese
- chronische Erkrankungen
- Behandlung eines Maldescensus testis
- Mumps-Orchitis
- Medikamente

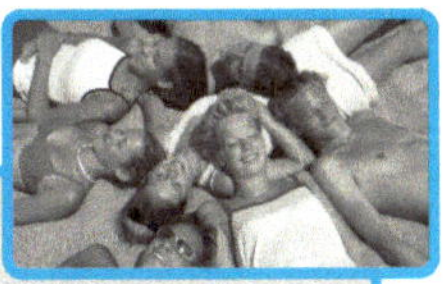

Die weitere Diagnostik kann sich danach richten, ob die Ergebnisse Hinweise für einen hypogonadotropen oder hypergonadotropen Hypogonadismus geben. Bei Verdacht auf ein Klinefelter-Syndrom muss eine Chromosomenanalyse durchgeführt werden. Bei Verdacht auf einen Hodentumor ist die Bestimmung von Tumormarkern wie hCG oder Alpha-Fetoprotein, bei Verdacht auf eine Leberfunktionstörung ist die Bestimmung der Transaminasen indiziert.

24.3.3 Technische Untersuchungsmethoden

Die Sonographie der Brustdrüse kann zur Abgrenzung zwischen Lipomastie und Gynäkomastie, zur Diagnose einer Pseudogynäkomastie und zur Größenbestim-mung und Verlaufskontrolle der Gynäkomastie herangezogen werden. Bei V.a. Hodentumoren ist eine Hodensonographie indiziert. Bei V.a. einen östrogenproduzierenden Nebennierenrindentumor muss ein abdominelles CT, bei V.a. Prolaktinom ein MRI der Hypophyse durchgeführt werden.

24.4 Therapie

24.4.1 Pubertätsgynäko- und Lipomastie

> Eine Pubertätsgynäkomastie bedarf in der Regel keiner Therapie, da es sich um ein transitorisches Phänomen handelt.

So war in einer Längsschnittuntersuchung nach zwei Jahren der Anteil der Jungen mit tastbarem Brustdrüsengewebe von 55,8 auf 7,7% zurückgegangen.

> Unabdingbar ist ein ausführliches Gespräch über die Ursache und den Verlauf, um dem Jugendlichen zu einer größeren Akzeptanz und Selbstsicherheit im Umgang mit der Gynäkomastie zu verhelfen.

In fast 99% der Fälle bildet sich die Gynäkomastie vollständig zurück. Regelmäßige Verlaufskontrollen müssen durchgeführt werden. Kommt es nach Abschluss der Pubertätsentwicklung zu keiner Rückbildung, bleibt als ultima ratio die plastisch-chirurgische Entfernung des Brustdrüsenkörpers.

Bei gleichzeitig bestehender Lipomastie steht die Gewichtsreduktion (kalorienreduzierte Diät, vermehrter Sport) im Vordergrund.
In sehr seltenen Fällen (großer Brustdrüsenkörper mit starkem Leidensdruck oder schmerzhafte Gynäkomastie) kann auch bei einer Pubertätsgynäkomastie eine medikamentöse Therapie versucht werden. Die Erfolgsaussichten liegen bei ca. 30%. Erfahrungen liegen vor mit

- Danazol, einem Androgenderivat (Wirkmechanismus über partielle Suppression der Gonadotropine und Hemmung der Steroidbiosynthese); Dosierung: 100–200 mg/Tag in einer Dosis über sechs Monate)
- Testolacton, einem Aromatasehemmer; Dosierung 450 mg/Tag in drei Dosen über drei bis sechs Monate
- Tamoxifen, einem Antiöstrogen; Dosierung: 20 mg/Tag in zwei Dosen über drei Monate

Nach Tamoxifen kommt es nach ca. vier Wochen Behandlung zu einem Verschwinden der Schmerzen, selten muss eine Therapiedauer von zwölf Wochen überschritten werden. Nebenwirkungen wie Thrombozytenabfall oder niedrige Serumkalziumkonzentrationen wurden beschrieben.

24.4.2 Pathologische Gynäkomastie

Die Therapie bei pathologischer Gynäkomastie richtet sich nach der jeweiligen Grunderkrankung und kann nur gemeinsam mit den Spezialisten der jeweiligen Fachrichtung durchgeführt werden. Die chirurgische Entfernung des Drüsenkörpers ist die ultima ratio und gleichzeitig die definitive Therapie aller ausgeprägten Gynäkomastieformen. Beim Klinefelter-Syndrom ist sie gleichzeitig eine Prophylaxe, da hier das Risiko ein Mammakarzinom zu entwickeln, deutlich erhöht ist.

Literatur

Dörr HG: Gynäkomastie. In: Differentialdiagnose Pädiatrie (Hrsg. Michalk D, Schönau E), Urban & Schwarzenberg, München–Wien, 1999

Kauf E: Gynäkomastie im Kindesalter, Fortschr Med 20: 23–26 (1998)

Sher ES, Migeon CJ, Berkovitz GD: Evaluation of boys with marked breast development at puberty. Clin Pediatr Phila 37: 367–371 (1998)

25 Haltungsschwäche

Fritz Uwe Niethard und Klaus Birnbaum

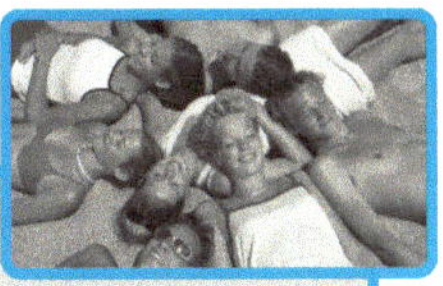

25.1 Definition

Die Definitionen von Haltung, Haltungsschwäche und Haltungsschaden unterliegen – wie die Bewertung des Gesamtproblems – gesellschaftlichen und kulturellen Strömungen. Eine einheitliche und exakte Definition gibt es derzeit nicht, sodass die kritische Auseinandersetzung mit der Problematik immer wieder misslingt. Ein wesentlicher Grund ist, dass nicht exakt zwischen der Haltung als neuromotorische Leistung und der Wirbelsäulenhaltung (besser: Wirbelsäulenform) als Resultat dieser Leistung unterschieden wird.

Haltung ist nach der neuzeitlichen Definition eine Leistung, die eine Anpassung der Wirbelsäule an wechselnde mechanische Beanspruchungen erlaubt. Die historische Definition von Haltung als ein Ausdruck der seelisch-körperlichen Ganzheit, der Persönlichkeit und ein Maßstab ihrer Kraft ist eher unter ganzheitlichen Gesichtspunkten zu verstehen.

> Beide Definitionen berücksichtigen, dass Haltung von neuromotorischen und psychischen Faktoren beeinflusst wird.

In der psychologischen Kommunikationsforschung gilt die Körperhaltung als Bestandteil eines komplexen Ausdruckgeschehens. Sie gibt Auskunft über die momentane Befindlichkeit einer Person, ihre Einstellung gegenüber Interaktionspartnern, den Status der Person und über ihre Persönlichkeit. Dabei wird in den meisten Untersuchungen die Körperhaltung und besonders die Haltung des Rückens als ein Faktor unter vielen berücksichtigt, sodass Angaben über die muskuläre Leistungsfähigkeit und Wirbelsäulenstellungen fehlen. Die psychologisch orientierten Definitionen verstehen Haltung als Momentaufnahme einer Körperstellung.

Aus orthopädischer Sicht ist Haltung die dauerhafte muskuläre Führung der Wirbelsäule. Eine normale Haltung liegt vor, wenn die Wirbelsäule harmonische, „physiologische" Krümmungen aufweist und die Muskulatur demgemäß nur eine minimale Haltearbeit aufzubringen hat. Eine Haltungsschwäche ist demgemäß bedingt durch eine dauerhaft schwache Muskulatur, die zu funktionell bedingten Abweichungen von der physiologischen Wirbelsäulenform und damit zur Fehlhaltung führt. Die Fehlhaltung kann bei kräftiger, willkürlicher Anspannung der Muskulatur noch kurzzeitig aktiv, in jedem Fall aber passiv korrigiert werden. Bei der Fehlhaltung zeigt die Wirbelsäule unphysiologische Krümmungen in Form des häufigen Rund- und Hohlrundrückens, des seltenen Flachrückens und der skoliotischen Fehlhaltung. Bei andauernder Überlastung der Strukturen durch eine ausgeprägte Haltungsschwäche kann es zu Beschwerden und damit zum Haltungsschaden kommen (Tab. 25-1).

> Als Haltungsschaden wird ein pathologischer Zustand mit Neigung zur dauernden, schmerzhaften Dekompensation und beschleunigten Entwicklung von sekundär degenerativen Veränderungen definiert.

Bei der Fehlform ist ein Ausgleich der pathologischen Wirbelsäulenkrümmungen auch passiv nicht mehr möglich.

Inwieweit aus einer Haltungsschwäche eine Fehlform der Wirbelsäule entstehen kann, ist umstritten. Längsschnitt- und Langzeituntersuchungen fehlen und sind prinzipiell schwierig zu erhalten. Für Kyphosen, wie den Morbus Scheuermann, werden Zusammenhänge mit einer vorbestehen-

Tabelle 25-1 Orthopädische Klassifikation von Haltung und Haltungsstörungen.

	Morphologisch	Funktionell
Normale Haltung	harmonische, physiologische Krümmungen der Wirbelsäule (Lordosierung, Kyphosierung)	mit minimaler Haltungsleistung ohne Kompensationsarbeit der Muskulatur
Fehlhaltung (funktionelle, fehlerhafte Formvarianten)	Rundrücken, hohlrunder Rücken, Flachrücken, skoliotorische Schiefhaltung	funktionell bedingte Abweichungen von den physiologischen Krümmungen (ausgleichbar)
Fehlformen	Skoliose, Kyphose, Lordose	fixierte Abweichung von den normalen Krümmungen

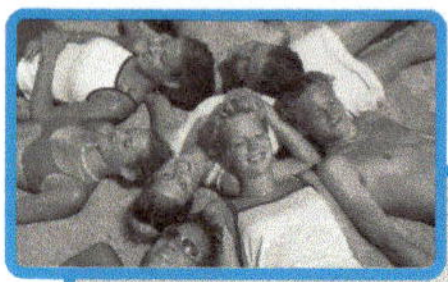

den Haltungsschwäche postuliert: Ein Zusammenhang von Haltungsschwäche und Skoliose ist nicht wahrscheinlich.
Die Klassifikation der Tabelle 25-1 berücksichtigt, dass es fließende Übergänge zwischen den einzelnen Gruppen gibt. Sie greift die Definition von Matthiass und die Einteilung der Rückenformen von Staffel (1889) auf, berücksichtigt jedoch nicht die Variabilität der Wirbelsäulenform im Wachstumsalter, die Reifungsprozesse an der Wirbelsäule während des bis zum Wachstumsabschluss stattfindenden Vertikalisierungsprozesses und die psychische Abhängigkeit der Haltung.

> Im Wachstumsalter bestehen enge Zusammenhänge zwischen der evolutionären Aufrichtung des Menschen, der neuromotischen Reifung des einzelnen Menschen und der definitiven Wirbelsäulenhaltung.

25.2 Epidemiologie

Die definitorischen Schwierigkeiten der Haltungsschwäche sind die Ursache für die äußerst unterschiedlichen Angaben zu deren Häufigkeit. Zwischen 1955 und 1959 schwanken die Prozentzahlen von acht Untersuchungsreihen in Deutschland zwischen 21,5 und 80%. 1977 fand man unter 1027 Jungen bei 27,2% Fehlhaltungen im Sinne der in Tabelle 25-1 angegebenen Definition (Jentschura//Marquardt 1977). Gemäß einer Statistik der Bundesarbeitsgemeinschaft zur Förderung haltungs- und bewegungsauffälliger Kinder (BAG) aus dem Jahr 1992 sind derzeit bei 35–60% der Kinder und Jugendlichen Haltungsschwächen nachzuweisen. In einer Studie unter Aachener Schulkindern im Alter von sechs bis zwölf Jahren konnten bei 69% der Mädchen und 56% der Jungen eine Haltungsschwäche anhand des pathologischen Matthiass-Tests nachgewiesen werden. Besonders bedenklich dabei war, dass 72% der Zwölfjährigen bereits seit der Einschulung über Rückenschmerzen geklagt haben. Ähnliche Untersuchungen zeigten, dass zwischen 7 und 47% der Schüler über tiefsitzende Wirbelsäulenbeschwerden klagen. Dies scheint anzudeuten, dass sich Haltungsschwächen vermehrt zum Haltungsschaden entwickeln.

> Insgesamt sollen die Haltungsschäden bei Heranwachsenden nach dem 2. Weltkrieg von 20 auf 40 % zugenommen haben.

Als Ursache für die Zunahme der Problematik werden die sich rasch verändernden Lebensgewohnheiten angeschuldigt. Bereits im Kindergarten beginnt die tisch- und stuhlbezogene Lebensweise. Heute sitzen die Kinder und Jugendlichen fünf bis sechs Stunden in der Schule, zusätzlich etwa drei Stunden vor dem Fernseher und vor dem PC. Seit langem schon sind Haltungsschäden in städtischen Regionen häufiger festzustellen als in ländlichen.

25.3 Hintergrund

25.3.1 Wachstum der Wirbelsäule

Das Wachstum der Wirbelsäule findet in den Grund- und Deckplatten, Epiphysen und apophysären Randleisten statt. Die Physiologie des Wachstums wurde von Dimeglio (1990) besonders eingehend untersucht (Abb. 25-1):

- Während der ersten fünf Lebensjahre besteht das intensivste Wachstum, wobei die Wachstumsgeschwindigkeit in den ersten zwei Lebensjahren besonders ausgeprägt ist. Die Geburtslänge hat sich im Alter von vier Jahren bereits verdoppelt. Die Hälfte des Zuwachses der Körperlänge findet bereits im ersten Lebensjahr statt und ist damit so groß wie der Gewinn

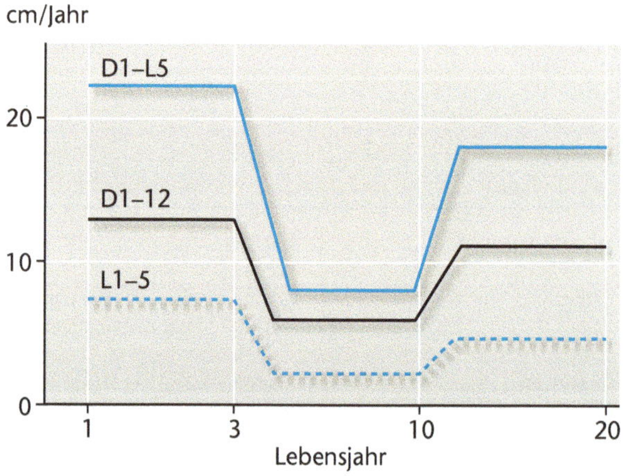

Abb. 25-1 Wachstumsgeschwindigkeit (cm/Jahr) von Lendenwirbelsäule (L1–5), Brustwirbelsäule (D1–12) und beiden zusammen (D1–L5; nach Dimeglio 1990).

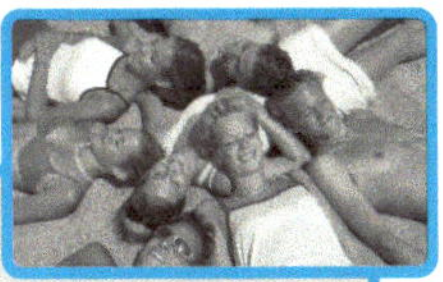

durch den gesamten pubertären Wachstumsschub.

- Die zweite Wachstumsphase vom fünften Lebensjahr bis zur Pubertät ist durch ein konstantes Wachstum gekennzeichnet. Die Körperlänge nimmt bis zum zehnten Lebensjahr um ca. 26% zu, wovon etwa ein Drittel auf die Wirbelsäule und zwei Drittel auf die Länge der unteren Extremitäten entfallen.
- Die dritte Wachstumsphase ist der pubertäre Wachstumsschub. Der Anstieg der Wachstumsrate zeigt sich beim Mädchen im Skelettalter von zehn Jahren, beim Jungen von zwölf Jahren. Der Gipfel des Wachstumsschubs liegt beim Mädchen um das zwölfte und beim Jungen um das 14. Jahr des Skelettalters. Von dem nach dem zehnten Lebensjahr bleibenden Längenzuwachs entfallen zwei Drittel auf den Rumpf und ein Drittel auf die Länge der unteren Extremitäten. Daher nimmt während des pubertären Wachstumsschubs vor allem die Sitzgröße zu.

Je größer die Wachstumsgeschwindigkeit, umso „plastischer" wird der betroffene Skelettabschnitt. Daraus ergibt sich, dass die Wirbelsäule vor allem während der ersten zwei Lebensjahre durch den absoluten Längenzuwachs und während des pubertären Wachstumsschubs durch die relative Längenzunahme gegenüber exogenen Kräften besonders anfällig ist und zu Wachstumsstörungen neigt (Kyphosen und Skoliosen in der Pubertät).

> Der pubertäre Wachstumsschub ist daher als Krisenzeit der Skelettentwicklung, insbesondere an der Wirbelsäule, anzusehen.

25.3.2 Motorische Reifungsprozesse

Für die Bewertung der Wirbelsäulenform sind Kenntnisse der neuromotorischen Reifung unerlässlich, da der Entwicklungszustand des Zentralnervensystems die Vertikalisierung des Menschen und diese wiederum die Wirbelsäulenform beeinflusst. Daraus ergeben sich typische, gesetzmäßige Veränderungen von Wirbelsäulenform und -haltung während des gesamten Wachstums.

Mit dem Zweibeinerstand ist die Vertikalisierung nicht abgeschlossen. Als Relikt des Vierfüßlergangs besteht bis ins Jugendalter eine Beugekontraktur der Hüftgelenke, die sich auf die Wirbelsäulenform auswirkt.

> So lange das Hüftgelenk noch nicht vollständig gestreckt werden kann, bleibt auch das Becken nach vorn gekippt, was wiederum zur verstärkten Lendenlordose führt. Dieser Befund wird als Durchgangsstadium der Vertikalisierung des Menschen als Antetorsionssyndrom bezeichnet und ist als solcher nicht pathologisch.

Dabei besteht typischerweise eine vermehrte Innendrehfähigkeit der Hüftgelenke, verminderte Hüftstreckung, vorgewölbter Bauch und Gesäß sowie die auffälligen Hyperlordose, gelegentlich auch ein Hohlrundrücken (Abb. 25-2).

Mit der zunehmenden Streckung der Hüftgelenke entwickelt sich auch das definitive Profil der Wirbelsäule. Diese Streckung wird wesentlich vom M. glutaeus maximus gesteuert. Er ist der kräftigste Aufrichter des Beckens und damit auch für die Entwicklung der Wirbelsäulenform von entscheidender Bedeutung. Schwächen dieses Muskels beeinträchtigen immer die Vertikalisierung als Ganzes und beeinflussen darüber hinaus die Ausformung des Wirbelsäulenprofils. Bei neuromotorischen Störungen kann die Entwicklung gestört sein, sodass die vollständige Aufrichtung des Rumpfs nicht erreicht wird. Bei Kindern mit infantiler Zerebralparese z.B. ist dieser Muskel sehr schwach, sodass deren Vertikalisierungsprozess auf einer niedrigeren Stufe stehen bleibt: es resultiert der typische Kauergang, der demjenigen der Primaten oder eines soeben aufgerichteten Kleinkinds vergleichbar ist (Abb. 25-3).

Fehlhaltungen der Wirbelsäule finden sich vor allem auch bei generalisierten Hypotonien. Deren Haltungsschwäche betrifft nicht nur die Wirbelsäule, sondern ist eine funktionelle Insuffizienz

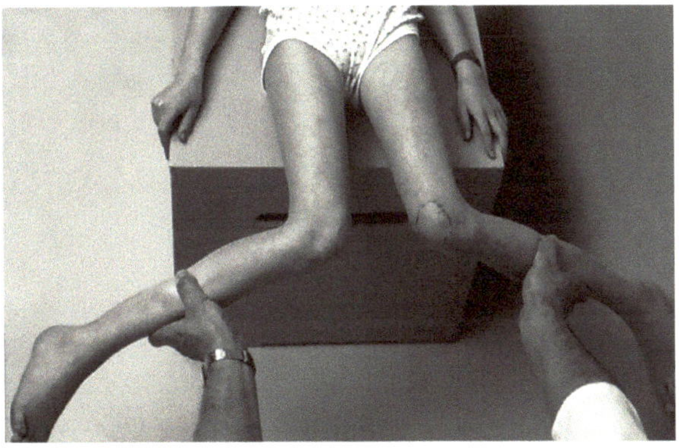

Abb. 25-2 Antetorsionssyndrom mit vermehrter Innendrehfähigkeit der Hüftgelenke, verminderter Hüftstreckung und auffälliger Hyperlordose.

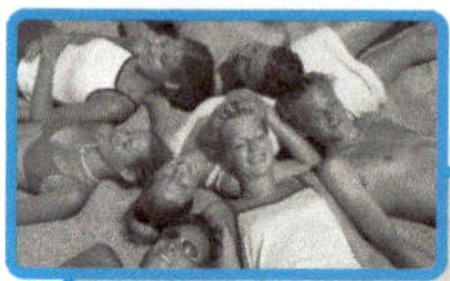

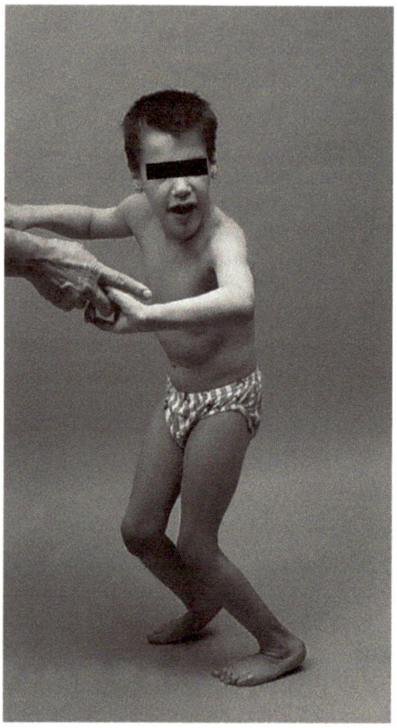

Abb. 25-3 Im Rahmen von neuromotorischen Störungen (z.B. infantiler Zerebralparese) bleibt die Muskulatur schwach, sodass nur ein unvollständiger Vertikalisierungsprozess mit nachfolgendem Kauergang stattfindet.

aller Skelettmuskeln. Damit wird die Bewertung von Haltung in jedem Fall auch zur Bewertung der neuromotorischen Entwicklung.

25.3.3 Geistig-seelische Entwicklung

Schließlich nimmt auch die geistig-seelische Entwicklung Einfluss auf die Wirbelsäulenform. So konnte gezeigt werden, dass die Präsentation der Haltung von Jugendlichen signifikant mit deren psychischer Verfassung korreliert. Eine euphorische Grundstimmung führt demnach zur überbetonten Haltung, eine depressive Stimmung zur schlaffen Körperhaltung. Eine Tatsache, die in zahlreichen Redewendungen Niederschlag gefunden hat.

25.4 Klinische Bedeutung

Noch heute liegen über die klinische Relevanz von Haltungsschwächen zu wenige Untersuchungen, insbesondere Längsschnittuntersuchungen, vor. Aus diesem Grund sind die Abgrenzung pathologischer von normalen Befunden, die prognostische Bewertung von vermeintlichen Haltungsschwächen und schließlich die Definition von Haltung schwierig. Dies gilt weniger für die strukturellen Deformitäten (Skoliose, Kyphose).
Eine schlechte Haltung wird als Ausdruck schwacher Persönlichkeitsmerkmale angesehen. Aber sie ist nicht nur äußeres Stigma. Die klinische Wertigkeit von Wirbelsäulenkrümmungen mag umstritten sein, so lange die Wirbelsäule eine hervorragende muskuläre Führung besitzt.

> Bei einer eingeschränkten Leistungsfähigkeit der Muskulatur sind jedoch Überlastungszustände zu erwarten, die beim Kind und Jugendlichen als muskulärer Ermüdungsschmerz imponieren.

Eine schlechte Haltung beeinträchtigt auch die Funktion innerer Organe. Die resultierenden Beschwerden werden unter dem Begriff des sternokostalen Belastungssyndroms zusammengefasst. Bei einer ausgeprägten Haltungsschwäche werden intraabdomineller und intrathorakaler Raum verkleinert.

> Als Folgen können Oberbauchbeschwerden, eingeschränkte Vitalkapazität mit Atembeschwerden und funktionelle Herzbeschwerden auftreten. Die Betroffenen sind dadurch leistungsgemindert.

Bei Schulkindern korrelieren Haltungsschwäche und Konzentrationschwäche.

25.5 Diagnostik

Die planmäßige Untersuchung der Wirbelsäule muss berücksichtigen, dass Wirbelsäulenhaltung und -form beim Jugendlichen jeweils eine Momentaufnahme des Wachstumszustands, der neuromotorischen Entwicklung und psychischen Verfassung darstellen. Ziel der Untersuchung ist es, Befunde innerhalb der Streubreite der Normalentwicklung von solchen mit Krankheitsdisposition und eindeutig pathologischen Befunden abzugrenzen. Daraus ergibt sich auch die Strategie: Bei Normalbefunden verbleibt der Jugendliche beim Kinder- und Jugendarzt, bei Krankheitsdisposition sollte der Orthopäde die Kontrolluntersuchungen bestimmen und bei pathologischen Befunden hat er zu behandeln.
Im praktischen Alltag werden die Haltungsschwäche durch die aktive Muskelleistung und die Fehlhaltung durch die Wirbelsäulenform beur-

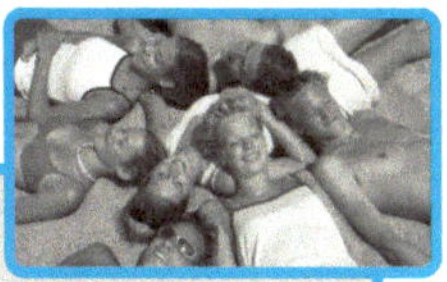

teilt. Die Diagnose einer Haltungsschwäche ist vor allem in Grenzfällen schwieriger zu stellen, was u.U. eine Verlaufsbeobachtung erforderlich macht. Die Erkennung von Fehlformen der Wirbelsäule sollte dagegen kaum Schwierigkeiten bereiten.

25.5.1 Zeitpunkt

Die wichtigste Untersuchung der Wirbelsäule sollte zu Beginn des pubertären Wachstumsschubs und daher beim Mädchen um das elfte, beim Jungen um das 13. Lebensjahr stattfinden. Fehlhaltungen sowie Fehlformen, wie Skoliosen und Kyphosen, haben sich bis zu diesem Zeitpunkt fast ausnahmslos herausgebildet.

Sofern sie nicht bereits von den Eltern entdeckt worden sind, können sie damit im Rahmen eines Screening-Verfahrens herausgefiltert und noch einer wirksamen Prävention und Behandlung zugeführt werden. Die Progression von Kyphosen und Skoliosen ist gerade während des pubertären Wachstumsschubs besonders ausgeprägt, sodass eine Untersuchung zu diesem Zeitpunkt eine wesentliche Verbesserung der Behandlung dieser Erkrankungen wäre. Die Jugendgesundheitsberatung J1 schafft keine Abhilfe, da sie nur einmalig durchgeführt wird und die orthopädische begründete Krisenzeit der Skelettentwicklung nicht berücksichtigt. Wünschenswert ist eine dem Reifungszustand des Jugendlichen individuell angepasste Untersuchung, die dem Kinder- und Jugendarzt und dem Orthopäden alle Möglichkeiten gibt, die vorhandene Wachstumsreserve zu nutzen. Daher ist auch die Einbindung des Orthopäden in den Früherkennungskatalog ebenso sinnvoll wie eine gute Zusammenarbeit zwischen beiden Fachdisziplinen, um die Tragikkomödie der Haltungsschäden zu beenden und die Prävention gravierender Wirbelsäulenerkrankungen im Wachstumsalter zu verbessern.

25.5.2 Durchführung

Anamnese

Der Untersuchung der Wirbelsäule geht selbstverständlich eine ausführliche Erhebung der Anamnese voraus. Dabei ist ein besonderes Gewicht auf die neuromotorische Entwicklung zu legen. Als exogener Faktor steht die mechanische Beanspruchung der Wirbelsäule ganz im Vordergrund. Querschnittuntersuchungen lassen vermuten, dass das Wachstum der Wirbelsäule durch statische Dauerbeanspruchung („Sitzbuckel"), aber auch durch dynamische Maximalbeanspruchung beim Leistungssport (Scheuermann-Erkrankung, Spondylolisthese) negativ beeinflusst wird. Dabei betreffen die durch Überbeanspruchung an der Wirbelsäule entstehenden Veränderungen ausschließlich das sagittale Profil der Wirbelsäule (Hohlrücken, Hohlrundrücken, Rundrücken). Abweichungen in der Frontalebene (Skoliose) können dagegen nur in Einzelfallen auf eine Überbeanspruchung zurückgeführt werden und sind in der Regel Erkrankungen sui generis. Schmerzen sind beim Kind ungewöhnlich und immer ein Symptom einer ernsthaften Erkrankung.

Körperliche Untersuchung

Die körperliche Untersuchung beginnt mit der **Inspektion**, die nur am bis auf die Unterhose entkleideten Jugendlichen möglich ist. Sie startet mit der Untersuchung des Beckenstands, des Wirbelsäulenprofils von der Seite und der lotrechten Einstellung der Wirbelsäule in der Aufsicht. Schrägstellungen des Beckens sind durch Brettchenunterlage auszugleichen, um die kompensatorische Krümmung der Wirbelsäule beurteilen zu können.

Ganz wesentlich ist die Untersuchung der Becken-Bein-Statik. Diese findet in Rückenlage über die Kante der Untersuchungsliege bei hängenden Unterschenkeln statt (Abb. 25-4). Damit ist eine direkte Beurteilung der bereits erreichten Hüftstreckung und der sich daraus ergebenden kompensatorischen Lordose der Lendenwirbel-

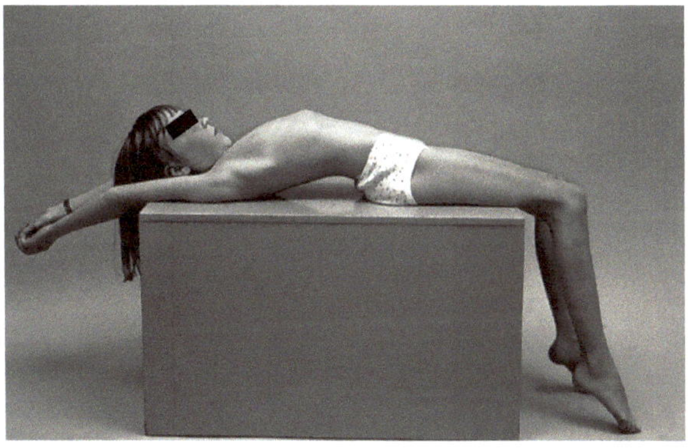

Abb. 25-4 Untersuchung der Becken-Bein-Statik. Diese findet in Rückenlage bei über die Kante der Untersuchungsliege hängenden Unterschenkeln statt.

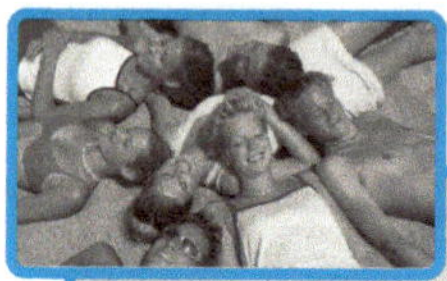

säule möglich. Darüber hinaus werden auch Beckenschrägen durch Asymmetrien im Bereich der unteren Extremitäten auffällig.

Beim Jugendlichen sind schmerzhafte Befunde an der Wirbelsäule Ausdruck von myogelotischen Verhärtungen bei Haltungsinsuffizienz oder sie weisen auf segmentale Veränderungen durch Entzündungen, Tumoren oder im lumbosakralen Übergang durch Spondylolyse und Spondylolisthese hin.

Danach folgt die **funktionelle Untersuchung** der Wirbelsäule. Die Objektivierung der Haltung ist am besten durch den Haltungstest nach Matthiass möglich. Zur Durchführung dieses Tests werden die Jugendlichen aufgefordert, bei geschlossenen Beinen und gestreckten Knien die Arme waagerecht gestreckt vor dem Rumpf zu halten und in dieser Stellung für 30 Sekunden zu verharren. Bei Haltungsschwächen verlagern sie den Schwerpunkt nach hinten und weichen ins Hohlkreuz aus (Abb. 25-5).

Der Haltungstest nach Matthiass hat sich als grobes Raster zur Erkennung von Haltungsschwächen in der Praxis bewährt, kann aber als Momentaufnahme keine Aussagen über die Kraft der Rückenstrecker oder der Bauchmuskulatur machen.

Eine gleiche Untersuchung ist im Sitzen durch den Sitztest nach Schober möglich.

Die funktionelle Untersuchung schließt die Überprüfung der Wirbelsäulenbeweglichkeit ein. Beim Vorneigen kommt es beim Jugendlichen zur gleichmäßigen Rundung der Dornfortsatzreihe. Jede Fixation ist auf eine zugrunde liegende Wachstumsstörung, zumeist in Form einer Kyphose (Scheuermann-Erkrankung), verdächtig. Werden auch das Becken und die Hüftgelenke in die fixierte Haltung einbezogen, so ist dies Ausdruck einer Durairritation, wie sie in Form der Hüft-Lenden-Strecksteife bei der rasch progredienten Spondylolisthese auftritt. Die isolierten Fixationen im Bereich der Wirbelsäule deuten dagegen auf lokalisierte Wachstumsstörungen hin. Bei den Kyphosen findet sich zunächst eine Fixation, die sich beim Vorschiebetest nicht beseitigen lässt und dementsprechend Ausdruck des fließenden Übergangs von der Fehlhaltung zur Fehlform ist (Abb. 25-6).

Der Skoliose kann eine lokalisierte mehrsegmentale Hyperlordose vorausgehen. Besondere Aufmerksamkeit muss jeder noch so geringen Rippenbuckel- oder Lendenwulstbildung gelten, die beim Vorbeugetest auf die Torsion als Frühestzustand einer beginnenden Skolioseentwicklung hinweisen (Abb. 25-7). Sie können mit Hilfe des Skoliometers objektiv vermessen werden.

Neueste Untersuchungen haben gezeigt, dass ein Skoliose-Screening vor dem pubertären Wachstumsschub mit dem Vorbeugetest ein wirksames Instrument zur Früherkennung und sinnvollen Behandlung ist.

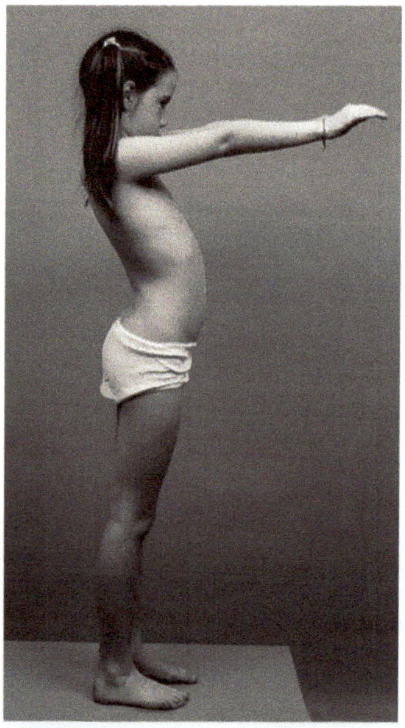

Abb. 25-5 Haltungstest nach Matthiass.

Weiterführende Untersuchungen

Weiterführende Untersuchungen werden in der Regel nur bei den Fehlformen der Wirbelsäule

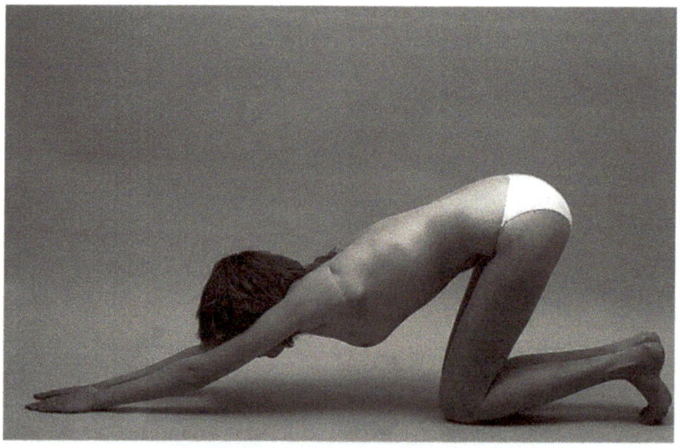

Abb. 25-6 Bei den Kyphosen findet sich eine Fixation, die sich beim Vorschiebetest nicht beseitigen lässt.

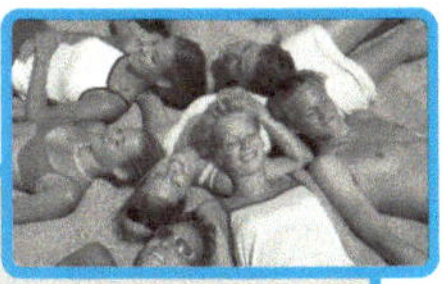

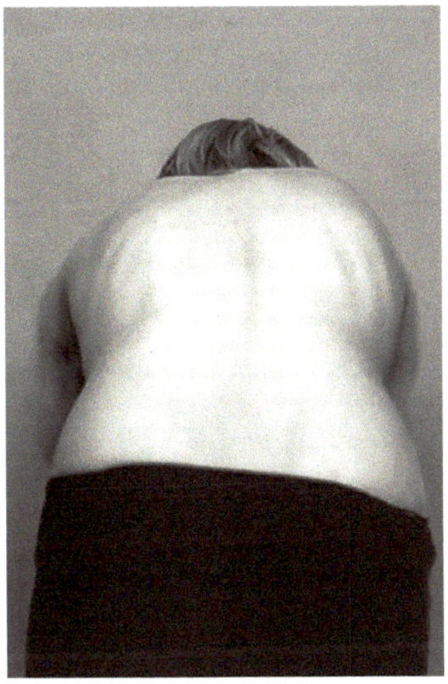

Abb. 25-7 Der Vorbeugetest als geeignetes Screening-Verfahren zu Beurteilung einer sich abzeichnenden Skoliose.

benötigt. Beim Ausschluss von lokalisierten Veränderungen (Entzündungen, Tumoren) reicht zunächst das Röntgenübersichtsbild des betreffenden Wirbelsäulenabschnitts, das gegebenenfalls durch weiterführende Untersuchungen (CT, MRT, Szintigraphie) ergänzt werden muss. Bei vorhandenen Deformierungen mit der Tendenz zur Progression (vor allem Skoliose) ist primär eine Aufnahme der Wirbelsäule im Stehen angezeigt. Diese sollte zur Vermeidung einer besonderen Strahlenbelastung beim Mädchen im posterior-anterioren Strahlengang angefertigt werden.

25.6 Therapie

> Die Therapie der Fehlformen der Wirbelsäule (Skoliosen, Kyphosen, Lordosen) ist weitgehend unstrittig. Für die Behandlung von Haltungsschwächen und Fehlhaltungen gibt es dagegen äußerst widersprüchliche Angaben.

Für Jugendliche mit ausgeprägten Haltungsfehlern wird zum einen eine gezielte krankengymnastische Behandlung empfohlen, um die Leistungsfähigkeit der insuffizienten Muskulatur zu trainieren. Andere Autoren vertreten die Meinung, dass bei der Indikation zur Krankengymnastik der Haltungsschwäche äußerste Zurückhaltung angebracht sein sollte, da das Krankheitsbild nicht genau definiert sei und auch Zusammenhänge mit vermeintlichen Spätschäden nicht zu belegen seien.

Den Wert einer präventiven Gymnastik wollen die Autoren ausdrücklich nicht ausschließen. Unbestritten ist, dass sich Bewegungsmangel und eine schwache Muskulatur ungünstig auf das Wachstum der Wirbelsäule und auf das körperliche Wohlbefinden auswirken. Unbestritten ist auch, dass sich die Lebensgewohnheiten rasch ändern und die Bewegungsarmut zunimmt („je bewegter die Zeit, umso unbeweglicher sind wir").

> Aus diesem Grund ist der Prävention erste Priorität einzuräumen.

In einer Studie über den „bewegten Unterricht" in der Schule konnte festgestellt werden, dass die Rückenschule in Form von Bewegungspausen im Unterricht, bei einem Drittel der Schüler zu einer Verbesserung der Körperhaltung – gemessen am Matthiass-Test – führt. Dieser Effekt wird bei der Kombination mit Sitzalternativen (Sitzball, Keilkissen) deutlich verstärkt. Dann weisen sogar zwei Drittel der Schüler eine Verbesserung der Halteleistung auf. 41% der Schüler geben an, dass sie sich durch die Bewegungspausen und den Wechsel der Sitzposition im Unterricht besser konzentrieren können.

> Der Arzt ist demnach aufgerufen, sich der Umwelt der Jugendlichen vermehrt zu widmen und als deren Anwalt tätig zu werden. Dazu gehören: Förderung jeglichen Bewegungsangebots, angemessener Ausgleichssport, angepasste Sitzmöbel und Schulranzen. Die besorgten Eltern müssen aufgeklärt werden. Sie sollen den Jugendlichen bei allen motorischen Aktivitäten unterstützen.

Die Jugendlichen sollen bei ihren Sport- oder Fitnessprogrammen Spaß haben, denn für das Ergebnis ist weniger die Art der Betätigung als vielmehr die tägliche Dosis entscheidend. Aus diesem Grund ist es wenig sinnvoll, Jugendliche z.B. zum regelmäßigen Schwimmen zu verpflichten, wenn sich diese während der Pubertät ungern entkleidet unter ihresgleichen zeigen.

Über die langfristige, bis in das Erwachsenenleben reichende, klinische Relevanz der Haltungsschwächen gibt es bisher keine statistisch gesicherten Zusammenhänge. Bei der Zunahme von Rückenleiden in den westlichen, „zivilisierten" Ländern ist es jedoch nicht auszuschließen, dass

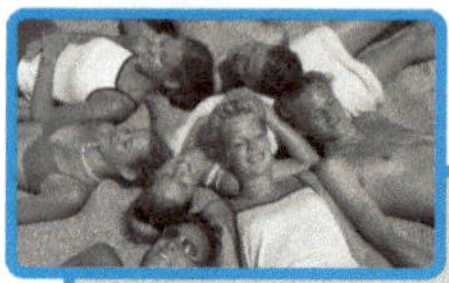

eine strukturierte Prävention im Wachstumsalter die erhebliche finanzielle Belastung unserer Sozialsysteme zu verringern vermag.
Eine krankengymnastische Behandlung von Haltungsschwächen ist trotz der bislang fehlenden Langzeituntersuchungen angezeigt, wenn

- es sich um Jugendliche mit persistierender, auffälliger generalisierter Hypotonie handelt
- sich die Haltungsschwäche auch durch ein Fitnessprogramm nicht bessert
- Haltungsschäden in Form von dauerhaften Überlastungsbeschwerden der Muskulatur vorliegen

In diesen Fällen sind kräftigende Übungen der Muskulatur und Koordinationsschulungen anzuraten.

Ausgewählte Literatur

Berquet, K.H.: Sitz und Haltungsschäden. Auswahl und Anpassung an Schulmöbel. Thieme Stuttgart 1988

Carstens, C., M. Thomsen: Indikation zur Krankengymnastik bei Haltungsschäden und -deformitäten. In: Praktische Orthopädie – Wirbelsäule und Statik Bd. 28. Thieme Stuttgart 1997

Dahmen, G.: Beurteilung und Behandlung von Haltungsschäden bei Kindern und Jugendlichen. Mater. Med. Nordm. 30: 237–256 (1978)

Dimeglio, A.: Le rachis en croissance. Springer, Paris 1990

Jentschura, G., E. Marquardt: Ursachen und Bedeutung lockerer Haltungsfehler im Kindesalter. Dtsch. Med. Wschr. 82: 1991 (1977)

King, H.A.: Back Pain in Children. Pediatr. Clin. North. Am.. 31 (1984) 1083

Lorani, A., Forst R, Niethard FU: Korrektur von Haltungsschwächen durch „bewegten Unterricht" – Ein Beitrag zur primären Prävention. Sozialpädiatrie 21 (1999) 124–127

Matthiass, H. H.: Probleme der Haltungsbeurteilung. Lohmann. Düren 1966

Niethard, F. U. und E. Schneider: Results of a neurophysiological exercise program in children with idiopathic scoliosis. In: Idiopathic scoliosis update – Basis research and clinical concepts. Hrsg.: J. Canadell, F. Forriol, J. A. Cara. Edificio de biblioteca Navarra, 1991

Niethard, F. U.: Orthopädische Aspekte bei der J1 und U10. TW Pädiatrie 8: 379–386 (1995)

26 Herzkreislaufstörungen, postoperative angeborene Herzfehler und Herzrhythmusstörungen

Helmut Singer

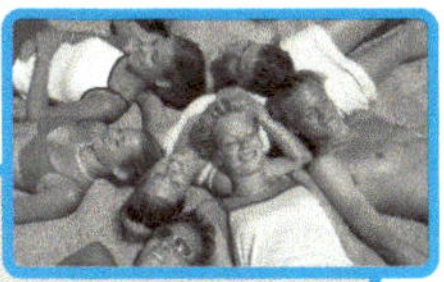

26.1 Definition

Unter **Herzkreislaufstörungen** versteht man Regulationsprobleme, die in der Regel mit einer orthostatischen Intoleranz und einer arteriellen Hypotonie einhergehen. Die dramatischste Manifestation ist die vagovasale Synkope, die eine sorgfältige Differenzialdiagnose notwendig macht.

Von einem **postoperativen** oder postinterventionellen Zustand sprechen wir bei jugendlichen Patienten, wenn bei ihnen im Neugeborenen-, Säuglings- oder Kindesalter ein angeborener Herzfehler mittels Intervention oder Operation soweit als möglich beseitigt wurde. Im engeren Sinne werden mit dem Begriff „postoperativer Zustand" Abweichungen vom normalen morphologischen und funktionellen Herzzustand dieser Altersgruppe definiert.

Die sehr häufigen **Herzrhythmusstörungen** sind als Abweichungen in der Herzschlagfolge bezüglich Herzfrequenz und Regelmäßigkeit der Herzaktionen definiert und kommen meist bei herzgesunden, aber auch bei herzkranken Jugendlichen vor.

26.2 Kreislaufstörungen

26.2.1 Epidemiologie

Kreislaufstörungen haben im Jugendalter wegen ihrer Häufigkeit, ihrem teilweise erheblichen Leidensdruck bei den Betroffenen und deren Umgebung und wegen manchmal schwieriger differenzialdiagnostischer Überlegungen einen großen Stellenwert im ärztlichen Alltag.

Einerseits betrachtet man Kreislaufstörungen gerade bei Jugendlichen als lästige, naturgegebene Begleiterscheinungen der körperlichen Entwicklung und überlässt es häufig dem Patienten, sich damit mehr oder weniger erfolgreich auseinanderzusetzen. Andererseits wird auf viele Patienten aus Sorge, es stecke eine gravierende Erkrankung dahinter, ein wahres Feuerwerk apparativer diagnostischer Methoden abgeschossen. In den USA wurde der volkswirtschaftliche Schaden, der deswegen mit unnötigen Klinikaufenthalten und diagnostischen Maßnahmen angerichtet wurde, 1993 mit 800 Millionen Dollar berechnet. So wurden 3% aller Zuweisungen in die Notfallaufnahme und 6% aller Krankenhauseinweisungen wegen neurokardiogener Synkopen vorgenommen. Auch in Deutschland erreicht die Höhe der zur Diagnostik funktioneller Kreislaufstörungen unnötig ausgegebenen Gelder eine stattliche Höhe. In sehr vielen Fällen hätte eine sorgfältig erhobene Anamnese ohne große apparative Zusatzuntersuchungen zur korrekten Diagnose geführt.

Auf der anderen Seite können Symptome, die zunächst an eine harmlose Kreislaufstörung denken lassen, auch tatsächlich Anzeichen lebensbedrohlicher Erkrankungen sein. Besonders gilt dies für Herz-/Thoraxschmerzen und Synkopen. So ist es vorgekommen, dass ein 15-jähriger Schüler im Sportunterricht über Schmerzen in der Herzgegend klagt. Die Anweisung des Sportlehrers weiterzumachen wird befolgt. Aus dem dann schlagartig einsetzenden, reanimationspflichtigem Kreislaufzusammenbruch behält der Jugendliche eine hypoxische Hirnschädigung zurück. Ursächlich lag dem Ganzen eine bis dahin nicht bekannte und über die Jahre gut tolerierte Koronargefäßanomalie zugrunde. Ähnlich dramatisch kann eine zunächst als harmlose Ohnmacht interpretierte Synkope Vorläufer des plötzlichen Herztodes sein, wenn z.B. eine nicht bekannte hypertrophe Kardiomyopathie oder eine schwerwiegende Herzrhythmusstörung (z.B. Long-QT-Syndrom) vorliegen.

26.2.2 Hintergrund

Der Komplex der hypotonen Kreislaufstörungen lässt sich im Wesentlichen auf Regulationsstörungen des Herzzeitvolumens zurückführen, die durch Änderungen der Körperlage, nämlich durch den Übergang von der liegenden in die sitzende bzw. stehende Position hervorgerufen werden. Plötzliche Drucksteigerungen bzw. Druckänderungen im Körper durch Niesen, Pressen, Defäkation und Miktion sowie sensorisch wahrgenommene oder psychisch wirksame Ereignisse wie Freude, Schreck, aber auch Anforderungen an die körperliche Leistungsfähigkeit können die Kreislaufregulation ebenso nachteilig beeinflussen wie der Lagewechsel. Die notwendigen Regulationsvorgänge verlaufen ungenügend, überschießend oder zu langsam und führen im Prinzip zu einem Abfall des Herzzeitvolumens und zu einer Minderdurchblutung im großen Kreislauf, wobei die meist kurzfristig eingeschränkte Hirndurchblutung die entsprechenden zentralnervösen Symptome erzeugt.

Auslöser für alle Formen der Kreislaufdysregulation ist das nicht oder nur unvollständig kompensierte venöse Pooling beträchtlicher Blutmengen in den unteren Extremitäten, das mit einem gleichzeitigen Plasmaverlust in das Interstitium einhergeht. Das Volumen wird damit dem großen Kreislauf, d.h. dessen arteriellem Schenkel, entzogen. Normalerweise wird dieser Vorgang durch reflektorisch gesteuerte periphere Vasokonstriktion und die Zunahme der Herzfrequenz kompensiert. Bei entsprechend disponierten Patienten führt der verminderte venöse Rückfluss und eine entsprechend gesteigerte Sympathikusaktivität zu überschießenden Kontraktionen der Ventrikel. Die dabei auftretende vermehrte Wandspannung wird über entsprechende Mechanorezeptoren dem Gehirn mitgeteilt, das eine sofortige Einschränkung der Sympathikusaktivität veranlasst. Bradykardie und Blutdruckabfall sind die Folge. Die aus dem Volumenentzug resultierenden verstärkten Herzkontraktionen simulieren eine Situation ähnlich dem plötzlichen linksventrikulären Druckanstieg bei schweren Aortenstenosen unter körperlicher Belastung und bewirken die paradoxe Kreislaufreaktion.

Bei der Entwicklung einer **orthostatisch ausgelösten vasovagalen Synkope** reagieren Herzfrequenz und Blutdruck (auch damit der Widerstand im großen Kreislauf) zunächst normal, ehe es zu einem massiven Blutdruckabfall (vasodepressorische Synkope) mit starkem Herzfrequenzabfall bis hin zur kurzfristigen Asystolie (gemischte Form der Synkope) kommt. Steht der Herzfrequenzabfall ganz im Vordergrund, spricht man von kardioinhibitorischer Synkope. Die vagovasale Synkope kann auch schlagartig mit dem auslösenden Ereignis (Schreck, Freude, Niesen etc.) als „Reflex-Synkope" auftreten. Während hierbei das vegetative Nervensystem normal funktioniert, stehen ein abnormes Reflexverhalten (Bezold-Jarisch-Reflex) und die Störung zentralnervöser Regulationsvorgänge im Vordergrund (Abb. 26-1).

Völlig anders ist die Situation bei der **dysautonomen orthostatischen Hypotonie** (asympathikotone Dysregulation). Hier versagt das autonome (vegetative) Nervensystem, sodass die davon betroffenen Patienten dem venösen Pooling aufgrund des Lagewechsels nicht entgegenwirken können. Möglich sind Störungen in den afferenten und efferenten Leitungsbahnen, die den Baroreflex vermitteln oder ein mangelhaftes Ansprechen der Rezeptoren, die eine Vasokonstriktion vermitteln sollen.

Bei der **lageabhängigen orthostatischen Tachykardie** reagiert der Kreislauf mit einer überschießenden, oft anhaltenden Tachykardie und bei einigen Patienten mit zunehmendem Blutdruckabfall, was zu Synkopen führen kann. Trotz aller sonstigen Symptome einer orthostatischen Intoleranz kann für diese Patienten der Blutdruckabfall auch fehlen. Gleitende Übergänge zum DaCosta-Syndrom, zum chronischen Müdigkeits-Syndrom, zum hyperkinetischen Herzsyndrom erscheinen vorstellbar, vor allem wenn man die Überschneidungen in der Symptomatik betrachtet. An der Störung der jeweiligen Regelkreise sind beteiligt:

- entsprechende Rezeptoren in den venösen und arteriellen Gefäßen sowie im Herzen selbst
- afferente und efferente, dem parasympathi-

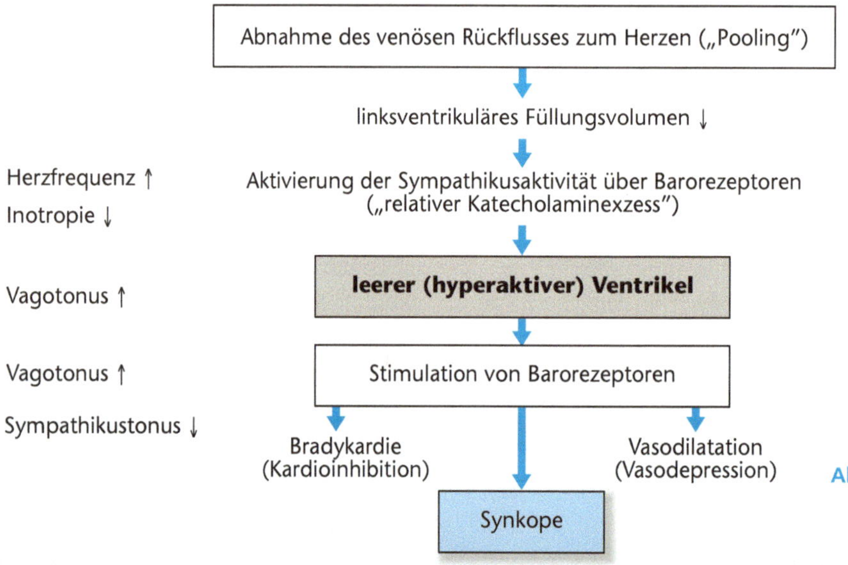

Abb. 26-1 Möglicher Mechanismus der Entstehung von vasovagalen Synkopen (nach [Calkins 1999]).

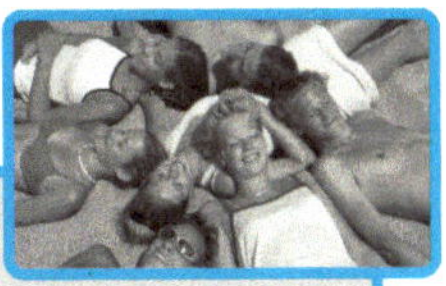

schen und sympathischen Nervensystem zugehörige Leitungsbahnen
- zentralnervöse Schaltzentren, einschließlich ihrer Transmitterstoffe
- das Herz als Saugpumpe
- die Gefäßmuskulatur, über die der Tonus von venösem und arteriellem Gefäßsystem reguliert wird

Allerdings sind trotz vieler neuer Erkenntnisse die exakten Mechanismen für die Entwicklung der neurokardiogenen Synkopen letztlich unklar. Entsprechend der langjährigen klinischen Beobachtungen und vor allem entsprechend ausgedehnter physiologischer Untersuchungen, einschließlich des immer häufiger eingesetzten Kipptisch-Versuchs, werden die orthostatischen Dysregulationen entsprechend ihrer vorherrschenden Störung von Blutdruck und Herzfrequenz eingeteilt (Abb. 26-2, Tab. 26-1). Diese orientierende Darstellung verzichtet auf die Berücksichtigung aller autonomen Funktionen der gesamten autonomen Funktionsstörungen, die mit einer orthostatischen Intoleranz einhergehen, da sowohl die meisten primären als auch sekundären Dysautonomien im Jugendalter eine nur geringe Bedeutung haben.

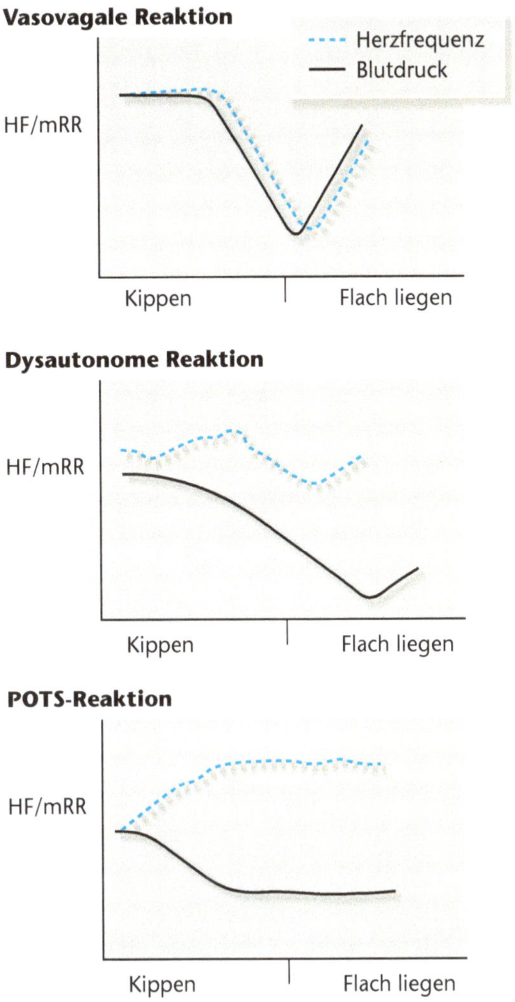

Abb. 26-2 Typische Kurven von Blutdruck und Herzfrequenz im Kipptisch-Versuch bei vasovagaler, dysautonomer und POTS(posturales orthostatisches Tachykardie-Syndrom)-Reaktion.

26.2.3 Klinik

Orthostatische Hypotonie

Die orthostatische Hypotonie mit und ohne akute Verschlechterungen erzeugt bezüglich des Tagesrhythmus und vor allem bezüglich der Konfliktbereiche Elternhaus und Schule ein fast charakteristisches Bild.

Tabelle 26-1 Einteilung von orthostatischen Dysregulationen entsprechend der vorherrschenden Störung von Blutdruck und Herzfrequenz.

Bezeichnung (Synonyme)	Kreislaufreaktion, Definition, Kipptisch-Versuch
sympathikotone Dysregulation (hyperadrenerge orthostatische Hypotonie, hyperdiastolische Dysregulation)	RR↓, HF↑
asympathikotone Dysregulation (hypoadrenerge Dysregulation/Dysautonomie)	RR↓, ~ HF (rasches Einsetzen der orthostatische Hypotonie oder langsame, fortschreitende orthostatische Hypotonie)
orthostatische Tachykardie (lageabhängiges Tachykardie-Syndrom, „hyperkinetisches Syndrom")	RR~, HF↑
vasovagale Synkope (neurokardiogene Synkope	• kardioinhibitorisch HF ↓↓↓ • vasodepressorisch RR ↓↓↓ • gemischt RR↓↓, HF↓↓

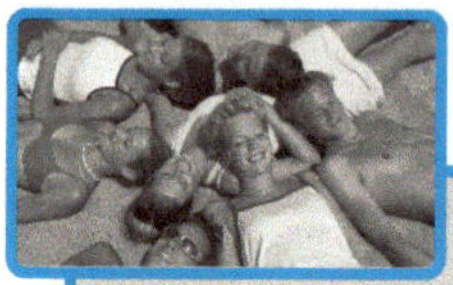

Es müssen dabei nicht immer alle klassischen Symptome vorliegen, auch unterliegt die Intensität einer ganz erheblichen Schwankungsbreite. Trotzdem ergibt die Zusammenschau der kardiovaskulären und zentralnervösen Symptome in vielen Fällen bereits die exakte Diagnose: Eltern versuchen schon am Morgen, ihren „Morgenmuffel“, der mühsam versucht, seinen Kreislauf in Gang zu setzen, zu mehr Aktivität und besserer Stimmungslage zu bewegen. Die Fahrt im Schulbus, das bis zu sechsstündige Stillsitzen im Schulunterricht ermöglichen kaum ein notwendiges Kreislauftraining. Vigilanz und Konzentration leiden merklich, sodass die oft nur mäßigen schulischen Leistungen für neuen Konfliktstoff sorgen. Die Kreislaufsituation bessert sich allerdings im Lauf des Nachmittags und Abends meist ganz erheblich. Sie/Er ist jetzt „gut drauf“, wird abend- und nachtaktiv, während die von unguten Mitteilungen der Schulbehörde gebeutelten Eltern nach des Tages Arbeit erschöpft dem für sie unverständlichen abendlichen Aktivitätsschub ihrer Sprösslinge verwundert und leise protestierend ausgeliefert sind.

Differenzialdiagnose. Die sorgfältig erhobene Anamnese grenzt die differenzialdiagnostischen Möglichkeiten in den meisten Fällen ganz erheblich ein und macht Zusatzuntersuchungen entweder unnötig oder gestattet einen gezielten Einsatz. Die Differenzialdiagnose richtet sich nach den führenden Symptomen und hat sich deshalb vor allem mit Synkopen und (Herz-)Thoraxschmerzen zu beschäftigen.

Vagovasale Synkope

Die vagovasale Synkope ist definiert als ein kurz dauernder Verlust von Muskeltonus, Körperhaltung und Bewusstsein mit spontaner Erholung. In der Regel dauert dieser Zustand nur einige Sekunden bis zu einer Minute und wird von Prodromi eingeleitet, die alle Symptome der orthostatischen Hypotonie umfassen können. Bleibt es bei diesen Prodromi ohne Bewusstseinsverlust, spricht man von Prä(oder Beinahe)-Synkopen.

Ausgelöst bzw. begünstigt werden die vagovasalen Synkopen bei entsprechend disponierten Patienten (positive Familienanamnese!) durch die in Tabelle 26-2 genannten Medikamente und Situationen.

Die spezielle Eigen- und Fremdanamnese bei synkopierten Patienten erfasst neben der Familienanamnese die genauen Umstände und die erlebten bzw. beobachteten Prodromi (Tab. 26-3). Besonders die Frage nach bereits bekannten Erkrankungen (Stoffwechsel, neurologische Erkrankungen, Herzerkrankungen mit und ohne Operation) können entscheidende Hinweise auf die Genese sein. Die zwar seltene, aber umso wichtigere Kombination belastungsinduzierter Herz-/Thoraxschmerzen mit Synkopen kann bei bereits bekannter Herzerkrankung den drohenden Herztod ankündigen. Die Kenntnis der differenzialdiagnostischen Möglichkeiten ist deswegen von Bedeutung (Tab. 26-4).

Diagnostik. Neben der Anamneseerhebung bringt die gründliche physikalische Untersuchung der Patienten oft entscheidende Hinweise auf das Vorliegen einer Grundkrankheit. Bei Patienten mit Synkopen aufgrund von Kreislaufregulationsstörungen ist der Befund bis auf den häufig pathologischen **Schellong-Stehversuch** meist negativ:

Tabelle 26-2 Medikamente und Umstände, die eine orthostatische Intoleranz und das Auslösen einer Synkope begünstigen können.

Medikamente
- α/β-Blocker
- ACE-Hemmer
- Kalziumantagonisten
- [Äthanol, Nitrate, Opiate, Phenothiazine]

Umstände
- langes Stehen, „Platzangst"-Situationen
- große Hitze und Feuchtigkeit
- ungenügende Flüssigkeitszufuhr
- Fasten
- Angst, Erschrecken, Ekel
- Blutentnahme

Tabelle 26-3 Anamneseerhebung bei Synkopen.

Dauer und Charakteristik der Synkope
- Hautfarbe, Schwitzen, Atmung, Puls
- Krampfartige Zuckungen
- Einnässen
- Wiedererwachen

Prodromi
- Vorangehende Symptome: Herz-/Thoraxschmerzen
- Auslösende Umstände oder Ereignis (Belastung!)
- Tageszeit
- Zusammenhang mit Mahlzeiten, Alkohol, Medikamente
- Hinweise auf zugrunde liegende Herz- und andere Erkrankung
- Familienanamnese (plötzlicher Herztod!)

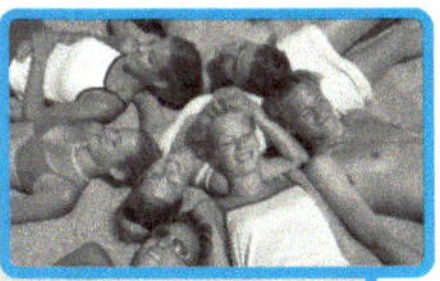

Tabelle 26-4 Differenzialdiagnose von Synkopen.

Kreislauffunktionsstörungen mit orthostatischer Intoleranz
- neurokardiogene Synkope („vasovagale Synkope")
- orthostatische Synkope
- Reflex-Synkope

Kardiale Synkopen
- schwere Links-, Rechtsherzobstruktionen
- Myokarderkrankungen
- Koronargefäßanomalien (auch Kawasaki)
- Herzrhythmusstörungen
- kritische Bradyarrhythmien
- kritische Tachyarrhythmien

Metabolisch bedingte Synkopen
- Hypoglykämie, Elektrolytstörungen
- Medikamente, Drogen
- Anorexia nervosa
- Hypoxie

Neuropsychiatrische Ursachen
- zerebrale Anfälle
- Migräne
- ZNS-Erkrankungen, (z.B. Tumor, Blutung, Trauma)
- Hyperventilation, Hysterie

Nach einer initialen Liegephase von mindestens drei Minuten steht der Jugendliche auf und bleibt zehn Minuten ruhig stehen. Daran schließt sich eine nochmalige Liegephase an. Die Messung von Herzfrequenz, systolischem und diastolischem Blutdruck erfolgt sofort nach Lagewechsel und dann minütlich. Aus dem Verhalten Herzfrequenz und Blutdruck (s.a. Kipptisch-Versuch) kann auf die vorliegende Form der Kreislaufregulationsstörung geschlossen werden. Unter den Zusatzuntersuchungen, die bei jedem Zweifel über die funktionelle Ursache der vagovasalen Synkope indiziert sind, stehen EKG und Echokardiographie zum Ausschluss organischer kardiovaskulärer Erkrankungen im Vordergrund, ebenso das EEG bei V.a. auf ZNS-Erkrankungen.

Der Versuch, die orthostatisch-hypotensive oder vagovasale Synkope mit Hilfe des **Kipptisch-Versuchs** zu verifizieren, wird unterschiedlich beurteilt, zumal negative Befunde bei entsprechender Anamnese eine vagovasale Synkope nicht ausschließen. Ohne Zweifel ist ein positives Ergebnis (Synkope, Präsynkope mit entsprechenden Symptomen, plötzlich einsetzender Blutdruckabfall um 20–30 mmHg und Herzfrequenzabfall auf 50–90 Herzaktionen pro Minute) ein wertvoller diagnostischer Baustein.

> Insgesamt gilt der Kipptisch-Versuch als der Test mit der höchsten diagnostischen Aussagekraft bei Patienten ohne strukturelle Herzerkrankung, die eine ungeklärte Synkope erleiden.

Während die Reproduzierbarkeit von initial negativen Ergebnissen mit 85–100 % hoch ist, liegt sie bei initial positiven Ergebnissen deutlich niedriger. Nach Ansicht einiger Autoren enttäuscht der Kipptisch-Versuch als Instrument in der Kontrolle des Therapieeffekts.

(Herz-)Thoraxschmerzen

> Das Symptom von (Herz-)Thoraxschmerzen (HTS) ist im Jugendalter nur selten mit einer lebensbedrohlichen Erkrankung verknüpft. Es hat nur in 4–6% eine kardiale Ursache.

So konnten in einer ausgedehnten Literaturrecherche in 95% andere Ursachen gefunden werden (Tab. 26-5): Die Costochondritis, Traumen oder Muskelziehen im Thoraxwandbereich und schließlich mit Hustenattacken einhergehende Erkrankungen der Atemorgane waren in 45 bis 65% Ursachen von HTS. Beträchtlich war der Anteil psychogener Ursachen, aber auch echte psychiatrischer Erkrankungen (5–17%). Gastrointestinale Erkrankungen waren in 4–7% Ursachen von HTS.

Etwa 3/1000 aller Arztbesuche von Kindern und Jugendlichen haben (Herz-)Thoraxschmerzen als Ursache. In der Mehrzahl der Fälle bleibt die Ursache unklar, sodass von idiopathischen HTS zu sprechen ist.

Diagnostik

> Entscheidend ist die rechtzeitige Identifizierung der wenigen Patienten mit kardial bedingten HTS, bei denen die Gefahr des plötzlichen Herztodes noch gesteigert wird, wenn zusätzliche Synkopen vorliegen.

Wenn HTS belastungsinduziert sind und eventuell noch mit zusätzlichen Zeichen einer angeborenen oder erworbenen Herzerkrankung einhergehen, ist bis zum Beweis des Gegenteils von einer gefährlichen kardialen Erkrankung auszugehen. Bei negativem Auskultationsbefund und normalem Ruhe-EKG sind bereits viele angeborene und

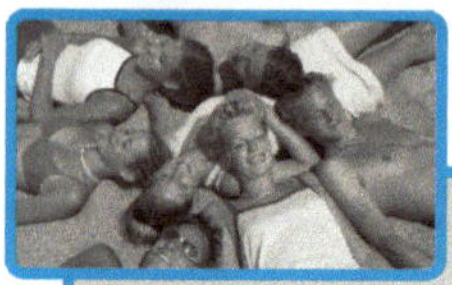

Tabelle 26-5 Differenzialdiagnose von (Herz-)Thoraxschmerzen im Jugendalter.

Kardiale Ursachen
- schwere Links- /Rechtsherzobstruktionen
- Aortenaneurysma und -dissektion
- Koronaranomalien
- Endo-, Myo-, Perikarderkrankungen
- pulmonale Hypertonie
- Herzrhythmusstörungen

Pulmonale Erkrankungen
- entzündliche Erkrankungen (meist mit Husten), zystische Fibrose
- Pleuraerkrankungen (-erguss, Pleuritis)
- Pneumothorax (Pneumomediastinum)
- Lungenembolie
- Fremkörperaspiration

Gastrointestinale Erkrankungen
- Erkrankungen des Ösophagus, Hiatushernie
- Fremdkörperingestion, Vergiftungen
- Gastritis, Ulkus
- Pankreatitis

Thoraxskelett und -muskulatur (einschließlich Wirbelsäule und Brustdrüse)
- „Muskelkater", Trauma, Osteomyelitis, Myositis
- Costochondritis u. Ä., Rippenanomalien
- Erkrankungen der Wirbelsäule
- Mastitis, Thelarche u. Ä.
- Gynäkomastie

Psychogene und psychiatrische Erkrankungen
- psychosomatische Beschwerden
- Hyperventilationssyndrom
- Stress, Depression
- Münchhausen-Syndrom

Mediastinale Erkrankungen
- Tumoren

Weitere Erkrankungen
- Diabetes mellitus Typ I
- Hyperthyreose
- Herpes zoster
- spinale Erkrankungen
- Hyperkoagulopathien

erworbene Herzerkrankungen ausgeschlossen. Trotzdem ist in diesen Fällen zumindestens eine komplette echokardiographische Untersuchung erforderlich. In seltenen Fällen können sich Koronargefäßanomalien auch mit dieser Methode ihrem Nachweis entziehen und invasivere diagnostische Maßnahmen bis hin zur Koronargefäßangiographie notwendig machen.

Die Diagnostik der extrakardialen Ursachen von HTS richtet sich im Wesentlichen nach dem Ergebnis der sorgfältig erhobenen Anamnese und dem klinischen Befund. Hilfreich kann dabei die Verwendung einer etwas normierten Abfrage sein (Tab. 26-6).

26.2.4 Therapie

(Herz-)Thoraxschmerzen

Während bei (Herz-)Thoraxschmerzen mit fassbarer Grundkrankheit deren Behandlung erforderlich ist, benötigen die Mehrzahl der Patienten mit so genannten idiopathischen HTS eine sichere ärztliche Führung, eine gute Aufklärung über die Harmlosigkeit der zwar lästigen und über Jahre bestehenden Beschwerden. Die Betroffenen sollten dabei lernen, mit diesen Beschwerden umzugehen, ohne eine medikamentöse Behandlung zu benötigen. Bei etwa 80% der Betroffenen verlieren sich (Herz-)Thoraxschmerzen allerdings oft erst nach jahrelangem Verlauf.

Tabelle 26-6 Anamnese bei (Herz-)Thoraxschmerzen.

Vorgeschichte
- medizinisch
- sozial
- Familienanamnese
- Genussmittel

Schmerzbeschreibung
- Häufigkeit
- Einsetzen
- Dauer
- Intensität und Eigenschaft
- Lokalisation und Fortleitung
- Prodromi
- schmerzlösende Umstände
- Beziehung zu Mahlzeiten
- Beziehung zur Körperhaltung

Auswirkungen der HTS auf
- Lebensqualität
- Aktivität

Herzbezogene Beschwerden und Befunde
- bekannte Erkrankung, OP
- Rhythmusstörungen?
- Belastungsabhängigkeit?
- RR-Auffälligkeiten?
- Herzgeräusch, Galopprhythmus?
- Synkopen?

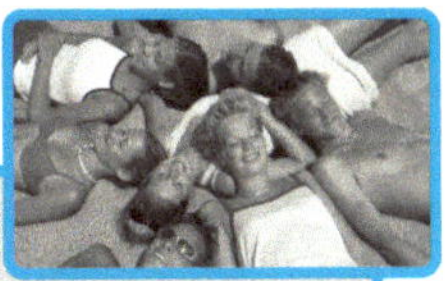

Kreislaufdysregulationen

Etwas anders verhält es sich bei den Kreislaufdysregulationen, die mit orthostatischer Hypotonie bis hin zur vagovasalen orthostatischen Synkope einhergehen. Je nach Verlauf und Schweregrad wird der behandelnde Arzt das Wesen der Erkrankung und ihren meist harmlosen Verlauf den Patienten und der Familie erklären. Bei dem oft erheblichen Leidensdruck führt ein Abwiegeln des Beschwerdebildes allerdings dazu, dass sich der Patient nicht verstanden, ja sogar verletzt fühlt und sich den Vorschlägen, die seine persönliche Mitarbeit erfordern, verweigert.

Im **Akutfall** der vagovasalen Synkope ist das Liegenlassen des Patienten mit hoch gehaltenen, in der Hüfte um etwa 90° gebeugten und in den Knien gestreckten Beinen am effektivsten. Ein zu frühes Aufheben oder ein Hinsetzen führt nicht selten zum sofortigen Rezidiv. Kennt der Patient seine Prodromi einer Synkope, kann er oft noch rechtzeitig darauf reagieren, sich hinlegen und damit die Synkope verhindern. Problematisch ist dies bei vasovagalen Synkopen während des Steuerns eines Kfz, da hier die Zeitspanne zwischen Prodromi und Synkope zu kurz sein kann. Hier müssen andere Therapieformen erfolgreich angewendet werden.

> Gerade im Jugendalter stehen für den chronischen Krankheitsverlauf physikalische Behandlungsmaßnahmen wie so genannte roborierende Maßnahmen zur Verbesserung des Gefäß- und Muskeltonus an den unteren Extremitäten im Vordergrund.

Dazu gehören Muskel-Training und Vasomotorentraining der unteren Extremitäten. Entsprechende Untersuchungen haben gezeigt, dass ein konsequentes Kipptisch-Training (zunächst kurzfristig stationär, dann zu Hause:) zweimal 30 Minuten pro Tag Stehen gegen eine senkrechte Wand) sogar bei schwer symptomatischen Patienten eine ganz erhebliche Besserung erzielen kann. Ein ähnliches Programm erreichte, dass innerhalb eines Nachbeobachtungszeitraums von 18,2 ± 5,3 Monaten keiner der aktiv am Training teilnehmenden Patienten, aber die Hälfte (56,5%) der nicht trainierenden Patienten spontane Synkopen behielten (Di Girolamo et al. 1999).

Eine Vergrößerung des Blutvolumens, das bei Patienten mit orthostatischer Intoleranz vermindert sein kann, wird über die Vermehrung der Flüssigkeitszufuhr, über die Steigerung des Salzgehalts in der Nahrung und eventuell über die Gabe eines Mineralokortikoids (z.B. Fludrocortison 0,1 mg auf zwei Dosen) erreicht.

Führen diese Maßnahmen nicht zum Erfolg, hat sich die Verwendung eines niedrig dosierten Beta-Blockers (z.B. Metoprolol 1–2 mg/kg/Tag in zwei Einzeldosen) bewährt.

> Während 1996 die medikamentöse Prävention von Synkopen noch relativ skeptisch beurteilt wurde, haben entsprechende Studien 1999 erkennen lassen, dass Beta-Blocker (auch Propranolol) in der Behandlung von Patienten mit vasovagalen Synkopen wirksam sind.

Bei einzelnen Patienten kann es allerdings über anhaltende Bradykardien und Hypotonie zu einer Verschlechterung des Beschwerdebildes kommen. Der in der Erwachsenenmedizin eingeführte Einsatz von Alpharezeptoren-Agonisten (z.B. Fenylephrine, Midodrine) hat sich wegen der erheblichen Nebenwirkungen im Jugendalter ebenso wenig durchgesetzt wie die Verwendung von Serotoninwiederaufnahmehemmern.

Die rein dysautonom verursachten orthostatischen Dysregulationen werden meist mit Fludrocortison und, wenn nicht zu umgehen, mit Midodrin behandelt. Im Gegensatz zum englischen Schrifttum wird im deutschen Sprachraum auch noch der Einsatz von Ergotamin-Präparaten zur Verbesserung des Gefäßtonus empfohlen.

In Fällen mit schwerer Kardioinhibition (über Sekunden andauernde Asystolie) ist der Einsatz eines Schrittmachersystems erfolgversprechend.

> Abgesehen von diesen schweren Verlaufsformen kann man davon ausgehen, dass sich vasovagale (neurokardiogene) Synkopen bei der Mehrheit der Jugendlichen innerhalb von zwei bis drei Jahren verlieren.

Grubb und Karas definierten daher als eigentliches Therapieziel: „Die Patienten gut durch ihre symptomatische Lebensperiode zu bringen."

26.3 Postoperative und postinterventionelle angeborene Herzfehler

Jährlich werden in Deutschland etwa 5000 Kinder mit angeborenen Herzfehlern interventionell und/oder operativ versorgt, wovon mehr als 90%

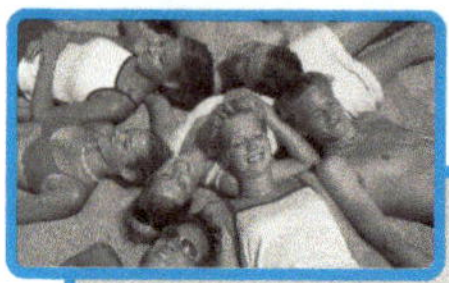

den Eingriff überleben und zu den etwa derzeit 120 000 Jugendlichen und Erwachsenen mit operierten angeborenem Herzfehlern hinzukommen. Nur ein Teil der angeborenen Herzfehler kann mittels Intervention (Ballondilatation von Stenosen, Coil-, Occluder- oder Doppelschirmverschluss von Defekten und anormalen Verbindungen) oder Operation ganz oder nahezu vollständig beseitigt werden. Beim übrigen Teil verhindern postoperative Restzustände oder Operationsfolgen die Herstellung einer völlig normalen Herzanatomie und -hämodynamik. Dieser unmittelbare postoperative Zustand erfährt im Langzeitverlauf häufig Veränderungen bezüglich Morphologie und Funktion sowie bezüglich des Herzrhythmus. Zunehmende Klappenstenosen und/oder -insuffizienzen, die Dysfunktion eines oder beider Ventrikel und die oft damit verknüpfte zunehmende elektrische Instabilität (s.u.) bestimmen den dann ungünstigen Langzeitverlauf vieler Patienten.

> Gerade komplexe und weniger häufige angeborene Herzfehler benötigen im postoperativen Langzeitverlauf eine kompetente Überwachung und Betreuung.

Nur so können die Indikationen zur Re-Operation bzw. zur speziellen Rhythmustherapie rechtzeitig gestellt werden. Trotzdem sollte auch der nicht-spezialisierte Jugendarzt wissen, welche Probleme im postoperativen Langzeitverlauf von Herzfehlern erwartet werden müssen (Tab. 26-7). Weiterhin sollte bekannt sein, wie sich die Verschlechterung der hämodynamischen Situation bemerkbar macht (Tab. 26-8).
Erschwert wird die Beurteilung und die Indikationsstellung für Re-Operationen bzw. Re-Interventionen durch zwei wichtige Gegebenheiten:

- Das subjektive Beschwerdebild, der klinische Befund auf der einen Seite und der Schweregrad der tatsächlich vorliegenden hämodynamischen Störungen auf der anderen Seite stimmen häufig nicht überein (z.B. Höhe der Druckgradienten, Schweregrad von Klappeninsuffizienzen).
- Gerade von Jugendlichen werden erhebliche Beschwerden nicht beachtet und überspielt, so dass Kontrolltermine in einem spezialisierten Zentrum nicht wahrgenommen werden und die Gefahr eines zu späten ärztlichen Eingreifens in den ungünstiger werdenden Spontanverlauf entsteht.

Tabelle 26-8 Operierter angeborener Herzfehler: Hinweise auf Verschlechterung der hämodynamischen bzw. elektrophysiologischen Situation.

Anamnese
- Leistungsfähigkeit ↓
- Palpitationen, Synkope, Angina pectoris

Klinischer Befund
- Auskultationsbefund ↓ ↑
- Herzinsuffizienzzeichen, Dyspnoe, Zyanose

EKG
- Hypertrophiezeichen ↑
- zunehmende Leitungsstörungen
- Herzrhythmusstörungen

Röntgen
- Kardiomegalie ↑
- Lungenstauung
- Lungengefäßzeichnung

Echokardiographie
- Dimensionen (Herzhöhlen) ↑
- Kontraktilität ↓
- Myokardhypertrophie ↑
- Druckgradienten-P ↑
- Klappeninsuffizienzen ↑

Die Betreuung von Patienten mit operierten komplexen angeborenen Herzfehlern umfasst neben der medizinischen Überwachung, einschließlich der Einhaltung der notwendigen Endokarditis-Prophylaxe, eine breite Palette von Bereichen (Tab. 26-9), deren Einzeldarstellung den Rahmen des Kapitels sprengen würde.

Tabelle 26-9 Betreuung von jugendlichen Patienten mit operiertem angeborenem Herzfehler.

Medizinische Überwachung
- OP-Ergebnis
  - Konstanz der Befunde
  - Verschlechterung

Endokarditis-Prophylaxe

Genetische Beratung (Wiederholungsrisiko)

Anti-Konzeption

Schwangerenbetreuung

Psychosoziale Betreuung
- Einstufung nach dem Schwerbehindertengesetz
- Versicherungsfähigkeit
- Sporttauglichkeit, Berufsfindung
- Führerscheintauglichkeit

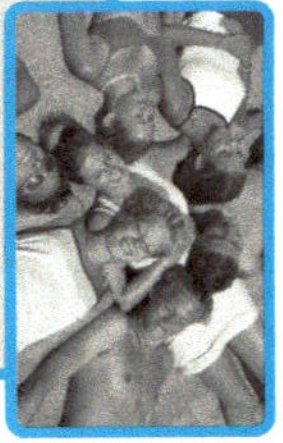

Tabelle 26-7 Postoperativer Zustand angeborener Herzfehler.

Herzfehler (Operationsmethode)	Ergebnisse von sehr gutem/gutem Operationserfolg	Residuen	Wesentliche Operationsfolgen	Hämodynamik	Herzrhythmus
Aortenstenosen (OP/Ballondilatationen)	Δp < 50 mmHg Sinusrhythmus	Δp	Aortenklappeninsuffizienz	Zunahme Δp, Aortenklappeninsuffizienz	ventrikuläre Dysrhythmie Leitungsstörungen
Aortenisthmusstenosen	normaler Blutdruck Δp < 10 mmHg	Δp, hypoplastischer Aortenbogen, bikuspide Aortenklappe, Mitralfehler, Gefäßschaden, Blutdruck ↑	Aneurysma	Blutdruck ↑, Re-Stenose, arterielle Blutungen	
Atriumseptumdefekt, partielle (totale) Lungenvenenfehleinmündung, Ventrikelseptumdefekt, atrioventrikulärer Septumdefekt (PDA/Operation/Coil)	kein Shunt, normaler Lungengefäßwiderstand, Sinusrhythmus	Rest-Shunt, Kardiomegalie, pulmonale Hypertonie	Ventrikelseptumdefekt, Aortenklappeninsuffizienz, Trikuspidalklappeninsuffizienz, atrioventrikulärer Septumdefekt: Mitralfehler	Herzinsuffizienz bei AV-Block, Klappendysfunktion, pulmonale Hypertonie	Operation im Vorhofbereich: Sick-sinus-Syndrom, ventrikuläre Dysrhythmie, (AV-Block)
Pulmonalstenose (Ballondilatation)	Δp ≤ 20 mmHg ± geringe Pulmonalklappeninsuffizienz, Sinusrhythmus	Δp	Pulmonalklappeninsuffizienz	bei hochgradiger Pulmonalklappeninsuffizienz rechtsventrikuläre Funktion ↓	
Fallot-Tetralogie	Δp ≤ 20 mmHg, kein Shunt, geringe Pulmonalklappeninsuffizienz, Sinusrhythmus	Δp (hypoplastische Pulmonalarterien, Restdefekt)	Pulmonalklappeninsuffizienz, rechtsventrikulärer Ausflusstrakt, Aneurysma, rechtsventrikuläre Dysfunktion	zunehmende rechtsventrikuläre Dysfunktion	ventrikuläre Dysrhythmie → ventrikuläre Tachykardie, plötzlicher Herztod
TGA a) Vorhofumkehr	kein Rest-Shunt, keine Baffle-Obstruktion	Rest-Shunt, rechter Ventrikel als Systemventrikel, pulmonale Hypertonie	Baffle-Obstruktion	rechtsventrikuläre Dysfunktion, Trikuspidalklappeninsuffizienz, pulmonale Hypertonie	Sick-sinus-Syndrom (> 80%)
b) arterieller Switch	gradientenfreie Gefäßanastomosen, normale Koronarperfusion und Ventrikelfunktion	–	supravalvuläre Aortenstenose/eingeschränkte Koronarperfusion, supravalvuläre Pulmonalstenose	Δp Myokardischamie	(ventrikuläre Dysrhythmie)
Konduit-Operationen (Rastelli) (PA-VSD, TAC, TGA mit VSD, PS)	kein Shunt, keine Subaortenstenose, Δp 20 mmHg	Rest-Shunt, Ventrikelfunktion ↓, hypoplastische Pulmonalarterie	lebensbegleitende Konduitwechsel, Subaortenstenosen	Δp Klappendysfunktion	ventrikuläre Dysrhythmie
Modifizierte Fontan-OP bei univentrikulärem Herzen	Δp = 0 mmHg (Venae cavae – Pulmonalarterie), für alle: Sinusrhythmus, keine Fisteln (Lunge)	Rest-Shunt, Einventrikelzirkulation	Rest-Shunt, Einventrikelzirkulation, Baffel-Obstruktion, abnorme Lungenperfusion	Herzinsuffizienz, Lungendurchblutung ↓, venöse Stauung	Sick-sinus-Syndrom

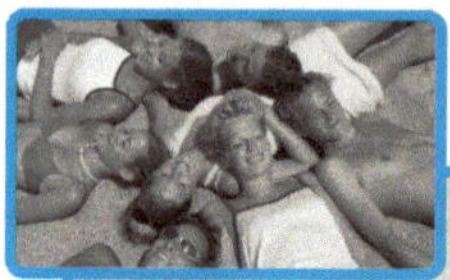

26.4 Herzrhythmusstörungen

Im Jugendalter können alle bekannten Herzrhythmusstörungen auftreten. Sie finden sich im Rahmen einer bekannten kardialen Grundkrankheit, einschließlich der Anomalien des Erregungsbildungs- und Leitungssystems. Sie können als erstes fassbares Symptom auf eine bis zu diesem Zeitpunkt noch nicht bekannte Herzerkrankung hinweisen. Schließlich finden sich auch Herzrhythmusstörungen bei Jugendlichen, bei denen mit den gängigen diagnostischen Methoden keine Herzerkrankung gefunden wird (Tab. 26-10).
Die Häufigkeit von Herzrhythmusstörungen richtet sich nach der vorliegenden kardialen Grundkrankheit, deren Schweregrad, aber auch nach den angewandten Untersuchungsmethoden. So leistet das Langzeit-EKG bei der Aufdeckung von vermuteten Rhythmusstörungen weit mehr als ein kurzfristig abgeleitetes Standard-EKG, mehr auch als das Belastungs-EKG.

26.4.1 Klinik

Das klinische Bild wird davon bestimmt, inwieweit die Herzrhyhtmusstörungen die Förderung eines leistungsgerechten Herzzeitvolumens beeinträchtigt. Die Beschwerden und Symptome reichen von der Klage über Herzstolpern und Herzjagen, über nächtliches Wasserlassen, über zeitweise oder ständig eingeschränkte bzw. abnehmende körperliche Leistungsfähigkeit bis zu manifesten Herzinsuffizienzzeichen und bis zur Synkope. Diese kann Vorläuferin des plötzlichen Herztodes sein.

26.4.2 Diagnostische Fragestellungen

Wichtige Fragen müssen bei Herzrhythmusstörungen im Jugendalter beantwortet werden:

- Ist die Herzrhythmusstörung Folge bzw. Manifestation einer kardialen Grundkrankheit?
- Geht die Herzrhythmusstörung mit einer besonders schwerwiegend gestörten Hämodynamik einher (hohes Risiko) oder führt sie ihrerseits durch häufiges Auftreten oder eher ständiges Vorhandensein zur myokardialen Funktionsstörung (z.B. dilatative Kardiomyopathie infolge anhaltender Tachykardien)?
- Lässt sich im bisherigen Beobachtungszeitraum eine Zunahme im Schweregrad einer Herzrhythmusstörung feststellen (zunehmende elektrische Instabilität beim Übergang von zunächst vereinzelt auftretenden ventrikulären Extrasystolen, über Couplets, Triplets zur Kammertachykardie mit dem eventuellen Endzustand eines tödlichen Kammerflimmerns)?
- Können Risikofaktoren für das Auslösen kritischer Herzrhythmusstörungen in der Lebensführung der Betroffenen erkannt und damit auch ausgeschlossen werden?
- Welche therapeutischen Notwendigkeiten und Möglichkeiten bestehen?

26.4.3 Therapie

Das Behandlungsziel besteht hier in erster Linie in der Vermeidung des plötzlichen Herztodes und erst in zweiter Linie in der Regularisierung des Herzrhythmus und in der Beseitigung bestehender Beschwerden.

Neben den medikamentösen Maßnahmen (Tab. 26-11 und 26-12) kommen hier die interventionellen Ablationen und die Schrittmachertherapie einschließlich antitachykarder Schrittmachersysteme zur Anwendung.
Neben den Herzrhythmusstörungen bei Myokarderkrankungen (Kardiomyopathie, Myokarditis) stehen die postoperativen Herzrhythmusstörungen ganz im Vordergrund. Besonders gefährdet sind Patienten mit Vorhofflattern nach großen Operationen im Vorhofbereich (vor allem bei Transposition der großen Arterien nach Vorhofumkehr) und Patienten mit zunehmender ventrikulärer Dysrhythmie nach der operativen Korrektur einer Fallot-Tetralogie oder ähnlich komplexer Herzfehlbildungen. Das Risiko des plötzlichen Herztodes ist bei diesen Patienten erheblich und kann bei Patienten mit Vorhofflattern 50% erreichen.

Tabelle 26-10 Häufigkeit von harmlosen Herzrhythmusstörungen bei herzgesunden Jugendlichen (nach Kugler 1998).

Form der Herzrhythmusstörung	Häufigkeit
Sinus-Arrhythmie	50%
wandernde Vorhofschrittmacher, atrialer ektoper Rhythmus	bis 50%
Vorhofextrasystolen	50–77%
junktionaler Rhythmus	10–45%
ventrikuläre Extrasystolen	bis zu 70%

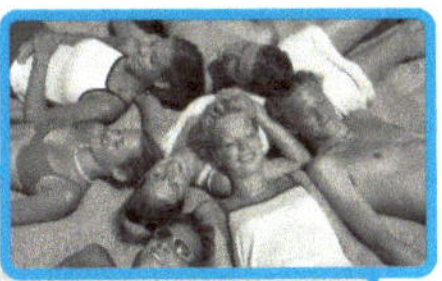

Tabelle 26-11 Indikationen zur medikamtenösen Behandlung von Herzrhythmusstörungen.

Form der Herzrhythmusstörung	In Frage kommende Substanzen
Bradykardien	Atropin, Orciprenalin
supraventrikuläre Tachykardien	Adenosin, Esmolol/Propranolol, Propafenon, Flecainid, Digoxin, Verapamil, (Amiodaron)
Vorhofflattern (nach Kardioversion)	Digoxin, Sotalol, Propranolol, Esmolol
ventrikuläre Tachykardien	Lidocain, Flecainid (anhaltende ventrikuläre Tachykardien), Procainamid, Sotalol, Amiodaron; Long-QT-Syndrom: Propranolol
bei Kardiodepression (Herzinsuffizienz)	Kardioversion (bzw. Defibrillation) oder overdrive pacing

Eine weitere Hochrisikogruppe stellen Patienten mit Long-QT-Syndrom dar: Sie sind durch anfallsweise auftretendes Kammerflattern/-flimmern gefährdet. Die Behandlung mit Betarezeptoren-Blockern bzw. mit einem antitachykarden Schrittmachersystem sollte dann allerdings speziell erfahrenen Zentren vorbehalten bleiben.

Andererseits bedürfen eine ganze Reihe von Herzrhythmusstörungen mit guter Prognose und nur geringer Auswirkung auf die Hämodynamik keinerlei Therapie. Hier ist Aufklärung des jugendlichen Patienten und seine Beruhigung die wichtigste Maßnahme.

Tabelle 26-12 Dosierung wichtiger Medikamente zur Behandlung von Herzrhythmusstörungen (ED = Einzeldosis).

Chemische Kurzbezeichnung (Klasse)	Handelsname (Beispiele)	Dosierung intravenös	Dosierung intravenös als Infusion	Dosierung per os
Orciprenalin	Alupent ®		0,1–2 µg/kg/min	1–3 mg/kg/Tag (3 ED)
Chinidin (I A)	Chinidin Duriles ®	–	–	15–60 mg/kg/Tag (4 ED)
Ajmalin (I A)	Gilurytmal ®	0,5–1–2 mg/kg/Tag		1. Tag 1,5 mg/kg, dann 1 mg/kg
Mexiletin (I B)	Mexitil ®	3 mg/kg/(15 min)	0,5 mg/kg/h (für 12 h)	15 mg/kg/Tag (3 ED)
Lidocain (I B)	Xylocain ®	1 mg/kg/ED	1. Std. 50 µg/kg/min 2. Std. 40 µg/kg/min 3. Std. 30 µg/kg/min anschl. 30 µg/kg/min	–
Propafenon (I C)	Rytmonorm ®	0,5–3 mg/kg oder 0,2 mg/kg alle 10 min (bis 2 mg/kg)	4–7 µg/kg/min	10–12 mg/kg/Tag (3 ED)
Flecainid (I C)	Tambocor ®	0,5–1 mg/kg/ED	0,5 mg/kg/h, nach 1 h 0,2 mg	3–6 mg/kg/Tag
Esmolol (II)	Brevibloc ®	0,5–0,6 mg/kg	0,1–0,2 mg/kg/min	–
Propranolol (II)	Dociton ®	–	–	1–5(–8) mg/kg/Tag (3 ED)
Sotalol (III)	Sotalex ®	1,5 mg/kg/ED	0,2 mg/kg/h	2–8 mg/kg/Tag (3 ED), max. 160 mg/kg
Amiodaron (III)	Cordarex ®	1 mg/kg alle 10 min (10x) oder 5–10 mg/kg/1 h, max. 20 mg/kg	5–15 µg/kg/min	10 Tage: 10–15 mg/kg/Tag (2 ED), dann 2,5–5 mg/kg/Tag (1 ED)
Verapamil (IV)	Isoptin ®	0,1–0,2 mg/kg/ED (2 min)	2–5 µg/kg/min	1–7 mg/kg/Tag (3 ED)
Adenosin	Adrekar ®	0,15–0,3 mg/kg/ED (rasche Injektion)	–	–
Digoxin	Lanicor ®	Sättigungsdosis 30 µg/kg	–	7–10 µg/kg

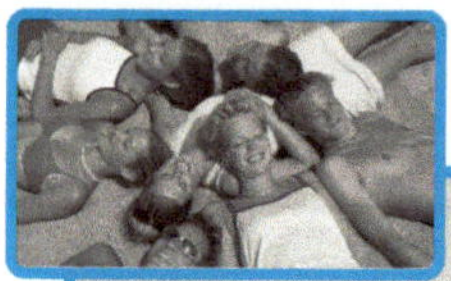

Literatur

Bloomfield DM, R Sheldon, PB Grubb, H Calkins, R Sutton: Putting it together: A new treatment algorithm for vasovagal syncope and related disorders. Am J Cardiol 1999, 83: 33Q–39Q

Calkins H, M Byrne, R El-Atassi, S Kalbfleish, JJ Langley, F Morady: The economic burden of unrecognised vaso depressor syncope. Am J Med 1994, 95: 473–479

Calkins H: Pharmacologic approaches to therapy for vasovagal syncope. Am J Cardiol 1999, 84: 20Q–25Q

Deal B.J., G.S. Wolff, H Gelbandt: Current concepts in Diagnosis and Management of Arrhythmias in Infants and Children. Futura Publishing Company, Inc. 1998

Diehl RR, D Linden: Differentialdiagnosen der orthostatischen Dysregulationen. Nervenarzt 1999, 70: 1044–1051

Di Girolamo E, C Iorio, L Leonzio, P Sabatini, A Barsotti: Usefulness of a tilt training program for the prevention of refractory neurocardiogenic syncope in adolescents: A controlled study. Circulation 1999, 100: 1798–1801.

Driscoll DJ: Chest pain in children and adolescents in: Moss and Adams Heart Disease in infants, children and adolescents including the fetus and young adult, pp 1379-1382 ed by HD Allen, HP Gutgesell, EB Clark, DJ Driscoll, LWW Philadelphia 2001.

Grubb BP, D Kosinski: Current trends in etiology diagnosis and management of neurocardiogenic syncope. Curr Opin Cardiol 1996, 11: 32–41.

Grubb BP: Pathophysiology and differential diagnosis of neurocardiogenic syncope. Am J Cardiol 1999, 84: 3Q–9Q.

Grubb BP, T Klingenheben: Syndrome der autonomen Dysfunktion mit orthostatischer Intoleranz: Klassifikation, Diagnostik und Therapie. Z Kardiol 1999, 88: 541–549.

Jüngst B-K, H Stopfkuchen, D Schranz, R Werum: Die orthostatische Dysregulation – ein Leiden mit vielen Symptomen. Sozialpäd Prax Klin 1984,6: 248–253.

Kocis, KC: Chest Pain in Pediatrics. Ped Clin NA 1999, 46: 189–203.

McLeod KA, N Wilson, J Hewitt, J Norrie, JB Stephenson: Cardiac pacing for severe childhood neurally mediated syncope with reflex anoxic seizures. Heart 1999, 82: 721–725.

Park M.K.: Child with chest pain in Pediatric Cardiology for practitioners, pp 443–451. Mosby St. Louis 1996.

Park M: Syncope in Pediatric cardiology for practitioners, pp 452–461. Mosby St. Louis 1996.

Reybrouck T, H Heidbuchel, F van de Werf, H Ector: Tilt training: a treatment for malignant and recurrent neurocardiogenic syncope. Pacing Clin Electrophysiol 2000, 23: 493–498.

Schmaltz A.A., H. Singer: Herzoperierte Kinder und Jugendliche. Wissenschaftliche Verlagsgesellschaft, Stuttgart 1994

Scott WA: Syncope and the assessment of the autonomic nervous system. pp 443–451; In: Moss and Adams: Heart Disease in infants, children and adolescents including the fetus and young adult, ed by HD Allen, HP Gutgesell, EB Clark, DJ Driscoll, LWW Philadelphia, 2001.

Singer H: Kreislaufstörungen im Kindes- und Jugendalter (2001). Zsch Kardiol Angiol 2001, 15 (in Druck)

Singer H, M Hofbeck: Postoperative (postinterventionelle) angeborene Herzfehler in G Schumacher, J Hess, K Bühlmeyer: Klinische Kardiologie, Springer-Verlag Berlin–Heidelberg 2001 (im Druck)

27 HIV-Infektion und AIDS

Uwe Wintergerst und Michael Weiß

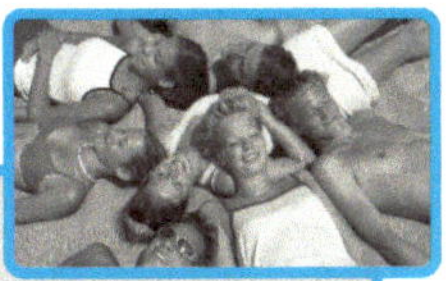

27.1 Definition

Die HIV-Erkrankung und AIDS sind Folgen der Infektion mit dem humanen Immundefizienzvirus (HIV). Diese Infektion führt zu einer lebenslangen Viruspersistenz in lymphatischen Zellen, die unbehandelt bei den meisten Patienten zu einer progredienten Destruktion des lymphatischen Systems (Lymphknoten, Thymus, periphere Lymphozyten, Langerhans-Zellen u.a.) führt.

27.2 Epidemiologie

In Deutschland wurden kumulativ seit 1981 etwa 2200 Kinder und Jugendliche über das nationale AIDS-Register und die anonyme Laborberichtspflicht erfasst (RKI-Bericht; ca. 700 Kinder < 13 Jahre und 1500 zwischen 13 und 19 Jahre).
Ein Teil der HIV-positiven Jugendlichen wurden perinatal (vertikal über ihre HIV-infizierte Mutter) infiziert. Diese Jugendliche sind oft „Long-Term Non-Progresser", gehören also zu dem kleinen Anteil der Patienten, die ohne spezifische antiretrovirale Therapie über mehr als zehn bis zwölf Jahre einen klinisch und immunologisch stabilen Verlauf haben. Nach neueren Studien haben etwa 30% der perinatal infizierten Kinder im Alter von 13 Jahren noch keine AIDS-definierende Erkrankung.
Der größte Teil der infizierten Jugendlichen in Deutschland hat sich über Blutprodukte (Blutkonserven, Faktor-VIII/IX-Präparate) in den 70er- und 80er-Jahre infiziert. Dieser Infektionsweg konnte seit 1985 durch Testen der Blutkonserven auf HIV-Antikörper und Inaktivierung der Faktorenkonzentrate weitgehend ausgeschlossen werden.
Während in den USA 50% der infizierten Jugendlichen ihre Infektion durch sexuelle Transmission erwerben, ist dieser Infektionsweg bei Jugendlichen in Deutschland noch sehr selten.

27.3 Hintergrund

Nach einer asymptomatischen Phase von unterschiedlicher Dauer kommt es bei vielen Patienten zunächst zu unspezifischen Symptomen (Tab. 27-1a, Kategorie A). Bei Unterschreiten gewisser Grenzwerte für die CD4-Zellzahl (Tab. 27-1) steigt das Risiko opportunistischer Infektionen, Tumoren und neurologischer Erkrankungen (AIDS-Demenz-Komplex) signifikant an.
Durch die Entwicklung potenter antiretroviraler Substanzen und die Evaluation geeigneter Marker für den Verlauf der HIV-Infektion (HIV-Viruslast und CD4-Zellzahl) ist die HIV-Infektion in den letzten Jahren zu einer „behandelbaren" chronischen Erkrankung geworden.
Der Beginn der Anti-HIV-Therapie richtet sich bei asymptomatischen Patienten nach der HIV-Viruslast und CD4-Zellzahl.

> Die Richtwerte für Erwachsene für den Beginn einer antiretroviralen Therapie können nicht ohne Anpassung an die verschiedenen Altersstufen auf Kinder und Jugendliche übertragen werden.

Während die Letalität bei Erwachsenen mit einer Viruslast von > 38 000 Kopien/ml nach fünf Jahren über 60% beträgt, liegt sie bei Kindern mit Viruslasten zwischen 100 000–1 000 000 Kopien/ml lediglich bei ca. 20%. Diese Unterschiede müssen bei der Indikationsstellung für eine antiretrovirale Therapie berücksichtigt werden.
Nach neuesten Ergebnissen ist eine Eradikation von HIV mit den derzeit verwendeten antiretroviralen Medikamenten so unwahrscheinlich, dass von der Notwendigkeit einer lebenslangen Therapie ausgegangen werden muss. Dies stellt enorme Anforderungen an die Therapietreue, gerade bei Patienten im Jugend- und jungen Erwachsenenalter. Die Erfahrungen in der Therapie mit Nukleosidanaloga und Protease-Hemmern sind bisher in dieser Altersgruppe begrenzt.

> Von der American Academy of Pediatrics wird empfohlen, dass Adoleszente in den Tanner-Stadien I–II nach den pädiatrischen Dosierungsrichtlinien und im Tanner-Stadium V nach den Erwachsenen-Dosierungen behandet werden sollten. Für die Tanner-Stadien III–IV können beide Dosierungsrichtlinien Verwendung finden, das Monitoring hinsichtlich Effektivität und Toxizität sollte aber intensiviert werden.

Spezifische Probleme bei Patienten in der Pubertät entstehen aus der schwierigen psychischen Situation in diesem Alter mit oft fehlender Einsicht in die medizinische Situation und mangelndem Vertrauen in Autoritätspersonen. Jugendliche haben deshalb besondere Schwierigkeiten mit der zuverlässigen Einhaltung komplexer Kombinati-

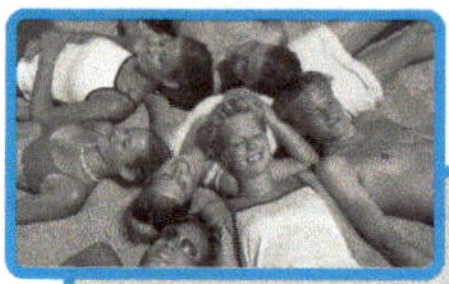

Tabelle 27-1 CDC-Klassifikation HIV-infizierter Kinder. Stadieneinteilung HIV-assoziierter Symptome und Definition von AIDS.

Klinische Einteilung

Klinische Kategorie N: Keine Symptome
Es bestehen keine Symptome, die auf die HIV-Infektion selbst und/oder auf eine HIV-assoziierte Immunstörung zurückgeführt werden können, oder es zeigt nur eines der in Kategorie A aufgeführten unspezifischen Symptome.

Klinische Kategorie A: Milde Symptome
Ein Kind mit zwei oder mehr der unten angeführten Symptome (dabei dürfen keine der unter Kategorie B oder C aufgeführten Symptome aufgetreten sein):

- Lymphadenopathie (≥ 0,5 cm an ≥ 2 Lymphknotenstationen; bilateral = 1 Lymphknotenstation)
- Hepatomegalie
- Splenomegalie
- Dermatitis
- chronische Parotitis
- rezidivierende oder chronische Infekte der oberen Luftwege

Klinische Kategorie B: Mittelschwere klinische Symptomatik

- Anämie (< 8 g/dl) oder Neutropenie (< 1000/μl), Thrombopenie (< 100 000/μl) länger als 30 Tage
- eine Episode einer bakteriellen Meningitis, Pneumonie oder Sepsis
- oropharyngeale Candidiasis bei Kindern älter als 6 Monate, die länger als 2 Monate persistiert
- Kardiomyopathie
- Erkrankung an Zytomegalie im 1. Lebensmonat
- rezidivierende oder chronische Durchfälle
- Hepatitis
- rezidivierende Herpes-simplex-Stomatitis (> 2 Episoden/Jahr)
- Herpes-simplex-Bronchitis, Pneumonie oder -Ösophagitis, die vor dem 1. Lebensmonat beginnt, mindestens zwei Episoden von Herpes zoster oder eine Episode von Herpes zoster, die sich über mehr als ein Dermatom ausbreitet
- Leiomyosarkom
- lymphozytäre interstitielle Pneumonie (LIP)
- Nephropathie
- Nokardiose
- Fieber, das länger als einen Monat anhält
- Toxoplasmose, die im ersten Lebensmonat auftritt
- disseminierte Varizellen

Klinische Kategorie C: Schwere klinische Symptomatik (die Erkrankung an einer der nachfolgenden Krankheiten definiert bei nachgewiesener HIV-Infektion AIDS)

- folgende bakterielle Infekte, multipel oder rezidivierend (jede Kombination von mindestens zwei Infektionen innerhalb einer 2-Jahres-Periode) bei einem Kind bis zum Alter von 13 Jahren:
  Sepsis, Pneumonie, Meningitis, Knochen- oder Gelenksinfektion, Abszesse von inneren Organen oder Körperhöhlen (außer Otitis media oder oberflächliche Haut-/Schleimhautabszesse), verursacht durch Haemophilus influenzae, Streptokokken (inkl. Pneumokokken) oder andere pyogene Erreger
- disseminierte Kokzidioidomykose (an einem Ort außerhalb oder zusätzlich zu einem Befall von Lungen oder zervikalen/hilären Lymphknoten)
- HIV-Enzephalopathie (auch „HIV-" oder „AIDS-Demenz" oder „subakute, HIV-assoziierte Enzephalitis" genannt)
- disseminierte Histoplasmose (an einem Ort außerhalb oder zusätzlich zu einem Befall von Lungen oder zervikalen/hilären Lymphknoten)
- Isosporiasis mit Durchfall während mindestens einem Monat
- Kaposi-Sarkom
- primäres Lymphom im zentralen Nervensystem
- andere Non-Hodgkin-Lymphome vom B-Zell-Typ, von unbekanntem immunologischem Phänotyp oder von klar definierter Histologie
- Candidiasis des Ösophagus
- CMV-Retinitis mit Visusverlust nach dem 1. Lebensmonat
- Pneumocystis-carinii-Pneumonie
- ZNS-Toxoplasmose bei einem Patienten jenseits des 1. Lebensmonats
- rezidivierende Salmonellen-Septikämie (nicht-typhoid)
- HIV-wasting-syndrome („slim disease"); ungewollter persistierender Gewichtsverlust von mehr als 10% des Ausgangsgewichts oder Kreuzen von mindestens 2 Gewichtsperzentilen nach unten bzw. wiederholt Werte unter der 5% Perzentile über mehr als 1 Monat

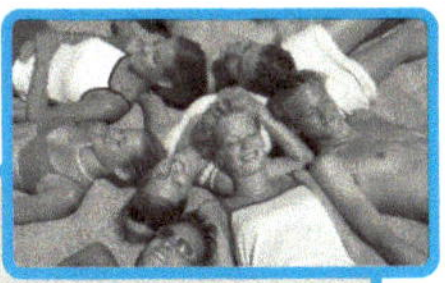

Tabelle 27-1 *(Fortsetzung)*

Immunologische Kategorien zur Klassifikation der Schwere des Immundefekts
Immunologische Kategorien basierend auf der CD4-Lymphozytenzahl/µl und der relativen CD4-Zellzahl in %:

Immunsuppression	/µl	%
1. keine	≥ 500	≥ 25
2. mittelschwer	200–499	15–24
3. schwer	< 200	< 15

Stadieneinteilung des HIV-infizierten Jugendlichen gemäß klinischen und immunologischen Kriterien

Immunsuppression	N (keine)	A (leicht)	B (mittel)	C (schwer)
1. keine	N1	A1	B1	C1
2. mittelschwer	N2	A2	B2	C2
3. schwer	N3	A3	B3	C3

onstherapien, und die Eltern sind nicht wie bei Kleinkindern in der Lage, die Einnahme gegen den Willen der Jugendlichen durchzusetzen. Es besteht deshalb ein hohes Risiko für die Entstehung resistenter HIV-Stämme.

> In dieser Situation muss der Arzt abwägen, ob eine Therapie aufgrund der klinischen und laborchemischen Befunde sofort eingeleitet werden muss oder solange verschoben werden kann, bis die entsprechende Reife und Einsicht eingetreten ist.

Aufgrund der Entwicklung neuer Medikamente und neuer Erfahrungen in der Langzeittherapie sind die vorgeschlagenen Strategien nur als vorläufig anzusehen. So konnte bei Erwachsenen gezeigt werden, dass der Non-Nukleosid-Reverse-Transkriptase-Hemmer Efavirenz in Kombination mit zwei Nukleosidanaloga genauso wirksam ist, wie eine Dreifach-Therapie mit einem Protease-Hemmer. Efavirenz könnte in der Therapiestrategie die Rolle eines – zumindest passageren – Einsparmedikaments für Protease-Inhibitoren haben. Erst bei Versagen dieser Therapie kämen Protease-Inhibitoren mit dann deutlich besseren Chancen eines erneuten Ansprechens als bei bisherigen „Salvage"-Therapien zum Einsatz. Dies würde den Zeitraum der Therapierbarkeit der HIV-Infektion verlängern. Eine ähnliche Rolle könnte die neue Kombination aus drei Nuleosid-Analoga (Abacavir + Lamivudin + Zidovudin) spielen. Bei Kindern und Jugendlichen liegen bisher keine Daten vor. Schwerwiegende Nebenwirkungen der Langzeiteinnahme von Protease-Inhibitoren wie Lipodystrophie, Diabetes etc. erfordern weitere Studien zur optimalen Initialtherapie.

27.4 Klinik

Bei Jugendlichen (ca. 20%), die sich durch i.v.-Drogenabusus oder sexuell mit HIV infizieren, kann es zu einer akuten Erkrankung mit einem makulopapulösen Exanthem, Lymphknotenschwellung, allgemeinem Krankheitsgefühl, Kopfschmerzen und Meningismus kommen. Diese akute HIV-Erkrankung ist selbstlimitierend.

Nach einer asymptomatischen Phase treten bei zunehmendem Immundefekt je nach CD4-Zellzahl zu den in Tabelle 27-1 aufgeführten Erkrankungen auf. Bei Kindern über sechs Jahren steigt das Risiko einer Pneumocystis-carinii-Pneumonie bei Werten unter 200 CD4-Zellen/µl exponentiell an, unter 100/µl das Risiko einer Toxoplasmose-Enzephalitis und unter 50/µl das einer atypischen Mykobakterien-Infektion und einer symptomatischen CMV-Infektion. Im ersten Lebensjahr ist das Risiko, an einer Pneumocystis-carinii-Pneumonie zu erkranken, unabhängig von der CD4-Zellzahl, im zweiten bis sechsten Lebensjahr liegt der Schwellenwert für eine erhöhte Gefährdung bei 500 CD4-Zellen/µl.

Tabelle 27-1 zeigt die international anerkannte CDC-Klassifikation von AIDS bei Kindern und Jugendlichen (1994), die Definition der Immundefizienz anhand der absoluten CD4-Zellzahl im peripheren Blut und die Einteilung in die Erkrankungskategorien. Diese Klassifikation ist weltweit zur Grundlage für die Stadieneinteilung gewor-

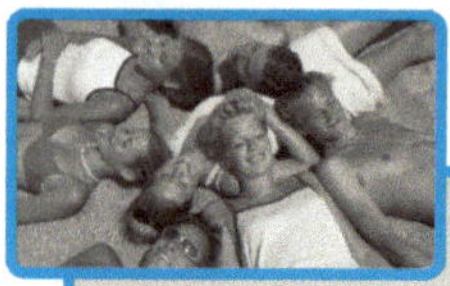

den. Ab dem Alter von sechs Jahren entsprechen die immunologischen Kategorien den Kategorien im Erwachsenenalter.

27.5 Diagnostik

Bei Jugendlichen kann die HIV-Infektion durch Nachweis spezifischer Antikörper gegen HIV diagnostiziert werden. Hierbei sollte jedes positive Ergebnis durch eine zweite unabhängige Untersuchung bestätigt werden. Ferner muss der Antikörper-Nachweis in einem ELISA-Verfahren durch ein Westernblot-Verfahren verifiziert werden. Bei Kindern unter 18 Monaten müssen Methoden zum Dierktnachweis (PCR, Kultur) verwendet werden.

Zur Ermittlung der Therapieindikation muss bei allen infizierten Patienten die HIV-RNA-Viruslast und die CD4-Zellzahl im peripheren Blut zweimal bestimmt werden. Eine neuere Studie legt nahe, dass mit der zusätzlichen Bestimmung von HIV-Korezeptoren, die für die zelluläre Aufnahme von HIV wichtig sind, sowie HLA-Typisierung die Risikoabschätzung der Progression zu AIDS verbessert werden kann. Sollten sich diese Ergebnisse bestätigen, würde dies die Therapieindikation wesentlich beeinflussen.

27.6 Therapie

27.6.1 Richtlinien

HIV-Viruslast und CD4-Zellzahl korrelieren direkt mit der Prognose. Ziel der antiretroviralen Therapie ist es, bei tolerabler Toxizität die virale Replikation maximal zu unterdrücken. Dies kann derzeit – bei einem Teil der Patienten – mit einer Kombination aus Nukleosid-Analoga (NRTI), nicht-nukleosidalen Reverse-Transkriptase-Hemmern (NNRTI) und Protease-Inhibitoren (PI) erreicht werden.

In Tabelle 27-2 werden die derzeit verwendeten antiretroviralen Medikamente und ihre gebräuchlichen Dosierungen dargestellt. Diese Dosierungen sind teilweise noch experimentell und manche Medikamente noch nicht zugelassen. Da sich die Zulassungssituation ständig ändert, sei auf die entsprechenden Fachinformationen verwiesen.

Die pädiatrische Arbeitsgemeinschaft AIDS (PAAD) hat im Frühjahr 1998 in Anlehnung an US-amerikanische Richtlinien folgende vorläufige Empfehlungen erarbeitet. Eine Therapie sollte bei folgenden Indikationen begonnen werden:

- Klinische Kriterien: Alle Kinder und Jugendliche der klinischen Kategorien B und C sollten

Tabelle 27-2 Antiretrovirale Medikamente und ihre gebräuchlichen Dosierungen (Dosierungen teilweise noch experimentell, manche Medikamente noch nicht zugelassen).

Substanz	Dosierung
Nukleosidale Reverse Transkriptase Inhibitoren (NRTI)	
Zidovudin (ZDV)	360 mg/m²/Tag in 2 Einzeldosen
Stavudin (D4T)	2 x 1 mg/kg/Tag
Zalcitabin (DDC)	3 x 0,01 mg/kg/Tag
Lamivudin (3TC)	2 x 4 mg/kg/Tag
Didanosin (DDI)	1 x 200 mg/m²
Abacavir (ABC)	2 x 8 mg/kg/Tag
Nicht-nukleosidale Reverse-Transkriptase-Inhibitoren (NNRTI)	
Nevirapin (NVP)	erste 2 Wochen bei Kindern von 2 Monaten bis 8 Jahre 4 mg/kg/Tag, dann 2 x 7 mg/kg/Tag; erste 2 Wochen bei Kindern von 8–16 Jahren 1 x 4 mg/kg/Tag, dann 2 x 4 mg/kg/Tag
Delavirdin (DLV)	2 x 20 mg/kg/Tag (experimentell)
Efavirenz (EFV)	1 x 13–20 mg/kg/Tag (abhängig vom Alter)
Protease-Inhibitoren (PI)	
Saquinavir (SQV)	3 x 30 mg/kg/Tag oder 2 x 50 mg/kg/Tag (keine kindgerechte Darreichungsform)
Nelfinavir (NFV)	2 x 55 mg/kg/Tag
Ritonavir (RTV)	2 x 400 mg/m²/Tag
Indinavir (IDV)	3 x 500 mg/m²/Tag (keine kindgerechte Darreichungsform)
Amprenavir (APV)	2 x 20 als Kapsel und 2 x 22,5 mg/kg/Tag als Saft
Lopinavier/r	2 x 300 mg/m²/Tag

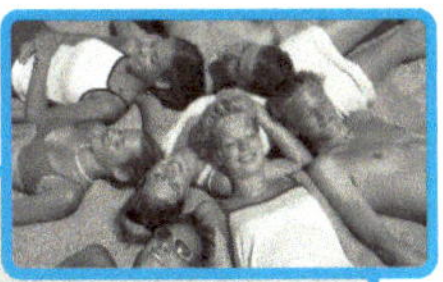

antiretroviral behandelt werden. Die Behandlung der Patienten in Kategorie A ist umstritten.
- Immunologische Kriterien: Alle Kinder und Jugendlichen in den immunologischen Kategorien 2 und 3 der CDC-Klassifikation (1994) sollten auf jeden Fall behandelt werden, auch wenn die Indikation aufgrund der Viruslast allein nicht besteht.
- Virologische Kriterien: Viruslast (RT PCR) 0 bis drei Monate: keine Angabe, vier bis 24 Monate: > 150 000/µl; über 24 Monate bis sechs Jahre: > 55 000/µl.

Von der **Penta**-Gruppe (**P**aediatric **E**uropean **Net**work on **A**IDS) sind Therapiestudien in Vorbereitung. Patienten, die nicht an diesen Studien teilnehmen können, sollten nach dem in Tabelle 27-3 aufgeführten Schema behandelt werden.
Die antiretrovirale Therapie bedeutet eine enorme Belastung für den Jugendlichen. So müssen je nach Schema bis zu 25 Tabletten oder Kapseln pro Tag lebenslang eingenommen werden.

> Unserer Erfahrung nach gelingt eine solche Therapie nur bei guter Unterstützung durch die Eltern/Sorgeberechtigten.

Um Verwechslungen von Medikamenten zu vermeiden und die kontinuierliche Einnahme zu erleichtern, sollen alle Patienten Medikamentenpläne mit den Einnahmezeiten und -modalitäten mit nach Hause bekommen. Da Protease-Hemmer vielfältige Wechselwirkungen mit Notfallmedikamenten haben, bekommen alle Patienten zusätzlich einen Notfallausweis. Bei jeder Vorstellung wird erneut auf die Wichtigkeit der regelmäßigen Einnahme hingewiesen.

27.6.2 Kontrolluntersuchungen

Viruslast und CD4-Zellzahl sollten bei Beginn oder beim Wechsel, nach 14 Tagen bis vier Wochen, und bei unkompliziertem Verlauf alle drei Monate kontrolliert werden. Neben diesen Parametern sollten regelmäßig Transaminasen, Retentionswerte, rotes und weißes Blutbild und die Impfantikörper (Pneumokokken, DT, Masern, Polio) bestimmt werden. Zur Basisuntersuchung gehört auch die Bestimmung des Infektionsstatus auf Toxoplasmose, CMV, HBV, HCV. Bei positivem Befund von Toxoplasmose und CMV kann auf weitere Bestimmungen verzichtet werden.
Bei Unterschreiten der entsprechenden Grenzwerte der CD4-Zellzahl sollte eine Prophylaxe eingeleitet werden. Die HBV- oder HCV-Infektion sollte antiviral behandelt werden.
Bei CD4-Zellzahl unter 200/µl sollte zusätzlich halbjährlich ein augenärztliches Konsil, EKG und Urinuntersuchung erfolgen.

27.6.3 Beurteilung der Effektivität der Therapie

Die Senkung der Viruslast hängt vor allem vor der antiretroviralen Vortherapie ab. Je intensiver und

Tabelle 27-3 Antiretrovirale Initialtherapie eines HIV-infizierten Jugendlichen.

Regime	Kommentar
NRTI *-Monotherapie	obsolet
NRTI-1+NRTI-2+/-PI ** x)	Je nach Schweregrad der Erkrankung sind sowohl primäre Zweier- wie Dreier-Kombinationen vertretbar. Dreier-Kombinationen haben kurzfristig die größere Effektivität.
NRTI-1+ NRTI-2+ NNRTI	Derzeit für Primärtherapie noch keine ausreichende Datenlage.

* Zidovudin, Didanosin, Stavudin, Lamivudin, Zalcitabin, Abacavir
** Nelfinavir, Ritonavir, Saquinavir, Indinavir, Amprenavir
x) Der Nutzen des Therapiebeginns mit 2 NRTI ohne PI ist bisher umstritten. Das Studiendesign der Penta-5-Studie ist aber geeignet, diese Frage zu entscheiden, wenn die Nachbeobachtung und Studienauswertung vorliegt.

Als Kombinationen von zwei NRTI liegen im Kindesalter für Zidovudin + Didanosin, Zidovudin + Lamivudin und Stavudin + Lamivudin die meisten Erfahrungen vor. Zieht man noch die Verträglichkeit und Einfachheit der Einnahme – im Kindes- und Jugendalter ein äußerst wichtiger Aspekt – in Betracht, so bietet sich nach unserer Erfahrung Stavudin + Lamivudin an. Inzwischen steht auch Abacavir als neuer NRTI zur Verfügung.
Die Erfahrung mit Protease-Inhibitoren ist im Kindesalter immer noch gering. Das günstigste Nebenwirkungsprofil und die wenigsten Einnahmeprobleme hat Nelfinavir, weswegen es in der Penta-5-Studie Verwendung fand. Indinavir zeigt nach unseren Beobachtungen deutlich stärkere Nebenwirkungen (Nierensteine, Erbrechen) und bedarf einer weitaus stärkeren Motivation der Jugendlichen und Eltern, das Medikament zu verabreichen (Nüchterneinnahme!). Ritonavir ist bei einschleichender Dosierung zwar gut verträglich, der Saft hat aber einen bitteren Nachgeschmack. Durch Einnahme über eine Pipette, d.h. durch Verabreichung in den Pharynx, und gleichzeitiger Einnahme fetthaltiger Nahrungsmittel können unangenehme Geschmackssensationen vermindert werden. Auf keinen Fall sollte versucht werden, mit Wasser oder Limonade zu „spülen", da diese Flüssigkeiten die Substanz stärker im Mundbereich verteilen.

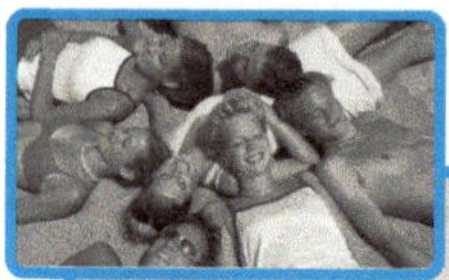

länger vortherapiert wurde, umso geringer ist im Allgemeinen die Reduktion.

- Bei Zweier-Kombinationen sollte die Viruslast nach ein bis drei Monaten um mindestens 1 $\log_{10}$-Stufe reduziert sein.
- Bei Dreier-Kombinationen sollte die Viruslast nach ein bis drei Monaten um mindestens 1,5 $\log_{10}$-Stufe reduziert sein.
- Nach sechs Monaten sollte die Viruslast unter die Nachweisgrenze (< 400 Kopien/ml oder besser < 50 Kopien/ml) gesenkt sein.

> Steigt die Viruslast nach initialem Ansprechen wieder um 1 log-Stufe an oder wird der Ausgangswert erreicht, ist von einem virologischen Versagen der Therapie auszugehen. Dies gibt Anlass für eine Umstellung der Therapie (Tab. 27-4).

Bei unvollständigem Effekt werden entweder die oben genannten Zielwerte nicht erreicht, was ebenfalls zu einer Änderung der Therapie führen sollte, oder die Viruslast wird zwar um 1–1,5 log-Stufen gesenkt, bleibt aber über der Nachweisgrenze. Im letzteren Fall kann die eingeleitete Therapie fortgeführt werden, sofern nicht immunologische oder klinische Kriterien dagegen sprechen.

27.6.4 Kriterien des Therapieversagen

- klinisch: Progression in der CDC-Klassifikation, Enzephalopathie, Gedeihstörungen
- immunologisch: stark abfallende CD4-Zellen um mehr als 30% des Absolutwerts in weniger als sechs Monaten oder Abfall von mehr als 5% der relativen CD4-Zellzahl
- virologisch: primärer Non-Responder, Wiederanstieg der Viruslast > 1 log über den Nadir (Talwert der Viruslast)

Bei erneutem virologischem Versagen nach der ersten Umstellung ist eine Resistenztestung und erneute Umstellung auf sensible Medikamente angezeigt. Nach mehreren Umstellungen der Therapieregime gelingt es bei einem Teil der Patienten nicht mehr, die Viruslast nennenswert zu reduzieren. Überraschenderweise können auch in einer solchen Situation die CD4-Zellen stabil bleiben oder sogar noch ansteigen (virologisch-immunologische Dissoziation). Retrospektive Studien deuten darauf hin, dass Patienten, die die antiretrovirale Therapie dann absetzen, schneller eine Progression erleiden, als Patienten, die ihre Therapie weiter einnehmen.

> Das virologische Versagen ist derzeit kein Grund, die antiretrovirale Therapie ganz abzusetzen.

27.6.5 Unerwünschte Wirkungen antiretroviraler Medikamente

Die wichtigsten unerwünschten Wirkungen nennt Tabelle 27-5.

Tabelle 27-4 Empfehlungen bei Therapieumstellung.

Altes Regime	Neues Regime
2 NRTI	mindestens 1 neuer NRTI + 1 PI
2 NRTI + PI:	
• A + B + Nelfinavir	X + Y + Ritonavir oder X + Y + Indinavir oder X + Y + Saquinavir + Ritonavir
• A + B + Ritonavir	X + Y+ Saquinavir + Ritonavir oder X + Y + Nelfinavir + NNRTI (Nevirapin, Delarvidin, Efavirenz)
• A + B + Indinavir	X + Y + Saquinavir + Ritonavir oder X + Y + Nelfinavir + NNRTI (Nevirapin, Delarvidin, Efavirenz)
• A + B + Saquinavir	X + Y + Saquinavir + Ritonavir oder X + Y + Indinavir + NNRTI (Nevirapin, Delarvidin, Efavirenz)
• A + B + PI (allgemein)	X + Y + Abacavir + Amprenavir

A + B bzw. X + Y stehen für NRTI.
Bei Kombinationen mit NNRTI müssen die spezifischen pharmakokinetischen Interaktionen mit PI beachtet werden (s. Fachinformationen).
(Folgende Kombinationen sollten wegen antagonistischen Effekten bzw. sich verstärkenden Nebenwirkungen nicht eingesetzt werden: Zidovudin + Stavudin, Zalcitabin + Didanosin, Zalcitabin + Stavudin, Zalcitabin + Lamivudin).

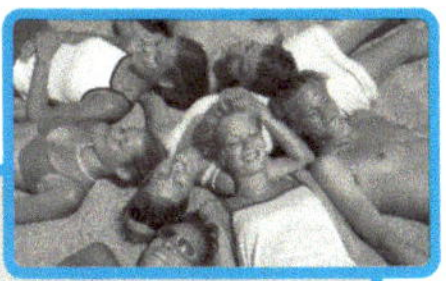

Tabelle 27-5 Die wichtigsten unerwünschten Wirkungen von antiretroviralen Medikamenten.

Substanz	Unerwünschte Wirkungen
Zidovudin	Leukozytopenie, Anämie bei längerem Gebrauch Myopathie
Didanosin	Pankreatitis, periphere Neuropathie
Stavudin	periphere Neuropathie
Lamivudin	Granulozytopenie (selten)
Zalcitabin	periphere Neuropathie
Abacavir	„Hypersensitivitätsreaktion"
NNRTI	juckendes Exanthem, Transaminasenerhöhungen
Ritonavir	Übelkeit (häufig)
Amprenavir	Übelkeit (häufig), nach ca. 2 Wochen makulopapulöses Exanthem (bei einem Großteil der Patienten; bildet sich meist ohne Absetzen wieder zurück)
Nelfinavir	Diarrhoe (häufig)
Indinavir	abdominelle Schmerzen, Erbrechen (häufig), Nierensteine
alle Protease-Hemmer	in der Langzeittherapie Lipodystrophie-Syndrom und/oder eine periphere Insulinresistenz

Durch Blockade oder Induktion von Zytochrom-P-450-Enzymen bewirken ebenfalls alle Protease-Inhibitoren multiple Wechselwirkungen (Ritonavir > Indinavir > Nelfinavir > Saqiunavir) mit anderen Medikamenten. Vor Beginn einer Therapie mit einem zusätzlichen Medikament müssen daher die entsprechenden Fachinformationen beachtet werden.

27.6.6 Koinfektion mit anderen Viren

Die wichtigste Koinfektionen stellen die Hepatitiserreger (HBV und HCV) dar. Für beide Viren konnte gezeigt werden, dass die Zeit bis zum zirrhotischen Umbau der Leber gegenüber nicht-HIV-infizierten Patienten deutlich verkürzt ist. Andererseits wird die Ansprechrate von HBV oder HCV auf eine antivirale Therapie durch die HIV-Infektion nicht beeinträchtigt. Es kann deshalb in Abhängigkeit von der Leberhistologie und unabhängig vom HIV-Status die Indikation zur Kombinationstherapie mit Alpha-Interferon und Ribavirin gestellt werden. Die Therapie muss aber im Rahmen von Studien oder eines Heilversuchs erfolgen, da sie für das Jugendalter noch nicht zugelassen ist. Zu beachten sind die Kontraindikationen für eine Interferon-Therapie (< 200/μl CD4-Zellen, < 50 000 Thrombozyten/μl) und die Interaktion von Ribavirin mit der antiretroviralen Therapie. Bei Koinfektion mit HBV sollte in Anti-HIV-Kombinationsregimen Lamivudin, das auch HBV hemmt, verwendet werden. In Zukunft werden hier auch die Nukleotide Adefovir und Tenofovir eine wichtige Rolle spielen.

Die Koinfektion mit HHV-8, die bei Erwachsenen HIV-infizierten Patienten zum Kaposi-Sarkom führen kann, spielt bei Jugendlichen keine Rolle.

27.7 Beratung

27.7.1 Aufklärung des Jugendlichen über seine HIV-Infektion

Die Aufklärung des Jugendlichen sollte im Einvernehmen mit den Sorgeberechtigten erfolgen. Viele Eltern/Sorgeberechtigten scheuen sich, ihr Kind aufzuklären, und neigen dazu, den Zeitpunkt der Aufklärung hinauszuschieben. Gründe hierfür sind u.a. die Schonung des Jugendlichen vor der Diagnose und die Angst vor Diskriminierung bei Bekanntwerden der Diagnose. Diese Gründe sind verständlich, da die HIV-Infektion auch heute noch in der öffentlichen Meinung keine „normale" Erkrankung darstellt.

Erfahrungsgemäß nehmen die aufgeklärten Jugendlichen die Diagnose besser auf als erwartet, und ebenso erfuhren unserer Beobachtung nach Jugendliche, deren Infektion z.B. in der Schule bekannt wurde, wesentlich mehr Unterstützung als Ausgrenzung.

> Nach Ansicht der meisten Behandlungszentren sollte deshalb der Neigung der Eltern, die Diagnose vor den Betroffenen zu verschweigen, behutsam, aber bestimmt entgegengewirkt werden, da die Patienten ein Recht darauf haben die Diagnose zu erfahren und unserer Erfahrung nach durch Aufklärung die Einhaltung der Therapie meist verbessern lässt.

Der „Aufklärungsprozess" beginnt deshalb meist mit der Motivierung der Eltern/Sorgeberechtigten. Die eigentliche Aufklärung kann auf Wunsch auch in der Ambulanz durch den behandelnden Arzt und Sozialpädagogen erfolgen. Hierbei leisten Broschüren, Abbildungen und Rollenspiele mit Puppen gute Dienste.

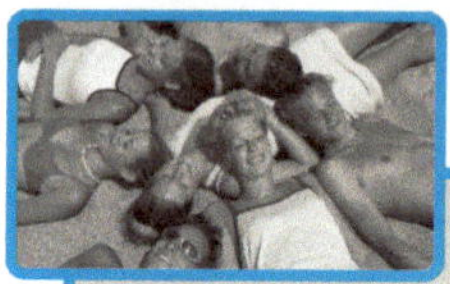

27.7.2 Motivierung zu verantwortlichem Handeln

Ziel der Beratung ist es, den Jugendlichen zu einem verantwortlichen Umgang mit seiner HIV-Infektion zu bewegen. Die Gespräche müssen der Reife des Jugendlichen angepasst sein. Der/die Betreuer sollen über die Übertragungswege von HIV, über Sexualität und die entsprechenden Schutzmaßnahmen sprechen. Hierbei sollte, wenn nicht von dem Jugendlichen abgelehnt, die Eltern/Sorgeberechtigten mit einbezogen werden. Die Schutzmaßnahmen umfassen entweder den Verzicht auf Geschlechtsverkehr oder die Einhaltung von „Safer sex“-Praktiken einschließlich des richtigen Gebrauchs von Kondomen, aber auch die Diskussion über die hohe Gefahr des gemeinsamen Spritzengebrauchs bei Drogenabhängigen. HIV-infizierte Jugendliche zeigen oft eine Scheu, ihre Sexualpartner über ihre Infektion aufzuklären (Verdrängung sexueller Bedürfnisse, Angst den Partner zu verlieren). Da Jugendliche sich besonders schwer tun, über sexuelle Probleme zu sprechen, bieten wir ihnen Gesprächstermine mit ihrem Partner/Partnerin an. Wir weisen Jugendliche auch auf die Angebote der AIDS-Hilfe und AIDS-Beratungsstellen hin.

> Die Motivierung zur Therapietreue ist in der Pubertät besonders schwierig.

Von den in unserer Immundefekt-Ambulanz betreuten Jugendlichen haben nach Eintritt in die Pubertät einige die verordnete Kombinationstherapie abgebrochen. Von ärztlicher Seite ist im Sinne einer kontinuierlichen Betreuung darauf zu achten, dass das Vertrauensverhältnis nicht gestört wird, sodass eine Behandlung wieder aufgenommen werden kann, wenn die/der Jugendliche erneut zu einer Therapie bereit ist. Beim Übertritt ins Erwachsenenalter sollte die Überweisung in ein Erwachsenenzentrum für HIV-Infektionen angeboten werden.

Ausgewählte Literatur

Centers for Disease Control (CDC): 1994 revised classification system for human immunodeficiency virus infection in children less than 13 years of age. MMWR, Morb Mortal Wkly Rep 43:1–10 (1994)

Bialek Ralf. Die HIV-Infektion bei Jugendlichen. In. Palitzsch D. Jugendmedizin. Urban und Fischer, München, Jena 1999.

Finzi D, Blankson J, Siliciano JD et al. Latent infection of CD4+ T cells provides a mechanism for lifelong persistence of HIV-1, even in patients on effective combination therapy. Nat Med 5:512–517 (1999)

Mellors JW, Rinaldo CR Jr, Gupta P et al. Prognosis in HIV-1 infection predicted by the quantity of virus in plasma. Science 272:1167–1170 (1996)

Palella F, Delaney KM, Moorman AC et al. Declining morbidity and mortality among patients with advanced human deficiency virus infection. N Engl J Med 1998;338:853–860.

Wahn V., Bialek R., Böhler T., Funk M., Grosch-Wörner I., Horneff G., Notheis G., Wintergerst U. Aktuelle Empfehlungen zur antiretroviralen Therapie bei HIV-infizierten Kindern – ein Konsensus-Statement der deutschen Gesellschaft für Kinderheilkunde und Jugendmedizin, der Deutschen Gesellschaft für Pädiatrische Infektiologie und der Arbeitsgemeinschaft für Pädiatrische Immunologie. Monatsschr f. Kinderheilkd 146:1081–1091 (1998)

Wintergerst U, Hoffmann F, Sölder B et al. Comparison of two antiretroviral triple combinations including the protease inhibitor Indinavir in children infected with human immunodeficiency virus. Ped Inf Dis J 17:495–499 (1998)

28 Heiserkeit

Ulrich Eysholdt und Marcus Koester

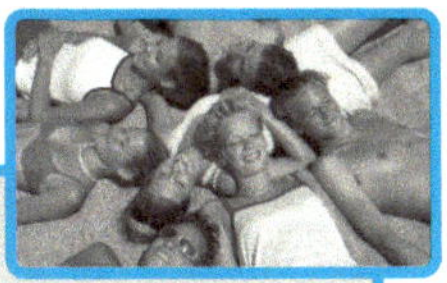

28.1 Definition

Heiserkeit ist Ausdruck einer Störung der Gesamtqualität der Stimme durch Geräuschanteile im Stimmschall. Sie ist Hauptsymptom einer Kehlkopferkrankung des Jugendlichen. Heiserkeit ist als pauschale Beschreibung einer Stimmstörung in Qualität und Ausmaß von der individuellen Ursache weitestgehend unabhängig. Ein und dieselbe Form der Heiserkeit kann durch verschiedene Erkrankungen hervorgerufen werden. Umgekehrt kann bei einem Patienten dieselbe Erkrankung, z.B. zu verschiedenen Tageszeiten, unterschiedliche Formen der Heiserkeit hervorrufen.

Die Zuordnung von Stimmklang und Ursache der Stimmstörung ist prinzipiell mehrdeutig. Aus systematischer Sicht werden organische und funktionelle (durch Dysfunktion des Phonationsorgans bedingt) Stimmstörungen (Dysphonien) unterschieden.

28.2 Organische Dysphonien

Diese Stimmstörungen werden unter systematischen Gesichtspunkten nach ihrer Genese in entwicklungsbedingte Stimmstörung, Trauma, Entzündung und Neubildung eingeteilt.

28.2.1 Entwicklungsbedingte Stimmstörung

Mutationsstimmstörungen

Unter dem geschlechtsabhängigen Hormonwechsel während der Pubertät wächst der Kehlkopf bei beiden Geschlechtern unterschiedlich. Die Stimmgrundfrequenz der Mädchen sinkt auf 220–250 Hz, die der Jungen bis auf 110–140 Hz. Dieser als Mutation benannte physiologische Stimmwechsel wird vom Laien auch als Stimmbruch bezeichnet.

Die häufigsten Störungen der Mutation betreffen einen verlängerten oder unvollständigen Verlauf (larvierte Mutation). Die Therapie sollte ab dem 18. bis zum 22. Lebensjahr einsetzen, später ist eine Beeinflussung nicht mehr zu erwarten.

Ein unphysiologisch früher Stimmwechsel kann durch hormonelle Störungen bedingt sein und erfordert eine endokrinologische Abklärung.

28.2.2 Larynxtraumen

Mechanische Larynxtraumen

Äußere Larynxtraumen entstehen durch stumpfe oder scharfe Gewalteinwirkung etwa im Rahmen von Verkehrsunfällen oder körperlichen Auseinandersetzungen. Beim Jugendlichen sind Verletzungen beim Sport, insbesondere beim Umgang mit Pferden oder beim Mountain-Biking, typisch. Während beim Erwachsenen eher eine Frakturierung des verknöcherten Kehlkopfskeletts auftritt, ist der jugendliche, noch weiche Kehlkopf eher von den Folgen einer Kontusion betroffen. Oft reißt dabei die endolaryngeale Schleimhaut ein und muss operativ versorgt werden.

Je nach Ausmaß des Traumas kann eine Heiserkeit bis zur Aphonie, eine Atemnot bis zur Apnoe, Schluckschmerzen bis zur Dysphagie, Husten auch noch Stunden oder Tage nach dem Ereignis auftreten. Hier ist immer eine laryngoskopische Abklärung erforderlich.

Diagnostik. Bereits bei der Inspektion und vorsichtigen Palpation des Halses sind u.U. Fragmente bei Larynxfraktur tastbar. Bei Verdacht einer Verletzung des Kehlkopfgerüsts sollte der Patient umgehend laryngoskopiert werden, um weitere diagnostische oder therapeutische Schritte frühzeitig einzuleiten.

> Eine Intubation (neues Trauma!) sollte vermieden werden, um nicht nur das organische, sondern auch das funktionelle Ausmaß der Larynxverletzungen beurteilen zu können.

Bildgebende Verfahren wie koronare und axiale Computertomographie des Halses können Aufschluss über Begleitverletzungen (z.B. Halswirbelsäule) liefern.

Therapie. Ein Luftröhrenschnitt mit plastischer Tracheostomaanlage ist nur selten notwendig. Offene, penetrierende Verletzungen werden operativ inspiziert, dabei können Gefäßverletzungen mit Blutungen sowie Schäden an den Schluck- und Atemwegen chirurgisch versorgt werden.

Das Ausmaß der bleibenden Stimmstörungen nach einem äußeren Larynxtrauma ist von der Ausdehnung der Primärverletzung sowie von der Heilungs- bzw. Vernarbungstendenz nach Operationen abhängig. In der Regel tritt bei ausgedehnteren Verletzungen eine Defektheilung der Stimmlippen ein mit einer anhaltenden Dyspho-

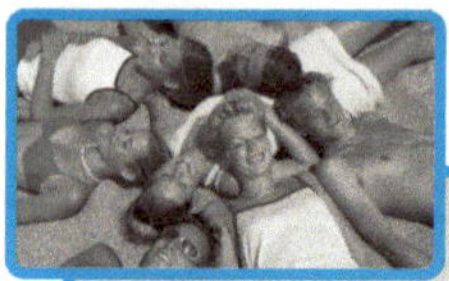

nie. Diese Beschwerden sind nur symptomatisch behandelbar, wobei Kompensationsmechanismen gefördert werden. Operative Verfahren z.B. zur Lösung von Vernarbungen haben sich nicht bewährt.

Fremdkörper

Bei Jugendlichen können Gräten oder Geflügelknochen in den Schleimhautfalten des Zungengrunds, des Hypopharynx oder im oberen Oropharynxanteil eingespießt werden. Neben einem initialen Hustenanfall tritt ein typischerweise gut lokalisierbarer Schmerz im Halsbereich auf. Alarmierend sollte eine neu aufgetretene Heiserkeit oder eine Dyspnoe sein. Diese Symptome sind als Hinweise auf Fremdkörper im Bereich des Larynxlumens zu werten und bedürfen der sofortigen HNO-ärztlichen Abklärung.
Fremdkörper sollten so schnell wie möglich extrahiert werden. Dies gelingt bei entsprechender Compliance meist ohne eine Vollnarkose. Metallische Fremdkörper im Bereich der oberen Luft- und Schluckwege können durch entsprechende Übersichtsaufnahmen sichtbar gemacht werden. Eine Kontrastmittelgabe ist bei spitzen Gegenständen wegen möglicher paravasaler Ausbreitung und Aspirationsgefahr ebenso obsolet wie die Empfehlung von so genannten Hausmitteln wie Sauerkraut. Der „Heimlich-Handgriff" ist dem Notarzt bei entsprechender Anamnese (nicht bei Gräten!) vorbehalten.

Thermisches und chemisches Larynxtrauma

Thermische und chemische Noxen wirken vorwiegend am Kehlkopfeingang, da die Epiglottis sich beim Schlucken über dem Kehlkopf schließt, und der Bolus über den Hypopharynx in den Ösophagus geschluckt wird. Bei Rauchvergiftungen kann eine Reizung des Larynx vorhanden sein, entscheidender ist jedoch meist die Schädigung der Lunge.
Nach einem solchen Ereignis sollte je nach Noxe (Rücksprache mit dem Bereitschaftsdienst der Giftzentrale) durch den HNO-Arzt eine mögliche Verletzung im Bereich des Larynx und des Zungengrunds inspiziert werden und weitere Sofortmaßnahmen, die sich aus dem HNO-Befund ergeben (z.B. Intubation, hoch dosierte Kortisongabe, Intensivüberwachung) eingeleitet werden.

28.2.3 Entzündungen

Laryngitis

Die akute Laryngitis entsteht meist im Rahmen eines viralen Allgemeininfekts, wobei bakterielle Superinfektionen auftreten können Die akute Laryngitis kann in jedem Alter auftreten. Herbst und Wintermonate sind zeitlich typisch, häufig ist eine Sinupharyngitis vorhanden. Erreger sind meist Viren, bei bakterieller Superinfektion häufig Streptokokken. Begünstigend wirken eine allergische Disposition, eine akute Stimmbelastung, staubig-trockene Luft, aber auch Tabakrauch. Reflux, Adipositias und Nikotinabusus können auch bei Jugendlichen das Bild schwerer chronischer Laryngitiden mit schweren Dysplasien der Schleimhäute zeigen.
Die initiale Heiserkeit wird später von schluckabhängigen Halsschmerzen überlagert. Husten kann Ausdruck einer Begleitbronchitis, aber auch der gereizten laryngealen und pharyngealen Schleimhäute sein. Nur bei starker Ausprägung des Krankheitsbildes tritt Fieber und Abgeschlagenheit hinzu.
Das Bild einer chronischen Entzündung ist geprägt von anhaltender Heiserkeit oder rauer Stimme, die vom Jugendlichen vielfach subjektiv nicht wahrgenommen wird.

Diagnostik. Die akute Laryngitis zeigt das typische laryngoskopische Bild einer Entzündung mit Stimmlippenrötung, entzündlicher Verdickung, gelegentlich mit Ödemen. Bei der chronischen Laryngitis hingegen sind vor allem hyperplastische Veränderungen auffällig.
Therapie. Bei der akuten Laryngitis kommen rein symptomatische Maßnahmen mit Stimmruhe, ggf. Antitussiva, Inhalationen mit salzhaltigen Lösungen oder Salbeitee und Nikotinabstinenz zur Anwendung. Bei bakteriellen Superinfektion werden systemische Antibiotika eingesetzt. Der isolierte lokale Antibiotikaeinsatz mit Sprays ist nicht wirksam, ebenso das Gurgeln mit Desinfizienzien oder Lokalanästhetika. Bei rezidivierenden akuten Laryngitiden ist nach auslösenden oder prädisponierenden Faktoren zu suchen.
Bei einer chronischen Laryngitis sind die auslösenden Faktoren zu identifizieren und zu eliminieren. Die Behandlung besteht ebenfalls in symptomatischen Maßnahmen, kurzzeitig kann eine stationäre Intensivbehandlung mit Antibiotika und Kortisongabe sowie Ultraschalldauervernebung, eventuell die Gabe von Vitamin A zur Re-

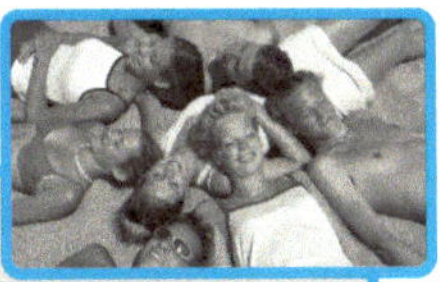

duktion der dysplastischen Schleimhautveränderungen erforderlich sein.
Bei anhaltenden suspekten organischen Veränderungen gibt eine Mikrolaryngoskopie mit Probeentnahme Aufschluss über die Dignität dieser Veränderungen.

Grundsätzlich gehören Jugendliche mit chronischen Laryngitiden aufgrund ihrer Risikoprädisposition in regelmäßige HNO-ärztliche Kontrolle, welche alle sechs bis zwölf Monate erfolgen sollte. Entscheidend für eine Therapie ist jedoch die Führung des Patienten durch den Kinder- und Jugendarzt.

Larynxödeme

Larynxödeme können in Folge entzündlicher, allergischer, traumatischer, toxischer oder hereditärer Ursachen bei Jugendlichen auftreten. Die Akutsymptomatik mit Fremdkörpergefühl, gelegentlich Dyspnoe und Dysphagie erfordern eine HNO-ärztliche Untersuchung; die weitere Abklärung erfolgt im Intervall.
Im Vordergrund der Behandlung steht die Behandlung mit Glukokortikoiden, die weitere Therapie richtet sich nach der Grunderkrankung.

28.2.4 Neubildungen

Die extrem seltenen Larynxtumoren im Jugendalter sind vor allem durch eine anhaltende oder auch rezidivierende, progrediente Heiserkeit gekennzeichnet. Luftnot ist ein Spätsymptom stenosierender Larynxtumoren.

28.3 Funktionelle Dysphonien

Diese Formen der Heiserkeit zeigen primär keine erkennbare organische Veränderung der an der Stimmbildung beteiligten Organsysteme. Zugrunde liegt eine Dysfunktion im Bewegungsablauf des Phonationsorgans.
Funktionelle Dysphonien können mit Veränderungen des Stimmklangs und Einschränkungen der Stimmleistung einhergehen. Die Ursachen funktioneller Dysphonien sind in der Regel multifaktoriell, unter anderem spielen konstitutionelle, habituelle, belastungsbedingte und psychogene Faktoren eine Rolle. Dem Phoniater obliegt es, die einzelnen Komponenten abzuschätzen. Die Einteilung in hyper- und hypofunktionelle Dysphonien gilt immer weniger als sinnvoll, sie ist aber noch immer am weitesten verbreitet.

28.3.1 Formen

Hyperfunktionelle Dysphonie

Typischerweise sind Jungen vor und Mädchen eher nach der Pubertät betroffen. Diese Funktionsstörung tritt scheinbar gehäuft bei redefreudigen und extrovertierten Jugendlichen auf, die intensiv und laut sprechen. Dabei ist das dynamische Gleichgewicht zwischen subglottischem Druck und muskulärem Tonus im Kehlkopf gestört. Ein unökonomisch hoher und letztlich ineffektiver Druck und Muskeltonus verursacht diese Stimmstörung. Diese Störung kann auch nach Entzündungen im Respirationstrakt auftreten.
Der Patient berichtet über eine bei Belastung verstärkte Dysphonie. Charakteristisch ist eine gesteigerte körperliche Spannung, eventuell auch Hals- und Nacken-Beschwerden.

Hypofunktionelle Dysphonie

Bei Jugendlichen sind hypofunktionelle Dysphonien sehr selten. Sie können bei konsumierenden, mit starker Gewichtsreduktion einhergehenden Erkrankungen oder als Erschöpfungszustand nach lang dauernder Stimmbelastung entstehen.
Die Patienten bieten einen leisen, kraftlosen und behauchten Stimmklang. Die Körperhaltung wirkt schlaff und adynam, die Atmung ist flach.
Auch hier ist die Anamnese und die Verhaltensanalyse des Patienten unerlässlich. Bei der indirekten Laryngoskopie ist die Glottisschlussinsuffizienz oft nicht zu sehen und lässt sich erst in der Stroboskopie darstellen, die auch über weitere typische Veränderungen Auskunft gibt.

Gemischte Dysphonie

Gemischte Dysphonien können Symptome sowohl einer hyper- als auch einer hypofunktionellen Dysphonie zeigen. Man erklärt sich dieses Mischbild durch unterschiedliche De- oder Fehlkompensationen.

Phonationsverdickungen/Schreiknötchen

Bei längerem Bestehen einer hyperfunktionellen Dysphonie können sich am Übergang vom vorde-

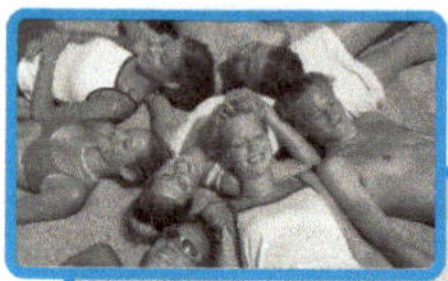

ren zum mittleren Stimmlippendrittel an den freien Stimmlippenkanten zunächst noch weiche Epithelhyperplasien entwickeln, die später fibrosieren. Die Stimme ist heiser, krächzend und kann bei Belastung aphon werden; das Singen ist erschwert.

Die Diagnose ergibt sich für den Phoniater aus der Laryngoskopie und der Beurteilung des Stimmklangs.

Eine operative Abtragung ist bei Jugendlichen sehr selten indiziert. Insbesondere bei Jungen haben diese Knötchen während der Pubertät eine sehr große Spontanrückbildungstendenz. Bei Mädchen, die nach der Pubertät Schreiknötchen entwickeln, sollte zunächst ein Behandlungsversuch mit logopädischer Therapie und Stimmschonung gemacht werden. Andere benigne laryngeale Neubildungen sind sehr selten.

Psychogene Aphonie

Die Annahme und Begründung der Psychogenese einer Stimmstörung bedarf einer großen Erfahrung. Typischerweise sind weibliche Jugendliche und junge Frauen betroffen. Bei der laryngoskopischen Untersuchung produziert die Patientin unbemerkt eine normale Stimme. Primär soll die Stimme durch somatische Intervention normalisiert werden, was meist sehr schnell gelingt. Die Ursachen der psychosomatischen Störung sollten psychiatrisch abgeklärt und gegebenenfalls behandelt werden.

28.3.2 Diagnostik

Die Anamnese, die Stimmuntersuchung und Verhaltensbeobachtung des Jugendlichen ist entscheidend für die Diagnostik. Erst die Bewertung der Stimme während des Gesprächs durch den Phoniater sowie die Beobachtung von Gesamthaltung, Mimik, Gestik und Motorik ergeben neben den inhaltlichen anamnestischen Informationen ein Gesamtbild der möglichen ursächlichen Faktoren.

Bei der indirekten Laryngoskopie und aussagekräftiger der Lupenlaryngoskopie finden sich typische Befunde. Während der Phonation kommt es zu einer Medialverlagerung der Taschenfalten als Ausdruck einer supraglottischen Fehlkompensation, die sogar den Einblick auf die Stimmlippen verwehren kann. Die Stimmlippen wirken scheinbar verkürzt, der Glottisschluss kann als inkomplett und sanduhrförmig imponieren.

28.3.3 Therapie

> Funktionelle Dysphonien sind einer medikamentösen Therapie nicht zugänglich. Die Behandlung erfolgt nach Indikationsstellung und Verordnung durch den Facharzt mit individueller logopädischer Übungsbehandlung.

Ziel ist die rasche Wiederherstellung der physiologischen und ökonomischen Stimmgebung und der allgemeinen Kommunikationsfähigkeit.

Bei Jugendlichen ist eine gezielte Stimmbehandlung meist gut durchführbar, da sie sich bereits gut auf Therapieinhalte einlassen können. Hier stehen verhaltenstherapeutische Maßnahmen und Übungen zur Verbesserung der Koordination, der Motorik und der Konzentration im Vordergrund.

Literatur

Bootz, F: HNO-Erkrankungen in der Pädiatrie, Wissenschaftliche Verlagsgesellschaft, Stuttgart, 1995

Nawka T, Anders LC: Die auditive Bewertung heiserer Stimmen nach dem RBH-System, 2 CD-Audio. Thieme, Stuttgart, 1996

Pascher W, Bauer HH: Differentialdiagnose von Sprachstörungen, Stimmstörungen und Hörstörungen. Edition Wötzel, Dreieich, 1998

29 Hochwuchs

Helmuth-Günther Dörr

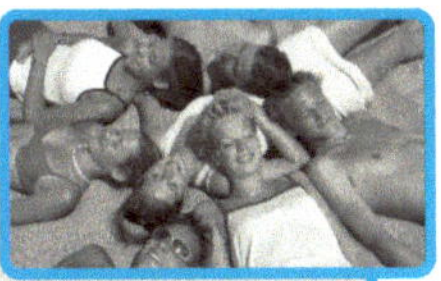

29.1 Definition

Unter einem Hochwuchs bzw. Großwuchs versteht man eine Körperhöhe, die oberhalb der 97. Körperhöhenperzentile (ca. zweifache Standardabweichung) der Altersnorm liegt. Nach den Daten von Reinken und van Oost liegt die Durchschnittsgröße von deutschen Frauen nach Abschluss des Längenwachstums bei 168 cm und die 97. Perzentile bei 177,2 cm. Die Durchschnittsgröße von deutschen Männern liegt nach Abschluss des Längenwachstums bei 179,9 cm und die 97. Perzentile bei 192,7 cm.
Daneben gibt es eine Definition, die eine pathologische Wachstumsstörung mit einem vermehrten Längenwachstum annimmt, wenn die Wachstumsgeschwindigkeit (cm/Jahr) konstant oberhalb der 75. Perzentile verläuft.

29.2 Klinische Einteilung

29.2.1 Normvarianten

Familiärer Hochwuchs

Die Jugendlichen sind für ihr chronologisches Alter immer zu groß. Die Körperhöhe liegt mehr als zwei Standardabweichungen über dem Normbereich für das Alter bzw. über der 97. Perzentile. Die Körperproportionen sind normal, das Wachstumstempo ist nicht beschleunigt. Das Knochenalter entspricht meistens dem chronologischen Alter, die Pubertätsentwicklung verläuft normal.
Die Eltern der Jugendlichen oder Verwandte ersten Grades sind ebenfalls großwüchsig. Die genetische Zielgröße liegt oberhalb der 97. Perzentile.

> Diese Form ist mit Abstand die häufigste Hochwuchsform.

Konstitutionelle Entwicklungsbeschleunigung

Das Wachstumstempo der Jugendlichen mit konstitutioneller Entwicklungsbeschleunigung ist bezogen auf das chronologische Alter erhöht, bezogen auf das akzelerierte Knochenalter aber normal. Häufig kommt es zu einer früh normalen Pubertätsentwicklung.
Diese Störung ist eine Tempovariante von Wachstum und Pubertät. Die prospektive Erwachsenengröße liegt im genetischen Zielbereich. Beim gleichzeitigen Vorliegen eines familiären Hochwuchses liegen Zielgröße und prospektive Erwachsenengröße deutlich über der Norm.
Die Diagnose konstitutionelle Entwicklungsbeschleunigung ist eine Ausschlussdiagnose.

29.2.2 Pathologische Hochwuchsformen

Endokrine Störungen

Hypophysärer Hochwuchs. Ein hypophysärer Hochwuchs infolge einer vermehrten Wachstumshormon(GH)-Sekretion des Hypophysenvorderlappens ist extrem selten. Tritt die vermehrte GH-Sekretion bereits vor Beginn der Pubertät auf, so fallen die Patienten aufgrund eines überschießenden Längenwachstums auf. Nach dem Schluss der Epiphysenfugen kommt es zur Akromegalie. Einige Patienten haben einen Makrozephalus, einige zum Teil akromegale Züge (große Füße und Hände, derbe Gesichtszüge, Makroglossie). Durch den Druck des Tumors auf das Chiasma opticum kann eine bitemporale Hemianopsie auftreten.
Hyperthyreose. Eine hyperthyreote Stoffwechsellage kann vorübergehend zu einem überschießenden Wachstum führen. Die thyreostatische Behandlung der Überfunktion normalisiert die Wachstumsstörung.
Pubertas praecox vera und Pseudopubertas praecox. Jugendliche mit nicht-entdeckten Störungen der Pubertätsentwicklung sind hochwüchsig. Bei der körperlichen Untersuchung zeigt sich aber bei den Zehn- bis Zwölfjährigen eine bereits vollständige (Pubertas praecox vera) bzw. eine inkomplette (Pseudopubertas praecox) Pubertätsentwicklung. Unabhängig von der Ätiologie der Störung ist das Knochenalter aufgrund der Einwirkung von Östrogenen bzw. Androgenen in der Regel so beschleunigt, dass das Längenwachstum abgeschlossen ist.

Stoffwechselstörungen

Homocystinurie. Patienten mit Homocystinurie haben einen autosomal-rezessiven Defekt der Cystathionin-Synthase (1:100.000). Sie sind mental retardiert, haben blonde Haare, Thromboembolien, Ectopia lentis mit Linsendislokation und fallen neben dem Hochwuchs durch eine Arachnodaktylie auf. Diagnostisch beweisend ist die stark erhöhte Ausscheidung von Homocystin im Urin.

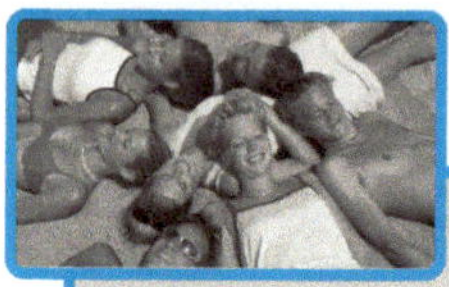

Marfan-Syndrom. Das Marfan-Syndrom (MFS) ist eine Kollagenstoffwechselstörung (defektes Fibrillin), die autosomal-dominant vererbt wird (Prävalenz ca. 1:10 000). Das Fibrillin-1-Gen liegt auf dem Chromosom 15q21, bis heute sind ca. 80 verschiedene Mutationen beschrieben.
Diagnostische Kriterien für das Vorliegen eines MFS nach der Gent-Nosologie von 1996 umfassen Haupt- und Nebenkriterien. Marfan-Patienten haben neben dem Hochwuchs eine erhöhte Armspannweite (Armspannweite > Körperhöhe), die so genannte Spinnenfingrigkeit, lange Extremitäten, eine vermehrte Überstreckbarkeit der Gelenke, eine abnorm dehnbare Haut und ein erhöhtes Risiko für Aortenaneurysmen (plötzlicher Herztod). Daneben kommen okuläre Veränderungen (Kolobom, Dislokation der Linse, Katarakt und Megalokornea) gehäuft vor. Aufgrund des Hochwuchses haben die Patienten häufig orthopädische Probleme (Skoliose und Kyphose).

Adiposogigantismus

Aufgrund eines kontinuierlichen Überschusses an Kalorien sind Jugendliche mit alimentärer Adipositas häufig groß. Beim so genannten Adiposogigantismus lassen sich fast immer auch Störungen im psychosozialen Umfeld der Betroffenen finden. Das Knochenalter ist in der Regel beschleunigt, die Pubertät läuft verfrüht ab.

Chromosomale Aberrationen

Das **Klinefelter-Syndrom** (47, XXY) kommt in einer Häufigkeit von 1:500 vor. Die männlichen Patienten fallen durch einen eunuchoiden Habitus (Verhältnis Oberlänge/Unterlänge < 1) und Störungen der Pubertätsentwicklung (kleine derbe Testes, hypergonadotroper Hypogonadismus, Gynäkomastie) auf. Eine leichte mentale Retardierung kommt ebenfalls vor.
Patienten mit **47, XYY-Syndrom** (Häufigkeit 1:1000) haben keine ausgeprägten Dysmorphiezeichen, eine normale Genitalentwicklung, zeigen aber Verhaltensauffälligkeiten. Der Hochwuchs manifestiert sich in der Pubertät, zusätzlich kann eine schwere Akne auftreten.

29.3 Diagnostik

In der täglichen Praxis werden überwiegend Jugendliche mit Normvarianten des Hochwuchses vorgestellt. Mittels einer genauen Anamnese und einer sorgfältigen körperlichen Untersuchung lassen sich die Normvarianten von den verschiedenen pathologischen Hochwuchsformen in der Regel gut voneinander differenzieren.

Anamnese

Die Anamnese setzt sich zusammen aus

- der Familienanamnese: Familienmitglieder mit auffälliger Körpergröße, Wachstums- und Pubertätsentwicklung der Eltern, endokrine Erkrankungen in der Familie
- der Geburtsanamnese: Länge und Gewicht bei Geburt
- der Eigenanamnese: bisherige körperliche und geistige Entwicklung, vegetative Anamnese, Beginn der Pubertätsentwicklung, Einnahme von Medikamenten

Eine exakte Zusammenstellung aller vorhandenen alten Längenmessungen sowie Eintragen der Daten in eine Perzentilenkurve ist Voraussetzung, um das Längenwachstum adäquat beurteilen zu können.

Körperliche Untersuchung

Die Berechnung der genetischen Zielgröße (GZ) nach Tanner anhand der Körpergrößen der Eltern ([Vater + Mutter]: 2 + 6,5 cm [Jungen] bzw. – 6,5 cm [Mädchen]; Beispiel: Vater 204 cm, Mutter 185 cm; GZ bei Mädchen: [204 + 185] : 2 – 6,5 = 188 cm) ist ebenso wie die Berechnung der Wachstumsgeschwindigkeit (cm/Jahr) obligat.
Nach Erhebung der auxologischen Daten (Körperhöhe, -gewicht, Body-Mass-Index, Feststellung der Körperproportionen mittels z.B. Sitzhöhe und Armspannweite, Pubertätsentwicklung nach Tanner) erfolgt eine sorgfältige körperliche Untersuchung, die insbesondere auf Dysmorphiezeichen achtet.
Eine Röntgenaufnahme der linken Hand mit Bestimmung des Knochenalters nach dem Atlas von Greulich und Pyle und Berechnung der prospektiven Endgröße gehören zum Standarduntersuchungsprogramm.
Die Voraussage der Erwachsenengröße (Wachstumsprognose) spielt eine bedeutende Rolle. Die Berechnung der Wachstumsprognose setzt sehr viel Erfahrung voraus. Es darf nicht vergessen werden, dass eine exakte Berechnung der Endgröße mit möglichst geringer Fehlerquote erst bei

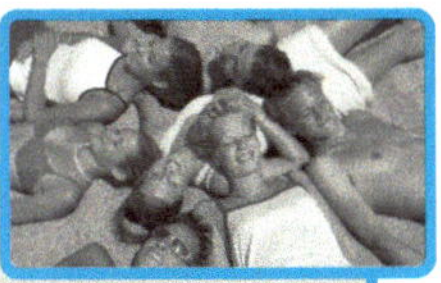

Tabelle 29-1 Notwendige Laboruntersuchungen entsprechend der erhobenen Untersuchungsbefunden und der gestellten Verdachtsdiagnose.

Verdachtsdiagnose	Laboruntersuchung
GH-produzierender Tumor	Basal-Serumkonzentration von IGF-I und IGF-BP3, Prolaktin, GH; orale Glukosebelastung mit GH-Bestimmung im Serum über 4 h
Hyperthyreose	Basal-fT4, -fT3, -TSH, Schilddrüsen-Antikörper; TRH-Test (TSH basal und nach 30 min)
Klinefelter-Syndrom	Chromosomenanalyse, LH, FSH, Testosteron; GnRH-Test (LH, FSH basal und nach 30 min)

einem Knochenalter von zehn Jahren möglich ist. Die Berechnung der prospektiven Endgröße kann mit verschiedenen Methoden durchgeführt werden.

Bewährt hat sich für die Praxis die Bestimmung des Knochenalters mit dem Atlas von Greulich und Pyle und die Berechnung der Wachstumsprognose nach der Methode von Bayley und Pinneau.

Laboruntersuchungen

Notwendige Laboruntersuchungen hängen von den erhobenen Untersuchungsbefunden und der gestellten Verdachtsdiagnose ab (Tab. 29-1).

29.4 Therapie

Lassen sich hormonelle Störungen als Ursache für einen Hochwuchs bei Jugendlichen finden, dann muss die Ursache beseitigt (z.B. transsphenoidale Entfernung eines GH-produzierenden Adenoms beim hypophysären Riesenwuchs) oder adäquat behandelt werden (z.B. Glukokortikoide beim adrenogenitalen Syndrom).
Die Frage, bei welcher drohenden Endgröße man bei einem Mädchen bzw. einem Jungen eine wachstumshemmende Therapie empfiehlt und durchführt, kann nicht exakt beantwortet werden. Soziokulturelle Faktoren, aber auch die persönliche Einstellung des Arztes sowie die Einstellung der Eltern und des betroffenen Jugendlichen spielen dabei eine wichtige Rolle. Heute werden höhere Endgrößen akzeptiert als noch vor 20 Jahren. Dennoch gilt Hochwüchsigkeit für viele Eltern nach wie vor als Beeinträchtigung des individuellen Erscheinungsbilds, während die Jugendlichen dies durchaus unterschiedlich sehen können.

Es gibt in Deutschland unter den pädiatrischen Endokrinologen einen Konsens, dass bei Mädchen bei einer prospektiven Endlänge von über 185 cm und bei Jungen von über 205 cm eine Therapie durchgeführt werden kann.

Es sollte dabei nicht vergessen werden, dass diese Größen bereits über der dreifachen Standardabweichung der Norm (Reinken/van Oost: Mädchen: 182,3 cm; Jungen: 199,1 cm) liegen.
Die Entscheidung zur Hochwuchstherapie muss immer zusammen mit den Eltern und den Betroffenen individuell getroffen werden. Die hormonelle Hochwuchsbehandlung ist keine Routinemethode für die Praxis. Sie sollte zusammen mit einem erfahrenen pädiatrischen Endokrinologen durchgeführt werden.
Mittel der Wahl ist die hoch dosierte Anwendung von Sexualhormonen. Mit Sexualhormonen wird die Pubertätsentwicklung beschleunigt und die Dauer der Pubertät verkürzt. Parallel dazu wird die biologische Reifung des Knochens beschleunigt, der Schluss der Epiphysenfugen zeitlich vorverlegt, die Wachstumsdauer verkürzt und somit die Erwachsenengröße reduziert. Die Sexualsteroide inhibieren zusätzlich die Bioaktivität der insulinähnlichen Wachstumsfaktoren, indem sie die Synthese von Bindungsproteinen für die insulinähnlichen Wachstumsfaktoren fördern.

Medikamentöse Therapie bei Mädchen

Man verwendet oral hoch dosiert Östrogene (ca. 5–10x höhere Dosen als in den gängigen Präparaten zur Kontrazeption) und zusätzlich zyklusgerecht ein Gestagen. Empfohlen werden eine kontinuierliche Dosierung von 7,5 mg/Tag konjugiertes Östrogen in drei Dosen oder 0,1–0,3 mg/Tag Ethinylöstradiol in einer Einzeldosis. Mit niedrigen Dosen von 0,1 mg Ethinylöstradiol konnte der gleiche Effekt erzielt werden. Um eine Übel-

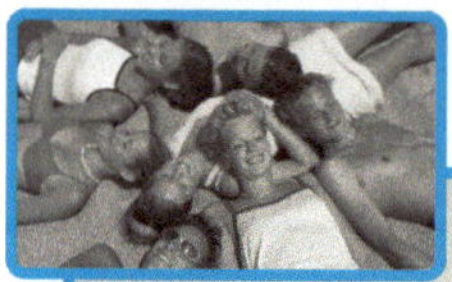

keit in den ersten Behandlungstagen zu vermeiden, wird empfohlen, die Therapie stufenweise aufzubauen und die volle Dosis erst nach ca. zwei Wochen zu geben.

Zur Erzielung einer sekretorischen Umwandlung der östrogenstimulierten Uterusschleimhaut, d.h. Induktion einer Abbruchblutung, wird in der vierten Zykluswoche für acht Tage oder vom Tag 14 bis zum Tag 23 des Zyklus für zehn Tage zusätzlich ein Gestagen in einer Dosierung von 5–10 mg/Tag zugegeben (Tab. 29-2). Die Östrogentherapie wird während der Menstruation nicht beendet, sondern kontinuierlich fortgeführt.

Die Behandlung sollte beim Mädchen beim Tanner-Stadium B2 entsprechend einem Knochenalter von elf Jahren begonnen werden. Bei fortgeschrittenem Knochenalter bzw. nach der Menarche ist eine wachstumshemmende Therapie nicht mehr sinnvoll.

Das Ende der Therapie (in der Regel nach 12–15 Monaten) wird durch den Epiphysenfugenschluss bestimmt. Mädchen haben bei einem Knochenalter von 15 Jahren bereits 99% der Endgröße erreicht.

> Bei optimalen Bedingungen kann eine Reduktion der Endgröße von ca. 6–8 cm erreicht werden.

Als Nebenwirkungen sind beim Mädchen Übelkeit bei Behandlungsbeginn, Gewichtszunahme, Ödembildung, nächtliche Wadenkrämpfe, eine vermehrte Hyperpigmentierung der Mamillen sowie laborchemisch eine Hyperlipidämie beschrieben. Weitere kasuistisch beschriebene Nebenwirkungen betreffen Thrombosen (Abfall von Antithrombin III), Hypertonus, Prolaktinome sowie Paraovarialzysten.

Die Körperproportionen ändern sich unter der Therapie. So wird vor allen das Längenwachstum der unteren Extremitäten vermindert, während das Stammwachstum weniger beeinflusst wird.

Langzeitnebenwirkungen sind derzeit nicht bekannt. Nach Beendigung der Therapie können Zyklusunregelmäßigkeiten auftreten, die sich aber spontan normalisieren. Fertilitätsstörungen wurden bisher nicht beobachtet.

> Aufgrund der potenziellen Risiken einer solchen Therapie und fehlender Erfahrungen mit Langzeitnebenwirkungen, da die ältesten Patienten derzeit nicht älter als 50 Jahre sind, muss die Indikation dieser Therapie sehr streng gestellt werden.

Zu Beginn sowie nach Beendigung der Therapie sollte eine gynäkologische Untersuchung durchgeführt werden. Von einigen Autoren wird vor Therapiebeginn ein oraler Glukosetoleranztest sowie ein Stimulationstest mit GnRH (Gonadotropin-Releasing Hormon; Dosis 100 μg i.v.) empfohlen. Ein erhöhtes Thromboserisiko sollte ausgeschlossen sein (Protein C, S, APC-Resistenz, Antithrombin III). Das Führen eines Zykluskalenders ist obligat.

Eine erste Kontrolle sollte vier Wochen nach The-

Tabelle 29-2 Medikamentöse Therapie des Hochwuchses.

Sexualhormon	Dosierung	Präparat (Beispiel)
Mädchen		
Östrogene	0,1–0,3 mg/Tag p.o.	Progynon C®
– Ethinylöstradiol	7,5 mg/Tag p.o.	Presomen®
– konjugierte Östrogene	40 mg i.m./14 Tage	Progynon-Depot 40®
– Östradiolvalerat		
von Tag 14–23:		
Gestagene	5–10 mg/Tag p.o.	Primolut N®
– Norethisteron	5–10 mg/Tag p.o.	Primolut Nor®
– Norethisteronacetat	10 mg/Tag p.o.	Duphaston®
– Dydrogesteron	5 mg/Tag p.o.	Clinofem®
– Medroxyprogesteronacetat		
Jungen		
Depot-Testosteron	250 mg/Woche i.m.	
	500 mg/14 Tage i.m.	Testoviron Depot®

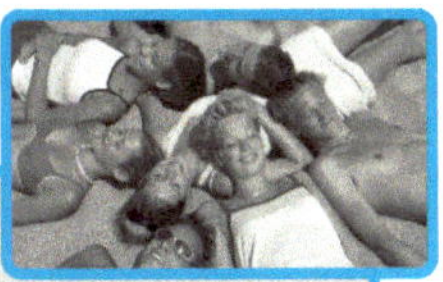

rapiebeginn durchgeführt werden, später sind viermonatliche Kontrollen angezeigt (Dokumentation von Körperhöhe, -gewicht, Pubertät).
Alle sechs Monate sollte eine Knochenalterbestimmung durchgeführt werden. Laborchemisch werden regelmäßig Leberenzyme, Triglyzeride, Bilirubin und Antithrombin III kontrolliert. Eine Ultraschalluntersuchung der Leber ist insbesondere bei der Gabe von Ethinylöstradiol angezeigt. Auch nach Beendigung der Therapie sind regelmäßige Kontrollen angezeigt. Die Information über die Hochwuchstherapie sollte an den Gynäkologen weitergegeben werden.

Medikamentöse Therapie bei Jungen

Testosteron wird hoch dosiert als Depotpräparat intramuskulär in wöchentlichen Abständen verabreicht. Die Dosis beträgt 250 mg/Woche. Nach einem anderen Therapieschema kann Depot-Testosteron auch alle 14 Tage in einer Dosis von 500 mg i.m. gegeben werden. Ein weiteres Konzept sieht vor, nur über einen Zeitraum von sechs Monaten zu behandeln, da sich die beschleunigte Entwicklung des Knochenalters auch nach Absetzen der Therapie fortsetzt.
Vor Therapiebeginn sollte ein GnRH-Test durchgeführt werden, um eine vorbestehende Störung der Hodenfunktion oder der Gonadotropinsekretion auszuschließen. Unter der Therapie müssen regelmäßige Kontrolluntersuchungen in viermonatigen Abständen erfolgen (Körperhöhe, -gewicht, Tanner-Stadium, Hodenvolumen, Röntgen-Hand [2x/Jahr], Serum-Transaminasen).
Der Effekt der Therapie hängt von der Höhe der Testosterondosis sowie vom Knochenalter bei Therapiebeginn ab.

> So kann bei optimalen Bedingungen im Mittel eine Reduktion der Endgröße um ca. 8 cm erreicht werden.

Die Therapie wird in der Regel gut vertragen. Häufig kommt es im Lauf der Therapie zu einer Gewichtszunahme. Die Hoden bleiben klein, wenn die Therapie früh in der Pubertät begonnen wird. Bereits pubertätsbedingte vergrößerte Hoden werden im Verlauf der Therapie kleiner. Nach Beendigung der Therapie normalisiert sich das Hodenwachstum.
Als Nebenwirkungen sind Ödeme, Hochdruck sowie eine ausgeprägte Akne beschrieben.
Nachuntersuchungen von Männern, deren Therapieende bereits mehrere Jahre zurücklag, haben widersprüchliche Ergebnisse ergeben. So fanden sich in einigen Studien bei einem Teil der Männer im Spermiogramm eine verminderte Spermienzahl sowie eine Störung der Spermienmotilität und zum Teil auch der Morphologie, während andere Studien keine Veränderungen zeigten.

Literatur

Dörr HG: Hochwuchs. In: Allolio und Schulte (Hrsg.) Praktische Endokrinologie, Urban und Schwarzenberg Verlag München–Wien–Baltimore, 1996

Greulich WW, Pyle S: Radiographic atlas of skeletal development of the handwrist. Stanford Univ Press, Calif., 2. Auflage, 1959

Reinken L, van-Oost G: Longitudinale Körperentwicklung gesunder Kinder von 0 bis 18 Jahren. Körperlänge, -höhe, Körpergewicht und Wachstumsgeschwindigkeit. Klin Pädiatr 204: 129–133 (1992):

Zachmann M: Großwuchs. In: Reinhardt D (Hrsg). Therapie der Krankheiten des Kindesalters. Springer Verlag, Berlin, Heidelberg, New York, 1996, 6. Auflage

30 Hörstörungen

Ulrich Eysholdt und Marcus Koester

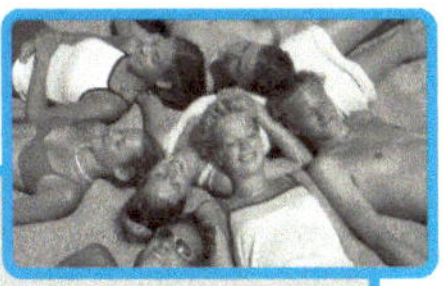

30.1 Definition

Innenohrfunktionsstörungen als Ausdruck der gestörten Haarzellfunktion können traumatisch, durch chronische Lärmexposition oder durch Frakturen im Schädelbasis oder Otobasisbereich bedingt sein. Infektiöse Ursachen (z.B. Mumps, Masern, Grippeotitis) können ebenfalls eine Rolle spielen.

Hereditäre Hörstörungen treten im Zusammenhang mit bestimmten Syndromen (z.B. Alport-Syndrom, Pendred-Syndrom) und weiteren Fehlbildungen auf.

Gelegentlich bleibt eine im Jugendalter auftretende, dabei typischerweise vorher nicht bemerkte progrediente sensorineurale Hörminderung in ihrer Ursache trotz umfangreicher Untersuchungen ungeklärt.

Hereditäre familiäre Innenohrfunktionsstörungen manifestieren sich häufig im zweiten Lebensjahrzehnt mit schubweisem Verlauf, die als hörsturzähnliche Symptomatik imponieren. Akute Hörstürze und auch akuter Tinnitus werden bei Jugendlichen insgesamt selten diagnostiziert.

Ototoxische Medikamente, Autoimmunerkrankungen oder auch die multiple Sklerose können Hörempfindungsstörungen auslösen. Sehr selten sind durch starke plötzliche körperliche Anstrengung verursachte Rupturen des runden oder des ovalen Fensters möglich, hier ist auch das Barotrauma beim Tauchsport anzuführen. Typischerweise ist hier die in zeitlichem Zusammenhang mit dem Ereignis stehende progrediente Hörverschlechterung, die bis zur Ertaubung führen kann.

Die Ursache des Hörsturzes ist per se unklar. Schwindel als Ausdruck einer Erkrankung des Vestibularorgans ist bei Jugendlichen sehr selten. In den meisten Fällen sind nicht-otogene Usachen wie etwa hypotone Kreislaufstörungen verantwortlich.

30.2 Innenohrschäden durch Lärm

Lärminduzierte Hörminderungen und/oder Tinnitus können entstehen

- durch Knall- oder Explosionstrauma (kurzer Schalldruckimpuls > 150 dB), bei dem durch die Druckwelle neben dem Innenohr auch das Mittelohr geschädigt sein kann
- durch akutes Lärmtrauma mit Impulslärm (Einwirkung hoher Schalldruckpegel von 130 dB für mehr als einige Minuten)
- durch Dauerlärm

Klinik

Die Ausbildung einer Lärmschädigung ist von der individuellen Empfindlichkeit des Innenohrs, von dem Schalldruckpegel, dem Pegelanstieg sowie der Expositionszeit abhängig. Anfangs zeigt sich nach der Exposition noch eine temporäre Hörminderung und/oder Tinnitus. Falls keine Erholungsphase eintritt, kann eine permanente sensorineurale Hörminderung und/oder ein Dauertinnitus entstehen. Dies gilt für alle Innenohrschädigungen durch Lärm, wobei der Grad einer Vorschädigung oft durch die üblichen Diagnoseverfahren nicht erfasst wird.

Schallpegeldrücke wie sie bei Open-Air-Veranstaltungen, bei Diskothekenbesuchen oder beim Tragen vom Walkman erreicht werden, müssen nach den Maßstäben arbeitsmedizinischer Schutzvorschriften als gesundheitsgefährdend eingestuft werden. Man geht davon aus, dass bei den gegenwärtigen Musikhörgewohnheiten der 15-Jährigen bereits nach zehn Jahren bei ca. 10% ein mittlerer Hörverlust von 10 dB zu erwarten ist. In einem noch höheren Maß gesundheitsgefährdend sind reine Impulslärmquellen wie Sylvesterknaller oder Schüsse aus Spielzeug-Pistolen (Pegel > 135 dB bei 1 m Entfernung).

> Bereits 25% der deutschen Jugendlichen weisen einen messbaren Hörschaden auf.

Dies ist nicht nur für die persönliche Entfaltung im Privatleben, sondern auch für die Berufswahl unter Umständen entscheidend, da bestimmte Berufe ein normales Hörvermögen verlangen. Leider fehlen in Deutschland bislang Maßnahmen zum Schutz von Jugendlichen, während dies etwa in der Schweiz schon seit 1996 für Musikveranstaltungen gilt, wo etwa Gehörschutzmittel ab bestimmten Schalldrücken vorab ausgegeben werden müssen.

Diagnostik und Therapie

> Lärmereignisse, die mit akuter Hörminderung und Tinnitus einhergehen, sollten umgehend dem HNO-Arzt zur weiteren Abklärung und Therapie vorgestellt werden.

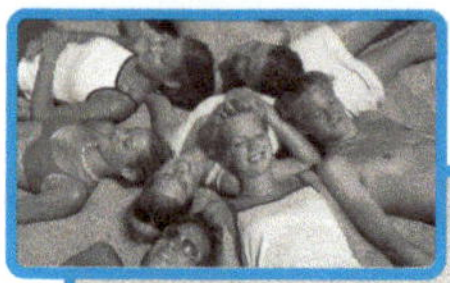

30.3 Hörsturz

Klinik

Aus völligem Wohlbefinden heraus tritt bei den Betroffenen innerhalb von Sekunden bis Minuten eine meist einseitige sensorineurale Hörminderung auf. Die Ursache ist unklar. Die Häufigkeit wird auf zehn bis 20 Hörsturzereignisse bei 100 000 Einwohnern geschätzt. Als pathophysiologisches Substrat wird ein Haarzellschaden angenommen, sehr selten sind retrocochleäre (z.B. Akustikusneurinom, M. Recklinghausen) oder zentrale Läsionen. Stress scheint ein wichtiger Kofaktor zu sein.
Typischerweise wird eine plötzliche Hörminderung oder ein Ohrdruck bemerkt. Häufig ist ein initiales Ohrgeräusch, selten zusätzlich Schwindel vorhanden. Hörminderung und Schwindel verschwinden gewöhnlich innerhalb von Tagen oder Stunden, das Ohrgeräusch kann länger bestehen bleiben.

Diagnostik

> Die häufigste Ursache für eine als akute Hörminderung empfundene Störung, ein obturierender Ohrenschmalzpropf, kann leicht durch Ohrmikroskopie ausgeschlossen werden.

Weiterhin müssen das Explosionstrauma oder das akute Lärmtrauma abgegrenzt werden.

Therapie

> Der Hörsturz hat eine hohe Remissionsrate von annähernd 75%.

Die Erfolgsrate bei allen bekannten Therapieformen liegt bestenfalls ebenso hoch.
Ziel einer Therapie ist neben einer Abklärung der Differenzialdiagnosen eine Verbesserung der Fließeigenschaften des Blutes sowie der Mikrozirkulation. Standard ist eine Hämodilutionstherapie, bei der unter stationären Bedingungen zweimal täglich Infusionen mit Hydroxyethylstärke, Kortison, Pentoxifyllin und Xylocain gegeben werden. Wirksamste Bestandteile sind Kortison und Xylocain in pharmakologischen Dosierungen.

> Von hyperbaren oder normobaren Sauerstofftherapien sollte bei Jugendlichen (Schädigung der Wachstumsfugen) unbedingt abgesehen werden.

Beim Hörsturz wird eine Vollremission bei 50 bis 75%, eine Teilremission bei 25 bis 50% erreicht, bei etwa 15 bis 25% tritt keine Remission auf. Rezidive treten bei 10 bis 20% der Patienten auf.

30.4 Tinnitus

Beim subjektiven Tinnitus, als ein- oder beidseitig vorkommendes Phänomen, wird vom Patienten eine auditive Wahrnehmung ohne äußere Schallquelle wahrgenommen. Beim sehr seltenen objektivem Tinnitus werden die Geräusche auch vom Untersucher wahrgenommen.

Ursachen

Dem subjektivem Tinnitus können eine Vielzahl otologischer, internistischer, neurologischer oder psychosomatischer Erkrankungen zugrunde liegen. Eine Ursache kann auch in Störungen des Gehörgangs oder des Mittelohrs liegen (z.B. Cerumen obturans, akuter oder chronischer Tubenkatarr, akuter oder chronischer Infekt, z.B. Otitis media, Otosklerose). Möglich sind auch akustische Missempfindungen, die keinem Tinnitus entsprechen (z.B. Ohrgeräusch, das beim Schlucken oder bei Bewegungen in den Kiefergelenken entsteht).
Tinnitus kann auch im Rahmen eines Hörsturzereignisses auftreten oder Ausdruck eines durch Lärm induzierten akuten oder chronischen Hörverlusts sein. Hier hat die Freizeitexposition mit lauter Musik, insbesondere bei hohen Schalldrücken und steilen Pegelanstiegen durch tragbare Abspielgeräte oder in Diskotheken, einen hohen Ursachenstellenwert.
Im Verlauf eines neu aufgetretenen Tinnitus kann sich durch eine zentrale Verarbeitunsstörung der primär cochleäre Tinnitus als zentraler Automatismus chronifizieren. An retrocochleären Ursachen ist das z.B. im Zusammenhang mit einem Morbus Recklinghausen auftretende Akustikusneurinom zu nennen. Als weitere Ursachen für das Auftreten von Ohrgeräuschen kommen Medikamente wie Aminoglykoside oder Schleifendiuretika in Betracht. Deren Wirkung kann bei vor-

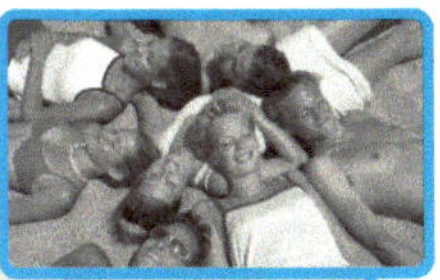

geschädigter Leber oder Niere auch schon in therapeutischem Bereich oto- oder vestibulotoxisch sein.
Der objektive Tinnitus kann einen pulsatilen Charakter besitzen und auf Myoklonien des M. tensor tympani beruhen, es können aber auch Gefäßphänomene oder Herz-Kreislauf-Erkrankungen ursächlich vorhanden sein.

Klinik

Der Tinnitus kann ein- oder beidseitig, für den Patienten nicht lokalisierbar im Kopf, permanent oder temporär auftreten. Der Art der subjektiven Wahrnehmung sind keine Grenzen gesetzt. Eine Hörminderung kann mit dem Tinnitus vergesellschaftet sein, ebenso wie vestibuläre Symptome.
In der Regel werden die Ohrgeräusche ausreichend toleriert, Einschlafstörungen können Anzeichen einer beginnenden Dekompensation sein.

Diagnostik

Anamnese, Ohrmikroskopie, Tympanogramm sowie ein Reintonaudiogramm mit Tinnitusbestimmung und Verdeckungskurve sind duchzuführen. Ergänzt werden sollte die Diagnostik durch eine Vestibularisprüfung und eine Hirnstammaudiometrie (BERA).
Bildgebende Diagnostik und laborchemische Untersuchungen können im Bedarfsfall die Diagnostik ergänzen. Ebenso dienen psychoakustische Messverfahren sowie Tinnitusfragebögen der individuellen Einschätzung des Tinnitus und der Erstellung eines Therapieplans.

Therapie

> Die Therapie des Tinnitus beginnt damit, den Tinnitus durch die audiologische Diagnostik zu verifizieren und den Leidensdruck des Patienten ernst zu nehmen. Ein dekompensierter Tinnitus soll in einen kompensierten Tinnitus überführt werden.

Eine psychische Kompensation wird häufig dadurch erleichtert, dass eine Abklärung der wichtigen Differenzialdiagnosen durchgeführt wird und dem Patienten die Sorge vor Tumoren oder ernsthaften Erkrankungen genommen wird. Jeder akute Tinnitus sollte als Hörsturzäquivalent angesehen und wie ein solcher therapiert werden.

Ein **akuter Tinnitus** besteht nicht länger als drei Monate. Hier sollte möglichst rasch eine rheologische Infusionstherapie wie beim Hörsturz durchgeführt werden. Etwa bei der Hälfte aller Patienten kann unter einer solchen Therapie der Tinnitus abklingen.
Besteht der Tinnitus länger als drei Monate, so handelt es sich um **chronischen Tinnitus**, bei dem eine rheologische Infusionstherapie in der Regel wenig aussichtsreich ist. Hier ist in erster Linie eine intensive Aufklärung und Beratung mit dem Erlernen von Stressbewältigungsstrategien eventuell ein Retraining-Programm sinnvoll. Ein hoher Leidensdruck oder ein akut verstärkter Tinnitus sollte auch bei chronischem Tinnitus stationär behandelt werden. Operative Verfahren sind Mittelohrerkrankungen oder Tumoren vorbehalten. Gelegentlich ist bei degenerativen oder erworbenen Hörminderungen, die mit Tinnitus einhergehen, eine Hörgeräteanpassung sinnvoll.

30.5 Hörgeräteversorgung, Cochlea-Implantat

Das oberste Ziel einer Hörgeräteversorgung ist die Verbesserung des Sprachverstehens nicht nur in ruhiger, sondern auch in geräuschvoller Umgebung. Grundsätzlich ist eine beidseitige Hörgeräteversorgung anzustreben. Bei einseitiger ausgeprägter Hörminderung sollte auch das andere Ohr, wenn möglich, mit einem Hörgerät versorgt werden, um ein Richtungshören zu ermöglichen. Auch bei „Gehörlosigkeit" besteht häufig noch ein verwertbares Resthörvermögen.
In der überwiegenden Zahl der hörgeschädigten Jugendlichen hat bereits eine diagnostische und therapeutische Betreuung im Kleinkindesalter stattgefunden. Zu regelmäßigen Hörkontrollen und im Bedarfsfall auch Neuverordnungen von Hörhilfen sollte der Jugendliche sich regelmäßig beim HNO-Arzt vorstellen.

> Ziel einer Behandlung ist die Verbesserung und der Erhalt der Kommunikationsfähigkeit, sodass der Besuch einer Regelschule möglich ist.

Für Jugendliche sind die klassischen **Hörgeräte**, die als HDO-Geräte hinter dem Ohr getragen werden, wegen der einfacheren Handhabung gebräuchlich. Die Akzeptanz ist anders als bei Er-

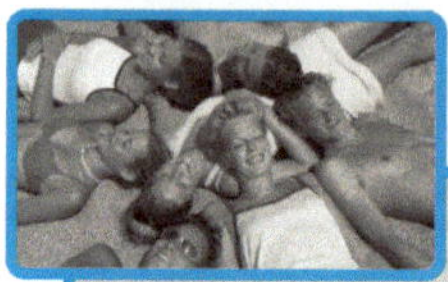

wachsenen sehr hoch. Außerdem sind mittlerweile knochenverankerte Hörgeräte auf dem Markt. Bei Gehörgangsatresien sind, falls eine Operation nicht gewünscht wird oder nicht sinnvoll erscheint, auch Knochenleitungshörhilfen möglich, die in Form einer Brille getragen werden. Die im Gehörgang zu tragenden Geräte verlangen eine gewisse Selbstdisziplin im Umgang mit diesen Apparaten.

Beim **Cochlea-Implantat** wird der Schall über ein kleines Richtmikrofon hinter dem Ohr erfasst, von einem externen Sprachprozessor verarbeitet und über die hinter dem Ohr zu tragende Sendespule dem implantierten Empfänger übermittelt. Dieser leitet die Signale über ein Elektrodenbündel durch das runde oder ovale Fenster den leitfähigen Hörnervenfasern als elektrische Signale zu, die sie über die zentrale Hörbahn zur Heschlschen Hörrinde geleiten, wo sie verarbeitet werden.

Die Indikation zur Cochlea-Implantatversorgung wird in der Regel bei prä- und perilingual ertaubten Kindern gestellt und eine Versorgung im Kleinkindesalter vorgenommen. Bei degenerativen Erkrankungen im Jugendalter oder nach akuter beidseitiger Ertaubung bei Trauma oder Meningitis stellt sich ebenfalls die Indikation.

> Gerade Jugendliche, die bereits eine gute Sprachentwicklung hatten, haben dadurch ein ausgezeichnetes Sprachverstehen.

Die Indikationsstellung erfolgt in interdisziplinärer Kooperation mit dem Operateur, dem Pädaudiologen und dem Nachsorgeteam. Sie wird in einem der Cochlea-Implantatzentren, die es in jedem Bundesland gibt, operativ durchgeführt und erfordert eine trainingsintensive wochenlange postoperative Hör-Sprach-Therapie.

Die Lebensdauer der Geräte ist auf ca. 20 Jahre begrenzt, eine Neuversorgung ist jedoch möglich.

Literatur

Bootz, F: HNO-Erkrankungen in der Pädiatrie, Wissenschaftliche Verlagsgesellschaft, Stuttgart, 1995

Lenarz, T Cochlea-Implantat, Springer, Berlin 1998.

Pascher W, Bauer HH: Differentialdiagnose von Sprachstörungen, Stimmstörungen und Hörstörungen. Edition Wötzel, Dreieich, 1998

31 Hypertrichose und Hirsutismus

Alfred S. Wolf

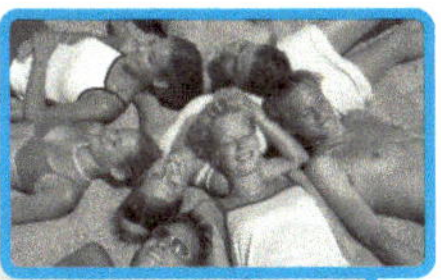

31.1 Definition

Unter **Hypertrichose** versteht man ein verstärktes, meist dispers, häufig überall am Körper (insbesondere aber im Gesicht) auftretendes, feines helles Vellushaar, insbesondere an Stellen, wo der Haarfollikel nicht androgenabhängig ist (Unterschenkel, Unterarm, Sakralregion).

Unter **Hirsutismus** versteht man das Auftreten von pigmentiertem Terminalhaar in androgenabhängigen Haarfollikeln. Diese sind vorwiegend in den Regionen Oberlippe, Kinn, Wange, vordere Halspartie, Brust- und Sternalregion, Pubesregion, Linea alba des Unterbauchs und proximale Oberschenkel, also an typisch „männlichen" Regionen, platziert (s. Farbtafel, Abb. 31-1 und 31-2). Diese Form stellt eine stimulierte Erscheinungsform des androgenisierten Haarfollikels dar und ist sehr häufig mit weiteren androgenetischen Zeichen vergesellschaftet (Acne vulgaris, androgenetische Alopezie, Seborrhoe).

Bei einer Virilisierung kommt es zu einer deutlich über Hirsutismus und Acne vulgaris hinausgehenden Androgenisierung mit Klitorishypertrophie, weiteren Vermännlichungszeichen am Genitale, Stimmveränderung, Zunahme der Muskelmasse und Muskelkraft sowie androgenetische Alopezie vom männlichen Typ (Geheimratsecken).

31.2 Epidemiologie

Hirsutismus und Hypertrichose stellen zwei unterschiedliche Bilder mit starker kosmetischer Beeinträchtigung dar. Verstärkte Behaarung in Körperregionen, die für ein Mädchen untypisch und kosmetisch störend sind und oft mit Veränderung des Haaransatzes einhergehen, führen zu einer erheblichen Beeinträchtigung des Selbstwertgefühls und sind damit häufig Anlass für Arztbesuche. Bei jungen Mädchen sind diese Symptome, insbesondere bei durchgemachter vorzeitiger Adrenarche, als Hinweise auf komplexe Störungen des Androgen-, Glukose- und Fettstoffwechsels zu werten. Die Entwicklung eines metabolischen Syndroms, Typ-II-Diabetes, kardiovaskuläre (Herzinfarkt) und zerebro-vaskuläre (Schlaganfall-)Erkrankungen, erhöhtes Risiko für Endometrium- und Mammakarzinom belasten das Gesundheitswesen erheblich.

> Vermeintlich rein ästhetisch-kosmetische Störungen entpuppen sich als potenzielle Vorboten mit hoher Morbidität und Mortalität belasteter Erkrankungen. Vor diesem Hintergrund ist eine frühzeitige Erkennung, Einleitung konkreter präventiver Maßnahmen zur Vermeidung der Folgeerkrankungen ein hochkarätiger präventiver Auftrag der Medizin.

31.3 Hintergrund

Sämtliche Haare werden durch unterschiedliche endokrine Stimulatoren zum Wachstum angeregt (Tab. 31-1). In der Haut existieren drei unterschiedliche Typen von Haarfollikeln:

- Vellushaarfollikel mit mehreren Millionen kleinster Vellushaare samt feinem, kurzem, pigmentfreiem Haar verteilen sich an der Hautoberfläche.
- Talgdrüsenfollikel bestehen aus einem „dysproportioniertem Follikel" mit einer großvolumigen Talgdrüse und einem dünnen Vellushaar. Diese finden sich insbesondere in größerer Menge im Gesicht, an der oberen Brust- und Schulterpartie sowie an der Außenseite der Oberarme (Akne-Region).
- Der Terminalhaarfollikel ist der Ort, aus dem sich das dichte Haupthaar (= pigmentiertes Terminalhaar) entwickelt.

Die Quellen von exzessiv erhöhten Androgenwerten sind in der Tabelle 31-2 dargestellt.

Tabelle 31-1 Hormonelle Stimulatoren des Haarwachstums.

Haarlokalisation	Hormoneller Stimulator
Augenbrauen, Wimpern, Unterarm, Schenkel, untere Partie des Haupthaars	Wachstumshormon
Axilla, untere Pubes, temporales und parietales Haupthaar	Androgene (niedrige Konzentration)
Bart, Sternalregion, obere Pubes, Ohren, Nase	Androgene (hohe Konzentration)

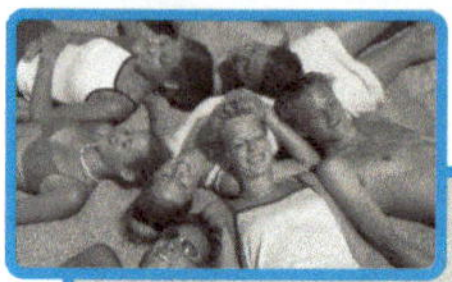

Tabelle 31-2 Formen der Hyperandrogenämie bei Hirsutismus.

Ovarielle Hyperandrogenämie:
- PCO-, HAIR-Syndrom
- Hyperthekosis ovarii
- androgenproduzierende Ovarialtumoren

Adrenale Hyperandrogenämie:
- adrenogenitales Syndrom (AGS): 21-Hydroxylase-, 11β-Hydroxylase-, 3β-Hydroxysteroid-Dehydrogenase-Defekt
- idiopathische adrenale HA
- Nebennierenrindentumoren

Gemischte ovariell-adrenale Hyperandrogenämie

> Ein so genannter idiopathischer Hirsutismus ist infolge Verfeinerung der Diagnostik und bei Messung sämtlicher Androgenmetaboliten nur bei 10 bis 12% der Betroffenen nachweisbar.

Juveniles Polyzystisches-Ovar-Syndrom (PCO)

Unter dem PCO-Syndrom versteht man eine Assoziation unterschiedlichster Phänotypen, mit zahlreichen Symptomvarianten und Kombinationen. So wird bei Patientinnen mit PCO-Syndrom bei über 50% eine Adipositas und in 30 bis 60% eine Insulinresistenz gefunden. Die Terminologie PCO-Syndrom ist etwas irreführend und aus heutigem pathophysiologischem Verständnis eher als polyfollikuläres Syndrom (PFO) zu beschreiben, da es sich bei den multiplen „Zysten" um ein Hyperrekruitment von Primordial- und Sekundärfollikeln und nicht um Zysten handelt.

Der wesentliche Befund ist die Hyperandrogenämie unterschiedlicher Herkunft. Die überwiegende Anzahl junger Mädchen mit PCO-Syndrom entwickelt eine funktionelle ovarielle Hyperandrogenämie (FOH), die direkt die pilosebo-glanduläre Einheit des Haarfollikels stimuliert und für Hirsutismus, Akne und Seborrhoe verantwortlich ist.

Der zugrunde liegende ovarielle Androgenexzess scheint dual pathogenetisch verursacht zu sein. Synergistische Wirkungen durch Insulin (im Rahmen der Hyperinsulinämie via Insulinresistenz) und das poly-oszillatorische LH stimulieren die Androgenproduktion in der Theka interna (Abb. 31-3). Insulin verstärkt dabei den LH-Effekt an der Theka interna mit Erhöhung der ovariellen Androgenproduktion (Abb. 31-4). LH und Insulin

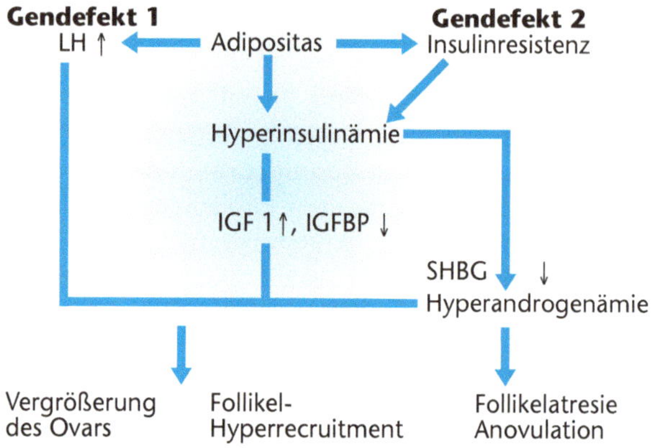

Abb. 31-3 Schematische Darstellung der Dualdefekthypothese des PCO-Syndroms: Zwei Gendefekte unterschiedlicher Art führen in synergistischer Kombination zu einer Fülle von Pathologien, in deren Mittelpunkt die typische Ovarialpathologie steht.

können, allein gegeben, am Ovar Vergrößerung, Hyperrecruitment und das typische PCO induzieren. Adipositas und Übergewicht führen durch Anregung der Leptinexpression zur hochfrequenten, hochamplitudigen LH-Pulsatilität mit entsprechendem Anstieg von LH. Der LH/FSH-Quotient steigt typischerweise auf 2 bis 5 an. Durch die chronische LH-Stimulation kommt es zum follikulären Hyperrecruitment mit Zunahme antraler Follikel im subtunicalen Niveau. Diese Follikel persistieren zunächst, atresieren später (= Androgeneffekt), gefolgt von Fibrose und Verdickung der Tunica. Dieser Prozess wird durch Wachstumsfaktoren wie Insulin und IGF-1 augmentiert. Ferner besteht sehr oft ein verstärkter

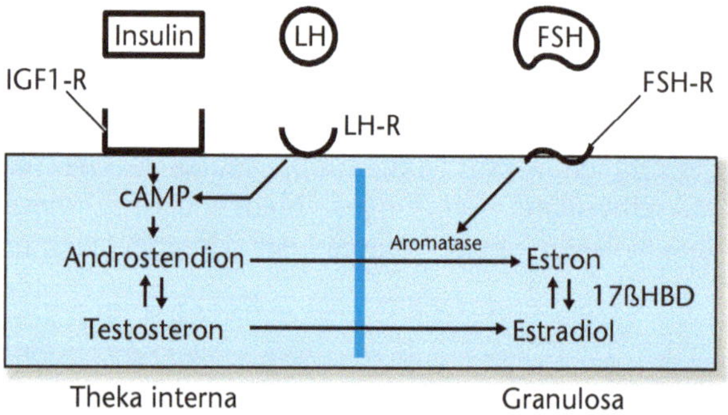

Abb. 31-4 Schematische Darstellung des endokrinen Ablaufs an Theka-interna- und Granulosazellen: Insulin und LH führen synergistisch zur Aktivierung von cAMP, die die Androgenproduktion in der Theka (Androstendion, Testosteron) verstärkt. Diese Produkte werden an die Granulosazellen weitergeleitet und dort zu Estron und Estradiol aromatisiert.

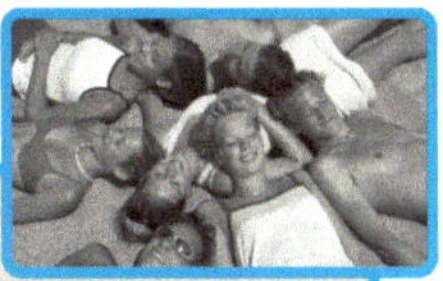

Tabelle 31-3 Prozentualer Anteil von Ovar und Nebennierenrinde an der Hyperandrogenämie (nach [Ehrmann et al. 1992]).

	NNR funktionell-adrenalen Hyperandrogenämie	NNR normal
Ovar funktionelle ovarielle Hyperandrogenämie	30	40
Normal	20	10

Anstieg von 17-OH-Progesteron durch die Thekazellen als Zeichen der Überexpression des Enzyms 17-Hydroxylase (Cyp17). Ob es sich dabei um eigene genetisch bedingte Aktivitätserhöhung der Promotorregion des Gens handelt oder ob es ein Epiphänomen der Hyperinsulinämie darstellt, ist nicht geklärt.

Ein Androgenexzess aufgrund einer Überexpression der 17-Hydroxylase/17–20-Lyase kann sowohl zu einer funktionellen ovariellen Hyperandrogenämie als auch analog zu einer funktionell-adrenalen Hyperandrogenämie (FAH) mit nachfolgendem PCO-Syndrom führen. Bei 30% ist eine funktionelle Hyperandrogenämie gleichzeitig in Ovar und Nebennierenrinde zu finden (Tab. 31-3). Solche Veränderungen führen bei Mädchen zur vorzeitigen Adrenarche/Pubarche. Immerhin haben ca. 45% der Mädchen mit Hyperandrogenämie eine vorzeitige Adrenarche.

> So gesehen sind junge Mädchen mit vorzeitiger Adrenarche als eine Risikopopulation für die Entwicklung eines PCO-Syndroms anzusehen.

Hyperthekosis ovarii

Diese Form ist morphologisch gegenüber dem PCO-Syndrom nicht durch zahlreiche Follikel, sondern durch eine verdichtete und verbreiterte Thekaschicht charakterisiert. Endokrin ist die Hyperandrogenämie gegenüber dem PCO-Syndrom meist deutlicher ausgeprägt. Hirsutismus und virilisierende Symptome sind analog zu den höheren Testosteron- und Androstendionkonzentrationen stärker ausgeprägt.

Adrenogenitales Syndrom (AGS)

Die häufigsten Enzymdefekte mit einem Androgenexzess sind bei Mädchen der 21-Hydroxylase-, der 3β-Hydroxysteroid-Dehydrogenase- und der 11β-Hydroxylase-Defekt. Die klassischen AGS-Formen führen bereits pränatal zu einer Virilisierung des äußeren Genitales.

> Bei jungen Mädchen ist daher die nicht-klassische AGS-Form (Late-onset-AGS) häufig Ursache einer Hyperandrogenämie.

31.4 Klinik

Das typische PCO-Syndrom ist charakterisiert durch Hyperandrogenämie mit

- Hirsutismus, Akne, Alopezie, Seborrhoe
- Übergewicht, Adipositas und Insulinresistenz
- polyzystische, vergrößerte Ovarien

Diese Kombination hat dem Syndrom auch die Bezeichnung PCO-HAIR-Syndrom (Hyperandrogenämie-Insulinresistenz) eingebracht (Tab. 31-4). Beim **Late-onset-AGS** treten folgende klinische Symptome variabel auf:

- vorzeitige Adrenarche
- Akzeleration des Knochenalters
- Hirsutismus
- Akne, Seborrhoe, Glatzenbildung, Klitorishypertrophie

Tabelle 31-4 Prozentuale Verteilung klinischer Befunde beim PCOS.

Befund	Vorkommen (%)
Adipositas	25–50
Insulinresistenz	30–60
Hirsutismus	34–69
Amenorrhoe	23–51
Eumenorrhoe	15–25

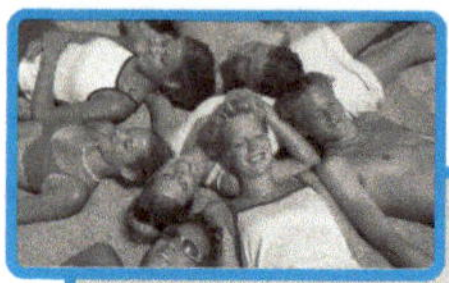

- Kleinwuchs
- Zyklusunregelmäßigkeit
- Amenorrhoe und Sterilität

31.5 Diagnostik

31.5.1 Anamnese

Die wichtigsten abzufragenden Punkte nennt Tabelle 31-5.

Tabelle 31-5 Anamneseerhebung bei Hirsutismus.

- frühzeitiges Auftreten der Adrenarche (eine Zeitspanne von mehr als drei Jahren zwischen Adrenarche und Menarche), insbesondere bei gleichzeitigem Übergewicht häufig mit Androgenexzess vergesellschaftet
- Zyklusdauer: Oligoamenorrhoen primär oder sekundär
- Gewichtsverlauf während Kindheit und Adoleszenz (am besten in den gelben Vorsorgeheften nachzulesen)
- weitere Erkrankungen (Schilddrüse, Diabetes mellitus)
- Medikamentenanamnese, Familienanamnese
- Auftreten der hirsuten Veränderung, Zeitpunkt, Schnelligkeit und Dynamik der Entwicklung, subjektive Einschränkung

31.5.2 Untersuchung

Inspektion der Haut

Für die klinische Definition des Hirsutismus hat sich die Schweregradeinteilung nach Baron 1974 bewährt (Tab. 31-6). Das Ausmaß der hirsuten Veränderungen ist nicht direkt mit dem Schweregrad des Androgenexzesses korreliert. Daneben sind Angaben über weitere androgenetische Zeichen wie Akne, Seborrhoe oder androgenetische Alopezie, Hauttyp und eventuell Hypertrichose erforderlich. Diese Einteilung trägt der Häufigkeitsverteilung des Hirsutismus nach Prädilektionsstellen Rechnung, wobei Oberschenkel und erweiterte Pubesbehaarung, Kinn und Oberlippe sowie Mamille in der Reihenfolge der Nennung die häufigsten Orte hirsuter Veränderungen darstellen.

Messungen

Neben Körpergewicht, Körpergröße und Body-Mass-Index ist die Ermittlung des Taille/Hüft-Quotienten (THQ) erforderlich. Er ist ein einfacher Parameter zur Erkennung metabolischer und somit kardiovaskulärer Risiken. Ein THQ von > 0,85 entspricht einer viszeralen Adipositas und geht gehäuft mit Pathologien im Glukose- und Fettstoffwechsel einher.

Ultraschalldiagnostik

Bei jungen Mädchen wird die Ultraschallsonographie überwiegend transabdominal durchgeführt. Von der mittleren Pubertät an ist durch die Auflockerung und Weitung des Introitus vaginae eine vaginale Sonographie möglich.

Als Messparameter werden Uterusgesamtlänge und Endometriumdurchmesser sowie die Ovarien gemessen. Die Charakteristika von PCO-Ovarien sind:

- Ovarvolumen > 8 cm^3 (Formel = Länge x Höhe x Breite x 0,5)
- Ovarfläche > 5,5 cm^2 (Formel = Länge x Höhe) Längsdurchmesser > 30 mm
- Anzahl der Follikel > 11
- Follikel pro Ovar mit Durchmesser < 6 mm (bei 50% der PCO-Patientinnen)
- Echogenität des Stromas intensiv erhöht

Labordiagnostik

Die Basisdiagnostik umfasst die Bestimmung von Testosteron, DHEAS, Androstendion, 17-Hydroxyprogesteron und zusätzlich SHBG, FSH, LH, Prolaktin, TSH. Die Blutentnahme sollte vor-

Tabelle 31-6 Schweregradeinteilung des Hirsutismus nach Baron 1974.

Grad I (leichtgradig):
1. Pigmentiertes Terminalhaar vom Pubesbereich dreieckig zum Nabel verlaufend
2. Oberlippe
3. Perimamillär

Grad II (mittelgradig):
1 + 2 + 3 (obige Prädilektionsstellen), zusätzlich:
4. Kinn
5. Innenseite der Oberschenkel

Grad III (stark):
1 + 2 + 3 + 4 + 5 (= sämtliche vorigen Prädilektionsstellen), zusätzlich:
6. Prästernal
7. Rücken
8. Gesäß
9. Schultern

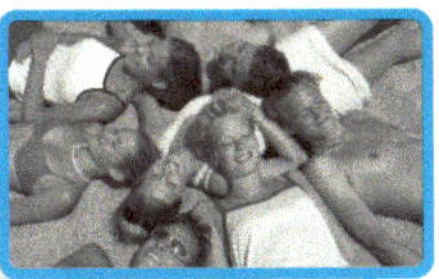

mittags erfolgen. Eine mittzyklische Blutentnahme sollte vermieden werden.
Die weitergehende Diagnostik richtet sich nach den Basiswerten (Tab. 31-7).

31.6 Therapie

Die Behandlung richtet sich stets nach dem Behandlungsziel.

> Bei jungen Mädchen und jungen Frauen sind Zyklusstörungen, die kosmetisch störenden hirsuten Veränderungen sowie die Akne, Seborrhoe und/oder Alopezie meist im Vordergrund.

Erst später spielt die primäre oder sekundäre Sterilität eine zunehmend wichtige Rolle.

31.6.1 Beseitigung der Hyperandrogenämie

Die überschießende Nebennierenrinden-Aktivität wird supprimiert durch Prednisolon 2,5–5 mg, alternativ Dexamethason 0,25–0,5 mg.
Die Ovarialaktivität wird gehemmt durch orale Kontrazeptiva (OK), insbesondere mit antiandrogener Wirkung zur Reduktion des ovariellen Androgenexzess und des überschießenden LH. Der Vorteil der oralen Kontrazeptiva liegt in der Anhebung des SHBG durch Ethinylöstradiol (EE) und Minderung der ovariellen Hyperandrogenämie durch die direkte suppressive Wirkung der Progestagene am Ovar. Wirksame OK-Präparate sind solche mit Cyproteronacetat (Diane 35®), Dienogest (Valette®) oder Chlormadinonacetat (Neoeunomin®, Ovosiston®, Belara®) und Drospirenon und Drospirenon (Yasmin®, Petitbelle®). Als Alternative kommt bei jungen Mädchen, die keine oralen Kontrazeptiva wünschen, oder bei Kontraindikationen gegen OK eine Kombination aus konjugierten Östrogenen (0,6–1,25 mg/Tag) und Cyproteronacetat (CPA) bzw. Chlormadinonacetat (jeweils 2 mg sequenziell) in Frage.

31.6.2 Beseitigung der Hyperinsulinämie

Im Vordergrund steht die Gewichtsreduktion bei Übergewicht. Sind die Patientinnen wenig motiviert oder essgestört, ist eine kompetente psychotherapeutische Begleitung, eventuell auch in Gruppen, notwendig. Zu jeder Gewichtsreduktion gehört auch ein regelmäßiger Ausdauersport.
Bei der medikamentösen Behandlung der Hyperinsulinämie bestehen die besten Erfahrungen mit Acarbose (enteraler Disaccharidasehemmer) in einer Dosis von 3 x 50 bis 3 x 100 mg täglich. Als Insulinsensibilizer steht Metformin in einer Dosierung von 1–3 x 500 mg zur Verfügung, jeweils nach den Mahlzeiten eingenommen. Wichtigste Nebenwirkung ist die Hypoglykämie. Die Therapiekontrolle sollte nach sechs Monaten erfolgen. Durch Metformin ist eine signifikante Reduktion nicht nur des Insulins, sondern auch der Androgenproduktion in den Ovarien beschrieben.

31.6.3 Normalisierung des Fettstoffwechsels

Dies erreicht man nur durch eine entsprechende fettreduzierte Kost, für die es eine Reihe von standardisierten Anleitungen gibt. Bei Stoffwechselpathologien vom familiären Typ wie familiäre Hypercholesterinämie oder Hypertriglyzeridämie sind Clofibrate oder Statine notwendig.
Die rechtzeitige Diagnostik und die Behandlung des juvenilen PCO-Syndroms ist im Hinblick auf spätere Manifestation zahlreicher Erkrankungen enorm bedeutungsvoll.

Tabelle 31-7 Weitergehende Diagnostik in Abhängigkeit von den Ergebnissen der Basisdiagnostik.

Indikation	Weitergehende Diagnostik
erhöhte Androgenwerte, insbesondere DHEAS > 3,4 mg/ml, Testosteron > 0,5 ng/ml	Dexamethason-Kurztest
Verdacht auf Late-onset-AGS	ACTH-Kurztest
SHBG < 30 mmol/l (bzw. < 10 ng/ml) und Adipositas	orale Glukosebelastung
Adipositas und erniedrigtes SHBG	Fettstoffwechseluntersuchung (Bestimmung von Gesamt-, LDL-, HDL-Cholesterin und Triglyzeride)

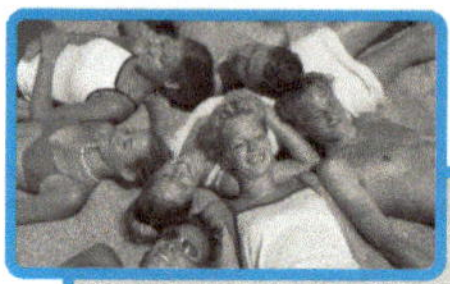

Das metabolische Syndrom, Typ-II-Diabetes, kardio- und zerebrovaskuläre Erkrankungen sowie Endometrium- und Mammakarzinom treten gehäuft bei diesen Patientinnen auf, sodass das PCO-Syndrom eine große Chance für eine gezielte Prävention bietet.

31.6.4 Therapie des Hirsutismus

Die Therapie richtet sich stets nach der Grunderkrankung und wird über mehrere Etappen realisiert.
Das erste Ziel der Behandlung ist es zunächst, den Androgenexzess der zugrunde liegenden Erkankung zu beseitigen und die Serumkonzentrationen der Androgene auf Normal- oder Subnormalwerte abzusenken. Während bei Kortikoiden die Hauteffekte minimal sind und diese sich zur Behandlung des Hirsutismus wenig bewährt haben, können Antiandrogene durch direkte Blockierung des Androgenrezeptors besonders bei Akne und Seborrhoe Hervorragendes leisten.

Für die Therapie des Hirsutismus benötigt man unterschiedliche Strategien, je nach Intensität und Ausmaß der Androgenisierung oder Notwendigkeit der Kontrazeption.

Zunächst werden orale Kontrazeptiva, meist mit antiandrogen wirksamen Progestagenen verwendet (s.o.). Selbst bei Verwendung von Cyproteronacetat, dem wirksamsten Antiandrogen, ist bei niedriger Dosierung von 2 mg nach neun Monaten nur in 25% eine Besserung der hirsuten Veränderungen zu erwarten. Innerhalb der Beobachtungszeit kommt es zu einer langsamen Verminderung des Haarwachstums, Minderung der Haarpigmentation und Verringerung der Haardichte bzw. der Haardurchmesser. Dennoch bleibt bei zahlreichen Patienten ein erheblicher Restbestand an hirsuten Veränderungen bestehen. In diesen Fällen kann eine höher dosierte Therapie mit Cyproteronacetat (CPA) in Erwägung gezogen werden:

- 35 ng EE + 2 mg CPA (Diane 35®) + 50-100 mg CPA = Androcur® (5.–14. Zyklustag)
- 300 mg CPA (Androcur-Depot®) (= parenterales Depot), evtl. + Diane 35®

Auch bei höchster Dosierung ist nur in bescheidenen 60% mit einem Behandlungserfolg des Hirsutismus zu rechnen, während Akne, Seborrhoe (100%) besser ansprechen.
Bei Misserfolg dieser Therapie oder bei Kontraindikation ist die Laser-Epilation mit den neuen Epilationslasern oder Blitzlampen (Epilight™, Photoderm™) eine neue, wirksame Alternative. Energiereiche Fotoblitze werden von dem meist dunkel pigmentiertem Haar absorbiert, an die empfindliche Haarwurzel geleitet, die dort mit hoher Wärmedichte die sensiblen Haarwurzelzellen zerstören.
Andere, weit weniger wirksame antiandrogene Therapeutika sind Spironolacton (= Aldosteron-Antagonist 2 x 25–100 mg/Tag) und Flutamid.

Literatur

Azziz R, D. Dewailly, D. Owerbach: Nonclassic adrenal hyperplasia: Current concepts. J Clin Endocrinol Metab 78: 810-815 (1994)
Baron J. (1974): Diagnostik und Therapie des Hirsutismus. Zentralbl Gynäkol 5: 129–142
Ehrmann D.A., R.B. Barnes, R.L Rosenfield: Polycystic ovary syndrome as a form of functional ovarian hyperandrogenism due to dysregulation of androgen secretion. Endocr Rev 16: 322–353 (1995)
Geisthövel J. Polyzystisches Ovar. Ovarielle Hyperandrogenämie im Jugendalter. DIA-GM 18: 1545-1549 (1992)
Kleinstein J. Androgenisierungserscheinungen bei jungen Mädchen. Diagnostik und Therapie Gynäkologe 31: 534-538 (1998)
Rosenfield R.L. Current concepts of polycystic ovary syndrome. Baillieres Clin Obstet Gynecol 11: 307 (1997)
Wolf A.S.: Adipositas und PCO-Syndrom bei jungen Mädchen. Gynäkologe 31: 566–574 (1998)

32 Impfungen bei Jugendlichen

Ulrich Heininger

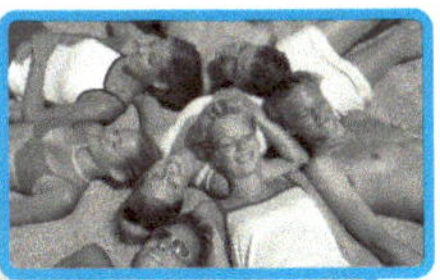

Die Grundlage für einen zuverlässigen Impfschutz wird in der Regel durch verschiedene Grundimmunisierungen in den ersten Lebensjahren geschaffen. Es ist die Aufgabe des Arztes, der jugendliche Patienten betreut, dafür zu sorgen, dass die erforderlichen Auffrischimpfungen erfolgen und dadurch der Impfschutz aufrecht erhalten bleibt. Darüber hinaus ist jeder Arztkontakt Gelegenheit, bislang versäumte Impfungen nachzuholen. Schließlich sind bei Risikosituationen (z.B. chronische Erkrankungen, Reisen u.a.) bestimmte Indikationsimpfungen sinnvoll.

32.1 Allgemeine Grundlagen

32.1.1 Impfstoffe und Wahl der Impfstelle

Man unterscheidet Lebend- und Totimpfstoffe:

- **Lebendimpfstoffe** enthalten attenuierte, vermehrungsfähige Erreger und werden meist subkutan verabreicht.
- **Totimpfstoffe** enthalten abgetötete Erreger oder Bestandteile (Toxoide und andere relevante Antigene). Sie sind zur Steigerung der Immunogenität an Adjuvanzien (meist Aluminiumverbindungen) adsorbiert. Da diese im subkutanen Fettgewebe Entzündungsreaktionen auslösen können, werden Totimpfstoffe intramuskulär appliziert.

Lebend- und Totimpfstoffe dürfen in beliebiger Kombination am selben Tag injiziert werden. Zwei Lebendimpfstoffe werden entweder zeitgleich oder in einem Abstand von vier Wochen verabreicht. Zwischen verschiedenen Lebend- und Totimpfstoffen sowie Tot- und Totimpfstoffen sind keine bestimmten Abstände einzuhalten.
Subkutane Injektionen können an beliebiger Stelle appliziert werden. Bewährt hat sich der Oberarm. **Intramuskulär** zu verabreichende Impfstoffe sollten bei Jugendlichen (wie auch bei allen Kindern im gehfähigen Alter) in den M. deltoideus auf der nicht-dominanten Seite verabreicht werden. Sind an einem Termin zwei Injektionen vorgesehen, sollte die erfahrungsgemäß besser verträgliche Vakzine in den Oberarm der dominanten Seite injiziert werden.
Bei jeder Impfung sollte der Patient bequem sitzen oder liegen.

32.1.2 Aufklärung und Einverständnis

Impfungen erfordern – wie jede ärztliche Maßnahme – zuvor eine Aufklärung über Nutzen und Risiken und anschließend das Einverständnis des Patienten bzw. seiner Sorgeberechtigten. Beides kann mündlich erfolgen, sollte aber in den Krankenunterlagen dokumentiert werden. Sicherer ist es, ein schriftliches Einverständnis zu erheben. Ein Jugendlicher, der die Tragweite seiner Entscheidung beurteilen kann, kann selbstständig einwilligen. Dies ist sicher ab dem Alter von 16 Jahren der Fall.

32.1.3 Kontraindikationen

Die vorgesehene Impfung muss indiziert sein. Kontraindikationen sind anamnestisch auszuschließen. Dazu gehört auch die Frage nach unerwünschten Reaktionen auf vorausgegangene Impfungen und das Erkennen akuter Erkrankungen, die eventuell ein Verschieben der Impfung notwendig machen. Eine körperliche Untersuchung ist ratsam.
Nach Immunglobulingaben müssen Lebendimpfungen in Abhängigkeit von der verabreichten Menge für mindestens drei Monate zurückgestellt werden, da spezifische Antikörper die Impferreger neutralisieren und so den Impferfolg verhindern können.

32.1.4 Nebenwirkungen

Alle amtlich zugelassenen Impfstoffe zeichnen sich durch gute Verträglichkeit und Wirksamkeit aus. Lokale Nebenwirkungen wie Rötung, Schwellung oder Schmerzen an der Impfstelle, treten in Abhängigkeit von der Art des Impfstoffs, der Zahl der vorausgegangenen Impfungen und der individuellen Reaktionsbereitschaft in unterschiedlicher Häufigkeit (0–25%) auf. Systemische Nebenwirkungen sind sehr selten. Fieber wird – im Gegensatz zum Kindesalter – nach Impfungen bei Jugendlichen praktisch nie beobachtet. Unspezifische Beschwerden wie Müdigkeit, Kopfschmerzen u.a. treten dagegen relativ häufig auf, sind aber nicht immer ursächlich durch die Impfung(en) ausgelöst.
Allergische Typ-III-Reaktionen (Arthus-Phänomen) können durch Überimpfung, d.h. unnötig häufige Auffrischungen (meist Tetanus!), verursacht werden. Sie äußern sich in ausgeprägten, schmerzhaften Lokalreaktionen, die einige Tage anhalten können. Anaphylaktische Reaktionen

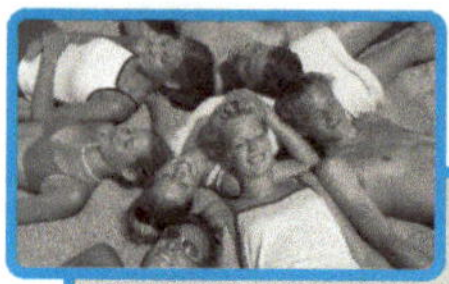

(Urtikaria, Glottisödem, Schock) sind extrem selten. Dennoch muss der impfende Arzt durch Bereithalten von entsprechenden Notfallmedikamenten darauf vorbereitet sein.

32.1.5 Maßnahmen nach der Impfung

Nach der Impfung sollte der Patient einige Minuten nachbeobachtet werden, um unerwünschte Sofortreaktionen zu erkennen. Datum der Impfung, Name des Impfstoffs, Dosis, Applikationsart und Chargennummer werden im Impfpass des Patienten dokumentiert.
Als einzige Verhaltensregel nach Impfungen ist zu erwähnen, dass auf besondere Belastung des geimpften Armes (Bodybuilding, häufiges, schweres Heben u.Ä.) für einige Tage verzichtet werden sollte, da es anderenfalls zu ausgeprägten Muskelschmerzen kommen kann.

32.2 Routineimpfungen

Die derzeit gültigen Impfempfehlungen sind in Tabelle 32-1 dargestellt. Sie werden von einem Expertengremium, der so genannten STIKO (Ständige Impfkommission am Robert Koch-Institut in Berlin), regelmäßig aktualisiert und dienen dem Arzt als Richtlinie zur Durchführung von Auffrisch- und Nachholimpfungen bei Jugendlichen.

Jeder Jugendliche sollte die in Tabelle 32-1 aufgeführten Impfungen erhalten haben.

Ausgenommen ist die Hib-Impfung, die nur in den ersten fünf Lebensjahren sinnvoll ist (danach besteht eine natürlich erworbene Immunität).
Vor wichtigen Ereignissen (Sportwettbewerbe, Schulprüfungen u.Ä.) sollten nicht dringend indizierte Impfungen unterlassen werden, um eine eventuell Beeinträchtigung des Patienten zu vermeiden.

32.2.1 Diphtherie und Tetanus

Ein tragfähiger Schutz vor Tetanus und Diphtherie besteht, wenn eine komplette Grundimmunisierung (mindestens drei Impfdosen) stattgefunden hat und die letzte Impfung weniger als zehn Jahre zurückliegt.

Tabelle 32-1 Empfohlene Routine-Impfungen in Deutschland.

Impfung	Alter							
	Geburt	2 Monate	3 Monate	4 Monate	≥11 Monate	15–23 Monate	4–5 Jahre	9–17 Jahre
Diphtherie-Tetanus-Pertussis (Ganzkeim)/ Diphtherie-Tetanus-Pertussis (azellulär)		1	2	3	4			5[1]
Tetanus-Diphtherie (reduzierter Diphtherie-Antigengehalt)							5	6[2]
Haemophilus influenzae Typ B		1	2	3	4			
Hepatitis B	1[3]	1		2	3			1-2-3
inaktivierte Poliomyelitis-Vakzine[4]		1	2	3	4			5
Masern, Mumps, Röteln					1	2		

1 Die 5. Pertussisimpfung erfolgt mit einem azellulären Pertussisimpfstoff, nach Verfügbarkeit z.B. in Kombination mit Td.
2 7, 8 etc. in 10-Jahresabständen
3 bei HBs-Ag-positiver Mutter oder unbekanntem HBs-Ag-Status 1. Impfung schon unmittelbar nach Geburt (simultan mit passiver Immunisierung bei HBs-Ag-positiver Muter); 2. und 3. aktive Impfung nach 1 und 6 Monaten
4 IPV-Einzelimpfstoffe: 2 oder 3 Injektionen (s. Herstellerangaben)

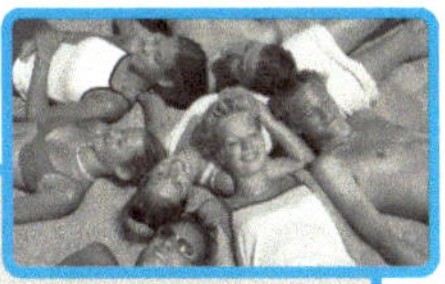

Dadurch werden die Komplikationen der Erkrankungen zuverlässig verhindert:

- spastische Muskelkontraktionen bis hin zur Lähmung der Atemmuskulatur durch das Tetanospasmin von Clostridium tetani, dem Erreger des „Wundstarrkrampfs", der ubiquitär ist und bei Verletzungen der Haut zur Infektion mit hoher Letalität (noch heute 20–30%) führen kann
- lokale und systemische Organerkrankungen (Myokarditis, periphere und zentrale Neuritiden, Pneumonien) durch das Diphtherietoxin von Corynebacterium diphtheriae

> Ist eine vollständige Grundimmunisierung dokumentiert, die letzte Impfung aber länger als zehn Jahre zurückliegend, genügt eine einmalige Auffrischung.

Weitere Auffrischungen erfolgen wieder in Zehn-Jahres-Abständen. Eine erneute Grundimmunisierung ist nicht erforderlich, da das immunologische Gedächtnis (Memory-B-Lymphozyten) auch nach längerer Zeit zu einem raschen IgG-Antikörperanstieg als Ausdruck einer sekundären Immunantwort führt. Sind weniger als drei frühere Diphtherie- und/oder Tetanusimpfungen dokumentiert, sind die fehlenden Impfungen nachzuholen.

Kann der Jugendliche kein Impfdokument vorweisen und ist sein Impfstatus über den betreuenden Arzt aus der Kindheit nicht nachvollziehbar, sollte im Zweifelsfall eine komplette Grundimmunisierung, bestehend aus drei Impfungen im Abstand von einem (1. zu 2.) und sechs Monaten (2. zu 3.) erfolgen. Nur in begründeten Ausnahmefällen kann als deutlich teurere Alternative eine spezifische Serum-Antikörperbestimmung veranlasst werden, die Auskunft über die Notwendigkeit einer Grundimmunisierung gibt.

Für alle Auffrischimpfungen wird idealerweise ein Diphtherie-Tetanus-Kombinationsimpfstoff verwendet. Dabei ist zu beachten, dass ab dem sechsten Lebensjahr grundsätzlich der „Erwachsenenimpfstoff" mit reduziertem Diphtheriegehalt (2 I.E. statt 30 I.E. Diphtherietoxoid) verwendet wird, auch bei Beginn oder Komplettierung einer Grundimmunisierung. Anderenfalls muss mit vermehrten lokalen Nebenwirkungen gerechnet werden. Besteht ein aktueller Impfschutz gegenüber Tetanus, aber nicht gegenüber Diphtherie (oder umgekehrt), so kann mit monovalenten Impfstoffen (nur Diphtherie- bzw. Tetanustoxoid) selektiv nachgeimpft werden.

32.2.2 Pertussis

Mit der Verfügbarkeit von neuen, besser verträglichen azellulären Pertussisvakzinen ist es nunmehr möglich, auch ältere Kinder, Jugendliche und Erwachsene vor Keuchhusten zu schützen. Dies ist sinnvoll, da weder eine komplette Immunisierung noch die in der Kindheit durchgemachte Wildinfektion einen lang anhaltenden Schutz vermitteln. Vielmehr werden ab dem Schulalter Reinfektionen häufiger beobachtet.

> Deshalb wird seit Januar 2000 in Deutschland für Jugendliche generell eine fünfte Pertussisimpfung zur Auffrischung zwischen dem zehnten und 18. Lebensjahr empfohlen.

Bislang nicht oder unvollständig geimpfte Jugendliche können jederzeit Nachholimpfungen erhalten. Eine vorausgehende Antikörperbestimmung zum Nachweis einer möglicherweise bereits stattgehabten Wildinfektion ist nicht notwendig.

Die Zahl der notwendigen Impfungen bei in der Kindheit nicht geimpften Jugendlichen ist nicht genau bekannt. Entsprechend den jeweiligen Herstellerangaben sollten ein oder zwei Impfungen erfolgen.

32.2.3 Poliomyelitis

Die Poliomyelitisviren führten bis zur Impfstoffeinführung in den 60er-Jahren zu endemischen und epidemischen Infektionen, die sich bei einem Teil der Infizierten mit häufig irreversiblen Lähmungserscheinungen manifestierten. Seit vielen Jahren ist in Deutschland wie in den meisten Gebieten Europas keine Zirkulation von Poliomyelitis-Wildviren mehr feststellbar. Dennoch wird bis zur vollständigen weltweiten Eliminierung der Erkrankung (erklärtes und realistisches Ziel der WHO) empfohlen, den Impfschutz der Bevölkerung aufrecht zu erhalten.

> Zur Impfung wird in Deutschland seit Anfang 1998 nicht mehr der oral verabreichte Lebendimpfstoff nach Sabin (OPV), sondern der Totimpfstoff nach Salk (inaktivierte Poliomyelitisviren = IPV) zur Injektion empfohlen.

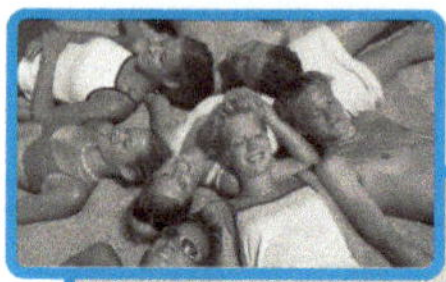

Nach Gabe von OPV treten in einer Häufigkeit von etwa 1:5 Millionen beim Impfling selbst bzw. 1:15 Millionen bei Kontaktpersonen so genannte vakzineassoziierte paralytische Poliomyelitiden (VAPP) in Erscheinung. Ursache dafür sind Rückmutationen der attenuierten Impfviren, die dadurch wieder an Virulenz gewinnen. Beim Totimpfstoff ist dies nicht möglich.
Beide Impfstoffe enthalten die drei humanpathogenen Virustypen. Ein durch OPV induzierter Impfschutz ist jederzeit mit IPV boosterfähig.

Jugendliche sollten über eine dokumentierte Grundimmunisierung verfügen (mind. 3 Dosen OPV oder IPV) und zusätzlich im Alter von neun bis 17 Jahren eine einmalige Auffrischungsimpfung erhalten.

Fehlende Dosen der Grundimmunisierung können jederzeit mit IPV nachgeholt werden. Jenseits des 18. Lebensjahrs sind weitere Auffrischungen nur vor Reisen in Endemiegebiete (Türkei, Ägypten, Indien u.a.) empfohlen, sofern die letzte Immunisierung länger als zehn Jahre zurückliegt.

32.2.4 Masern-Mumps-Röteln

Jeder Jugendliche sollte zweimal gegen Masern, Mumps und Röteln geimpft sein. Dadurch wird mit mehr als 99%iger Wahrscheinlichkeit Schutz vor diesen Erkrankungen erreicht. Bei kompletter Durchimmunisierung einer Bevölkerung ist dadurch die Eliminierung der drei Erkrankungen möglich.
Die Notwendigkeit der Impfungen ist durch die Komplikationen der Erkrankungen begründet:

- Enzephalitis mit häufig letalem Ausgang bzw. schweren Folgezuständen bei Masern
- Schwerhörigkeit bzw. Taubheit (nach Meningitis) sowie die Möglichkeit von Fertilitätsstörungen (nach Orchitis bzw. Oophoritis) durch Mumps in der Adoleszenz oder im Erwachsenenalter
- Embryopathie mit schwerwiegenden Fehlbildungen (Katarakt, Innenohrtaubheit, Herzfehler, Mikrozephalie) nach Röteln in der Frühschwangerschaft

Die einzeln und in Kombination erhältlichen Impfstoffe bestehen aus abgeschwächten, vermehrungsfähigen Viren. Die erste Immunisierung wird ab dem zwölften Lebensmonat empfohlen, wenn die diaplazentar übertragenen maternalen IgG-Antikörper abgebaut sind.

Es gibt keinen vernünftigen Grund, gegen die drei Erkrankungen einzeln zu impfen.

Der Kombinationsimpfstoff (MMR) wird subkutan (oder i.m.) injiziert.
Lokalreaktionen sind selten. Häufiger (15–20%) kommt es etwa ab dem siebten postvakzinalen Tag nach Ablauf der „Inkubationszeit" der Impfviren zu Fieber und gelegentlich (1:3000) damit assoziiert auch zu zerebralen Krampfanfällen. Ferner können die attenuierten Impfviren mitigierte Erkrankungen (z.B. morbilliformes Exanthem, Parotisschwellung) auslösen. Sie sind jedoch bei immunkompetenten Personen von sehr kurzer Dauer (1–3 Tage) und immer wesentlich harmloser als die Wilderkrankungen. In seltenen Fällen treten als Folge der Impfung passagere Thrombopenien (Masern- und Rötelnkomponente) sowie insbesondere bei jugendlichen oder erwachsenen Frauen auch Arthralgien (Rötelnkomponente) in Erscheinung. Sie klingen folgenlos ab.

Bei immunsupprimierten Patienten ist die MMR-Impfung kontraindiziert, bei HIV-positiven asymptomatischen Patienten jedoch nicht, da hier der Nutzen der Impfung im Vergleich zum Risiko überwiegt.

Da die attenuierten Impfviren nicht übertragbar sind, dürfen Kontaktpersonen (z.B. Familienmitglieder) von immunsupprimierten Patienten bedenkenlos MMR-Impfungen erhalten.
Nach der ersten MMR-Impfung entwickeln 95 bis 99% der Impflinge Antikörper, die vermutlich lebenslang gegen die drei Erkrankungen schützen. Dennoch wird empfohlen, frühestens vier Wochen nach der ersten Impfung, in der Regel nunmehr (seit Juli 2001) im Alter von 15 bis 23 Monaten, eine zweite MMR-Impfung zu verabreichen. Sie ist eine Wiederimpfung, die den 1 bis 5% der Impflinge, die bei der ersten Impfung nicht reagiert haben, eine zweite Möglichkeit zur Immunantwort bietet. Diese generelle Zweitimpfung für alle ist kostengünstiger und einfacher, als durch teure Antikörperbestimmungen die nicht-immunen Impflinge zu identifizieren. Die Gegenwart von spezifischen IgG-Antikörpern hat keinen negativen Einfluss auf die Verträglichkeit der Impfung. Im Gegenteil, da die meisten Impflinge bereits geschützt sind, werden nach der zweiten

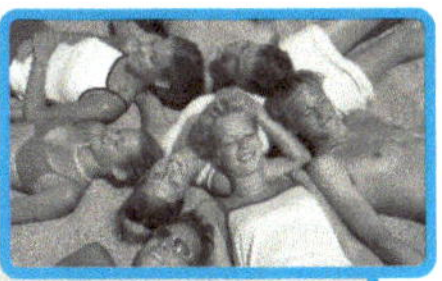

Impfung Nebenwirkungen wesentlich seltener beobachtet als nach der ersten Impfung.

> Jugendliche, die über keine oder nur eine dokumentierte MMR-Impfung verfügen, können und sollten jederzeit nachgeimpft werden. Auf die anamnestische Angabe, die eine oder andere der Erkrankungen sei bereits durchgemacht worden, darf man sich nicht verlassen.

32.2.5 Hepatitis B

Die Hepatitis B ist eine folgenschwere Viruserkrankung. Neben chronischer Entzündung der Leber kann sie zu Zirrhose und zum hepatozellulären Karzinom führen. Die Übertragung erfolgt perinatal, durch kontaminiertes Blut sowie, am häufigsten, durch ungeschützten Geschlechtsverkehr mit einem infektiösen Partner.

> Die HBs-Ag-Trägerrate in Deutschland beträgt etwa 0,5%!

Die aktive Immunisierung mit HBs führt zu zuverlässigem Schutz. Dazu sind drei Impfungen im Abstand von einem und sechs Monaten notwendig. Bereits nach der zweiten Impfung beträgt der Schutz mehr als 90%. Die Impfungen werden i.m. in den Oberarm appliziert. Die Nebenwirkungsrate ist sehr gering (<10%).
Für unterschiedliche Altersgruppen stehen verschiedene Impfstoffe zur Verfügung:

- bis zum Alter von 15 Jahren: Engerix-B Kinder® mit 10 μg HBs bzw. GenH-B-Vax® K pro infantibus mit 5 μg HBs
- ab dem Alter von 16 Jahren: Engerix-B Erwachsene® mit 20 μg HBs bzw. GenH-B-Vax® mit 10 μg HBs

> Seit 1995 wird in Deutschland die generelle Hepatitis-B-Impfung für alle Säuglinge sowie für alle bislang nicht geimpften Jugendlichen im Alter von neun bis 17 Jahren empfohlen.

Aus Kostengründen ist es sinnvoll, die Jugendlichen vor dem Alter von 15 Jahren mit dem preiswerteren Kinderimpfstoff zu immunisieren.
Auffrischimpfungen werden derzeit nicht generell für notwendig erachtet, da die Grundimmunisierung ein Priming des Immunsystems bewirkt und bei späterem unerkanntem Kontakt mit dem Wildvirus aufgrund der langen Inkubationszeit (2–6 Monate) auch bei zunächst niedrigen Serum-Antikörperwerten (< 10 IE/l Serum) offenbar ein rasche sekundäre Immunantwort erzeugt wird. Dies ist in zahlreichen Fällen so beobachtet worden.

> Nach bekanntem Kontakt mit Hepatitis-B-Viren sollte dennoch aus Sicherheitsgründen sofort in Abhängigkeit von der Zahl früherer aktiver Immunisierungen eine aktuelle Auffrischung (aktiv) oder eine Simultanimpfung (aktiv und passiv, d.h. spezifisches Immunglobulin) gemäß den Angaben in den jeweiligen Fachinformationen durchgeführt werden.

32.3 Indikationsimpfungen

Die nachfolgend aufgeführten Indikationsimpfungen sind für die empfohlenen Zielgruppen von außerordentlicher Bedeutung. Leider werden sie aber mangels ärztlichem Wissen nur unzureichend eingesetzt. Dies ist in Anbetracht der geringen damit verbundenen Kosten ein sehr bedauerlicher Missstand!

32.3.1 Influenza

Die Virusgrippe stellt für Patienten mit bestimmten Risikofaktoren ein besonderes Gesundheitsrisiko dar. Dazu zählen alle chronischen Organerkrankungen, Diabetes mellitus und andere Stoffwechselerkrankungen sowie angeborene oder erworbene Immunschwäche. Patienten, die zu einem dieser Risikokollektive zählen, sollten deshalb jährlich im Frühherbst mit dem jeweils aktuellen Influenzaimpfstoff immunisiert werden.
Es handelt sich um Totimpfstoffe, die die aktuell epidemisch zirkulierenden Influenza-A- und -B-Typen enthalten. Die Verträglichkeit ist gut, ebenso die Wirksamkeit (70–90%).

32.3.2 Hepatitis A

Die Hepatitis A ist eine insbesondere bei Jugendlichen und Erwachsenen sehr unangenehme, aber weniger komplikationsträchtige Viruserkrankung als die Hepatitis B. Die Impfung ist daher nur vor Reisen in Endemiegebiete (Süd- und Osteuropa, Asien, Afrika, Süd- und Mittelamerika) sowie bei

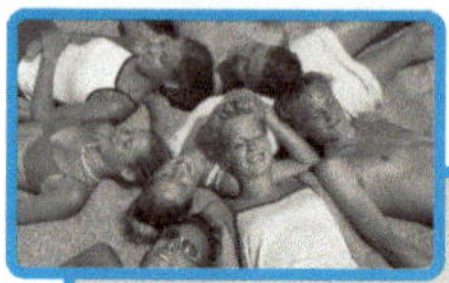

Patienten mit vorbestehenden Lebererkrankungen indiziert.
Sie besteht aus abgetöteten Hepatitis-A-Viren. Zur Grundimmunisierung sind zwei Impfdosen im Abstand von sechs bis zwölf Monaten notwendig. Kinderimpfstoffe mit reduziertem Antigengehalt werden bis zum vollendeten zwölften (Havrix Kinder®) bzw. 17. (VAQTA K pro infantibus®) Lebensjahr verwendet, danach die entsprechenden Erwachsenenpräparate.
Verträglichkeit und Wirksamkeit (nahezu 100% schon zwei Wochen nach der ersten Impfung) sind sehr gut. Die Schutzdauer beträgt vermutlich mehr als 20 Jahre.
Für die gleichzeitige Impfung gegen Hepatitis A und B stehen Kombinationsimpfstoffe zur Verfügung. Hierbei müssen aber wegen der Hepatitis-B-Komponente drei Impfdosen (Tag 0, nach einem und sechs Monaten) verabreicht werden.

32.3.3 Varizellen

Varizellen (Windpocken) werden gemeinhin als harmlose Kinderkrankheit angesehen. Die mit ihr verbundenen Komplikationen (Zerebellitis, Meningitis, Enzephalitis, lokale und invasive bakterielle Superinfektionen – meist durch Streptokokken der Gr. A) werden unterschätzt. Sie treten bei Erkrankungen von Jugendlichen und Erwachsenen besonders häufig in Erscheinung.
Eine gut verträgliche und effektive Lebendimpfung steht zur Verfügung. Sie ist bei Risikopatienten (schwere atopische Dermatitis, Patienten mit Malignomen in Remission, vor geplanter Organtransplantation, Frauen mit Kinderwunsch) indiziert, sofern keine natürliche Immunität besteht.

> Die anamnestische Angabe durchgemachter Varizellen ist sehr zuverlässig.

Seit Juli 2001 empfiehlt die STIKO die Varizellenimpfung für alle Jugendlichen im Alter von zwölf bis 15 Jahren, die anamnestisch bis dahin nicht an Varizellen erkrankt sind und nicht bereits dagegen geimpft wurden. Die negative Anamnese muss nicht serologisch gesichert werden. Sind in der Vergangenheit aus irgendeinem Grund IgG-Antikörper gegen Varicella-Zoster-Virus nachgewiesen worden, ist die Impfung nicht notwendig. Bis zum 13. Geburtstag genügt eine Impfdosis (s.c.), die einen lang anhaltenden Schutz vermittelt. Bei späterer Impfung wird wegen der geringeren Serokonversionsrate eine zweite Dosis nach sechs Wochen empfohlen.

32.3.4 Weitere Impfungen

Weitere Indikationsimpfungen für Jugendliche vor Reisen in Endemiegebiete sind Impfungen gegen Frühsommer-Meningoenzephalitis, Typhus, Meningokokken und Gelbfieber sowie gegen Pneumokokken bei Asplenie.

Literatur

Heininger U Impfratgeber Pädiatrie. UNI-MED, Bremen (1999)
Heininger U Inkubationsimpfungen. Monatsschr Kinderheilkd 148:274–283 (2000)
Robert Koch-Institut Impfempfehlungen der Ständigen Impfkommission (STIKO) am Robert Koch-Institut; Stand Januar 2000. Epidem Bull 2:10–20 (2000)
Spiess H Impfkompendium. Thieme, Stuttgart (1999)

33 Kleinwuchs

Peter Blümel

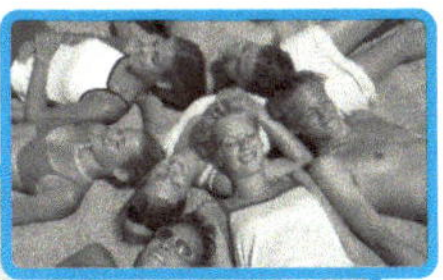

33.1 Definition

Man spricht von einem Kleinwuchs, wenn die Körperhöhe um mehr als zwei Standardabweichungen unterhalb des altersgemäßen Mittelwertes liegt. Ein weiterer wichtiger Parameter für die Beurteilung des normalen oder pathologischen Wachstums ist die Wachstumsgeschwindigkeit (cm/Jahr).

> Ein Jugendlicher kann mit seiner Körperhöhe noch im Normbereich liegen, trotzdem kann eine pathologische Wachstumsstörung vorliegen, wenn die Wachstumsgeschwindigkeit vermindert ist.

Hier hat die/der Jugendliche die Perzentilenkurve nach unten verlassen.
Die möglichen Ursachen sind vielfältig (Tab. 33-1).

33.2 Epidemiologie

In der Adoleszenz werden tatsächliche oder vermeintliche Abweichungen der eigenen physischen Entwicklung besonders im Vergleich mit Gleichaltrigen von den Betroffenen sehr ernst genommen. Eine zu kleine Körpergröße wird in unserem Kulturkreis von betroffenen Jugendlichen selbst, aber auch von ihrem gesellschaftlichen Umfeld als nachteilig empfunden. Es ist daher nicht überraschend, dass das Symptom Kleinwuchs der häufigste Grund für die Vorstellung Jugendlicher in einer pädiatrisch-endokrinologischen Sprechstunde ist.

> Eine pathologische Ursache lässt sich jedoch nur bei 10–15% der vorgestellten Patienten nachweisen. In den meisten Fällen liegt eine der Normvarianten des Kleinwuchses ohne Behandlungsnotwendigkeit vor.

Da auch diese Patienten oft eine pathologische Wachstumsstörung befürchten, kann durch beruhigende Information über die gutartige Genese des Kleinwuchses und eine positive und realistische Darstellung der zu erwartenden Endlänge den oft verunsicherten Jugendlichen Unterstützung gegeben werden.
Kleinwuchs kann meist bereits im Kindesalter diagnostiziert werden und sollte nicht erst bei Jugendlichen zur Vorstellung beim Kinder- und Jugendarzt führen.

Tabelle 33-1 Ursachen des Kleinwuchses bei Jugendlichen.

Normvarianten

- konstitutionelle Entwicklungsverzögerung
- familiärer Kleinwuchs

Primärer Kleinwuchs

- Chromosomenanomalien
- Syndrome
- ossärer Kleinwuchs
- intrauteriner Kleinwuchs

Sekundärer Kleinwuchs

- M. Crohn, Colitis ulcerosa
- chronische Niereninsuffizienz
- schwere Herzfehler
- Stoffwechselstörungen
- endokrine Erkrankungen
- Malnutrition
- chronisch rheumatische Erkrankungen
- hämatologische Erkrankungen

33.3 Diagnostik

33.3.1 Anamnese

Die **Familienanamnese** gibt bereits wichtige Hinweise auf die Kleinwuchsursache. So liegt bei einer durch die Elterngröße vorgegebenen Zielgröße im untersten Normbereich meist ein familiärer Kleinwuchs oder eine genetisch determinierte Kleinwuchsform vor. Eine verzögerte Pubertätsentwicklung bei zumindest einem Elternteil (z.B. späte Menarche der Mutter) ist bei einem spät pubertierenden kleinwüchsigen Jugendlichen ein wichtiger Hinweis auf eine konstitutionellen Entwicklungsverzögerung.
In der **Eigenanamnese** kommt dem bisherigen individuellen Wachstum, insbesondere dem Tempo des Wachstums, und dem Vergleich mit den Perzentilen eines entsprechenden Normalkollektivs große Bedeutung für die Beurteilung des Kleinwuchses zu. Häufig lässt sich bereits aus dem charakteristischen Verlauf einer Wachstumskurve (Abb. 33-1) eine Diagnose ableiten. Außerdem muss auch nach Hinweisen für eine der in Tabelle 33-1 aufgeführten, einem Kleinwuchs zugrunde liegenden Grundkrankheit gesucht werden.
Eine genaue **Ernährungsanamnese** hilft bei der Erfassung möglicher Ernährungsstörungen (z.B. Anorexia nervosa).

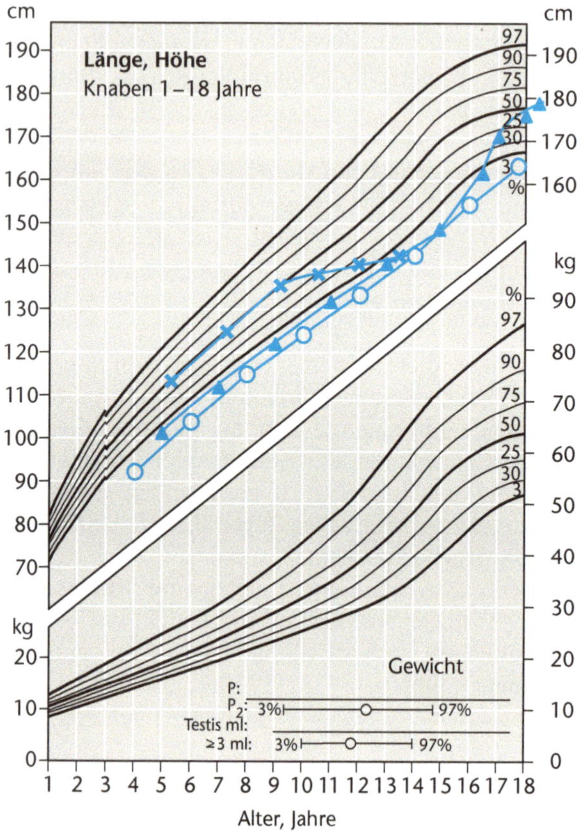

Abb. 33-1 Wachstumsverlauf bei Patienten mit familiärem Kleinwuchs (○), konstitutioneller Entwicklungsverzögerung (▲) sowie Wachstumshormonmangel (x).

33.3.2 Klinische Untersuchung

Die exakte **Längenmessung** erfolgt am besten an einem festmontierten Stadiometer. Zur Beurteilung ist auch eine Bestimmung der **Körperproportionen** durch Messung der Armspannweite und Sitzhöhe (Körperhöhe minus Sitzhöhe = subischiale Beinhöhe). Bei einem unterschiedlichen Ausmaß des Wachstumsrückstands der verschiedenen Körpersegmente liegt ein meist ossär bedingter dysproportionierter Kleinwuchs vor.
Da das Wachstum Jugendlicher wesentlich durch den Pubertätswachstumsschub geprägt wird, ist eine genaue klinische Beurteilung der **Pubertätsentwicklung** notwendig. Dazu wird zunächst der Entwicklungsgrad der sekundären Geschlechtsmerkmale mit den von Tanner publizierten Stadien verglichen (s. Abb. 1-4 und 1-5). Zusätzlich wird beim Jungen das Ausmaß der Pubertätsentwicklung durch die palpatorische Bestimmung des Hodenvolumens beurteilt.

Außerdem muss bei jedem vorgestellten Jugendlichen eine komplette klinische Untersuchung erfolgen. Auffällige Dysmorphiezeichen weisen dabei auf das Vorliegen eines Syndroms hin.

33.3.3 Röntgen der linken Hand

Durch Bestimmung des Knochenalters ist eine Aussage über das weitere Wachstumspotenzial des Jugendlichen und die Berechnung der Endgrößenprognose möglich. Dazu wird eine Röntgenaufnahme der linken Hand mit vorliegenden Standards (in der Routinediagnostik meist der Skelett-Atlas nach Greulich und Pyle) verglichen. Bei bereits erfolgtem Epiphysenschluss ist, unabhängig vom chronologischen Alter des Jugendlichen, das Längenwachstum abgeschlossen.

33.3.4 Labordiagnostik

Diese sollte primär eine anamnestisch oder klinisch vermutete Kleinwuchsursache beweisen. Dennoch empfiehlt sich auch bei sonst unauffälligen Jugendlichen eine Basisdiagnostik (Tab. 33-2). Die Interpretation der Serumkonzentrationen von IGF1 (Insulin-ähnlicher Wachstumsfaktor 1) und IGFBP3 (Bindungsprotein 3 des Insulin-ähn-

Tabelle 33-2 Diagnostisches Vorgehen.

Anamnese

Erstellung der Wachstumskurve

Bestimmung der Wachstumsgeschwindigkeit

Klinische Untersuchung
- Körperhöhenmesssung, Gewicht
- Bestimmung der Körperproportion
- Beurteilung der Pubertätsentwicklung
- klinische Erfassung von Syndromen und Grundkrankheiten

Röntgen linke Hand
- Knochenalterbestimmung
- Endgrößenberechnung

Labordiagnostik
- Blutsenkung, Blutbild
- Urinstatus
- Serum-GOT, GPT, Harnstoff, Kreatinin
- Kalzium, Phosphat, alkalische Phosphatase
- Gliadin-Antikörper
- T4 oder freies T4, TSH
- IGF 1, IGFBP 3
- Chromosomen beim Mädchen

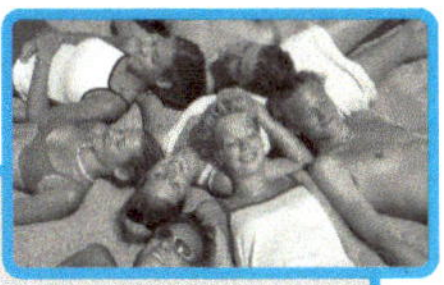

lichen Wachstumsfaktors 1) muss wegen der Altersabhängigkeit der Normwerte immer in Relation zu der Pubertätsentwicklung erfolgen.
Weitere spezielle Laboruntersuchungen sollten nur bei entsprechender klinischer Indikation erfolgen.

33.4 Kleinwuchsformen

33.4.1 Normvarianten

> Die Normvarianten (familiärer Kleinwuchs, konstitutionelle Entwicklungsverzögerung und auch die Kombination von beiden) sind mit Abstand die häufigsten Kleinwuchsursachen bei Jugendlichen.

Konstitutionelle Entwicklungsverzögerung

Die konstitutionelle Entwicklungsverzögerung (KEV) ist eine ätiologisch ungeklärte, familiär gehäuft auftretende, harmonische Verzögerung von Längenwachstum, Knochenreifung und Pubertätsentwicklung.
Klinik. Der für die Diagnose charakteristische Wachstumsverlauf (s. Abb. 33-1) ist zunächst durch einen Abfall der Körperlänge bis zum zweiten oder dritten Lebensjahr geprägt. Dadurch sind die sonst gesunden Kinder für ihre genetische Zielgröße zu klein. Das weitere Wachstum verläuft dann entlang und parallel zur dritten Perzentile. Die gleichzeitig bestehende Verzögerung der Knochenreifung beträgt beim Jugendlichen oft zwei bis drei Jahre. Durch den ebenfalls verspäteten Pubertätsbeginn verlängert sich die Zeitdauer der niedrigen präpubertären Wachstumsrate (3–4 cm/Jahr). Dadurch wird der Kleinwuchs zwischen dem 12. und 15. Lebensjahr besonders auffällig. Im weiteren Spontanverlauf kommt es zu einer um zwei bis vier Jahre verspätet einsetzenden Pubertätsentwicklung mit einem dann meist etwas niedriger ausfallenden Pubertätswachstumsschub. Damit liegt die bei Knaben oft erst am Ende des zweiten Dezenniums erreichte individuelle Endgröße in der Regel im (unteren) Bereich der genetischen Zielgröße.
Diagnostik. Ein die Diagnose beweisender Laborparameter existiert nicht. Jugendliche mit KEV sollten im Verlauf daher engmaschig untersucht werden.
Therapie. Der Kleinwuchs bei gleichzeitig verzögerter Pubertätsentwicklung kann insbesondere für Knaben häufig eine psychosoziale Belastung darstellen.

> Therapeutisch ist bei großem Leidensdruck eine frühere Pubertätsdinduktion möglich.

Diese erfolgt beim Knaben ab einem Knochenalter von zwölf bis 12,5 Jahren durch die Gabe von niedrig dosierten Sexualhormonen (50–100 mg Depottestosteron i.m. alle vier Wochen für drei bis sechs Monate), wodurch gleichzeitig auch ein Wachstumsschub ohne spätere Beeinträchtigung der Endlänge ausgelöst wird (Abb. 33-2).
Beim Mädchen empfiehlt sich analog eine niedrig dosierte Östrogengabe (z.B. Presomen® 0,3 mg) für drei bis sechs Monate.
Eine Wachstumshormontherapie ist hingegen bei der KEV nicht indiziert. Die ebenfalls mögliche Gabe von einem niedrig dosierten Anabolikum (Oxandrolon 0,05 mg/kg/Tag) für sechs bis zwölf Monate kann einen Wachstumsschub auslösen.

> In Zukunft könnte eine möglicherweise bestehende erhöhte Osteoporoseneigung bei spät pubertierenden Jugendlichen ein weiteres Argument für eine zeitgerechte Pubertätsinduktion darstellen.

Familiärer Kleinwuchs

Der Kleinwuchs beginnt schon im Säuglingsalter. Mit Erreichen des genetisch vorgegebenen Längenbereichs folgt das Längenwachstum an der dritten Perzentile. Eine geringe Zunahme des Längenrückstands bis zum Pubertätseintritt wird durch den Pubertätswachstumsschub ausgeglichen, sodass die Endlänge im genetischen Zielbereich liegt (s. Abb. 33-1), d.h. meist unter oder auf der dritten Längenperzentile der Referenzpopulation. Beim familiären Kleinwuchs sind die Knochenreifung und auch die Pubertätsentwicklung in der Regel nicht verzögert.

> Eine Therapie des familiären Kleinwuchses gibt es nicht.

Vom **idiopathischen Kleinwuchs** (Ausschlussdiagnose) spricht man, wenn normale Geburtsmaße und Proportionen sowie keine organische Erkrankung und keine hormonelle Störung vor-

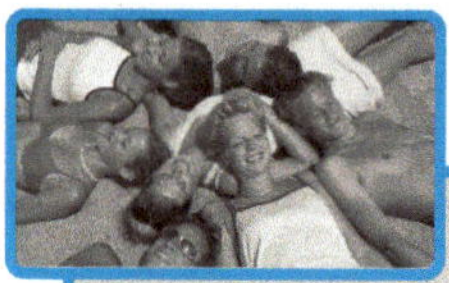

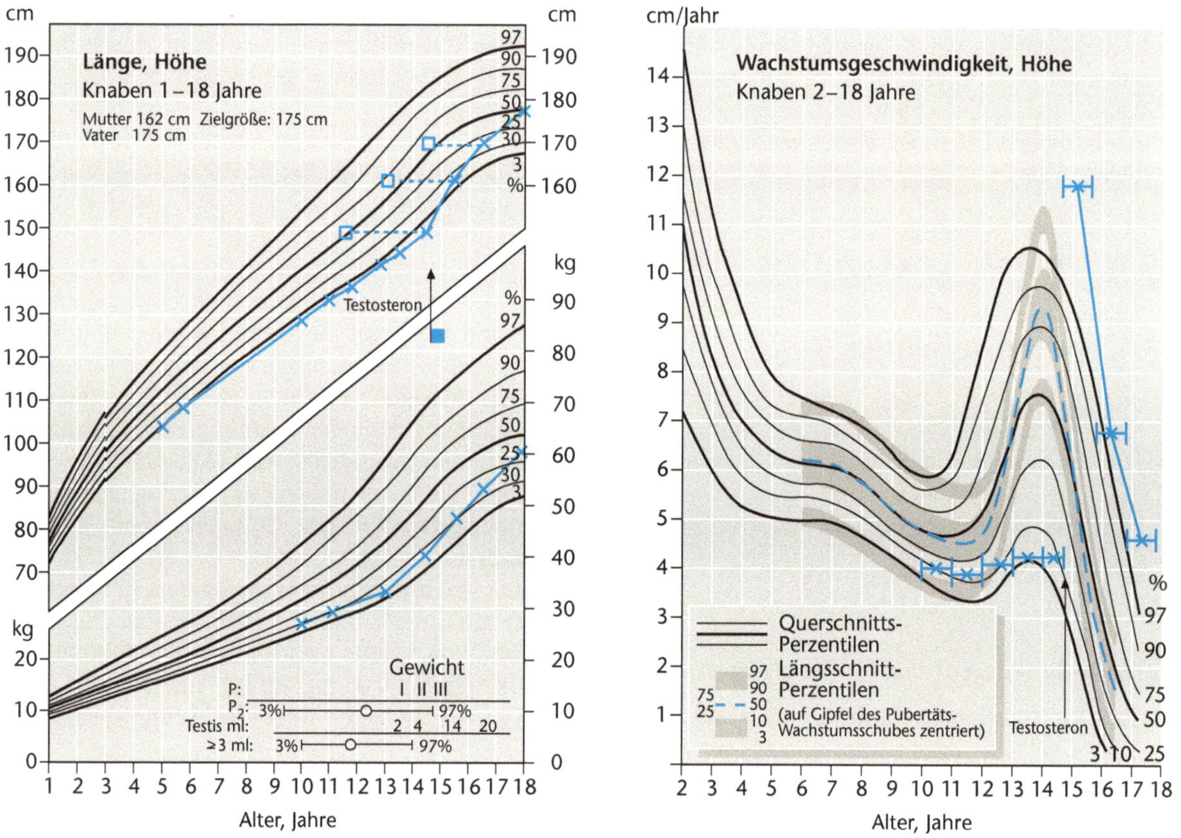

a b

Abb. 33-2 a und b Wachstums- und Gewichtsverlauf (a, x) und Wachstumsgeschwindigkeit (b, ⊢x⊣) bei konstitutioneller Entwicklungsverzögerung nach Pubertätsinduktion durch 100 mg Testosteron i.m. 1x/Monat für ein halbes Jahr.

liegen, die Ernährung normal ist und die emotionale Situation unauffällig ist. Das Wachstumstempo kann normal oder verzögert sein.

33.4.2 Primärer Kleinwuchs

Dem primären Kleinwuchs liegen Störungen des Skelettwachstums meist auf genetischer oder pränataler Basis zu Grunde

Syndrome

Die Diagnosestellung erfolgt primär klinisch durch den Nachweis charakteristischer Stigmata sowie möglicher assoziierter Organveränderungen.
Während bei den Chromosomenanomalien die zu Grunde liegenden Veränderungen schon lange bekannt sind, konnte bislang erst bei wenigen Syndromen wie z.B. dem Prader-Willi-Syndrom durch molekulargenetische Untersuchungen entsprechende Veränderungen nachgewiesen werden.

Häufiger vorkommende Syndrome, die auch beim Jugendlichen durch einen Kleinwuchs auffallen, sind in Tabelle 33-3 aufgeführt. Dabei kann durch die Verwendung diagnosespezifischer Wachstumskurven für einige Syndrome der wahrschein-

Tabelle 33-3 Häufige Syndrome und Skelettdysplasien mit Kleinwuchs für die krankheitsspezifischen Wachstumskurven vorliegen.

- Noonan-Syndrom
- Prader-Willi-Syndrom
- Russel-Silver-Syndrom
- Williams-Beuren-Syndrom
- Trisomie 21
- Ullrich-Turner-Syndrom
- Achondroplasie
- Hypochondroplasie
- spondylo-epiphysäre Dysplasie
- diastrophe Dysplasie
- Osteogenesis imperfecta

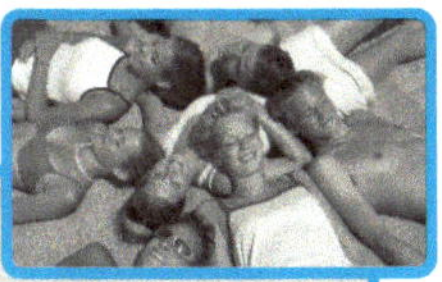

Tabelle 33-4 Häufigkeit phänotypischer Veränderungen in Abhängigkeit vom Karyotyp bei Mädchen mit Ullrich-Turner-Syndrom.

Karyotyp	45XO	45XO/46XX
Kleinwuchs	98%	90%
Gonadendygenesie	95%	75%
weiter Mamillenabstand	78%	50%
Schildthorax	75%	65%
Ohrdysplasie	70%	40%
tiefer Haaaransatz	80%	45%
Pterygium colli	65%	45%
Metakarpalzeichen	65%	50%
Nagelhypoplasie	75%	50%
vermehrte Naevi	70%	60%
renale Fehlbildungen	30–45%	25%
kardiale Fehlbildungen	20–30%	10%
Hörstörungen	50%	45%

liche Wachstumsverlauf und die beim Jugendlichen zu erwartende Endgröße angegeben werden.

Ullrich-Turner-Syndrom. Ursache für das mit einer Häufigkeit von 1:2500 weibliche Geburten auftretende Ullrich-Turner-Syndrom (UTS) ist in 50% eine strukturelle Veränderung oder das Fehlen eines X-Chromosoms. In den übrigen Fällen liegt eine Mosaikform vor. Insbesondere bei diesen Mädchen muss nach Y-chromosomalen Anteilen im Genom gesucht werden. Im Nachweisfall muss wegen der dann mit einer Häufigkeit von 30% möglichen Entwicklung von Gonadoblastomen eine prophylaktische Gonadektomie durchgeführt werden.

Klinik. Das klinische Erscheinungsbild ist durch die Hauptsymptome Kleinwuchs, Gonadeninsuffizienz und die häufig nur diskret ausgeprägten und in Abhängigkeit vom Karyotyp mit unterschiedlicher Häufigkeit auftretenden Stigmata und Veränderungen der inneren Organe (Tab. 33-4 und 33-5) charakterisiert. Dabei wird bei Mädchen mit deutlichen Dysmorphiezeichen die Diagnose meist postnatal oder zumindest in den ersten Lebensjahren durch eine Chromosomenanalyse gestellt. Bei unauffälligem Habitus verschiebt sich der Diagnosezeitpunkt – trotz bestehendem Kleinwuchs – häufig in den Beginn des zweiten Lebensjahrzehnts.

> Die Diagnose wird in einem Drittel der Fälle erst in der Adoleszenz wegen fehlender oder inkompletter Pubertätsentwicklung gestellt. Bei jedem Mädchen mit ungeklärtem Kleinwuchs und verzögerter Pubertätsentwicklung muss ein UTS ausgeschlossen werden.

Der praktisch immer vorliegende Kleinwuchs ist sowohl durch eine intrauterine Wachstumsretardierung, eine ab dem sechsten Lebensjahr herabgesetzte Wachstumsrate und durch das Fehlen des normalen Pubertätswachstumsschubs bedingt.

Tabelle 33-5 Mögliche Organveränderungen und Funktionsstörungen bei Ullrich-Turner-Syndrom.

Organveränderung/Funktionsstörung	Häufigkeit
Herzkreislaufsystem	
• Vitien wie Aortenisthmusstenose, Aortenstenose	30%
• Hypertonie, Aortenwurzeldilatation	
Niere, ableitende Harnwege	
• Hufeisenniere, Malrotation, Veränderungen der ableitenden Harnwege	30%
Audiologie	
• Hörstörung wegen rekurrierender Otitiden	50%
Skelettsystem	
• M. Scheuermann oder Skoliose	15%
Augen	
• Lidachsenfehlstellung, Ptose	40%
Orthodontisch	
• Mikrognathie mit Zahnfehlstellungen	70%
Schilddrüse/Zuckerstoffwechsel	
• Autoimmunthyreoiditis	20%
• gestörte Glukosetoleranz	30–60%
Haut	
• Naevuszellnaevi	60%
Psychologische Entwicklung	
• Neigung zur sozialen Isolation	

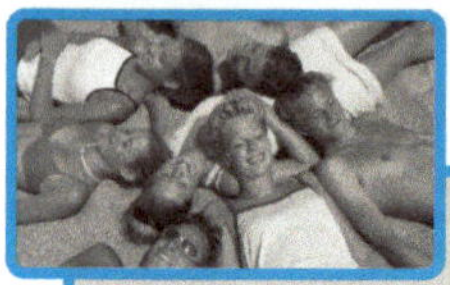

Für das UTS liegen spezifische Wachstumskurven vor (Abb. 33-3).
Die mittlere Endgröße für das UTS liegt bei 146 cm. Die Knochenreifung zeigt einen zunächst gleich bleibenden Rückstand, der dann wegen der fehlenden Pubertätsentwicklung rasch zunimmt.
Beim weitaus größten Teil der Patientinnen führt der vorzeitige Untergang der Primärfollikel mit Entwicklung von atretischen Gonaden zur primären Ovarialinsuffizienz mit fehlender Pubertätsentwicklung. Bei diesen adoleszenten Patientinnen liegt ein hypergonadotroper Hypogonadismus mit basal erhöhten LH- und FSH Werten vor. Eine spontan beginnende Pubertätsentwicklung schließt ein UTS jedoch nicht vollständig aus, da bei 10% der Patientinnen mit Monosomie X und 25% der Mosaikformen noch eine residuale Ovarfunktion besteht.
Therapie. Eine Behandlung mit Wachstumshormon in einer Dosis von 1,0 IE/kg/Woche (0,33 mg/kg/Woche) führt zu einem Längenzuwachs von ca. 5–12 cm. Die Behandlung sollte bei rechtzeitiger Diagnosestellung im Kleinkindesalter beginnen. Auch bei spät diagnostizierten Patientinnen ist bei noch offenen Epiphysenfugen und einem Behandlungsbeginn bis zum 16. Lebensjahr ein Längengewinn von über 3 cm berichtet worden.

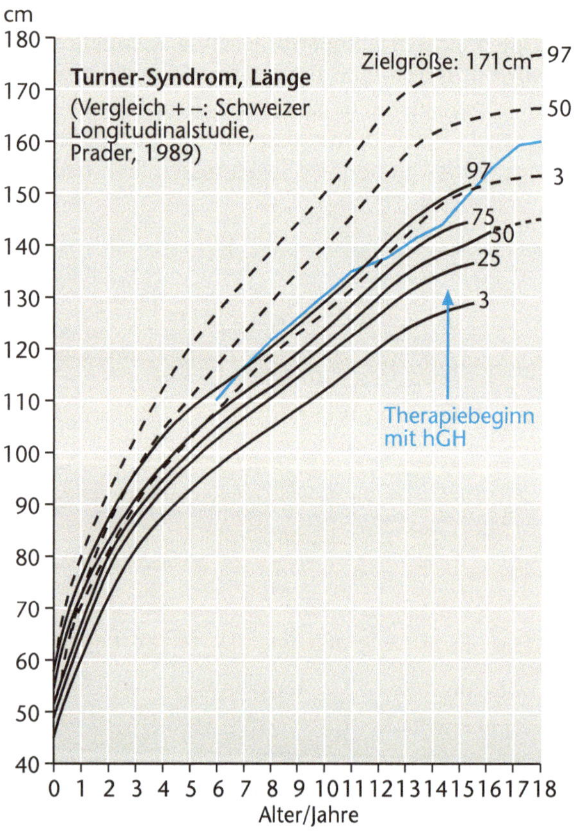

Abb. 33-3 Wachstumsverlauf bei Ullrich-Turner-Syndrom vor und unter Behandlung mit Wachstumshormon (hGH). Endlänge = 161 cm.

> Der Zeitpunkt der Pubertätseinleitung durch Östrogene muss individuell entschieden werden. Die für die Pubertätsinduktion notwendigen Östrogene verkürzen durch den beschleunigten Epiphysenschluss die für die wachstumsfördernde Therapie zur Verfügung stehende Zeitspanne.

Man verabreicht täglich zunächst niedrig dosierte natürliche Östrogene (z.B. Estradiolvalerat 10–20 µg/kg KG p.o.). Die volle Substitutionsdosis sollte nach 1,5 bis zwei Jahren erreicht werden, wobei dann auch eine zyklische Gestagengabe zur Induktion von Abbruchblutungen notwendig ist (Kombinationspräparate z.B. Cyclo-Progynova ®). Zusätzlich zur notwendigen Hormontherapie ist zur Behandlung der übrigen in Tabelle 33-5 aufgeführter Veränderungen ein multidisziplinärer Therapieansatz erforderlich.

Skelettdysplasien

Über 250 verschiedene Skelettdysplasien sind heute bekannt, wobei für einige der häufigeren Dysplasien diagnosespezifische Wachstumskurven vorliegen (s. Tab. 33-3).
Klinik. Klinisches Leitsymptom ist, von wenigen Ausnahmen abgesehen, ein häufig ausgeprägter dysproportionierter Kleinwuchs.
Diagnostik. Bei entsprechenden phänotypischen Hinweisen wird die Zuordnung zu den einzelnen Dysplasieformen durch die radiologischen Veränderungen im Skelettstatus möglich.
Bei manchen Dysplasien ermöglicht heute die Kenntnis der biochemischen oder genetischen Grundlagen eine genauere ätiologische Einteilung. So lässt sich z.B. Hypochondroplasie in molekulargenetischen Untersuchungen meistens eine Deletion bzw. Mutation des Fibroblasten-Growth-Factor-Rezeptor-3-Gens (FRG 3) nachweisen.
Therapie. Eine kausale Therapie ist bis heute nicht bekannt. In ausgewählten Fällen können nach dem Epiphysenschluss extremitätenverlängernde Operationen durchgeführt werden. Therapieansätze mit Wachstumshormon haben bei eini-

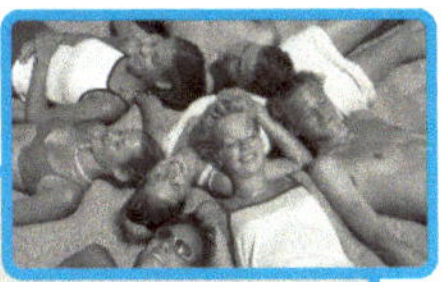

gen Skelettdysplasien zu einem initialen Anstieg der Wachstumsrate geführt, gleichzeitig war jedoch auch eine Zunahme der Dysproportionierung zu beobachten. Publizierte Endgrößen liegen noch nicht vor.

Intrauteriner Kleinwuchs

Beim intrauterinen Kleinwuchs sind die Kinder bei der Geburt bezogen auf das Gestationsalter zu klein (zu leicht und/oder zu kurz) und bleiben dies auch postnatal (10–20%). Das Problem des intrauterinen Kleinwuchses ist für Jugendliche nicht nur wegen der Wachstumsproblematik relevant, sondern wegen des erhöhten Risikos, ein metabolisches Syndrom zu entwickeln.

33.4.3 Sekundäre Formen

Hormonelle Störungen

Wachstumshormonmangel. Bei den meisten Patienten mit einem Wachstumshormonmangel (GHD) wird die Diagnose im Kindesalter gestellt. Der typische Wachstumsverlauf mit zunehmendem Kleinwuchs (s. Abb. 33-1), pathologisch niedriger Wachstumsrate und retardiertem Knochenalter wird nur in seltenen Fällen beim Jugendlichen zur Erstvorstellung führen. Beim Jugendlichen fällt die Erstmanifestation eines GHD typischerweise durch eine verminderte Wachstumsgeschwindigkeit oder Wachstumsstillstand (Abb. 33-4a) auf. Dabei liegt die aktuelle Körperhöhe häufig noch im Normalbereich. Gleichzeitig kann das Ausbleiben des Pubertätswachstumsschub (Abb. 33-4b) Hinweis für einen GHD sein. Ätiologisch muss beim Jugendlichen immer an eine organische Ursache gedacht werden. So kann der GH-Mangel Folge einer einige Jahre zuvor therapeutisch notwendigen ZNS-Bestrahlung im Rahmen einer Hirntumortherapie sein. Weitere Ursachen sind Tumoren der Hypophysen/Hypothalamusregion, wobei es sich meist um Kraniopharyngeome oder Germinome handelt. Die meist multiplen hypophysären Ausfälle treten

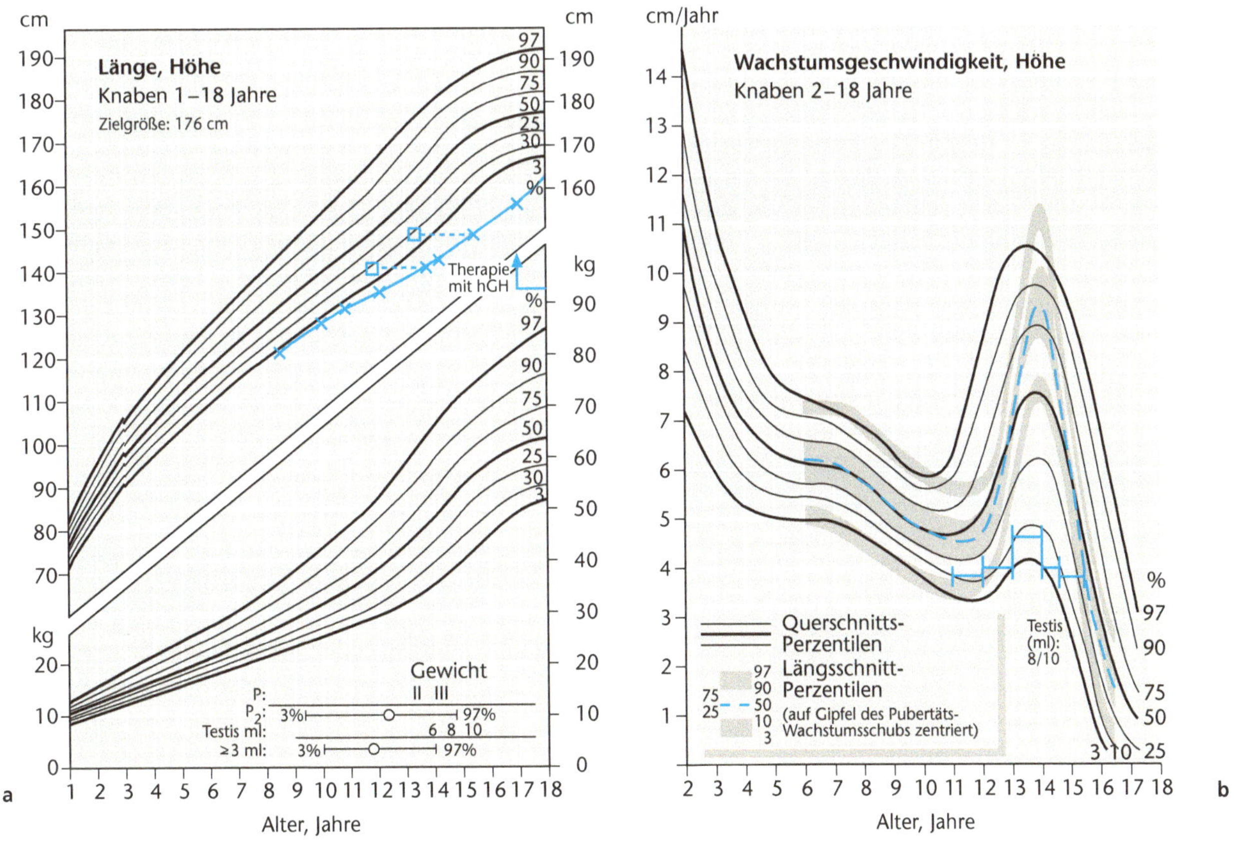

Abb. 33-4 a und b Wachstumsverlauf (a) und Wachstumsgeschwindigkeit (b) bei Jugendlichem mit Kraniopharyngeom (Diagnose mit 15 Jahren): fehlender Pubertätswachstumsschub und zunehmender Kleinwuchs. Endgröße unter Substitutionstherapie = 174 cm.

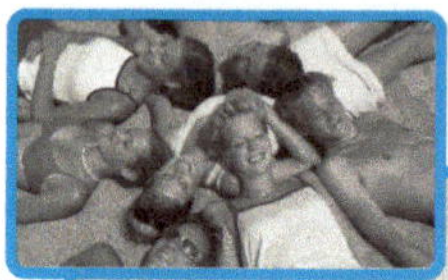

dabei auch in Folge der notwendigen neurochirurgischen Tumorentfernung auf. Andere seltenere Ursachen sind in Tabelle 33-6 aufgeführt.

Diagnostik. Die klinisch vermutete Diagnose wird durch den fehlenden bzw. verminderten Anstieg von GH in zwei verschiedenen Stimulationstests bewiesen. Dabei wird heute allgemein ein Stimulationswert von < 10 ng/ml als pathologisch angesehen. Die IGF1- und IGFBP3-Werte sind bezogen auf das bestehende Pubertätsstadium des Patienten ebenfalls pathologisch erniedrigt. Eine Suche nach anderen hypophysären Hormonausfällen und die Darstellung der Hypothalamus/Hypophysenregion im MRI komplettieren die notwendige Diagnostik bei Nachweis eines GHD.

Therapie.

Bei rechtzeitigem Therapiebeginn wird heute durch eine Substitutionstherapie mit biosynthetisch hergestelltem Wachstumshormon (hGH) in einer täglichen Dosis von 0,5–0,7 IU/kg/Woche oder 0,17–0,25 mg/kg/Woche abends subkutan zumindest eine Endgröße im unteren Zielbereich erzielt.

Dabei ist eine Optimierung der Endgröße insbesondere durch eine Verringerung des Wachstumsrückstands vor Beginn des Pubertätswachstumsschubs zu erreichen. Aus diesem Grund soll bei dem in 50% fehlenden spontanen Pubertätseintritt keine zu frühe Pubertätseinleitung erfolgen.

Das gleichzeitige Vorliegen eines GHD und einer verfrühten bzw. rasch progredienten Pubertätsentwicklung stellt hingegen eine für die Endlängenprognose ungünstige Kombination dar. In dieser Situation, die häufig nach einer kranialen Radiatio auftritt, kann durch die zusätzliche Gabe von GnRH-Analoga versucht werden, die Pubertät aufzuhalten. Die GH-Therapie wird mit dem Erreichen der Endgröße (Wachstumsrate < 2 cm/Jahr) beendet.

Die Tatsache, dass bei vielen Erwachsenen mit einem im Kindesalter diagnostizierten GHD nach einer mehrjährigen Therapiepause klinische Beschwerden vorliegen (Tab. 33-7) macht eine genaue Nachbetreuung dieser Jugendlichen auch nach Abschluss des Wachstums notwendig.

Zunächst wird deshalb nach einer mehrmonatigen Therapiepause noch einmal die GH-Sekretion durch zwei standardisierte Stimulationstests überprüft. Bei maximalen GH-Werten < 5 ng/ml und Vorliegen eines weiteren Hormonausfalls ist eine Indikation zur Fortführung der GH-Therapie gegeben, allerdings mit deutlich niedrigeren Dosen.

Normale GH-Stimulationswerte finden sich bei 30 bis 50% der Jugendlichen mit einem im Kindesalter diagnostizierten idiopathischen GHD. Eine Nachbeobachtung wegen fehlender Langzeiterfahrungen ist aber auch bei dieser Patientengruppe angezeigt. Jugendliche mit einem im Kindesalter diagnostizierten GH-Mangel müssen deshalb in jedem Fall einem Erwachsenen-Endokrinologen zur Weiterbetreuung vorgestellt werden.

Schilddrüsenhormonmangel. Ein unbehandelter erworbener Schilddrüsenhormonmangel beim Jugendlichen fällt zunächst durch eine Verlangsamung des Wachstums und eine verzögerte Pubertätsentwicklung auf. Weitere später auftretende klinische Symptome sind Gewichtszunahme, zunehmende Müdigkeit, Adynamie, Obstipationsneigung, Kälteintoleranz und eine trockene, eventuell myxödematöse Haut.

Tabelle 33-6 Diagnostisches Vorgehen.

Kongenital
- genetisch
- ZNS-Fehlbildungen
- Syndrome

Erworben
- Hirntumoren
- nach ZNS-Bestrahlung
- ZNS-Infektion
- ZNS-Trauma
- Histiozytose

Idiopathisch

Tabelle 33-7 Symptome und klinische Zeichen des GH-Mangels beim Erwachsenen.

- beeinträchtigtes psychisches Wohlbefinden
- verminderte körperliche Belastbarkeit
- erhöhte kardiovaskuläre Morbidität
- verringerte Muskelmasse
- erhöhte Fettmasse
- viszerale Adipositas
- verminderte Knochendichte
- LDL-Cholesterinerhöhung

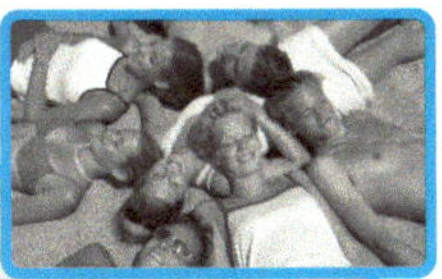

Ätiologisch ist bei der erworbenen primären Hypothyreose insbesondere beim adoleszenten Mädchen mit einer Struma an eine sporadisch auftretende Autoimmunthyreoiditis zu denken. Weitere Ursachen sind eine medikamentös induzierte Schilddrüsenunterfunktion sowie eine meist familiär vorkommende Schilddrüsenhormonsynthesestörung. Eine sekundäre oder tertiäre Hypothyreose kann bei Hirntumoren (Kraniopharygeomen) oder nach Radiatio des ZNS auftreten.

Diagnostik. Im Labor fällt die Hypothyreose durch erniedrigte periphere Schilddrüsenhormonwerte mit erhöhten TSH-Spiegeln auf. Bei der Autoimmunthyreopathie findet man erhöhte Antikörper (Thyreoglobulin, thyreoidale Peroxidase).

Therapie. Therapeutisch führt die Substitution mit L-Thyroxin bei den Jugendlichen (Dosis 50–100 μg/Tag) zu einem Verschwinden der klinischen Symptomatik und einer Normalisierung des Wachstums.

Andere hormonelle Kleinwuchsursachen. Bei Jugendlichen mit schlecht eingestelltem **Diabetes mellitus** kommt es zu einem verminderten Pubertätswachstumsschub und einer verzögerten Pubertätsentwicklung. Therapeutisch führt die notwendige Verbesserung der Diabeteseinstellung zu einer Normalisierung des Wachstums. Kleinwuchs bei zufriedenstellender Stoffwechseleinstellung muss nach assoziierten Erkrankungen wie Zöliakie oder Autoimmunthyreoiditis suchen lassen.

An das seltene Vorliegen eines **Cushing-Syndroms** mit Hyperkortizismus muss beim gleichzeitigen Auftreten eines Wachstumsstillstands in Kombination mit Stammfettsucht, Vollmondgesicht, abdominellen Striae und arterieller Hypertonie gedacht werden.

Kleinwuchs bei chronischen Erkrankungen

Zöliakie. Die manchmal erst im Jugendalter diagnostizierte oligosymptomatische Zöliakie geht bei mehr als der Hälfte der Patienten mit Kleinwuchs sowie einer verzögerten Pubertätsentwicklung einher. Eine zusätzliche Dystrophie findet sich hingegen nur bei einem Drittel der Patienten.

Diagnostik. Laborchemisch liegt häufiger eine hypochrome Eisenmangelanämie vor. Niedrige IGF1- und IGFBP3-Werte sowie in Abhängigkeit vom Ernährungszustand häufig subnormale Wachstumshormonwerte im Stimulationstest können einen nicht vorliegenden GHD imitieren. Die Diagnose kann bei entsprechendem Verdacht letztlich nur durch eine Dünndarmschleimhautbiopsie gestellt werden, wobei jedoch erhöhte Antigliadin-IGA sowie endomysiale Antikörper mit einer Sensitivität von mehr als 90% wichtige Orientierungshilfen geben. Außerdem muss eine bei der Zöliakie häufiger auftretende Autoimmunthyreoiditis als zusätzliche Kleinwuchsursache ausgeschlossen werden.

Therapie. Therapeutisch kommt es unter einer gliadinfreien Diät zum Aufholwachstum und einer Endlänge im genetischen Zielbereich.

Chronisch entzündliche Darmerkrankungen. Bei chronisch entzündlichen Darmerkrankungen, die ihren ersten Manifestationsgipfel zu Pubertätsbeginn haben, fallen die Patienten häufig mit einem Kleinwuchs auf. So liegt bei der Diagnosestellung eines M. Crohn die Körperhöhe in 25% und bei der Colitis ulcerosa in 10% der Fälle unterhalb der 3. Perzentile.

> Eine pathologisch niedrige Wachstumsrate fällt oft bereits ein Jahr vor den abdominellen Symptomen auf.

Gleichzeit liegt eine verzögerte Knochenreifung und eine verspätete Pubertätsentwicklung vor.

Die Ursache für den Kleinwuchs ist multifaktoriell. Neben der krankheitsbedingten verminderten Kalorienzufuhr, enteralem Eiweißverlust und der Entzündungsaktivität ist häufig die Behandlung mit einer das Wachstum hemmenden Cortisondosis notwendig. Die Endgröße dieser Patienten liegt meist um 8–10 cm unter der Zielgröße.

Therapie. Eine Normalisierung von Wachstums- und Pubertätsentwicklung wird insbesondere unter kalorisch ausreichender Ernährung mit niedermolekularer Elementardiät beobachtet. Bei nur lokalem Befall führt auch die Resektion des entzündeten Dünndarmabschnitts zu einer Wachstumsnormalisierung.

Nierenerkrankungen. Kleinwuchs ist ein Hauptsymptom chronisch niereninsuffizienter Jugendlicher, bei denen außerdem ein um zwei bis drei Jahre verzögerter Pubertätswachstumsschub auftritt. So liegt trotz adäquater medizinischer Betreuung und Ernährung die Endgröße bei vor dem 15. Lebensjahr nierentransplantierten Kinder in mehr als 50% unter der dritten Perzentile. Ein spontanes Aufholwachstum findet häufig auch nach einer Nierentransplantation wegen der dann notwendigen Cortisontherapie nicht statt.

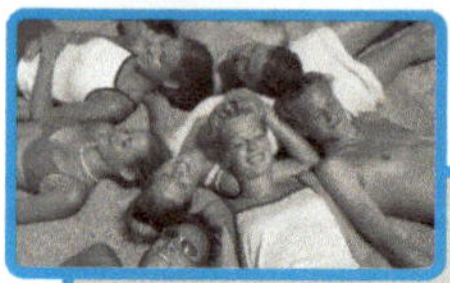

Damit ist das Ausmaß des Wachstumsrückstands zum Transplantationszeitpunkt für die Endlänge entscheidend.

Therapie. Obwohl verschiedene metabolische Faktoren für die Entstehung des Kleinwuchses mitverantwortlich sind, wird die herabgesetzte Verfügbarkeit von freiem IGF1- bei insgesamt erhöhten IGFBP3- Werten als eine der wesentlichen Ursachen angesehen. Deshalb führt eine GH-Therapie mit einer supraphysiologischen Dosis von 1,0 IU/kg/Woche auch schon vor einer eventuell notwendigen Transplantation zu einem Anstieg der Wachstumsgeschwindigkeit und damit zu einer Abnahme des Längenrückstandes. Zusätzlich kann auch noch während der Pubertät nach bereits erfolgter Transplantation durch diese Behandlung ein weiterer Längengewinn von bis zu 10 cm erreicht werden.

Weitere Ursachen. Bei einem Teil der Jugendlichen mit **hämatologischen Grundkrankheiten** wie einer homozygoten Thalassämie kommt es nach dem zwölften Lebensjahr trotz ausreichender Transfusionstherapie und Gabe von Chelatbildnern zu einer ätiologisch ungeklärten Verlangsamung des Wachstums mit verzögerter Pubertätsentwicklung und damit subnormalen Endlängen.

Eine ebenfalls verminderte Erwachsenengröße ist bei protrahierten Verlaufsformen der systemischen oder polyartikulären Form der **juvenilen rheumatischen Arthritis** zu erwarten. Das Ausmaß des oft ausgeprägten Kleinwuchses wird dabei sowohl durch die Aktivität der Grundkrankheit als auch durch die therapeutisch notwendige Cortisonmenge bestimmt. In klinischen Studien konnte in schweren Fällen eine weitere Zunahme des Kleinwuchses zumindest für ein bis zwei Jahre durch eine GH-Therapie verhindert werden.

Sowohl pathologische **Essstörungen** (z.B. Anorexia nervosa) als auch länger eingehaltene hypokalorische Diäten können beim noch wachsenden Jugendlichen nach einem initialen Gewichtsstillstand zu einer Verlangsamung des Wachstums und damit zum Kleinwuchs führen. Hier stellt die Normalisierung des Essverhaltens die zielführende therapeutische Maßnahme dar.

33.5 Ausblick

Wird der Kleinwuchs erst bei Jugendlichen bemerkt, dann ist eine Verbesserung der Endgröße nur in wenigen Fällen möglich.

Darüber hinaus liegen bei den meisten kleinwüchsigen Jugendlichen Normvarianten vor, die keine Therapiemöglichkeiten zur Verbesserung der Endlänge haben.

Die Frage, ob ein Kleinwuchs überhaupt Krankheitswert hat und die Lebensqualität wirklich einschränkt, muss kritisch beleuchtet werden. Je ausgeprägter ein Kleinwuchs ist, desto stärker stellt er aber eine Behinderung im Sinne der WHO-Definition dar. Oft werden kleinwüchsige Jugendliche ohne entsprechende Vorbereitung in der pädiatrisch-endokrinologischen Sprechstunde mit falschen Hoffnungen und Erwartungen vorgestellt.

Die Konfrontation mit der Realität „abgeschlossenes Längenwachstum" löst bei einigen der Jugendlichen eine Krise aus, die vermeidbar ist, wenn die entsprechende diagnostische Bewertung und Vorbereitung bereits vom Hausarzt erfolgt wäre.

Literatur

Lifshitz F, C.D. Cervantes: Short Stature. In: F. Lifshitz: Pediatric Endocrinology Marcel Dekker Verlag, New York–Basel–Hongkong Seite 19–32 , 1996

Ranke M.B., P. Wilton: Growth Hormone Therapy in KIGS - 10 years Experience, Johann Ambrosius Barth Verlag Heidelberg–Leipzig (1999)

Ranke M.B, Dörr H.-G, Stahnke N, Partsch C-J, Schwarz HP, Wollmann HA, Bettendorf M, Hauffa BR: Entwicklungen 10 Jahre nach der Einführung von rekombinantem Wachstumshormon. Monatsschr Kinderheilkd 148:746–761 (2000)

Saggese G, Ranke M.B., Saenger P., Rosenfeld RG, Tanaka T, Chaussain JL, Savage MO: Diagnosis and Treatment of Growth Hormone Deficiency in Children and Adolescents: Towards a Consensus. Hormone Research 50: 320–340, 1998

34 Kopfschmerzen

Michael A. Überall

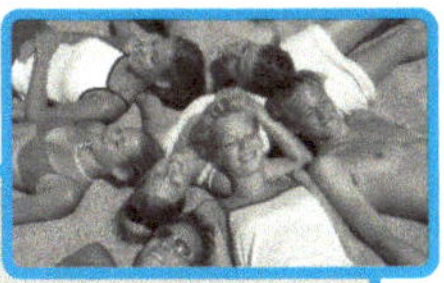

34.1 Definition

Unter Schmerz im Allgemeinen und Kopfschmerz im Besonderen versteht man heute physiologisch gesehen eine durch Erregung von Schmerzrezeptoren, häufig unter Beteiligung weiterer sensorischer Sinne, zustande kommende komplexe Sinnesempfindung mit starker seelischer Komponente. Eine exakte Klassifikation ist der erste und entscheidende Schritt für die Evaluation von Pathophysiologie und Ätiologie der verschiedenen Kopfschmerzsyndrome.

Zur Vereinheitlichung der Kopfschmerzklassifikation veröffentlichte die Internationale Kopfschmerzgesellschaft (International Headache Society, IHS) 1988 ein operationales Manual, das weltweit zum Standardinstrument für die Kopfschmerzklassifikation wurde. Grundprinzip der **IHS-Klassifikation** ist eine spezifische und trennscharfe Differenzierung der verschiedenen Kopfschmerzerkrankungen auf der Grundlage klinisch phänomenologischer Merkmale und nicht mehr – wie früher üblich – nach ihrer vermuteten Ätiologie. Aus diesem Grund gibt die IHS-Klassifikation die Merkmale verschiedener Kopfschmerzerkrankungen sehr ausführlich (in der deutschsprachigen Fassung auf insgesamt 43 Seiten) in Form dezidierter Diagnosekriterien wieder und beschreibt operational, wie diese Kriterien praktisch erfasst werden können (s. Beispiele Tab. 34-1 und 34-2). Dabei umfasst die IHS-Klassifikation 165 verschiedene Kopfschmerzdiagnosen, die in 13 verschiedenen Kopfschmerzhauptgruppen mit einer Vielzahl an Untergruppen gegliedert sind (Tab. 34-3).

In dieser Vielzahl an Kopfschmerzdiagnosen und -syndromen müssen mit den so genannten primären und sekundären Kopfschmerzerkran-

Tabelle 34-1 IHS-Klassifikationskriterien für Migräne (Begrifflichkeiten von der IHS vorgegeben).

Hauptkriterien	Nebenkriterien Migräne ohne Aura (IHS-Code 1.1)	 Migräne mit typischer Aura (IHS-Code 1.2.1)
Erkrankungsverlauf	mind. 5 vorausgegangene Attacken erfüllen die nachfolgenden Kriterien:	mind. 2 vorausgegangene Attacken erfüllen die nachfolgenden Kriterien:
Kopfschmerzdauer	– unbehandelt/erfolglos behandelter Verlauf von 4–72 h (< 15 Jahre 2–48 h)	
Kopfschmerzcharakteristika (mind. zwei)	– einseitiger Kopfschmerz – pulsierender Charakter – mäßige bis schwere Intensität – erhebliche Behinderung der Tagesaktivität – Verstärkung durch körperliche Tätigkeit	
Auracharakteristika (mind. drei)	keine	– ein oder mehrere zentral bedingte neurologische Symptome (z.B. Seh-, Sensibilitätsstörungen, Dysphasie, Hemiparese) – Entwicklung allmählich über mehr als 5–20 min – Dauer nie länger als 1 h – Kopfschmerz folgt nach einem freien Intervall von < 60 min
Begleiterscheinungen (mind. eine)	– Übelkeit und/oder Erbrechen – Licht- und Lärmempfindlichkeit	
Begleitbedingungen (mind. eine)	– Anamnese und körperliche/neurologische Untersuchung ergeben keinen Hinweis auf eine sekundäre Kopfschmerzerkrankung – Anamnese und/oder körperliche und/oder neurologische Untersuchung lassen an eine sekundäre Kopfschmerzerkrankung denken, die aber durch weiterführende Untersuchungen ausgeschlossen werden kann. – Eine sekundäre Kopfschmerzerkrankung liegt vor, aber die Migräneattacken sind nicht erstmalig in einer zeitlichen Verbindung mit dieser Erkrankung aufgetreten.	

Tabelle 34-2 IHS-Klassifikationskriterien für Kopfschmerzen vom Spannungstyp (IHS-Code 2; Begrifflichkeiten von der IHS vorgegeben).

Hauptkriterien	Nebenkriterien
Erkrankungsverlauf	mind. 10 vorausgegangene Attacken
– episodische SK (Code 2.1)	<15 Attacken/Monat erfüllen die nachfolgenden Kriterien
– chronische SK (Code 2.2)	15–30 Attacken/Monat erfüllen die nachfolgenden Kriterien
Kopfschmerzdauer	unbehandelter/erfolglos behandelter Verlauf über 30 min bis 7 Tage
Kopfschmerzcharakteristika (mind. zwei)	bilaterale Kopfschmerzen dumpf pressender, drückender Schmerzcharakter Intensität mild bis mäßig keine Zunahme bei körperlicher Arbeit
Begleiterscheinungen (mind. eine)	keine Übelkeit kein Erbrechen Licht- oder Lärmempfindlichkeit (jedoch nicht beides gleichzeitig)
Begleitbedingungen (mind. eine)	Anamnese und körperliche/neurologische Untersuchung ergeben keinen Hinweis auf eine sekundäre Kopfschmerzerkrankung
	Anamnese und/oder körperliche und/oder neurologische Untersuchung lassen an eine sekundäre Kopfschmerzerkrankung denken, die aber durch weiterführende Untersuchungen ausgeschlossen werden kann
	Eine sekundäre Kopfschmerzerkrankung liegt vor, aber die Migräneattacken sind nicht erstmalig in einer zeitlichen Verbindung mit dieser Erkrankung aufgetreten

kungen zwei klar definierte Hauptgruppen differenziert werden:

- Unter den primären Kopfschmerzerkrankungen (IHS-Gruppen 1–4) werden die Kopfschmerzen zusammengefasst, die keine pathologischen Befunde in den üblichen klinischen und apparativen Untersuchungsverfahren aufweisen, bei denen die Kopfschmerzen also eigenständige Erkrankungen und nicht sekundäres Symptom sind.
- Bei den sekundären Kopfschmerzen (IHS-Gruppen 5–13) können mit den üblichen klinischen und apparativen Untersuchungsverfahren pathologische Befunde aufgedeckt werden, die mit den Kopfschmerzen in kausalen (!) Zusammenhang gebracht werden können. Sekundäre Kopfschmerzen sind also Symptom einer stets fassbaren Störung.

Bei der Kopfschmerzklassifikation nach den IHS-Kriterien muss besonders berücksichtigt werden, dass Kopfschmerzen im Jugendalter nicht immer in der gleichen Phänomenologie zu beobachten sind bzw. der Patient im Lauf seines Lebens ganz unterschiedliche Kopfschmerzerkrankungen gleichzeitig (parallel) oder aber nacheinander (sequenziell) erleben kann.

Aus diesem Grund ist es notwendig, nicht den Patienten, sondern vielmehr seine Kopfschmerzen zu klassifizieren und in der Diagnoseformulierung nach der Bedeutung der verschiedenen Kopfschmerzformen für den einzelnen Patienten individuell zu reihen („qualitative Hierarchie“). Darüber hinaus sollte auch der quantitative Aspekt einer Kopfschmerzerkrankung berücksichtigt werden, indem z.B. in der Diagnose angegeben werden sollte, an wie vielen Tagen pro Monat die jeweilige Kopfschmerzform auftritt („quantitative Hierarchie“).

Im praktischen Alltag müssen Erkrankungen heute nach der internationalen Klassifikation der Weltgesundheitsorganisation – der ICD-10 – kodiert und klassifiziert werden. Die neurologische Applikation der ICD-10 (die **„ICD-10 NA“**) enthält ein Klassifikationssystem der Kopf- und Gesichtsschmerzen, das inhaltlich weitestgehend mit der Kopfschmerzklassifikation der IHS übereinstimmt. Tabelle 34-3 enthält eine Übersicht über die IHS- bzw. die korrespondierenden ICD-10-NA-Klassifikationen. Sie ermöglicht einen raschen Überblick über die verschiedenen, prinzipiell möglichen Kopfschmerzdiagnosen und erlaubt, die exakten ICD-10-NA-Codes auszuwählen.

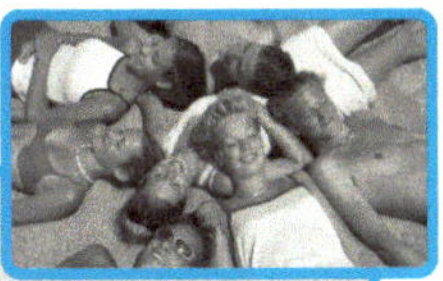

Tabelle 34-3 Konversionstabelle für den IHS-Klassifikationscode und den ICD-10-NA-Klassifikationscode.

Bezeichnung	IHS-Code	ICD-10 NA-Code
Migräne	1	G 43.9
– Migräne ohne Aura	1.1	G 43.0
– Migräne mit Aura	1.2	G 43.1
– Migräne mit typischer Aura	1.2.1	G 43.10
– Migräne mit prolongierter Aura	1.2.2	G 43.11
– familiäre hemiplegische Migräne	1.2.3	G 43.1x5
– Basilaris-Migräne	1.2.4	G 43.1x3
– Migräneaura ohne Kopfschmerz	1.2.5	G 43.1x4
– ophthalmoplegische Migräne	1.3	G 43.80
– retinale Migräne	1.4	G 43.81
– periodische Syndrome der Kindheit als mögliche Vorläufer oder Begleiterscheinungen einer Migräne	1.5	G 43.82
– Abdominalmigräne	G 43.820	
– gutartiger paroxysmaler Schwindel	1.5.1	G 43.821
– alternierende Hemiplegie	1.5.2	G 43.822
– Migränekomplikationen	1.6	
– Status migraenosus	1.6.1	G 43.2
– migränöser Infarkt	1.6.2	G 43.3
– andere migräneartige Störungen	1.7	G 43.83
Kopfschmerz vom Spannungstyp	2	G 44.29
– episodischer Kopfschmerz vom Spannungstyp	2.1	G 44.20/21
– chronischer Kopfschmerz vom Spannungstyp	2.2	G 44.22/23
– Kopfschmerz vom Spannungstyp, der nicht die obigen Kriterien erfüllt	2.3	G 44.28
Clusterkopfschmerz	3	G 44.09
und chronische paroxysmale Hemikranie	3	G 44.03
Verschiedenartige Kopfschmerzformen ohne begleitende strukturelle Läsion	4	G 44.80
Kopfschmerz nach Schädeltrauma	5	G 44.88
Kopfschmerz bei Gefäßstörungen	6	G 44.81
Kopfschmerz bei nicht-vaskulären intrakraniellen Störungen	7	G 44.82
Kopfschmerz durch Einwirkung von Substanzen	8	G 44.4
oder deren Entzug	8	G 44.83
Kopfschmerzen bei einer primär nicht den Kopfbereich betreffenden Infektion	9	G 44.88
Kopfschmerz bei Stoffwechselstörungen	10	G 44.88
Kopfschmerz oder Gesichtsschmerz bei Erkrankungen des Schädels sowie im Bereich von Hals, Augen, Ohren, Nase, Nebenhöhlen, Zähnen, Mund oder anderen Gesichts- oder Kopfstrukturen	11	G 44.84
Kopf- und Gesichtsneuralgien, Schmerz bei Affektion von Nervenstämmen und Deafferenzierungsschmerzen	12	G 44.88
Nicht-klassifizierbarer Kopfschmerz	13	R 51

34.2 Problematik

Kopfschmerzen gehören zu den Hauptgesundheitsproblemen von Jugendlichen in den industrialisierten Ländern der westlichen Welt und stellen – nicht nur wegen ihrer Häufigkeit und der stets vorhandenen Furcht vor intrakraniellen Neoplasien – ein gesundheitsökonomisch und gesellschaftspolitisch relevantes Problem dar.

Beim behandelnden Arzt verursacht der Patient mit dem Symptom Kopfschmerz häufig zwiespältige Gefühle, muss er doch im zeitlich engen Rahmen seiner Sprechstunden und in aller Regel auf der Grundlage weniger Parameter entscheiden, ob die Kopfschmerzen wegweisendes Symptom einer bedrohlichen neurologischen Erkrankung sind, die unverzüglich den Einsatz umfangreicher apparativer Verfahren und spezieller kausal-orientierter Therapien erfordert, oder ihre Entwicklung im weiteren Verlauf – unter Umständen unter

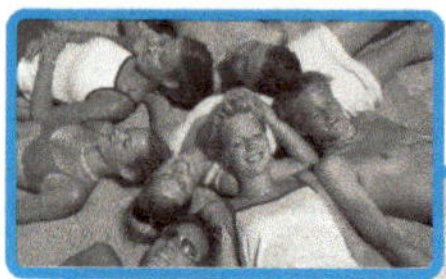

symptomatischer Behandlung – abgewartet werden kann. Dieser bivalente Charakter des Symptoms Kopfschmerz offenbart sich besonders drastisch bei Jugendlichen mit so genannten primären Kopfschmerzerkrankungen, die sich, frustriert von der Diskrepanz zwischen dem zur Anwendung gebrachten umfangreichen diagnostischen Instrumentarium einerseits und dem „scheinbar“ schmalen Spektrum therapeutischer Möglichkeiten andererseits, in großem Maße (zu ca. 80–85%) von schulmedizinisch orientierten Therapeuten abwenden und Zuflucht in der unkontrollierten medikamentösen Selbstbehandlung oder bei komplementär- und/oder alternativmedizinischen Verfahren suchen. Angesichts der drohenden individuellen (Schulausfall mit Einschränkung/Verlust der Lebensperspektive, unkontrollierter Analgetikabusus mit dem Risiko der sekundären Organschädigung oder Drogenabhängigkeit) und letztlich auch volkswirtschaftlichen Sekundärfolgen (allein die durch Migräneattacken bedingten indirekten Jahreskosten durch Schul- und/oder Berufsausfall liegen in Deutschland bei 5–8 Milliarden DM) ein unhaltbarer Zustand.

> Dabei vermögen fundiertes Wissen um die variable klinische Symptomatik, Kenntnisse über mögliche Ursachen, eine systematische differenzialdiagnostische Evaluation, der rationale Einsatz apparativer Zusatzuntersuchungen und letztlich ein situationsadaptiertes Therapiekonzept dieses häufig durch Resignation und Unbehagen gekennzeichnete Spannungsfeld zwischen Arzt und jugendlichem Kopfschmerzpatienten zu entschärfen und beiden Parteien Perspektiven für eine erfolgreiche Behandlung zu eröffnen.

34.3 Epidemiologie

Über die Prävalenz von Kopfschmerzen im Jugendalter war lange Zeit nur wenig bekannt, und bis heute liegen eigentlich nur für erwachsenen Kopfschmerzpatienten ausreichend valide Daten vor. Nach neueren Untersuchungen zur Prävalenz von Kopfschmerzen bei Jugendlichen in Deutschland berichten bereits bei der Einschulung mehr als 10% aller Schulkinder über eigene Erfahrungen mit starken Kopfschmerzen von hohem Leidensdruck. In den folgenden Schuljahren erhöht sich diese Häufigkeit von 90% (bei 11–12 Jahre alten Schülern) auf letztlich über 93% (bei 15–16 Jahre alten Jugendlichen). Dabei leiden rund 50% aller Jugendlichen unter chronischen Kopfschmerzen vom Spannungstyp und nur etwa 10 bis 12% unter rekurrierenden Migräneattacken.

Verschiedene Kohortenstudien zur Verlaufsentwicklung der Kopfschmerzhäufigkeit bei Jugendlichen konnten einen kontinuierlichen Anstieg der Kopfschmerzjahresprävalenz bei Jugendlichen von zunächst rund 37% im Jahre 1976, über 69% 1983 auf zuletzt 89% 1994 nachweisen.

> Diese Ergebnisse lassen vermuten, dass die Problematik in den kommenden Jahren eher noch zunehmen wird.

34.4 Hintergrund

Für die eigentliche Schmerzregistrierung verantwortlich ist der Schmerzrezeptor. Er besteht aus wenig mehr als einer freien dendritischen Nervenendigung, deren Membranpermeabilität durch eine Vielzahl verschiedenartigster externer Reize (chemischer, thermischer, mechanischer oder elektrischer Natur) beeinflusst werden kann. Ein einzelner Reiz oder eine Kombination verschiedener externer Stimuli löst relevante Änderungen der transmembranösen Ionenströme im Nozizeptor aus, die in einem Aktionspotenzial münden. Dessen Weiterleitung erfolgt über markhaltige Aδ-Fasern und marklose C-Fasern in Richtung ZNS, wo es als Schmerzsignal in verschiedenen Zentren modifiziert, verarbeitet und bisweilen auch beantwortet wird.

Anatomisch betrachtet befinden sich schmerzempfindliche Strukturen in weniger als 50% der Gewebe von Kopf, Gesicht und Hals. Von außen nach innen sind dies die extrakraniellen Strukturen

- der Haut und Schleimhäute
- des Unterhautgewebes
- der Muskeln und Sehnen von Kopf und Hals
- der Zähne
- einiger größerer Gefäße
- des periostalen Bindegewebes

Im Schädelinnenraum finden sich an schmerzempfindlichen Geweben

- die Pachymeninx (Dura mater)
- die Leptomingen (Arachnoidea und Pia mater)

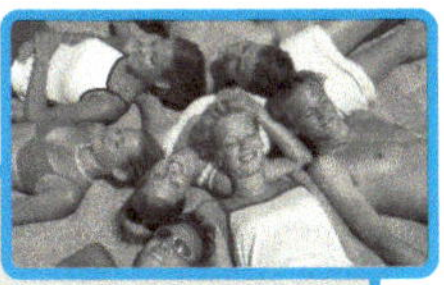

- die großen, vorwiegend in der Dura mater gelegenen Blutgefäße

Das Hirngewebe (mit Ausnahme der extrazerebral gelegenen Anteile der Nervenfasern des V., VII., IX., X. und XI. Hirnnervs sowie bestimmter somatosensorischer Segmente der Thalamuskerne) und die Schädelknochen sind nicht schmerzempfindlich.

34.5 Diagnostik

Das diagnostisch bei Kopfschmerzen im Jugendalter zu evaluierende Feld umfasst nahezu die gesamte Kinderheilkunde und Jugendmedizin. Besondere Bedeutung kommt dabei der Neuropädiatrie zu, zu deren Fachvertretern der Jugendliche mit chronischen oder rekurrierenden Kopfschmerzen häufig zuerst überwiesen wird. Kenntnisse auf den Gebieten der Orthopädie, der Ophthalmologie und der Hals-Nasen-Ohrenheilkunde, der Gynäkologie und der Psychosomatik sind für eine ganzheitliche Betreuung jugendlicher Kopfschmerzpatienten mehr als hilfreich und notwendig.
Akute und chronische Kopfschmerzen sind im Jugendalter häufig Begleitsymptome verschiedenster Infektionskrankheiten mit oder ohne Fieber, können Folge systemischer Erkrankungen, Teilaspekt einer akuten oder chronischen Störung des zentralen Nervensystems, psychisch bedingt, Unfallfolge oder – wie z.B. im Fall der Migräne bzw. der Spannungskopfschmerzen – Ausdruck einer eigenständigen Erkrankung sein.

> In der täglichen Praxis gilt es abzuwägen, ob die Kopfschmerzen harmloses Symptom einer vorübergehenden bzw. behandelbaren Störung oder Ausdruck einer schwerwiegenden Erkrankung sind.

Auf der Grundlage anamnestischer Angaben zum Erscheinungsbild der Kopfschmerzen und dem körperlichen Befund ist zu klären, ob zunächst abgewartet, symptomatisch behandelt oder ergänzend apparative Untersuchungen zur differenzialdiagnostischen Ursachenfindung durchgeführt werden müssen.

34.5.1 Anamnese

Für die tägliche Arbeit hat es sich als sinnvoll erwiesen, die differenzialdiagnostische Evaluation des jungen Kopfschmerzpatienten auf der Grundlage eines klar strukturierten Stufenplans vorzunehmen (Tab. 34-4). Wichtigster Bestandteil die-

Tabelle 34-4 Diagnosealgorithmus zur standardisierten Kopfschmerzevaluation bei Jugendlichen.

A	Anamneseerhebung
	– Eigenanamnese/Fremdanamnese
	– Familienanamnese
	– vegetative Anamnese
	– Medikamentenanamnese
B	Schmerzcharakterisierung (s.a. Tab. 34-5)
	– Warnsymptome?
	– zeitlicher Ablauf?
	– Frequenz?
	– Intensität?
	– Qualität?
	– Lokalisation?
	– Einfluss körperlicher Tätigkeit?
	– Begleitsymptome?
	– Variabilität?
	– Auslöser?
	– bisherige Behandlung?
C	Körperliche Untersuchung
	– allgemein-pädiatrisch
	– neurologisch
	– psychologisch
	– orthopädisch
	– ophthalmologisch
	– etc.
D	Hypothesenformulierung
	– primäre vs. sekundäre Kopfschmerzen?
E	Gespräch
	– Beratung, Erläuterung, Diskussion der Diagnose
	– Aufklärung
	– Besprechung des weiteren Prozederes
	– – Beobachtung?
	– – systematische Datenerfassung (Kopfschmerzkalender)?
	– – Labordiagnostik?
	– – apparative Zusatzuntersuchungen?
	– – Therapieziele?
	– – gemeinsame Therapieplanung?
F	Ergänzende Untersuchungen
	– Nativröntgenuntersuchungen (Schädel, HWS, etc.)
	– Computertomographie
	– Magnetresonanztomographie
	– Angiographie, DSA
	– SPECT, PET
	– Sonographie (extra-/transkraniell)
	– EKG, Echokardiographie
	– 24-Stunden-RR-Messung
	– neurophysiologische Untersuchungen
	– – EEG (konventionell, quantitativ)
	– – evozierte Potenziale (VEP, AEP, EKP)
	neuropsychologische Untersuchungen

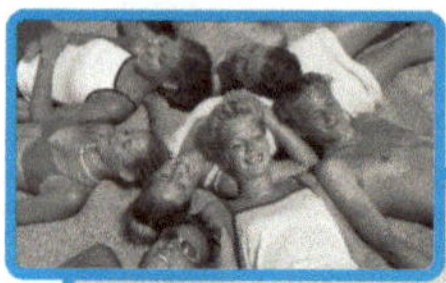

ses Diagnosealgorithmus ist eine ausführliche Anamneseerhebung. Dabei werden die wichtigsten Daten eruiert durch gezielte Befragung (s. Fragenkatalog in Tab. 34-5) und die Erfassung detaillierter Angaben zu

- Kopfschmerzcharakteristik: Lokalisation, Schmerzcharakter, Intensität (objektive Bestimmung mit der visuellen Analogskala) etc.
- Ausmaß und zeitlicher Abfolge möglicher vegetativer Begleitphänomene: Übelkeit, Erbrechen, Schwindel, Hitzegefühl etc.
- Ausmaß und zeitlicher Abfolge möglicher neurologischer Begleitphänomene: Parästhesien, Paresen, Photo-/Phono-/Osmophobie, Skotome, optische Phänomene etc.
- Zeitpunkt: Tageszeit, Wochentag
- Dauer
- Attackenverlauf: Aura, Dynamik, Variabilität etc.
- Häufigkeit
- Verlaufsdynamik: einmalig akut, akut rekurrierend, chronisch nicht progredient, chronisch progredient, gemischt
- Restitutionsdauer

Über diese Angaben kann auch bei jüngeren Kopfschmerzpatienten in aller Regel eine vorläufige Arbeitshypothese über die Natur der zu evaluierenden Kopfschmerzen formuliert werden (Tab. 34-6 und 34-7).

Berücksichtigt werden sollte während der Anamneseerhebung auch das Interaktionsverhalten zwischen Eltern und Patient, um indirekt psychodynamisch relevante Kopfschmerzursachen zu erfassen, die im ärztlichen Gespräch unter Umständen nicht direkt zur Sprache kommen (z.B. Depression, Familienkonflikte, Ängstlichkeit, psychosoziale Deprivation, Misshandlung etc.).

34.5.2 Klinische Untersuchung

Im Weiteren sollte eine ausführliche klinische Untersuchung mit Erhebung eines Ganzkörperstatus, detaillierter neurologischer Untersuchung (inkl. frontookzipitalem Kopfumfang), Funduskopie, Fingerperimetrie, Visusbestimmung, Bestimmung des Zahnstatus, Überprüfung der Halswir-

Tabelle 34-5 Kernfragen des ärztlichen Kopfschmerzinterviews.

- Ist der Kopfschmerz erstmals akut aufgetreten, akut rezidivierend oder chronisch?
- Sind die Kopfschmerzen immer ähnlich oder gibt es Unterschiede?
- Zeigt sich eine Dynamik bzgl. Frequenz, Dauer und/oder Intensität?
- Wie oft leiden Sie an Kopfschmerzen?
- Wie verhalten Sie sich, wenn die Kopfschmerzen auftreten?
- Wie sehen Sie während der Kopfschmerzen aus?
- Beginnen die Kopfschmerzen schlagartig oder allmählich?
- Zeigt sich eine tages-/jahreszeitliche Bindung?
- Gibt es Hinweise auf eine bestimmte Erscheinensdynamik?
- Treten die Kopfschmerzen aus dem Schlaf heraus oder auch nachts auf?
- Wie lange dauern die Schmerzen?
- Wie stark sind die Schmerzen?
- Wo sind die Schmerzen lokalisiert?
- Wie sind die Schmerzen charakterisiert?
- Nehmen die Schmerzen bei körperlicher Tätigkeit zu?
- Kündigen sich die Schmerzen an?
- Treten vegetative Begleitsymptome auf?
- Werden neurologische Symptome beobachtet?
- In welcher zeitlichen Beziehung stehen diese Begleitphänomene zu den Kopfschmerzen?
- Setzen diese begleitenden Symptome plötzlich ein oder entwickeln sie sich langsam?
- Werden Trigger oder Auslöser beobachtet?
- Haben Sie Fieber?
- Ist eine Wesensänderung aufgetreten oder hat die schulische Leistung abgenommen?
- Kam es (vor bzw. seit Manifestation der Kopfschmerzen) zu Änderungen sonst typischer Lebensgewohnheiten?
- Sind epileptische Anfälle oder anfallsverdächtige Ereignisse aufgetreten?
- Leiden Sie unter sonstigen Beschwerden?
- Gibt es relevante Vorerkrankungen?
- Gibt es familiäre Hinweise für eine primäre Kopfschmerzerkrankung?
- Welche Medikamente nehmen Sie ein?

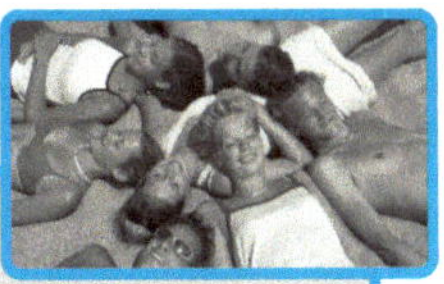

Tabelle 34-6 Differenzialdiagnostische Aussagekraft der Kopfschmerzintensität.

Schmerzintensität	Diagnose	Lokalisation	Begleiterscheinungen
mäßig	Sinusitis	Stirn, Gesicht	Klopfschmerz, Fieber, Sekret
	Spannungskopfschmerz	Holokranie	keine
	Hypertonie	diffus	Schwindel, Blutdruck
	Posteriorinsult	okzipital	Hemianopsie
	Medikamentenkopfschmerz	diffus	keine
stark	Migräne ohne Aura	temporal, frontal	Übelkeit, Erbrechen, Phono-/Photophobie
	Migräne mit Aura	temporal, frontal	neurol. Reiz-/Ausfallsymptomatik, Übelkeit, Erbrechen, Phono-/Photophobie
	Meningitis	okzipital, diffus	Meningismus, Fieber, Lichtscheu, Berührungsempfindlichkeit
	Blutung	meist diffus	Meningismus, neurologische Ausfälle
sehr stark	Subarachnoidalblutung	okzipital, diffus	Meningismus, neurologische Ausfälle, Bewusstseinstrübung
	Clusterkopfschmerz	periorbital, frontal	Lakrimation, Miosis, Augenrötung
	Trigeminusneuralgie	V2>V3>V1	Triggerfaktoren

belsäule (inkl. Schulter-/Nacken-/Rückenmuskulatur), Blutdruck-/Pulsmessung, Kreislaufbelastung nach Schellong, Temperaturmessung, auxologischer Untersuchung sowie orientierender orthopädischer, dermatologischer und psychologischer Befundung folgen.

Die hierbei erhobenen Parameter ermöglichen in Verbindung mit den anamnestischen Angaben in aller Regel die Formulierung einer klar umrissenen Verdachtsdiagnose, die nachfolgend mit dem Patienten und seinen Angehörigen besprochen werden muss. Im Rahmen dieses Aufklärungsgesprächs sollte gemeinsam über das weitere Vorgehen beraten und Art bzw. Ausmaß der ergänzend notwendigen apparativen Zusatzuntersuchungen diskutiert werden.

Tabelle 34-7 Differenzialdiagnostische Aussagekraft des Kopfschmerzverlaufs und der Lokalisation.

Akut generalisiert	Akut lokalisiert	Akut rekurrierend	Chronisch progredient	Chronisch nicht-progredient
systemische Infektionen	Sinusitis	Migräne ohne Aura	Tumor	Spannungskopfschmerz
ZNS-Infektionen	Otitis	Migräne mit Aura	Pseudotumor	Konversion
Vergiftungen (Blei, CO^2)	Augenanomalien	Clusterkopfschmerz	Hirnabszess	posttraumatisch
postiktal	Zahnerkrankungen	paroxysmale Hemikranie	Subduralblutung	Depression
Elektrolytstörungen	Trauma	postiktal	Subduralerguss	Angst
Hypertonie	Okzipitalneuralgie		Hydrozephalus	Stress
Hypoglykämie	Kiefergelenksfehlstellung			
Liquorunterdruck (nach LP)				
Schädel-Hirn-Trauma				
Embolie				
Thrombose				
Blutung				
Kollagenerkrankung				
körperliche Anstrengung				

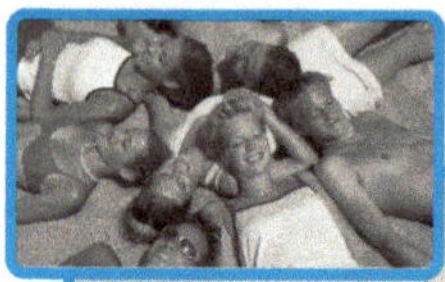

> In aller Regel ist die Abklärung mit Hilfe einer ausführlichen Anamnese und einer eingehenden körperlichen Untersuchung ausreichend, um symptomatische (sekundäre) Kopfschmerzen auszuschließen bzw. den Formenkreis der primären Kopfschmerzerkrankungen einzugrenzen.

34.5.3 Weiterführende Untersuchungen

Bei gezieltem Verdacht (s. z.B. Tab. 34-8) kann mittels spezifischer apparativer (EEG, EKG, Sonographie, Röntgen, CT, NMR) oder laborchemischer Zusatzuntersuchungen (in Blut und Liquor) das Vorliegen einer bestimmten Organpathologie nachgewiesen bzw. ausgeschlossen werden. Dabei muss berücksichtigt werden, dass es kein generelles diagnostisch-apparatives Zusatzprogramm gibt, das pauschal bei Jugendlichen mit Kopfschmerzen durchgeführt werden muss.

Zeigt bei kompetenter Durchführung der klinischen Diagnostik weder die Vorgeschichte, noch die körperliche und klinisch-neurologische Untersuchung Hinweise auf das Vorliegen einer symptomatischen Kopfschmerzerkrankung, so sind weiterführende apparative Untersuchungen nicht erforderlich.

34.5.4 Kopfschmerzkalender

Als wichtiges Hilfsmittel zur praktischen Erfassung der Phänomenologie und Dynamik chronischer Kopfschmerzen haben sich geeignete Kopfschmerzkalender erwiesen, deren intensive Nutzung jedem an Kopfschmerzpatienten tätigen Arzt nahezulegen ist. Allerdings ist zu berücksichtigen, dass die meisten Kopfschmerzkalender als Unterstützung für die Diagnose von Migräne und Spannungskopfschmerzen entwickelt wurden (die für ca. 92–95% aller chronischen bzw. akut rekurrierenden Kopfschmerzen im Jugendalter verantwortlich sind) und deshalb unter gewissen Umständen andere chronische Kopfschmerzen nicht oder nur ungenügend genau erfasst werden.

Naturgemäß erfordert jede Form der patientengeführten Kopfschmerzdokumentation eine gewisse Fähigkeit zur Introspektion und eine ausführliche Aufklärung seitens des betreuenden Arztes über Sinn und Zweck entsprechender Dokumentationssysteme. Grundsätzlich sollte der Patient selbst seinen Kopfschmerzkalender führen. Zu warnen ist vor Kopfschmerztagebüchern, die in gutem Glauben von den Eltern, Großeltern oder gar den Geschwistern ausgefüllt werden.

34.5.5 Differenzialdiagnostik spezifischer Kopfschmerzsyndrome

Der Patient mit akuten, erstmalig aufgetretenen Kopfschmerzen als einzigem Symptom stellt diagnostisch andere Probleme als der Patient mit akut-rekurrierenden, chronisch persistierenden, chronisch progredienten oder gemischten Kopfschmerzen (Abb. 34-1). Plötzlich eintretende, isolierte Kopfschmerzen können Teil einer Vielzahl primärer Kopfschmerzsyndrome bzw. sekundäres Symptom verschiedenster Erkrankungen sein.

Tabelle 34-8 Symptome, die im klinischen Kontext mit Kopfschmerzen einer weitergehenden (u.U. apparativen) Abklärung bedürfen.

- Änderungen im Kopfschmerzverlauf
- Wechsel der Kopfschmerzcharakteristik (Symptomwandel)
- neurologische Herdzeichen im kopfschmerzfreien Intervall
- prolongiertes neurologisches Defizit (> Schmerzphase)
- erstmaliges Auftreten unilateraler Kopfschmerzen mit kontralateralen neurologischen Ausfallserscheinungen
- ungenügendes Ansprechen auf die eingeleitete Behandlung
- Verzögerung des Wachstums
- Zunahme des Kopfumfanges
- organische Wesens-/Verhaltensänderung
- progrediente vegetative Symptome mit oder ohne begleitende Kopfschmerzen (wie z.B. Übelkeit und/oder Erbrechen)
- Änderungen kognitiver Funktionen
- Leistungsminderung in der Schule
- Störungen der Sensomotorik
- Fundusanomalien (Stauungspapille, etc.)
- Sehstörungen (insbesondere Gesichtsfeldeinschränkungen) bei unauffälligem augenärztlichen Befund
- Alter < 3–5 Jahre

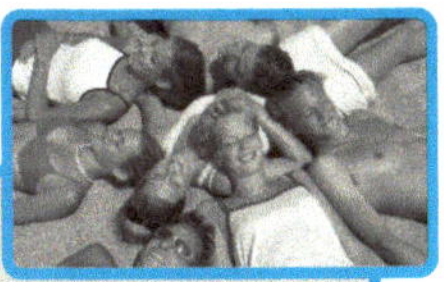

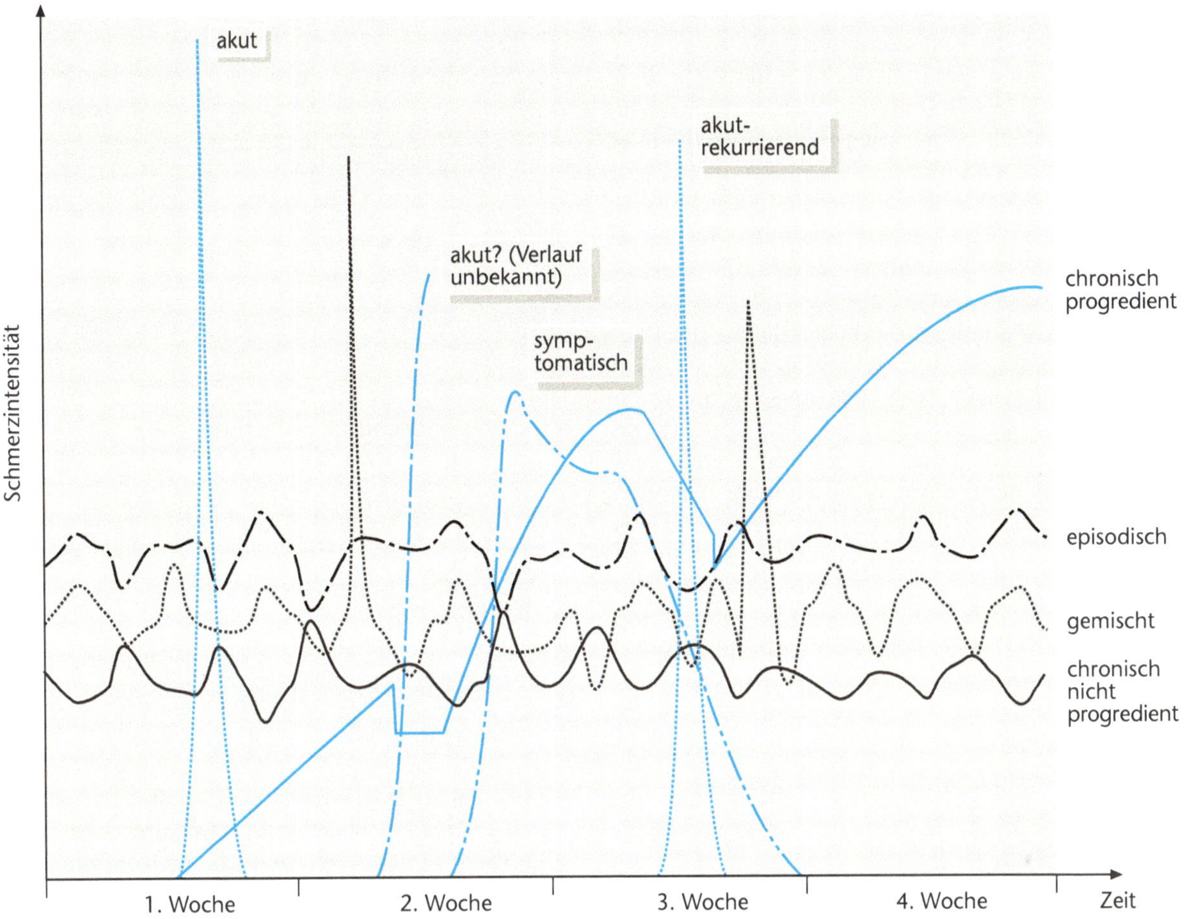

Abb. 34-1 Verschiedene Kopfschmerzformen auf der Grundlage ihrer Symptomprogredienz in Abhängigkeit von der Zeit.

Aber obwohl all diese Eventualitäten im Rahmen der Überlegungen zum differenzialdiagnostischen „work-up" von Patienten mit akuten Kopfschmerzen berücksichtigt werden müssen (s.u.), so leiden statistisch gesehen doch weniger als 5 bis 8% aller jugendlichen Kopfschmerzpatienten unter etwas anderem als einer Migräne, episodischen Spannungskopfschmerzen oder einer verwandten primären Kopfschmerzerkrankung.

Akute generalisierte Kopfschmerzen

Zwischen 2 und 6% aller Notfallvorstellungen von Jugendlichen und jungen Erwachsenen erfolgen wegen akuter Kopfschmerzen. Dabei stellen die isolierten generalisierten Kopfschmerzen das differenzialdiagnostisch weitaus anspruchsvollste Krankheitsbild dar.

Ist der Kopfschmerz mit neurologischen Symptomen vergesellschaftet, muss der dringende Verdacht auf eine organische Ursache geäußert und unverzüglich versucht werden, die Diagnose zu sichern, um rasch eine kausale Behandlung einleiten zu können und eine weitere Progredienz zu vermeiden.

Warnsymptome sind:

- Fieber
- arterielle Hypertonie
- Meningismus
- Papillenödem
- retinale Blutungen
- fokale neurologische Zeichen
- Gemütsstörungen bzw. Wesensveränderungen
- Bewusstseinseinschränkungen

Häufigste Ursache generalisierter akuter Zephalgien bei Jugendlichen sind

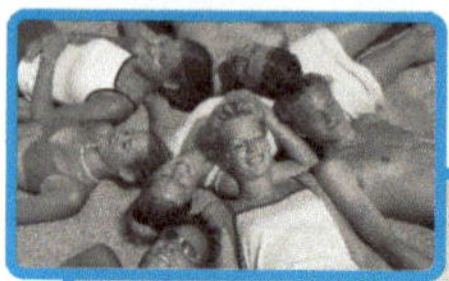

- systemische Infektionserkrankungen und Infektionen des ZNS (zusammen ~40%)
- exazerbierte Spannungskopfschmerzen (~20%)
- Schädel-Hirn-Traumen (~10%)
- intrakranielle Gefäßanomalien und hypertone Blutdruckrisen (jeweils ~5%)

Eine seltene Form akuter generalisierter Kopfschmerzen bei Jugendlichen wird durch Anstrengung ausgelöst. Dabei entwickeln betroffene Jugendliche während körperlicher Betätigung (z.B. beim Laufen, Joggen, Fußball spielen, Gewicht heben, selten auch beim Orgasmus) diffuse Kopfschmerzen starker Intensität und drückenden Charakters, die wenige Minuten bis Stunden andauern können und bei wiederholtem Auftreten gut auf Indometacin oder Ibuprofen ansprechen. Kopfschmerzen ähnlichen Charakters können gelegentlich im Rahmen eines postpunktionellen Liquorunterdrucksyndroms nach Lumbalpunktion oder nach einem prolongierten Grand-mal-Anfall beobachtet werden.

Akute umschriebene Kopfschmerzen

Akute lokalisierte Kopfschmerzen werden typischerweise ausgelöst durch

- Entzündungen der Nasennebenhöhlen
- eine Otitis media
- Augenanomalien (häufig: Fehlsichtigkeit und Astigmatismus, selten: Glaukom, Retrobulbärneuritis oder Orbitainfektionen)
- Zahnprobleme (Karies, Zahnabszess, Malokklusion, Fehlfunktion des Temporomandibulargelenks)
- Schädel-Hirn-Traumen

Eine seltene Form umschriebener akuter okzipitaler Kopfschmerzen ist die Okzipitalneuralgie, die sich auf dem Boden einer erworbenen (z.B. als Folge eines Schleudertraumas nach Sport- oder Verkehrsunfall) bzw. angeborenen Störung der Halswirbelsäule (Platybasie, Klippel-Feil-Syndrom, Chiari-Malformation etc.) entwickeln kann.

Akut rekurrierende Kopfschmerzen

Klassisches Beispiel akut rekurrierender Kopfschmerzen im Jugendalter ist die Migräne (mit oder ohne Aura), deren phänomenologische Charakteristika in Tabelle 34-1 und Abbildung 34-2 aufgeführt sind.

> Die Migräne ist mit Abstand die häufigste Ursache für akut rekurrierende Kopfschmerzen bei Jugendlichen.

Sehr viel seltener können sich bei älteren Jugendlichen Cluster-Kopfschmerzen manifestieren. Der Verdacht auf ein typischen Cluster-Kopfschmerzsyndrom sollte beim Vorliegend der folgenden Symptome geäußert werden:

- episodisch (1–3 Episoden/Jahr, über 2–6 Wochen, täglich, häufig zur gleichen Uhrzeit, meist nachts) auftretende Attacken mit einer Dauer von 30 bis 90 Minuten

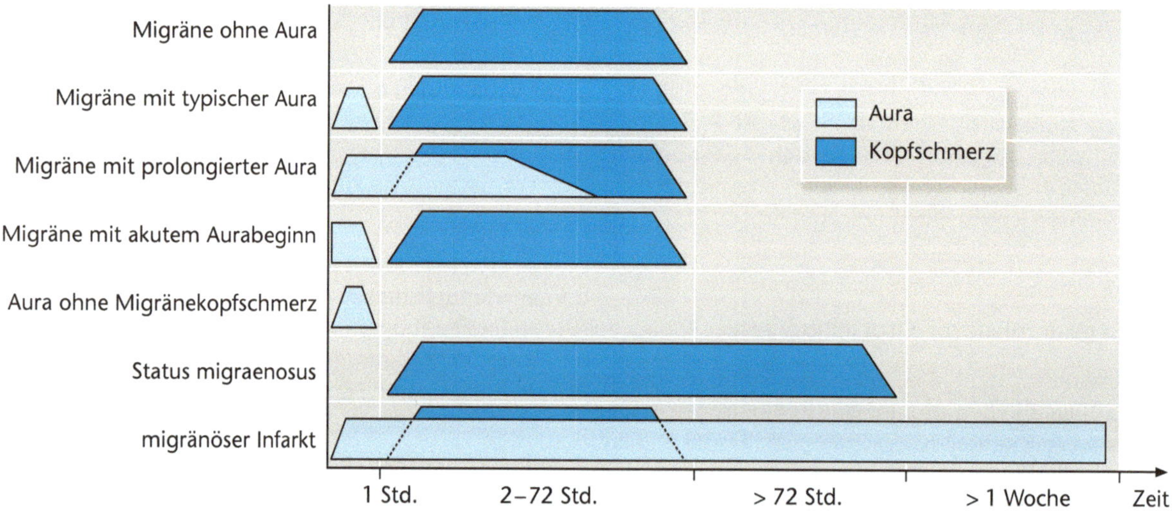

Abb. 34-2 Verschiedene Migräneformen auf der Grundlage des Symptomablaufs in Abhängigkeit von der Zeit.

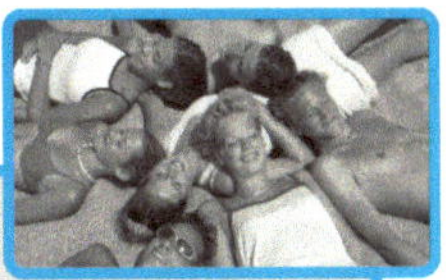

- streng einseitiger Schmerz mit retroorbitaler, periorbitaler oder temporaler Lokalisation
- bohrend-stechender Charakter, starker bis unerträglicher Intensität
- Nachweis vegetativer Begleitsymptome wie Rhinorrhoe, Ptosis, Miosis, Lakrimation und einseitige Nasenschleimhautschwellung

Chronisch progressive Kopfschmerzen

> Chronisch progredient zunehmende Kopfschmerzen implizieren bis zum Beweis des Gegenteils das Vorliegen eines pathologischen – in aller Regel mit einer Hirndrucksteigerung vergesellschafteten – intrakraniellen Prozesses.

Hauptursachen sind der (bei Jugendlichen seltene, jedoch nicht unmögliche) obstruktionsbedingte Hydrocephalus occlusus, Hirntumoren, posttraumatische Hirnblutungen, ein chronischer Subduralerguss und Hirnabszesse.
Eine detaillierte Anamnese in Verbindung mit den für eine Hirndrucksteigerung typischen klinischen Zeichen führt in aller Regel rasch zur Formulierung einer entsprechenden Verdachtsdiagnose und Einleitung geeigneter apparativer Zusatzuntersuchungen (Bildgebung, Liquorpunktion etc.).
Selten muss beim Beschwerdebild der chronisch progressiven Zephalgie in Verbindung mit allen Zeichen einer Hirndrucksteigerung, jedoch fehlendem ursächlichem Befund, differenzialdiagnostisch auch an das Krankheitsbild des Pseudotumor cerebri gedacht werden. Typischerweise bestehen beim Pseudotumor cerebri dumpfdrückende, vorübergehend progrediente Kopfschmerzen in Verbindung mit Sehstörungen in Form von Obskurationen, später Visusminderungen und Gesichtsfelddefekten. Funduskopisch findet sich eine Stauungspapille, im NMR normal weite bis enge Ventrikel und verstrichene äußere Liquorräume sowie ein bei der Liquorpunktion nachweisbar erhöhter Liquordruck.

Chronische nicht-progressive Kopfschmerzen

Typische Vertreter dieser Kopfschmerzform sind die so genannten Spannungskopfschmerzen (phänomenologische Charakteristika s. Tab. 34-2).

> Spannungskopfschmerzen stellen mit Abstand die häufigste Kopfschmerzform dar. Bis zu 50% aller Jugendlichen leiden temporär darunter.

Im Gegensatz zu den meisten anderen Kopfschmerzerkrankungen existieren bislang zur Genese der Kopfschmerzen vom Spannungstyp nur sehr unklare pathophysiologische Vorstellungen. Allgemein geht man heute davon aus, dass ihnen eine Schwellenwertverstellung des zentralen nozizeptiven Systems zugrunde liegt, die häufig von psychologischen Gemütsänderungen (meist depressiver Natur) begleitet wird.
Weitere, im Jugendalter nicht allzu seltene Ursachen chronisch stationärer Kopfschmerzen sind reaktive oder endogene Gemütsstörungen, zu deren diagnostischer Evaluation und späterer Therapie bisweilen das Hinzuziehen eines kundigen Kinder-/Jugendpsychiaters oder Psychotherapeuten notwendig werden kann.

34.6 Therapie

34.6.1 Akuttherapie

Das Spektrum therapeutischer Möglichkeiten zur Akutbehandlung von Kopfschmerzen bei Jugendlichen ist ähnlich vielgestaltig wie das der differenzialdiagnostischen Überlegungen.

> Grundsätzlich gilt, dass ohne gesicherte Diagnose keine spezifische Therapie eingeleitet werden sollte. Art und Umfang der therapeutischen Intervention müssen an den individuellen Leidensdruck und an die jeweilige Situation angepasst werden.

Problematische Verläufe bei chronischen oder akut rekurrierenden Kopfschmerzsyndromen sollten in engem Kontakt mit bzw. unter Supervision eines kompetenten Schmerzzentrums behandelt werden.
Bei **sekundären Kopfschmerzen** ist die Beseitigung der zugrunde liegenden Organpathologie oberstes therapeutisches Gebot. Dennoch kann es auch hier notwendig sein, adjuvant symptomatisch zu behandeln und analgetisch wirksame Therapieverfahren einzusetzen, um den Zeitraum bis zur Diagnosestellung bzw. Restitution adäquat überbrücken zu können (Tab. 34-9).
Sehr viel problematischer ist die Behandlung der häufig chronisch oder chronisch rezidivierend verlaufenden **primären Kopfschmerzerkrankungen**. Hier führen fehlende oder unzureichend formulierte Behandlungsvorschläge seitens des Behandlers bzw. übertriebene Erwartungen seitens

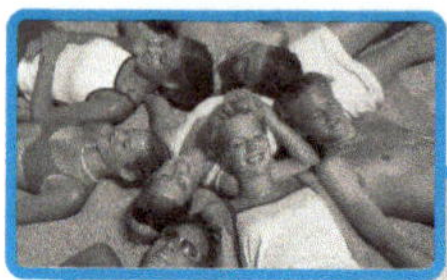

Tabelle 34-9 Dosierungsempfehlungen für die gängigsten in Deutschland verfügbaren Analgetika.

Wirkstoff	Präparat (Beispiel)	Initialdosis (mg/kg KG)	Dosierungs-intervall (h)	Erhaltung (mg/kg KG)	Maximaldosis (mg/kg KG/Tag)	Applikation
Paracetamol	ben-u-ron®	35–45	4–6	15–20	100	rect.
		40–60*	4–6	10–20	100	p.o.
Acetylsalicylsäure	Aspirin®	10–15	4–6	10–15	60–80	p.o.
Ibuprofen	Ibuprof®	15–25	6–8	10–20	40	p.o., rect.
Ketoprofen	Orudis®	2–3	6–8	1–2	6–9	p.o., rect.
Naproxen	Proxen®	5–10	8–12	5–10	30	p.o., rect.
Metamizol	Novalgin®	10–20	4–6	10–20	80	p.o., rect.
Tramadol	Tramal®	1–2	3–4	1–4	8–10	p.o.

* (diese im Vergleich mit den Herstellerangaben deutlich höhere Initialdosierung von Paracetamol ist zum Erreichen einer analgetischen Wirksamkeit notwendig und geht – als Kurzzeittherapie in der genannten Dosierungen über 1–2 Tage verabeicht – mit keinem erhöhten Risiko einer Leberschädigung einher!)

des Patienten nicht selten zu unkontrollierten und bisweilen nebenwirkungsreichen Selbstmedikationen, die nicht nur das Schmerzereignis unzureichend beeinflussen, sondern darüber hinaus auch noch unkalkulierbar komplizieren können (medikamentös induzierter Dauerkopfschmerz, Magen-Darm-Beschwerden, Niereninsuffizienz, Leberversagen, Drogenabhängigkeit etc.). Häufig wird dem Arzt seitens des Patienten gar nicht die Chance für eine Therapiemodifikation gegeben, weil letzterer, vom Misserfolg der Erstbehandlung enttäuscht, einen neuen Therapeuten aufsucht und dieser erneut „bei Null beginnt".

Aus diesem Grund sollte der Behandlung von Kopfschmerzen heute grundsätzlich ein aufklärendes Gespräch vorangestellt werden, in welchem dem Patienten der Hintergrund des vorgeschlagenen Behandlungskonzepts erläutert und ihm ausreichend Zeit für Fragen gegeben werden muss.

Ziel muss es sein, den Jugendlichen zum kompetenten Partner in der Behandlung seiner eigenen Erkrankung zu machen. Der Therapieplan sollte in Form eines situationsadaptierten Stufenplans erstellt werden, der obligat sowohl nicht-medikamentöse wie medikamentöse Komponenten umfasst (wie in Tab. 34-10 und Tab. 34-11 an einem Beispiel eines strukturierten Stufenplans zur Migränetherapie dargestellt).

Als oberste Maxime gilt, dass jeder Patient mit chronischen oder akut rekurrierenden Kopfschmerzen ein therapeutisches Basisprogramm zur nicht-medikamentösen Vorbeugung vor bzw. Akutbehandlung bereits eingetretener Attacken (z.B. autogenes Training oder die progressiven Muskelrelaxation nach Jacobson) absolvieren sollte. Darauf aufbauend folgt ein hierarchisch strukturierter medikamentöser Behandlungsplan, der für die individuell sehr unterschiedlichen Kopfschmerzformen/-intensitäten verschiedene Behandlungsoptionen vorsieht. Diese müssen/

Tabelle 34-10 Interventionsstufen zur Akutbehandlung rekurrierender Migräneattacken bei Kindern und Jugendlichen.

Stufe 6
Behandlung des Status migraenosus

Stufe 5
Notfallbehandlung der Migräne

Stufe 4
Behandlung der schweren Migräneattacke

Stufe 3
Behandlung der leichten Migräneattacke

Stufe 2
Behandlung bei Prodromalsymptomen

Stufe 1
nicht-medikamentöse Akutmaßnahmen

Stufe 0
Basisbehandlung: allgemeine nicht-medikamentöse Vorbeugung und Prophylaxe

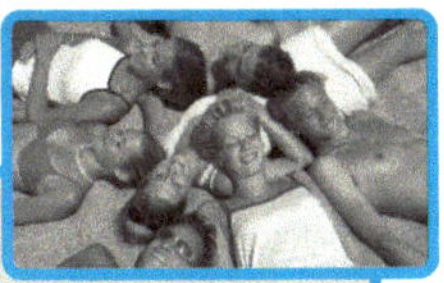

Tabelle 34-11 Therapeutischer Eskalationsplan zur situationsgerechten Behandlung von Migräneattacken.

A) Allgemeine nicht-medikamentöse Maßnahmen (bei Ankündigungssymptomen und zur Unterstützung der medikamentösen Therapie)		
1) Unterbrechung der ursprünglichen Tagesaktivität		
2) Reizabschirmung	Ruhe abgedunkelter, akustisch gedämpfter Raum feuchtes, kühles Tuch auf die Stirn Schlaf etc.	
3) Entspannungsinduktion	autogenes Training progressive Muskelrelaxation nach Jacobson Joga, Traumreisen, etc.	
4) ätherische Öle	Eukalyptus und/oder Pfefferminze	
5) Akupressur	(z.B. in Kombination mit 4)	
B) Medikamentöse Behandlung der leichten Migräneattacke (Def.: initial langsamer Schmerzanstieg, niedrige Intensität, fehlende oder geringe Aurasymptomatik, mäßige Übelkeit, kein Erbrechen)		
1) Antiemetikum Domperidon (z.B. Motilium®)[1]:	1 gtt/kg KG/ED p.o. (max.. 33 gtt/ED)	
oder Metoclopramid (z.B. Paspertin®)[1]	0,1 mg/kg KG/ED p.o. (max. 0,5–1 mg/kg KG/Tag) 0,5–1 Supp. rect.	
2) Analgetikum	Acetylsalicylsäure (z.B. Aspirin®):	10–15 mg/kg KG/ED p.o.
	Ibuprofen (z.B. Ibuprof®):	10–15 mg/kg KG/ED p.o. oder rect.
	Ketoprofen (z.B. Orudis®)	0,5–1 mg/kg KG/ED p.o. oder rect. (max. 100 mg/ED)
	Paracetamol (z.B. ben-u-ron®):	initial 20–45 mg/kg/ED p.o. oder rect. gefolgt von 15–20 mg/kg/ED alle 6–8 h
C) Medikamentöse Therapie der schweren Migräneattacke (Def.: rascher Schmerzanstieg, hohe Intensität, ausgeprägte Aurasymptomatik, starke Übelkeit/Erbrechen, fehlende/unzureichende Wirksamkeit bisheriger Therapieversuche)		
1) s.u. B1 und B2		
2) Serotoninagonist	Sumatriptan (Imigran®)[2]	10–20 mg/ED nasal (max. 40 mg/Tag) 0,3–0,6 mg/kg KG/ED s.c. (max. 6 mg/ED, max. 12 mg/Tag)
3) Sedativum[3]	Lorazepam (z.B. Tavor® expidet):	0,025–0,05 mg/kg KG/ED p.o. (max. 1–2 mg/Tag)
oder	Diazepam (z.B. Diazepam® Desitin rect.)	0,2–0,5 mg/kg KG/ED rect. (max. 5–10 mg/Tag)
D) Medikamentöse Notfalltherapie der schweren Migräneattacke (Def.: Therapieresistenz bzgl. o.g. Selbstmedikation, langer Verlauf, komplexe Symptomatik)		
1) Antiemetikum	Metoclopramid (z.B. Paspertin®)[4]	0,1 mg/kg KG/ED i.v. (max. 0,5–1,0 mg/kg KG/Tag)

[1] cave dyskinetisches Syndrom, Antidot: Diphenhydramin: 1 mg/kgKG/ED alle 6 h p.o. oder rect. oder Biperiden: 1–2 mg/ED i.v.
[2] einziges Triptan mit in mehreren kontrollierten Studien bei Kindern (4–12 Jahre) und Jugendlichen (12–17 Jahren), nachgewiesener überlegener Wirksamkeit gegen Plazebo; bislang keine Zulassung für Patienten jünger als 18 Jahre
[3] Cave: nur im äußersten Notfall, um dem Patienten einen entspannenden Schlaf zu ermöglichen
[4] Cave: dyskinetisches Syndrom, Antidot: Diphenhydramin: 1 mg/kg KG/ED alle 6 h p.o. oder rect.

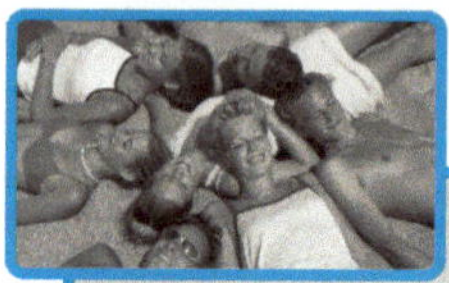

Tabelle 34-11 (Fortsetzung)

2) Analgetikum	Lysinacetylsalicylat (z.B. Aspisol®)	10–15 mg/kg KG/ED i.v. (max. 1000 mg/ED)
	oder Metamizol (z.B. Novalgin®)[5]	10 mg/kg KG/ED i.v. (max. 80 mg/kg KG/Tag)
	oder Ketoprofen (Orudis®)[6]	1 mg/kg KG/ED i.v., i.m. (max. 100 mg/ED)
3) Serotoninagonist	Sumatriptan (Imigran®)[2]	20 mg/ED nasal (max. 40 mg/Tag) 0,3–0,6 mg/kg KG/ED s.c. (max. 6 mg/ED, max. 12 mg/Tag)
4) Sedativum[3]	Lorazepam (z.B. Tavor® pro injectione)	0,05 mg/kg KG/ED i.v.
	oder Diazepam (z.B. Diazepam® Desitin Inj.)	0,2–0,5 mg/kg KG/ED i.v.
	oder Levomepromazin (z.B. Neurocil®)	1 mg/kg KG/Tag i.v. oder p.o.
E) Medikamentöse Therapie des Status migraenosus (Def.: Attackendauer trotz Therapie über 72 h mit ausgeprägter Übelkeit, Erbrechen und sehr starker Schmerzintensität) (1–4) s. D1–D4		
5) antiödematöse Therapie	Dexamethason (z.B. Fortecortin®)	initial 1,5 mg/kg KG/ED i.v., anschl. 0,25–0,4 mg/kg KG/ED i.v. alle 4–6 h
	Furosemid (z.B. Lasix®)	0,5–2 mg/kg KG/ED i.v
	Acetazolamid (z.B. Diamox®)	10–20 mg/kg KG/ED (max. 500 mg/ED) i.v.
6) Neuroprotektion	Phenobarbital (z.B. Luminal®)	initial 5 mg/kg KG/ED i.v. anschl. 3–5 mg/kg KG/Tag i.v. oder p.o.
	Magnesiumsulfat (z.B. Magnesium® Verla Injektionslsg.)	initial 25–50mg/kg KG/ED i.v. anschl. 3–6 mg/kg KG/Tag i.v. oder p.o.

[5] Cave: kreislaufdepressive NW, deshalb i.v. Gabe als Kurzinfusion bei liegendem Patienten
[6] Cave: in Deutschland noch nicht für die i.v. Behandlung zugelassen

sollen vom Patienten nicht „Schritt für Schritt" („stepwise approach") durchlaufen werden, sondern sollen je nach Attacke gezielt zur Anwendung gelangen (Prinzip der „stratified care").

> Dieses Behandlungskonzept setzt voraus, dass der Patient durch Introspektion und ausreichende Information (ärztliche Aufklärung) in der Lage ist, kompetent verschiedene Kopfschmerzen bzgl. Intensität und/oder Charakteristik zu unterscheiden (wie dies ja auch für das Führen eines Kopfschmerzkalenders notwendig ist) und fordert vom behandelnden Arzt, dass er die Entscheidung über die letztlich zur Anwendung gelangende Therapie dem chronisch kranken Patienten übergibt, dem er beratend zur Seite steht.

Grundsätzlich empfiehlt sich für jede rationale Analgetikabehandlung, insbesondere jedoch für die medikamentöse Migränetherapie, der möglichst frühzeitige Einsatz analgetisch wirksamer Monosubstanzen in ausreichend hoher Dosierung (keine schrittweise Dosistitration!) sowie bei der Migräne die Kombination mit einem geeigneten Antiemetikum (z.B. Domperidon).
Bei starken, therapieeschwierigen oder in kritischen Situationen einsetzenden Migräneattacken kann der Einsatz spezifischer Migränetherapeutika (so genannter Triptane = Serotoninagonisten) in der Akutbehandlung notwendig werden. Von diesen nicht-analgetisch wirkenden Neuentwicklungen hat bislang einzig Sumatriptan (Imigran®) seine gute Wirksamkeit und Verträglichkeit als Nasalspray und subkutane Injektionsform auch bei Kindern (4–11 Jahre) und Jugendlichen

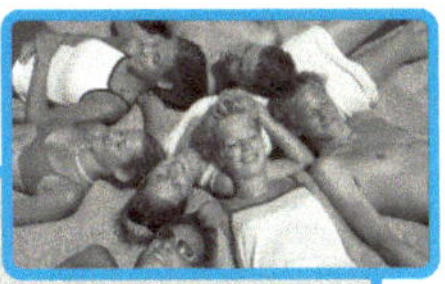

(12–17 Jahre) nachweisen können. Von den derzeit verfügbaren Triptanen ist weltweit derzeit keines explizit für die Behandlung von Kindern und Jugendlichen zugelassen.

Jedoch scheinen Triptane für die Behandlung von jugendlichen Migränepatienten sinnvoll.

Mehrjährige Erfahrungen, eine nachgewiesen gute Wirksamkeit und das geringe Nebenwirkungsspektrum (insbesondere im direkten Vergleich mit den häufig kritiklos und übereilt verabreichten Ergotaminpräparaten) lassen zum gegenwärtigen Zeitpunkt diese Empfehlung zu – nicht nur aufgrund der verfügbaren Datenlage, sondern auch wegen seiner einzigartigen nasalen/subkutanen Darreichungsformen, speziell bei Sumatriptan (Imigran®).

34.6.2 Prophylaxe

Eine prophylaktische, d.h. vorbeugende Behandlung chronischer oder akut rekurrierender Kopfschmerzen ist naturgemäß nur bei primären Kopfschmerzsyndromen indiziert. Während bei den im Jugendalter häufigeren Spannungskopfschmerzen vorwiegend eine nicht-medikamentöse Prophylaxe und nur selten eine medikamentöse Dauertherapie (mit Amitryptilin [z.B. Saroten®: 5–10(–25) mg/ED einmalig abends für 2–3 Monate]) indiziert ist, kann diese bisweilen bei häufigen (mehr als 2–3 Attacken in den letzten drei Monaten), schwer behandelbaren, komplizierten oder lange andauernden (> 48 h) bzw. mit hohem Leidensdruck einhergehenden Migräneattacken durchaus häufiger notwendig werden. Obligat sollte auch jede prophylaktische Dauermedikation mit geeigneten nicht-medikamentösen Therapieverfahren (z.B. Verhaltenstherapie, progressive Muskelrelaxation nach Jacobson, Biofeedback-Therapie, Stressimmunisierung, kognitiver Umstrukturierung, Akupunktur/Akupressur, etc.) ggf. auch mit diätetischen Maßnahmen (im Sinne einer Gesundheitsberatung) kombiniert werden.
Ziel jeglicher prophylaktischer Behandlungsstrategien ist primär die Vermeidung eines durch regelmäßigen Analgetikaabusus induzierten Dauerkopfschmerzes. Naturgemäß kommen unter diesem Aspekt für eine medikamentöse Prophylaxe nur solche Substanzen in Frage, die nachgewiesen wirksam, gut verträglich und oral problemlos über einen längeren Zeitraum (anzustreben sind 3–6 Monate) eingenommen werden können.

Voraussetzung aller prophylaktischen Medikamentengaben ist eine ausführliche Aufklärung über die Wirkungsweise, die situationsgerechte Anwendung und das zu erwartende Nebenwirkungsspektrum.

Zu vermeiden sind abrupte Therapiebeendigungen, die nicht selten von einer Exazerbation der Attackensymptomatik gefolgt werden (so müssen z.B. bei Beendigung einer prophylaktischen Therapie mit Betablockern die angewandten Präparate langsam – in der Regel über einen Zeitraum von mehreren Wochen – abgesetzt werden, um drohende Rebound-Phänomene zu vermeiden).
Mehr noch als für die medikamentöse Therapie akuter Kopfschmerzattacken gilt für die medikamentöse Kopfschmerzprophylaxe, dass sie nur bei einem gut aufgeklärten Patienten durchgeführt werden sollte, dem seitens des Arztes das Recht (aber auch die Pflicht) zu regelmäßigen Rückfragen (Verlaufsberichten) eingeräumt (auferlegt) wird.

In wiederholten kontrollierten Studien als wirksam nachgewiesen und für den Einsatz bei Jugendlichen geeignet sind Betablocker (wie Propranolol oder Metoprolol), bestimmte Kalziumantagonisten (wie Flunarizin) und niedrig dosierte Acetylsalicylsäure (Dosierungen s. Tab. 34-12).

Attraktiv und bei erwachsenen Migränepatienten nachgewiesenermaßen ebenfalls wirksam (bei Jugendlichen jedoch noch nicht ausreichend evaluiert) sind darüber hinaus einzelne Antiepileptika (wie die Valproinsäure) und verschiedene NMDA-Antagonisten (Cyclandelat, Amantadin).
Selten kann, z.B. bei sehr hartnäckigen gemischten Kopfschmerzen (Migräne + Spannungskopfschmerzen) und eher depressiver Grundstimmung, versucht werden, durch den Einsatz von Amitryptilin (einem trizyklischen Antidepressivum) das Ansprechen auf die begleitenden, nichtmedikamentösen (und unter Umständen auch psychotherapeutischen) Maßnahmen zu verbessern.
Das in Deutschland für die medikamentöse Migräneprophylaxe am häufigsten eingesetzte Dihydroergotamin (z.B. DET-MS® retard), ein synthetisches Sekale-Alkaloid mit einer extrem breiten und unspezifischen serotonergen, adrenegen und dopaminergen Wirkung hat trotz seiner weiten

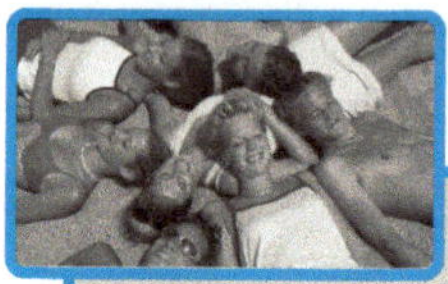

Tabelle 34-12 Wirkstoffe und Dosierungen zur Durchführung einer medikamentösen Migräne-Prophylaxe.

Substanzgruppe	Wirkstoff	Präparat (Beispiel)	Dosierung	Dauer
ß-Blocker*	Metoprolol	Beloc®	1–2,5(–5) mg/kg KG/Tag in 1(–2) ED bevorzugt abends	2–3 (ggf. bis 6) Monate
	Propranolol	Dociton®	1–2 mg/kg KG/Tag in 1(–2) ED bevorzugt abends	2–3 (ggf. bis 6) Monate
Kalziumantagonisten	Flunarizin	Sibelium®	5–10 mg/Tag in 1 ED bevorzugt abends zum Essen	3–6 Monate
nicht-steroidale Antiphlogistika	Acetylsalicylsäure	Aspirin®	2,5–5 mg/kg KG/Tag in 1 ED abends nach dem Essen	2–3 (ggf. bis 6–8) Monate
Antiepileptika**	Valproinsäure	Orfiril® long	10–15 mg/kg KG/Tag in 1–2 ED	4–6 Monate
NMDA–Antagonisten**	Cyclandelat	Spasmocyclon®	5–10 Jahre: 1–2x200 mg/Tag, > 10 Jahre: 2–3x200 mg/Tag	4–6 Monate
	Amantadin	Adekin®	5–10 Jahre: 1–2x50 mg/Tag, > 10 Jahre: 1–2x100mg/Tag	4–6 Monate
trizyklische Antidepressiva	Amitryptilin	Saroten®	initial 0,1 mg/kg KG/Tag abends, Steigerung alle 2 Wochen auf max. 0,5–2 mg/kg KG/Tag	2–3 Monate

* Cave: Rebound–Kopfschmerz bei zu raschem Absetzen
** in Deutschland nicht zur medikamentösen Migräneprophylaxe bei Jugendlichen zugelassen

Verbreitung bisher in keiner kontrollierten Studie eine dem Plazebo überlegene prophylaktische Wirksamkeit gezeigt.

Aufgrund seines nicht unerheblichen Nebenwirkungspotenzials (Medikamenten-induzierter Dauerkopfschmerz bereits bei einmaliger Gabe möglich, Ergotismus bei akuter/chronischer Überdosierung etc.) sollte Dihydroergotamin nicht mehr als Prophylaktikum zur Anwendung gelangen.

Literatur

Kopfschmerz-Klassifikations-Komitee der Internationalen Kopfschmerzgesellschaft: Klassifikation und diagnostische Kriterien für Kopfschmerzerkrankungen, Kopfneuralgien und Gesichtsschmerz. Nervenheilkunde 8: 6–50 (1989).

Göbel H: Die Kopfschmerzen. Springer Verlag, Berlin-Heidelberg, 1997.

Larsson B: Recurrent headaches in children and adolescents. In: McGrath PJ, Finley GA (Hrsg.): Progress in pain research and management (Bd. 13): Chronic and recurrent pain in children and adolescents. IASP Press Seattle, 115–139 (1999).

35 Menstruationsstörungen

Marlene Heinz

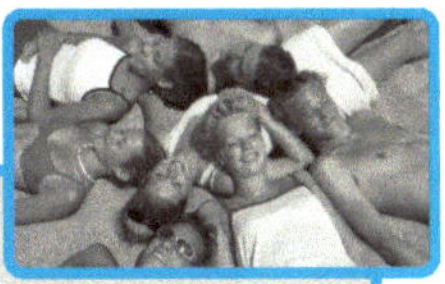

35.1 Definition

Menstruationsstörungen betreffen

- das Ausbleiben der Menarche bis zum vollendeten 15. Lebensjahr (= primäre Amenorrhoe)
- das Ausbleiben der Regelblutung für mehrere Monate nach bereits eingetretener Menarche (= sekundäre Amenorrhoe)
- Regeltypusstörungen (Dysmenorrhoe, juvenile Blutung, Hyper- und Hypomenorrhoe)
- Regeltempostörungen (Oligo- und Polymenorrhoe)

Die Problematik besteht darin, Normvarianten von echter Pathologie zu unterscheiden.

Die meisten Zyklusstörungen junger Mädchen sind Ausdruck einer entwicklungsbedingten Instabilität der Achse Hypothalamus-Hypophyse-Ovar, d.h. das Symptom „Menstruationsstörungen" ist vielfach passager. Das Symptom „primäre Amenorrhoe" dagegen ist häufig Ausdruck einer organischen oder genetischen Grunderkrankung. Bei allen Menstruationsstörungen sind Östrogenmangelzustände rechtzeitig zu erkennen und durch Substitution zu behandeln.

35.2 Epidemiologie

Zyklusstörungen und Beschwerden während oder im Zusammenhang mit der Menstruation sind in fast 40% aller Mädchen im Pubertätsalter, d.h. jenseits des 13. Lebensjahrs, Anlass zur Konsultation einer kinder- und jugendgynäkologischen Sprechstunde (Tab. 35-1). Regeltypus- und Regeltempostörungen sind in 83%, die primäre Amenorrhoe in 11% und die sekundäre Amenorrhoe in 6% der Fälle beteiligt (Tab. 35-2).

Da sich die normale Pubertätsentwicklung über einen Zeitraum von fast sechs Jahren erstreckt

Tabelle 35-2 Verteilung des Symptoms „Menstruationsstörungen" in einer kinder- und jugendgynäkologischen Sprechstunde (Berlin-Lichtenberg).

Symptom/Diagnose	n	%
Regeltypusstörung	1.965	**56,9**
– Dysmenorrhoe	812	23,5
– juvenile Blutung	730	21,1
– Hypermenorrhoe	232	6,7
– Hypomenorrhoe	191	5,5
Regeltempostörung	918	**26,6**
– Oligomenorrhoe	702	20,3
– Polymenorrhoe	216	6,3
Primäre Amenorrhoe	369	**10,7**
Sekundäre Amenorrhoe	202	**5,8**

und der Menarcheeintritt in einer Normalpopulation (Schweizer Daten von Largo und Prader, 1983) von 11,2 bis 15,6 Jahren variieren kann, ist auch der Anteil dysfunktioneller Menstruationsstörungen als Ausdruck der noch instabilen endokrinologischen Achse entsprechend variabel. Allgemeingültige epidemiologische Daten sind daher kaum machbar und im Einzelfall für die Praxis auch nicht relevant.

35.3 Klinische Einteilung

35.3.1 Primäre Amenorrhoe

Die primäre Amenorrhoe ist definiert als das Ausbleiben der Regelblutung bis zum vollendeten 15. Lebensjahr. Sie ist vielfach durch anatomische und genetische Fehlbildungen bedingt, seltener durch endokrinologische Ursachen. Um die mannigfachen Ursachen der primären Amenorrhoe differenziert einzuordnen, hat sich die Beachtung von Leitsymptomen bewährt. Diese Leitsymptome erlauben auf Grund von klinischen und sono-

Tabelle 35-1 Häufigkeit von Menstruationsstörungen in einer kinder- und jugendgynäkologischen Sprechstunde (Berlin-Lichtenberg).

	n	davon Menstruationsstörungen	
		n	%
alle Konsultationen (0–16 Jahre)	17 368	3 454	19,9
Konsultationen nach dem 13. Lebensjahr	8 646	3 454	**39,9**

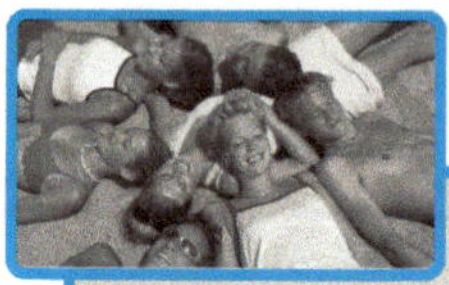

graphischen Untersuchungen zunächst einen Verdacht der Pathogenese (Tab. 35-3).

Leitsymptom: Normale Pubertätsentwicklung

Die sekundären Geschlechtsmerkmale sind altersgerecht entwickelt, z.B. im 15. Lebensjahr mindestens Tanner-Stadium B4/P4. Damit besteht der dringende Verdacht auf eine genitale Fehlbildung.

Meist handelt es sich um eine uterovaginale Agenesie (Mayer-Rokitansky-Küster-Syndrom, Häufigkeit 1:5000). Anatomische Entwicklungsstörungen entstehen infolge ausbleibender oder gestörter Differenzierung der Müller-Gänge und führen bei Irritationen zwischen der 6. und 9. Schwangerschaftswoche zur totalen Aplasie des Uterus und der Vagina.

Seltener liegt als Ursache einer primären Amenorrhoe bei weiblichem Habitus ein männlicher Karyotyp mit Hoden vor. Meist handelt es sich dann um eine komplette oder inkomplette testikuläre Feminisierung (Häufigkeit 1:50 000). Ursache ist ein mehr oder weniger vollständiger genetisch und enzymatisch bedingter Androgenrezeptordefekt mit dem Ergebnis einer Androgenresistenz. In diesem Fall besteht meist eine Diskrepanz in der Entwicklung der sekundären Geschlechtsmerkmale. Typisch ist eine auffallend gute Brustentwicklung, mindestens B4, bei gleichzeitig mangelhafter bis fehlender Pubesbehaarung P3 bis P1 und spärlicher bis fehlender Axillarbehaarung.

Die Hymenalatresie (Häufigkeit 1:4000 bis 1:8000) wird meist vor dem 16. Geburtstag des Mädchens durch mehr oder weniger akute „Bauchschmerzen“ infolge der Abflussbehinderung des Menstrualbluts auffällig. Ursache sind gestörte Differenzierungen der Müller-Gänge bis zur 20. Schwangerschaftswoche.

Suprahymenale Atresien bei vorhandenem Uterus führen, wie die Hymenalatresie, fast immer zum akuten „Abdomen“ infolge Abflussbehinderung, bevor das 16. Lebensjahr erreicht ist.

Leitsymptom: Verzögerter Pubertätsbeginn mit harmonischem Ablauf

Die sekundären Geschlechtsmerkmale sind zeitlich verzögert, aber synchron entwickelt, z.B. bei einem 15-jährigen Mädchen Tanner-Stadium B2–3 und P 2–3.

Ursache ist eine konstitutionelle Entwicklungsverzögerung von Wachstum und Pubertät, bei der die pubertäre Entwicklung verzögert abläuft (s. Kap. B33). Sämtliche Hormonparameter korrelieren wie die sekundären Geschlechtsmerkmale mit dem um zwei bis drei Jahre retardierten Knochenalter und nicht mit dem Lebensalter des Mädchens.

Leitsymptom: Ausbleibende Pubertät

Erfolgt bei einem Mädchen bis zum 13. Geburtstag keine Brustentwicklung, so sollte die Ursache geklärt werden. Infantilismus ist definiert als das

Tabelle 35-3 Ursachen der primären Amenorrhoe in einer kinder- und jugendgynäkologischen Sprechstunde (Berlin-Lichtenberg).

Leitsymptom/Ursache	n	%
Normale Pubertätsentwicklung	48	**13,0**
– Hymenalatresie	25	
– MRK	21	
– testikuläre Feminisierung	2	
Verzögerter Pubertätsbeginn	261	**70,7**
– konstitutionelle Entwicklungsverzögerung	204	
– idiopathische Pubertas tarda	57	
Infantilismus/Kleinwuchs	20	**5,4**
– Gonadendysgenesie	19	
– Kraniopharyngeom	1	
Hirsutismus/Virilisierung	40	**10,8**
– PCO-Syndrom	38	
– familiär bedingt	2	
Gesamt	369	**10,7 aller Menstruationsstörungen**

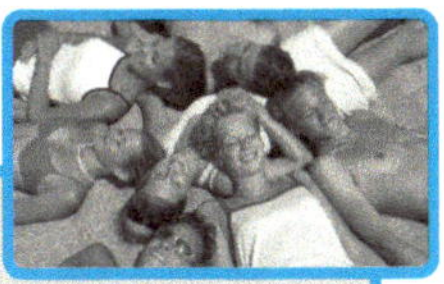

komplette Fehlen sekundärer Geschlechtsmerkmale bis zum 15. Lebensjahr.
Am häufigsten ist die Gonadendysgenesie. Die ursächlich verantwortlichen chromosomalen Aberrationen betreffen das Fehlen eines Geschlechtschromosoms, überschüssige Geschlechtschromosomen und Mosaikformen. Die häufigste Form ist das Ullrich-Turner-Syndrom (Karyotyp 45 X0) mit den Symptomen Infantilismus, primäre Amenorrhoe und Kleinwuchs. Bei der selteneren reinen Gonadendysgenesie (46 XX, 46 XY und XY-Mosaike) kann ein normales Körperwachstum bei gleichzeitigem Fehlen sekundärer Geschlechtsmerkmale vorhanden sein.
Eine weitere wichtige Rolle spielen die Auswirkungen von Chemotherapie und Bestrahlung auf die Ovarialfunktion nach einer Tumortherapie im Kindesalter. Nach Hirntumortherapie ist in Abhängigkeit vom verwendeten Therapieschema (z.B. spinale Radiatio) mit unterschiedlich starken Funktionsstörungen der Gonaden zu rechnen. Die LD_{50} der ovariellen Oozyten liegt bei 400 cGy. Nach einer Bestrahlung bei abdominellen Tumoren (2000–3000 cGy) oder nach einer Knochenmarkstransplantation muss man mit schweren Funktionsstörungen der Ovarien und auch des Uterus rechnen.

Leitsymptom: Hirsutismus

Siehe Kapitel B31.

Leitsymptom: Intersexuelles Genitale

Dieses Symptom wird bereits nach der Geburt bzw. spätestens bei den Vorsorgeuntersuchungen erkannt. Meist handelt es sich um eine vermehrte Androgensekretion bei einem Adrenogenitalen Syndrom (AGS, in 90% der Fälle 21-Hydroxylase-Defekt). Nur bei unbehandeltem bis schlecht behandeltem AGS kommt es zur primären Amenorrhoe. Bei bedarfsgerechter Hormonbehandlung tritt die Menarche altersentsprechend oder nur gering verzögert ein.

35.3.2 Sekundäre Amenorrhoe

Die sekundäre Amenorrhoe ist definiert als das Ausbleiben der Menstruation für mehr als drei Monate nach bereits eingetretener Menarche. Sie ist – im Unterschied zur wesentlich organpathologisch bedingten primären Amenorrhoe – meist hormonell verursacht (Tab. 35-4). Die auslösenden Ursachen sind oft miteinander verknüpft.
Metabolisch-endokrine Ursachen sind Hypothyreose, Über- und Untergewicht und Typ-I-Diabetes mellitus. Auch hyperandrogenämische Ursachen nehmen in den letzten Jahren zu. Sie kommen gehäuft bei Mädchen mit Übergewicht vor; gleichzeitig sind Symptome einer Androgenimbalance wie Akne, Seborrhoe und eine deutliche Verbreiterung der Pubesbehaarungsgrenze vorhanden. Wesentliche Ursache ist das Syndrom der polyzystischen Ovarien (s. Kap. B31).
Die ebenfalls zunehmende hypothalamische Amenorrhoe, verursacht durch Stress (Leistungssport), Anorexia nervosa oder Bulimie, seltener durch Psychosen, ist charakterisiert durch eine Veränderung von Frequenz und Amplitude der hypothalamischen GnRH-Episoden bis zu deren völligem Verschwinden. Eine hyperprolaktinämische Amenorrhoe (Adenom der Hypopyhse) ist bei jungen Mädchen eher selten.

35.3.3 Regeltypusstörungen

Regeltypusstörungen sind charakterisiert durch schmerzhafte (Dysmenorrhoe), zu lang anhaltende (juvenile Blutung), zu starke (Hypermenor-

Tabelle 35-4 Ursachen der sekundären Amenorrhoe in einer kinder- und jugendgynäkologischen Sprechstunde (Berlin-Lichtenberg).

Ursache	n	%
metabolisch-endokrinologisch	90	44,6
hyperandrogenämisch (PCO!)	62	30,7
hypothalamisch	36	17,8
hyperprolaktinämisch	14	6,9
Gesamt	202	**5,8 aller Menstruationsstörungen**

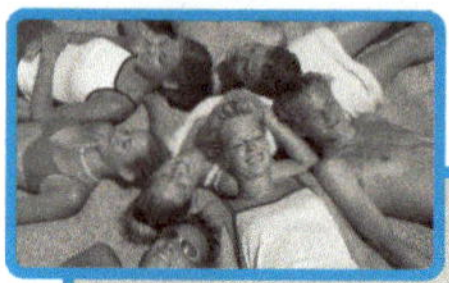

rhoe) oder zu geringe (Hypomenorrhoe) Menstruationen.
Die Ursachen liegen wesentlich in einer entwicklungsbedingten Instabilität der endokrinen Achse.

Dysmenorrhoe

Die schmerzhafte Regelblutung junger Mädchen ist äußerst selten organpathologisch bedingt. Allerdings müssen z.B. uterine Doppelbildungen mit rudimentärem Nebenhorn und Abflussbehinderung immer ausgeschlossen werden.
Meist handelt es sich um passagere Beschwerden in den ersten Jahren nach der Menarche. Häufig findet man eine positive mütterliche Anamnese.

Juvenile Blutung

Es handelt sich um uterine (Dauer-)Blutungen, charakterisiert durch länger als zehn Tage bis zu Wochen anhaltende Blutungen, gefolgt von längeren Pausen. Ein geordneter Zyklusablauf ist nicht erkennbar. Ursache ist meist eine Follikelpersistenz, so dass das proliferierte Endometrium letztendlich zystisch umgewandelt wird (glandulär-zystische Hyperplasie). Schließlich reicht der Östrogenspiegel zum Erhalt der Proliferation nicht mehr aus, sodass eine östrogenmangelbedingte Abbruchblutung resultiert. In selteneren Fällen können Störungen im Blutgerinnungssystem Ursache sein.

Hyper- und Hypomenorrhoe

Die Hypermenorrhoe (zu starke Regelblutung) kann auf einer Corpus-luteum-Insuffizienz beruhen und ist dann, wie die meisten dysfunktionellen Blutungen, passager. Sie kann aber auch Ausdruck einer Gerinnungsstörung sein (z.B. v.Willebrand-Jürgens-Syndrom).
Die Hypomenorrhoe kann bei Jugendlichen eventuell durch eine vermehrte Androgenproduktion bedingt sein. Über ihre Inzidenz ist nichts bekannt, da die zu schwache Blutung selten Anlass zur ärztlichen Konsultation ist. Sie kann auch unter der Verordnung niedrig dosierter Kontrazeptiva (Mikropille) auftreten.

35.3.4 Regeltempostörungen

Unter Regeltempostörungen versteht man die zu häufige (Polymenorrhoe) oder die zu seltene Regelblutung (Oligomenorrhoe). Die Polymenorrhoe ist charakterisiert durch Zyklusabstände unterhalb von 25 Tagen, die Oligomenorrhoe durch Intervalle zwischen zwei Zyklen von mehr als 35 Tagen. In beiden Fällen handelt es sich um passagere Störungen, bedingt durch eine Corpus-luteum-Insuffizienz.

35.5 Diagnostik

35.5.1 Grundlagendiagnostik

Zur Grundlagendiagnostik aller Menstruationsstörungen gehören gezielte Anamnese, Ganzkörperbetrachtung, Bestimmung des Reifezustandes nach den Tanner-Stadien einschließlich der sorgfältigen Beachtung von Diskrepanzen zwischen Lebensalter, Körpergewicht, Körpergröße und vorhandener Entwicklung sekundärer Geschlechtsmerkmale. Die auxologischen Daten (Körperhöhe, Gewicht) sollten in Perzentilenkurven eingetragen werden.

Tabelle 35-5 Verteilung von Regeltypus- und Regeltempostörungen in einer kinder- und jugendgynäkologischen Sprechstunde (Berlin-Lichtenberg).

Symptom/Diagnose	n	%
Regeltypusstörungen	1.965	**68,2**
– Dysmenorrhoe	812	23,5
– juvenile Blutung	730	21,1
– Hypermenorrhoe	232	6,7
– Hypomenorrhoe	191	5,5
Regeltempostörungen	918	**31,8**
– Oligomenorrhoe	702	20,3
– Polymenorrhoe	216	6,3
Gesamt	2.883	**83,5 aller Menstruationsstörungen**

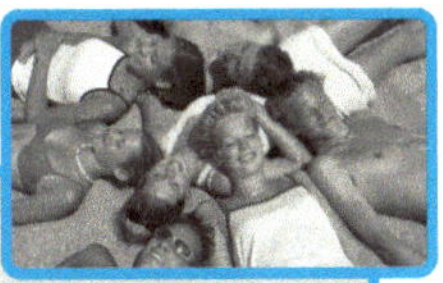

35.5.2 Gynäkologische Untersuchung

Die gynäkologische Untersuchung besteht zunächst in der sorgfältigen Inspektion des äußeren Genitale mit Registrierung von etwaigen Auffälligkeiten (Fluor? Hymenalbeschaffenheit, Klitoris etc.). So kann z.B. der Zustand des Hymens – glattwandig in der hormonalen Ruheperiode, Ausbildung von Fimbrien in der Reifeperiode – bereits wertvolle Hinweise auf den Östrogenisierungsgrad liefern. Liegt z.B. bei einem 16-jährigen Mädchen mit sekundärer Amenorrhoe ein Hymen der hormonalen Ruheperiode vor, so wird der wenig aufwändige vaginale Reifegradabstrich die Diagnose eines Östrogenmangels bestätigen. Aufwändige endokrinologische Untersuchungen sind vorerst entbehrlich.

Die Vaginoskopie oder Spiegeleinstellung kann wertvoll sein bei Verdacht auf proximale Vaginalatresie oder Uterusaplasie. Die Palpation des inneren Genitale wird von Virgines besser toleriert, wenn sie rektal erfolgt.

Jeder Untersuchungsgang muss dem Mädchen vor Beginn der Untersuchung verständlich erklärt werden.

Tabelle 35-6 Rationelle Diagnostik bei primärer Amenorrhoe.

Basisdiagnostik	
Anamnese	
Ganzkörperbetrachtung	
Inspektion des äußeren Genitale	
Palpation des inneren Genitale	
Sonographie des inneren Genitale	
Leitsymptomorientierte Diagnostik	
Ursache	**Zusatzdiagnostik**
Leitsymptom: normale Pubertätsentwicklung	
Hymenalatresie	keine
proximale Vaginal- und Zervixatresie	Vaginoskopie
utero-vaginale Atresie (Mayer-Rokitansky-Küster-Syndrom)	Nierensonographie i.v.-Pyelogramm evtl. Chromosomenanalyse (DD: testikuläre Feminisierung)
Androgenresistenz (testikuläre Feminisierung)	Anamnese: „Leistenbrüche"? Chromosomenanalyse
Leitsymptom: verzögerter Pubertätsbeginn	
Konstitutionell oder idiopathisch	Anamnese: Pubertätsbeginn der Mutter? Leistungssport? Rö.-Knochenalter evtl. Östradiol, LH/FSH und GnRH-Test
Leitsymptom: Ausbleibende Pubertät/Infantilismus (s.a. Kap. 37)	
Gonadendysgenesie	LH/FSH, GnRH-Test Chromosomenanalyse Rö.-Knochenalter
Gonadenschaden nach Tumortherapie	Östradiol, LH/FSH, GnRH-Test
Hypothalmisch (Anorexia nervosa)	BMI (< 17 kg/m²) Östradiol, LH/FSH, GnRH-Test
ZNS-Tumor	MRT Rö.-Knochenalter
Leitsymptom: Hirsutismus, Virilisierung	
idiopathisch (familiär)	keine
PCO-Syndrom	Testosteron, DHEA-S, SHBG, LH/FSH, evtl. Insulinspiegel und Glukosebelastungstest, evtl. Cholesterin, HDL/LDL
Late-onset-AGS	Testosteron, DHEA-S, Androstendion, 17-Hydroxyprogesteron, ACTH-Test
androgenbildender Tumor (Ovar, NNR)	Testosteron, DHEA-S, Androstendion, Sonographie, MRT

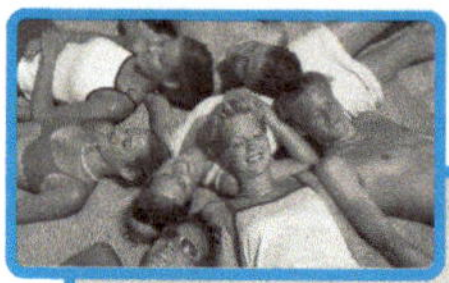

Vorhandene Ängste vor der unbekannten Untersuchung und Schamgefühle können durch ein einfühlsames Gespräch fast immer beseitigt werden, wenn man das Mädchen als Partnerin betrachtet und dies auch entsprechend ausdrückt. Niemals darf eine Untersuchung gegen den Willen des Mädchens erzwungen werden.
Bei allen Menstruationsstörungen gehört die Sonographie des kleinen Beckens zur Standarddiagnostik. Als „interessantes“ bildgebendes Verfahren ist dies auch voll von den Mädchen akzeptiert. Bei Virgines sollte die Ultraschalluntersuchung transabdominal mit hoch auflösendem Sectorscanner bei voller Blase erfolgen.

> Weitere aufwendige endokrinologische oder bildgebende Verfahren sind bei den am häufigsten vorkommenden Regeltypus- und Regeltempostörungen nicht erforderlich – das betrifft 83% aller Menstruationsstörungen junger Mädchen.

Differenzierter ist die Diagnostik bei der primären und sekundären Amenorrhoe.

- Bei der primären Amenorrhoe ist eine Orientierung nach den Leitsymptomen unbedingt notwendig, um unnötige Belastungen für die Mädchen und überflüssige Diagnostik zu vermeiden (Tab. 35-6).
- Bei der sekundären Amenorrhoe richtet sich die Diagnostik nach den anamnestisch und klinisch erhobenen Befunden. Nach Ausschluss der seltenen anatomischen Ursachen sollten je nach klinischer Verdachtsdiagnose die in Tabelle 35-7 genannten hormonellen Parameter bestimmt werden.

Tabelle 35-7 Labordiagnostik bei sekundärer Amenorrhoe in Abhängigkeit von den klinischen Vorergebnissen.

Vorergebnis	Hormoneller Parameter
Verdacht auf hormonelle Genese	LH/FSH, Prolaktin, Testosteron, Östradiol, DHEAS, SHBG, T4, TSH.
Hyperprolaktinämie	zusätzlich MRT des ZNS
Verdacht auf PCO-Syndrom	zusätzlich Insulinspiegel mit oralem Glukosebelastungstest
Adipositas	Gesamtcholestin, Triglyzeride, HDL- und LDL-Cholesterin

35.6 Therapie

35.6.1 Allgemeine Gesichtspunkte

Bei Östrogenmangelzuständen als Ursache der Menstruationsstörungen ist eine hormonale Substitutionstherapie angezeigt:

- Absolute Indikationen für eine Hormonersatztherapie mit einschleichendem Beginn in der Präpubertät sind alle Formen der Gonadendysgenesie, Gonadenschädigungen nach Tumortherapie und Zustände nach Gonadenexstirpation.
- Relative Indikationen für eine Hormonsubstitution sind Östrogenmangelzustände, die z.B. bei hypothalamischer primärer und sekundärer Amenorrhoe und bei persistierender Oligomenorrhoe nachweisbar sind.

> Begründet ist die Beseitigung des Östrogenmangels bereits während der Pubertät in der Erkenntnis, dass Östrogene eine große Rolle bei der Ausbildung und Reifung der Knochenmatrix als Grundlage für die „peak-bone-mass" spielen.

Dieser Prozess ist durchschnittlich bis zum 25. Lebensjahr beendet. Die Qualität des bis dahin ausgebildeten Knochenmassewertes ist wesentlich für ein späteres Osteoporoserisiko. Möglicherweise fördert früher Östrogenmangel auch die Entwicklung von atherosklerotischen Veränderungen.
Ein weiterer nicht unwesentlicher Grund für eine Hormonsubstitution Jugendlicher ist darin begründet, daß viele Mädchen infolge fehlender oder verzögerter Entwicklung ihrer Brust- und Schambehaarung und noch nicht eingetretener Regelblutung in ihrem Selbstwertgefühl beeinträchtigt sind und Kontaktprobleme in der Gemeinschaft Gleichaltriger haben. Andererseits sind Mädchen mit hypothalamisch bedingter Amenorrhoe, wie Leistungssportlerinnen und Patientinnen mit Anorexia nervosa, nur sehr schwer für die notwendige Substitutionstherapie zu motivieren, da sie die nicht erwünschte „Verweiblichung“ ihres Körpers befürchten.
Zur Substitution werden Kombinationen aus natürlichen Östrogenen (Estradiolvalerat, equine Östrogene, mikronisierte Östrogene) und Gestagene ohne androgene Partialwirkung verwendet. Die Empfehlung dieser Gestagene erfolgt deshalb,

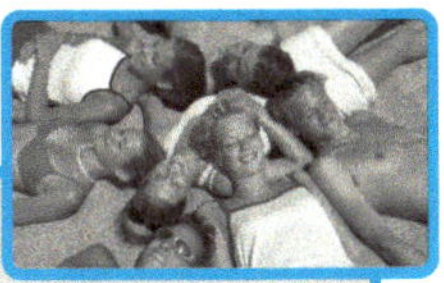

weil viele Mädchen in der Pubertät und in der Adolezenz eine entwicklungsbedingte Androgenimbalance (Akne, Seborrhoe) haben. Nur bei gleichzeitiger Notwendigkeit einer Schwangerschaftsverhütung werden ethinylestradiolhaltige Präparate verordnet. Auch so genannte Mikropillen mit 20 µg Ethinylestradiol reichen zur Substitution des Östrogenmangels aus.

Bei den am häufigsten vorkommenden Regeltypus- und Regeltempostörungen richtet sich die Indikation zur Behandlung nach der Symptomatik und dem Leidensdruck und eventuell vorhandenen Östrogenmangelzuständen.

35.6.2 Spezielle Therapie

Anatomische Fehlbildungen

Die seltenen Fehlbildungen als Ursache von Menstruationsstörungen müssen operativ korrigiert.

Primäre Amenorrhoe

Die Therapie der primären Amenorrhoe ist orientierend der Tabelle 35-8 zu entnehmen.

Sekundäre Amenorrhoe

Im Unterschied zur erwachsenen Frau ist bei jungen Mädchen für die Indikation der Therapie einer sekundären Amenorrhoe noch nicht die Erfüllung des Kinderwunsches entscheidend, sondern die Frage nach möglichen negativen Auswirkungen auf spätere manifeste Zyklusstörungen, Fertilität und Gesundheit einschließlich eines hohen Leidensdrucks wegen Ausbleibens der Menstruation.

Bei **hypothalamisch** bedingter sekundärer Amenorrhoe entspricht die Therapie den Prinzipien der bei primärer Amenorrhoe angegebenen Behandlung.

Bei **Hyperprolaktinämie** (Mikroprolaktinom) können auf Wunsch der Patientin Prolaktinhemmer (z.B. Bromocriptin) verordnet werden, an-

Tabelle 35-8 Therapie bei primärer Amenorrhoe.

Ursache	Therapie, Zeitpunkt und Art
Atresien bei vorhandenem Uterus	möglichst vor Menarche: operativ
– Hymenalatresie	Hymenalresektion, bei Verdacht auf Hämatosalpinx evtl. + Laparoskopie; Breitbandantibiotikum
– proximale Vaginalatresie und Zervixatresie	operative Beseitigung der Atresie vor Menarche (individualisiertes Vorgehen!)
Utero-vaginale Agenesie (Mayer-Rokitansky-Küster-Syndrom)	Bildung einer Neovagina (Vecchietti, Peritonealscheide u.a.), möglichst erst bei vorhandener Partnerbeziehung, nicht vor dem 16. Lebensjahr
Testikuläre Feminisierung	spätestens im 18. Lebensjahr Gonadenexstirpation, anschl. Substitution mit Östrogen (Gestagen); bei Vaginalatresie: Bildung einer Neovagina
Pubertas tarda	spätestens ab 16. Lebensjahr Substitution mit Östrogen-Gestagen-Kombination
Gonadendysgenesie	
– 45,X0 und Mosaike (Ullrich-Turner-Syndrom, UTS)	individuelle Therapie (ca. 13. Lebensjahr), einschleichend Östrogen-Monotherapie, ab B3 Östrogen-Gestagen-Kombinationen
– 46 XY (Swyer-Syndrom)	nach Diagnosestellung Gonadenexstirpation, Hormonsubstitution wie bei UTS
– 46 XX	Hormonsubstitution wie bei UTS
Hypothalamisch	psychotherapeutische Behandlung, spätestens ab 16. Lebensjahr Östrogen-Gestagen-Kombination
ZNS-Tumor	operativ, Chemo-Strahlen-Therapie (je nach Tumorart), Hormontherapie wie bei UTS

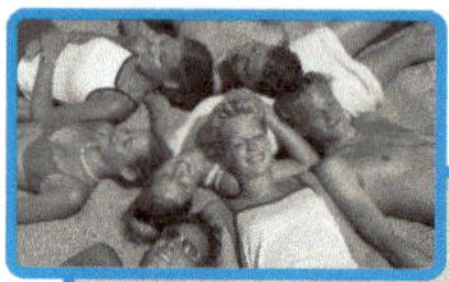

sonsten genügen zunächst Kontrolluntersuchungen. Bei Makroprolaktinomen muss behandelt werden, da die Rückbildungstendenz der Makroprolaktinome unter prolaktinsenkender Therapie gut ist und dem Mädchen möglicherweise eine Operation erspart werden kann.

Bei **metabolisch-endokrin** bedingter sekundärer Amenorrhoe muss die Grunderkrankung behandelt werden (Schildrüsendysfunktion, Diabetes, Adipositas). Lediglich bei Untergewicht ist zusätzlich zu gewichtsregulierenden Maßnahmen und einer eventuellen Psychotherapie eine Substitution mit Östrogen-Gestagen-Kombinationen erforderlich, da häufig eine Östrogenmangel vorliegt.

Regeltypusstörungen

Dysmenorrhoe

> Nach Ausschluss der sehr seltenen organpathologischen Ursachen, die immer eine sofortige operative Korrektur erfordern, ist es wichtig, den Mädchen glaubhaft zu erklären, dass sie trotz der mitunter erheblichen Menstruationsbeschwerden nicht ernsthaft krank sind.

Ziel der Behandlung muss es sein, die Jugendlichen auch während der Menstruation zu befähigen, ihre normalen Tagesabläufe (Schule, Freizeit, möglichst auch Sport) wahrzunehmen.

In mehr als 90% werden die Beschwerden durch Prostaglandinsynthese-Hemmer (Ibuprofen, Azetylsalizylsäure, Naproxen) beseitigt. Bei unzureichender Wirkung können zusätzlich Gestagene vom 13. bis 24. Zyklustag gegeben werden. In weniger als 3% sind orale Kontrazeptiva angezeigt. Sie sind bei Versagen der angeführten Medikation auch dann indiziert, wenn das Mädchen noch keine Schwangerschaftsverhütung benötigt.

Juvenile Blutung. Ziel der Behandlung ist der Blutungsstop. Dies erreicht man fast immer mit ethinylestradiolhaltigen Sequenz- oder Kombinationspräparaten, die bei noch anhaltender Dauerblutung sofort und einmalig über 21 Tage eingesetzt werden. Der Gehalt an EE sollte mindestens 30 μg betragen, um das Endometrium wieder aufzubauen. Anschließend werden zur Rezidivprophylaxe Gestagene vom 13. bis zum 24. Zyklustag gegeben, um die sekretorische Umwandlung des Endometriums zu gewährleisten. Eventuell vorhandene Gerinnungsstörungen müssen ursächlich behandelt werden.

Hyper- und Hypomenorrhoe. Die Hypermenorrhoe ist nur dann behandlungsbedürftig, wenn die sorgfältig erhobene Anamnese eine zu starke Blutung glaubhaft erscheinen lässt bzw. wenn eine sekundäre Anämie besteht. Am günstigsten werden auch hier Gestagene vom 13. bis zum 24. Zyklustag eingesetzt. Uterotonika können eine bestehende Dysmenorrhoe verstärken. Eventuell vorhandene Gerinnungsstörungen müssen auch hier behandelt werden.

Die Hypomenorrhoe ist nicht behandlungsbedürftig.

Regeltempostörungen

Die Indikation zur Therapie richtet sich nach dem Leidensdruck und nach dem Ausmaß eines eventuell bestehenden Östrogenmangels.

Bei Polymenorrhoe und sekundärer Anämie oder auch auf Wunsch der Patientin können die verkürzten Zyklen durch Gestagengaben vom 13. bis zum 24. Zyklustag auf ein 28- bis 32-tägiges Intervall reguliert werden.

Die Oligomenorrhoe ist zunächst nicht behandlungsbedürftig. Allerdings liegt bei länger als einem Jahr andauernden Oligo-Amenorrhoen vielfach ein Östrogenmangel vor, der dann zyklusgerecht mit Östrogen-Gestagen-Kombinationen substitutiert werden sollte. Bei ausreichender Basis-Östrogensekretion gelingt die Zyklusregulierung durch Substitution der insuffizienten Gestagene vom 13. bis zum 24. Zyklustag.

Literatur

Heinz, M.: Gynäkologische Blutungsstörungen im Kindes- und Jugendalter, Teil 2: Zyklusstörungen bei jungen Mädchen, gynäkol. prax. 17 (1993), 305–310.

Hesse, V.: Wachstum und Reifung. In: Reng, W. und R. Ziegler (Hrsg.): Endokrinologie. Grundlagen Klinik Praxis. 105–130, Fischer Jena, Stuttgart, Lübeck, Ulm 1998.

Largo RH, Prader A: Pubertal development in Swiss girls. Helv Pediatrica Acta 38: 229–243 (1983).

Wolf, A.: Blutungsstörungen bei jungen Mädchen nach der Menarche, In: Wolf, A. und J. Esser Mittag (Hrsg.): Kinder- und Jugendgynäkologie. Atlas und Leitfaden für die Praxis, Seite 97–122, Schattauer Stuttgart, New York 1996.

36 Misshandlung, Missbrauch, Deprivation

Reiner Frank

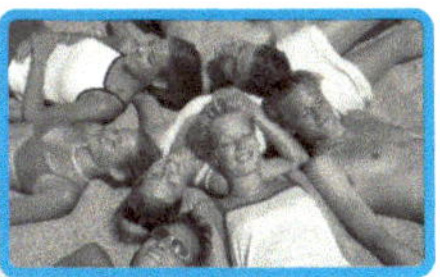

Misshandlung, Deprivation und Missbrauch sind sozial unerwünschte Themen und für die Betroffenen ebenso wie für Ärzte Tabu behaftet.
Das multiaxiale Klassifikationssystem ICD-10 für psychische Störungen des Kindes- und Jugendalters listet als „aktuelle abnorme psychosoziale Umstände" mehr als 30 Belastungsfaktoren auf (Achse V, Remschmidt und Schmidt 1994), von denen belegt ist, dass sie die seelische Entwicklung nachhaltig in belastender Weise beeinflussen. Je größer die Zahl von belastenden Faktoren, desto eher ist mit psychischen Problemen und Verhaltensauffälligkeiten zu rechnen. Misshandlung, Vernachlässigung und sexueller Missbrauch stellen nur drei Beispiele dieses Katalogs dar.
Der Zugang zur Misshandlungsthematik erschließt sich auf verschiedenen Wegen:

- über die körperliche Symptomatik
- über Gespräche mit Jugendlichen
- über Gespräche mit Eltern/Erwachsenen
- über die Beurteilung von Eltern-Kind-Beziehungen

Zur Beurteilung dieser Bereiche ist es erforderlich, sich von den Familienmitgliedern Alltagssituationen und alterstypische Konfliktbereiche in der Schule, im Freizeitbereich und zu Hause wie Weggehen, verfügbares Geld, Freundeskreis beschreiben zu lassen. Klarheit ergibt sich dadurch, dass Themenbereiche aktiv angesprochen werden. Sowohl die Gesprächsinhalte als auch die begleitende Mimik und Gestik charakterisieren die Personen und deren Beziehungen zueinander.
Die Definitionen von „widrigen psychosozialen Umständen" benennen Situationen und Ereignisse, die abgefragt werden können und aus denen konflikthafte Beziehungsmuster abgeleitet werden können.

36.1 Definitionen

Körperliche Misshandlung wird unter den aktuellen abnormen psychosozialen Umständen definiert über

- Wunden als Folge
- Schläge mit harten/scharfen Gegenständen
- Bestrafung mit Kontrollverlust der erwachsenen Person
- Gewalteinwirkung mit körperlichem Trauma (z.B. Fesselung)

Sexueller Missbrauch (innerhalb der Familie) umfasst

- jeglichen Genitalkontakt zwischen Erwachsenen und Kindern
- Manipulation an Brust oder Genitalien des Kindes/Jugendlichen durch Erwachsene
- Nötigung des Kindes/Jugendlichen, Genitalien (Brüste) des Erwachsenen zu berühren
- absichtliches Entblößen der Genitalien vor dem Kind/Jugendlichen
- Versuch, Genitalien des Kindes/Jugendlichen zu entblößen
- physischer Kontakt/Entblößung zwischen Erwachsenen und Kindern/Jugendlichen mit sexueller Erregung

Kriterien für einen sexuellen Missbrauch außerhalb der Familie sind:

- Die missbrauchende Person ist wesentlich älter.
- Sexuelle Handlungen finden unter Ausnützung der Autoritätsstellung statt.
- Die Handlungen erfolgen gegen den Willen des Kindes/Jugendlichen.

Zusätzlich sind folgende Kriterien erforderlich:

- Berührung (auch Versuch) von Brust und Genitalien des Kindes/Jugendlichen
- Berührung (auch Versuch) der Genitalien der Erwachsenen
- zur Schau stellen der Genitalien des Erwachsenen
- Versuch, das Kind/den Jugendlichen in unangemessener Situation auszuziehen
- zumindest deutlicher Versuch einer Verführung unter psychisch bedrohlichen Umständen

Sozial akzeptiert ist die Berührung von Genitalien und Brust eines Kindes/Jugendlichen im Rahmen einer ärztlichen Untersuchung.
Feindselige Ablehnung oder Sündenbockzuweisung gegenüber dem Kind/Jugendlichen beschreibt folgende Punkte:

- Das negative Verhalten ist ganz persönlich gegen das Kind/den Jugendlichen gerichtet, persistierend, und nicht nur auf wenige Verhaltensweisen beschränkt.
- Das Kind/der Jugendliche wird automatisch für Probleme zu Hause verantwortlich gemacht.
- Es besteht eine generelle Tendenz, dem Kind/Jugendlichen negative Merkmale zuzuschreiben.

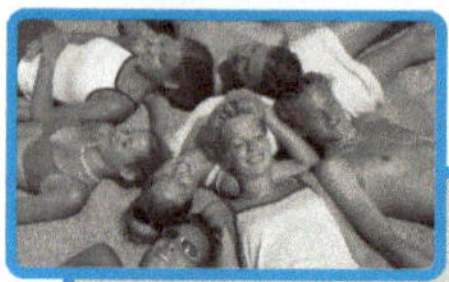

- Das Kind/der Jugendliche wird allgemein beschuldigt in der Erwartung von Missetaten.
- Herumhacken auf und Streit mit dem Kind/Jugendlichen bei schlechter Laune des Erwachsenen
- im Vergleich zu anderen Haushaltsmitgliedern übermäßige Belastung
- wenig Aufmerksamkeit dem Kind/Jugendlichen gegenüber
- schwere Strafen (z.B. Einsperren im Keller)

Mangel an Wärme in der Eltern-Kind-Beziehung definiert sich über diese Charakteristika:
- Elternteil abweisend, uneinfühlsam
- Mangel am Interesse
- kein Mitgefühl für Schwierigkeiten des Kindes/Jugendlichen
- selten Lob und Ermutigung
- gereizte Reaktion auf Ängste des Kindes/Jugendlichen
- kaum körperliche Nähe bei Nöten des Kindes/Jugendlichen

Vernachlässigung umfasst neben einem Mangel an Wärme auch noch folgende Kategorien, die als „abnorme Erziehungsbedingungen" beschrieben werden:
- unzureichende elterliche Aufsicht und Steuerung: Eltern wissen normalerweise vom Jugendlichen nicht, wo er/sie sich außer Haus aufhält, welche Freunde er/sie hat; unwirksame elterliche Steuerung z.B. durch Mangel an erkennbaren Alltagsregeln; Mangel an Anerkennung und Ermutigung durch Eltern nach Stimmung und Laune
- Mangel an Einflussnahme auf den Jugendlichen, z.B. kein Eingreifen bei bekannten gefährdenden Kontakten

36.2 Epidemiologie

Bei einer Befragung aller niedergelassenen Kinderärzte und Kinderpsychiater in Bayern antworteten 487 von 684 (71%) der angeschriebenen niedergelassen Ärzte (Kopecky-Wenzel et al. 1999). Von diesen gaben 341 an, in ihrer Praxis im letzten Jahr mindestens einen Fall von Misshandlung gesehen zu haben. Bezogen auf die antwortenden Ärzte (341 von 487) haben 70% mindestens ein Kind mit einer auf Misshandlung hinweisenden Symptomatik gesehen. Bezogen auf die gesamte Stichprobe (341 von 684) handelt es sich um 50%.

Kinder- und Jugendärzte sowie Kinder- und Jugendpsychiater werden häufig von Eltern in Erziehungsfragen zu Rate gezogen. Die Kinder- und Jugendärzte sehen in ihren Praxen überwiegend Vorschulkinder, die Kinder- und Jugendpsychiater vorwiegend Schulkinder und Jugendliche. In der Befragung gab ein großer Teil der Kinder- und Jugendärzte an, eher selten Gespräche mit Jugendlichen und auch mit Vätern zu führen.

36.3 Pathogenese

Bereits bei drei Monate alten Säuglingen konnte in einer Fütter- und Spielsituation mütterliche **Ablehnung** und **Vernachlässigung** der Kinder beobachtet werden. In diesem Lebensalter war der größte Teil der Kinder noch unauffällig. Die Ablehnung und Beziehungsproblematik ging zunächst von der Mutter aus, Väter wurden nicht in die Untersuchung mit einbezogen. Wenig später entstehen Entwicklungsauffälligkeiten von Kindern, und dann kommt es zu Wechselwirkungen zwischen kindlichem und elterlichem Verhalten. Es bilden sich wechselseitige Aufschaukel-Prozesse heraus. Es entstehen chronische konfliktreiche Beziehungsmuster.
Bei **Deprivation** und Vernachlässigung steht das Fehlen von klaren Grenzen und Regeln im Vordergrund. Jugendliche erhalten Spielräume, die ihnen einen unangemessenen Freiraum überlassen.
Bei **Misshandlung** stehen aktive Interventionen im Vordergrund, die aus Sicht der Eltern ihr Kind anregen sollen, ohne darauf zu achten, ob dies den jeweiligen Entwicklungsbedingungen und Bedürfnissen entspricht. Von Seiten der Eltern spielen einerseits Persönlichkeitsprobleme und andererseits widrige familiäre Bedingungen, besonders Armut und die daraus folgenden Belastungen eine Rolle.

> Schwere körperliche Verletzungen, sexuelle Ausbeutung, Ablehnung und Entwertung von Seiten der Eltern führen bei den Betroffenen zu einer innerlichen Spaltung zwischen Personen, die Sicherheit geben sollen, und gleichzeitig existenzbedrohende Verhaltensweisen zeigen. Da sicherheitsgebende Erwachsene fehlen, müssen andere Strategien entwickelt werden, um das eigene körperliche und psychische Überleben zu sichern.

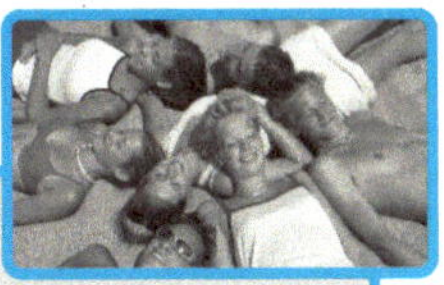

36.4 Klinik

Die meisten körperlichen Symptome sind vorübergehender Natur. Verhaltensauffälligkeiten, Entwicklungsstörungen und auffällige Beziehungsmuster sind dagegen in der Regel lang anhaltend und auch nach Abklingen einer körperlichen Symptomatik erkennbar. Interventionen müssen in erster Linie bei diesen Problembereichen ansetzen.

36.4.1 Körperliche Symptomatik

Auf Gewalteinwirkung weisen hin:

- Striemen mit Abdruck von Gegenständen
- blaue Flecke in typischem Muster, zu verschiedenen Zeitpunkten entstanden (Verfärbung beachten)
- Würgemale am Hals
- kreisrunde Verbrennungen (Zigaretten)
- Parierfraktur

> Die Hautveränderungen müssen unbedingt per Foto und/oder Skizze dokumentiert werden.

Kopf- und Bauchschmerzen, Übelkeit, Schwindel, Gangstörung, Zyklusstörungen sind Symptome, die durch Stressbelastung beeinflusst werden. Misshandlung, Vernachlässigung, Missbrauch stellen nur einen Ausschnitt der möglichen Erklärungsursachen dar.
An Missbrauch lassen Verletzungen im Genital- und Analbereich denken, sexuell übertragbare Krankheiten sowie Schwangerschaft in der Pubertät. Beweisend sind aber nur der Nachweis von Spermien und eine glaubwürdige Aussage des Jugendlichen.

36.4.2 Verhalten, psychische Symptomatik

Einige Verhaltensmuster wie Weglaufen und Selbstmordversuche oder sexualisiertes Verhalten lassen an die Möglichkeit von Misshandlung und Vernachlässigung oder Missbrauch denken.

> Es gibt aber keine für eine der Misshandlungsformen spezifische Verhaltensmuster oder eine psychische Symptomatik, ebenso keinen „Test" mit dem Missbrauch erforscht werden könnte.

Rückstände in der Sprachentwicklung und Schwierigkeiten im Sozialverhalten stellen eine häufige Entwicklungsproblematik bei Vernachlässigung dar.
Auffälligkeiten im sozialen Beziehungsmuster sind Furchtsamkeit und Übervorsichtigkeit, eingeschränkte soziale Interaktionen mit Gleichaltrigen, gegen sich selbst oder anderen gerichtete Aggressionen, unglücklich sein und in einigen Fällen Wachstumsverzögerung. („reaktive Bindungsstörung des Kindesalters", ICD-10, Remschmidt und Schmidt 1994).
In Verbindung mit körperlichen Beschwerden können folgende emotionale Probleme auftreten:

- Träume oder Albträume in sich aufdrängenden Erinnerungen
- ein andauerndes Gefühl von betäubt sein
- emotionale Stumpfheit
- Gleichgültigkeit gegenüber anderen Menschen
- Teilnahmslosigkeit der Umgebung gegenüber
- Freudlosigkeit mit Vermeidung von Aktivitäten

Übermäßige Schreckhaftigkeit und Schlafstörung sind Ausdruck von vegetativer Übererregtheit mit Vigilanzsteigerung (z.B. als Blutdruckerhöhung oder muskuläre Anspannung feststellbar). Angst und Depression sind häufig mit den genannten Symptomen und Merkmalen assoziiert, und Suizidgedanken sind nicht selten.
Ein solches Symptommuster entsteht als eine verzögerte Reaktion auf ein belastendes Ereignis oder eine Situation kürzerer oder längerer Dauer mit außergewöhnlicher Bedrohung oder katastrophenartigem Ausmaß, die bei fast jedem eine tiefe Verzweiflung hervorrufen würde (posttraumatische Belastungsstörung, ICD-10, Remschmidt und Schmidt 1994). Der Beginn folgt dem Trauma mit einer Latenz, die wenige Wochen bis Monate dauern kann.

> Der Verlauf der psychischen Symptomatik ist wechselhaft, in der Mehrzahl der Fälle kann jedoch eine Heilung erwartet werden. Bei wenigen Betroffenen nimmt die Störung über viele Jahre einem chronischen Verlauf und geht dann in eine andauernde Persönlichkeitsänderung über.

36.4.3 Beziehungsmuster

Ablehnung kann sowohl von Eltern gegenüber ihrem Kind, als auch von Jugendlichen gegenüber

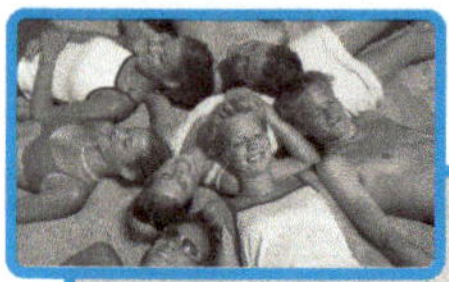

ihren Eltern ausgehen oder wechselseitig vorliegen. Im gemeinsamen Gespräch sieht man sehr gut, wie die Rollenverteilung zwischen den Familienmitgliedern ist. Rollenumkehr bedeutet, dass Kinder eine ihrem Alter und Entwicklungsstand unangemessene Verantwortung übernehmen. In der Gesprächssituation geschieht dies, indem sie die Gesprächsführung an sich ziehen und versuchen, den Eltern gegenüber oder auch dem ärztlichen Gesprächspartner gegenüber die Kontrolle zu behalten.

Von Seiten der Eltern bestehen hohe Ansprüche gegenüber dem Jugendlichen, anerkannt, gelobt oder versorgt zu werden. Jugendliche werden als gleichwertige Partner oder als Partnerersatz behandelt (alleinerziehende Mutter: „Ich kann nicht ohne mein Kind leben"). Dies resultiert in einer Überforderung („Ist doch ganz leicht." „Stellt sich an!" „Ich habe es ihr/ihm schon fünfmal sagen müssen. Sie/er versteht es immer noch nicht."). Jugendliche zeigen ein erwachsen wirkendes Verhalten, ein für das Alter besonders hohes Maß an Kompetenz und Verantwortung. Nur in der Einzelsituation oder in einem geschützten Rahmen kommt dann das Gegenbild von Depression, tiefer Verunsicherung, Versagensängsten und kindlicherem Verhaltensmuster zum Ausdruck.

36.5 Diagnostik

Bei Verdacht auf „Misshandlung", „Vernachlässigung" oder „Missbrauch" entsteht regelhaft ein hoher Handlungsdruck (Woran ist dieser Verdacht festgemacht?). Häufig liegt jedoch eine völlig unzureichende Datenbasis vor.

> Eine rationelle Diagnostik muss deshalb zur Problembearbeitung in Ruhe schrittweise vorgehen, das Tempo verlangsamen, um erst bei ausreichendem Informationsstand geeignete Vorgehensweisen und auch Schlüsse auf mögliche Verursachungen hin zu treffen.

36.5.1 Untersuchungsinstrumente

> Das wesentlichste Untersuchungs- und Behandlungsinstrument ist die Person des Arztes.

Die Bereitschaft, sich auf schwierige Themen einlassen zu können, ist eine Grundvoraussetzung. Wünschenswert sind Zeit und Kompetenzen in Gesprächsführung, wie sie im Rahmen der psychosomatischen Grundversorgung erworben werden.

Die Verantwortung der Ärzte besteht dahin, die eigenen Möglichkeiten und Grenzen einzuschätzen und sich die erforderliche fachliche Unterstützung einzuholen. „Ich muss es alleine schaffen" ist ein misshandlungs- und missbrauchstypisches Thema von Jugendlichen, die in ihrer nächsten Umgebung keinerlei Sicherheit und Unterstützung erfahren haben. Grenzen anzuerkennen und sich Hilfe zu holen, stellt ein therapeutisch wirksames Modell dar.

> Die aktive Kontakt- und Beziehungsaufnahme mit Jugendlichen und auch mit den Eltern steht im Vordergrund.

Von betroffenen Jugendlichen kann man erst dann erwarten, dass sie sich für diese Thematik öffnen und sich Außenstehenden anvertrauen, wenn sie einen sicheren Rahmen gefunden haben und sich aufgehoben fühlen. Jugendliche und Eltern testen ihre Gesprächspartner sehr genau darauf, ob eine Bereitschaft besteht, durch Symptome vorgetragene Botschaften oder verschlüsselte Themen zur Kenntnis zu nehmen und darauf zu reagieren.

> Im Vordergrund muss das Interesse für die Person des Jugendlichen stehen, nicht die für Fachleute häufig schwer erträgliche Ungewissheit und Spannung, ob ein Verdacht einer Klärung zugeführt werden kann.

Die körperliche Untersuchung wird als die spezifische Kompetenz des Arztes angesehen. Weitere Instrumente sind die Beobachtung von Verhalten und Beziehungen und das Gespräch. Zur Gesprächsführung gehören die Elemente Zuhören, Unterstützen, Vertrauen aufbauen, Konfrontieren. Es sollen gemeinsame und getrennte Gespräche mit Jugendlichem und Eltern und bei Bedarf mit jedem Elternteil einzeln geführt werden. Dabei ist sorgfältig zu klären, welche Themenbereiche in der jeweiligen Gesprächssituation als vertraulich angesehen werden müssen, und welche in anderen Situationen, der Familiensituation oder anderen gegenüber (z.B. der Schule oder dem Jugendamt gegenüber zur Erstellung eines Hilfeplans) zur Sprache gebracht werden dürfen oder müssen.

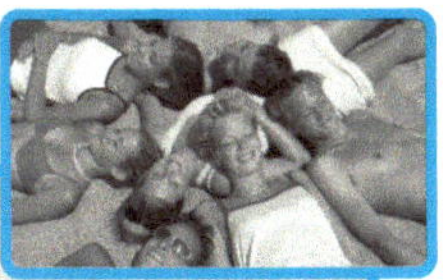

36.5.2 Beschreibung eines Untersuchungsgangs

Unter den Rahmenbedingungen einer kinder- und jugendpsychiatrischen Ambulanz kann ein Untersuchungsgang folgendermaßen ablaufen:

Im **ersten Gespräch** geht es um eine Problembeschreibung. Wenn Jugendliche mit den Eltern kommen, so sollte zuerst der/die Jugendliche gefragt werden, ob ein Einzelgespräch oder ein Gespräch zusammen mit den Angehörigen geführt werden soll. Die Wünsche sollen respektiert werden. Es empfiehlt sich besonders, die ersten Äußerungen der Familienmitglieder wörtlich zu notieren. Die Sorge der Jugendlichen besteht häufig darin, wegen psychischer Problemen für verrückt erklärt zu werden. Die Sorge der Eltern stellt sich in der Regel so dar, dass die Familie ihre Normalität hervorhebt: „Bei uns ist alles in Ordnung, es gibt aber ein Problem mit dem Jugendlichen".

Im **Einzelgespräch** mit Jugendlichen fragt man nach Interessen, Kompetenzen, Lebensperspektiven sowohl für die Schule als auch für die Zeit danach, um dann auch auf Probleme zu kommen. Im Einzelgespräch sollen unter anderem nach Selbstmordideen, Weglaufen und unerwünschten, unangenehmen sexuellen Erfahrungen gefragt werden. Nur im Einzelgespräch besteht die Möglichkeit, erstmalig zu fragen, ob Jugendliche die Konfliktbelastung zu Hause als dermaßen stark erleben, dass sie woanders als in ihrer Familie leben möchten. Ein verschlüsseltes Angebot von Seiten der Patienten ist die Formulierung „mir gefällt es hier" oder „ich gehe gern ins Krankenhaus" oder „ich war gerne im Krankenhaus". Angebote von Seiten des Arztes sind zur vorübergehenden Unterbringung ein Klinikaufenthalt oder eine Kurbehandlung. Als längerfristig angelegte Möglichkeit kann man die Heimunterbringung ins Gespräch bringen.

Die **körperliche Untersuchung** hat die Funktion, Zusammenhänge mit Beschwerden zu klären. Gibt es vegetative Zeichen von Anspannung? Drückt sich Stress in körperlichen Symptomen aus (Somatisierung)? Eines der wichtigsten Ergebnisse der körperlichen Untersuchung ist die Mitteilung an den Jugendlichen „Du bist in Ordnung". Die Angst, fehlgestaltet zu sein, ist ein pubertätstypisches Thema, das Jugendliche mit Misshandlungs- und Missbrauchserfahrung zudem in hohem Maße beschäftigt und beunruhigt.

Bei Schul- und Leistungsproblemen ist eine **psychologische Untersuchung** notwendig.

Das **Gespräch mit den Eltern** beginnt mit Fragen nach entwicklungsrelevanten Alltagssituationen wie Hausaufgabensituation, Schulleistungen, Ausgehen, Interessen der einzelnen Familienmitglieder. Im Gespräch mit den Eltern wird die Familienkonstellation erfragt. Vertiefende Fragen beziehen sich auf Familiengeheimnisse z.B. ein verstorbenes Kind, den Gefängnisaufenthalt eines nahen Angehörigen.

Die **Entwicklungsanamnese** des Jugendlichen liefert Hinweise über Beziehungsabbrüche, traumatische Erfahrungen des Jugendlichen oder auch traumatische Erfahrungen der Eltern.

Im **gemeinsamen Gespräch** geht es um eine Problembeschreibung aus der Sicht jedes Familienmitglieds. Dabei dürfen und sollen auch unterschiedliche Problembeschreibungen zur Sprache kommen. Im gemeinsamen Gespräch fragt man ausdrücklich nach gesundheitlichen Problemen in der Familie, beginnt mit körperlichen Erkrankungen, spricht Alkoholabhängigkeit (war jemand schon einmal zur Kur?), Depression, Nervenzusammenbrüche, Selbstmordversuche an. Bei Familienkonflikten sollte nach Trennungen, Scheidungen, tätlichen Auseinandersetzungen, Zuziehung der Polizei, Verletzungen mit Arzt- oder Klinikbesuch gefragt werden, um einen Eindruck über das Maß der Konflikte zu bekommen. Dadurch wird auch klar, welche Themen offen zur Sprache gebracht werden dürfen. Die Frage, ob nicht eine Trennung beiden Seiten helfen würde, ist eine Intervention innerhalb des Gesprächs, die auch das Ausmaß der Belastung und die Bereitschaft zur Veränderung von den Beteiligten prüft.

Ergänzend können strukturierte **Verhaltenslisten** wie die Verhaltens-Checkliste nach Achenbach (Döpfner et al. 1994) für Eltern und der entsprechende Jugendlichen-Fragebogen für die Altersgruppe ab elf Jahren eingesetzt werden.

Die einzelnen Bereiche werden zunächst deskriptiv erfasst und erst in einer zusammenfassenden Bewertung auf kausale Zusammenhänge hin überprüft (Fegert et al. 2000).

36.5.3 Beurteilung

Bei der **globalen Beurteilung** der psychosozialen Anpassung (multiaxiales Klassifikationssystem, Remschmidt und Schmidt 1994) wird beurteilt,

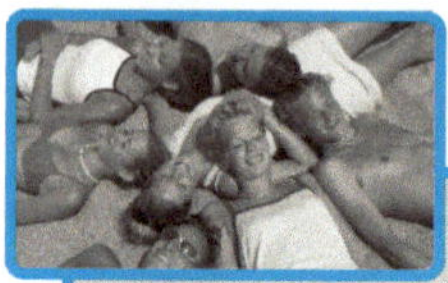

wie ein Jugendlicher in Beziehungen zu Familienangehörigen, Gleichaltrigen und Erwachsenen zurechtkommt, wie er soziale Situationen bewältigt, in Schule und Beruf und bei Freizeitaktivitäten zurechtkommt. Das Funktionsniveau einer ganzen Familie kann global danach eingeschätzt werden (Skala zur globalen Erfassung des Funktionsniveaus von Beziehungen, GARF, DSM-IV, Saß et al. 1996), wie effektiv Probleme gelöst werden können, wie die Organisation der Familie nach innen (Rollenverteilung) und außen (z.B. Abschottung, Chaos) ist. Das emotionale Klima kann von Kühle, Aggressivität, Gleichgültigkeit geprägt sein. Das Funktionieren der Familie insgesamt wird auf einer Skala von sehr gut (100) bis sehr schlecht (1) eingeschätzt.
Schließlich müssen Überlegungen angestellt und dokumentiert werden, ob eine **Gefährdungssituation** vorliegt (Verletzungen, Selbstmordideen, Weglauftendenzen, hoch aggressives Verhalten eines der Beteiligten).
In den jeweiligen Gesprächen und Situationen stellen sich intuitiv **Eindrücke** von den Personen ein, die aus Sympathie, Betroffenheit („Die Eltern sehen nicht danach aus!"), einem Impuls, helfen zu wollen, und auch einem Gefühl von Missbehagen oder Ablehnung bestehen können.

> Der Gedankenaustausch mit Fachkollegen, auch solchen, die nicht am Fall beteiligt sind, ist gerade unter hohem Handlungsdruck nützlich zur Reflexion.

Informationen und Eindrücke in Verbindung mit Fachwissen führen zu einer sachgerechten Bewertung und geben Sicherheit für die eigenen Handlungsmöglichkeiten. Eine angemessene Untersuchung stellt eine wirksame Intervention dar.

> Das Ziel der Diagnostik besteht darin, Jugendliche und Eltern in ihren Stärken und Schwächen und ihrer Beziehungssituation zu beurteilen und daraus Behandlungsperspektiven zu entwickeln.

Die Ergebnisse und deren Bewertung werden den Beteiligten mitgeteilt. Behandlungsvorschläge ergeben sich auf Grund einer differenzierten Erfassung der Situation. Beide Seiten, Jugendliche und Eltern, sind häufig sehr eingeengt in ihren Lösungsversuchen. Empfehlungen kommen an, wenn sie die Entwicklungsprobleme von Jugendlichen in den Vordergrund rücken.

36.6 Therapie

36.6.1 Behandlungsziele

Im Vordergrund stehen Sicherheit für den Jugendlichen und praktische Hilfen (Sicherung der Alltagsbedürfnisse, Nahrung, Wohnung, Schule, Schuldenberatung). Zur Krisenintervention kann eine Trennung durch Klinikeinweisung dem Jugendlichen Schutz und eine Ruhepause verschaffen, den Beteiligten weiterhelfen und eine Klärung ermöglichen.

> Da der Druck und Konfliktpegel in der Regel am Anfang sehr hoch sind, besteht eine Schwierigkeit und Herausforderung darin, die Beteiligten zu einem geduldigen Vorgehen in kleinen Schritten zu motivieren.

Hinweise auf mögliche Hilfen, besonders auf die im Kinder- und Jugendhilfegesetz vorgesehenen Hilfen eröffnen längerfristige Perspektiven, obwohl häufig die Erwähnung des dafür zuständigen Jugendamtes Ablehnung hervorruft. Wenn Ärzte auf persönliche Kontakte und Kenntnis der gesetzlich vorgesehenen Möglichkeiten verweisen können, ändert sich auch für Familien ihr Bild vom Jugendamt.
Die Aufnahme in ambulante und teilstationäre Erziehungshilfemaßnahmen erfolgt durch unterschiedliche Zugangswege und Vermittlungen:

- Allgemeiner Sozialdienst – ASD
- Erziehungsberatungsstellen
- Selbstmeldung
- Ärzte
- Lehrer
- sonstige Fachdienststellen

Durch Mitarbeiter des Jugendamtes wird – in Zusammenarbeit mit den beteiligten Fachkräften, also auch den Ärzten – ein **Hilfeplan** erstellt. Die Stellungnahme des Arztes, z.B. ob eine seelische Behinderung nach §35 a des Kinder- und Jugendhilfegesetzes vorliegt, ist die Voraussetzung für die Einleitung einer Hilfemaßnahme. Sie muss aber definierten Anforderungen genügen. Die Maßnahmen werden in der Regel durch Absprache zwischen allen Beteiligten (Klientin/Klient, Sorgeberechtigte, Maßnahmeträger, hilfegewährende Stelle etc.) begonnen und auch beendet und ggf. Maßnahmen der Nachsorge und/oder Weiterbetreuung eingeleitet.

Beratung und Therapieangebote müssen langfristig angelegt sein.

36.6.2 Rechtliche Möglichkeiten

Ärzte sollten über die rechtlichen Möglichkeiten wie die Inobhutnahme nach §34 des Kinder- und Jugendhilfegesetzes informiert sein, das bei Gefährdung eine sofortige Unterbringung durch das Jugendamt rechtlich begründet. **Inobhutnahme** ist keine Hilfe zur Erziehung, sondern die gesetzlich vorgeschriebene, auch gegen den Willen der Eltern mögliche Herausnahme des Kindes aus seiner Familie und dessen Unterbringung in Einrichtungen und Pflege im Fall von akuter Bedrohung des Kindeswohls.

Das **Familiengericht** kann angerufen werden, wenn eine Gefährdung der Kindesentwicklung angenommen wird. Das Gericht hat die Beteiligten anzuhören und über das Vorliegen einer Gefährdung zu entscheiden. Die Gefährdung kann aus der Symptomatik des Jugendlichen unmittelbar abgeleitet werden, aber auch im Entwicklungsverlauf daraus, dass fachlich begründete Empfehlungen und notwendige Schritte zur Problemlösung von den Eltern nicht akzeptiert oder immer wieder abgebrochen werden. Nur das Gericht darf in das elterliche Sorgerecht eingreifen etwa durch eine Einschränkung des Aufenthaltbestimmungsrechtes. Es kann in Zusammenarbeit mit dem Jugendamt Maßnahmen zur Abwendung der Gefährdung treffen. Auflagen des Familiengerichts setzen klare Grenzen und stellen eine hohe Verbindlichkeit her.

Eine **Strafanzeige** bei Verdacht auf sexuellen Missbrauch oder Misshandlung bewirkt Ermittlungen durch die Polizei.

Dieser Schritt sollte geplant und überlegt sein und nicht aus einem Affekt heraus veranlasst werden. Strafrechtlichen Ermittlungen und ein daraus möglich resultierendes Strafverfahren dauern lange. Sie dienen nicht primär dem Schutz von Jugendlichen, sondern der Ermittlung und Aburteilung von Tätern.

Informationen über die weitere Entwicklung und den Verlauf (Lief es wie geplant? Was wurde durchgeführt? Was wurde abgebrochen?) sollten sich Ärzte unbedingt aktiv einholen und dies auch im gemeinsamen Gespräch mit Fachleuten des Jugendamts zur Sprache bringen. Dadurch gibt es dann keine Probleme mit der Schweigepflicht und den Datenschutz. Während die Vernetzung und Zusammenarbeit mit den Fachleuten immer besser wird, ist die Rückmeldung und Information über den Verlauf der größte Schwachpunkt.

Langzeitergebnisse hängen ab von Schweregrad und Entwicklungsstand des Jugendlichen und von der Belastungssituation der Familie. Die Verarbeitung traumatischer Erlebnisse kann auch bei angemessener und fachgerechter Behandlung sehr lange Zeit – Jahre – in Anspruch nehmen.

Literatur

Döpfner, M., Melchers, P., Fegert, J.M., Lehmkuhl, G., Lehmkuhl, U., Schmeck, K., Steinhausen, H.C., Poustka, F., Deutschsprachige Konsensus-Versionen der Child Behavior Checklist (CBCL 4–18), der Teacher Report Formt (TRF) und der Youth Self Report Form (YSR). Kindheit und Entwicklung 3 (1994), 54–59

Fegert, J.M., Tiedke, K., Frank, R.: Vernachlässigung, Mißhandlung, sexueller Mißbrauch. Leitlinien zur Diagnostik und Therapie psychischer Störungen im Säuglings-, Kindes- und Jugendalter. Deutsche Gesellschaft für Kinder- und Jugendpsychiatrie und Psychotherapie, der Bundesarbeitsgemeinschaft leitender Klinikärzte für Kinder- und Jugendpsychiatrie und Psychotherapie und dem Berufsverband der Ärzte für Kinder- und Jugendpsychiatrie und Psychotherapie (Hsg.). Deutscher Ärzte-Verlag, Köln 2000, 381–392

Frank R.: Vernachlässigung/Kindesmißhandlung (ICD-10 Z61, Z62) In: Deutsche Gesellschaft für Kinderheilkunde und Jugendmedizin. Leitlinien für Kinderheilkunde und Jugendmedizin. Reinhardt D., Creutzig U., Kiess W., Luthardt T., Michalk D., Schmidt E., Ulmer H. (Hrsg.) (1999) Urban und Fischer, München, R6 Sozialpädiatrie, 17–20

Kopecky-Wenzel M., Frank, R., Schäfert R.: Evaluation des Leitfadens „Gewalt gegen Kinder- und Jugendliche". Abschlußbericht an das Bayerische Staatsministerium für Arbeit und Sozialordnung, Familie, Frauen und Gesundheit und an den Berufsverband der Kinder- und Jugendärzte Bayerns (1999) München

Poustka, F., M. Bästlein, C. Napirski, K. Schmeck, G. Schmötzer: Assoziierte aktuelle abnorme psychosoziale Umstände. Achse fünf des Multiaxialen Klassifikationsschemas für psychiatrische Erkrankungen im Kindes- und Jugendalter (ICD-10). Organisation, World Health (Hrsg.): Swets Test Services, Frankfurt (1994)

Remschmidt, H.: Zyklen der Gewalt: Anmerkungen zur Gewalttätigkeit junger Menschen. Deutsches Ärzteblatt 39 (1993) 1889–1894

Remschmidt , H., M. H. Schmidt (Hrsg.): Multiaxiales Klassifikationsschema für psychische Störungen des Kindes- und Jugendalters nach ICD-10 der WHO. Huber, Bern–Göttingen–Toronto–Seattle (1994)

Saß, H., Wittchen H.-U,. Zaudig, M. (Hrsg.): Diagnostisches und Statistisches Manual Psychischer Störungen. Hogrefe, Göttingen, Bern, Toronto, Seattle (1996)

37 Pubertas tarda

Berthold P. Hauffa

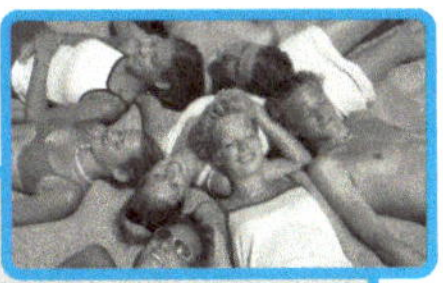

37.1 Definition

Das Symptom „Pubertas tarda“ beinhaltet sowohl eine ausbleibende wie eine zu spät begonnene, verzögert ablaufende oder nach Anfängen sistierende Entwicklung der Pubertät. Im Fall ausbleibender Reifeentwicklung kann oft erst im Verlauf und nach weiterführender Diagnostik gesagt werden, ob es sich um ein dauerhaftes Ausbleiben der Pubertät handelt, oder ob mit einem verspäteten Eintreten der Pubertät zu rechnen ist.

Nach den mitteleuropäischen Standards der Züricher longitudinalen Wachstumsstudie liegt ein Mädchen, das jenseits des 14. Lebensjahres, und ein Junge, der jenseits von 14,5 Jahren noch nicht mit der Pubertätsentwicklung begonnen hat, außerhalb der Streubreite (hier definiert als + 2,5–3,0 Standardabweichungen vom Mittelwert) des normalen Pubertätseintrittsalters, es liegt eine Pubertas tarda vor.

Hat die Pubertät einmal begonnen, schreitet sie kontinuierlich voran und ist im Mittel 3,5 Jahre nach Beginn abgeschlossen. Bei Mädchen, bei denen 4,5 Jahre nach Beginn der Brustentwicklung die Menarche noch nicht eingetreten ist, und bei Jungen, die 5,5 Jahre nach Pubertätsbeginn ein adultes Hodenvolumen nicht erreicht haben, kann eine Störung der Hypothalamus-Hypophysen-Gonaden-Achse vorliegen. Auch eine Pubertätsentwicklung, die nach Beginn für mehr als 1,5 Jahre sistiert, kann als Sonderfall einer Pubertas tarda angesehen werden.

37.2 Epidemiologie

Die Pubertas tarda betrifft etwa 0,3% aller Adoleszenten.

Legt man engere Maßstäbe für den normalen Pubertätsverlauf an und entscheidet sich für die + 2-SD-Grenze der Altersstreuung des Pubertätsbeginns als kritischen Wert, nimmt die Zahl der Betroffenen auf etwa 2,3% zu.

Bei der Mehrzahl dieser Jugendlichen besteht die Normvariante einer konstitutionellen Entwicklungsverzögerung (s.a. Kap. 33). Nach eigenen Schätzungen liegt der Anteil der Patienten mit einem Hypogonadismus unter 5 bis 10% aller Adoleszenten mit dem Leitsymptom „Pubertas tarda“. Je älter die Jugendlichen bei Erstuntersuchung sind, desto größer ist die Wahrscheinlichkeit, dass ein Hypogonadismus vorliegt.

In einer kinder- und jugendendokrinologischen Spezialambulanz wegen Pubertas tarda vorgestellte Patienten haben etwa 45 bis 50% eine konstitutionelle Entwicklungsverzögerung, in 30 bis 35% liegt eine hypothalamo-hypophysäre Störung vor, jeweils 10% weisen eine primär gestörte Gonadenfunktion oder eine zugrunde liegende schwere chronische Allgemeinerkrankung auf. Nur bei etwa 10% der Patienten mit hypothalamo-hypophysär bedingtem Hypogonadismus lässt sich eine Ursache der Störung finden.

37.3 Hintergrund

Ein normaler Pubertätsverlauf setzt die zeitgerechte Aktivierung des hypothalamischen GnRH-Pulsgenerators mit Induktion vermehrter, später auch pulsatiler Ausschüttung hypophysärer Gonadotropine voraus. Treffen diese Gonadotropine auf intakte Gonaden, kommt es neben einer Größenzunahme und Differenzierung von Keimdrüsenanteilen zur vermehrten Produktion gonadaler Steroide. Unter dem Einfluss dieser Steroide (Testosteron, Östradiol) formt sich der kindliche Organismus in den adulten Phänotyp um.

Die Aktivierung der Hypothalamus-Hypophysen-Gonaden-Achse vollzieht auf der Grundlage einer Änderung der Empfindlichkeit der negativen Feedback-Regulation. Während in der Kindheit niedrige Konzentrationen gonadaler Steroide die GnRH- und Gonadotropinausschüttung bereits effektiv hemmen (hohe Empfindlichkeit), reichen gleiche Konzentrationen im pubertätsreifen Alter nicht mehr aus, die Aktivierung des GnRH-Pulsgenerators und Gonadotropinausschüttung zu verhindern (geringe Empfindlichkeit).

Der Mechanismus der Sollwertverstellung und der Pubertätsauslösung ist nicht bekannt. Die verminderte Empfindlichkeit der negativen Feedback-Kontrolle in der Pubertät führt bei Persistenz kindlicher Testosteron-/Östradiolkonzentrationen im pubertätsreifen Alter, z.B. aufgrund einer bestehenden primären Gonadenschädigung, zu einem massiven Anstieg der Gonadotropinkonzentrationen.

Die wichtigsten Ursachen einer Pubertas tarda sind in Tabelle 37-1 aufgeführt.

Tabelle 37-1 Ursachen einer Pubertas tarda nach ätiologischen und pathogenetischen Gesichtspunkten.

Normvariante mit Verzögerung des Tempos von Wachstum und Pubertät (konstitutionelle Entwicklungsverzögerung)

Hypogonadotroper Hypogonadismus
- ZNS-Erkrankungen mit Auswirkungen auf Hypothalamus- und/oder Hypophysenfunktion
  - Tumoren (Kraniopharyngeom, Germinom, andere intrakranielle Keimzelltumoren, Optikusgliom, Astrozytom, Hypophysentumor [z.B. Prolaktinom])
  - andere ZNS-bezogene Ursachen (Langerhans-Zell-Histiozytosis, postinfektiöse Läsionen, Gefäßveränderungen, Zustand nach ZNS-Radiatio, angeborene Fehlbildungen [z.B. Mittelliniendefekte], Schädel-Hirn-Trauma)
- isolierter Ausfall der Gonadotropinwirkung
  - Kallmann-Syndrom (GnRH-Mangel mit/ohne Anosmie/Hyposmie)
  - inaktivierende Mutation des GnRH-Rezeptor-Gens
  - hypogonadotroper Hypogonadismus mit angeborener Nebennierenrindenhypoplasie mit/ohne Glycerolkinase-Mangel/Duchenne-Muskeldystrophie (DAX1-Mutation; Jungen)
  - isolierter LH-Mangel mit/ohne Nachweis einer inaktivierende Mutation des LHβ-Gens (Jungen)
  - isolierter FSH-Mangel mit/ohne Nachweis einer inaktivierende Mutation des FSHβ-Gens (Mädchen)
- idiopathische und genetische Formen hypothalamo-hypophysärer Ausfälle mit Beteiligung mehrerer hormoneller Achsen
- (funktioneller) Gonadotropinmangel bei anderen Erkrankungen
  - schwere chronische Systemerkrankungen (Sichelzellanämie, Thalassaemia major, Mukoviszidose, AIDS, chronische gastroenterologische [z.B. M. Crohn] und renale Erkrankungen, u.a.)
  - Ernährungs-/Essstörungen (Malnutrition, Anorexia nervosa, Bulimie, Ballettanz, wettkampfmäßig betriebene Ausdauersportarten, Turnen)
  - psychogene Amenorrhoe
    endokrinologische Erkrankungen (kongenitaler Leptinmangel, Leptinrezeptordefekt, Hypothyreose, Diabetes mellitus, Cushing-Syndrom u.a.)
  - Syndrome (Prader-Willi, Laurence-Moon, Bardet-Biedl u.a.)

Hypergonadotroper Hypogonadismus
- bei phänotypisch männlichen Individuen
  - angeborene („vanishing testes")/erworbene bilaterale Anorchie
  - Klinefelter-Syndrom (47,XXY und Varianten)
  - Noonan-Syndrom
  - 46,XX-Jungen
  - X-Chromatin-negative Gonadendysgenesie mit männlichem Phänotyp (45,X0/46,XY und Varianten)
  - primäre testikuläre Insuffizienz nach Noxen (Z.n. Orchitis, Trauma, Radiatio, [Kombinations-]Chemotherapie, Exposition mit chemischen Substanzen [auch Pharmaka, Drogen])
  - primäre testikuläre Insuffizienz bei chronischen Systemerkrankungen
  - autoimmun bedingte polyglanduläre Insuffizienz Typ I/II mit Gonadenbeteiligung
  - partiell inaktivierende Mutationen des LH-Rezeptor-Gens
  - partielle Defekte der Testosteronbiosynthese
- bei phänotypisch weiblichen Individuen
  - Ullrich-Turner-Syndrom (45,X0 und Varianten)
  - reine XX- und XY-Gonadendysgenesie
  - primäre ovarielle Insuffizienz nach Noxen (Z.n. Oophoritis, Trauma, Radiatio, [Kombinations-]Chemotherapie, Exposition mit chemischen Substanzen [auch Pharmaka, Drogen])
  - primäre ovarielle Insuffizienz bei chronischen Systemerkrankungen
  - autoimmun bedingte polyglanduläre Insuffizienz Typ I/II mit Gonadenbeteiligung
  - inaktivierende Mutationen des FSH-Rezeptor-Gens („resistant ovary")
  - schwere Defekte der Testosteron-/Östrogenbiosynthese
  - CDG („carbohydrate-deficient glycoprotein")-Syndrom Typ I
  - Galaktosämie
  - frühkindliche Form der spinozerebellären Ataxie
  - hyperandrogenämische Ovarialinsuffizienz

> Die häufigste Ursache einer Pubertas tarda ist die konstitutionelle Entwicklungsverzögerung.

Dieser Begriff benennt eine bei gesunden Kindern beobachtete Tempovariante der körperlichen Entwicklung, bei der der Pubertätsbeginn und die anderen Meilensteine der Pubertätsentwicklung (Pubertätswachstumsschub, Menarche) auf der Zeitachse in Richtung auf ein höheres chronologisches Alter verschoben sind. Eine Hormonstörung liegt nicht vor, fast immer findet sich je-

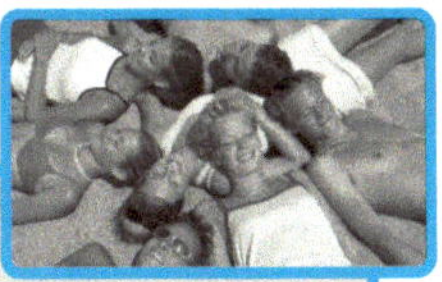

doch eine familiäre Neigung zu spätem Pubertätsbeginn.
Hat die Pubertät bei der konstitutionellen Entwicklungsverzögerung einmal begonnen, wird sie spontan und harmonisch bis zur Entwicklung eines adulten Phänotyps durchlaufen. Dieses Ziel wird in einigen Fällen jedoch erst in der 3. Lebensdekade erreicht.

> Die konstitutionelle Entwicklungsverzögerung bleibt also über lange Zeit eine „Ausschlussdiagnose", von der andere Ursachen einer Pubertas tarda sorgfältig abgegrenzt werden müssen.

Diese lassen sich nach dem Ort des Defekts gruppieren in

- hypothalamo-hypophysäre Ursachen (hypogonadotroper Hypogonadismus)
- gonadale Ursachen (hypergonadotroper Hypogonadismus)

Auswirkungen auf die gonadotrope Funktion im Sinne eines hypogonadotropen Hypogonadismus sind bei vielen **ZNS-Erkrankungen** zu erwarten. Tumoren der Hypothalamus-Hypophysen-Region können LHRH- oder gonadotropinproduzierende Areale durch Infiltration oder Druck schädigen oder die Kommunikation zwischen Hypothalamus und Hypophyse durch Zerstörung des Kapillarnetzes des Hypophysenstiels unterbrechen. Bei anderen ZNS-Erkrankungen werden gonadotropinproduzierende Strukturen durch entzündliche Vorgänge (Meningitis, Meningoenzephalitis), Veränderungen der Gefäße (intrakranielle Blutungen) oder als Therapiefolge (Radiatio) zerstört. Schädel-Hirn-Traumen können Hypothalamus und Hypophyse schädigen, ohne andernorts im ZNS Dauerfolgen zu hinterlassen. Angeborene Mittelliniendefekte (septo-optische Dysplasie, Syndrom des einzelnen Oberkieferschneidezahns, Spaltbildungen) können die mittelständigen Strukturen Hypothalamus und Hypophyse mitbetreffen; meist sind kombinierte hypothalamo-hypophysäre Ausfälle die Folge.
Ein **isolierter Ausfall der Gonadotropinwirkung** ist das gemeinsame Kennzeichen einer ansonsten heterogenen Gruppe seltener Erkrankungen, deren häufigster Vertreter mit einer Prävalenz von 1 auf 7500 männliche Jugendliche das Kallmann-Syndrom ist. Mädchen sind mit 1 auf 50 000 deutlich weniger betroffen. Die Ursache der beim Kallmann-Syndrom beobachteten Kombination von LHRH-Mangel und Einschränkung des Riechvermögens liegt in einer Hypoplasie von Anteilen des Riechhirns und einer Störung der Einwanderung von GnRH-produzierenden Neuronen aus der Riechplakode in den mediobasalen Hypothalamus während der Fetalzeit. Bei 52% der X-chromosomal vererbten und bei 5 bis 8% der sporadischen Form findet sich eine Mutation im KAL1-Gen, das für ein Protein mit Ähnlichkeit zu Nervenzellen-Adhäsionsmolekülen kodiert. Dies spricht für eine Rolle des Proteins bei der Migration von GnRH-Neuronen.
Mutationen des DAX1(**d**osage-sensitive sex reversal, **a**drenal hypoplasia congenita, critical region on the **X**-chromosome, gene **1**)-Gens verursachen eine Kombination von angeborener Nebennierenrindenhypoplasie und hypogonadotropem Hypogonadismus, die X-chromosomal rezessiv vererbt wird. Die Mutationen führen zu einem GnRH-Mangel und zu einer Störung der gonadotropen Zellen der Hypophyse. Ist die Deletion des *DAX1*-Locus ausgeprägt, kann sie sich im Sinne eines „contiguous gene syndrome" auf das Glycerolkinase-Gen und das Duchenne-Muskeldystrophie-Gen erstrecken.
Die seltenen inaktivierenden Mutationen des auf dem langen Arm des Chromosoms 4 gelegenen GnRH-Rezeptor-Gens verursachen einen isolierten Gonadotropinmangel auf hypophysärer Ebene. Dagegen ist beim ebenfalls seltenen isolierten LH-Mangel (mit oder ohne nachweisbare Mutation des LHβ-Gens) eine FSH-Wirkung erhalten. Betroffene Männer haben eine Pubertas tarda und entsprechen dem klinischen Bild des fruchtbaren Eunuchen. Im Fall des meist durch eine Mutation des FSHβ-Gens verursachten isolierten FSH-Mangels, dadurch verminderter Aromataseaktivität und nachfolgender Verminderung der Östradiolbiosynthese betreffen die Auswirkungen auf die Pubertätsentwicklung nur das weibliche Geschlecht. Das klinische Spektrum geht vom Ausbleiben der Pubertät bis zur Amenorrhoe und Infertilität bei begonnener Pubertätsentwicklung.
Neben diesen isoliert die Gonadotropinwirkung betreffenden Ausfällen sind idiopathische und genetische Formen hypothalamo-hypophysärer Ausfälle mit Beteiligung mehrerer hormoneller Achsen beschrieben. Bei den genetischen Formen konnte in einigen Fällen eine gestörte zeitgerechte Expression von hypophysären Transkriptionsfaktoren (z.B. PROP1) mit nachfolgender Störung der Differenzierung somatotroper, thyreotroper,

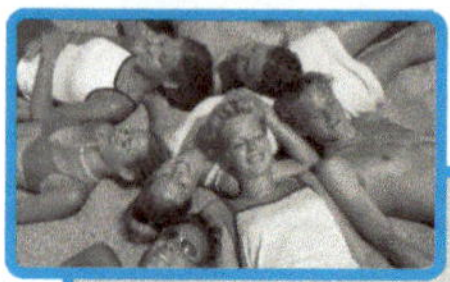

laktotroper und gonadotroper Zellen des Hypophysenvorderlappens gefunden werden.

Schwere chronische Systemerkrankungen können über spezifische Mechanismen oder über die gemeinsame Endstrecke der Malnutrition die gonadotrope Funktion beeinträchtigen. Wird das körperhöhenbezogene Idealgewicht um mehr als 20 bis 25% unterschritten, muss man unabhängig von der Ursache des Gewichtsverlusts mit einem Gonadotropinmangel rechnen. Eine in Pubertätsmitte auftretende Anorexia nervosa führt zu einer Regression der erreichten klinischen und biochemischen Pubertätsmerkmale mit Verlust der GnRH-Pulsatilität. Die Rolle niedriger Leptinkonzentrationen bei der Entstehung des Gewichtsverlust-assoziierten Gonadotropinmangels ist noch ungeklärt. Auch der schwere kongenitale Leptinmangel infolge einer Missense-Mutation des Leptin-Gens und das angeborene Fehlen der Leptin-Wirkung durch homozygote Mutation des Leptin-Rezeptors beim Menschen sind durch eine ausbleibende Pubertätsentwicklung, allerdings in Kombination mit lebensbedrohlicher Adipositas, gekennzeichnet.

Bei der Thalassämie ist in 40% aller Patienten eine Eisenüberladung der Hypophyse für die Einschränkung der gonadotropen Funktion verantwortlich.

Bei der chronischen Niereninsuffizienz trägt eine Kombination von Faktoren (hypokalorische Ernährung, metabolische Azidose, fehlende renale Clearance toxischer Stoffwechselprodukte, u.a.) zur verminderten Sekretion bioaktiver Gonadotropine bei, die durch Nierentransplantation gebessert werden kann.

Nicht oder unzureichend therapierte endokrine Erkrankungen (Hypothyreose, Diabetes mellitus, M. Cushing) können mit der Reifung der Hypothalamus-Hypophysen-Gonaden-Achse interferieren; eine ausreichende Therapie mit Beseitigung der Hormonstörung führt zu einem Fortschreiten der Pubertätsentwicklung.

Der genaue Mechanismus des Entstehens des hypogonadotropen Hypogonadismus ist bei vielen **syndromalen Erkrankungen** nicht bekannt. Beim Prader-Willi-Syndrom geht man von einer hypothalamischen Ursache aus.

Viele **Sportarten** können wettkampfmäßig mit Erfolg nur bei kontrolliert niedrigem Körpergewicht betrieben werden (Turnen, Tanz u.a.). Hier bewirken niedriges Körperfett, einseitige, oft hypokalorische Ernährung, anstrengendes körperliches Training und Wettkampfstress synergistisch eine Inhibition des GnRH-Pulsgenerators, der Pubertätseintritt bleibt aus. Die Wirkung auf den GnRH-Pulsgenerator ist zum Teil über opioiderge Neurone unter Beteiligung von β-Endorphin vermittelt. Oftmals kommt es bei Sportlerinnen dann in verletzungsbedingten Wettkampfpausen zu Pubertätsbeginn und Menarche.

Ein **direkt die Gonaden schädigendes Krankheitsgeschehen** führt über eine ausbleibende oder verminderte Produktion gonadaler Steroide und gegenregulatorisch vermehrte Gonadotropinsekretion zum Bild der Pubertas tarda mit der laborchemischen Konstellation des hypergonadotropen Hypogonadismus.

Bei beiden Geschlechtern kann die Gonadenfunktion durch Entzündungen, Trauma und Exposition mit chemischen Substanzen beeinträchtigt werden. Da neue onkologische Therapieverfahren die Langzeitüberlebensrate bei vielen Krebserkrankungen des Kindesalters nachhaltig verbessert haben, werden Spätfolgen dieser Therapien in Bezug auf die Gonadenfunktion in der Pubertät häufiger beobachtet. Im Rahmen einer Kombinationschemotherapie wurden vor allem bei Substanzen wie Cyclophosphamid, BCNU (beide in der Konditionierung vor Knochenmarkstransplantation benutzt), CCNU (bei Medulloblastom), und Procarbazin (bei M. Hodgkin) eine Keimzell- und Sertolizellschädigung beobachtet. Die Leydig-Zell- und Granulosazellfunktion und damit die Testosteron- und Östradiolbiosynthese wird durch eine Chemotherapie nur selten beeinträchtigt. Eine Strahlendosis von mehr als 2 Gy auf die Hoden führt zur Aspermie, mehr als 15 Gy vermindert die Leydig-Zell-Funktion. Eine Ovardosis von mehr als 4 Gy führt bei 30% junger Frauen zur Sterilität, bei höheren Strahlendosen ist mit einem noch höheren Anteil steriler Frauen zu rechnen.

Obwohl bei der **autoimmun bedingten polyglandulären Insuffizienz Typ I** (APECED, **a**utoimmune **p**olyendocrinopathy-**c**andidiasis-**e**ctodermal **d**ysplasia) initial eine Nebennierenrindeninsuffizienz und ein Hypoparathyreoidismus im Vordergrund stehen, kommen bis zu einem Alter von 20 Jahren bei 36% der betroffenen weiblichen Jugendlichen eine Autoimmunoophoritis mit Erlöschen der endokrinen Ovarfunktion, bei 4% der männlichen Jugendlichen eine autoimmun bedingte testikuläre Insuffizienz hinzu. Bei den meisten Patienten finden sich Deletionen des AIRE(**a**utoimmune **r**egulator)-Gens auf Chromosom 21q22.3. Auf noch unbekannte Weise wird

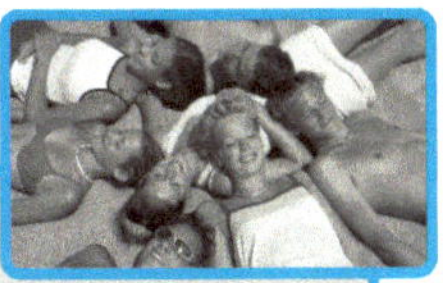

hierdurch die Entstehung von Autoantikörpern gegen Cytochrom-P450-Enzyme der Steroidbiosynthese begünstigt. Zytotoxische autoaggressive T-Zellen führen zur immunologischen Zerstörung steroidproduzierender Organe. Auch beim Typ II kommt es häufiger bei weiblichen als männlichen Jugendlichen zur gonadalen Insuffizienz.

Neben diesen beiden Geschlechtern gemeinsamen Ursachen des hypergonadotropen Hypogonadismus gibt es Ursachen, die überwiegend oder ausschließlich das männliche oder weibliche Geschlecht betreffen.

Zu den Ursachen des **hypergonadotropen Hypogonadismus beim Jungen** gehört die erworbene und die angeborene bilaterale Anorchie. Vorhandensein zusätzlichen X-chromosomalen Materials (durch Nondisjunktion) führt beim Klinefelter-Syndrom (47, XXY und Varianten; Prävalenz 1:750–1000 männliche Individuen) über noch unbekannte Mechanismen zu Veränderungen des Hodens, die schon im Säuglingsalter mit fortschreitendem Verlust von Spermatogonien beginnen und unter ansteigenden Konzentrationen der Gonadotropine im pubertätsreifen Alter mit Hyalinisierung der Tubuli seminiferi und pseudoadenomatöser Klumpung der Leydig-Zellen enden. Häufig kommt es zum Sistieren einer begonnenen Pubertät; die Patienten sind praktisch immer infertil.

Bei 80 bis 90% aller Männer mit 46,XX-Karyotyp (Prävalenz 1:20 000 männliche Individuen) kam es zur Translokation der Testis determinierenden (SRY-)Region des Y-Chromosoms auf ein X-Chromosom. Die entstandene Situation weist Parallelen zum Klinefelter-Syndrom mit Überwiegen X-chromosomalen bei Vorhandensein Y-chromosomalen Materials auf; die Auswirkungen auf Gonadenfunktion in der Pubertät und Fertilität ähneln denen bei Klinefelter-Jungen.

Bei der X-Chromatin-negativen Gonadendysgenesie mit männlichem Phänotyp gehört der Patient mit Pubertas tarda und hypergonadotropem Hypogonadismus zum klinischen Spektrum der Erkrankung. Es wird vermutet, dass sowohl Aneuploidie als auch testikuläre Insuffizienz auf ein defektes Y-Chromosom zurückzuführen sind.

Während Patientinnen mit Noonan-Syndrom eine normale Ovarfunktion aufweisen, liegt bei männlichen Patienten oft eine eingeschränkte Leydig-Zell-Funktion und Fertilität vor, die als Konsequenz des häufig anzutreffenden Hodenhochstands angesehen wird. Inaktivierende Mutationen des LH-Rezeptor-Gens und Defekte der Testosteronbiosynthese gehen bei kompletter Ausprägung infolge intrauterin fehlender Testosteronwirkung bei 46,XY-Individuen mit weiblichem Phänotyp oder inkompletter Differenzierung der äußeren Genitalien einher; inkomplette Formen, die eine männliche Differenzierung zulassen, sich aber später als Pubertas tarda manifestieren, sind beschrieben.

Zu den häufigsten Ursachen des **hypergonadotropen Hypogonadismus beim Mädchen** gehört das Ullrich-Turner-Syndrom (45,X0 und Varianten) mit einer Inzidenz von 1:2500 weibliche Neugeborenen. Mitotische Nondisjunktion mit Untergang der komplementären Zellreihe wird als Hauptmechanismus für das Entstehen einer Monosomie X angesehen. Bei Fehlen zweier funktionsfähiger X-Chromosomen gehen die ins Ovar eingewanderten Keimzellen bereits in der Fetalzeit während der Bildung von Oozyten und der Follikulogenese beschleunigt zugrunde; entstandene Follikel werden schnell atretisch. Bei 80 bis 90% aller Patientinnen ist daher im pubertätsreifen Alter anstelle der Ovarien nur ein bindegewebiger Strang zurück geblieben. Dieser Befund liegt auch bei Patientinnen mit reiner Gonadendysgenesie und 46,XX- oder 46,XY-Karyotyp vor, wobei hier die Ursachen der Gonadenveränderungen nicht bekannt sind.

Bei inaktivierenden Mutationen des FSH-Rezeptors und dem CDG(carbohydrate-deficient glycoprotein)-Syndrom kommt es, vermutlich über eine durch herabgesetzte FSH-Wirkung verminderte Aromataseaktivität, zur Erniedrigung der Östrogenkonzentration. Erniedrigte Östrogenkonzentrationen finden sich auch bei anderen Enzymdefekten der Östrogenbiosynthese. Galaktosämie und spinozerebellare Ataxie interferrieren über noch nicht näher bekannte Mechanismen mit der normalen Ovarfunktion, nicht aber mit der Hodenfunktion. Die hyperandrogenämische Ovarialinsuffizienz mit oder ohne polyzystische Ovarien ist das Resultat einer vor oder in der Pubertät beginnenden Hyperandrogenämie, unabhängig von der Genese des Androgenüberschusses.

37.4 Klinik

37.4.1 Direkte Symptome

Trotz eines pubertätsreifen Alters sind bei den Patienten mit Pubertas tarda Zeichen der Gonadarche noch nicht sichtbar: Das Hodenvolumen bei

den Jungen liegt unter 4 ml, bei den Mädchen hat die Brustentwicklung das Stadium B1 nach Tanner noch nicht überschritten. Isoliert vorhandene Schambehaarung geringen Ausmaßes ist meist adrenalen Ursprungs und muss nicht erstes Zeichen einer gerade einsetzenden Pubertätsentwicklung gewertet werden.
Das Sistieren einer begonnenen Pubertätsentwicklung kann anhand eines Vergleichs von Hodenvolumen, Brustdrüsendurchmesser und Prader-Stadien objektiviert werden.
Tritt ein Hypogonadismus bei intakter Wachstumshormonsekretion vor Schluss der Epiphysenfugen der langen Röhrenknochen auf, resultiert ein eunuchoider Hochwuchs mit verstärktem Wachstum der Extremitäten (Armspanne mehr als 7 cm über der Körperhöhe) und einem herabgesetzten Oberlänge-/Unterlänge-Quotienten.

37.4.2 Zusätzliche Symptome in Abhängigkeit von der Grunderkrankung

Die meisten Grunderkrankungen, die bei der Differenzialdiagnose der Pubertas tarda berücksichtigt werden müssen, weisen zusätzliche Symptome auf (Tab. 37-2). Schwere chronische Systemerkrankungen sind meist schon anhand ihrer Leitsymptome diagnostiziert, wenn der hypogonadotrope Hypogonadismus als Folge der Grunderkrankung hinzutritt. Insbesondere entzündliche Darmerkrankungen (M. Crohn) können aber über lange Zeit oligosymptomatisch verlaufen, sodass sie gelegentlich erst im Rahmen der Diagnostik des durch sie verursachten Hypogonadismus erkannt werden.

37.5 Diagnostik

37.5.1 Anamnese

Bei der Normvariante der konstitutionellen Entwicklungsverzögerung finden sich in der **Familienanamnese** praktisch immer Angehörige, die im pubertätsreifen Alter hinter dem Wachstum ihrer Altersgenossen zurückgeblieben sind, schließlich zu den Kleineren ihres Jahrgangs zählten, erst spät Pubertätsmerkmale entwickelten und ihren Pubertätswachstumsschub verspätet durchmachten (so genannte Spätentwickler). Die Erwachsenengröße dieser Familienangehörigen liegt meist im unteren Drittel des Normbereichs für die Zielgröße, sie haben spontan einen normalen adulten Phänotyp und eine normale Gonadenfunktion (einschließlich Fertilität) erreicht.

> Ein solches Entwicklungsmuster muss systematisch erfragt werden (Pubertätsbeginn/ Alter bei Pubertätswachstumsschub der Eltern und Geschwister, Menarche-Termin bei Mutter und Schwestern).

Ungeklärte plötzliche Todesfälle reifer Neugeborener in der Familie eines weiblichen Patienten muss die Suche nach angeborenen Formen des Hypogonadismus in Kombination mit Störung der Nebennierenrindenfunktion auslösen. Eine ungewollte Kinderlosigkeit und Sterilitätsbehandlung bei Mitgliedern der Familie kann auf vererbte Formen des Hypogonadismus hinweisen.
Eine Beckenendlage in der Schwangerschafts- oder Geburtsanamnese kann ein Hinweis auf eine seit Geburt bestehende hypothalamo-hypophysäre Schädigung sein. Die weitere **Eigenanamnese** muss bei beiden Geschlechtern den Gonadenstatus berücksichtigen. So muss erfragt werden, ob früher ein Hodenhochstand vorgelegen hat. Bei bestehendem Kryptorchismus ist von Interesse, ob die Hoden jemals in der Leiste oder im Skrotum sichtbar oder tastbar waren.
Bei der Anamneseerhebung muss auf zurückliegende Erkrankungen mit Hoden- oder Ovarbeteiligung (Mumps, Trauma, Torsion, Galaktosämie, etc.), unerklärliche Gewichtszu- oder -abnahmen, besondere Ernährungsformen, auffälligem Essverhalten und wettkampfmäßig betriebene Sportarten oder Ausdauersport (Marathon, Ballett, Kunstturnen o.Ä.) geachtet werden. Von Zeichen für einen erhöhten Schädelinnendruck, auffällige Trinkmengen und eine auffällige Urinproduktion wird manchmal nur auf Befragen berichtet. Für die Eigenanamnese wichtig ist, dass eine onkologische Erkrankung und ihre Therapie (Chemotherapie und/oder Radiatio von ZNS oder Gonaden) bereits präpubertär die Funktion von Hypothalamus und Gonaden beeinträchtigen kann.
Vermindertes Riechvermögen oder eine Anosmie (bei Kallmann-Syndrom) lassen sich gelegentlich bereits im Rahmen der Anamneseerhebung erfragen. Anamnestische Hinweise auf chronische Allgemeinerkrankungen, andere Endokrinopathien und Syndrome (z.B. typischer biphasischer Verlauf des Essverhaltens mit Wechsel von Ernährungsschwierigkeiten im Säuglingsalter zu Hyperphagie im Fall des Prader-Willi-Syndroms)

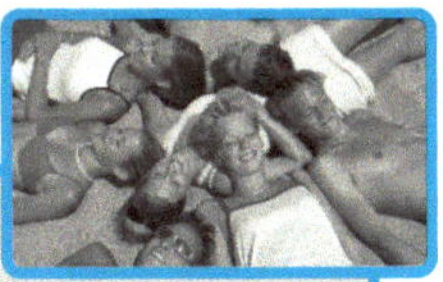

Tabelle 37-2 Zusätzliche Symptome bei Pubertas tarda in Abhängigkeit von der Grunderkrankung.

Grunderkrankung	Zusätzliche Symptome
ZNS-Tumoren	Hirndrucksymptomatik (Kopfschmerzen, Nüchternerbrechen, Visusverschlechterung mit Doppelbildern, Gesichtsfeldausfälle) erhöhte Trinkmengen, eine vermehrte Urinproduktion als Zeichen einer Beteiligung des Hypophysenhinterlappens (Diabetes insipidus)
Histiozytose X	Kombination von Diabetes insipidus, Wirbelsäulenveränderungen mit Nachweis von Knocheninfiltraten, Lymphknotenvergrößerungen und Hepatosplenomegalie
postinfektiöse oder posttraumatische ZNS-Läsionen, mit Gefäßveränderungen im ZNS einhergehende Erkrankungen	weitergehende neurologische Ausfälle
septo-optischen Dysplasie	Sehstörungen mit Hypoplasie der Nervi optici und fehlendem Septum pellucidum
Kallmann-Syndrom	Lippen-Kiefer-Gaumenspalten, Anfallsleiden, zerebelläre Ataxie, neurosensorischer Hörverlust, Störung der Augenbewegung, verkürzte Metacarpalia bei der X-gebundenen Form: Nierendysplasie/-aplasie, Anosmie/Hyposmie, kernspintomographisch nachweisbare Abnormalitäten
DAX1-Gendeletionen	Gedeihstörung mit Erbrechen, Salzverlust, metabolische Azidose, Hyperpigmentierung und hypoglykämische Krampfanfälle bei Jungen in den ersten Lebensmonaten, kombiniert mit Hodenhochstand und hypoplastischem Genitale bei „contiguous gene syndrome“: Pseudohypertriglyzeridämie, erhöhte Glyzerinausscheidung im Urin, Kreatinkinase(CK)-Erhöhung, später Muskelschwäche im Beckengürtelbereich und im Bereich der Oberschenkel mit erschwertem Aufrichten aus dem Sitzen und Liegen
Anorexia nervosa	gestörte Körperwahrnehmung, Essverweigerung
kongenitaler Leptinmangel	schwere Adipositas
Prader-Willi-Syndrom	muskuläre Hypotonie und Ernährungsschwierigkeiten in der Säuglingszeit, gefolgt von Hyperphagie und schwerer Adipositas bei voller Ausprägung: Kleinwuchs, Dolichozephalie mit mandelförmigen Augen, milde geistige Retardierung
Bardet-Biedl-Syndrom	Retinitis pigmentosa, Polydaktylie, Adipositas
Laurence-Moon-Syndrom	Retinitis pigmentosa, spastische Lähmungen
autoimmun bedingte polyglanduläre Insuffizienz Typ I (APECED, **a**utoimmune **p**olyendocrinopathy-**c**andidiasis-**e**ctodermal **d**ysplasia)	Candidiasis der Mundschleimhaut (100% der Patienten), Zeichen der Hypokalzämie wie Kribbelparästhesien, positives Chvostek'schen Zeichen, gelegentlich Krampfanfälle
Hypoparathyreoidismus	normale/erniedrigte Plasmakonzentration von intaktem PTH angesichts erniedrigter Serum-Kalziumwerte in der gleichen Blutprobe
Nebennierenrindeninsuffizienz	Adynamie, Gewichtsverlust, niedriger Blutdruck, Hypoglykämieneigung, Hyperpigmentierung, Salzverlust, Hyperkaliämie
Klinefelter-Syndrom	Jungen mit eunuchoiden Proportionen, kleinen, derben Hoden und Gynäkomastie vermehrtes Auftreten von Aortenklappenfehlern, Brustkrebs, Leukämien und Lymphomen, Keimzelltumoren des Mediastinums, Lupus erythematodes, Osteoporose
Noonan-Syndrom, gemischter Gonadendysgenesie	Jungen mit Kleinwuchs, Ptosis, Hypertelorismus, antimongoloide Lidachsenstellung, hohem Gaumen, nach unten gezogenen Mundwinkeln, Klinodaktylien, Cubitus valgus bei Noonan-Syndrom: Stenosen der Pulmonalklappe- und Pulmonalarterie,. Pectus excavatum, Kryptorchismus
Ullrich-Turner-Syndrom	Mädchen mit Kleinwuchs (s.a. Kap. B33), Ptosis, Hypertelorismus, antimongoloide Lidachsenstellung, hohem Gaumen, nach unten gezogenen Mundwinkeln, Klinodaktylien, Cubitus valgus
Reine Gonadendysgenesie (Karyotyp 46,XX oder 46,XY)	Mädchen mit äußerem und innerem Genitalbefund wie beim Ullrich-Turner-Syndrom, sonstige syndromtypische Zeichen fehlen, eher hochwüchsig
angeborene Lipoidhyperplasie der Nebennieren, 3β-ol-Dehydrogenase/Δ5, Δ4-Isomerase-Mangel	phänotypische Mädchen mit Gluko- und Mineralokortikoidmangel (führen meist schon im Neugeborenenalter zur Diagnose)
17-Hydroxylase-Mangel	phänotypische Mädchen mit Cortisol- und Sexualsteroidmangel mit Mineralokortikoidexzess (Hypernatriämie und Hypokaliämie), daraus resultierende massive arterielle Hypertonie
„Resistant ovary“-Syndrom infolge eines FSH-Rezeptor-Defekts	Mädchen mit normalem Pubertätsbeginn, aber verzögertem Ablauf, ein ovulatorischer Zyklus bildet sich nicht aus (ausbleibende oder verspätete Menarche, unregelmäßiger Zyklus)
hyperandrogenämische Ovarialinsuffizienz	wie „Resistant ovary“-Syndrom, zusätzlich: Hirsutismus, Akne, gelegentlich Acanthosis nigricans

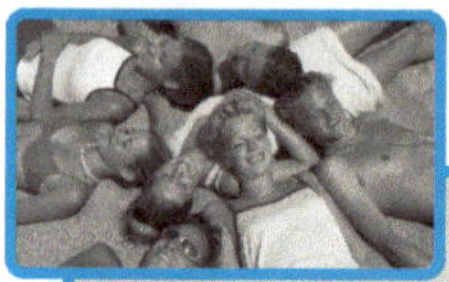

müssen in Hinblick auf eine mögliche Beteiligung der Hypothalamus-Hypophysen-Gonaden-Achse gewertet werden. Bei den Patienten, bei denen die Pubertät begonnen hat, aber nicht fortschreitet, ist das Alter bei Erreichen der bisher durchlaufenden Pubertätsmeilensteine zu dokumentieren.

37.5.2 Körperliche Untersuchung

Wegen der häufigen Assoziation einer Pubertas tarda mit Wachstumsstörungen kommt der Dokumentation der Körperlänge oder -höhe und der Aufzeichnung einer Wachstumskurve besondere Bedeutung zu.

Die Ausbildung eunuchoider Proportionen wird mit dem Oberlängen-/Unterlängen-Quotienten oder durch den Vergleich von Stehhöhe mit Armspanne oder Sitzhöhe erfasst. Der Vergleich des Körpergewichts mit körperhöhenbezogenen Gewichtsperzentilen oder die Berechnung des Body-Mass-Indexes objektiviert begleitendes Über- oder Untergewicht.

Palpation der Leistenpulse und vergleichende Blutdruckmessung an oberer und unterer Extremität bei phänotypisch weiblichen Individuen mit ausbleibender Pubertätsentwicklung kann Hinweise auf eine Aortenisthmusstenose und somit auf ein Ullrich-Turner-Syndrom geben oder bei exzessiv erhöhten Blutdruckwerten auf einen Defekt der Steroidbiosynthese (17-Hydroxylasemangel) hinweisen.

Mit einer gründlichen neurologischen Untersuchung einschließlich Hirnnervenprüfung, Augenhintergrunduntersuchung und Gesichtsfeldprüfung muss nach Hinweisen auf eine Raumforderung in der Hypothalamus-Hypophysen-Region gesucht werden. Ein orientierender Riechtest kann mit einfachen Mitteln (Seife, parfümierte Desinfektionsmittel) durchgeführt werden; bei Hinweisen auf Riechschwäche (Hyposmie, Anosmie bei Kallmann-Syndrom) sollte ein standardisierter Riechtest (HNO-Abteilung) folgen.

Der Genitalstatus beinhaltet die Erfassung des aktuellen Pubertätsstadiums nach Tanner. Zusätzlich muss beim Mädchen der Brustdrüsendurchmesser und beim Jungen das Hodenvolumen gemessen werden. Die Bestimmung des Hodenvolumens geschieht in der Ambulanzsituation am besten mit dem Orchidometer nach Prader. Alternativ kommt die Berechnung des Hodenvolumens nach Messung des langen und kurzen Durchmessers unter Anwendung der Formel für ein Rotationsellipsoid oder die genauere, aber aufwändigere Volumenbestimmung mittels Ultraschall in Frage. Auch die Bestimmung von Uterusvolumen und -konfiguration sowie Ovarvolumen und -binnenstruktur erfordert den Einsatz von Ultraschall über der gefüllten Blase als Sichtfenster.

Ein Hypogenitalismus beim Jungen lässt sich durch Messung der gestreckten Penislänge und des Glansdurchmessers objektivieren; Anhaltswerte für die normale Entwicklung stehen auch hier Normwerte zur Verfügung (Mittelwert ± SD: > 10–11 Jahre: 6,4 ± 1,1 cm; –2,5 SD: 3,7 cm; Erwachsene: 13,3 ± 1,6 cm; –2,5 SD 9,3 cm).

37.5.3 Klinisch-chemische Untersuchungsmethoden

Zunächst muss das Vorliegen oligosymptomatischer chronischer Grunderkrankungen (hämatologisch-onkologische Erkrankungen, entzündliche Darmerkrankungen, Leber-, Niereninsuffizienz etc.) durch Untersuchung des Blutbilds einschließlich Leukozytendifferenzierung, BSG, Elektrolyten, GOT, GPT, γGT, AP, Kreatinin, Gesamteiweiß und Urinstatus unwahrscheinlich gemacht werden. Bereits im Vorfeld muss nach einer möglicherweise zugrunde liegenden Hypothyreose oder Hyperprolaktinämie gesucht werden (Bestimmung von TSH und Prolaktin).

Weitere Schritte der Abklärung einer verspäteten Pubertätsentwicklung bestehen in der Zuordnung zur hypogonadotropen oder hypergonadotropen Form. Bei Untersuchungen der Hormone der Hypothalamus-Hypophysen-Gonaden-Achse weisen die Patienten eine vorpubertäre Konzentration von Testosteron und Östradiol im Plasma (laborabhängige Anhaltswerte: Testosteron < 20 ng/dl [< 0,7 nmol/l], Östradiol < 15 pg/ml [< 55 pmol/l]) auf.

Die Basalkonzentration der Gonadotropine LH und FSH und ihr Anstieg im LHRH-Test ermöglichen die Unterscheidung zwischen hypogonadotropem (niedrig-normal oder erniedrigt) und hypergonadotropem (erhöht) Hypogonadismus. Bei Jugendlichen ohne andere hypothalamo-hypophysäre Ausfälle und ohne Nachweis einer ZNS-Läsion kann die diagnostische Unterscheidung zwischen konstitutioneller Entwicklungsverzögerung und isoliertem hypothalamischem

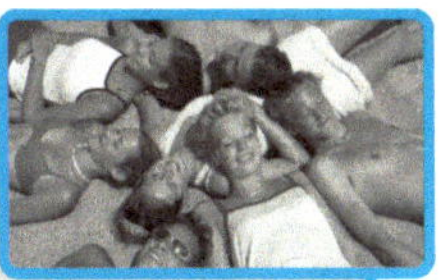

Hypogonadismus nur mit aufwändiger Diagnostik (LHRH-Pumpentest [LHRH-Test vor und 36 h nach pulsatiler Gabe von je 5 μg LHRH alle 90 min]) oder im Verlauf (zeitlich limitierte Therapie mit Oxandrolon oder Sexualsteroiden) erbracht werden. Zu weiteren aufwändigen Funktionstests in der Hand des pädiatrischen Endokrinologen gehören der hCG- oder der hMG-Test sowie die 24-Stunden-Spontansekretionanalyse der Gonadotropine.

Technisch anspruchsvolle weitere Diagnostik ist erforderlich bei Syndromverdacht oder einer Kombination von weiblichem äußerem Genitale mit männlichem Karyotyp (und vice versa) bei hypergonadotropem Hypogonadismus. Während eine Chromosomenanalyse und „banding"-Techniken numerische chromosomale Aberrationen und größere Verluste genetischen Materials im Bereich der Geschlechtschromosomen aufdecken kann, bedarf es bei der Diagnose von Veränderungen in den Genen der konstituierenden Bestandteile der Hypothalamus-Hypophysen-Gonaden-Achse des Einsatzes molekulargenetischer Methoden. Spezielle Techniken können bei der Diagnose von syndromhaften Hypogonadismusformen helfen (Prader-Willi-Syndrom: Methylierungstest; Nachweis Y-chromosomalen Materials auf Autosomen und X-Chomosomen: FISH ['fluorescence in situ hybridisation']).

37.5.4 Sonstige Untersuchungsmethoden

Einer noch ausbleibenden äußeren Pubertätsentwicklung entspricht meist ein retardiertes, noch nicht pubertätsreifes Knochenalter (Röntgenuntersuchung der linken Hand; Beurteilung nach den Standards von Bayley und Pinneau) als Ausdruck einer verlangsamt ablaufenden biologischen Reifung. Mehr Information als ein Einzelbild ergibt die Beurteilung des Knochenalterfortschritts anhand mehrerer Aufnahmen (Abstand nicht unter 6 Monaten).

Bei klinischem Verdacht auf ZNS-Tumor oder nach Nachweis eines hypogonadotropen Hypogonadismus ist die Durchführung einer kernspintomographischen Untersuchung des Kopfes mit Dünnschichtdarstellung der Hypothalamus-Hypophysen-Region mit und ohne Kontrastmittel indiziert. Die endgültige Beurteilung intraabdomineller Gonaden kann mitunter nur laparoskopisch erfolgen.

Die Basisdiagnostik, die vor Überweisung in eine Spezialambulanz durchgeführt werden sollte, ist in Tabelle 37-3 dargestellt.

Tabelle 37-3 Basisdiagnostik bei Pubertas tarda.

Familienanamnese
- Pubertätsverlauf bei Eltern und Geschwistern (Menarchetermin Mutter/Schwestern)
- andere Familienangehörige mit spätem Pubertätsbeginn
- ZNS-Erkrankungen
- ungewollte Kinderlosigkeit
- unklare Todesfälle reifer Neugeborener in der Familie

Eigenanamnese
- Beckenendlage
- früherer Hodenhochstand
- OP/Radiatio der Gonaden
- Erkrankungen mit Gonadenbeteiligung
- Zusammenstellung der Wachstumsdaten (Wachstums-, Gewichts-, BMI-Kurven)
- zeitlicher Verlauf der bisherigen Pubertätsentwicklung
- Nahrungsaufnahme
- Riechkraft
- Kopfschmerzen
- Visusveränderungen
- Trinkmenge
- Urinproduktion
- körperliche Aktivität (Wettkampf-, Ausdauersportarten, Ballett)
- Trinkmenge
- bei begonnener, aber stagnierender Pubertät (Mädchen: Zyklus, Jungen: Rasierhäufigkeit, Erektionen, Ejakulationen)

Körperliche Untersuchung
- Körperhöhe, Gewichts-Längen-Relation (BMI), Armspanne, Oberlänge/Unterlänge-Quotient oder Sitzhöhe
- syndromverdächtige Zeichen, Mittelliniendefekte
- Puls und Blutdruck an oberer und unterer Extremität
- neurologische Untersuchung
- Genitalstatus (Genitalfehlbildungen; Pubertätsstadien nach Tanner; Jungen: Hodenvolumen, gestreckte Penislänge, Glansdurchmesser; Mädchen: Brustdrüsendurchmesser, Zeichen der Östrogeneinwirkung an der Vaginalschleimhaut, Zeichen der Virilisierung)
- Visus, Augenhintergrund, Gesichtsfeld
- orientierender Riechversuch

Laborparameter
- BSG, Blutbild (+Leukozytendifferenzierung), Elektrolyte, GOT, GPT, γGT, AP, Kreatinin, Gesamteiweiß
- Urinstatus
- TSH, Prolaktin, Vormittags-Cortisol, LH, FSH, Testosteron, Östradiol

Sonstige Untersuchungen
- Röntgenaufnahme der linken Hand (Knochenalterbestimmung)
- bei Mädchen: Sonographie der Organe des kleinen Beckens (Uterusvolumen, Ovarvolumen, -binnenstruktur)
- bei klinischen Hinweiszeichen auf Syndrome mit numerischen Chromosomenanomalien: Karyotyp

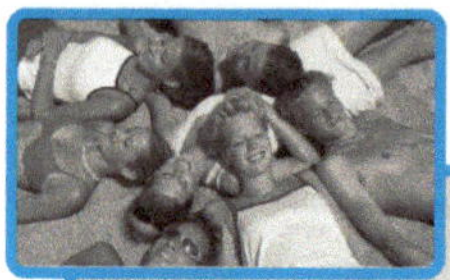

37.6 Therapie

> Liegt dem Symptom „Pubertas tarda" die Normvariante einer konstitutionellen Entwicklungsverzögerung zugrunde, ist eine Therapie meist nicht erforderlich.

In wenigen Situationen mit extremer Verspätung kann eine auf sechs bis zwölf Monate limitierte Gabe des anabolen Steroids Oxandrolon (0,05 mg/kg KG/Tag p.o.; max. 2,5 mg/Tag) den Eintritt der Pubertätsentwicklung auslösen. In dieser Dosierung sind Auswirkungen auf die Erwachsenengröße weder bei Jungen noch bei Mädchen zu erwarten.

> Kann das Symptom „Pubertas tarda" einem Krankheitsbild zugeordnet werden, besteht das für alle zugrunde liegenden Krankheiten gemeinsame Ziel einer Therapie darin, die Entwicklung der sekundären Geschlechtsmerkmale einzuleiten und aufrecht zu erhalten, dadurch die psychosozialen Nachteile und die negativen Konsequenzen einer Pubertas tarda für die Persönlichkeitsentwicklung abzuwenden, eine normale Libido und Potenz zu ermöglichen sowie die Voraussetzungen für eine Fertilität der Patienten zu erhalten oder zu schaffen.

Bei einigen Erkrankungen steht die Behandlung des Grundleidens im Vordergrund. Dies gilt besonders für die Ernährungs- und Essstörungen sowie die psychogene Amenorrhoe. Sistierte die Pubertät mit Aufnahme exzessiven körperlichen Trainings, ist zunächst eine Änderung der Lebensweise anzustreben.

> Wird mittels weiterführender Diagnostik ein persistierender Hypogonadismus nachgewiesen, muss bei Erreichen eines pubertätsreifen chronologischen Alters die Pubertät mit Sexualsteroiden eingeleitet werden. Nach Abschluss der Pubertätsentwicklung geht die Therapie in eine Dauersubstitution zur Erhaltung adulter Sexualsteroidkonzentrationen im Blut über.

Beide Therapiephasen gestalten sich unterschiedlich. Der stufenweise Aufbau der Substitutionstherapie bei der Pubertätsinduktion sollte den natürlichen Pubertätsverlauf imitieren, muss das Längenwachstum berücksichtigen und unter Kontrolle durch einen pädiatrischen Endokrinologen erfolgen. Im Wachstumsalter kann eine zu schnelle Dosissteigerung von Testosteron oder Östradiol zu vorzeitigem Verschluss der Epiphysenfugen und dadurch zu einer Beeinträchtigung der Endlänge führen. Zu später Beginn einer adäquaten Substitution wirkt sich bei beiden Geschlechtern negativ auf die Knochenmineralisation aus und kann mit der Entwicklung eunuchoider Proportionen einhergehen.

Jungen

Zur Einleitung der männlichen Pubertät haben sich in Depotform intramukulär zu injizierende Testosteronester (Testosteronenanthat, -proprionat) bewährt. Bei bereits im Kindesalter gesicherter Diagnose kann die Therapie im 14. Lebensjahr aufgenommen werden; sie sollte vor Ende des 15. Lebensjahrs begonnen sein.

- Im ersten bis sechsten Monat der Therapie werden 50 mg eines Testosteron-Depotpräparats alle vier Wochen i.m. verabreicht.
- Im sechsten bis zwölften Monat wird die Dosis auf 100 mg angehoben.
- Im zweiten Jahr der Pubertätsinduktion kann bei gleicher Dosis das Injektionsintervall auf drei Wochen verkürzt werden.
- Im dritten Jahr der Therapie kann dann bis zum Erreichen des adulten männlichen Habitus auf eine Dosis von 250 mg Testosterondepot alle drei bis vier Wochen i.m. übergegangen werden. Die Testosteronserumkonzentration unmittelbar vor nächster Injektion sollte dabei 250 mg/dl nicht unterschreiten.

Die letzt genannte Dosis eignet sich auch zur **Dauersubstitution.** Allerdings ziehen viele erwachsene Patienten wegen der größeren Gleichmäßigkeit der Testosteronspiegel später perkutan verabreichtes Testosteron (Testosteronpflaster skrotal, nicht-skrotal) oder implantierbare Depots (periumbilikal implantierte Testosteron-Pellets u.a.) vor. Diese Darreichungsformen wie auch orale Präparate sind jedoch für die Pubertätsinduktion wegen schlechterer Steuerbarkeit nicht zu empfehlen.
Liegt ein Mikropenis vor, kann bereits vor Erreichen eines pubertätsreifen Alters das Peniswachstum durch zeitlich begrenzte Lokaltherapie mit Testosteronsalbe über drei bis sechs Monate gefördert werden. Bei Anorchie kann man den Pati-

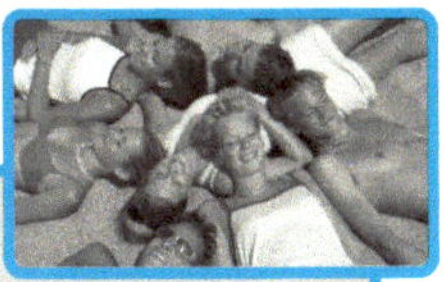

enten in der fortgeschrittenen Pubertät das Einlegen von Hodenprothesen anbieten.

Mädchen

Die Pubertätsinduktion beim Mädchen mit gesichertem Hypogonadismus kann im 13. Lebensjahr aufgenommen werden, der Beginn der Induktion sollte nicht über das 15. Lebensjahr hinausgezögert werden.

- Im ersten bis sechsten Monat der Induktion wird zunächst nur niedrig dosiertes Östradiolvalerat 0,2 mg/Tag (alternativ 0,3 mg konjugierte Östrogene/Tag) p.o. eingenommen.
- Im sechsten bis zwölften Monat der Induktion wird eine zyklische Therapie mit Östradiolvalerat 0,5 mg/Tag (alternativ 0,6 mg konjugierte Östrogene/Tag) von Tag 1–25 eines Monats zusammen mit Retroprogesteron 10 mg/Tag von Tag 14–25 des Monats aufgenommen. An den restlichen Tagen des Monats erfolgt keine Einnahme.
- Im zweiten Jahr wird die Therapie mit Östradiolvalerat 1,0–1,5 mg/Tag (alternativ 0,9–1,25 mg konjugierte Östrogene/Tag) von Tag 1–25 eines Monats zusammen mit Retroprogesteron 10 mg/Tag von Tag 14–25 des Monats fortgeführt. Ab dem zweiten Jahr kann bei Bedarf die Östrogendosis bei ansonsten unverändertem Schema auf 2,0 mg Östradiolvalerat (alternativ 1,25 mg konjugierte Östrogene) angehoben werden. Als Gestagen ist anstelle des Retroprogesterons auch Chlormadinonacetat (Tagesdosis 2,0 mg), Medroxyprogesteronacetat (Tagesdosis 2,5–5,0 mg) oder Medrogeston (Tagesdosis 5 mg) geeignet.

Dauertherapie. Bei hypothalamischer Ursache des Hypogonadismus und funktionsfähigem Gonadengewebe kann nach Abschluss der Pubertät eine adulte Gonadenfunktion auch durch pulsatile LHRH-Gabe (Pumpe) oder durch eine kombinierte hCG/hMG-Injektionstherapie (alternativ rekombinantes LH und FSH) erzielt werden. Bei hypophysärer Ursache kommt hier nur die hCG/hMG-Therapie oder Therapie mit rekombinantem LH und FSH in Frage. Unter einer solchen Therapie kann es im Gegensatz zur reinen Substitution mit Sexualsteroiden auch zur Reifung von befruchtungsfähigen Samen- oder Eizellen kommen. Wegen des hohen Aufwands werden diese Behandlungen meist nur kurzzeitig im Bereich der Reproduktionsmedizin durchgeführt. Der Erfolg in Bezug auf eine Fertilität hängt hier auch von der Grunderkrankung ab.

> Während der Pubertätsinduktion wird der jugendliche Patient am besten durch einen jugendmedizinisch versierten pädiatrischen Endokrinologen begleitet, dessen Aufgabe es auch ist, nach Abschluss der Pubertätsentwicklung den Übergang in die lebenslange Betreuung durch die internistischen Endokrinologen zu gestalten.

Literatur

Grumbach, M.M., Styne, D.M. Puberty: Ontogeny, Neuroendocrinology, Physiology, and Disorders. In: J.D. Wilson, D.W. Foster, H.M. Kronenberg, P.R. Larsen (Hrsg.) Williams Textbook of Endocrinology, S. 1509–1625. W.B. Saunders Co. Philadelphia–London–Toronto 1998.

Huhtaniemi, I., Jiang, M., Nilsson, C., Pettersson, K.: Mutations and polymorphisms in gonadotropin genes, Mol. Cell Endocrinol. 151 (1999) 89–94.

Layman, L.C.: The molecular basis of human hypogonadotropic hypogonadism, Mol. Genet. Metab. 68 (1999) 191–199.

Stolecke, H.: Störungen der Pubertätsentwicklung. In: H. Stolecke (Hrsg.) Endokrinologie des Kindes- und Jugendalters, S. 378–398. Springer-Verlag, Berlin–Heidelberg–New York 1997.

38 Rheumatische Erkrankungen

Hans-Iko Huppertz

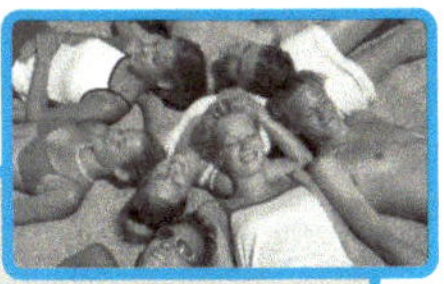

Rheumatische Erkrankungen bei Adoleszenten können eine Vielzahl von Ursachen haben, häufig ist die Ätiologie unbekannt. Entsprechend gibt es eine Fülle teilweise sehr seltener Erkrankungen des Bewegungsapparats und/oder des Bindegewebes, die differenzialdiagnostisch in Erwägung gezogen werden müssen. Im Folgenden sollen vier Gruppen von Erkrankungen diskutiert werden:

- juvenile (idiopathische) Arthritis: eine Gruppe chronisch entzündlicher Gelenkerkrankungen unbekannter Ursache, insbesondere die juvenile rheumatoide Arthritis und die juvenilen Spondylarthropathien
- Infekt-assoziierte Arthritiden wie die reaktiven Arthritiden und die Lyme-Arthritis
- Kollagenosen: der systemische Lupus erythematodes, die juvenile Dermatomyositis und die Sklerodermien
- andere wichtige Erkrankungen mit Befall des Bewegungsapparats einschließlich der Schmerzverstärkungssyndrome

38.1 Juvenile Arthritis

38.1.1 Definition

Die beiden häufigsten chronisch entzündlichen Gelenkerkrankungen sind die juvenile rheumatoide Arthritis (JRA), in der Nomenklatur der europäischen Rheumaliga (EULAR) auch juvenile chronische Arthritis (JCA) genannt, und die juvenile Spondylarthropathie (JSpA). Daneben kommen im Adoleszentenalter viele Fälle von undifferenzierten Oligoarthritiden unbekannter Ursache vor, die weder einer Subgruppe der juvenilen rheumatoiden Arthritis zugeordnet werden können, noch die Kriterien der undifferenzierten juvenilen Spondylarthropathie erfüllen. Diese werden dann als nichtklassifizierbare oder undifferenzierte juvenile rheumatoide Arthritis bezeichnet. Für wissenschaftliche Untersuchungen gibt es die differenzierte Klassifikation juvenile idiopathische Arthritis (JIA) der internationalen Rheumaliga (ILAR).

Die **juvenile rheumatoide Arthritis** in der Definition der amerikanischen Rheumagesellschaft beginnt vor dem 16. Lebensjahr, zeigt eine persistierende Arthritis von mindestens sechs Wochen Dauer in mindestens einem Gelenk, und es findet sich keine andere Ursache für die Arthritis. Man unterscheidet Oligoarthritiden mit vier oder weniger entzündeten Gelenken von Polyarthritiden mit mindestens fünf betroffenen Gelenken. Die weitere Einteilung erfolgt in vier relativ charakteristische Subgruppen (Tab. 38-1), es lassen sich aber keineswegs alle Fälle einer Subgruppe zuordnen.

Die **juvenilen Spondylarthropathien** haben mehrere in wechselnder Häufigkeit auftretende Charakteristika gemeinsam:

Tabelle 38-1 Subgruppen der juvenilen rheumatoiden Arthritis.

	Frühkindliche Oligoarthritis	Still-Syndrom	RF^--Polyarthritis	RF^+-Polyarthritis
Häufigkeit	55%	10%	30%	5%
Mittleres Alter bei Beginn (Jahre)	2	4	6	14
Geschlecht	w>m	w=m	w>m	w
Antinukleäre Antikörper	bis zu 50%	–	25%	75%
Rheumafaktor	–	–	–	+
HLA-Assoziation	DR5/DR8	–	–	DR4
Uveitis	bis zu 40%	–	selten	–
Gelenkerosion	selten	häufig	häufig	fast immer
Anmerkung	bleibende Augenschäden in 10%	Beginn mit Fieber, Hautausschlag, Hepatosplenomegalie, Lymphknotenschwellung, Karditis		entspricht der rheumatoiden Arthritis des Erwachsenen

w = weiblich
m = männlich

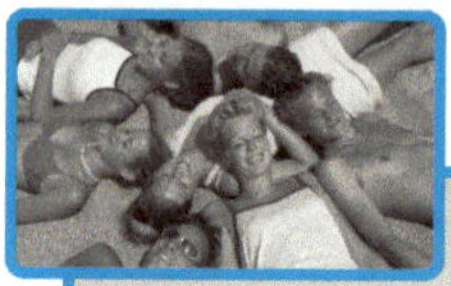

- Familienanamnese positiv für ankylosierende Spondylitis, Psoriasis, entzündliche Darmerkrankung oder eine andere Spondylarthropathie
- Befall des Achsenskeletts (kleine Wirbelgelenke, Iliosakralgelenke)
- extraartikuläre Manifestationen: Enthesopathie, Tenosynovitis, Iritis, Daktylitis
- Assoziation mit HLA B27
- Fehlen von Rheumafaktor und antinukleären Antikörpern (mit Ausnahme der Psoriasis-Arthritis, bei der niedrig-titrige antinukleäre Antikörper vorkommen können)

Zu den juvenilen Spondylarthropathien rechnet man eine Gruppe von fünf Erkrankungen (Tab. 38-2).

38.1.2 Epidemiologie

Die Prävalenz chronisch entzündlicher Gelenkerkrankungen liegt bei 1 auf 1000 Kinder und Jugendliche. Davon entfallen im Adoleszentenalter vermutlich die Hälfte auf die juvenile Spondylarthropathie. Während die juvenile rheumatoide Arthritis bei Mädchen häufiger ist, kommt die juvenile Spondylarthropathie mit Ausnahme der Psoriasisarthritis bei Jungen häufiger vor.

38.1.3 Hintergrund

Juvenile rheumatoide Arthritis

Die Ätiopathogenese der juvenilen rheumatoiden Arthritis ist unbekannt. Histopathologisch finden sich zunächst Granulozyten, die rasch mononukleären Zellen weichen. Es kommt zu einer chronischen Synovialitis mit starker Vaskularisierung und Hypertrophie der Synovialis mit ausgeprägter Zottenbildung. Die Folge sind zunächst Gelenkerguss und Schwellung des periartikulären Bindegewebes sowie Schädigung des über die Synovia („Gelenkschmiere“) ernährten Knorpels. Später kann es zur Ausbildung von Pannus kommen, einem aggressiven Gewebe, das den Gelenkknorpel auf der Gelenkinnenseite überwuchert und gleichzeitig zu Geröllzysten des unmittelbar unter dem Knorpel liegenden Knochens führt. Dadurch wird der Knorpel erodiert, was zur definitiven Zerstörung des Gelenks führt. Die Ansammlung immunkompetenter Zellen im Gelenk setzt diese immunpathologische Reaktion in Gang, ihre Ursache ist aber unbekannt. Man vermutet einen externen Trigger zu Beginn der pathogenetischen Kaskade (z.B. Infektionserreger), der aber zum Zeitpunkt des Erkrankungsbeginns nicht mehr nachweisbar ist („hit and run“).

> Trotz gewisser Ähnlichkeiten der formalen Pathogenese sind die juvenile rheumatoide Arthritis (mit Ausnahme der Rheumafaktor-positiven Polyarthritis) und die rheumatoide Arthritis des Erwachsenen im Gegensatz zur semantischen Ähnlichkeit zwei ganz unterschiedliche Erkrankungen.

Juvenile Spondylarthropathien

Auch die juvenilen Spondylarthropathien sind Erkrankungen unbekannter Ursache. Es gibt das menschliche Modell der reaktiven Arthritiden, bei denen die Arthritis einer Infektion mit gramnegativen Darmkeimen oder Chlamydien folgt. Dabei

Tabelle 38-2 Juvenile Spondylarthropathien.

	Charakteristika	Häufigkeit	Geschlecht
Juvenile ankylosierende Spondylitis	radiologischer Nachweis des Befalls der Iliosakralgelenke	5%	m>w
Psoriasis-Arthritis	Schuppenflechte	25%	w>m
Reaktive Arthritis	vorangehender intestinaler oder genitaler Infekt	15%	w<m
Arthritis bei entzündlicher Darmerkrankung	Morbus Crohn oder Colitis ulcerosa	10%	w=m
Undifferenzierte juvenile Spondylarthropathie	die vier obigen differenzierten juvenilen Spondylarthropathien liegen (noch) nicht vor	45%	w<m

w = weiblich
m = männlich

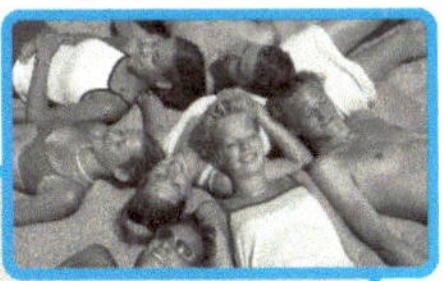

finden sich bakterielle, arthritogene Produkte im Gelenk. Eine bakterielle Ätiologie der anderen juvenilen Spondylarthropathien ist unbewiesen.
Die juvenilen Spondylarthropathien zeigen eine starke Assoziation mit dem Histokompatibilitätsantigen HLA B27, ein Molekül, das bei seinen Trägern auf allen kernhaltigen Zellen exprimiert wird und durch Präsentation von intrazellulären Antigenen an der Abwehr von Infektionserregern teilnimmt. Seine Funktion bei den juvenilen Spondylarthropathien ist unbekannt.
In Deutschland sind etwa 8% der Bevölkerung HLA-B27-positiv und mit Ausnahme der Psoriasis-Arthritis sind zwischen 60 und 95% der Patienten mit juveniler Spondylarthropathie HLA-B27-positiv. Die histopathologischen Veränderungen erlauben keine Unterscheidung von anderen Ursachen der chronischen Synovialitis.

38.1.4 Klinik

Juvenile rheumatoide Arthritis

Mehrere Tage vor Beginn der juvenilen rheumatoiden Arthritis sind die Jugendlichen abgeschlagen und haben Fieber, insbesondere bei Beginn einer Polyarthritis. Die Oligoarthritis hingegen beginnt oft aus völligem Wohlbefinden heraus, und die Jugendlichen geben häufig ein inadäquates auslösendes Trauma an. Bei Polyarthritis wird oft über Morgensteifigkeit („wie eine Oma aus dem Bett kommen") oder über verminderte Beweglichkeit nach längerer Bewegungspause geklagt.
Wichtigstes Symptom ist die Arthritis, die auf der Basis der physikalischen Untersuchung definiert ist: nicht-traumatisch bedingte Schwellung, Erguss oder schmerzhafte Bewegungseinschränkung in mindestens einem Gelenk.
Die Untersuchung auf Arthritis erfordert neben der internistischen und neurologischen Untersuchung des Jugendlichen die Erhebung des kompletten Gelenkstatus mit Inspektion, Palpation, Angabe der Bewegungseinschränkung nach der Neutral-Null-Methode und die Funktionsprüfung. Häufig ist die Haut über den betroffenen Gelenken überwärmt. Eine Rötung spricht aber eher für septische Arthritis oder Phlegmone.
Die Subtypen der juvenilen rheumatoiden Arthritis zeigen unterschiedliche klinische Manifestationen (s. Tab. 38-1). Die Rheumafaktor-negative Polyarthritis kann in jedem Lebensalter beginnen, die Rheumafaktor-positive Form erst im Adoleszentenalter. Letztere ist sehr selten und entspricht der rheumatoiden Arthritis des Erwachsenen mit der Gefahr einer raschen Entwicklung von Knorpelerosionen.
Die **Rheumafaktor-negative Polyarthritis** kann alle Gelenke betreffen mit Ausnahme der Lendenwirbelsäule, aber einschließlich der Halswirbelsäule, der Kiefergelenke (Abweichung des Kiefers zur befallenen Seite bei der Mundöffnung) und der Krikoarytenoidgelenke (Heiserkeit). Die typische Polyarthritis betrifft in symmetrischer Form die kleinen Fingergelenke, Metakarpophalangeal- und proximale Interphalangealgelenke und große Gelenke. Es können aber auch ausschließlich große Gelenke betroffen sein. Schädigungen treten oft frühzeitig an den Hüftgelenken und Handgelenken auf. Die Arthritis des Handgelenks kann zur ulnaren Fehlstellung mit verminderter Schreibleistung führen.

> Da fast alle Freizeitaktivitäten des Adoleszenten und der Umgang mit Gleichaltrigen mit körperlicher Betätigung verbunden sind, führt die Arthritis mit Einschränkung der Bewegung oft zur Beeinträchtigung der psychosozialen Entwicklung und suboptimalen Adaptationsphänomenen.

Die **frühkindliche Oligoarthritis** beginnt im Kindesalter, kann aber bei Jugendlichen fortbestehende Krankheitsaktivität zeigen mit Oligoarthritis und eventuell erst spät auftretender chronischer Iridozyklitis, die sich nicht durch Rötung und bei Einseitigkeit erst spät durch Visusprobleme zeigt. Die frühkindliche Oligoarthritis kann in eine Polyarthritis übergehen, als „extended Oligoarthritis" mit fünf bis sechs großen betroffenen Gelenken oder als symmetrische Polyarthritis mit Befall der kleinen Fingergelenke. Letztere kann im Adoleszentenalter große therapeutische Probleme bereiten.
Der **Morbus Still,** der mit Fieber, Ausschlag und Organomegalie meist vor dem zehnten Lebensjahr beginnt, verliert im Verlauf meist seine initial vorhandenen systemischen Zeichen und findet sich im Adoleszentenalter als Oligo- oder Polyarthritis.

Juvenile Spondylarthropathien

Die juvenile Spondylarthropathie beginnt meist mit einer peripheren asymmetrischen Oligoarthritis mit Betonung der unteren Extremität. Sie kann aber auch als asymmetrische Polyarthritis unter

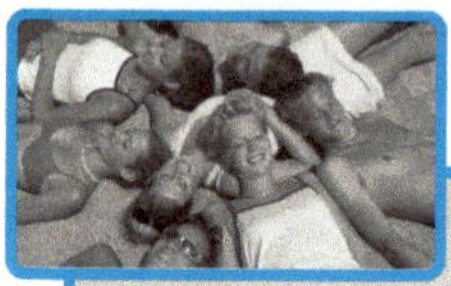

Einschluss kleiner Gelenke auftreten. Anamnestisch findet sich oft eine für Spondylarthropathien positive Familienanamnese. Eine Beteiligung der Lendenwirbelsäule fehlt meist im Adoleszentenalter. Wenn sie doch betroffen ist, bestehen lumbale Rückenschmerzen mit Einschränkung der Beweglichkeit bei Beugung, Überstreckung, Seitneigung und Rotation.

Klinisch zeigt sich der Befall der Iliosakralgelenke in lokaler Druckschmerzhaftigkeit und bei Aufklappung der Iliosakralgelenke durch seitlichen Druck auf die Darmbeinschaufeln, wobei Schmerzen im Rücken angegeben werden. Die akute Sakroileitis führt bei positivem Trendelenburg-Zeichen zur Gangunfähigkeit und stärksten Schmerzen bei jeder Bewegung des Rumpfes.

Charakteristisch für die juvenilen Spondylarthropathien sind extraartikuläre Manifestationen:

- Tenosynovitis z.B. der Achillessehne mit starker Schwellung
- Enthesopathie, Entzündung der Sehnenansätze, mit Schmerzhaftigkeit des Ansatzes der Achillessehne am Kalkaneus, des Ansatzes der Plantaraponeurose am Kalkaneus oder am Os metatarsale I, der lumbalen Aponeurose an der Crista iliaca oder des Ansatzes des Ligamentum patellae an der Tuberositas tibiae
- akute Iritis mit starker Rötung des Auges und Lichtscheu
- Daktylitis (Wurstfinger oder -zehe) mit livider Verfärbung und Schwellung aller Weichteile einer ganzen Phalanx vom Metakarpo-/Metatarsophalangealgelenk bis zum proximalen oder distalen Interphalangealgelenk

Sehr typisch für die juvenile Spondylarthropathie ist der Befall eines ganzen Fußes unter Einschluss der Achillessehne, des oberen und unteren Sprunggelenks, der Sehnenansätze und Bänder des Fußgewölbes mit schlecht lokalisierbarer Schmerzhaftigkeit der Metatarsalia bei querer Kompression (Gaensslen-Zeichen), des Metatarsophalangealgelenks I und kleiner Zehen in Form einer Daktylitis. Dies führt zu einem veränderten Gangbild mit fehlendem Abrollen, seitlichem Auftreten und unbehandelt später zu anatomischen Veränderungen.

Diese geschilderten Symptome können bei allen Arten der juvenilen Spondylarthropathie auftreten, einschließlich der undifferenzierten Form. Treten zusätzlich weitere Erscheinungen auf, handelt es sich eventuell um eine der differenzierten Formen der juvenilen Spondylarthropathie:

Lässt sich radiologisch eine beidseitige Sakroileitis nachweisen, liegt bei dem Patienten die seltene **juvenile ankylosierende Spondylitis** vor.

Bei einer einige Tage bis Wochen vorangehenden Infektion durch gramnegative Darmkeime oder Chlamydien mit Urethritis/Zervizitis handelt es sich um eine reaktive Arthritis (s.u.).

Bei Patienten mit Morbus Crohn oder Colitis ulcerosa gibt es eine periphere Oligoarthritis, die Ausdruck der nicht beherrschten Darmentzündung ist, und eine mit Vorhandensein des HLA-B27-assoziierte Arthritis, die auch den Rücken betreffen kann. Man spricht von einer **juvenilen Spondylarthropathie bei entzündlicher Darmerkrankung.**

Bei Hautsymptomen einer klassischen Schuppenflechte hat der Patient eine **Psoriasis-Arthritis.** Oft sind die Hautsymptome aber im Adoleszentenalter weniger charakteristisch: Es finden sich Tüpfelnägel und schuppende Erytheme an Haaransatz, Nabel oder Analfalte, die als psoriasisartig bezeichnet werden. Auch bei der Psoriasis-Arthritis sind nur die potenziell den Rücken einbeziehenden Formen mit dem HLA B27 assoziiert.

38.1.5 Diagnostik

Die Diagnosestellung der chronisch entzündlichen Gelenkerkrankungen erfolgt klinisch und durch Anwendung diagnostischer Kriterien. Zusätzlich kommen Labor- und bildgebende Diagnostik zum Einsatz (Tab. 38-3), da zur Diagnose der juvenilen rheumatoiden Arthritis

- alle anderen in Frage kommenden Erkrankungen ausgeschlossen sein sollen.
- immunologische und Entzündungsparameter die Erkrankung näher charakterisieren sollen.
- Ausgangswerte für unter pharmakologischer Therapie auftretende Nebenwirkungen notwendig sind.

Initial müssen eine septische Arthritis oder Osteomyelitis und eine maligne Erkrankung wie ein Osteosarkom oder eine akute lymphatische Leukämie ausgeschlossen werden (Tab. 38-4).

Die Diagnostik der differenzierten juvenilen Spondylarthropathien erfordert den Nachweis der genannten Charakteristika (s. Tab. 38-2), bei der juvenilen Psoriasis-Arthritis kann man die Vancouver-Kriterien heranziehen (Tab. 38-5). Bei der undifferenzierten juvenilen Spondylarthropathie bedient man sich der ESSG-Kriterien (Tab. 38-6).

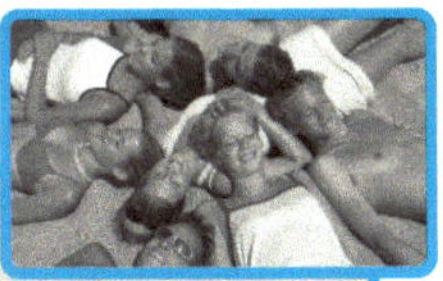

Tabelle 38-3 Diagnostik bei Verdacht auf chronisch-entzündliche Gelenkerkrankung*.

	Labor/Immunologie	Bildgebung	Infektionsdiagnostik
Basisdiagnostik	Blutbild mit Differenzierung Blutsenkungsgeschwindigkeit C-reaktives Protein Transaminasen, γGT Kreatinin antinukleäre Antikörper Rheumafaktor	Röntgen in 2 Ebenen Sonographie	Bakterienserologie (Borrelia burgdorferi, Streptokokken) Bürstenabstrich Virusserologie (Röteln, Parvovirus B19)
Erweiterte Diagnostik	Eisenstoffwechsel Antikörper gegen Doppelstrang-DNA ENA-Profill HLA B27 Immunglobuline	Kernspintomographie Knochendichte Echokardiographie	Rachenabstrich Bakterienserologie (Yersinien, Campylobacter, Salmonellen, Chlamydien) Virusserologie (Mumpsvirus, Epstein-Barr-Virus, Varizella-Zoster-Virus) Stuhlkultur

* Das Ausmaß der apparativen Diagnostik und der Zeitpunkt ihrer Durchführung muss individualisiert werden. Im Allgemeinen wird man umso mehr Diagnostik durchführen, je weniger typisch ausgeprägt das klinische Bild ist und je weniger Erfahrung der Untersucher auf diesem speziellen Gebiet hat.

38.1.6 Therapie

Die Behandlung besteht in der Aufklärung des Jugendlichen und seiner Eltern über die Erkrankung, der medikamentösen Therapie und der physikalischen Therapie.

Aufklärung

> Die chronisch entzündlichen Gelenkerkrankungen sind keiner kausalen Behandlung zugänglich, bleibende Schäden können aber in den meisten Fällen verhindert werden. Ziel der Therapie ist die Unterdrückung der Entzündung und die Erhaltung der Gelenkfunktion, bis die Erkrankung von selbst ausheilt.

Diese günstige Prognose trifft nicht für Patienten mit Rheumafaktor positiver juveniler rheumatoider Arthritis und juveniler ankylosierender Spondylitis zu und gilt nur eingeschränkt für Patienten mit chronischer Polyarthritis, Psoriasis-Arthritis oder Iridozyklitis.

Obwohl es ein wichtiges Ziel der Therapie ist, das tägliche Leben des Patienten zu normalisieren, muss sich der Jugendliche auf seine Erkrankung einstellen, die Medikamente regelmäßig einnehmen, den Zeitverlust durch Arztbesuche und Krankengymnastik einplanen und seine Freizeitbeschäftigungen gelenkschonend gestalten.

Um die zeitliche Beanspruchung des Jugendlichen durch seine Erkrankung möglichst gering zu halten, sollte man auf alle Maßnahmen verzichten, deren therapeutischer Nutzen nicht erwiesen ist. Andererseits ergibt sich aus dem Fehlen einer kurativen Therapie die Empfehlung für den behandelnden Arzt, Toleranz gegenüber von den Eltern gewünschten und andernorts durchgeführten alternativen Behandlungsversuchen zu üben, solange seine verordnete Therapie nicht modifiziert

Tabelle 38-4 Initiale Diagnostik bei neu aufgetretenen Schmerzen oder Schwellung eines Gelenks.

- Anamnese, physikalischer Befund
- Liegt ein Trauma vor (adäquat, nicht-akzidenziell)?
- Verdacht auf Malignom und septische Arthritis/Osteomyelitis? (Risikofaktoren: akuter Beginn, Fieber, lokaler [metaphysärer] Druckschmerz, Schwellung, Monarthritis, Gewichtsabnahme, schlechter Allgemeinzustand)
- wenn notwendig, sofortiger Ausschluss von Malignom und septischer Arthritis/Osteomyelitis: Blutbild mit Differenzierung, C-reaktives Protein, Blutsenkungsgeschwindigkeit, LDH, Harnsäure, Röntgen, Sonographie, Blutkultur, Gelenkpunktion, subperiostale Punktion, Knochenmarkspunktion

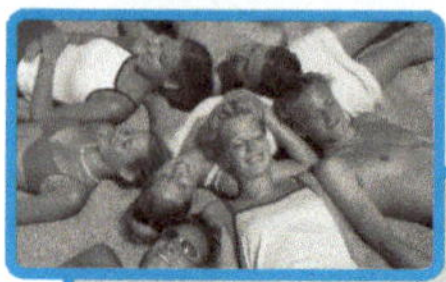

Tabelle 38-5 Vancouver-Kriterien zur Diagnose der juvenilen Psoriasis-Arthritis.

Eine juvenile Psoriasis-Arthritis liegt vor bei:

- Arthritis mit kutaner Psoriasis

oder

- Arthritis mit 3 der 4 folgenden Befunde
  - Daktylitis (Wurstfinger/-zehe)
  - Tüpfelnägel oder Onycholyse
  - psoriasisartiger Hautausschlag
  - Psoriasis bei Verwandten 1. Grades

Eine Psoriasis-Arthritis ist wahrscheinlich bei Arthritis und Vorliegen von 2 dieser 4 Befunde.

oder abgebrochen wird. Allerdings können solche Therapien eine erhebliche finanzielle Belastung bedeuten und gelegentlich auch schädlich sein. Der Jugendliche sollte eine möglichst gute Schulbildung anstreben, um mögliche Nachteile durch die Gelenkerkrankung auszugleichen. Meist sind Bürotätigkeiten Berufen mit schwerer körperlicher Arbeit vorzuziehen.

Pharmakotherapie

Initial werden nicht-steroidale Antirheumatika eingesetzt (Tab. 38-7). Die bei Adoleszenten häufiger als bei Kleinkindern auftretenden gastrointestinalen Nebenwirkungen können meist durch die gleichzeitige Gabe von Misoprostol gut beherrscht werden.

Tabelle 38-6 Kriterien der europäischen Spondylarthropathie-Studiengruppe (ESSG) zur Diagnostik der Spondylarthropathie. Bei der juvenilen Spondylarthropathie soll die Erkrankung vor Vollendung des 16. Lebensjahrs begonnen haben.

Eine Spondylarthropathie wird bei folgenden Befunden diagnostiziert:

- entzündliche Rückenschmerzen

oder

- periphere Arthritis (asymmetrisch und/oder überwiegend untere Extremität betroffen)

und

- mindestens eines der folgenden Zeichen
  - HLA-B27-assoziierte Erkrankung in der Familie
  - Psoriasis
  - entzündliche Darmerkrankung
  - Urethritis/Zervizitis oder akuter Durchfall innerhalb eines Monats vor Arthritisbeginn
  - wechselseitige Gesäßschmerzen
  - Enthesopathie
  - radiologischer Nachweis einer Sakroileitis

Wenn nicht-steroidale Antirheumatika nach sechs bis zehn Wochen nicht zur Kontrolle der Arthritis geführt haben, setzt man zusätzlich bei der Polyarthrtis Methotrexat und bei der Oligoarthritis intraartikuläre Steroide ein. Bei schwerer Polyarthritis kann man zusätzlich Steroide verabreichen, als orale Low-dose-Applikation oder als Puls-Steroide, eventuell auch schon vor Ende des Therapieversuchs mit nicht-steroidalen Antirheumatika. Bei Oligoarthritis kann man auch Sulfasalazin, besonders bei juveniler Spondylarthropathie, oder Hydroxychloroquin geben. Bei Rheumafaktor-positiver Polyarthritis kann auch parenterales Gold angewandt werden. Bei Versagen von Methotrexat wird Etanercept, ein Tumor-Nekrose-Faktor-Rezeptor-Fusionsprotein, eingesetzt.

Nebenwirkungen der einzelnen Medikamente zwingen mit Ausnahme des parenteralen Golds selten zum Therapieabbruch.

- Bei Methotrexat kommt es nicht selten zu einem ausgeprägten Ekelgefühl gegenüber dem Medikament, gegen das prophylaktisch und therapeutisch Folsäure gegeben werden kann. Obwohl Methotrexat ein Folsäureantagonist ist, beeinträchtigt die Folsäure die antirheumatische Wirkung wenig.
- Einer gastrointestinalen Unverträglichkeit von Sulfasalazin kann man durch einen einschleichenden Therapiebeginn begegnen; Leukopenie und Transaminasenerhöhungen sind oft bei vorübergehender Dosisverminderung rückläufig.
- Hydroxychloroquin führt auch bei mehrjähriger Therapie nicht zu Schäden der Retina.
- Intraartikuläre Steroide können zur subkutanen Fettgewebsatrophie an der Einstichstelle führen, gelten in erfahrener Hand aber als sehr sicher.
- Hingegen führt parenterales Gold regelmäßig zu teilweise schweren Nebenwirkungen und sollte immer mit niedrig dosierten Steroiden kombiniert werden.

Weitere Medikamente zur Behandlung der chronischen Arthritis wie Ciclosporin, Azathioprin, Cyclophosphamid und Tumor-Nekrose-Faktor-Rezeptor-Antagonisten sind in der Erprobung. Die Entwicklung hoch selektiver Hemmer der Cycloxigenase-2 wird möglicherweise die Therapie verändern.

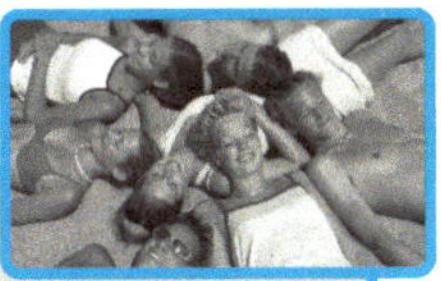

Tabelle 38-7 Pharmakotherapie chronisch entzündlicher Gelenkerkrankungen im Adoleszentenalter.

Medikamentengruppe	Medikament	Nebenwirkungen	Tagesdosis	Anzahl der Gaben	Anmerkung
Nicht-steroidale Antirheumatika	Naproxen Ibuprofen Diclofenac	Magenschmerzen, erosive Gastritis, sehr selten Konzentrationsstörungen oder Nierenschädigung	15 mg/kg 35 mg/kg 2 mg/kg	2/Tag 3–4/Tag 3/Tag	Beherrschung der Arthritis in 1/3 der Fälle, bei Polyarthritis meist unzureichend
Langsam wirkende Medikamente	Methotrexat	Ekelgefühl, gastrointestinale Probleme, Transaminasenerhöhung, selten opportunistische Infektion	10 mg/m²	1/Woche	Wirkungsverstärkung durch höhere Dosierung und/oder parenterale Gabe
	Sulfasalazin	gastrointestinale Probleme, Transaminasenerhöhung, Leukopenie	50 mg/kg	2–3/Tag	
	Hydroxychloroquin	keine	7,5 mg/kg	1/Tag	Halbwertzeit > 1 Monat
Low-dose-Steroide	Prednison	meist unter der Cushing-Schwelle dosiert	0,25 mg/kg	morgens	bei abruptem Absetzen M. Addison möglich
Puls-Steroide	Methylprednisolon	Bradykardie	20 mg/kg i.v.	3 Tage/Monat	Infusion über 2 h
Intraartikuläre Steroide	Triamcinolon-Hexacetonid	subkutane Atrophie, Infektion	0,1–1 mg/kg und Gelenk	≤ 3 Injektionen/Jahr	spezielle Erfahrung erforderlich

Physikalische Therapie

> Die Krankengymnastik verfolgt das Ziel, die Beweglichkeit der betroffenen Gelenke zu erhalten, den Bewegungsumfang zu normalisieren und die atrophische Muskulatur zu kräftigen.

Der Jugendliche sollte die Krankengymnastik so weit erlernen, dass er sie täglich selbst durchführen kann und er vom Therapeuten im Idealfall nur noch überwacht wird. Nach Besserung der Arthritis müssen eventuell spezielle Funktionen, z.B. Laufen mit Abrollen, wieder erlernt werden. Bei Fehlstellung im Handgelenk kann eine z.B. beim Schreiben anzulegende Funktionsschiene günstig sein. Bei Polyarthritis kann es sinnvoll sein, gelenkschonende Bewegungen zu erlernen.

> Die Entlastung betroffener Gelenke ist bei chronischer Arthritis kontraindiziert, da sie zu Muskelatrophie, Osteopenie und möglicherweise sogar zur Verschlechterung der Arthritis führt.

38.2 Infekt-assoziierte Arthritiden

38.2.1 Definition

Infekt-assoziierte Arthritiden haben im Gegensatz zur juvenilen (idiopathischen) Arthritis eine bekannte Ätiologie, die Pathogenese ist meist noch unbekannt. Sie führen im Gegensatz zur septischen Arthritis unbehandelt nicht zur raschen Schädigung des Knorpels.

Eine Vielzahl von Viren und Bakterien kann eine Infekt-assoziierte Arthritis auslösen. Die für das Adoleszentenalter wichtigsten Erkrankungen sind die Lyme-Arthritis und die reaktive Arthritis durch gramnegative Darmkeime oder Chlamydien. Weitere Infekt-assoziierte Arthritiden finden sich in Tabelle 38-8.

Das akute rheumatische Fieber ist in Deutschland selten geworden, sollte aber bei Jugendlichen differenzialdiagnostisch erwogen werden, wenn eine fieberhafte Arthritis auftritt. Die Diagnosestellung erfolgt anhand der modifizierten Jones-Kriterien (Tab. 38-9; Therapie s. Tab. 38-10). Die Häufigkeit und die Notwendigkeit einer Penicillin-Prophylaxe bei einer die Jones-Kriterien nicht erfüllenden

Tabelle 38-8 Infekt-assoziierte Arthritiden bei Adoleszenten (Auswahl).

Erreger	Klinik	Diagnose
Streptokokken der Gruppe A	akutes rheumatisches Fieber; reaktive Streptokokken-Arthritis	Rachenabstrich, Streptokokken-Antikörper, Jones-Kriterien
Yersinien, Salmonellen, Campylobacter, Shigellen	reaktive Arthritis 1–3 Wochen nach gastrointestinaler Infektion	Stuhlkultur, Serologie
Chlamydien	reaktive Arthritis/Reiter-Syndrom nach urogenitaler Infektion	Bürstenabstrich von Urethra oder Zervix, Serologie
Borrelia burgdorferi	Lyme-Arthritis	Serologie, evtl. PCR
Haemophilus influenzae	reaktive oder septische Arthritis	Anzucht aus Körperflüssigkeiten
Gonokokken	reaktive oder septische Arthritis	Anzucht aus Synovialflüssigkeit oder Urogenitaltrakt
Rötelnvirus	Poly-/Oligoarthritis	Serologie
Parvovirus B19	Poly-/Oligoarthritis	Serologie, PCR
Varizella-Zoster-Virus	Monarthritis*	Serologie
Hepatitis-B-Virus	Polyarthritis während der Prodromi	Serologie
Mumpsvirus	Monarthritis/Polyarthritis	Serologie

*Cave: Die septische Arthritis durch Staphylococcus aureus ist bei Windpocken häufiger als die echte virale Arthritis.

reaktiven Arthritis nach Streptokokken-Infektion sind umstritten.

38.2.2 Epidemiologie

Der Erreger der **Lyme-Arthritis**, Borrelia burgdorferi, wird durch den Stich infizierter Zecken übertragen. Borrelia burgdorferi kommt überall in Deutschland vor, es gibt aber in Abhängigkeit von günstigen Lebensbedingungen für die übertragende Zecke Ixodes rizinus regional große Unterschiede in der Übertragungshäufigkeit. Infizierte Zecken können auch im heimischen Garten und in städtischen Parks erworben werden. Obwohl die Übertragung nur in den warmen Monaten von April bis Oktober möglich ist, kann die Lyme-Arthritis wegen der sehr variablen und langen, bis zu mehrere Jahre dauernden Inkubationszeit zu jeder Jahreszeit beginnen. Die Lyme-Arthritis ist eine Erkrankung des Schulalters, die altersbezogene Inzidenz nimmt nach dem 15. Lebensjahr ab, steigt aber bei Erwachsenen wieder an.

Die derzeit beste Prävention der Übertragung von Borrelia burgdorferi ist die frühzeitige Entfernung der Zecke (innerhalb von 24 Stunden) durch allabendliches Absuchen des Körpers. Eine Impfung für Europa ist in Entwicklung.

Erkrankungen durch **Yersinien** sind in Norddeutschland häufiger als im Süden Deutschlands. Die Inzidenz von **Salmonellen**-bedingtem Durchfall, dem häufigsten bakteriellen Durchfallserreger in Deutschland, hat sich in den letzten Jahren halbiert. Die postenteritische Arthritis kommt erst ab dem Schulalter, meist nach dem zehnten Lebensjahr vor. Einige Tage bis wenige Wochen nach der intestinalen Infektion mit und ohne Durchfall kann eine reaktive Arthritis auftreten. Reaktiv heißt, dass im Gelenk keine vermehrungsfähigen

Tabelle 38-9 Modifizierte Jones-Kriterien zur Diagnose eines akuten rheumatischen Fiebers.

Hauptkriterien	Nebenkriterien
Karditis	Fieber
Polyarthritis	Arthralgien
Chorea minor	frühere rheumatische Karditis
subkutane Rheumaknötchen	verlängertes PR-Intervall
Erythema marginatum	Blutsenkungsgeschwindigkeit oder C-reaktives Protein erhöht

Die Diagnose eines akuten rheumatischen Fiebers erfordert den Nachweis von 2 Hauptkriterien oder einem Haupt- und 2 Nebenkriterien und den Nachweis der A-Streptokokken-Infektion.

Bei begründetem Verdacht auf ein akutes rheumatisches Fieber sollte unverzüglich die Therapie mit Penicillin und einem nicht-steroidalen Antirheumatikum eingeleitet werden. Die definitive Diagnose mit der Notwendigkeit einer jahrelangen, alle drei Wochen durchzuführenden i.m.-Benzathin-Penicillin-Prophylaxe sollte aber an einem erfahrenen Zentrum gestellt werden.

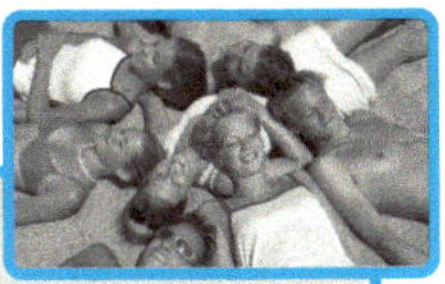

Erreger vorkommen, wohl aber arthritogene Produkte der Erreger.
Obwohl es gelegentlich gelingt, **Chlamydien** aus der Synovialflüssigkeit anzuzüchten, wird auch diese Arthritis als reaktiv bezeichnet. Chlamydia trachomatis wird beim Geschlechtsverkehr übertragen, die Infektion zeigte in einigen Studien eine Prävalenz von bis zu 25% der Adoleszenten und verläuft besonders bei Mädchen meist ohne urogenitale Symptome. Die beste Prävention ist die Benutzung von Präservativen.

38.2.3 Hintergrund

Die Synovialitis bei der **Lyme-Arthritis** ist an die Gegenwart des Erregers gebunden, offensichtlich können aber sehr wenige Keime zu einer erheblichen entzündlichen Reaktion mit Aktivierung granulozytärer und mononukleärer Zellen führen. Es kommt zu einer ausgeprägten T- und B-Zell-Reaktion. Die Pathogenese ist unbekannt, das histologische Bild der chronischen Entzündung unterscheidet sich nicht von dem des kindlichen Rheumas.
Es ist umstritten, ob **Yersinien** und **Salmonellen** nach der intestinalen Infektion auch im Gelenk vorübergehend proliferieren. Zum Zeitpunkt der bereits einige Wochen bestehenden Arthritis findet man in der Synovialflüssigkeit nur noch arthritogene Lipopolysaccharide, aber keine vermehrungsfähigen Erreger oder deren Nukleinsäuren.
Hingegen finden sich bei **Chlamydien-Arthritis** bakterielle DNA und m-RNA im entzündeten Gelenk. Die reaktive Arthritis kommt gehäuft bei Trägern des Histokompatibilitätsantigens der Klasse I HLA B27 vor, die Wirkungsweise dieses zur Abwehr intrazellulärer Erreger notwendigen Moleküls bei der reaktiven Arthritis ist unbekannt. Es kommt zu einer ausgeprägten T-Zell-Reaktion.

38.2.4 Klinik

Lyme-Arthritis

Die Anamnese von Patienten mit Lyme-Arthritis ist oft unauffällig, da der Zeckenstich nicht bemerkt oder vergessen wurde und Patienten mit vorangehendem Erythema migrans heute keine Lyme-Arthritis mehr entwickeln, da die antibiotische Behandlung der frühen Borrelien-Infektion die Ausbildung einer Synovialitis verhindert.
Häufig besteht eine relativ schmerzlose, eventuell sehr ausgeprägte Schwellung des Kniegelenks mit Erguss und manchmal nur geringer Bewegungseinschränkung. Zwei Drittel der Patienten haben eine Monarthritis des Kniegelenks, eine Lyme-Arthritis ohne Beteiligung des Kniegelenks ist selten. Bei Oligoarthritis sind oft das Ellenbogen- oder Sprunggelenk mit betroffen. Die kleinen Fingergelenke und die Wirbelsäule sind fast nie befallen.
Sehr charakteristisch ist die episodische Arthritis, bei der die Synovialitis nach einigen Tagen bis zwei Wochen von selbst verschwindet, aber nach einem Intervall von Wochen bis Monaten wiederkehrt.
Die Lyme-Arthritis kann von selbst ausheilen, die Episoden können häufiger und länger werden und die Arthritis kann chronisch werden. Auch eine primär chronische Arthritis ist möglich. Die Beteiligung anderer Organe wie ZNS, Herz oder Haut bei Lyme-Arthritis ist sehr selten.

Reaktive Arthritis

Die reaktive Arthritis kann mit und ohne vorangehenden apparenten Durchfall bzw. Urethritis/Zervizitis auftreten. Sie kann von Fieber und Allgemeinsymptomen begleitet sein.
Die Arthritis kann sehr schmerzhaft sein und oligoartikulär oder polyartikulär verlaufen. Die Oligoarthritis ist häufig asymmetrisch und beinbetont. Die Polyarthritis kann auch die kleinen Fingergelenke betreffen. Die klinischen Erscheinungen können wie bei der juvenilen Spondylarthropathie beschrieben sein.
Auch das Auftreten einer akuten vorderen Uveitis mit Lichtscheu und rotem Auge ist möglich, man spricht dann von Reiter-Syndrom. Eine Aortitis mit Klappeninsuffizienz ist möglich.

38.2.5 Diagnostik

Lyme-Arthritis

> Die Diagnostik der Lyme-Arthritis erfordert objektive klinische Hinweise und die serologische Bestätigung des klinischen Verdachts.

Bei allen Patienten mit neu aufgetretener und nicht anderweitig erklärter Arthritis sollte auch eine Lyme-Arthritis in Erwägung gezogen werden. Bei Patienten mit Befindlichkeitsstörungen sollte keine Bestimmung von Antikörpern gegen Borre-

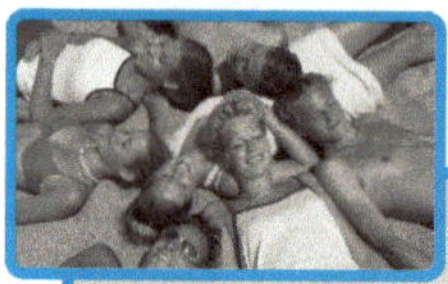

lia burgdorferi durchgeführt werden, da dies alleine keine durch die Borrelien-Infektion hervorgerufene Symptomatik ist.
Die Serologie umfasst einen sensitiven Suchtest, meist den Enzymimmunoassay (früher ELISA genannt), und den spezifischen Immunoblot zur Bestätigung eines positiven Suchtests. Bei Verdacht auf Lyme-Arthritis sollten beide Tests für IgG-Antikörper durchgeführt werden, die im typischen Fall auch beide hoch positiv sind. Die Bestimmung von IgM-Antikörpern bringt bei der Arthritisdiagnostik keine weitere Information. Serologische Tests sind nicht zur Verlaufsbeurteilung geeignet, da sie auch noch Monate und Jahre nach erfolgreicher Behandlung positiv sein können.
Die Polymerasekettenreaktion zum Nachweis von Borrelien ist noch im Erprobungsstadium. Ein positiver Test aus einem ausgewiesenen Labor ist eine Bestätigung klinischer und serologischer Daten, ein negativer Testausfall ist ohne Bedeutung.

Reaktive Arthritis

Auch ohne vorangehenden Durchfall kann eine reaktive Arthritis durch gramnegative Darmkeime vorliegen, da die intestinale Infektion ohne merklichen Durchfall verlaufen kann. **Yersinien** und **Salmonellen** können bei reaktiver Arthritis nicht selten noch aus dem Stuhl angezüchtet werden. Ansonsten erfolgt der Nachweis der Infektion serologisch. Neben positiven Enzymimmunoassays zeigen die im Immunoblot nachgewiesenen IgA-Antikörper gegen Yersinien die persistierende intestinale Infektion an. Die Salmonellen-Serologie ist weniger gut evaluiert.
Der serologische Nachweis der **Chlamydieninfektion** ist unsicher. Meist erfolgt der Nachweis von bakteriellen Substanzen im Urethral- oder Zervixabstrich mittels Enzymimmunoassay, Immunfluoreszenzassay oder Polymerasekettenreaktion. Da dies einen schmerzhaften Bürstenabstrich oder eine Spekulumeinstellung der Portio erfordert, wird die Chlamydieninfektion im Adoleszentenalter häufig übersehen.

38.2.6 Therapie

Lyme-Arthritis

Die Behandlung der Lyme-Arthritis erfolgt antibiotisch mit Cephalosporinen der dritten Generation. Wenn nach sechs Wochen die Arthritis fortbesteht oder rezidiviert, kommen Roxythromycin/Co-trimoxazol oder Doxycyclin zum Einsatz (Tab. 38-10).
Bei etwa 20% der Patienten besteht auch nach zwei korrekt durchgeführten antibiotischen Therapien im Abstand von mindestens sechs Wochen die Arthritis fort. Risikofaktoren für eine Antibiotika-resistente Lyme-Arthritis sind eine lange Dauer der Arthritis vor Beginn der antibiotischen Therapie und eine intraartikuläre Steroidtherapie oder eine Synovektomie vor antibiotischer Therapie.

Tabelle 38-10 Antibiotische Therapie Infekt-assoziierter Arthritiden.

Antibiotikum	Dosierung	Maximale Tagesdosis	Gaben pro Tag	Dauer der Behandlung	Applikation	Indikation[1]
Ceftriaxon	50 mg/kg	2 g	1	14 Tage	i.v.	Lyme-Arthritis
Cefotaxim	150 mg/kg	6 g	3	14 Tage	i.v.	Lyme-Arthritis
Doxycyclin[2]	200 mg	200 mg	1	4 Wochen	oral	Lyme-Arthritis, Chlamydien-Arthritis
Erythromycin	50 mg/kg	3 g	3	4 Wochen	oral	Chlamydien-Arthritis
Roxythromycin[3]	5–10 mg/kg	600 mg	2	4 Wochen	oral	Lyme-Arthritis
Phenoxymethylpenicillin	50 000 IE/kg	3,6 Mio IE	3	10 Tage	oral	akutes rheumatisches Fieber

[1] Zur Auswahl und Reihenfolge der Antibiotika s. Text.
[2] Doxycyclin nur bei Patienten > 9 Jahre
[3] Die zugelassene Dosierung von Roxythromycin ist 5 mg/kg, es empfiehlt sich jedoch eine höhere Dosierung bei der Lyme-Arthritis. In dieser Indikation meist in Kombination mit Co-trimoxazol 6 mg/kg KG in 2 Dosen, max. Dosis 320 mg/Tag.

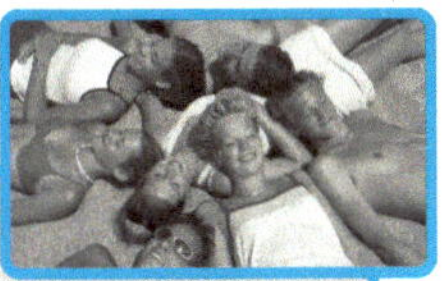

Deshalb dürfen intraartikuläre Steroide erst nach Versagen der antibiotischen Therapie appliziert werden.

Weitere Optionen sind Sulfasalazin, Methotrexat und eine Synovektomie.
Die Antibiotika-refraktäre Lyme-Arthritis kann eine therapeutische Herausforderung sein und sollte an erfahrenen Zentren mit behandelt werden.

Reaktive Arthriis

Die Arthritis durch **Yersinien** oder **Salmonellen** bedarf keiner antibiotischen Behandlung, sondern wird mit nicht-steroidalen Antirheumatika, bei deren Versagen mit intraartikulären Steroiden und/oder Sulfasalazin behandelt. Bei hoch fieberhaften Verläufen können auch kurzfristig systemische Steroide indiziert sein.
Die **Chlamydien-Arthritis** wird mit Doxycyclin oder Erythromycin für vier Wochen behandelt (Tab. 38-10). Nicht-steroidale Antirheumatika können hinzugefügt werden. Der oder die Partner sollten mit behandelt werden.

38.3 Kollagenosen

38.3.1 Definition

Die Kollagenosen sind seltene Autoimmunerkrankungen mit erheblicher Morbidität. Unter moderner, frühzeitig beginnender Therapie hat sich die Prognose deutlich gebessert, sodass Todesfälle bei Adoleszenten selten geworden sind.

Jeder Arzt sollte diese Erkrankungen kennen und die Betreuung in Zusammenarbeit mit einem darin erfahrenen Zentrum einleiten können.

38.3.2 Systemischer Lupus erythematodes

Der systemische Lupus erythematodes ist eine in Schüben auftretende entzündliche Multisystemerkrankung unbekannter Ursache. Die Erkrankung kommt meist erst ab dem Schulalter vor und betrifft deutlich häufiger Mädchen.
Es kommt zur Bildung von Antikörpern gegen DNA und andere Kernantigene wie Sm und zur Ablagerung zirkulierender, Komplement bindender Immunkomplexe z.B. in den Glomerula. Die nachfolgende Entzündung kann zur Zerstörung des Organparenchyms führen.

Klinik

Der systemische Lupus erythematodes kann in mehreren milden Schüben mit Allgemeinsymptomen wie Fieber und Gewichtsverlust beginnen, die erst retrospektiv der Erkrankung zugeordnet werden. Er kann aber jederzeit in einen perakuten Schub mit Organversagen und der Notwendigkeit sofortiger Intensivtherapie übergehen.
Daneben gibt es einen milder verlaufenden Medikamenten induzierten Lupus z.B. nach Antikonvulsiva, der nach Absetzen der Medikamente reversibel ist. Die Manifestationen des systemischen Lupus erythematodes sind in Tabelle 38-11 zusammengefasst.

Tabelle 38-11 Manifestationen des systemischen Lupus erythematodes.

Organsystem	Schädigung
Allgemeinsymptome	Fieber, Gewichtsabnahme, Abgeschlagenheit
Haut und Schleimhäute	schmetterlingsförmiges Gesichtserythem* Photosensitivität* Raynaud-Phänomen diskoider Lupus* Ulzera der Mund- oder Nasenschleimhaut*
Gelenke	nicht-erosive Arthritis*
Serosa	Pleuritis oder Perikarditis* Peritonitis
Herz	Endo-/Myokarditis
Niere	Glomerulonephritis* (Proteinurie oder Zylinder) nephrotisches Syndrom, Urämie arterielle Hypertonie
Zentralnervensystem	Enzephalopathie* (Anfälle oder organisches Psychosyndrom)
Auge	Retinopathie, Papillenödem
Blutbildendes System	Zytopenie* (Anämie, Leukopenie, Thrombopenie) Gerinnungsstörungen
Immunserologie	hochtitrige antinukleäre Antikörper* Antikörper gegen Doppelstrang-DNA oder Sm*

Der Nachweis von 4 der 11 mit * gekennzeichneten Kriterien erlaubt die Diagnose „systemischer Lupus erythematodes" mit jeweils 96% Sensitivität und Spezifität.

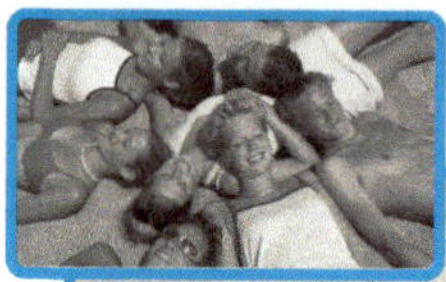

Diagnostik

Die Diagnostik erfolgt anhand der in Tabelle 38-11 aufgeführten Kriterien. Der Nachweis von hochtitrigen antinukleären Antikörpern und von Antikörpern gegen Doppelstrang-DNA beweist den klinischen Verdacht. Der Titer der Doppelstrang-DNA-Antikörper korreliert mit der Aktivität der Erkrankung.

Therapie

Die Behandlung verfolgt das Ziel, bleibende Organschäden zu verhindern.
Die Gabe systemischer Steroide z.B. mit Prednison 2 mg/kg in verteilten Dosen kann initial notwendig sein. Sobald wie möglich sollte die Steroiddosis reduziert werden. Als Steroid sparende Medikamente kommen Azathioprin und die Steroid-Puls-Therapie zum Einsatz. Das akute Nierenversagen erfordert den Einsatz von Cyclophosphamid.
Die Langzeitprognose ist abhängig von Komplikationen an Niere, Zentralnervensystem und Herz und Komplikationen der Therapie wie Sepsis.

38.3.3 Juvenile Dermatomyositis

Die juvenile Dermatomyositis ist eine Vaskulitis unbekannter Ursache mit lymphozytärer Infiltration von Haut, Muskel und anderen Organen. Es besteht im Gegensatz zu Erwachsenen keine Assoziation mit Malignomen.

Klinik

Die Symptome beginnen akut oder schleichend mit proximal betonter Muskelschwäche. Die Dermatitis kann gleichzeitig auftreten, vorausgehen oder nachfolgen, ein völliges Fehlen ist extrem selten. Es finden sich bläulich-livide Verfärbungen der Oberlider mit periorbitaler Schwellung und Gesichtserytheme. Über prominenten Knochenpartien, besonders über den Streckseiten der Hände, treten schuppende Erytheme auf.
Durch Beteiligung der Schlund- und Atemmuskulatur oder gastrointestinale Perforation können lebensbedrohliche Situationen entstehen. Bei schwerem Verlauf können subkutane und intermuskuläre Verkalkungen auftreten.

Diagnostik

Das Vollbild ist klinisch einfach zu erkennen. Die Myositis wird nachgewiesen durch einen Anstieg muskelspezifischer Enzyme, im T2-gewichteten Bild der Kernspintomographie und in der Muskelbiopsie.

Therapie

Die Therapie erfolgt mit Steroiden, eventuell auch als Steroid-Puls-Therapie, bei deren Versagen mit Methotrexat. Nach jahrelangem Verlauf heilt die Krankheit meist aus.

38.3.4 Sklerodermie

Klinik

Bei der zirkumskripten Sklerodermie findet man eine chronische Entzündung begrenzter Hautareale und darunter liegender Strukturen mit nachfolgender Atrophie. Man unterscheidet herdförmige Läsionen (Morphea) von der bandförmigen linearen Sklerodermie. Letztere kann zur Verkrüppelung einer Extremität oder Entstellung des Gesichts führen.
Bei der systemischen Sklerose findet man neben symmetrischen Hautläsionen eine Beteiligung weiterer Organe, besonders Arthritis, Lungenfibrose, Dysphagie, Perikarditis, Raynaud-Phänomen mit akraler Nekrose, Nephritis mit arterieller Hypertonie und eingeschränkter Nierenfunktion. Renale oder kardiale Komplikationen können zum Tod führen.

Diagnostik

Oft finden sich antinukleäre Antikörper, eventuell mit nukleolärem Muster.

Therapie

Eine spezifische Therapie ist nicht bekannt, aber Methotrexat scheint einen günstigen Einfluss zu haben. Wichtig sind intensive Hautpflege, Krankengymnastik und Schutz vor Vasospasmus auslösenden Situationen wie Kälte. Das Raynaud-Phänomen kann mit Nifedipin behandelt werden.

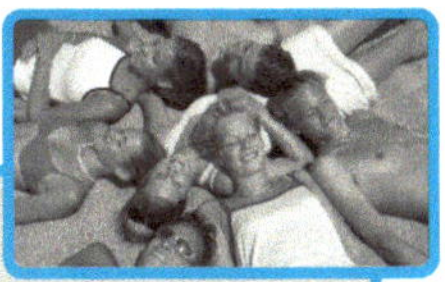

38.4 Andere wichtige Erkrankungen des Bewegungsapparates

38.4.1 Vaskulitiden

Eine Vaskulitis findet sich histologisch bei vielen entzündlichen rheumatischen Erkrankungen; bei den hier vorgestellten Erkrankungen steht die Entzündung der Wand und der Umgebung der Gefäße im Vordergrund. Nach Ausschluss anderer rheumatischer Erkrankungen sollte man eine Vaskulitis in Erwägung ziehen, wenn mehrere Organsysteme betroffen sind und zusätzlich Myalgien, Arthralgien, Hauteffloreszenzen, Nephritis, Angina abdominalis, arterielle Hypertonie, Lungeninfiltrate, nasale Symptome, neurologische Manifestationen, Erkrankungen der Herzkranzgefäße oder Herzinsuffizienz auftreten.

Die beiden häufigsten Vaskulitiden des Kindesalters, die Kawasaki-Erkrankung und die Purpura Schönlein-Henoch, treten bevorzugt im Vorschulalter beziehungsweise im frühen Schulalter auf und sind bei Adoleszenten selten. Alle übrigen Vaskulitiden sind sehr seltene, aber potenziell lebensbedrohliche Erkrankungen. Eine Übersicht findet sich in Tabelle 38-12.

38.4.2 Familiäres Mittelmeerfieber

Das autosomal-rezessiv vererbte familiäre Mittelmeerfieber ist eine Multisystemerkrankung, die in Deutschland meist bei Kindern aus der Türkei, Griechenland oder Israel auftritt. Sie kann gelegentlich erst im Adoleszentenalter beginnen oder diagnostiziert werden.

Die Patienten leiden an rezidivierenden, wenige Tage anhaltenden Fieberschüben mit Bauchschmerzen (sterile Peritonitis), Brustschmerzen (Pleuritis), Arthritiden oder erysipelartigen Hautausschlägen. Während des Fiebers bestehen Granulozytose und CRP-Erhöhung. Im Intervall sind die Patienten unauffällig, können aber einen Wachstumsrückstand aufweisen. Nicht selten wird eine Appendektomie durchgeführt, wobei die Serosa, nicht aber die Mukosa die Entzündung zeigt.

Die Diagnose kann durch den Metaraminol-Provokations-Test oder den Nachweis von Genmutationen gestützt werden.

Unbehandelt kann es zur Nierenamyloidose, nephrotischem Syndrom, Nierenversagen und Dialysepflichtigkeit kommen. Die prophylaktische Gabe von Colchicin unterdrückt die schmerzhaften Fieberschübe und verhindert die Entstehung der Nierenamyloidose.

38.4.3 Erythema nodosum

Das Erythema nodosum ist eine Pannikulitis mit Erythemen und schmerzhaften Hautindurationen von 3–5 cm Durchmesser, häufig über der Tibia. Es können auch Fieber und Arthralgien auftreten. Die Erkrankung ist selbstbegrenzt nach einigen Wochen, kann aber rezidivieren.

Tabelle 38-12 Vaskulitiden im Adoleszentenalter.

Erkrankung	Manifestationen	Befunde	Therapie
Kawasaki-Erkrankung	Fieber, Haut- und Schleimhautbefunde, Lymphknotenschwellung, Konjunktivitis	Koronararterienaneurysmen, Stenose, Infarkt	Immunglobuline i.v. 2 g/kg über 6 h, Acetylsalicylsäure
Purpura Schönlein-Henoch	palpable Purpura, abdominale Koliken/Invagination, Nephritis	Leukozytoklasis, IgA-Ablagerung in Arteriolen und Venolen	Steroide bei Koliken, Steroid-Puls-Therapie bei Nephritis
Polyarteriitis nodosa	Bauchschmerzen, organische Psychose, fokale neurologische Ausfälle, arterielle Hypertonie	fibrinoide Nekrose kleiner Arterien	Steroide, Azathioprin, Cyclophosphamid
Wegener-Granulomatose	Rhinitis, Epistaxis, Husten, Sinusitis, Otitis, Hämaturie, Proteinurie	nekrotisierende Granulome in Niere, Respirationstrakt	Steroide, Cyclophosphamid, Co-trimoxazol
Takayasu-Arteriitis	arterielle Hypertonie, Radiuspulsverlust, Claudicatio	granulomatöse Entzündung großer Arterien (Aorta oder Aortenabgänge)	Steroide, Methotrexat, Cyclophosphamid, Acetylsalicylsäure

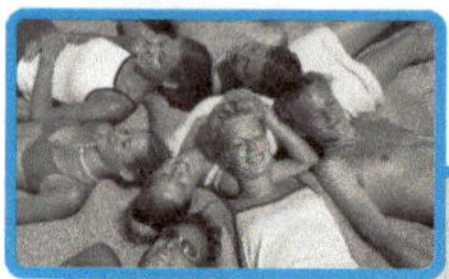

Ursache können sein: Infektion mit Streptokokken, Yersinien, Mykobakterien oder Pilzen, eine chronisch entzündliche Darmerkrankung oder Medikamente. Häufig findet sich keine Ursache.
Die Behandlung ist symptomatisch mit nichtsteroidalen Antirheumatika.

38.4.4 Schmerzverstärkungssyndrome

Bei den Schmerzverstärkungssyndromen klagen die Patienten über Schmerzen im Bereich des Bewegungsapparats, häufig der Gelenke, ohne dass sich ein objektiver Lokalbefund erheben ließe. Wachstum und Entwicklung verlaufen normal, Fieber tritt nicht auf, alle Laboruntersuchungen und bildgebenden Verfahren sind normal. Es handelt sich um eine Perzeptionsstörung, die allerdings zu einer erheblichen Beeinträchtigung des Allgemeinzustands, des täglichen Lebens und der schulischen und beruflichen Leistungsfähigkeit führen kann.
Die Wachstumsschmerzen sind das häufigste Schmerzverstärkungssyndrom des Kindesalters, sie treten meist im Kleinkind- oder frühen Schulalter auf.

> Typische Schmerzverstärkungssyndrome des meist weiblichen Adoleszenten sind das generalisierte primäre Fibromyalgie-Syndrom und die regionale sympathische Reflexdystrophie.

Die Erkrankung vieler Patienten mit Schmerzverstärkungssyndrom lässt sich jedoch nicht gut klassifizieren.

Fibromyalgie-Syndrom

Beim Fibromyalgie-Syndrom bestehen allgemeine Beschwerden wie Müdigkeit, Depression, Einschlaf- und Durchschlafstörungen sowie Verdauungsbeschwerden. Vor allem klagen die Patienten über diffuse Schmerzen und Steifheit des Bewegungsapparats.
An charakteristischen symmetrisch angeordneten Stellen finden sich so genannte Trigger-Points, deren Berührung starke und stärkste Schmerzen hervorruft. Zur Diagnosestellung werden mindestens drei symmetrisch betroffene und über mindestens drei Monate nachweisbare Stellen gefordert. Hingegen ist die physikalische Untersuchung völlig unauffällig.
Die Ursache ist unbekannt, psychsoziale Faktoren spielen aber eine große Rolle.

> Die Behandlung ist schwierig. Wichtig ist die Aufklärung, dass keine organische Störung vorliegt, dass aber trotzdem die Schmerzen vorhanden sind und ernst genommen werden müssen.

Man versucht nicht-steroidale Antirheumatika, Krankengymnastik mit Besserung des Körperempfindens, Vermeidung von Dysstress (z. B. Entrümpelung des überfüllten Terminkalenders), Empfehlung eines aktiven Lebensstils, autogenes Training, Teilnahme an Mannschaftssportarten bis zur körperlichen Erschöpfung.
Neben dem primären Fibromyalgie-Syndrom gibt es auch ein sekundäres Fibromyalgie-Syndrom bei sich bessernden entzündlich rheumatischen Erkrankungen.

Sympathische Reflexdystrophie

Patienten mit sympathischer Reflexdystrophie klagen über oberflächliche und tiefe Schmerzen im distalen Teil einer Extremität, die durch aktive oder passive Bewegung verstärkt werden. Als Ursache wird häufig ein relativ geringes Trauma angegeben, das vom Patienten schwer erlebt wurde.
Die physikalische Untersuchung kann unauffällig sein oder eine diffuse Schwellung, Empfindlichkeit und Kälte der Extremität zeigen, eventuell auch eine marmorierte Haut. Im fortgeschrittenen Stadium findet sich eine Osteoporose.
Die Therapie umfasst allgemeine Maßnahmen wie beim Fibromyalgie-Syndrom und lokale Maßnahmen zur Schmerzbekämpfung und Wiederherstellung der Funktion.

Literatur

Ansell BM, Chamberlain MA Children with chronic arthritis: the management of transition to adulthood. Baillère's Clin Rheumatol 12:363–374 (1998)
Cassidy JT, Petty RE Textbook of pediatric rheumatology. 4. Auflage, Saunders, Philadelphia (2001)
Jacobs JC Pediatric rheumatology for the practitioner. 2. Auflage, Springer, New York (1993)
Woodgate RL Health professionals caring for chronically ill adolescents: adolescents' perspectives. J Soc Pediatr Nurses 3:57–68 (1998)

39 Schizophrenien

Hellmuth Braun-Scharm

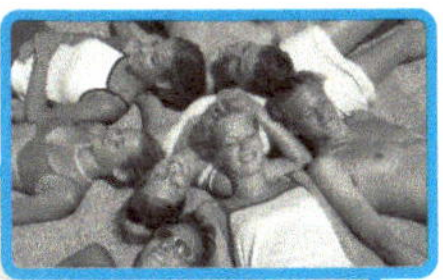

39.1 Definition

Die Schizophrenie ist durch eine Störung des Realitätsbezugs, durch Wahrnehmungs-, Denk- und Affektstörungen sowie beeinträchtigte kognitive Leistungen und verminderte Belastbarkeit gekennzeichnet, während die Klarheit des Bewusstseins in der Regel nicht beeinträchtigt ist.
Die Störung verläuft häufig in Phasen oder Schüben. Bei der Early-Onset-Schizophrenia liegt der Beginn vor dem 18. Lebensjahr; bei der Very-Early-Onset-Schizophrenia sogar vor dem 13. Lebensjahr.
Bei schizoaffektiven Störungen treten sowohl schizophrene als auch affektive Symptome während derselben Krankheitsphase auf. Schizotype Störungen weisen ähnliche Symptome wie die Schizophrenie auf, jedoch ohne andauernde Halluzinationen und Wahn. Ausschließlich wahnhafte Störungen (Paranoia) sind durch einen anhaltenden Wahn charakterisiert, der weder als organisch noch als schizophren oder affektiv klassifiziert werden kann.

39.2 Epidemiologie

Die Schizophrenien gehören zu den klassischen psychiatrischen Störungen und sind diejenigen Psychosen, die in nennenswerter Häufigkeit und öfters als die affektiven Psychosen (manisch-depressive Psychosen) im Jugendalter auftreten können. Das Hauptmanifestationsalter der Schizophrenien liegt zwar zwischen dem 20. und 30. Lebensjahr, ab dem zwölften Lebensjahr ist aber bereits eine zunehmende Inzidenz schizophrener Erstmanifestationen zu beobachten.

In der ambulanten pädiatrischen und kinderpsychiatrischen Versorgung stellen die Schizophrenien keine größere Gruppe dar, da die im Kindesalter beginnenden Schizophrenien sehr selten sind. Im stationären jugendpsychiatrischen Klientel (13 bis 18 Jahre) zählen die Schizophrenien aber zu den häufigsten Diagnosen (Tab. 39-1)
Die Schizophrenien gehören zu den Erkrankungen, die unabhängig von äußeren Einflüssen auf der ganzen Welt annähernd gleich häufig auftreten. Die Lebenszeitwahrscheinlichkeit, an einer schizophrenen Psychose zu erkranken, beträgt für beide Geschlechter etwa 1%, ist aber im Jugendalter wesentlich niedriger. Es liegen Schätzungen vor, wonach etwa 10% aller schizophrenen Erstmanifestationen vor dem 18. Lebensjahr erfolgen. Die (erwachsenen) Männer erkranken etwa vier bis fünf Jahre früher als die Frauen, im Jugendalter ist dieser Geschlechterunterschied bislang in dieser Deutlichkeit aber nicht aufzufinden gewesen. Es fehlen jedoch noch zuverlässige Studien, um diese Frage abschließend beantworten zu können.

39.3 Hintergrund

Die Entstehung der Schizophrenien ist noch nicht vollständig geklärt. Es liegen allerdings zahlreiche Detailbefunde vor, die eine Annäherung an kausale Hypothesen erlauben. Zu den zuverlässigsten Untersuchungen gehören genetische Studien wie Zwillingsstudien und Adoptionsstudien, durch die ein erblicher Anteil der Schizophrenogenese gesichert erscheint. Für viele Wissenschaftler ist die genetische Disposition der entscheidende Trigger, der darüber entscheidet, ob eine Person

Tabelle 39-1 Diagnosenverteilung Jugendpsychiatrische Abteilung Rottmannshöhe/Heckscher Klinik München.

Diagnose (Erstaufnahme)	ICD-10	n = 997	%
Schizophrenien	F 20	184	18,5
Affektive Störungen	F 30–39	73	7,3
Phobien/Angst	F 40/41	22	2,2
Zwangsstörungen	F 42	39	3,9
Belastungs-/Anpassungsstörungen	F 43	110	11,0
Anorexie	F 50.0	123	12,3
Bulimie	F 50.2	46	4,6
Persönlichkeitsstörungen	F 60	115	11,5
Expansive Störungen	F 90–93	57	5,7

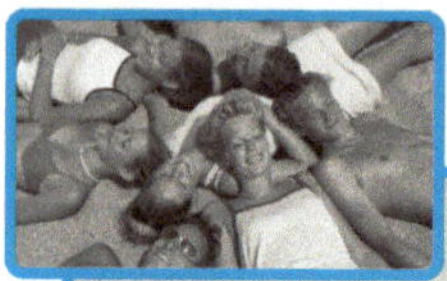

schizophren werden kann oder nicht. Die Hoffnung richtet sich – wie bei vielen anderen Erkrankungen – auf neue molekulargenetische Ergebnisse, die eine detailliertere Aufklärung versprechen. Bei schizophrenen Patienten wurden zahlreiche hirnorganische Befunde gefunden. Dazu gehören grob-morphologische Alterationen wie Substanzminderungen am Kortex und im Stammganglienbereich, Ventrikelerweiterungen und histologische Befunde im Sinne einer Störung der komplexen Zytoarchitektur des Gehirns. Diese haben zur Theorie einer embryonalen Hirnentwicklungsstörung, einer „neurodevelopmental disorder" geführt. Es wurden aber auch funktionelle Störungen beobachtet, von denen die bekannteste die Störung des Neurotransmitter-Stoffwechsels und die daraus entstandene Dopamin-Hypothese ist (akute schizophrene Symptomatik als Auswirkung von vermehrtem Dopamin). Moderne Verfahren messen den Sauerstoffverbrauch oder die Glukoseutilisation des Gehirns, mit Hilfe derer spezifische, lokalisierte, leistungsorientierte Hirnfunktionen durch neuroradiologische Untersuchungen wie Kernspin und PET studiert werden können. Weitere funktionelle Untersuchungen stammen aus der Neurophysiologie (EEG, Brain mapping, evozierte Potenziale) und der Neuropsychologie (Continous Performance Test, Span of Apprehension Test), um nur einige Beispiele zu nennen.

Alle diese Ergebnisse konvergieren zu der zentralen Annahme, dass bei Schizophrenien grundlegende morphologische und funktionale Hirnstörungen vorliegen, die Voraussetzung der Erkrankung sind und ohne die Schizophrenien nicht entstehen können.

Noch nicht abschätzbar ist, ob die Genetik allein für diese organischen Veränderungen verantwortlich ist oder ob zusätzliche Faktoren wie Virusinfektionen oder perinatale Schädigungen beteiligt sind.
Trotz dieser biologischen Fundierung ist bekannt, dass schwierige Lebensbedingungen und familiäre Strukturen, belastende Erlebnisse und geringe soziale Unterstützung die Manifestation der Erkrankung und ungünstige Verläufe fördern. Umgekehrt kann eine Reduktion oder Auflösung derart belastender Faktoren die Rezidivrate verringern und Prognose schizophrener Menschen deutlich verbessern.
Die Integration der verschiedenen ätiologischen, pathogenetischen und verlaufsmodulierenden Faktoren ist mit dem Vulnerabilitäts-Stress-Coping-Modell möglich.

39.4 Klinik und Klassifikation

39.4.1 Symptome

Die Symptome der Schizophrenien sind vielfältig und im Längs- wie im Querschnitt unterschiedlich. Es gibt nach wie vor kein singuläres Symptom, das morbusspezifisch wäre.

Es gibt aber Symptomkomplexe, die es den erfahrenen Klinikern/innen erlauben, durch Anamnese, Exploration und Beobachtung mit hoher Sicherheit die Diagnose zu stellen.

Besonders populär ist die dichotome Einteilung in Plus- und Minus-Symptomatik geworden. Charakteristische Plus- oder Produktiv-Symptome sind Halluzination und Wahn, die im Folgenden kurz beschrieben werden sollen.

Plus-Symptome

Die häufigsten schizophrenen Halluzinationen sind **akustische Halluzinationen,** vor allem das Stimmenhören. Die Stimmen können deutlich oder undeutlich, vertraut oder fremd, freundlich oder feindlich, kommentierend oder imperativ, erträglich oder unerträglich sein. Bei geringer Ausprägung sind sie nur schwer vom Gedankenlautwerden unterscheidbar. Wenn die akustischen Halluzinationen zu kriminellen oder suizidalen Handlungen drängen, gewinnen sie eine zusätzliche Brisanz und erfordern unbedingt intensive Behandlung.
Stimmen sind aber nicht die einzigen akustischen Halluzinationen, die wir kennen, es gibt auch Geräusche unterschiedlicher Art, die oft zu wenig exploriert werden.
Daneben sind auch **Halluzinationen anderer Sinnesmodalitäten** bekannt, vor allem optische, taktile und osmische Halluzinationen. Optische Halluzinationen treten gehäuft bei drogeninduzierten psychotischen Zuständen auf, vor allem wenn es um halluzinogene (LSD) oder verwandte Substanzen (Ecstasy) geht. Aber auch die Alkoholhalluzinose (z.B. Spinnen, „weise Mäuse") im Entzugsdelir ist gut bekannt, allerdings weniger bei Jugendlichen.

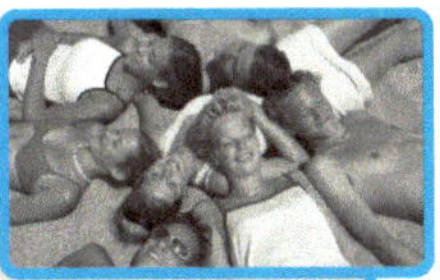

Der **Wahn** tritt in unterschiedlicher Form auf. Die häufigste schizophrene Wahnform ist der Verfolgungswahn, also das Gefühl, beobachtet, bedroht oder verfolgt zu werden, zum Teil in bestimmter Absicht. Der Verfolgungswahn kann äußerst unangenehm und angstinduzierend sein. Er führt maßgeblich dazu, dass schizophrene Menschen nicht das Haus verlassen, menschenscheu werden und sich zum eigenen Nachteil zurückziehen. Es gibt auch andere Wahnformen, wie z.B. den Größenwahn, den religiösen Wahn oder den Liebeswahn.

Minus-Symptome

Die Minus- oder Negativ-Symptome der Schizophrenien sind lange Zeit unterschätzt worden. Dazu zählen Antriebsminderung, Interesseverlust, mangelnde Belastbarkeit, Konzentrationsstörungen, Rückzugsverhalten und ähnliche Phänomene. Minus-Symptome sind uncharakteristischer als Plus-Symptome und eignen sich weniger gut zur Diagnosestellung, sie treten aber oft schon vor der Erstmanifestation auf. Sie sind für den bei manchen Patienten zu beobachtenden prämorbiden Leistungsknick verantwortlich.

Minus-Symptome sind zwischen den akuten Episoden meist die vorherrschende Symptomatik, haben oft chronischen Charakter und sind daher für die subjektive Befindlichkeit („Lebensqualität") und die Langzeitprognose in der Regel oft wichtiger als die Plus-Symptome. Die Minus-Symptomatik entscheidet darüber, auf welchem Niveau die Jugendlichen wieder in die Schule einsteigen, eine Berufsausbildung durchstehen, ein soziales Netz aufbauen und erneut Freude am Leben entwickeln können.

Weitere Symptome

Die Plus- und Minuseinteilung umfasst aber nur eine Auswahl schizophrener Symptome. Eine ausführlichere Auflistung zeigt die Kurzfassung der ICD-10 in Tabelle 39-2.

39.4.2 Subtypen

Die vielfältigen und teilweise entgegen gesetzten Symptome (zurückgezogen – hypoman, apathisch – erregt, spracharm – logorrhoisch) treten aber nicht bei jedem Patienten in gleicher oder beliebiger Mischung auf. Bei einen großen Teil der Schizophrenen lassen sich klinische Subtypen unterscheiden, die schon lange beschrieben waren, bevor der Name Schizophrenie eingeführt wurde (Tab. 39-3):

- Der auch im Jugendalter häufigste schizophrene Subtyp ist die paranoid-halluzinatorische Form, bei der die klassischen Symptome Paranoia und Wahn im Vordergrund stehen.
- Die Hebephrenie ist bei älteren Erwachsenen seltener (Hebe [griechisch] = Jugend) und weist vorrangig eine affektive Komponente („läppisch") sowie eine frühe Prägung durch Minus-Symptome auf.
- Die Katatonie ist durch zusätzliche motorische Symptome wie Grimassieren, manierierte Bewegungen und motorische Erregungszustände gekennzeichnet, kann aber auch als katatoner Stupor oder febrile Katatonie zu akuten Krankheitsbildern führen, die einer intensivmedizinischen Betreuung bedürfen.
- Die Schizophrenia simplex („schizophrenia sine schizophrenia") ist eine umstrittene Kategorie, die schleichend progredient und ohne

Tabelle 39-2 Schizophrene Symptomatik (Kurzfassung) nach ICD-10.

- Kleidung, äußeres Erscheinungsbild
- Gedankenlautwerden, Gedankeneingebung, Gedankenentzug, Gedankenausbreitung
- Kontrollwahn, Beeinflussungswahn, Gefühl des Gemachten, Wahnwahrnehmungen
- kommentierende oder dialogische Stimmen
- anhaltender, kulturell unangemessener oder völlig unrealistischer (bizarrer) Wahn
- anhaltende Halluzinationen jeder Sinnesmodalität
- Gedankenabreißen, Einschiebungen, Zerfahrenheit, Danebenreden, Neologismen
- katatone Symptome wie Erregung, Stereotypien, wächserne Biegsamkeit (flexibilitas cerea), Negativismus, Mutismus, Stupor
- negative Symptome wie Apathie, Sprachverarmung, verflachte oder inadäquate Affekte, sozialer Rückzug, verminderte Leistungsfähigkeit
- eindeutige und durchgängige Veränderung bestimmter umfassender Verhaltensaspekte

Tabelle 39-3 Subtypologie der Schizophrenien nach ICD-10.

- paranoide Schizophrenie
- hebephrene Schizophrenie
- katatone Schizophrenie
- undifferenzierte Schizophrenie
- postschizophrene Depression
- schizophrenes Residuum
- Schizophrenia simplex

akute Symptomatik auftritt und daher eher eine Ausschlussdiagnose nach längerem Verlauf darstellt.

- Erfüllt das klinische Querschnittsbild keine der vorhergehenden Subtypen-Definitionen, wird es als undifferenzierte Schizophrenie klassifiziert.

Die postschizophrene Depression und das schizophrene Residuum sind weniger eigene Subtypen als besonders ausgeprägte, u.U. auch lang dauernde Verlaufsphasen der Schizophrenien.

39.5 Diagnostik und Differenzialdiagnose

Schizophrene Psychosen im Jugendalter sind Erstmanifestationen, die zwar florid und manchmal über Nacht mit allen diagnoserelevanten Symptomen auftreten können und dann auch nicht schwierig zu diagnostizieren sind. Sie können aber auch eine noch wenig ausgeprägte, uncharakteristische oder subkomplette Ausformung aufweisen, die eine zuverlässige Diagnose erschwert. Die häufigsten Fehl- und Differenzialdiagnosen sollen daher kurz aufgeführt werden.

39.5.1 Fehldiagnosen

Die Diagnose einer juvenilen Schizophrenie erfolgt zu Unrecht

Dies kann der Fall sein, wenn Jugendliche drastische und ungewöhnliche Verhaltensstörungen zeigen. Abruptes und skurriles, destruktives, befremdliches und provokatives Verhalten genauso wie schizoid-autistische Tendenzen werfen natürlich die Frage auf, ob eine schizophrene Erkrankung vorliegt. Fehlen aber die wichtigen, diagnoseentscheidenden Aspekte, reichen „quantitative" Merkmale für eine Schizophrenie-Diagnose nicht aus. Ein sorgfältige ambulante, teilstationäre oder stationäre (jugendpsychiatrische) Abklärung ist in solchen Fällen indiziert.

Die Diagnose einer juvenilen Schizophrenie unterbleibt zu Unrecht

Diese Situation ergibt sich gewöhnlich häufiger als die vorherige. Ein Grund dafür ist die bereits erwähnte geringere Ausprägung der schizophrenen Symptomatik zu Krankheitsbeginn. So treten klare paranoide Symptome umso seltener und unkenntlicher auf, je jünger die Patienten/innen sind. Verschrobenheit, Neologismen und Spracharmut sind bei Jugendlichen ebenfalls seltener als bei Erwachsenen.
Zusätzlich wurde lange Zeit die Haltung postuliert, die Erstmanifestation einer schizophrenen Symptomatik nicht als Beginn einer Psychose, sondern als einmalige Episode zu klassifizieren. Unsicherheiten in der diagnostischen Einschätzung, Umgehung von stigmatisierend empfundenen Diagnosen und Vermeidung potenziell nebenwirkungsreicher Medikationen sind für diese Haltung mit verantwortlich gewesen. Kurze, einmalige schizophrene Psychosen müssen aber einen abgegrenzten Verlauf klar erkennen lassen. Über Monate fortbestehende schizophrene Symptome trotz intensiver Therapie sprechen gegen eine episodische Problematik und für eine Schizophrenie.

> Diese Thematik erhält derzeit neue Aktualität, da die Bedeutung von Früherkennung und Frühbehandlung mehr denn je diskutiert wird. Es liegen Hinweise vor, die dafür sprechen, dass die Behandlung umso erfolgloser und der Verlauf umso negativer ist, je später die Behandlung beginnt.

Auch wenn die Zuordnung prämorbider schizophrener Zustände im Jugendalter besonders problematisch erscheint, sollte die unnötige Verzögerung von Diagnose und Therapie der Schizophrenien nach Manifestation der klinischen Symptomatik heute nicht mehr praktiziert werden.

Unzutreffende Subtypisierung

In älteren Lehrbücher wurde propagiert, dass alle im Jugendalter beginnenden Schizophrenien als

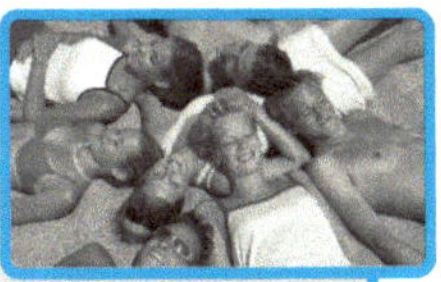

Hebephrenien einzuordnen seien. Dies trifft nicht zu (s.o.). Diese Diskussion ist deshalb von therapeutischer Relevanz, weil die Hebephrenien als prognostisch ungünstige schizophrene Subtypen gelten und die derart eingestuften Patienten/innen dann fälschlicherweise grundsätzlich als ungünstige Fälle eingeschätzt werden.

39.5.2 Klassische Differenzialdiagnosen

Nicht jede psychotische Symptomatik ist eine schizophrene Psychose. Vor allem vorübergehende schizophrene Symptome können durch eine Vielzahl **hirnorganischer Prozesse** ausgelöst werden. Bei der Erstmanifestation einer schizophrenen Symptomatik im Jugendalter ist deshalb eine gründliche somatisch-neurologische Abklärung unabdingbar. Schädel-Hirn-Traumen, unerkannte Missbildungen, Infektionen (Meningitis, Enzephalitis, SSPE etc.), epileptische Psychosen, seltener Tumoren oder degenerative Prozesse können die Ursache sein.

Das Jugendalter ist das Probieralter für **Drogen** aller Art. Halluzinogene (LSD), Ecstasy und Amphetamine führen am direktesten zu psychotischen Symptomen, aber auch Kokain und andere Substanzen kommen dafür in Frage, vor allem wenn sie längere Zeit, in hohen Dosen oder in schlecht verträglichen Mischungen genommen werden (s. Kap. B20).

Eine gewisse affektive Färbung des psychopathologischen Spektrums findet man sowohl prämorbid als auch in den akuten Anfangsstadien. Depressivität, Angst und Hypomanie sind dabei am häufigsten, ohne dass dies sofort die Diagnosestellung einer schizoaffektiven Psychose erlauben würde. Auch schizophrene Menschen haben Affekte, die sich in Krisen zuspitzen können. Aus diesem Grund ist die zuverlässige Differenzierung von schizoaffektiven und **affektiven Psychosen** (besonders manische Formen) bei Erstmanifestationen bisweilen schwierig und gelingt bei den episodischen Verläufen oft nur durch den Verlauf, wenn mehrere Episoden beobachtet und die nosologische Zuordnung überprüft werden konnten.

Eine jugendtypische Differenzialdiagnose zu allen psychotischen Störungen sind die so genannten **Pubertäts- oder Adoleszenzkrisen.** Als Klassifikationsmöglichkeit weder im ICD-10 noch im DSM-IV vertreten, ist diese diagnostische Variante vermutlich wegen ihrer geringen Verbindlichkeit nach wie vor gebräuchlich. Als Pubertäts- oder Adoleszenzkrisen versteht man altersgebundene Störungsbilder mit bunter, wenig definierter Symptomatik, abgegrenztem Verlauf und eher günstiger Prognose. Grundsätzlich sollten diese Diagnosen nicht inflationär verwendet und nach Möglichkeit durch klare, umschriebene Diagnosen ersetzt werden, insbesondere dann, wenn die Krise zu einer lang dauernden Störung zu werden droht.

Zu den weniger populären Differenzialdiagnosen der Psychosen gehören auch die **Persönlichkeitsstörungen.** Spätestens ab dem 16. Lebensjahr sind aber auch Persönlichkeitsstörungen in die differenzialdiagnostischen Überlegungen mit einzubeziehen. Die schizotype Persönlichkeitsstörung (ICD-10: F21) wird dabei im DSM-IV sogar dem Schizophrenie-Spektrum zugeordnet. Daneben kommen schizoide und paranoide Persönlichkeitsstörung in Betracht, die man gehäuft in Familien mit schizophrener Belastung findet. In Einzelfällen weisen auch narzistische und Borderline-Persönlichkeitsstörungen psychotische Inhalte auf oder gehen in Schizophrenien über.

Autistische Störungen (frühkindlicher Autismus, Asperger-Syndrom) werden nicht mehr – wie früher – zu den Psychosen gezählt.

39.6 Verlauf

Die Verlaufsforschung der Schizophrenien ist bis vor nicht allzu langer Zeit durch Ergebnisse aus dem Erwachsenenalter dominiert gewesen. Die

Tabelle 39-4 Verlauf der Schizophrenie im Erwachsenenalter.

Symptomatik nach Langzeitverlauf	Bleuler 1972 (%)	Ciompi/Müller 1976 (%)	Huber et al. 1979 (%)
keine	20	29	26
gering	33	24	31
mittel	24	26	29
schwer	24	20	14

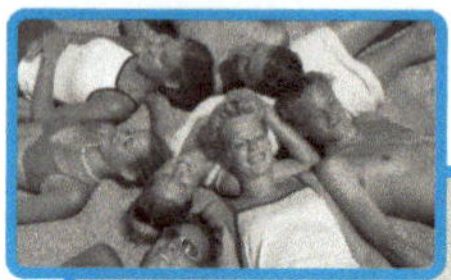

einst sehr pessimistischen Aussagen (Kraepelin 1896) wurden abgelöst durch die Verlaufsstudien von M. Bleuler (1972), Ciompi/Müller (1976), Huber et al. (1979) und vielen anderen Untersuchungen (Tab. 39-4). Mit ihnen wurde die enorme Vielgestaltigkeit der schizophrenen Verläufe und ein Verlaufsanteil von etwa der Hälfte günstiger Entwicklungen (keine oder geringe Symptomatik bei Katamnese) zur herrschenden Lehrmeinung. Zusammen mit verbesserten medikamentösen, psychologischen, psychotherapeutischen, (sozial)pädagogischen und institutionellen Bedingungen entstand die Hoffnung, die Verlaufsgestalt der Schizophrenien zum Günstigen hin verändern zu können.
Die Erfüllung dieser Hoffnung hat sich bisher nicht nachweisen lassen, im Gegenzug ist sogar der so genannte Neokraepelinismus entstanden, der am prägnantesten im Klassifikationssystem DSM-IV zum Ausdruck kommt. Auf die kinder- und jugendpsychiatrische Sicht der Schizophrenien haben diese Entwicklungen keinen großen Einfluss gehabt.

> Erst mit Beginn der 90er-Jahre sind Verlaufsstudien publiziert worden, die zeigen konnten, dass die im Jugendalter beginnenden Schizophrenien im Vergleich zum Erwachsenenalter eine ungünstigere Prognose aufweisen. Aufgrund der geringen Stichprobengröße lassen die bisherigen Untersuchungen aber noch keine endgültigen Generalisierungen zu.

Für die Zuverlässigkeit der bisherigen Studien spricht, dass sie mit der klinischen Erfahrung und anderen empirischen Ergebnissen gut übereinstimmen. Demnach haben schizophrene Jugendliche mit ungünstigem Verlauf ausgeprägtere prämorbide Einschränkungen, häufigere schleichende Initialstadien, vermehrte Minus-Symptome im Frühverlauf, einen höheren Symptom-Score bei Entlassung aus der ersten Hospitalisation und eine eingeschränkte soziale Prognose in allen wichtigen Bereichen (Ausbildung, Beruf, Sexualität, Partnerschaft, Selbstständigkeit).

> Gerade deshalb ist ein frühe und adäquate Behandlung schizophrener Jugendlicher erforderlich, weil nur auf diesem Weg eine Verbesserung der Prognose realisierbar ist.

39.7 Therapie

39.7.1 Stationäre Therapie

Die (differenzial)diagnostische Abklärung, Anbehandlung und Perspektivenklärung bei schizophrenen Erstmanifestationen im Jugendalter geschieht am vorteilhaftesten im stationären Rahmen.

> Der wichtigste Leitgedanke dabei ist die störungsspezifische, multimodale Therapie, d.h. dass spezifische Diagnostik-, Therapie- und Nachbetreuungsmöglichkeiten geschaffen werden, die durch klinische und wissenschaftliche Erfahrung geprägt sind.

Im Unterschied zum Polypragmatismus werden solche Therapieverfahren ausgewählt, die einen ausgewiesenen Nutzen auf distinkte Krankheitssymptome haben. Solche Therapieformen können nur in einem versierten interdisziplinären Team umgesetzt werden.

Medikamentöse Therapie

Die wichtigste Behandlung der **akuten schizophrenen Stadien** besteht in einer angemessenen und wirksamen antipsychotischen Medikation. Das Ziel der Medikation sind Reduktion der Symptomatik, allgemeine Vitalisierung sowie verbesserte Beziehungs- und Leistungsfähigkeit. Im Gegensatz zu landläufigen Vorurteilen besteht die angestrebte antipsychotische Wirkung nicht oder nur vorübergehend in einer Sedierung („Ruhigstellung") der Patienten/innen.
Die Möglichkeiten zu einer individuell angepassten antipsychotischen Medikation haben sich in den letzten Jahren rapide verbessert und werden in den nächsten Jahren durch Einführung neuer Substanzen („atypische", d.h. nicht vorwiegend antidopaminerg wirkende Neuroleptika) noch weiter gesteigert werden können. Die Entwicklung von wesentlich nebenwirkungsärmeren Neuroleptika hat viele unangenehme und unerwünschte Begleiterscheinung der Medikation und die medikamentöse Behandlungsbedürftigkeit von Nebenwirkungen zurückgedrängt.
Ist eine zusätzliche antidepressive Medikation erforderlich, liegt ebenfalls eine Vielzahl neuer, gut verträglicher Antidepressiva vor (s. Kap. 17).

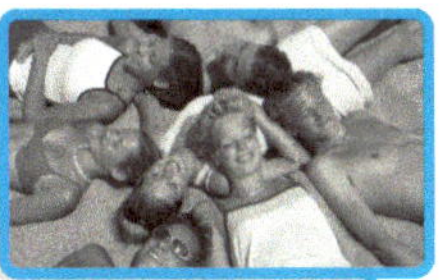

> Gerade durch die verbesserte Pharmakotherapie ist die Psychotherapiefähigkeit der schizophrenen Jugendlichen deutlich gestiegen.

Zunehmend beginnt sich folgendes Medikationsschema zu etablieren:

- Immer wenn es vertretbar ist, werden nebenwirkungsarme Neuroleptika eingesetzt. Derzeit sind dies Risperidon (Risperdal® 1–6 mg/Tag) und Olanzapin (Zyprexa® 10–30 mg/Tag) und Whetiapin (Seroquel 300–750 mg/Tag).
- Haloperidol muss primär nur dann eingesetzt werden, wenn die Patienten/innen hochgradig erregt sind, eine orale Medikation ablehnen, eine schnellstmögliche Symptomreduktion unumgänglich ist oder andere Neuroleptika erfahrungsgemäß nicht wirksam sind.
- Sind Risperidon, Olanzapin und Quetiapin trotz angemessener Dosierung nicht ausreichend, ist in erster Linie an Clozapin (Leponex 300–500 mg/Tag) zu denken. Klassische, vorwiegend antidopaminerg wirkende Neuroleptika wie Haloperidol, Flupentixol oder Fluphenazin werden als Dauermedikation meist nur noch dann eingesetzt, wenn andere medikamentöse Varianten ohne Erfolg geblieben sind.

Bei den neuen Neuroleptika müssen Patienten/innen und Eltern meistens gesondert aufgeklärt und um Zustimmung gebeten werden, weil diese Substanzen für Jugendliche oft noch nicht zugelassen sind.

Bei den älteren Substanzen ist bei Jugendlichen wegen der extrapyramidalen Nebenwirkungen in der Regel die zusätzliche Gabe von Biperiden (Akineton®) erforderlich. Bei Clozapin müssen die Familien wegen des Agranulozytose-Risikos ebenfalls gesondert aufgeklärt werden, und es sind regelmäßige Kontrolluntersuchungen durchzuführen. Aus diesen Gründen ist Clozapin kein Notfallmedikament. Je nach klinischer Situation können zusätzlich auch niedrig potente Neuroleptika oder Benzodiazepine verabreicht werden.

Nach Behandlung der Akutsymptomatik und Entlassung aus der Erstbehandlung ist in den meisten Fällen eine **Langzeitmedikation** von mindestens ein bis zwei Jahren zu empfehlen, die sowohl prophylaktischen wie therapeutischen Charakter hat. Die Dosierung der Medikamente sollte so niedrig wie möglich sein. Es liegen zwar keine Rückfallstudien bei unmedizierten Jugendlichen vor, die Zahlen aus dem Erwachsenenalter sind aber schon ungünstig und unseres Erachtens ist die Rezidivgefahr bei Jugendlichen noch größer als bei Erwachsenen.

Nicht-medikamentöse Therapie

Wenn die Jugendlichen etwas stabilisiert sind, können diejenigen Probleme angegangen werden, die nicht genügend auf pharmakologische Ansätze ansprechen. Dazu gehören Minderungen von Antrieb (Apathie), Beziehungsfähigkeit (Scheu, Rückzug, Kontaktangst) und kognitiver Prozesse (Konzentration, Unterscheidung von Wahrnehmung und Interpretation, Fokusierung, kognitive Hierarchien, Konkretismus).

Für die psychosozialen Anteile bieten sich **Gruppentherapien** an, die in steigendem Komplexitätsgrad die Probleme klären und bearbeiten helfen. Das Integrierte Psychologische Therapieprogramm (IPT) hat im Erwachsenenbereich großen Anklang gefunden und ist auch für Jugendliche adaptiert worden. Ist in kleineren stationären Abteilungen keine Arbeit mit Gruppen von schizophrenen Jugendlichen möglich, können Teile des IPT auch im Einzelkontakt angewendet werden. Für die kognitiven Defizite liegen spezielle PC-Programme vor (z.B. COGPACK), außerdem empfiehlt sich die intensive Zusammenarbeit mit den Kliniklehrern/innen, die einen erheblichen Anteil des kognitiven Trainings in den Unterricht einbauen können. Zusätzlich zu den störungsspezifischen Techniken können auch unspezifische Therapiemodule wie Mal-, Bewegungs- und Musiktherapie eingesetzt werden, vor allem wenn die Patienten/innen solche Techniken bevorzugen und wenn die Therapeuten/innen im gezielten Umgang mit schizophrenen Jugendlichen Erfahrung aufweisen.

Die **Einzeltherapie** dient der Koordination der verschiedenen Therapieformen als auch der intrapsychischen Integration und vertieften Verarbeitung der dabei gewonnenen Erkenntnisse, soweit die Jugendlichen dazu bereit und in der Lage sind.

Von großer, nicht zu unterschätzenden Bedeutung ist auch die **Alltagstherapie** auf Station (Soziotherapie, Milieutherapie), die die pädagogische Umsetzung lebenspraktischer Erfordernisse, die Einhaltung von Pünktlichkeit und Hygiene, einen angemessenen Umgang mit anderen Jugendlichen und die Beteiligung am Gruppengeschehen anstrebt.

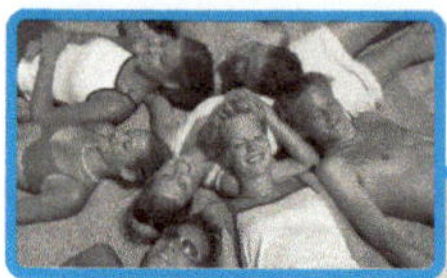

Einbeziehung der Familie

Ein wichtiger Aspekt ist die Zusammenarbeit mit der Familie. Für die meisten Eltern ist es eine große emotionale Belastung, wenn sie davon erfahren, dass ihr Kind an einer Schizophrenie erkrankt ist und sie müssen in diesem Schmerz begleitet werden. Es geht aber nicht nur um Trost, sondern auch um Information und Aufklärung über die Erkrankung und vor allem darum, welche positiven Umgangsformen mit dem erkrankten Kind innerhalb der Familie realisierbar sind. Es geht um die veränderte Familienkonstellation, um die Belastung mit einem möglicherweise schwierigen Kind, um Krankheits- und Symptomwissen, um Rückfallprophylaxe und Langzeitbetreuung ohne elterlichen „burn out".

Solange die schizophrenen Jugendlichen in der Familie leben, und das tun sie in unterschiedlicher Weise meist ziemlich lange, ist die elterliche Kompetenz ein maßgeblicher Faktor für das individuelle Wohlbefinden aller Familienmitglieder und für den Krankheitsverlauf im Besonderen.

39.7.2 Poststationäre Integration

Viele schizophrene Jugendliche verlassen die Klinik, ohne ihr prämorbides Leistungsniveau erreicht zu haben. Bei manchen Jugendlichen sind die prämorbiden Einschränkungen auch so schwerwiegend, dass sie eine grundsätzliche Nachreifung und Leistungsförderung benötigen, um schulischen, beruflichen und sozialen Anforderungen zu genügen.

Die Erstbehandlung endet daher nicht mit dem Abschluss der stationären Behandlung, sondern mit einer möglichst gründlichen und zuverlässigen Beratung und Perspektivenklärung über die individuellen Möglichkeiten und Grenzen der Jugendlichen.

Das Ziel ist die erfolgreiche Gratwanderung zwischen Unter- und Überforderung, und zwar in allen Lebensbereichen. Dies erfordert die Zusammenarbeit mit Schulen, Ausbildern, Firmen, therapeutischen Wohngruppen und Förderzentren. Eine fachkundige, nach Möglichkeit auch therapeutische Betreuung durch einen (Kinder- und Jugend-)Psychiater ist schon wegen der Medikation unumgänglich.

Literatur

American Psychiatric Association: Diagnostic and Statistical Manual of Mental Disorders. 4. Edition. APA, Washington, DC (1994)

Bleuler M: Die schizophrenen Geistesstörungen. Thieme, Stuttgart (1972)

Braun-Scharm H: Verlauf schizophrener Psychosen im Jugendalter. In: Freisleder FJ, Linder M (Hrsg): Aktuelle Entwicklungen in der Kinder- und Jugendpsychiatrie, MMV, München, S. 116–136 (1992)

Braun-Scharm H: Initialverlauf und Krankheitsverarbeitung der im Jugendalter beginnenden Schizophrenien. Peter Lang Verlag, Frankfurt/M (1999)

Cawthron P, James A, Dell J, Seagroatt V: Adolescent onset psychosis. A clinical and outcome study. J Child Psychol Psychiat 35:1321–1332 (1994)

Findling RL, Schulz Ch, Reed MD, Blumer JL: The antipsychotics, a pediatric perspective. Pediatr Clin North Amer 45/5, 1205–1232 (1998)

Kienzle N, Braun-Scharm H: Schizophrene Psychosen. In: Steinhausen HC, von Aster M (Hrsg.): Handbuch Verhaltenstherapie und Verhaltensmedizin bei Kindern und Jugendlichen. Beltz, Psychologie Verlags Union, Weinheim (359–389), 2. Auflage (1999)

Lay B, Blanz B, Hartmann M, Schmidt MH: The psychosocial outcome of adolescent-onset schizophrenia: a 12-year follow-up. Schizophr Bull 26/4, 801–816 (2000)

40 Schwangerschaft

Johannes Bitzer

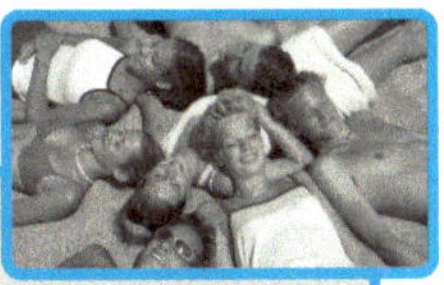

Eine Schwangerschaft stellt bei einer Jugendlichen zumeist ein unerwartetes, ungeplantes Ereignis dar. Dieses unerwartete Ereignis ruft Angst- und Panikgefühle hervor, es entsteht eine große Unsicherheit, Hilflosigkeit und Verzweiflung. Diese Gefühle führen nicht selten dazu, dass die Jugendliche die sicheren Zeichen der Schwangerschaft, nämlich das Ausbleiben der Periode, nicht wahrnimmt oder verleugnet und dass verschiedene Abwehrmechanismen eingesetzt werden, um sich vor dieser unerträglichen Situation zu schützen. Damit beginnt oft ein Teufelskreis: Die Jugendliche vertraut sich ihrer Familie nicht an, sie versucht das Problem zu verbergen. Dies wiederum verstärkt ihre Einsamkeit und Hilflosigkeit. Deshalb sucht sie erst sehr spät ärztliche Hilfe, sodass dann die Schwangerschaft häufig bereits weit fortgeschritten ist.

Bei vielen Ärztinnen und Ärzten lösen diese Jugendlichen ambivalente Gefühle aus. Neben dem Mitgefühl besteht oft Ärger darüber, dass so etwas überhaupt noch vorkommt: Befremden über die Vorstellungen zur Sexualität, Partnerschaft und Mutterschaft bei der Jugendlichen, die eventuell meilenweit von den ärztlichen Vorstellungen entfernt sind, sowie Enttäuschung über die „mangelnde" Selbstverantwortung.

> Die negativen Gefühle auf beiden Seiten belasten die Arzt-Patientin-Beziehung und erschweren eventuell die Lösung des ohnehin sehr schwierigen Problems der Schwangerschaft bei Jugendlichen.

Denn kommt es schließlich zur Offenlegung des Problems vor der eigenen Familie und vor einer medizinischen Fachperson, dann ist die junge Patientin vor sehr schwerwiegende Entscheidungen gestellt, die erhebliche Auswirkungen auf ihr weiteres Leben und ihren Gesundheitszustand im körperlichen und seelischen Bereich haben können.

40.1 Epidemiologie

Die Häufigkeit von Schwangerschaften bei Teenagern ist sehr unterschiedlich. Am häufigsten kommen Teenager-Schwangerschaften in den USA vor, wo 15 bis 20% der jugendlichen Frauen im Alter vor 18 Jahren schwanger werden. Die niedrigste Rate findet sich in den Niederlanden (14 pro 1000 unter den 15- bis 19-Jährigen). In Schweden liegt die Rate bei 33 und in England und Wales bei 44 pro 1000 der 15- bis 19-Jährigen. In Deutschland ist die Rate der Teenager-Schwangerschaften etwa gleich wie in England, der Anteil der Frauen unter 18 Jahren an allen Gebärenden liegt konstant zwischen 1 bis 2%. Die Schwangerschaftsabbruchrate liegt in allen westlichen Ländern in dieser Altersgruppe zwischen 30 bis 60%.

40.2 Bedeutung der Schwangerschaft bei einer Jugendlichen für Gesundheit und Krankheit

Zum Verständnis der Folgen von Schwangerschaften bei Jugendlichen ist es wichtig, sich die zwei wesentlichen Charakteristika dieses Ereignisses deutlich zu machen.

40.2.1 Entwicklungspsychologischer Aspekt

Die Jugendliche befindet sich in einer Übergangsphase von der Kindheit zum Erwachsen werden. Der Prozess der Adoleszenz spielt sich auf sehr verschiedenen Ebenen ab. Es kommt zu körperlichen Veränderungen, die im Zusammenhang stehen mit der beginnenden Fähigkeit der Fortpflanzung und der starken Intensivierung des sexuellen Begehrens und der Sexualität überhaupt. Diese körperlichen Veränderungen müssen angenommen und in das Körperbild der Jugendlichen integriert werden. Eine Schwangerschaft bedeutet eine ungeheure Intensivierung des Veränderungspozesses, bedeutet gleichsam einen Sprung vom kindlichen in den erwachsenen Körper ohne Erfahrungen des Übergangs.

Adoleszenz ist die Phase der Ablösung von der Ursprungsfamilie und die Phase des Aufbaus neuer, intimer Beziehungen zu anderen Menschen. Diese Beziehungen müssen zunächst ausprobiert werden, neue Muster entstehen, die sich wieder auflösen und neu bilden. Es ist durchaus ein kreatives Beziehungschaos. Die Schwangerschaft aber signalisiert den Beginn einer sehr engen Beziehung, die sehr viel innere Stabilität erfordert und zunächst einmal von der Jugendlichen vor allem „das Geben" verlangt.

Adoleszenz bedeutet auch die Suche nach einer eigenen Identität. Idealbildungen und kritische Auseinandersetzungen mit Idealen stellen notwendige Voraussetzungen dar, um ein eigenes Bild vom idealen Selbst zu entwickeln, das in

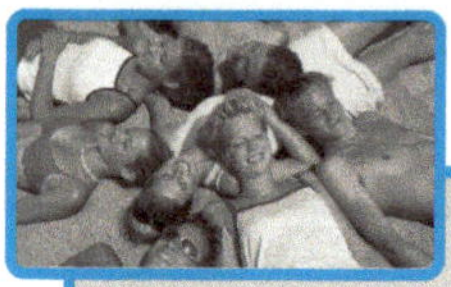

einen dynamischen Prozess der Auseinandersetzung mit dem realen Selbst tritt. Die Schwangerschaft dringt dominierend und verdrängend in diesen Prozess ein. Sie fordert die Entwicklung einer mütterlichen Identität gewissermaßen unter Zeitdruck und ohne Möglichkeiten des Rückzugs. Im äußeren Lebensrahmen ist die Adoleszenz die Phase des Aufbaus einer Ausbildung, und es ist der Beginn einer beruflichen Karriere. Die Grundlagen für das spätere berufliche Leben werden gelegt. Eine Schwangerschaft bedeutet in den meisten Fällen die Unterbrechung bzw. Abbruch dieser Phase und birgt damit die Gefahr einer langfristigen sozialen Benachteiligung der betroffenen Jugendlichen.

> Die Prozesse der Adoleszenz stehen also in einem konflikthaften Verhältnis zu den Entwicklungsaufgaben der Mutterschaft.

Aus der Sicht des psychoanalytischen Entwicklungspsychologen Erikson ist das zentrale Thema der Adoleszenz der „Kampf" zwischen Identitätssuche und Rollendiffusion, während die Phase des frühen Erwachsenseins durch die Spannung zwischen Intimität und Isolation geprägt ist. Erst die Ausbildung einer stabilen Identität erlaubt die Entwicklung von Intimität mit einer anderen Person und diese wiederum ist die Voraussetzung für den Übergang zur Elternschaft, die gekennzeichnet ist durch das Spannungsfeld zwischen Generativität und Stagnation.

> Die Jugendliche wird vor die eigentlich unlösbare Aufgabe gestellt, gleichzeitig die Entwicklungsaufgaben der Adoleszenz und die Entwicklungsaufgaben der Mutterschaft zu bewältigen.

40.2.2 Transgenerationeller Aspekt

Der transgenerationelle Aspekt der Teenager-Schwangerschaft beinhaltet, dass von diesen Veränderungen meist auch die Eltern der Jugendlichen betroffen sind. Auch deren Lebenszyklus verändert sich grundsätzlich. Betroffen ist natürlich auch das zu erwartende Kind.

Die **Jugendliche** ist in ihrer körperlichen und seelischen Gesundheit und in ihrer Lebensstabilität noch stark von ihren sozialen Ressourcen abhängig. Im Fall einer Schwangerschaft bei einer Jugendlichen werden nicht selten die Mütter der Jugendlichen erneut zur Mutter des Kindes. Diese Beziehungskonstellation erscheint problematisch und erlaubt es der Jugendlichen oft nicht, sich regelrecht von der Mutter abzulösen und eine Beziehung zum eigenen Kind aufzubauen. Es besteht die Gefahr, dass sich Generationsgrenzen vermischen und eine sehr problematische Rollendiffusion eintritt.

Auch bei den **werdenden Großeltern** geschieht ein Einbruch in ihre Lebensplanung. Nach der Phase der Kindererziehung und des Familienaufbaus würden sie jetzt in die Phase der Konsolidierung übergehen und in eine Phase, in der die direkte Sorge für das Kind keine zentrale Rolle mehr spielt. Es ist eine Phase, in der es auch um die Auseinandersetzung mit dem Älterwerden geht. Alle diese Prozesse werden bei der Generation der werdenden Großeltern blockiert.

Schließlich sind durch diese Veränderungen des Lebenszyklus auch die Ausgangsbedingungen für das **werdende Kind** entscheidend beeinflusst. Die Verfügbarkeit der jungen Mutter ist nur beschränkt vorhanden, auch die emotionale und persönliche Kompetenz im Umgang mit einem Kleinkind fehlt häufig und führt dazu, dass die Kinder frühe Mangelerfahrungen durchmachen, die zu weiteren Verhaltensproblemen führen. Diese wiederum können das problematische Verhalten der Mutter verstärken. Sie kann sich zurückgewiesen fühlen, nicht angenommen und auf dieses „Nicht-Angenommenwerden" aggressiv reagieren, sodass sich der Teufelskreis auch hier verstärkt.

40.3 Ursachen von Teenager-Schwangerschaften

Die Ursachen der Teenager-Schwangerschaften liegen auf verschiedenen Ebenen.

- **Sexuelles Risikoverhalten,** das auf mangelnde Information und mangelnde Unterstützung im sozialen Umfeld hin zurückzuführen ist und das aus der eigenen Lebensgeschichte heraus entsteht: Diese Jugendlichen riskieren häufig viel, um durch das Risiko sich selbst deutlicher zu spüren, und sie verleugnen nicht selten die eigene Betroffenheit. „Es sind die Anderen, nicht ich selbst, die von Risiken getroffen werden." Diese Jugendlichen sind auch in Gefahr, von älteren Partnern ausgenutzt zu werden. Ihre Bedürfnisse nach Nähe und Sicherheit, die zu Hause nicht erfüllt werden, richten sich dann auf ältere Partner, bei denen sie hoffen, diese Bedürfnisse durch sexuelle Hingabe er-

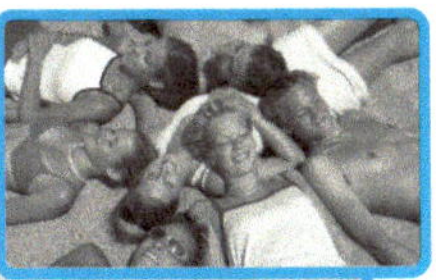

füllt zu bekommen. Diese Hoffnung trügt jedoch meistens. Am Ende fühlen sich die Jugendlichen ausgebeutet und fremdbestimmt.

- **Ambivalenter Kinderwunsch,** insbesondere im Zusammenhang mit Ablösungskonflikten aus der Ursprungsfamilie: Eine Schwangerschaft dient nicht selten dem halbbewussten Versuch, aus einer unerträglichen Familiensituation auszubrechen oder aber auch eine instabile Beziehungssituation zu klären. Durch die Fähigkeit, ein Kind zu bekommen, demonstriert die Jugendliche sich selbst und den anderen ihr Erwachsensein auf eine unbezweifelbare Art und Weise. Eine Schwangerschaft bedeutet in diesem Zusammenhang auch eine Zunahme an Macht und Kompetenz, eine Selbstbestätigung und Anerkennung. Schwangersein ist dann nicht nur ein belastender Zustand voller Ängste, sondern auch ein Zustand mit narzisstischem Hochgefühl, der gegen den Zugriff von außen verteidigt werden muss.
- **Unwissenheit und mangelnde Verfügbarkeit von Kontrazeptiva:** Dies gilt vor allem für Mädchen, deren soziokulturelles Umfeld besonders sexualfeindlich und unterdrückend ist. In diesem Umfeld wird über Sexualität und Verhütung nicht gesprochen, und es werden starke Schuldgefühle gegenüber sexuellem Verlangen aufgebaut. Damit verbunden ist das Verbot von Verhütungsmitteln, die somit den Jugendlichen nicht zugänglich sind.

Aus diesen Ursachenmustern heraus ergeben sich die in der Literatur beschriebenen Risikogruppen für die Entstehung von Schwangerschaften in der Adoleszenz:

- Jugendliche mit geringer Schulausbildung
- Jugendliche mit ambivalentem Kinderwunsch
- arbeitslose Jugendliche
- Jugendliche in starken sozialen Belastungssituationen

40.4 Risiken einer Teenager-Schwangerschaft

40.4.1 Medizinische Risiken

Schwangerschaft und Geburt

In der Literatur wird die Diskussion kontrovers geführt, inwieweit das Alter selbst ein Risikofaktor für die Schwangerschaft und Geburt darstellt.

> Aus epidemiologischen Studien weiß man, dass Schwangerschaften bei Frauen unter 18 Jahren komplizierter verlaufen und auch häufiger Geburtskomplikationen auftreten als bei Frauen der Altersgruppen zwischen 20 und 35 Jahren.

Fraglich ist, inwieweit diese erhöhte Komplikationsrate direkt etwas mit dem Alter zu tun hat oder vielmehr mit den soziokulturellen Rahmenbedingungen, in denen die betreffenden Jugendlichen leben. Komplikationen sind vor allem dann vorhanden, wenn starke soziale Belastungen vorliegen, ein problematisches Ess- und Ernährungsverhalten gefunden wird, schwere familiäre Konflikte und konflikthafte Beziehungsmuster und erhebliche finanzielle Probleme vorliegen. Gleichzeitig kommt dazu, dass auch die Stabilität der Partnerschaft meist in dieser jungen Altersgruppe verringert ist oder auch ganz fehlt.

Man findet statistisch gehäuft Infektionen während der Schwangerschaft, Mangelentwicklungen und Frühgeburtsbestrebungen. Betrachtet man die Risikobewertung im Rahmen von Perinatalstudien, so ist die Schwangerschaft bei einer unter 18-Jährigen mit einem erhöhten Risiko um den Faktor 3 belastet ist (= mittlere Risikoerhöhung). Schwangere Teenager, besonders die unter 15 Jahren, haben höhere Raten von Komplikationen wie Anämie, schwangerschaftsinduzierte Hypertonie, mütterliche Mortalität, Frühgeburtlichkeit und geringeres Kindsgewicht als Frauen über 20 Jahren. Eine Langzeitstudie zeigt, dass insbesondere auch das Geburtsgewicht bei Teenager-Müttern deutlich geringer ist, ebenso die Inzidenz von Frühgeburten. Selbst in den Ländern, in denen Teenager-Schwangerschaften nicht vermehrt in den niederen sozioökonomischen Schichten auftreten, ist die Rate von untergewichtigen Neugeborenen in der adoleszenten Bevölkerung erhöht. In Saudi-Arabien z.B., wo die frühe Heirat und Familiengründung empfohlen wird, gibt es diese Schwangerschaften in allen sozioökonomischen Schichten. Dort wird über eine Inzidenz von 23% untergewichtiger Neugeborener bei Müttern im Alter unter 17 Jahren berichtet. Zu einem gleichen Ergebnis kam eine irische Studie, bei der 800 Teenager-Mütter mit Müttern im Alter von 20 bis 29 Jahren verglichen wurden. Auch hier zeigte sich eine erhöhte Rate von Frühgeburtlichkeit, Totgeburt und neonataler Mortalität in der Teenagergruppe.

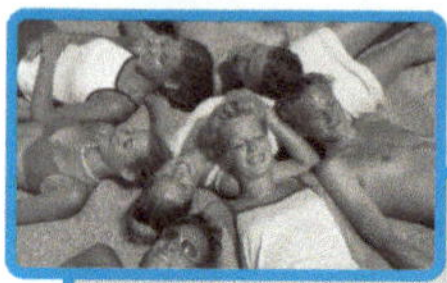

Am eindeutigsten sind die epidemiologischen Befunde im Hinblick auf eine Assoziation zwischen mütterlichem Alter und geringem Geburtsgewicht. Die „Louisiana infant mortality study" verglich Mortalität und geringes Geburtsgewicht bei 16-jährigen oder jüngeren Frauen mit älteren Altersgruppen. Die perinatale Mortalität war mit 56,5/1000 versus 23,4/1000 wesentlich höher bei den Neugeborenen der Jugendlichen, ebenso wie die Frühgeburtenrate mit 15 versus 8%.
Die Inzidenz einer erneuten Schwangerschaft innerhalb eines Jahres nach der ersten Geburt einer Adoleszenten wird in der Literatur zwischen 17–40% angegeben. Innerhalb von zwei Jahren steigt diese Rate auf 28–50% an.

> In verschiedenen Studien wurde gezeigt, dass das Risiko der Neugeborenen von Teenager-Müttern, während des ersten Lebensjahrs zu sterben, höher ist als bei Kindern von älteren Müttern.

Diese erhöhte Mortalitätsrate war vor allen auf Infektionen, Gewalt, Unfälle und auch „sudden infant death"-Syndrome zurückzuführen, die möglicherweise alle stark mit den sozialen, ökonomischen und Ausbildungsbedingungen der jugendlichen Mutter zu tun haben. Allerdings wurde auch ein erhöhter Kindsmissbrauch und eine erhöhte Kindesvernachlässigung bei Teenager-Familien festgestellt.
Kritisch ist anzumerken, dass viele Ergebnisse aus Studien stammen, die keine klaren Methoden und keine gut definierten Kontrollgruppen hatten. Ebenso war die Definition von „Teenager" uneinheitlich. So wurden in diese Studien alle jungen Frauen im Alter von 13 bis 19 Jahren eingeschlossen, wobei aber die 18- bis19-Jährigen überrepräsentiert waren, was wiederum eine andere Gewichtung der Resultate mit sich bringt. Gerade die 18- bis 19-jährigen Mädchen haben andere Komplikationen als die 13- bis 14-jährigen. Die Hauptzielgruppe sollte deshalb die Gruppe < 18 Jahren sein.

> Beim Geburtsverlauf selbst scheint die junge Patientin unter 18 Jahren kein wesentlich höheres Risiko zu haben als die etwas ältere Patientin.

Angeborene Fehlbildungen

Die Datenlage ist aufgrund der geringen Anzahl von Geburten von Müttern unter 16 Jahren sowie der Anzahl von Fehlbildungen unsicher. Studien zeigen jedoch gewisse Trends.

> So sollen Mädchen unter 16 Jahren ein höheres Risiko haben, ein Kind mit einer Trisomie 21 zur Welt zu bringen. Dieses Risiko entspricht etwa den Risiken einer über 35-jährigen Frau.

40.4.2 Psychologische Risiken

Die größte Gefahr einer Teenager-Schwangerschaft liegt in den möglichen psychosozialen Risiken und Folgezuständen.

> Auch wenn der Körper der Jugendlichen in der Lage ist, eine Kind zu empfangen und auszutragen, so sind viele Jugendliche kognitiv, emotional und von ihrem Verhalten her noch nicht in der Lage, die vielen Belastungen, die mit einer Mutterschaft einhergehen, zu bewältigen.

Für viele junge Frauen steht die eigene Bedürftigkeit noch ganz im Zentrum. Eigene Belange bedrängen die Jugendliche, und viele Fragen stellen sich ihr: Wer bin ich? Wer möchte ich sein? Was möchte ich werden? Mit wem möchte ich zusammensein? Was sind meine Lebensideale und Lebenspläne? Alle diese Fragen können in einem offenen oder versteckten Gegensatz zur Schwangerschaft und zum Verhalten im Hinblick auf das erwartete Kind sein. Dadurch kann es bei den betroffenen Frauen und Männern zu erheblichen Schuldgefühlen kommen, und es entstehen starke Ambivalenzgefühle, die sich in körperlichen Symptomen ausdrücken können wie Somatisierungsstörungen, aber auch in Angst- und Paniksymptomen oder depressiven Verstimmungen.

> Diese Symptombildungen beziehen sich auf Angstzustände, Depression und erhöhte Raten von Selbstmordversuchen. Diese Raten sind vor dem Hintergrund einer erhöhten Inzidenz von Depressionen und Selbstmordversuchen adoleszenter Mädchen verglichen mit Jungen zu sehen.

Eine besondere Risikogruppe stellen die jugendlichen drogenabhängigen Patientinnen dar. Sie projizieren nicht selten viel Hoffnungen in eine Schwangerschaft und in ein Kind und werden dann von der Realität der Schwangerschaft und

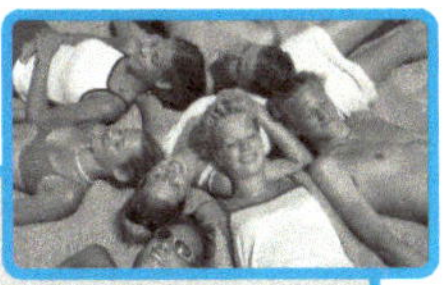

später auch von der Realität des Kindes enttäuscht und frustriert. Diese Enttäuschungen können dazu führen, dass vermehrt wieder Suchtverhalten auftritt, um die negativen Gefühle zu kompensieren. Auch hier entsteht ein sich selbst verstärkender Teufelskreis, der die seelische Gesundheit der werdenden Mutter deutlich bedroht und beeinträchtigt und indirekt dann auch auf die seelische Gesundheit des Kindes zurückwirken kann.

> Allgemein zeigen Studien, dass Kinder von jugendlichen Müttern deutlich schlechtere schulische, psychologische und soziale Entwicklungen zeigen.

Dies hängt sowohl mit geburtshilflichen als auch mit Verhaltens- (Essverhalten) und emotionalen Faktoren zusammen (geringere innere Bindung an das Kind). Die Testergebnisse zeigen schlechtere Resultate bei neuropsychologischen Untersuchungen dieser Kleinkinder und auch später im Schulalter einen geringeren IQ.

40.4.3 Soziale Risiken

In unserer Gesellschaft ist es für junge Mütter äußerst schwer, sich sozial abzusichern. Von Seiten der Arbeitgeber gibt es große Zurückhaltung, wenn nicht Ablehnung. Die Arbeitssituation jugendlicher Schwangerer ist insgesamt weltweit schlecht. Die Gefahr des Schul- oder des Lehrabbruchs ist sehr hoch, sodass die betreffende Patientin ohne Schulabschluss und mit einer nur geringen sozialen Sicherheit dasteht. 80% der Teenager in den USA, die schwanger werden, beenden ihre Schulausbildung nicht.

Aus dieser sozialen Unsicherheit ergeben sich zahlreiche Abhängigkeiten: Abhängigkeit von Eltern, von Institutionen, von der Umwelt überhaupt. Diese Abhängigkeit verschlechtert die Entwicklungsbedingungen der jungen Mutter und führt zu einer lang dauernden sozialen Benachteiligung.

40.5 Umgang mit der ungeplanten Teenager-Schwangerschaft

Ist die Teenager-Schwangerschaft eingetreten, dann muss die Jugendliche, wie oben beschrieben, schwerwiegende Entscheidungen treffen.

> Die Auswirkungen dieser Entscheidungen sind oft auch für die betroffene junge Frau fast nicht überschaubar. Deshalb ist es die Aufgabe der Beraterinnen und Berater, der Jugendlichen bei einem fundierten Entscheidungsprozess zu helfen.

Hilfe beim Entscheidungsprozess bedeutet zunächst einmal, der Jugendlichen dabei zu helfen, sich wichtige Fragen zu stellen, die nur sie selbst beantworten kann:

- Was sind meine eigenen Bedürfnisse und Wünsche im Hinblick auf mein Leben, im Hinblick auf mich selbst und im Hinblick auf die Schwangerschaft?
- Welche konkreten Auswirkungen hat das Austragen der Schwangerschaft auf mein Leben, und welche konkreten Auswirkungen hat der Abbruch der Schwangerschaft auf mein Leben?
- Welches sind meine Gefühle im Hinblick auf das Austragen der Schwangerschaft oder den Abbruch? Wie kann ich diese Gefühle genauer beschreiben? Mit wem kann ich diese Gefühle teilen und in der Aussprache auch vertiefen?

Die zweite Hilfestellung besteht in der Antizipation von konkreten Lösungsoptionen:

- Wer soll in die Entscheidungsfindung mit einbezogen werden?
- Wer soll in die Problemlösung mit einbezogen werden?
- Welche Rolle oder Funktionen haben verschiedene Personen im Zusammenhang mit der Problemlösung?
- Welche Erwartungen werden an den Schwangerschaftsabbruch oder das Austragen der Schwangerschaft geknüpft?
- Wie ist das Verhältnis dieser Erwartungen zur Realität?
- Welche Kompromisse sollen gefunden werden?
- Welche Abweichungen vom eigenen Wertesystem gibt es im Hinblick auf die verschiedenen Lösungsmöglichkeiten?

Die Jugendliche soll die Möglichkeit haben, ihre Motive, Ängste, Vorstellungen darzulegen, um dann in einen dialektischen Prozess des Abwägens einzutreten. Dieses Abwägen bezieht sich auf drei Optionen:

- Austragen der Schwangerschaft und das Kind selbst oder mit Hilfe anderer großziehen

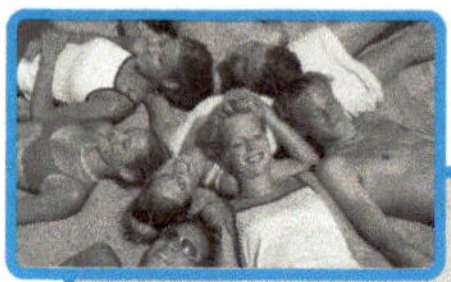

- Austragen der Schwangerschaft und das Kind zur Adoption freigeben
- Abbruch der Schwangerschaft

40.5.1 Austragen der Schwangerschaft

Eigene Übernahme der Kindesbetreuung

Entscheidet sich die Jugendliche für das Austragen der Schwangerschaft, so ist eine besondere Schwangerenvorsorge erforderlich. Diese Vorsorge gründet auf mehreren Pfeilern:

- Dabei geht es zunächst um die Erkennung und Besprechung von **typischen Risiken:** Rauchen, Alkohol, Drogen, mangelnde Bewegung, Übergewicht oder Untergewicht, Essverhalten etc. Diese verhaltensbedingten Risikofaktoren müssen in einer tragfähigen Arzt-Patientin-Beziehung besprochen und angegangen werden.
- Der Aufbau eines **sozialen Netzes** ist Teil der Schwangerenvorsorge in dieser Altersgruppe. Staatliche und nicht-staatliche Hilfsorganisationen müssen mit einbezogen werden. Die Familienressourcen müssen gemeinsam auf ihre Tragfähigkeit angeschaut und besprochen werden.
- Verschiedene Studien zeigen, dass jugendliche Schwangere eine sehr schlechte **Compliance** bezüglich der Vorsorgeuntersuchungen zeigen. Deshalb müssen Sprechstundenangebote flexibel gehandhabt werden, um die Schwelle herabzusetzen und die Angst vor der ärztlichen Konsultation zu mindern. Dazu gehört ganz entscheidend eine stabile, vertrauensvolle und vorurteilslose Arzt-Patientin-Beziehung.
- **Engmaschige Kontrollen** mit Ultraschall zur Intensivierung der Mutter-Kind-Beziehung und zur Überwachung der fötalen Entwicklung insbesondere zur Früherkennung einer intrauterinen Wachstumsretardierung. Zur Schwangerenvorsorge gehören auch eventuell häufigere Zervixabstriche zur Früherkennung einer Infektion.
- **Vorbereitung** durch Kurse und Gespräche auf die Elternschaft. Der Übergang zur Elternschaft muss als ein aktiver Prozess der Vorbereitung wahrgenommen werden. Es geht darum, der Jugendlichen Wissen und Fertigkeiten zu vermitteln, die sie nach der Geburt des Kindes braucht.

Freigabe zur Adoption

Die Adoption erfordert eine besonders intensive Beratung. Nach unserer Erfahrung ist die Freigabe zur Adoption ein gangbarer Weg für die Jugendliche, wenn folgende Voraussetzungen gegeben sind:

- Die Jugendliche entscheidet selbst und ohne (moralischen) Druck von außen.
- Die Jugendliche ist eingebunden in ein stützendes, soziales Netz, das von Personen gebildet wird, die von der Adoption wissen und die ambivalenten Gefühle der Jugendlichen verstehen können.
- Die Jugendliche kann die Adoptionsfreigabe als einen Akt des Gebens und der Liebe zum Kind und zu den Adoptiveltern erleben und verarbeiten.
- Die Jugendliche hat die Möglichkeit der langen Entscheidungsfindung auch noch nach der Geburt.

> Erzwungene Adoptionen resultieren eventuell in erneuten Schwangerschaften.

40.5.2 Schwangerschaftsabbruch

Wenn sich die Jugendliche für den Schwangerschaftsabbruch nach eingehender Beratung entscheidet, so sollte dieser Abbruch unter besonderer Vorsicht durchgeführt werden. Bereits im Umgang vor und nach dem Abbruch erfährt die Patientin eventuell eine zusätzliche Traumatisierung oder aber auch eine ganz wesentliche Unterstützung auf ihrem Weg zur Problemlösung.

Aus Untersuchungen wissen wir, dass Jugendliche den Abbruch durchaus als traumatisierend erleben können. Kindliche Wünsche nach Geborgenheit werden häufig durch den Abbruch gewissermaßen gewaltsam unterbrochen und verletzt. Nach einiger Zeit können schwere Reuegefühle auftreten und Fantasien entstehen, in denen sich die Jugendliche mit dem Kind in ihrem Leib identifiziert. Sie hat Tagträume darüber, wie es mit dem Kind gewesen wäre, wie dieses Kind ausgesehen hätte, wie es gehüpft wäre, wie es sich bewegt hätte. Allen diesen Fragen sollten sich betreuende Personen stellen und ihnen nicht ausweichen. Nur durch Mitteilen dieser Fragen und durch Teilen der entstandenen Emotionen lässt sich langsam eine Verarbeitung erreichen.

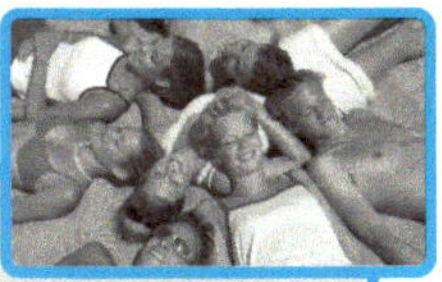

Für die Verarbeitung ist wichtig, dass die Jugendliche darin unterstützt wird, selbst die Entscheidung für oder gegen den Abbruch zu treffen, d.h. dass sie den Abbruch nicht als von außen erzwungen und fremdbestimmt erlebt. Nur so kann es ihr gelingen, die Erfahrung des Schwangerschaftsabbruchs in ihre Lebensgeschichte, ihr „Lebensskript", zu integrieren.

40.6 Prävention ungewollter Schwangerschaft

Die Prävention der Schwangerschaft bei Jugendlichen ist aufgrund der zuvor dargelegten Daten und Überlegungen von größter Bedeutung.

Prävention muss dabei auf verschiedenen Ebenen geschehen.

Die Familie: Intakte Familienstrukturen mit einem Gleichgewicht zwischen Fürsorge und Schutz auf der einen Seite und der Förderung von Autonomie und Selbstständigkeit auf der anderen Seite stellen wichtige Rahmenbedingungen für eine adoleszente Entwicklung dar, bei der die Jugendliche ihre Sexualität kennenlernen kann und selber zu bestimmen lernt. Familien bieten den Erfahrungsraum für den Umgang mit Konflikten, den Respekt voreinander, das „Nein-Sagen" dürfen, die Rollenzuweisungen für die Geschlechter etc. Deshalb sind Jugendliche aus zerbrochenen Familien besonders gefährdet und sollten als Risikogruppen erkannt werden. Gerade bei diesen Jugendlichen kann die Schule und können Beratungsstellen oder Praxen einen wichtigen präventiven Beitrag leisten.

Die Schule: Die Entwicklung einer effizienten Sexualpädagogik stellt eine große Herausforderung für die Schule dar. Es geht dabei neben dem Vermitteln von Wissen auch um die Vermittlung von zwischenmenschlichen Fertigkeiten. Ein Beispiel dafür ist der Umgang mit einer Krise wie dies die ungewollte und ungeplante Schwangerschaft darstellt. Solche Krisen können in Rollenspielen und Gruppendiskussionen bearbeitet und bestimmte Techniken des Umgangs gelernt werden.

Die Beratungsstellen und ärztlichen Praxen: Obgleich die Arzt-Patientin-Beziehung bzw. die Beraterin-Patientin-Beziehung wie oben beschrieben durch eine Schwangerschaft bei einer Jugendlichen erheblich belastet sein kann, ist eine vorurteilsfreie Beratung und eine solidarische Begleitung nicht nur eine wichtige Voraussetzung für die Bewältigung der aktuellen Krise, sondern auch eine Grundlage für die spätere Prävention. Die sekundäre Prävention von Komplikationen einer Teenager-Schwangerschaft geht gewissermaßen fließend über in die primäre Prävention und die Ermutigung und Begleitung bei einem selbstverantwortlichen Umgang mit der eigenen Fertilität. In diesem Zusammenhang haben sich spezielle Sprechstunden für Jugendliche bewährt, die den besonderen kommunikativen und kulturellen Anforderungen dieser Zielgruppe gerecht werden möchten.

Prävention bedeutet aber auch, die Motive für einen Kinderwunsch in diesem frühen Alter zu verstehen und damit umgehen zu lernen. Nicht selten erleben Jugendliche eine Sinnlosigkeit in ihrem Leben, eine Leere, und es entsteht eine Sehnsucht nach einer sinngebenden und befriedigenden Beziehung. Diese kann durchaus auf ein Kind hin ausgerichtet sein oder projiziert werden. Damit entsteht eine Grundsituation, in der die Motivation zur Verhütung reduziert ist. Das Mädchen nimmt eine Schwangerschaft billigend in Kauf und verbindet dann mit dieser Schwangerschaft große Hoffnungen zur Überwindung von eigenen Schwierigkeiten und zur Heilung des eigenen Selbst.

Gesellschaft und Politik: In verschiedenen Studien wurde gezeigt, dass der liberale und aufgeklärte Umgang mit Sexualität in der gesamten Gesellschaft eine deutlich positive Auswirkung hat auf die Häufigkeit ungewollter Schwangerschaften in der Adoleszenz und damit auch auf die Rate der Schwangerschaftsabbrüche. Wir tragen also in diesem Sinne alle eine gemeinsame Verantwortung für die Vorbeugung ungewollter und ungeplanter Schwangerschaften bei Jugendlichen. Für die Jugendliche sollten spezielle Präventions- und Aufklärungsprogramme entwickelt werden. In den Ländern, in denen das geschieht, hat sich die Rate von Teenager-Schwangerschaften deutlich vermindert.

Literatur

McGrew MC, Shore WB: The problem of teenage pregnancy. Journal of Family Practice, 32:17–21 (1991)

Bitzer J: Sexual- und Kontrazeptionsberatung bei Jugendlichen. Gynäkologe 31:507–517 (1998).

Bury JK: Teenage pregnancy. British Journal of Obstetrics and Gynaecology, 92:1081–1083 (1985).

Davis S: Pregnancy in adolescents. Pediatr Clin North Am 36:665 (1989).

Golding J: Maternal age and parity. In: Golding J (ed.): Social and Biological Effects on Perinatal Mortality. Vol. III: Perinatal Analyses. Report on an international comparative study sponsored by the World Health Organization, pp. 183–218 (1990). Bristol: University of Bristol Printing Unit.

Henshaw SK, Kenney AM, Somberg D, Van Vort J: Teenage Pregnancy in the United States. New York: The Alan Guttmacher Institute (1989).

Phipps-Yonas S: Teenage pregnancy and motherhood: a review of the literature. Am J Orthopsychiat 50:403–431 (1980).

41 Sexuell übertragbare Erkrankungen

Peter Guggenbichler

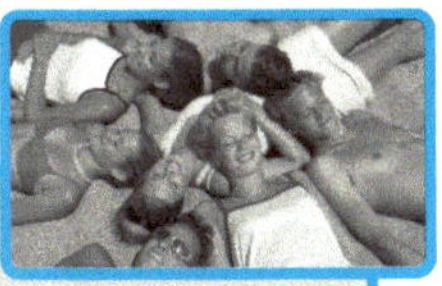

41.1 Definition

Bei den sexuell übertragbare Erkrankungen (sexually transmitted diseases, STD) handelt es sich um Erkrankungen, die durch Bakterien, Parasiten, Pilze, Protozoen oder Viren ausgelöst werden. Die Übertragung erfolgt überwiegend oder ausschließlich durch Geschlechtsverkehr oder engen körperlichen Kontakt. Gelegentlich ist auch eine zusätzliche, nicht-sexuelle Übertragung (z.B. Blut) möglich.

41.2 Epidemiologie

In den USA werden jährlich 3 Millionen sexuell übertragbare Infektionen vom Center for Disease Control (CDC) ermittelt. Für Europa sind keine epidemiologischen Daten verfügbar. Das Ausmaß des Problems ist nicht nur durch die akute Infektion und die unmittelbaren Beschwerden beim Patienten, sondern durch eine Reihe von Folgeerkrankungen geprägt:

- schwere Folgeerscheinungen wie das Reiter-Syndrom mit Arthritis, Urethritis, Konjunktivitis, Exanthemen durch eine immunologische Überreaktion oder eine Persistenz von Keimen, insbesondere Chlamydia trachomatis.
- ein um das zwei- bis fünffach höheres Risiko als Kofaktor einer HIV-Ansteckung
- ein erhöhtes Risiko einer Extrauteringravidität oder Infertilität durch postinfektiöse Verklebung der Tuben
- Frühgeburtlichkeitsbestrebungen durch Scheidendysbiose
- Ansteckung von Geschlechtspartnern durch asymptomatische Infektionen, die nicht gemeldet und behandelt werden

41.3 Hintergrund

Die Gründe für das Auftreten der STD bei Jugendlichen sind vielfältig. Bei Mädchen unter 15 Jahren erstreckt sich das Pflasterepithel, das die Endozervix bedeckt, noch weit auf die Portio und wird erst später von nicht-verhornendem Plattenepithel ersetzt. Pflasterepithel ist aufgrund einer erhöhten Rezeptordichte wesentlich leichter durch Gonokokken und Chlamydien besiedelbar als das Plattenepithel.
Wesentlich für das Verständnis sexuell übertragener Erkrankungen und die Möglichkeiten einer Prävention ist das Verständnis der sexuellen Entwicklung bei Jugendlichen. Der Beginn der sexuellen Aktivität erfolgt heute wesentlich früher (s. Kap. A4). Besondere STD-Risikofaktoren sind:

- früher Beginn sexueller Aktivität
- verschiedene Sexualpartner
- sexueller Missbrauch
- sexuelle Aktivitäten mit homo-/bisexuellen Partnern
- abnorme Sexualpraktiken
- Alkohol- und Drogenmissbrauch
- frühere STD
- Ablehnung des Gebrauchs von Kondomen

41.4 Diagnostik

> Der Erfolg der Diagnostik und Therapie hängt in einem besonderem Maße von der Anamnese ab. Nur wenn es gelingt, das Vertrauen des Jugendlichen zu gewinnen, werden Fragen nach der sexuellen Aktivität und der letzten Exposition auch adäquat beantwortet.

Dabei muss auch beurteilt werden, ob ein Screening asymptomatischer Partner gerechtfertigt ist.
Nach der sorgfältigen Erhebung des klinischen Befunds werden die entsprechenden Präparate angefertigt und der Erregernachweis geführt. Kulturmethoden sind nach wie vor der Standard in der Diagnostik. Diese Methoden haben eine sehr hohe Spezifität, während die Sensitivität im Vergleich mit neueren Amplifikationsmethoden wesentlich geringer ist. Neue Methoden ermöglichen eine höhere Sensitivität und Spezifität, wodurch eine schnellere Diagnose und auch die Diagnose einer Mischinfektion ermöglicht wird. Eine Erleichterung bieten diese neuen Methoden durch weniger belastende Probenentnahmen, z.B. Harn anstelle des Urethral- oder Zervixabstrichs, was auch das Screening asymptomatischer Träger erleichtert. Die Sensitivität einer Polymerasekettenreaktion (PCR) für Chlamydia trachomatis liegt z.B. im Harn bei 80 bis 100%, die Spezifität bei 97,4 bis 100%. Der Nachteil dieser neuen Amplifikationsmethoden liegt jedoch in der größeren Gefahr falsch-positiver Befunde.

Verfügbare Testmethoden sind:

- mikroskopischer Erregernachweis durch Methylenblaufärbung, Gramfärbung und im Nativ-

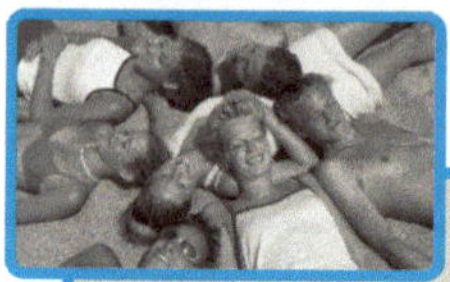

präparat mit einem Tropfen physiologischer Kochsalzlösung, dem „wet mount“
- Kultur und Empfindlichkeitsprüfung mit speziellen Nährböden
- Fluoreszenzmethoden
- Enzymimmunoassays (EIA, ELISA)
- Nukleinsäurehybridisierung (NAH)
- Polymerasekettenreaktion (PCR)
- Ligasekettenreaktion (LCR)

41.5 Klinische Manifestationen

41.5.1 Urethritis, Zervizitis, Vaginitis, Epididymitis

Definition

Entzündung des Anteils der Urethra vor dem Ligamentum triangulare, der Scheide, des Hodens bzw. Nebenhodens.

Erreger

Bei der **Urethritis** hat eine Unterscheidung in gonorrhoische und nicht-gonorrhoische Infektionen klinische und therapeutische Relevanz: Infektionen mit Neisseria gonorrhoae betreffen je nach lokaler epidemiologischer Situation zwischen 12,5 bis 32% der Jugendlichen. Die Erreger der nicht-gonorrhoischen Urethritis sind C. trachomatis (23–55%), Ureaplasma urealyticum (20–40%) und Trichomonas vaginalis (2–18%). Seltene Erreger sind Mycoplasma genitalium. Herpes-simplex-Infektionen manifestieren sich mit Bläschen oder Ulzera.
Als Ursachen der **Zervizitis/Vaginitis** kommen Infektionen mit Candida albicans entweder als sexuell übertragene Infektion oder als Begleiterscheinung im Rahmen einer Antibiotikabehandlung in Frage. Auch eine Scheidendysbiose, d.h. eine Änderung der Zusammensetzung der Scheidenflora, Überwucherung mit gramnegativen Enterobacterien, Streptokokken u.a. führt zu Symptomen der Vaginitis. Bei 20% der Patienten kann keine Erregerdiagnose gestellt werden.

Klinik

Die häufigsten Symptome beim Jungen sind Dysurie, Pollakisurie, Dranginkontinenz, Rötung des Orificium urethrae externum mit eitrigem Sekret, Rötung, Schwellung und Schmerzhaftigkeit der Hoden.
Mädchen mit einer Vaginitis/Zervizitis haben zusätzlich eine juckende, schmerzhafte Scheide, übelriechenden vaginalen Ausfluss oder Blutungen.

Diagnostik

Ein Abstrich wird beim Jungen ca. 2–4 cm innerhalb der Urethra unter mehrfacher Drehung des Abstrichtupfers gewonnen. Die Probenentnahme ist schmerzhaft. Bei Mädchen wird der Abstrich aus der Zervix entnommen. Eine vorläufige Diagnose kann man durch eine Gramfärbung und dem Nachweis von gramnegativen intrazellulären Diplokokken stellen. Die Proben werden anschließend auf Spezialnährböden zur Kultur und Empfindlichkeitsprüfung inokuliert.
Ein fehlender Nachweis von intrazellulären gramnegativen Diplokokken bei mehr als 5 Granulozyten pro Gesichtsfeld (400fache Vergrößerung) legt eine nicht-gonorrhoische Urethritis nahe. Der Nachweis der Erreger erfolgt mittels Spezialnährböden z.B. unter Verwendung bestimmter vorbehandelter Zellen. Zum Nachweis von Trichomonas vaginalis wird der Ausstrich mit einem Tropfen physiologischer Kochsalzlösung unter einem Deckglas bei einer 40fachen Vergrößerung auf bewegliche Trichomonas vaginalis durchmustert. Der Erreger kann auch gezüchtet werden. Heute wird der Nachweis sowohl für Gonokokken als auch C. trachomatis, Ureaplasma urealyticum aus dem Harn mittels PCR, LCR oder NAH durchgeführt.

> Bis zu 50% der Jugendlichen mit nicht-gonorrhoischer Urethritis und ca. 10 bis 30% der Patienten mit gonorrhoischer Urethritis/Zervizitis oder Vaginitis sind asymptomatisch.

Generelle Screening-Untersuchungen sind problematisch, da die Patienten nur ungern in die schmerzhafte Probengewinnung einwilligen. Die Untersuchung des Harns mittels PCR oder LCR ist zwar wenig belastend jedoch kostenintensiv.

> Alle Sexualpartner symptomatischer und asymptomatischen Patienten müssen ebenfalls untersucht und behandelt werden.

Therapie

Die Behandlung einer **Gonokokkeninfektion** erfolgt mit einem Procain-Penicillin 2,4 Mio E i.m.;

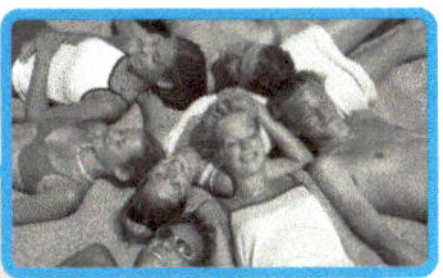

bei einem Gewicht < 45 kg genügen 1,2–1,8 Mio E als Einzeldosis. In Europa sind Gonokokken noch zu 98% auf Penicillin empfindlich, im Gegensatz zu den USA oder Südostasien (66 bis 75%). Bei Akquisition der Infektion außerhalb Europas oder als Alternative zum Penicillin eignet sich Ceftriaxon 125 mg i.m. oder Spectinomycin 2 g als Einzeldosis i.m. oder Cefixim 400 mg als Einzeldosis oral.

Bei Vorliegen einer nicht-gonorrhoischen Urethritis ist mit Doxycyclin 100 mg zweimal täglich für sieben Tage oder Azithromycin 1 g oral, nüchtern als Einzeldosis, zu behandeln. Da Mischinfektionen nicht auszuschließen sind, sollte gleichzeitig eine Kombination Procain-Penicillin oder Ceftriaxon mit Doxycyclin oder Azithromycin verabreicht werden.

Die Behandlung einer Trichomonas-vaginalis-Infektion besteht in der Gabe von Metronidazol 1 x 2 g oder bei rezidivierender Infektion 500 mg zweimal täglich für sieben Tage.

41.5.2 Endozervizitis, Entzündung der Beckenorgane

Definition

Die Endozervizitis ist eine Entzündung des Uterus und tiefer liegender Strukturen. Bei Fortschreiten der Infektion kommt es zu einer Entzündung der Beckenorgane (Pelvic Inflammatory Disease, PID) als Salpingitis, Peritonitis.

Erreger

Die Erreger der Endozervizitis und der Infektion der Beckenorgane sind dieselben, die als Erreger von Urethritis und Vaginitis/Zervizitis in Frage kommen.

Klinik

Die **Endozervizitis** manifestiert sich mit vaginalem Ausfluss, Dyspareunie, Blutungen und Unterbauchschmerzen.

Die **PID** zeigt die klinischen Symptome der Zervizitis/Endozervizitis plus Schmerzen im Unterbauch, Kreuzschmerzen, Fieber (bisweilen vom septischen Fiebertyp), Erbrechen, Durchfälle oder Obstipation, Zeichen des akuten Abdomens mit Druckschmerz, Loslassschmerz und Abwehrspannung.

Diagnostik

Wichtig ist eine vaginale Untersuchung bzw. die bimanuelle Untersuchung des kleinen Beckens. Die klinische Untersuchung kann eine schmerzhafte Resistenz im kleinen Becken ergeben, eine verminderte und schmerzhafte Beweglichkeit des Uterus und der Adnexe.

Laborchemisch fallen eine Leukozytose mit Linksverschiebung, eine erhöhte BKS und CRP auf.

Die sonographische Untersuchung des Abdomens kann weitere differenzialdiagnostische Hinweise erbringen.

Bei unklaren Zustandbildern ist eine Laparoskopie bzw. bei akutem Abdomen – selten – eine Laparotomie indiziert.

> Die Diagnose ist schwierig und schliesst eine Vielzahl verschiedener anderer Ursachen (gastrointestinale, urologische und gynäkologische) Ursachen ein.

Therapie

> Aufgrund der mangelnden Therapieakzeptanz bei Jugendlichen sollte die Therapie immer stationär durchgeführt werden.

Die antibiotische Behandlung besteht in der Gabe von Cefoxitin 2 g alle sechs bis acht Stunden oder Cefotetan zwölfstündlich intravenös in Kombination mit Doxycyclin 100 mg zwölfstündlich i.v. Als Alternative zum β-Lactam-Antibiotikum kann auch Cefotaxim 2 g zwölfstündlich, Ceftriaxon 2 g einmal täglich oder Imipenem/Cilastatin 40 mg/kg KG auf drei Dosen verteilt, verwendet werden. Auch die Kombination Clindamycin (900 mg alle 8 h) plus Gentamicin (5 mg als einmalige Dosis pro Tag) i.v., zwei Tage über eine deutliche klinische Besserung hinaus, wird empfohlen.

Eine Folgetherapie mit Doxycyclin 100 mg zweimal täglich für 14 Tage ist notwendig.

41.5.3 Ulzerative genitale Läsionen

Erreger

Genitale Ulzerationen sind meist durch Herpes-simplex-Viren bedingt. Gegenwärtig wird der Großteil der Herpes-Virusinfektionen durch

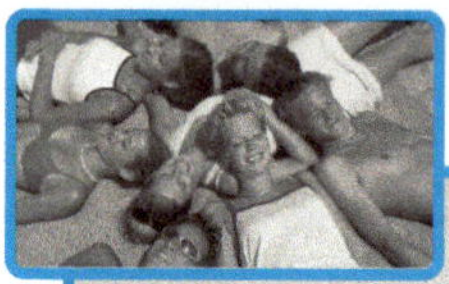

HSV 2 verursacht, HSV-1-Infektionen nehmen jedoch zu.
Seltene Ursachen sind Infektionen durch Treponema pallidum bzw. Haemophilus Ducreyi. Die Koexistenz mehrerer Erreger ist möglich.

Klinik

Schmerzhafte, einzeln oder in Gruppen stehende Bläschen, die ulzerieren und seichte Ulzerationen bilden, sind typisch für Herpes-Infektionen; schmerzlose Ulzerationen am Genitale mit induriertem Rand sind diagnostisch für Syphilis. Bei beiden Infektionen besteht eine milde inguinale Lymphadenopathie.

Diagnostik

Das Aspirat des Bläscheninhalts wird auf direkt fluoreszierende Antikörper gegen Herpes-Viren untersucht. Gleichzeitig kann die Probe zur Kultur von Herpes-Viren angelegt werden.
Aus dem Ulkusgrund werden Abstriche gewonnen. Der Nachweis in der direkten Dunkelfeldmikroskopie oder durch direkten fluoreszierenden Antikörpernachweis ist für eine Syphilis diagnostisch.
Die indirekte Serologie kann bei einer primären Syphilis ein negatives Ergebnis erbringen. Eine serologische Kontrolle sollte aber auf alle Fälle nach drei Monaten durchgeführt werden.

Therapie

Die Behandlung der Primärinfektion eines Herpes genitalis besteht in der Gabe von Aciclovir 200 mg oral fünfmal täglich für sieben bis zehn Tage. Bei rezidivierendem Herpes genitalis beträgt die Dosierung 200 mg fünfmal täglich für vier bis sechs Wochen.
Die Therapie des Primärkomplexes der Lues besteht in der Einmalgabe von Benzathin Penicillin G 2,4 Mio E i.m.

41.5.4 Exophytische Läsionen

Definition

Exophytische Läsionen sind Wucherungen des verhornenden Plattenepithels.

Erreger

Als Ursache kommen vor allem das humane Papillomavirus (HPV), das Poxvirus (Molluscum contagiosum) und eventuell Treponema pallidum in Frage.

> Anogenitale HPV-Infektionen gehören zu den häufigsten STD-Erregern.

Klinik

Die klinischen Symptome bestehen weitgehend im Vorliegen der exophytischen Wucherungen. Die wichtigste klinische Manifestationsart der sexuell übertragbaren HPV-Infektion sind anogenitale Warzen, wobei man klinisch vier Typen lokalisieren kann:

- spitze Genitalwarzen (Synonym Condylomata acuminata)
- keratotische Genitalwarzen
- papulöse warzenähnliche Effloreszenzen
- flache makulöse, warzenähnliche Effloreszenzen

Große traumatisierte Läsionen können bluten.

Diagnostik

Der erfahrene Kliniker stellt die Diagnose meist schon im Rahmen der Inspektion. Bei unklaren exophytischen Läsionen und bei Genitalwarzen immunsupprimierter Patienten sollte immer eine histologische Untersuchung erfolgen. Der kulturelle Nachweis von HPV ist nicht möglich, die HPV-Serologie hat für die Diagnostik keine Bedeutung. Andere sexuell übertragbare Erkrankungen (immer: Syphilis- und HIV-Serologie) müssen ausgeschlossen werden.

Therapie

> Die Therapie exophytischer Läsionen ist oft unbefriedigend.

Allen Therapieformen gemeinsam sind lokale Hautreaktionen, die von Brennen und Jucken, aber auch von Schmerzen begleitet sein können. Keine der zur Verfügung stehenden Methoden kann mit Sicherheit die Genitalwarzen vollständig entfernen. Da genitale Warzen auch spontan

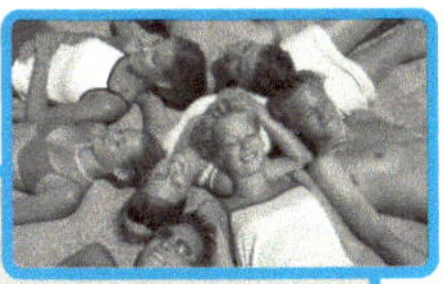

abheilen können, kann man bei diskretem Befall auch zunächst abwarten.
Für eine ärztliche Therapie stehen die lokale Anwendung von Trichloressigsäure (80–90%), die Kryotherapie, chirurgische Verfahren (z.B. Elektrokauter, CO_2-Laser) oder die lokale Interferon-beta-Gel-Therapie (5-maliges Auftragen/Tag von 0,1 Mio IE/g Gel über die Dauer von 4 Wochen). Bei großen Warzen kann auch eine intraläsionale Interferontherapie versucht werden. Als Rezidivprophylaxe besteht die Möglichkeit einer adjuvanten systemischen Interferontherapie (Tagesdosis 1–3 Mio IE Interferon alpha 2 s.c. über eine Woche, Therapiepause für 4 Wochen; insgesamt 3 Zyklen).

41.6 Prophylaxe sexuell übertragbarer Erkrankungen

> Die beste Prophylaxe sexuell übertragener Infektionen ist die Expositionsvermeidung. Da dies nicht möglich ist, sollten alle Strategien auf der Prävention beruhen.

41.6.1 Primärprävention

> Eine Änderung des Sexualverhaltens ist nur durch Information über Ansteckungswege, Symptome und Konsequenzen einer Infektion sowie über eine Bewusstseinsbildung der Jugendlichen zu erreichen.

Dieses Aufklärung bedarf jedoch einer besonders einfühlsamen Art des Arztes, um das Vertrauen der Jugendlichen zu gewinnen. Selbst progressive Eltern zeigen trotz zunehmender Aufgeschlossenheit Defizite bezüglich Information über sexuelle Entwicklung, Verhütung von STD und Familienplanung. Studien zeigen, dass Jugendliche leichter ihrem Kinderarzt vertrauen. Der Kinder- und Jugendarzt könnte als Partner des Lehrers im Rahmen des Schulunterrichts über Sexualaufklärung und -erziehung zur Verfügung stehen. Hier hat sich der freiwillige Einsatz von Frauenärztinnen (Gesellschaft zur Förderung der Gesundheit der Frau e.V.) bereits erfolgreich bewährt. Auch die leichte Verfügbarkeit von Kondomen kann Teil dieser Interventionsstrategie sein. Studien in den USA zeigen, dass diese Interventionsstrategien auch deutliche Erfolge bringen.

41.6.2 Sekundärprävention

Die Sekundärprävention konzentriert sich auf eine adäquate, rasche Behandlung von Infektionen, Partnerinformation und Screening von asymptomatischen Trägern. Die Erhebung einer korrekten Anamnese ist von großer Bedeutung und bedarf eines guten Einfühlungsvermögens. Dabei ist ein besonders sensibler Umgang mit den Patienten und dem sozialen Umfeld nötig. Auch hier kann bereits durch eine adäquate Information eine Verhaltensmodifikation (z.B. Gebrauch von Kondomen) erreicht werden.

> So banal es klingt, aber auch über den korrekten Umgang mit Kondomen müssen Jugendliche informiert werden.

Wesentlich ist auch, den Jugendlichen den Zusammenhang von Alkohol, Drogen und sexuell übertragenen Infektionen aufzuzeigen.

41.6.3 Tertiärprävention

Die prompte Behandlung von STD ist wesentlich für die tertiäre Prophylaxe, d.h. Vermeidung von Entzündungen der Beckenorgane (PID) und die Vermeidung von langfristigen Komplikationen wie Extrauteringravidität oder Infertilität.

Literatur

Biglan A., Metzler C. Wirth R. Social and behavioral factors associated with high risk sexual behavior in adolescents. J. Behav. Med. 13: 245–261, 1990

Biro F., Reising F., Doghman J.: A comparison of diagnostic methods in adolescent girls with and without symptoms of chlamydial urogenital infections Pediatrics: 93: 476–482, 1994

Biro F.: Adolescents and sexually transmitted diseases. Maternal and Child Health, Technical Information Bulletin. Washington DC; National Center for Education in Maternal and Child Health in cooperation with the Maternal and Child Health Bureau, Health Resources and Services administration. Public Health services US Department of health and Human Services, 1992

Gevelber MA, Biro F.M. Adolescents and sexually transmitted diseases. Ped Clin North Am. 46, 4; 747–766, 1999

Lawson M.A., Blythe M.J.: Pelvic inflammatory diseases in adolescents. Ped. Clin. North Am. 46, 4; 767–782, 1999

Petzoldt D, Gross G: Diagnostik und Therapie sexuell übertragbarer Infektionen, Leitlinien 2001 der Deutschen STD-Gesellschaft, Springer Verlag, Berlin, Heidelberg, 2001

42 Struma

Helmut Willgerodt

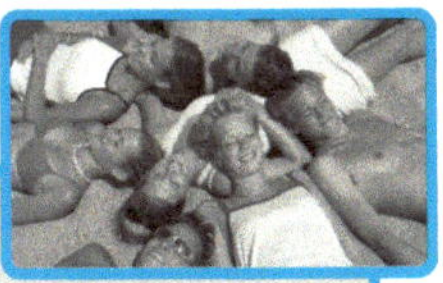

42.1 Definition

Als Struma wird jede sicht- und tastbare Vergrößerung der Schilddrüse unabhängig von deren Funktion bezeichnet.
Bedingt durch die geologischen Verhältnisse herrscht in Deutschland und in anderen zentraleuropäischen Ländern ein Nahrungsjodmangel, dem nur durch eine Jodprophylaxe wirksam begegnet werden kann. Während die Mehrzahl der betroffenen Länder teilweise schon seit Jahrzehnten erfolgreich eine gesetzliche Jodprophylaxe durchführen, haben die auf freiwilliger Basis in Deutschland eingeleiteten Maßnahmen noch nicht zu vergleichbaren Ergebnissen geführt. Aus diesem Grund treten hierzulande Strumen endemisch auf, d.h. mehr als 10% der Bevölkerung sind betroffen.
Die Schilddrüse reagiert in der Pubertät besonders sensibel auf einen Jodmangel (Mädchen > Jungen). Wegen des häufigen Vorkommens von Strumen in der Pubertät spricht man auch von der Pubertäts- oder Adoleszenten-Struma oder Struma juvenilis.

42.2 Pubertäts-Struma

42.2.1 Epidemiologie

Obgleich seit etwa fünf Jahren in mehreren Regionen Deutschlands ein Anstieg der Jodaufnahme zu verzeichnen ist, beträgt die Strumaprävalenz bei 13- bis 15-jährigen Mädchen regional noch immer 35 bis 40%, bei den gleichaltrigen Knaben 30 bis 35%.
Neben dem Jodmangel spielen genetische Faktoren für die Entstehung einer Struma eine wesentliche Rolle, entwickeln doch trotz vergleichbar geringer Jodaufnahme bei weitem nicht alle Individuen eine Struma, während andererseits eine familiäre Häufung deutlich ist.

42.2.2 Hintergrund

Jodmangelstrumen entstehen durch eine Hyperplasie der Drüse, die durch die Aktivierung lokaler Wachstumsfaktoren wie IGF-I (Insulin like Growth Factor 1), EGF (Epidermal Growth Factor), TGF-α (Transforming Growth Factor α) u.a. hervorgerufen wird. Ursache für die Aktivierung ist ein verminderter intrathyreoidaler Jodgehalt. Bei Zunahme des intrathyreoidalen Jodgehalts infolge vermehrter Jodaufnahme tritt dagegen eine Suppression der lokalen Wachstumsmechanismen ein. Eine durch TSH hervorgerufene Hypertrophie scheint dagegen eine untergeordnete Rolle zu spielen.
Diese Erkenntnisse zur Pathogenese besitzen wesentlichen Einfluss auf die Therapie, die in der Applikation von Jod mit dem Ziel einer Anhebung bzw. Normalisierung des intrathyreoidalen Jodgehalts besteht.
Andere in Tabelle 42-1 aufgelistete Faktoren sind nicht Ursache der typischen Pubertäts- oder Adoleszentenstruma.

42.2.3 Klinik

Erstes Symptom ist meist eine Anschwellung des Halses, die den Eltern oft eher als den Patienten selbst auffällt, da zunächst häufig keine subjektiven Beschwerden vorhanden sind. Ein Großteil der Strumen wird bei Reihenuntersuchungen z.B. in Schulen entdeckt.
Seltener sind Druck- und Engegefühl, Atembeschwerden und Luftnot bei körperlicher Belastung. Manchmal fällt die Vergrößerung der Schilddrüse erst auf, wenn sich ein sicht- und tastbarer Knoten gebildet hat.
Sehr selten begegnet man dagegen noch wirklich großen Strumen des Stadiums III, die zu einer Einflussstauung und deutlichen Kompression der Trachea mit Heiserkeit geführt haben. Vergrößerte Halslymphknoten, Heiserkeit und Druckgefühl im Zusammenhang mit einer Struma können als Spätsymptome eines metastasierenden Schilddrüsenkarzinoms auftreten.

Tabelle 42-1 Häufigste Ursachen für die Entstehung einer Struma.

- Jodmangel
- Autoimmunerkrankungen
  - Morbus Basedow
  - Immunthyreoiditis (Hashimoto)
- Tumoren und Zysten der Schilddrüse
- angeborene Hormonsynthese-Defekte (Jodfehlverwertung)
- Schilddrüsenhormonresistenz
- strumige Substanzen (Thyreostatika, Salicylate, Antiepileptika, Thiocyanate u.a.)
- Metastasen extrathyreoidaler Malignome (Lymphome, Sarkoidose u.a.)

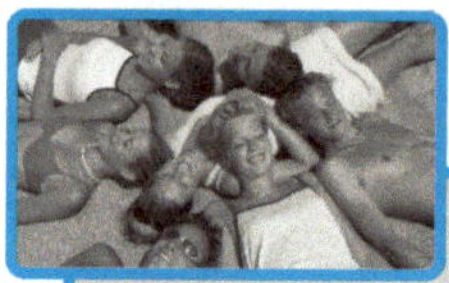

42.2.4 Diagnostik

Die Pubertäts- oder Adoleszentenstruma ist von ihrer Funktion her euthyreot. Die Diagnostik beruht daher in erster Linie auf der gründlichen klinischen Untersuchung, ergänzt durch den Einsatz apparativer und weniger Labormethoden.

Anamnese

Sie soll die folgenden Fragen beantworten:

- Besteht eine familiäre Belastung mit Schilddrüsenerkrankungen?
- Seit wann liegt eine Struma vor?
- Hat die Größe der Struma oder eventuell vorhandene Knoten rasch zugenommen?
- Welche subjektiven Beschwerden werden geklagt: Druck, Engegefühl, Heiserkeit, Luftmangel?
- Erfolgte bereits eine Therapie mit Jod, Schilddrüsenhormonen oder Thyreostatika?

Klinische Untersuchung

Sie umfasst die Inspektion und Palpation der Schilddrüse von ventral sowie mit beiden Händen von dorsal. Dabei sind zu registrieren:

- Größe
- Konsistenz
- Schluckverschieblichkeit
- Beschaffenheit der Haut über der Schilddrüse
- das Vorliegen von Knoten und eventuelle Vergrößerungen der regionären Lymphknoten

Obwohl sie wegen der weitaus exakteren Beurteilung durch die Sonografie bereits als überflüssig angesehen wurde, hat sich die von der WHO empfohlene sehr einfache Einteilung der Strumagröße in der täglichen Praxis bewährt und erlaubt eine rasche Orientierung über den Verlauf (Tab. 45-2).

Weiterhin ist auf Zeichen einer Hyperthyreose wie Exophthalmus, Tachykardie u.a. zu achten.

Bildgebende Diagnostik

Die sonografische Untersuchung mit Beurteilung von Volumen und Echotextur ist unverzichtbar. Die Sonografie ermöglicht eine exakte Bestimmung des Schilddrüsenvolumens und ist damit auch zur Verlaufsbeurteilung und Therapiekontrolle vorzüglich geeignet. Sie ist ebenfalls erforderlich zur Beurteilung von Größe und Beschaffenheit von knotigen Veränderungen der Schilddrüse und erfasst auch kleine und tiefer gelegene Knoten, die palpatorisch nicht zu diagnostizieren sind.

Dagegen ist die Szintigrafie häufig entbehrlich und sollte nur dann eingesetzt werden, wenn sich aus dem sonografischen Befund dafür spezielle Hinweise ergeben. Entbehrlich sind Röntgenaufnahmen der Halsregion sowie CT und MRT.

Labordiagnostik

Zur Beurteilung der Funktionslage genügen die Bestimmung des basalen TSH-Werts sowie von T_4 (fT_4) die bei der euthyreoten Jodmangelstruma normal sind.

Besteht Verdacht auf eine Immunthyreoiditis, z.B. bei entsprechenden sonografischen Veränderungen, müssen die Antikörper gegen thyreoidale Peroxidase (TPO-Antikörper) und gegen Thyreoglobulin (TAK) bestimmt werden.

Differenzialdiagnosen

Hyperthyreose. Hinweisend sind Angaben über Gewichtsabnahme, Durchfälle, Schweißausbrüche, Herzjagen und Amenorrhoe zusammen mit objektiven Zeichen wie endokriner Orbitopathie, Tachykardie u.a.. In derartigen Fällen ist zusätzlich die Bestimmung von T_3 (fT_3), der TSH-Rezeptorantikörper (TRAK) und der TPO-Antikörper erforderlich.

Autoimmunthyreoiditis. Schilddrüsenentzündungen sind bei Kindern und Jugendlichen selten. In den letzten Jahren nimmt, vermutlich im Gefolge der allmählich ansteigenden Jodaufnahme mit der Nahrung, jedoch die Inzidenz der Autoimmunthyreoiditis vom Typ Hashimoto zu.

Klinisch unterscheiden sich Schilddrüsenvergrößerungen bei Hashimoto-Thyreoiditis im Allgemeinen nicht von Jodmangelstrumen. Selten kla-

Tabelle 42-2 Struma-Stadien nach Empfehlungen der WHO.

Stadium	Kriterien
Stadium I	tastbare, bei zurückgebeugtem Hals auch sichtbare Struma
Stadium II	sichtbare Struma
Stadium III	große Struma, auf Entfernung sichtbar; alle Strumen mit Einflussstauung

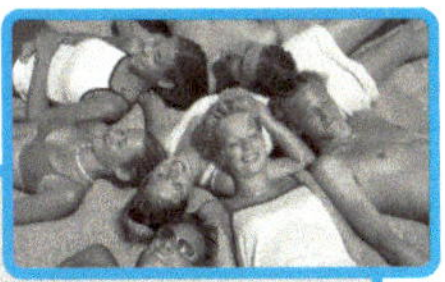

gen die Patienten über Schmerzen und Spannungsgefühl in der Schilddrüse.
Hinweise auf das Vorliegen einer Autoimmunthyreoiditis liefert die Sonografie, die ein typisches Echomuster mit unregelmäßiger Echotextur, herabgesetzter Echogenität, bei längerer Dauer der Entzündung mit kleinzystischen und bindegewebigen Veränderungen zeigt. Die Diagnose wird gesichert durch den Nachweis deutlich erhöhter TPO-Antikörper und evtl. Thyreoglobulin-Antikörper. In seltenen Fällen können auch die TSH-Rezeptor-Antikörper trotz euthyreoter Funktionslage erhöht sein. Eine zytologische Untersuchung ist für die Diagnose nicht erforderlich.

42.2.5 Therapie

Ausgehend von der pathogenetischen Rolle des Jodmangels erfolgt die Behandlung der euthyreoten Jodmangelstruma bei Kindern und Jugendlichen mit Jodid. In einer Anfangsphase von vier bis sechs Monaten Dauer hat sich eine Kombination aus Jodid + L-Thyroxin bewährt, die offenbar zu einem etwas rascheren Rückgang des Schilddrüsenvolumens führt. Dabei wird vermutet, dass L-Thyroxin in einer Dosis von 3–5 µg/kg Körpergewicht den Rückgang einer möglicherweise begleitenden Hypertrophie bewirkt, während die Applikation von Jodid in Tablettenform den intrathyreoidalen Jodmangel beseitigt und damit zur Rückbildung der Hyperplasie führt. Nach etwa vier bis sechs Monaten ist kein weiterer Effekt des Zusatzes von Thyroxin mehr zu erwarten und die Behandlung als Monotherapie mit Jodid fortzusetzen.
Die erforderliche Jodiddosis beträgt bis zu einem Alter von etwa zehn Jahren 100 µg/Tag, darüber 200 µg/Tag, die in entsprechender Menge auch als Depotpräparat einmal wöchentlich verabreicht werden kann. Einzige Kontraindikation zur Therapie mit Jodid sind Autonomien, die durch vermehrte Jodzufuhr zur Entwicklung einer Hyperthyreose führen können.
Bei der Mehrzahl der Patienten ist ein deutlicher Rückgang der Strumen bis zu einer Normalisierung des Schilddrüsenvolumens zu erwarten. Die Therapieerfolge sind allerdings umso geringer, je länger (Jahre) die Struma bereits besteht.
Nach vollständiger Rückbildung ist die Gabe von Jodid wegen des in Deutschland nach wie vor bestehenden Jodmangels als Rezidivprophylaxe in geringerer Dosis, jedoch mit mindestens 100 µg Jod/Tag fortzusetzen. Bei Mädchen sind im Fall einer Schwangerschaft auch ohne vorbestehende Struma ebenfalls 200 µg Jod täglich als Prophylaxe einer Strumaentstehung bei der Mutter und eines Jodmangels beim Föten zu verabreichen.

Therapiekontrollen:
- Sonografie in sechs- bis zwölfmonatigem Abstand bis zur Normalisierung des Volumens.
- Kontrolle von TPO-AK und eventuell TAK bei sonografischem Hinweis auf eine Autoimmunthyreoiditis oder bei ausbleibendem Therapieerfolg.

Bei der Autoimmunthyreoiditis ist eine Behandlung mit Jod kontraindiziert, während niedrige, nicht-suppressive Dosen von L-Thyroxin den Verlauf wahrscheinlich günstig beeinflussen. Es ist dagegen nicht sinnvoll, bei der euthyreoten Struma Jugendlicher ohne besondere klinische Hinweise die vor der Therapie mit Jod normalen Hormonwerte im Serum zu kontrollieren, da sie sich unter der Therapie nicht verändern.

42.3 Struma nodosa

In jahrelang nicht behandelten Strumen bilden sich infolge der andauernden Stimulation durch lokale Wachstumsfaktoren und einer ausgeprägten Autonomie der Thyreozyten-Regionen mit autonomem Wachstum und autonomer Funktion der beteiligten Schilddrüsenfollikel heraus. Klinisch imponieren diese Regionen als Knotenbildung.
Funktionell können sie durch verminderte Beteiligung am Jodstoffwechsel („kalte“ Knoten mit verminderter Jodaufnahme im Szintigramm) oder erhöhten Jodumsatz im Sinne „warmer“ oder „heißer“ Knoten charakterisiert sein. Letztere sind bei Kindern und Jugendlichen selten.
Szintigrafisch „kalte“ Knoten können sich sonografisch als Bezirke mit herabgesetzter oder fehlender Echogenität darstellen. Sie können einzeln oder zu mehreren (Struma multinodosa) vorliegen. Ihre Bedeutung erwächst daraus, dass es sich hierbei um ein bei Kindern und Jugendlichen seltenes Schilddrüsenmalignom handeln kann.

42.3.1 Klinik

Größere, nahe der Oberfläche gelegene Knoten fallen als tast- oder sichtbare Veränderungen auf, kleinere und tiefer gelegene Knoten werden erst

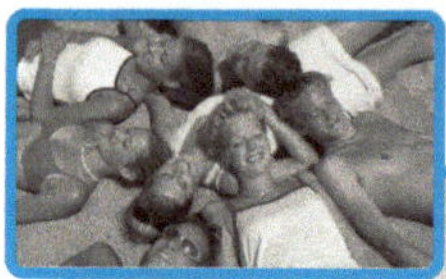

bei der Palpation oder sonografischen Untersuchung diagnostiziert.
Selten kommt es unter plötzlichen Schmerzen zur raschen Entstehung eines Knotens innerhalb weniger Stunden bis Tage. Es handelt sich hierbei typischerweise um Einblutungen in das Gewebe in Form einer Blutungs(pseudo)zyste.

42.3.2 Diagnostik

Körperliche Untersuchung

Durch Palpation sind Lage, Größe, Konsistenz, Verschieblichkeit des Knotens und die Beschaffenheit seiner Oberfläche zu klären. Zysten sind häufig an ihrer prall-elastischen Konsistenz zu erkennen. Auf eventuell vorhandene Lymphknotenschwellungen in der Halsregion als Ausdruck von Lymphknotenmetastasen eines Schilddrüsenmalignoms ist zu achten.

Sonografie

Die sonografische Untersuchung ist das dominierende Verfahren zur Diagnostik und Verlaufskontrolle der Struma nodosa, während die Szintigrafie häufig entbehrlich ist. „Echonormale" bzw. szintigrafisch „warme" und „heiße" Knoten sind sehr selten maligne, doch ist Malignität auch nicht sicher ausgeschlossen. Auch sonografisch als echoarme Bezirke mit Randsaum sehr gut darstellbare Zysten entsprechen sehr selten Malignomen, schließen diese aber ebenfalls nicht aus.
Verdächtig auf Malignität sind dagegen echoarme, szintigrafisch „kalte" Knoten und solche Knoten, die bei der Sonografie solide und liquide Anteile aufweisen.
Zur Häufigkeit maligner Veränderungen in echoarmen bzw. szintigrafisch „kalten" Knoten existieren keine hinreichend zuverlässigen Angaben, zumal die Malignominzidenz von der Jodversorgung in der Region abhängt.

> Für Deutschland mit einem moderaten Jodmangel muss nach eigenen Erfahrungen davon ausgegangen werden, dass 5 bis 10% der echoarmen und gemischt echoarm/liquiden Knoten Schilddrüsenkarzinomen entsprechen.

Auch eine Struma multinodosa schließt Malignität nicht aus.

Labordiagnostik

Die benigne Struma nodosa und Schilddrüsenmalignome sind euthyreot. Hormonbestimmungen können daher zur Differenzialdiagnose wenig beitragen. Zum Nachweis der Euthyreose sind TSH, T4 (fT4) und T3 (fT3) und zum Ausschluss einer Immunthyreoiditis TPO-Antikörper und TAK zu bestimmen.
Die Bestimmung von Tumormarkern ist in der Diagnose der Struma nodosa nicht hilfreich. Bei familiärem Auftreten von medullären Schilddrüsenmalignomen und bei Veränderungen des Serumkalziums und erhöhten Calcitoninwerten ist unbedingt an ein bei Kindern ebenfalls seltenes medulläres Schilddrüsenkarzinom im Rahmen einer MEN 2a zu denken. Die Diagnose lässt sich durch molekulargenetische Analyse des RET-Protoonkogens sichern.

Feinnadelaspirationszytologie

Die Methode stellt in der Hand des Erfahrenen mit einer Treffsicherheit von mehr als 90% eine vorzügliche Möglichkeit für die Bewertung der Dignität von knotigen Veränderungen der Schilddrüse dar. Allerdings verfügen wenige Pädiater über die notwendigen Erfahrungen. Eine enge Zusammenarbeit mit erfahrenen Internisten ist daher meist erforderlich.

42.3.3 Therapie

Wegen der Schwierigkeiten bei der Beurteilung der Dignität von Schilddrüsenknoten stellt deren operative Entfernung und histologische Untersuchung zweifellos die sicherste Methode zur rechtzeitigen Erkennung und Behandlung von Schilddrüsenmalignomen dar. Andererseits bedeutet dieses Vorgehen in Strumaendemiegebieten wie Deutschland für die Mehrzahl der Patienten eine unnötige Belastung und Übertherapie und verursacht darüber hinaus in ganz erheblichem Umfang vermeidbare Kosten:

- Für die Entscheidung über die verschiedenen Therapieoptionen ist stets der klinische Befund ausschlaggebend, d.h. auch bei unverdächtiger Sonografie und/oder Zytologie muss im Fall eines klinischen Malignomverdachtes unbedingt operiert werden.
- Sprechen dagegen alle genannten Untersuchungen nicht für das Vorliegen eines Malignoms, dann ist wegen dessen Seltenheit und im

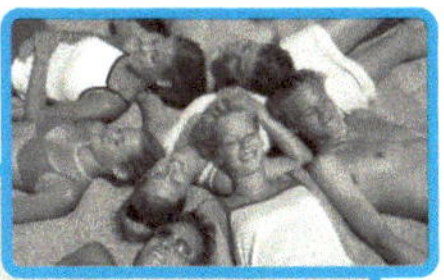

Vergleich zu Erwachsenen besserer Prognose der Versuch einer konservativen Therapie mit L-Thyroxin für sechs Monate unter engmaschiger Kontrolle gerechtfertigt.

- Kommt es darunter zum Verschwinden oder zur Verkleinerung der Knoten, kann weiter konservativ behandelt werden.
- Wächst der Knoten unter dieser Behandlung, muss umgehend operiert werden.
- Auch bei gleich bleibender Größe des Knotens und bei der Struma multinodosa sollte eine Operation erfolgen.

Multinodöse Strumen bilden sich unter konservativer Therapie praktisch nie vollständig zurück. Bei Zysten, die ca. 20 bis 30% der echoarmen bzw. echofreien Knoten ausmachen, kann versucht werden, diese durch eventuell wiederholte Punktionen zu entleeren und zur Rückbildung zu bringen. Gelingt dies nicht, und die Zysten füllen sich trotz mehrfacher Punktionen wieder auf, müssen sie operativ entfernt werden.

42.4 Prophylaxe

Das endemische Vorkommen von Jodmangelstrumen unterstreicht die Notwendigkeit zu einer konsequenteren Umsetzung der vorhandenen Möglichkeiten einer Jodprophylaxe auf freiwilliger Basis durch Verwendung von Jodsalz bei der industriellen und gewerblichen Herstellung von Lebensmitteln, im Haushalt und in der Tierhaltung.

Bevor dieses Ziel jedoch erreicht wird, ist in einigen Gegenden eine individuelle Prophylaxe durch die Verordnung von Jodid-Tabletten (100–200 µg/Tag) in der Pubertät, eventuell auch bereits im Vorschulalter angebracht.

Literatur

Bürgi, U., H. Gerber, H. Studer: Goitrogenesis in Iodine Deficiency. In Delange F., J.T. Dunn, D. Glinoer (Eds.). Iodine Deficiency in Europe A Continuing Concern. p. 61–67, New York: Plenum Press 1993

Delange, F. et al: Thyroid volume and urinary iodine in European schoolchildren: standardization of values for assessment of iodine deficiency. Europ J Endocrinology 136: 180–187 (1997)

Hintze, G., D. Emmrich, J. Köbberling: Treatment of endemic goitre due to iodine defciency with iodine, levothyroxine or both: results of a multicentre trial. Europ J clin Invest 19 527–534 (1989)

Saller, B., I. Esser, K, Horn, F. Jockenhövel, M. Klett, J. Köbberling, C. Moll. A.v.z. Mühlen, F. Raue, O. Schobert, Th. Schürmeyer, F. Schubert, K. Mann: Diagnostik und Therapie von Schilddrüsenkrankheiten. Internist 38:177–185 (1997)

Willgerodt, H., E. Keller, C. Perschke, B. Stach: The status of iodine nutrition in newborn infants, schoolchildren, adolescents and adults in former East Germany. Exp Clin Endocrinol Diabetes 105 (Suppl. 4) (1997)

43 Suizidalität im Jugendalter

Hellmuth Braun-Scharm

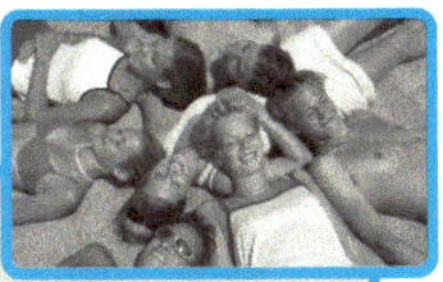

Der Wunsch, das eigene Leben zu beenden, ist genuin menschlich und in vergleichbarer Weise bei anderen Lebewesen nicht zu beobachten. Trotzdem und gerade aus psychiatrischer Sicht sollte parasuizidalen Impulsen nicht nachgegeben werden. Denn Suizidalität ist weder ein Beweis für die Selbstbestimmung der Menschen noch eine unheilbare Krankheit, sondern mehrheitlich eine krisenhafte Indikation dafür, dass entscheidende Änderungen notwendig sind, um aus vorübergehend aussichtslosen Situationen zu neuen Perspektiven zu gelangen.

> Der Erkennung und Behandlung von Suizidalität im Jugendalter kommt wegen der deutlichen Häufigkeitszunahme in diesem Altersbereich große therapeutische und präventive Bedeutung zu. Die Anzahl der Parasuizide (Suizidversuche) und Suizide nimmt während des Jugendalters drastisch zu. Vollzogene Suizide gehören im Jugendalter zu den häufigsten Todesursachen.

Im Kindesalter findet man zwar auch bereits parasuizidale Gedanken, vollzogene Suizide vor dem zwölften Lebensjahr sind aber extrem selten. Die entwicklungspsychopathologischen Ursachen dafür sind:

- die noch nicht genügend vorhandene Fähigkeit der Kinder, Zuverlässigkeit und Gefährlichkeit suizidaler Methoden zu erkennen und zu unterscheiden
- die unsicherere Kompetenz, parasuizidale Impulse in die Tat umzusetzen
- die geringere Ausprägung depressiv-negativistischer Einstellungen
- die mangelnde Fähigkeit zur Selbstreflexion und Selbstentwertung

Wahrnehmung und Attribuierbarkeit der eigenen Identität sind Voraussetzungen von Selbstwert und Selbstwertproblemen, und damit im negativen Fall Voraussetzung für parasuizidale Gefühle und Gedanken. Gleichzeitig haben vor allem Jugendliche zahlreiche Entwicklungsaufgaben zu bewältigen. Der Schritt ins Erwachsenenalter, zu mehr Verantwortung und Leistung, zu neuen kognitiven, sozialen und psychosexuellen Rollen führt zwar normalerweise nicht zu psychiatrischen Erkrankungen, aber bei vielen Jugendlichen doch zu Phasen erhöhter Vulnerabilität und Labilität.
Suizidalität äußert sich bei Jugendlichen und Erwachsenen überwiegend in ähnlicher Form. Es gibt jedoch auch einige Unterschiede. Als jugendtypische Eigenheiten gelten eine erhöhte Rate impulsiver Parasuizide, die häufige Koppelung der Suizidalität mit dissozialen Störungen sowie Phasen von Hoffnungslosigkeit und Zukunftsängsten. Bilanzsuizide sind altersbedingt die Ausnahme. Weitere Unterschiede in der Geschlechterverteilung und in den Suizidmethoden werden noch beschrieben.
Suizidalität ist keine psychiatrische Diagnose, sondern ein Symptom und folglich in den psychiatrischen Klassifikations-Systemen nicht aufgeführt. Es ist aber möglich, die (para-)suizidalen Methoden zu dokumentieren (ICD-10: Kap. X). Suizidalität ist vor allem im stationären Bereich von immenser Bedeutung.

> Ein bis zwei Drittel der stationär behandelten jugendpsychiatrischen Patienten/innen haben parasuizidale Symptome als Haupt- oder Nebensymptomatik bei Aufnahme.

43.1 Definitionen

Die wesentlichen Manifestationen der Suizidalität sind Suizidgedanken, Parasuizide und vollzogene Suizide:
Suizidgedanken werden nur gesondert beschrieben, wenn sie nicht in Verbindung mit parasuizidalen Handlungen stehen. Kurze, passagere parasuizidale Gedanken ohne praktische Umsetzung sind eher normalpsychologische Phänomene. Anhaltende parasuizidale Gedanken und konkrete Suizidplanungen sind aber meist mit depressiven Stimmungen oder anderen psychopathologischen Symptomen verknüpft, treten oft als Vorboten suizidaler Handlungen auf und bedürfen der Behandlung.
Suizidale Handlungen ohne tödliche Folgen werden nach Vorschlag der WHO als **Parasuizide** zusammengefasst. Die wichtigste Untergruppe der Parasuizide sind die Suizidversuche. Die offizielle Definition beschreibt Parasuizide als absichtliche, nicht habituelle Handlungen, die ohne Intervention von dritter Seite eine Selbstschädigung herbeiführen würden, oder es werden Substanzen in Dosen eingenommen, die über ärztlich verschriebene oder als therapeutisch angesehene Dosen hinausgehen. Eigentliches Ziel der Parasuizide ist es, Veränderungen der persönlichen Lebensum-

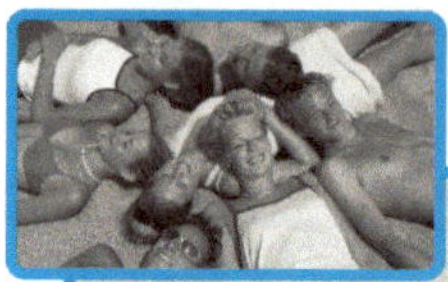

stände zu bewirken. Diese WHO-Defintion stellt den appellativen Aspekt, der in den meisten Fällen von großer Bedeutung ist, in den Vordergrund. Es gibt aber sicher auch parasuizidale Handlungen mit anderen Hauptmotiven, wie z.B. impulsive Akte oder Zustände völliger Verzweiflung, bei denen der appellative Aspekt – wenn überhaupt – im Hintergrund steht.
Der **vollendete Suizid** wird durch selbst intendierte, selbst zugefügte tödliche Handlungen herbeigeführt. Auch vollzogene Suizide haben häufig einen – zwangsläufig erfolglosen – appellativen Anteil. Aus Schilderungen von Personen, die ernsthafte Parasuizide überlebt haben, ist bekannt, dass der Wunsch zu sterben meist bis zuletzt ambivalent bleibt.
Als **Bilanzsuizide** werden kognitiv-resümierende Aktionen bezeichnet, im Gegensatz zu **affektiv-impulsiven Suiziden. Doppelsuizide** oder Suizidpakte werden von (Ehe-)Partnern in weitgehend freiwilliger Übereinkunft begangen und sind bei Jugendlichen selten. **Erweiterte Parasuizide** und **Suizide** erfolgen häufig in pseudoaltruistischer Motivation der zentralen Person(en), so nehmen z.B. Eltern in vermeintlich fürsorglicher Absicht ihre Kinder mit in den Tod. **Massensuizide** werden von größeren Menschengruppen in subjektiv oder objektiv auswegloser Situation ausgeführt. Die aktuellen Beispiele dafür stammen aus nicht-kirchlichen Sekten mit Untergangsvisionen, die von den jeweiligen Anführern induziert wurden.
Es gibt eine lange und vielfältige Diskussion darüber, ob suizidale Gedanken, Parasuizide und Suizide ein Kontinuum unterschiedlicher Schweregrade desselben Phänomens sind. Einiges spricht dafür, insbesondere die Tatsache, dass vorangegangene Parasuizide zu den besten Prädiktoren für weitere Parasuizide und Suizide gehören. Einiges spricht dagegen, wie z.B. die weit divergierenden Alters- und Geschlechterverteilungen der Parasuizide und Suizide. Weiterhin ist bekannt, dass ein Teil der Suizide ohne vorangegangenen Parasuizid durchgeführt wird.

43.2 Epidemiologie

Parasuizide werden nicht administrativ registriert und müssen deshalb durch Erfassung und Auswertung von Inanspruchnahmepopulationen sowie epidemiologische Studien erhoben werden. Auch bei hohem methodischem Aufwand bleibt gerade bei den Suizidversuchen ein großes Dunkelzifferproblem bestehen, da sich bei weitem nicht alle Parasuizidenten in irgendeine Form der Beratung oder Behandlung begeben.
Vollzogene Suizide werden dagegen in der Todesursachenstatistik dokumentiert. Auch hier gibt es ein – vermutlich etwas niedrigeres – Dunkelzifferproblem, das sehr vielfältig ist. Unerkannte Suizide entstehen vor allem durch:

- intendierte Fehlbehandlungen (z.B. Typ-I-Diabetes-mellitus)
- Intoxikationen (vor allem bei älteren Personen)
- ungenügend dokumentierte unklare Todesfälle
- selbstverschuldete Verkehrsunfälle mit suizidaler Intention (eher bei jungen Erwachsenen)
- Drogentote mit suizidaler Intention

Die Auswirkungen von Arbeitslosigkeit und sozialer Randständigkeit sind nicht unmittelbar oder nicht generell erkennbar, aber in Subpopulationen durchaus identifizierbar. Zu den festen Größen, durch die sich Nationen voneinander unterscheiden, gehört neben der Sprache, der Kultur und der vorherrschenden Haarfarbe auch die Suizidhäufigkeit. Es gibt daher eine „Rangliste" von Ländern mit unterschiedlicher Suizidhäufigkeit, die relativ stabil ist, gleichzeitig aber langfristige Schwankungen aufweist. Zu den wenigen Ereignissen, die eindeutig zu einem reduzierten Suizidrisiko führen, gehören Kriege.
Grundsätzlich ist die Suizidrate in den industriell entwickelten Ländern und in der nördlichen Hemisphäre höher als in der südlichen Hemisphäre und in agrarisch strukturierten Nationen. Gleichwohl gibt es auch unter ähnlich lokalisierten und industrialisierten Ländern und auch innerhalb der einzelnen Länder erhebliche Unterschiede der Suizidhäufigkeit. Eine solche regionale Spezifität hat zu dem Terminus „ungarisches Muster" geführt, der besagt, dass die Parasuizidrate (Parasuizide pro 100 000 der jeweiligen Altersgruppe) mit steigendem Alter abnimmt, während die Suizidrate (Suizide pro 100 000 der jeweiligen Altersgruppe) dagegen mit steigendem Alter zunimmt. Außerdem sind die Parasuizide regelhaft beim weiblichen, die Suizide dagegen beim männlichen Geschlecht zwei bis dreimal häufiger.

> Für das Jugendalter heisst das, das man vor allem auf eine hohe Zahl weiblicher Parasuizidentinnen trifft.

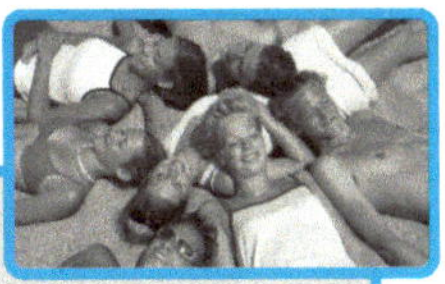

Dieses Verteilungsmuster zeigt sich in den meisten europäischen und industrialisierten Ländern. In Deutschland ist die absolute Suizidzahl nach einem Hoch in den 70er-Jahren von jährlich 20 000 Suizidtoten auf etwa 12 000 abgesunken (Gesamtdeutschland; Abb. 43-1).

Die vor der Wiedervereinigung der beiden deutschen Staaten deutlich höhere Suizidrate in der ehemaligen DDR sinkt seitdem kontinuierlich ab und nähert sich dem westdeutschen Niveau. Ob es zu einer völligen Angleichung kommt, ist ungewiss, da einige der neuen deutschen Bundesländer traditionell hohe Suizidzahlen haben (besonders Sachsen). Die Relation der deutschen Suizidraten zu den Nachbarländern ist trotz der Abnahme der letzten Jahre erhalten geblieben, obgleich die Schwankungen in den anderen Ländern nicht ganz synchron verliefen. So ist seit vielen Jahren die Suizidrate in der Schweiz etwas, in Österreich deutlich höher als in Deutschland (Abb. 43-2).

> Eine absolute oder relative Zunahme der Suizide bei Jugendlichen oder jungen Erwachsenen ist im Gegensatz zu anderen Ländern in Deutschland in den letzten Jahren nicht zu beobachten.

43.3 Hintergrund

Aufgrund der enormen Vielgestaltigkeit (para-)suizidaler Phänomene können nicht alle Ursachen aufgelistet werden, zumal die zerebralen Funktionen nicht lückenlos aufgeklärt sind. Gesichert ist, dass bei manchen Personen eine erhöhte familiäre (genetische) Belastung in Form von gehäuften (Para-)Suiziden vorliegt.

Bei Suizidopfern sind in einigen Studien erniedrigte Serotonin-Spiegel gefunden worden, die eine wichtige Disposition für Suizidalität darstellen könnten. Auf Symptomebene finden wir im Jugendalter eine hohe Komorbidität der Suizidalität mit Depressionen, Impulsivität, Selbstunsicherheit, Störungen des Sozialverhaltens und Substanzmissbrauch. Die Lebensbedingungen sind meistens akut oder chronisch belastend, aktuelle Auslöser sind in etwa einem Drittel der Fälle nicht eruierbar.

43.4 (Para-)Suizidale Methoden

Traditionell werden weiche und harte Methoden unterschieden. Zu den weichen Methoden zählen Vergiftungen aller Art und Schneiden, zu den harten Erhängen, Erschießen, Ertrinken, Sprung aus der Höhe und Schienentod. Weiche Methoden werden bevorzugt von jüngeren und von weiblichen Personen angewandt und gelten als weniger ernsthaft; das umgekehrte gilt für die harten Methoden. Diese Faustregel hat aber zahlreiche Ausnahmen, und es sollte nie schematisch von der suizidalen Methode auf die subjektive Wertigkeit geschlossen werden. Die Vergiftungen erfolgen am häufigsten durch Medikamente wie Schmerz-, Fieber- und Schlaftabletten.

> Ein wichtiges Kriterium für die Wahl einer suizidalen Methode ist deren Verfügbarkeit.

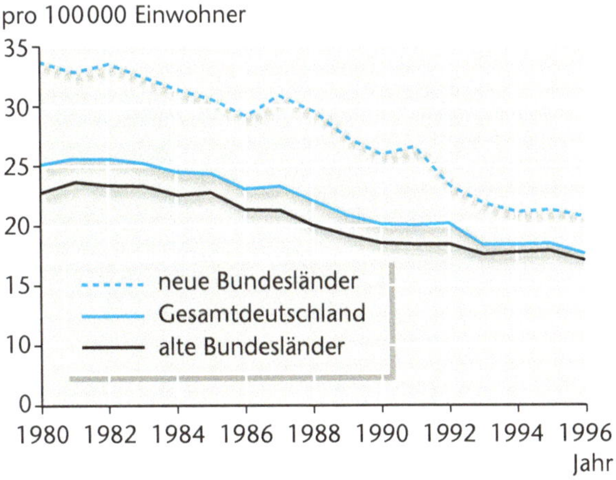

Abb. 43-1 Suizidrate aller Männer und Frauen in Gesamtdeutschland, den alten und den neuen Bundesländern.

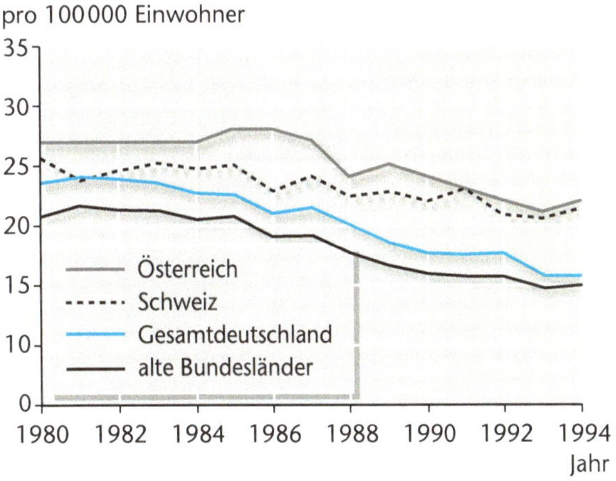

Abb. 43-2 Suizidrate aller Männer und Frauen in Gesamtdeutschland, den alten Bundesländern, Österreich und der Schweiz.

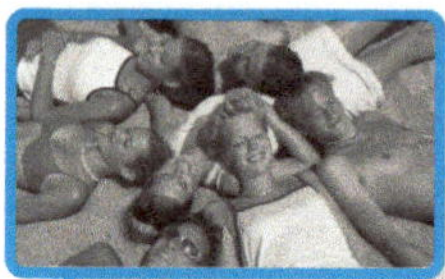

So werden in den USA vermehrt Schusswaffen eingesetzt, in großen Städten ist der Sprung aus der Höhe häufiger. Durch die Entgiftung des Stadtgases kam es vorübergehend zu einer deutlichen Abnahme der Suizidhäufigkeit in einigen Ländern. Ein ähnlicher Effekt könnte durch die aktuell verminderte Verordnung der relativ toxischen trizyklischen Antidepressiva entstehen. Bei den vollzogenen Suiziden finden vor allem die harten Methoden Anwendung, auch bei den jüngeren Personen.

43.5 Beweggründe

Die Gründe, die einen Menschen bewegen, sich zu suizidieren, sind vielfältig. Bei älteren Menschen kommt es vor, dass in finalen Stadien infauster Erkrankungen ein „assisted suicide", also ein begleiteter „Freitod" dem längeren Siechtum vorgezogen wird, ohne dass umschriebene psychische Störungen vorliegen. Dies trifft aber nicht für die Mehrzahl der suizidalen Handlungen zu.

> Die Hauptursachen für Suizidalität sind akute Belastungen, chronische Überforderungen und psychische Störungen.

43.5.1 Akute Belastungen

Jugendliche erleben viele Belastungen und Krisen zum ersten Mal oder in besonderer Intensität und sind aufgrund ihrer geringen Erfahrung und Bewältigungskompezenz (coping) manchmal nicht in der Lage, effiziente Lösungsstrategien zu entwickeln. Schlechte Schulnoten, Schulwechsel, Verlust von Freundschaften, enttäuschte Liebesbeziehungen, Scheitern von hoch fliegenden Plänen, der Tod eines geliebten Haustiers, dies alles und mehr kann zu suizidalen Kurzschlusshandlungen führen, ohne dass umschriebene psychische Störungen vorliegen müssen.

> Auch bei scheinbar offensichtlichen Kurzschlusshandlungen ist aber abklärungsbedürftig, ob nicht zusätzliche und unerkannte langfristige Belastungen oder Dispositionen vorliegen.

Eine akute Belastung besonderer Art sind (para-)suizidale Handlungen im Umfeld. Dabei sind Familienmitglieder, Freunde und Personen mit Vorbild- oder Idolcharakter von besonderer Relevanz. Wenn durch suggestive Berichte in den Medien (Zeitungen, Bücher, TV) (para-)suizidale Handlungen ausgelöst werden, bezeichnet man dies als „Werther-Effekt" (nach Goethe „Die Leiden des jungen Werther"). In abgeschlossenen Gemeinschaften wie Internaten, Heimen oder Kliniken ist dieser „Ansteckungseffekt" oft noch ausgeprägter und bedarf sorgfältiger und energischer Interventionen.

43.5.2 Chronische Überforderungen

Dazu zählen bei Jugendlichen vor allem andauernde familiäre Belastungen und Streitigkeiten, seltener schulische Überforderungen.

> Je jünger die Kinder sind, umso bedeutender sind die familiären Belastungen, die häufig auch mit psychischen Störungen der Eltern einhergehen.

Suizide unter zehn Jahren sind nahezu immer mit extrem belastenden familiären Bedingungen verknüpft.
Bei chronischen Überforderungen entwickelt sich häufig das Gefühl der Hilflosigkeit.

43.5.3 Psychische Störungen

Im Jugendalter gewinnen depressive Verstimmungen, emotionale Störungen und Panikattacken, dissoziale Tendenzen, Substanzmissbrauch, Impulsivität und Persönlichkeitsstörungen an Bedeutung. Andere Störungen wie affektive und schizophrene Psychosen oder Suchterkrankungen wirken sich meist erst im späteren Jugendalter und im Erwachsenenalter aus.

> Grundsätzlich gelten alle schwereren und länger dauernden psychischen Störungen als Disposition für Suizidalität. Die höchste Affinität zur Suizidalität haben depressive Verstimmungen.

43.6 Diagnostik

Die Erkennung von Suizidalität erfolgt durch Anamnese, Exploration und Verhaltensbeobachtung. Testpsychologische Verfahren (Fragebögen, Checklisten) können die Diagnose absichern. Ap-

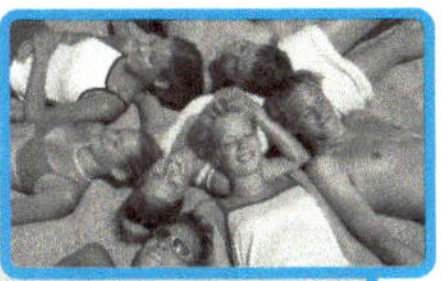

parative oder Laboruntersuchungen dienen entweder der Erkennung somatischer Grunderkrankungen oder dem Nachweis der in suizidaler Absicht eingenommenen Substanzen. Screening-Untersuchungen auf Alkohol, Drogen und Medikamente sollten zur Routine gehören.

43.6.1 Befunderhebung

Die biographische Vorgeschichte und die Familienanamnese sollten ausführlich erhoben werden, darunter besonders fakultative Diskrepanzen zwischen objektiven und subjektiven Bewertungen. Dabei sind neben allen anderen Faktoren auf belastende Lebensereignisse, chronische Schwierigkeiten, frühere parasuizidale Gedanken und Handlungen sowie (Para-)Suizide im näheren Umfeld zu achten.

> Der Abgleich von Eigen- und Fremdanamnese ist ebenfalls von Bedeutung, da nach Parasuiziden bisweilen erhebliche Dissimulationstendenzen bestehen.

Neben der somatischen Diagnostik sollte im psychischen Befund geklärt werden, ob behandlungsbedürftige psychiatrische Grunderkrankungen vorliegen, deren Therapie dann im Vordergrund steht. Dazu zählen z.B. schizophrene und affektive Psychosen (s. Kap. 17 und 39), Essstörungen (s. Kap. 22), Persönlichkeitsstörungen und Suchterkrankungen (s. Kap. 20).

Im Jugendalter sind Belastungsreaktionen, emotionale Störungen und Störungen des Sozialverhaltens häufiger als schwere psychiatrische Grunderkrankungen (Tab. 43-1).

Im Zentrum der Befunderhebung steht die genaue und differenzierende Exploration der unmittelbaren Vorgeschichte, der potenziellen Auslöser, der begleitenden Gedanken und Stimmungen, der parasuizidalen Methoden und der aktuellen Verarbeitung des Geschehens.

> Die detaillierte Rekonstruktion parasuizidaler Prozesse ist gleichermaßen die Grundlage der Risikoeinschätzung als auch der psychotherapeutischen Behandlung.

43.6.2 Differenzialdiagnosen

Da Suizidalität keine Diagnose ist, gibt es auch keine Differenzialdiagnosen. Es gibt aber einige verwandte Syndrome, von denen die Automutilationen (Selbstverletzungen) die wichtigsten sind. Automutilationen und Suizidalität treten häufig gemeinsam oder in direkter Abfolge auf. Es gibt aber auch selbstverletzende Handlungen ohne parasuizidale Begleitsymptomatik, die eine eigene Störungsform darstellen. Ähnliches gilt für die Depressionen, die häufig, aber nicht immer mit Suizidalität kombiniert sind.

Anorexia nervosa, chronischer Substanzmiss-

Tabelle 43-1 ICD-10-Diagnosen bei nicht-suizidalen und suizidalen Jugendlichen (stationär behandelte Jugendliche der Heckscher-Klinik München, Abt. Rottmannshöhe).

Diagnosen	Nicht-suizidale Stichprobe N=374		Suizidale Stichprobe N=163	
	N	%	N	%
Schizophrenie	83	22,2	24	14,7
Essstörungen	77	20,6	14	8,6
Persönlichkeitsstörungen	32	8,6	25	51,3
gemischte Störungen der Emotionen und des Sozialverhaltens	26	6,9	7	4,3
emotionale Störungen	24	6,4	22	13,5
akute Belastungsreaktionen	24	6,4	34	20,9
Störungen des Sozialverhaltens	16	4,3	6	3,7

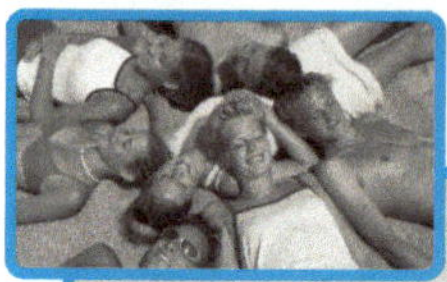

brauch, alle Formen des riskanten Lebensstils (z.B. Extremsportarten) und politisch oder religiös motivierte Opfertode werden nicht als Suizidalität klassifiziert, auch wenn aus finaler Sicht kein Unterschied besteht.

43.7 Therapie

43.7.1 Risikoeinschätzung und medikamentöse Therapie

Die allgemeine **Risikoeinschätzung** basiert auf Kriterien zur Einschätzung der Schwere und Ernsthaftigkeit der Suizidalität. Die in Tabelle 43-2 genannten Kriterien sprechen für ernsthafte Suizidalität und ein hohes Wiederholungsrisiko. Ausgehend davon muss auch eine individuelle, patientenzentrierte Einschätzung der Suizidalität vorgenommen werden, die letztlich entscheidend ist. Hier werden die persönlichen, familiären und sozialen Umstände gewichtet und in Relation zu den verfügbaren Behandlungsmöglichkeiten gesetzt.

Ziel der allgemeinen und individuellen Risikoeinschätzung ist die Therapieplanung, die zuerst in der Wahl des geeigneten Settings besteht. Je nach Risiko sind ambulante, teilstationäre, stationäre oder geschlossene Behandlungsbedingungen vorzuziehen.

Eine weitere Weichenstellung ist die Frage nach einer medikamentösen Behandlung, die schwerpunktmäßig entweder auf die psychiatrische Grunderkrankung oder die parasuizidale Symptomatik abzielt. Für die medikamentöse Behandlung der Suizidalität werden vor allem Antidepressiva oder sedierende Pharmaka wie etwa niedrig-potente Neuroleptika (z.B. Chlorprothixen, Levomepromazin) eingesetzt. Benzodiazepine sollten aufgrund des Suchtpotenzials bei parasuizidalen Personen nicht die erste Wahl sein. Bei ambulanter medikamentöser Behandlung sind die neueren, nebenwirkungsärmeren und weniger toxischen Antidepressiva (SSRI, SaSSA, SNRI) vorzuziehen.

Es ist zu beachten, dass manche dieser Präparate initial antriebssteigernd sind und vorübergehend parasuizidale und automutilative Tendenzen verstärken können.

Tabelle 43-2 Kriterien für ernsthafte Suizidalität und hohes Wiederholungsrisiko.

- langfristige, nicht-impulsive Planung
- harte Parasuizidmethoden
- geringe Wahrscheinlichkeit, entdeckt zu werden
- geringe appellative Prägung
- Abschiedsbrief (nicht regelhaft)
- fehlende oder nicht nachvollziehbare subjektive Begründung
- schwere psychiatrische Symptomatik
- keine Distanzierungsfähigkeit
- familiäre Belastung
- wiederholter Parasuizid
- chronische parasuizidale Gedanken
- chronische psychosoziale Belastungen
- geringe Compliance

Unter sicheren Einnahmebedingungen können auch traditionelle trizyklische Antidepressiva wie Amitryptilin oder Clomipramin gegeben werden. Grundsätzlich ist davon auszugehen, dass in den ersten Tagen der Medikation meist noch kein antisuizidaler Schutz besteht.

43.7.2 Therapeutische Beziehung

Das erste Ziel in der Therapie parasuizidaler Jugendlicher ist erreicht, wenn möglichst bald nach parasuizidalen Handlungen ein erster Gesprächskontakt stattfindet.

Je länger das Intervall zwischen Parasuizid und Therapiebeginn ist, desto ausgeprägter ist die Tendenz zur Bagatellisierung, zur Erfindung von Scheinlösungen und desto geringer wird der Leidensdruck.

Im Erstkontakt zu den Jugendlichen muss vor allem Verständnis signalisiert werden. Empathie, Nachvollziehen einer scheinbar ausweglosen Situation, angstfreies Ansprechen parasuizidaler Impulse, Reduktion von Scham-, Schuldgefühlen und Resignation stehen im Vordergrund. Auch Jugendliche mit appellativen, demonstrativen oder erpresserischen Suizidversuchen verdienen den Respekt ihrer Therapeuten. Darauf erfolgt die genaue Erfragung der zurück liegenden Ereignisse.
Bei ambulanten Behandlungen ist es dann besonders wichtig, die ersten Tage nach dem Parasuizid zu strukturieren. Dazu gehört eine genaue Abklärung der Behandlungsmöglichkeiten, die Vereinbarung fester, frequenter therapeutischer Kontakte, das Erfragen und Benennen persönlicher,

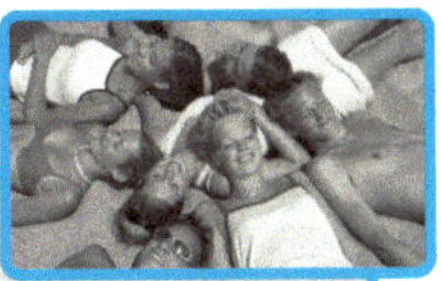

vertrauenswürdiger Bezugspersonen und eine Absprache über Notrufmöglichkeiten. Sind alle diese Möglichkeiten nicht realisierbar, sollte eine (teil)stationäre Behandlung erwogen werden.
Ziel dieses Vorgehens ist die Prophylaxe von kurzfristigen Rezidiven. Schuldvorwürfe oder vorschnelles Zudecken der Suizidalität durch aufmunternde Parolen sind zu vermeiden. Mittel- und längerfristig ist die Umsetzung des meist hinter dem Parasuizid stehenden Wunsches nach Veränderung (subjektiv) unerträglicher Lebensumstände aufzugreifen. Dazu gehört die genaue Erfassung von Belastungsfaktoren, die Zusammenarbeit mit der Familie oder der betreuenden Institution sowie die Verbesserung der individuellen und familialen Coping-Ressourcen. Nicht alle äußeren Belastungen lassen sich beliebig verändern und sollten dann durch verbesserte Bewältigungskompetenzen kompensiert werden. Müssen die Jugendlichen weiterhin unter nicht beeinflussbaren belastenden Bedingungen leben, kann auch eine außerfamiliäre Platzierung erwogen werden, die in Zusammenarbeit mit dem Jugendamt realisierbar ist.

43.8 Prognose

Jugendliche mit rezidivierenden oder persistierenden parasuizidalen Gedanken und Handlungen stellen eine Risikogruppe für weitere parasuizidale Handlungen, vollzogene Suizide und andere psychische Störungen dar.

> In der Behandlung suizidaler Jugendlicher sollte daher nicht nur die Reduktion der akuten Suizidalität, sondern soweit als möglich auch eine Langzeitprophylaxe angestrebt werden.

Präventive Maßnahmen scheitern zwar oft an der geringen Compliance der Jugendlichen, werden aber auch von therapeutischer Seite bisweilen vernachlässigt. So liegen zuverlässige Prognosekriterien, anhand derer unter den suizidalen Jugendlichen diejenigen mit dem höchsten Risiko identifiziert werden könnten, bislang kaum vor.

43.9 Prävention

In den Industrieländern ist in den letzten Jahren die Zahl der Verkehrstoten deutlich niedriger oder wesentlich mehr gesunken als die Zahl der Suizidtoten. Angesichts des enormen finanziellen und logistischen Aufwands, den Autoindustrie, Verkehrspolitik und Straßenbau zur Erhöhung der Verkehrssicherheit leisten (der auch nicht kritisiert werden soll), nehmen sich die präventiven Anstrengungen zur Senkung der Suizidrate äußerst bescheiden aus.
Die Hauptintervention ist unverändert die sekundäre Prävention nach vorherigen parasuizidalen Handlungen, die im Wesentlichen von der vorhandenen medizinisch-therapeutischen Versorgungsstruktur geleistet wird. Gezielte primärpräventive Maßnahmen sind vereinzelt und mit unterschiedlichem Erfolg an Schulen durchgeführt worden. Die Evaluation der regulären antiparasuizidalen Beratungen und Behandlungen steht hauptsächlich wegen des erforderlichen methodischen Aufwands weitgehend aus. Suizidprävention in Forschung und Therapie wird jedoch eine der Aufgaben werden, die auf die wohlhabenden Ländern vermehrt zukommt.

Literatur

Braun-Scharm H: Suicidality and personality disorders in adolescence. Crisis 17/2:64–68 (1996)

Egmond M van, Diekstra RFW: The predictability of suicidal behavior: the results of a meta-analysis of published studies. In: Diekstra RFW, Maris R, Platt S, Schmidtke A, Sonneck G : Suicide and its prevention. P 37–61. Brill Leiden (1989)

Goldston DB, Daniel S, Reboussin DM, Kelley A, Ievers C, Brunstetter R: First-time suicide attempters, repeat attempters, and previous attempters on an adolescent inpatient psychiatry unit. J AM Acad Child Adolesc Psychiatry 35:631–639 (1996)

Kienhorst CWM, Wilde EJ de, Diekstra RFW: Suicidal behavior in adolescents. In: Goodyer IM (Ed) The depressed child and adolescent, S.225-251. Cambridge University Press (1995)

Larsson B, Ivarsson T (1998) Clinical characteristics of adolescent psychiatric inpatients who have attempted suicide. Europ Child Adolesc Psychiatry 7:201-208

Pfeffer CR, Klerman GL, Hurt S (1993) Suicidal children grow up: rates and psychosocial risk factors for suicide attempts during follow-up. J Am Acad Child Adolesc Psychiatry 32:106–113

Poustka F (1985) Suizide und Suizidversuche im Kindes- und Jugendalter. In: Remschmidt H, Schmidt MH (Hrsg): Kinder- und Jugendpsychiatrie in Klinik und Praxis. Band III, S. 214–245

Rey GC, Narring F, Ferron C, Michaud PA: Suicide attempts among adolescents in Switzerland: prevalence, associated factors and comorbidity. Acta psychiat scand 98:28–33 (1998)

Schmidtke A, Bille-Brahe U, DeLeo D, Kerkhof A, Bjerke T, Crepet P, Haring C, Hawton K, Lönnquist J, Michel K, Pommereau X, Querejeta I, Philippe I, Salander-

Renberg E, Temesváry B, Wasserman D, Fricke S, Weinacker B, Sampaio-Faria JG: Attempted suicide in Europe: rates, trends and sociodemographic characteristics of suicide attempters during the period 1989-1992. Results of the WHO/EURO Multicenter Study on Parasuicide. Acta psychiat scand 93:327–338 (1996)
Shaffer D, Gould MS, Fisher P, Trautman P, Moreau D, Kleinman M, Flory M: Psychiatric diagnosis in child and adolescent suicide. Arch Gen Psychiatry 53:339-348 (1996)
Shaffer D, Vieland V, Garland A, Rojas M, Underwood M, Busner C: Adolescent suicide attempters. Response to suicide-prevention programs. JAMA 264:3151–3155 (1990)

44 Unfälle

Hans-Georg Dietz

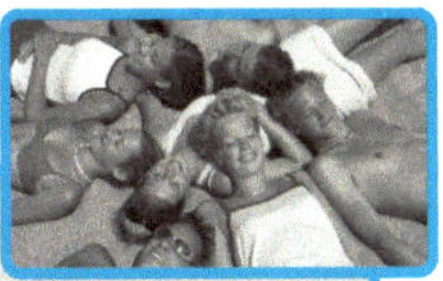

44.1 Epidemiologie

In Deutschland kam es 1997 zu 165 000 Schülerunfällen, 17 000 waren davon Wegeunfälle, wobei 16 000 Kinder und Jugendliche ambulant und 1000 stationär behandelt werden mussten. 311 Schüler sind 1997 bei Unfällen verstorben. Insgesamt gab es 12 000 schwerverletzte Kinder und Jugendliche.

> Unfälle, Unfallgefährdung und Unfallverhütung haben im Adoleszentenalter ein zum Teil spezifisches Muster. Neben einigen wachstumsspezifischen Skelettverletzungen kommen vor allem Traumen als Verkehrsteilnehmer und im Sport vor.

In einer Studie aus den USA konnte gezeigt werden, dass 77% der Todesfälle im Adoleszentenalter durch Unfälle geschehen, und somit maligne Erkrankungen an die zweite Stelle rücken.
Die Inzidenz der Todesfälle fällt in der Reihenfolge Autobeifahrer > Mopedfahrer > Fußgänger ab. Als für das Jugendalter neu hinzukommende Problematik muss der Alkohol- und Drogenkonsum erwähnt und durchaus ernst genommen werden. In einer Studie über Verkehrsunfälle in Nashville konnte gezeigt werden, dass 48% der jugendlichen Verkehrsteilnehmer eine positive Blutprobe hatten (n = 467).

44.2 Schädel-Hirn-Trauma

Das Schädel-Hirn-Trauma ist bei Jugendlichen oftmals Folge von so genannten Rasanztraumen (Beifahrer im PKW, Moped im Straßenverkehr) oder kommt als Folge von Unfällen bei potenziell gefährlichen Sportarten wie Mountainbiken, Skifahren, Snowboarden oder Reiten vor.

> Beim Schädel-Hirn-Trauma der Adoleszenten handelt es sich in 70% um Verkehrsunfälle und nur in ca. 15% um Sportunfälle, bei den Verkehrsunfällen in der Hälfte um Unfälle mit Fahrradfahrern oder Fußgängern.

44.2.1 Diagnostik

> Im Mittelpunkt steht die klinische neurologische Untersuchung, und reproduzierbar in der Beurteilung, wird der allgemein anerkannte und auch schon vom Notarzt einzusetzende Glasgow-Coma-Scale angewendet (Tab. 44-1).

Tabelle 44-1 Glasgow-Coma-Scale.

Kriterium	Befund	Erläuterungen	Pt.
Öffnen der Augen	spontan/offen	Augen bleiben offen	4
	auf Anruf	Augen fallen immer wieder zu	3
	auf Schmerzreiz	Augen fallen immer wieder zu	2
	fehlt	evtl. Augenkneifen, Grimassen	1
Verbale Reaktion (Antwort)	orientiert, verständlich	wer, wo, wann	5
	verwirrt	ganz oder teilweise fehlende Orientierung	4
	Wortsalat, einzelne Worte	verständlich, aber zusammenhanglos	3
	unverständliche Laute, Schreien	Stöhnen, Lallen usw.	2
	fehlt	auch bei starkem Schmerzreiz	1
Motorische Reaktion (Bewegung)	folgt Aufforderungen	Händedruck, Bein heben, Zunge zeigen usw.	6
	gezielte Abwehr auf Schmerz	greift zum Schmerzort, tastet ab, wehrt ab	5
	ungezielte Abwehr	wegziehen, zucken	4
	Beugen auf Schmerz	ein- oder beidseitig, oft Schulterhochziehen	3
	Strecken auf Schmerz	Durchstrecken des Körpers	2
	fehlt	auch bei starkem Schmerzreiz	1
Eckwerte	Maximum	Patient bei vollem Bewusstsein	15
	Minimum	Patient in tiefer Bewusstlosigkeit (Koma)	3
	Kritische Grenze	**Patient bewusstlos**	< 9
		– Öffnen der Augen: 1	
		– verbale Reaktion: 2 (und weniger)	
		– motorische Reaktion: 5 (und weniger)	

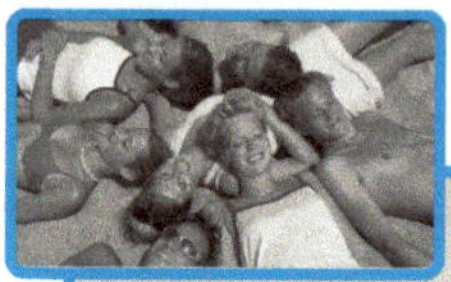

Bei den Patienten ist immer die Halswirbelsäule (HWS) mit zu untersuchen, da in 1% zusätzliche HWS-Verletzungen vorliegen. Es gilt als Grundregel, dass vor der Computertomografie (CT) und vor allem vor Abnahme des „Stiff Neck“ eine seitliche HWS-Röntgenaufnahme gemacht werden sollte. Alternativ kann unter stabilisierendem Schutz der HWS das CT tiefer gefahren werden, mit HWS-Schichten bis zum Wirbelkörper C8! Bei Glasgow-Coma-Scale-Werten unter 9 muss eine intrakranielle Druckmessung durchgeführt werden.
Die Nativröntgenaufnahme des Schädels ist von zweifelhaftem Wert und muss gründlich überdacht werden, allenfalls bei Impressionsfrakturen kommt hier dieser Diagnostik ein zumindest dokumentierender Wert zu.

> Die optimale Bildgebung zur Abklärung des Schädel-Hirn-Traumas in der Akutphase ist die kraniale Computertomografie, die eine Aussage über die intrakranielle Situation, insbesondere über Blutungen oder Veränderungen des Ventrikelsystems zeigt.

Die Einteilung in leichtes Schädel-Hirn-Trauma (Glasgow-Coma-Scale 13–15), mäßiges Schädel-Hirn-Trauma (Glasgow-Coma-Scale 9–12) und schweres Schädel-Hirn-Trauma (Glasgow-Coma-Scale unter 9) ist eine wichtige Maßnahme für die klinische Klassifikation und die Prognose.

44.2.2 Therapie

Unaufschiebbare Optionen sind vornehmlich die unmittelbar durchgeführte dringliche operative Versorgung, insbesondere von intrakraniellen Raumforderungen bei epi- oder subduralen Hämatomen bzw. in der Versorgung von offenen Schädel-Hirn-Verletzungen.
Neben den operativ anzugehenden intrakraniellen Raumforderungen durch Blutungen stellt das Hirnödem eine große Herausforderung für die intensivmedizinische Behandlung dar. Ein Monitoring unter Einbeziehung des intrakraniellen Drucks und nachfolgend der Erhaltung der Hirndurchblutung (Perfusionsdruck = arterieller Mitteldruck – intrakranieller Druck) ist von wesentlicher Bedeutung. Vom Ergebnis des Monitorings hängt ab, welches Stufenkonzept – prophylaktische Maßnahmen (z.B. Hochlagerung des Kopfes und Oberkörpers) bis medikamentöse Beeinflussung (z.B. Relaxation, Diuretika) – zur Verbesserung der Hirndurchblutung zur Anwendung kommt.

> Die Prognose hängt entscheidend von der raschen Initialtherapie ab (Diagnostik, Notfalloperation, frühzeitige Maßnahmen zur Erhaltung der Hirnperfusion).

44.3 Thoraxtrauma

Thorakale Verletzungen bei Jugendlichen kommen bei Verkehrsunfällen und Stürzen aus großer Höhe vor. Allerdings sind weniger als 10% aller Verletzungen bei Verkehrsunfällen Thoraxtraumen. Die häufigsten Kombinationsverletzungen zum stumpfen Thoraxtrauma sind das Schädel-Hirn-Trauma sowie Extremitätenverletzungen.
Leitsymptom der Problematik beim Thoraxtrauma ist die respiratorische Insuffizienz und entsprechend der Ausgangssituation ist gegebenenfalls bereits initial eine Intubation und Respiratorbehandlung notwendig.
Rippenfrakturen liegen nur in 30% der Fälle vor. Ohne Rippenfrakturen gibt es allerdings kein gravierendes intrathorakales Trauma.
Gegebenenfalls kann bereits am Unfallort das Einlegen einer Thoraxdrainage bei Spannungspneumothorax oder bei Hämatopneumothorax notwendig werden. Im Vordergrund steht bei Blutungen die Schockbehandlung und somit die Volumenersatzgabe.

44.3.1 Diagnostik

Neben der klinischen Untersuchung ist die Röntgenuntersuchung die erste apparative Untersuchung. Zusätzlich kann die Röntgenuntersuchung durch Computertomografie wie auch durch Ultraschalluntersuchung (insbesondere bei Blutungen) erweitert werden.

44.3.2 Therapie

Neben der endotrachealen Intubation ist der Einsatz von Thoraxdrainagen von entscheidender Bedeutung. Wenn auch wegen gefährlicher Komplikationen von manchen Autoren der Minithorakotomie einer direkten Punktion bei der Drainage den Vorzug gegeben wird, sollte doch auch die

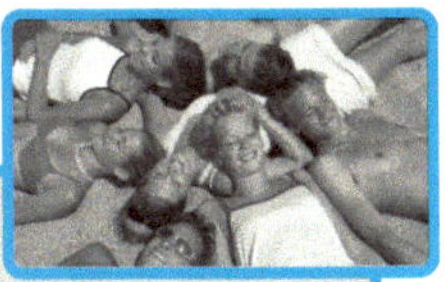

perkutane Drainage geübt und nicht abgelehnt werden. Die ventrale Drainage wird klassischerweise in der Medioklavikularlinie im 2. Interkostalraum angelegt, die laterale Drainage in der mittleren Axillarlinie oberhalb der Mamille. Das Einlegen von Drainagen in spezielle präformierte Höhlen mit Luft oder Flüssigkeit kann sonographisch gesteuert werden.
Häufigste Ursache für Pneumothorax und Hämatopneumothorax sind Verletzungen von Lunge, Bronchien und Trachea, die oftmals aber lediglich mit einer Drainagebehandlung versorgt und ausbehandelt werden können. Ein persistierendes „Air leak" oder ein Hämatothorax mit > 3 ml/kg/h bedürfen der Notfallendoskopie oder letztendlich dann auch der Notthorakotomie.
Probleme wie Lungenrupturen, Trachea- oder Bronchusabrisse, Herzverletzungen, Aorten- oder Ösophagusverletzungen sind Raritäten.
Bei Thoraxverletzungen ist auch immer an eine Zwerchfellruptur zu denken. Gefährliche Komplikationen sind posttraumatische Atelektasen, das Lungenödem und die sich gegebenenfalls entwickelnde Schocklunge, die zum Lungenversagen führen können.
Lungenkontusionen als Folge eines Thoraxtraumas erhöhen beim Polytrauma die Letalität auf das Drei- bis Vierfache (Frühletalität).

44.4 Abdominaltrauma

> Das stumpfe Bauchtrauma ist in Mitteleuropa in über 90% der Abdominaltraumen führend, während perforierende (inklusive Stich- und Schussverletzungen) im Gegensatz zu Nordamerika oder Südafrika hier eine untergeordnete Rolle spielen.

Ätiologisch sind neben PKW-Unfällen vor allem auch Sturz beim Fahrradfahren mit Stoß des Lenkers in das Abdomen oder ein direkter Schlag als ursächlich anzusehen.

44.4.1 Diagnostik

In der Beurteilung des Abdominaltraumas ist die Anamnese und Rekonstruktion des Unfallhergangs äußerst wichtig, wobei insbesondere auf Prellmarken zu achten ist.
In der Bildgebung ist die Ultraschalluntersuchung an die erste Stelle gerückt, wobei hier die ersten wichtigen Informationen über freie Flüssigkeit und Intaktheit der intra- und retroperitonealen Organe wie Leber, Milz und Niere erfolgen.
Für die Diagnostik der Perforationen von Hohlorganen ist das Röntgen dann unverzichtbar. Die Computertomografie kann zusätzlich bei speziellen Fragestellungen wie z.B. bei retroperitonealen Verletzungen eingesetzt werden.
Die Peritoneallavage hat ihre Bedeutung verloren und ist heute nicht mehr indiziert. Einen wichtigen aber nicht vordringlichen Stellenwert besitzt die Laparoskopie, die durch gute Übersicht präzise Informationen vor allem auch bei Zwerchfelläsionen erbringen kann.
Einen sekundären Stellenwert bei nicht zu stabilisierender Situation hat die Not-Laparotomie.
Laboruntersuchungen sind von wesentlicher Bedeutung: Hämoglobin, Hämatokrit, Leberenzyme, Retentionswerte und Amylase und Lipase.

44.4.2 Therapie

Bei einer stabilen Kreislaufsituation kann bei Rupturen von parenchymatösen Organen wie Leber und Milz nach Applikation von Volumenersatz zunächst abgewartet werden. Eine Studie bei Milzrupturen hat gezeigt, dass bei konservativer Therapie ein Viertel des Volumens ersetzt werden musste, bei operativer Therapie hingegen drei Viertel.
Bei Perforationen von Hohlorganen (Magen, Dünndarm, Kolon) muss bei der Laparotomie nach entsprechender Exploration durch Übernähung nur äußerst selten eine Stomaanlage erfolgen.
Bei Pankreasverletzungen kann es insbesondere im Jugendalter sekundär zu Zysten- und Pseudozystenbildung kommen, die im Verlauf sonographisch kontrolliert werden müssen. Lässt sich hier die Zyste unverändert über Wochen nachweisen, so ist eine innere Drainageoperation notwendig.
Verletzungen der ableitenden Harnwege bei Abdominaltraumen sind selten, Blasenrupturen werden übernäht, Harnleiterverletzungen geschient. Mit äußerster Vorsicht sind Harnröhrenrupturen zu versorgen. Hier muss rasch eine Endoskopie und Katheterisierung, gegebenenfalls kombiniert ante- und retrograd erfolgen, um der Harnröhrenstriktur vorzubeugen.

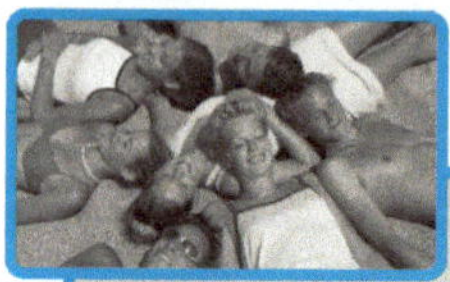

44.5 Frakturen von Wirbelsäule und Becken

Stammnahe Frakturen, des Beckens und Wirbelsäulenfrakturen gewinnen bei Adoleszenten an Bedeutung, während sie im Kleinkindes- und Kindesalter nur eine untergeordnete Rolle spielen.

Im Bereich der Wirbelsäule kann es nach Sturz aus großer Höhe bzw. bei Rasanztraumen zu knöchernen Verletzungen kommen. Etwa ein Viertel aller operationsbedürftigen Wirbelverletzungen liegen bei polytraumatisierten Patienten vor. Daher ist vor allem bei bewusstlosen Patienten eine exakte Untersuchung der Wirbelsäule notwendig.

44.5.1 Diagnostik

Initial ist eine Röntgenuntersuchung in zwei Ebenen notwendig. Bei Verdacht auf Wirbelfrakturen muss eine CT-Untersuchung angeschlossen werden, da die Stabilität und die Situation im Spinalkanal mit der Beurteilung des Myelons unabdingbar verbunden ist. Hieraus können dann die wesentlichen therapeutischen Konsequenzen gezogen werden.

44.5.2 Therapie

Alle Wirbelfrakturen mit neurologischen Defiziten sind dringliche Operationsindikationen.

Auch instabile Frakturen, seien sie rein ossär oder diskoligamentär, müssen operativ behandelt werden. Stabile Frakturen können konservativ mit Ruhigstellung und folgender rascher Mobilisation behandelt werden.
Die Beurteilung der raschen Intervention bei Wirbelfrakturen liegt in der Dramatik der Myelonverletzung und der drohenden Querschnittsläsion – hier darf keine Zeit verloren werden. Im Gegensatz zu Frakturen im Erwachsenenalter sollten im Kindesalter und Jugendalter nach Osteosynthese die Implantate entfernt werden und insbesondere sollten hier auch Fusionierungseingriffe so selten wie möglich eingesetzt werden (Abb. 44-1).
Beckenverletzungen sind nach erheblichen Gewalteinwirkungen zu finden. Neben der Röntgenübersichtsaufnahme ist auch hier die Computertomografie von herausragender Bedeutung, die Sonografie kann Aufschluss über retroperitoneale Blutungen bzw. intraperitoneale Raumforderungen geben. Bei Verdacht auf Begleitverletzungen der Beckenfrakturen, wie Harnröhrenrupturen, sind Kontrastmitteluntersuchungen notwendig.
Nur bei stabilen Beckenverletzungen kann konservativ behandelt werden, bei instabilen Beckenverletzungen muss operiert werden. Mit dem Fixateur externe können initial auch komplexe Beckenverletzungen gut versorgt werden. Nach der Stabilisierungsphase können, so nötig, interne Fixationen, wie Platten und Schrauben, gewählt werden.

44.6 Extremitätenfrakturen

Grundsätzlich sind alle Arten von Frakturen bei Adoleszenten möglich. Hier sollen vornehmlich altersspezifische Frakturen behandelt werden, die durch das Ende der Wachstumsphase aufgrund präformierter „Schwachstellen" oder durch altersspezifische Verhaltensformen oder Vorlieben für spezielle sportliche Betätigung auftreten.
In der Diagnostik ist meist das Röntgenbild in zwei Ebenen ausreichend.

44.6.1 Obere Extremität

Am Schultergürtel kommt es neben der unproblematischen Klavikulafraktur und den proximalen Humerusfrakturen bereits zu Bandläsionen im Clavicula acromialen, Clavicula coracoidalen und Clavicula sternalen Bereich. Erst bei geschlossener Wachstumsfuge kommt es zu derartigen Bandläsionen, wobei gravierende operationsbedürftige Verletzungen noch sehr selten sind. Diese Verletzungen sind z.B. für den Eishockeysport typisch.

Diagnostik

Gegebenenfalls ist neben der konventionellen Diagnostik auch eine Kernspinuntersuchung zur Klärung der Situation notwendig.

Therapie

Proximale Humerusfrakturen können bei geschlossenen und sich gerade schließenden

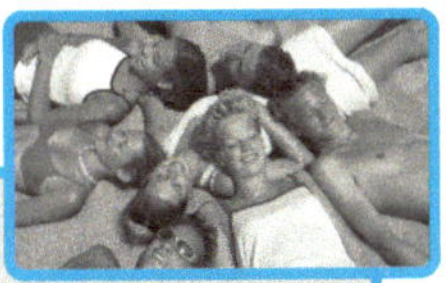

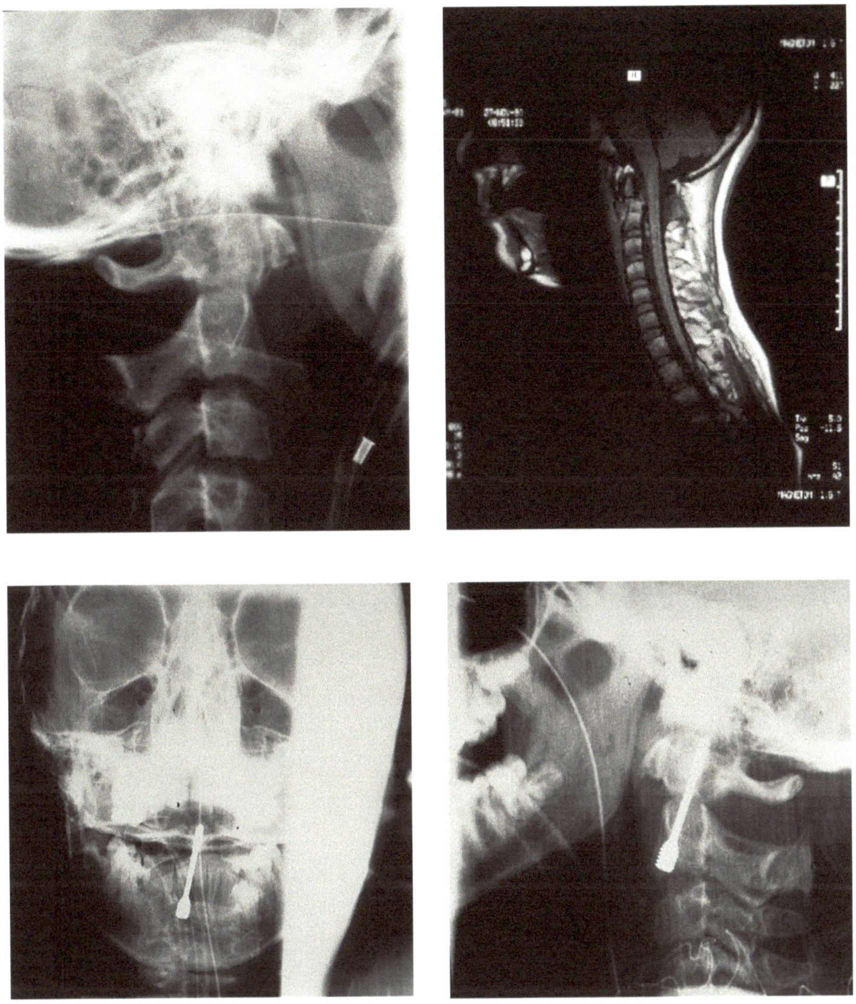

a b c d

Abb. 44-1 Densfraktur bei einem 13 Jahre alten Mädchen nach Sturz vom Moped.
a) Konventionelles Röntgenbild seitlich: Abriss des Dens axis.
b) Kernspinuntersuchung: Fraktur, unbeeinträchtigtes Myelon.
c) Versorgung mit einer Doppelgewindeschraube.
d) Im seitlichen Strahlengang.

Wachstumsfugen nicht mehr bedenkenlos der Korrektur durch die hoch aktive proximale Wachstumsfuge überlassen bleiben, sondern müssen bei Fehlstellungen über 30° reponiert und gegebenenfalls mit Kirschnerdrähten oder besser und ohne weitere Ruhigstellung mit der intramedullären Nagelung fixiert werden. Gleiches gilt für sehr aktive jugendliche Sportler mit Drang zur raschen Rehabilitation.

Humerusschaftfrakturen können problemlos konservativ im Desault-, Gilchrist- oder Velpeau-Verband ruhig gestellt werden. Selbst der primäre N.-radialis-Schaden stellt keine Indikation für eine operative Freilegung dar. Nur die Indikation zu früher Krankengymnastik rechtfertigt die Osteosynthese.

Im Ellenbogengelenksbereich sind im Adoleszentenalter Luxationen und Epicondylus-ulnaris-Abrisse häufiger, die suprakondyläre Humerusfraktur ist weitgehend in den Hintergrund getreten, gelegentlich treten zum Teil komplizierte diakondyläre Frakturen auf (Abb. 44-2 und 44-3).

Am Unterarm sind proximal Radiushalsfrakturen und Olekranonfrakturen seltener als die Monteggia-Frakturen. Unterarmschaftfrakturen müssen anatomisch reponiert und im Oberarmgips retiniert werden. Oftmals sind komplette Unterarmfrakturen nur schwer konservativ zu retinieren, und so ist hier die intramedulläre Nagelung dann die Therapie der Wahl, dies trifft bei den Adoleszenten in nahezu 70% der Fälle zu (Abb. 44-4).

Bei distalen Unterarmbrüchen kann man sich nicht mehr auf die Korrekturpotenz der Wachstumsfuge verlassen, es ist hier eine anatomische Reposition und gegebenenfalls eine Kirschnerdrahtfixation zur Retention des Repositionsergebnisses nötig.

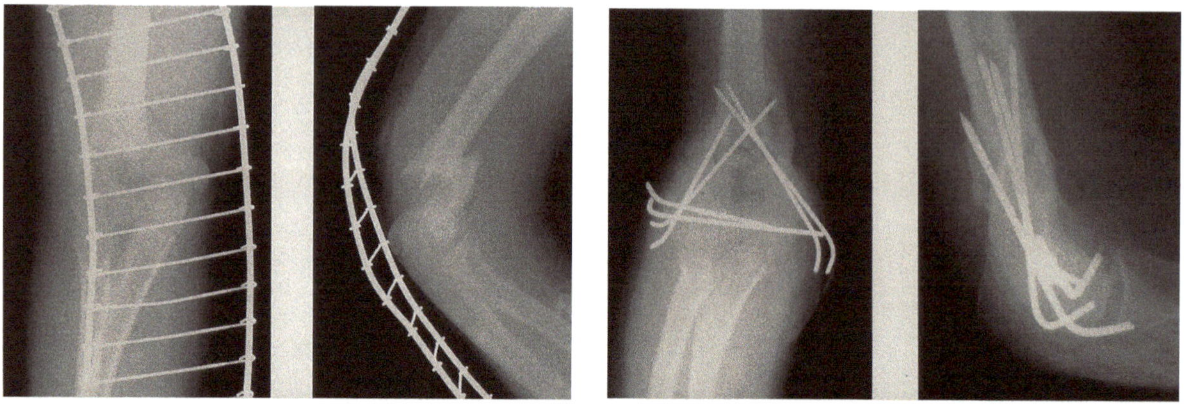

a b

Abb. 44-2 Distaler Humerustrümmerbruch bei einem 14-jährigen Jungen nach Sturz vom Hausdach.
a) Unfallbild.
b) „Zeltförmige" Kirschnerdrahtfixation zur Osteosynthese.

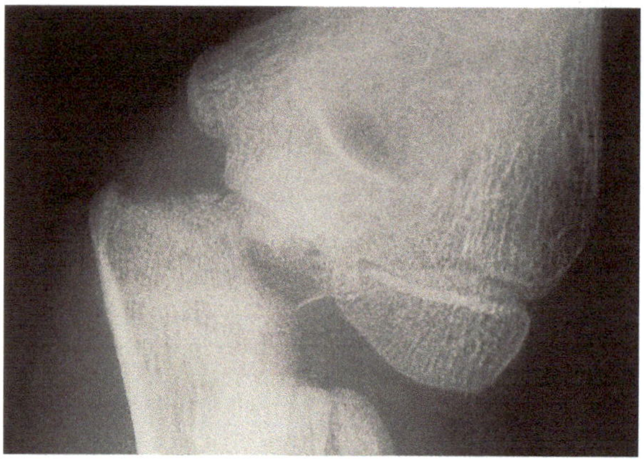

a

Abb. 44-3 Komplexe Ellenbogenluxationsfraktur bei einem 14-jährigen Mädchen nach Sturz vom Pferd.
a) Unfallbild mit Olekranonfraktur, Radiusköpfchenfraktur.
b) Versorgung mit intramedullärer Schienung des Radiusköpfchens und Zuggurtungsosteosynthese der Olekranonfraktur.

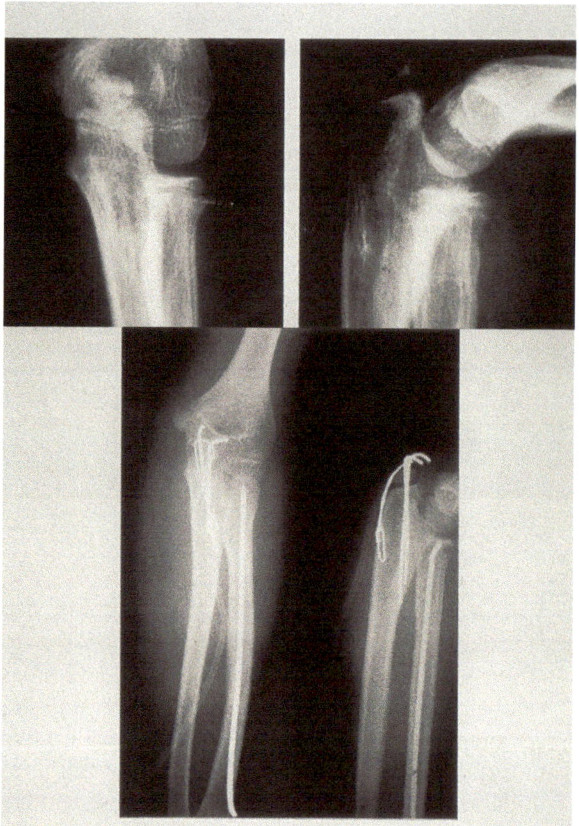

b

Zunehmend häufiger im Adoleszentenalter sind die Skaphoidfrakturen (Abb. 44-5), die gelegentlich im initialen Röntgenbild übersehen werden können. Hier ist neben der konventionellen Röntgentechnik die CT-Untersuchung hilfreich. Nur selten müssen die Skaphoidfrakturen bei Adoleszenten mit externer Schraubenosteosynthese versorgt werden.

44.6.2 Untere Extremität

An der unteren Extremität sind auch im Adoleszentenalter die proximalen Femurfrakturen eine Rarität, wobei hier in der Versorgung die Schraubenosteosynthese zu erfolgen hat.

Die Prognose von Schenkelhalsfrakturen, insbesondere der transzervikalen, ist im Adoleszentenalter nur schwer vorzubestimmen, da die Kollektive sowohl in Fallzahl wie auch in Versorgungstechnik und Versorgungszeitpunkt zum Teil erhebliche Unterschiede aufweisen.

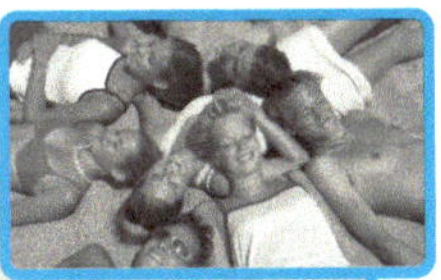

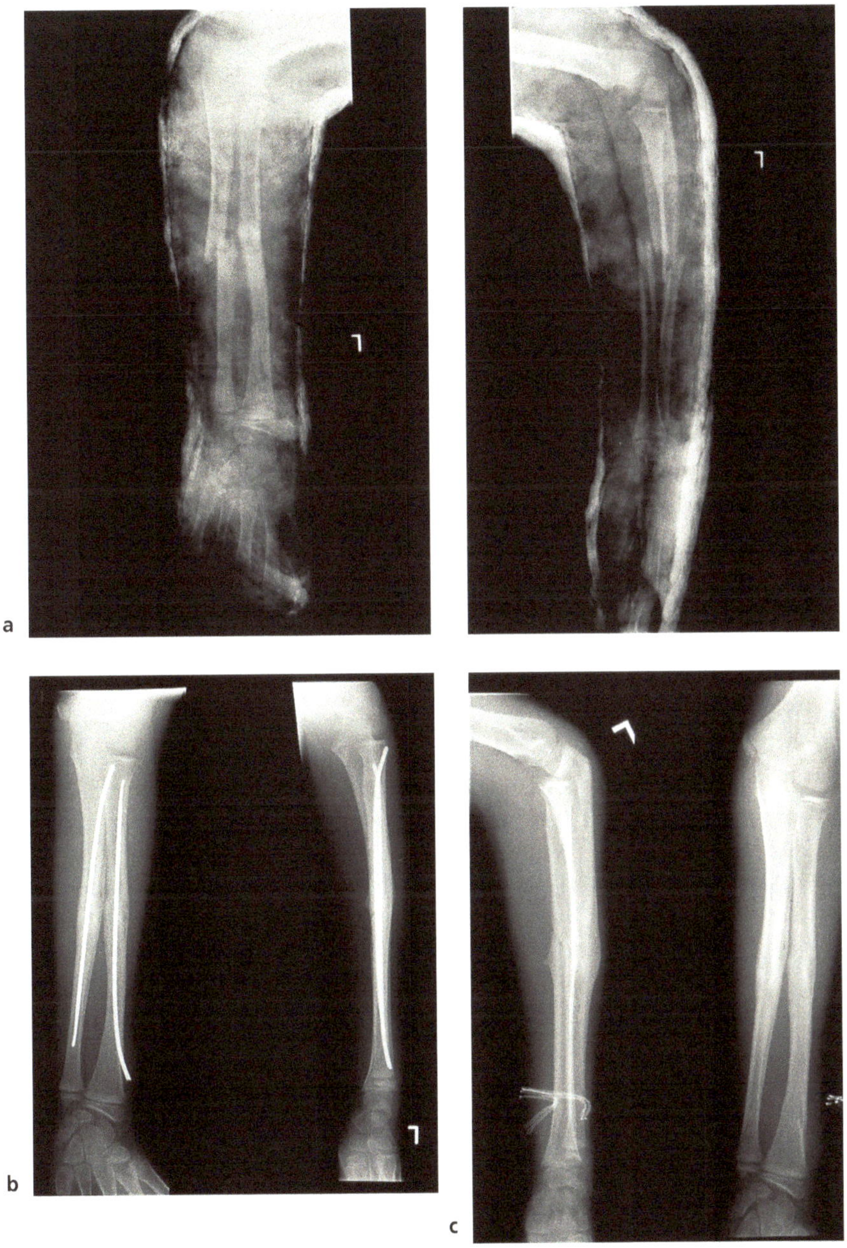

Abb. 44-4 Komplette Unterarmfraktur bei einem 13-jährigen Jungen nach Sturz beim Fußballspiel.
a) Unbefriedigende Stellung nach Reposition im Gips.
b) Achsengerechte Stellung nach intramedullärer Schienung.
c) Nach Metallentfernung.

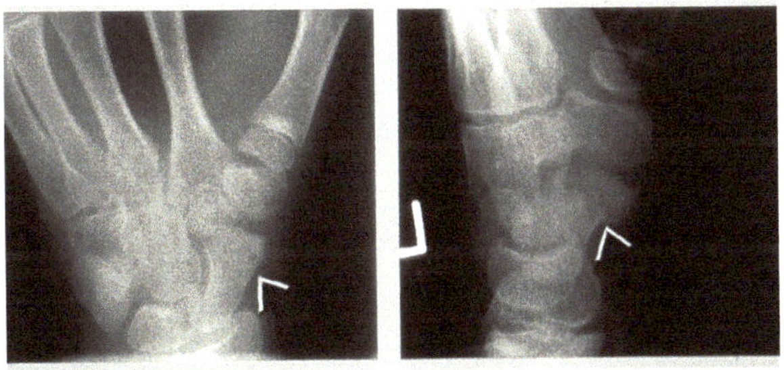

Abb. 44-5 Os-navikulare-Fraktur nach dem Sturz eines 15-jährigen Fahrradfahrers auf die Hand (beachte die feine Frakturlinie).

Therapie

Gesichert gilt die Notwendigkeit der Osteosynthese innerhalb der ersten Stunden nach Verletzung; die sofortige notfallmäßige operative Versorgung konnte nicht als überlegen aufgezeigt werden (Abb. 44-6).
Femurschaftfrakturen sind im Adoleszentenalter bei offenen Wachstumsfugen mit der intramedullären Nagelung und bei geschlossenen Wachstumsfugen bereits mit einem Verriegelungsnagel zu versorgen (Abb. 44-7). Selbstverständlich müs-

a

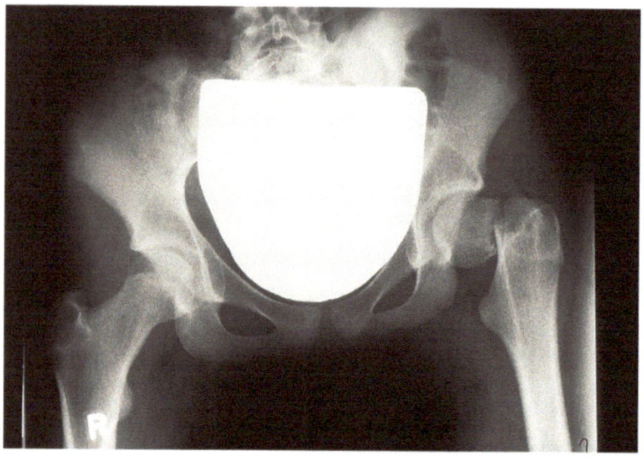

b

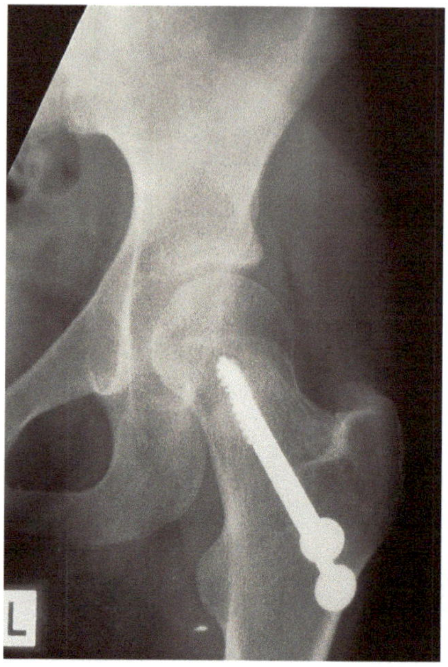

Abb. 44-6 Schenkelhalsfraktur bei einem 13-jährigen Mädchen nach Sturz beim Inline-Skaten.
a) Unfallbild.
b) Versorgt mit Schraubenosteosynthese.

sen offene Frakturen entsprechend den Regeln gegebenenfalls mit einem Fixateur externe behandelt werden. Kurz vor Verschluss der Wachstumsfuge kann es im Bereich des distalen Femur zu Epiphysenlösungen kommen und hier muss nach Reposition mit Kirschnerdrähten fixiert werden. Diese Frakturen führen meist zu einem Wachstumsstop am distalen Femur.

Unterschenkelfrakturen können konservativ behandelt werden. Komplette Unterschenkelfrakturen, die sich zwar reponieren, aber nicht retinieren, bzw. solche, die sich nicht reponieren lassen, können sehr gut mit der intramedullären Schienung und bei geschlossener Wachstumsfuge mit dem Verriegelungsnagel versorgt werden (Abb. 44-8). Typisch für das Adoleszentenalter sind dann die Übergangsfrakturen, wobei wir zwischen Twoplane- und Triplane-Frakturen unterscheiden (Triplane Typ I, Typ II). Hier handelt es sich um Gelenksfrakturen, und es sollte in jedem

a b

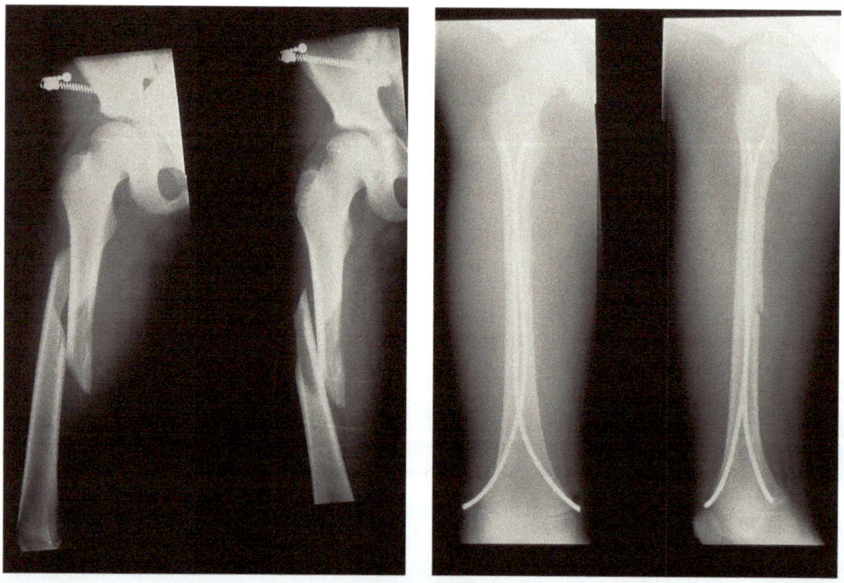

Abb. 44-7 Oberschenkelschaftfraktur bei einem 13-jährigem Jungen, der als Mopedfahrer verunfallt war.
a) Unfallbild.
b) Intramedulläre Nagelung.

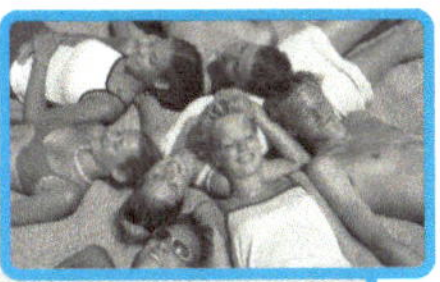

c

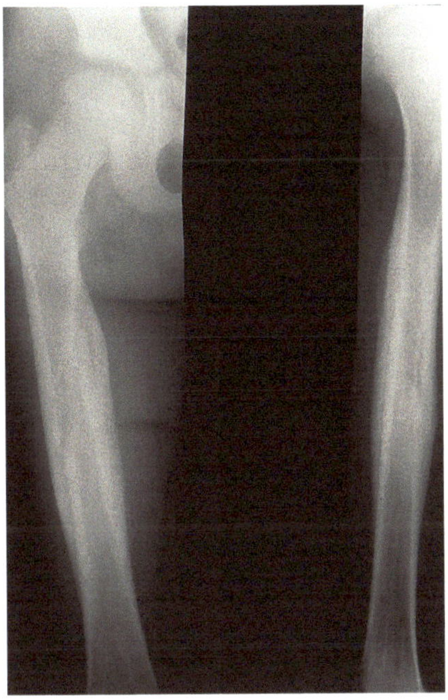

Abb. 44-7 Oberschenkelschaftfraktur bei einem 13-jährigem Jungen, der als Mopedfahrer verunfallt war.
c) nach Metallentfernung.

Fall eine Schraubenosteosynthese erfolgen (Abb. 44-9, 44-10 und 44-11).
Zunehmend treten in diesem Alter auch Talus-, Kalkaneus- und Navikulare-Frakturen auf, die gegebenenfalls osteosynthetisch versorgt werden müssen. Die Knochenbrüche im Bereich der Metatarsalia und Phalangen bieten weiter keine Besonderheiten und Schwierigkeiten.

44.7 Bandverletzung

Bandverletzungen betreffen im Wesentlichen das Kniegelenk und das Sprunggelenk. Im Kniegelenk werden nach Fugenschluss neben den Seitenbändern vornehmlich die Kreuzbänder verletzt. An Verletzungsmechanismen ist an erster Stelle vornehmlich der Skisport zu nennen.

44.7.1 Diagnostik

Nach der klinischen Untersuchung folgt das konventionelle Röntgen- und die Kernspinuntersuchung.
Als invasive Diagnostik steht die Arthroskopie zur Verfügung und gegebenenfalls dann auch mit therapeutischen Konsequenzen. Wichtig ist die Tatsache, dass bei Kniegelenksverletzungen ein Hämarthros in jedem Fall punktiert und abgeklärt werden muss; an erster Stelle steht hier die Kernspintomografie. Kreuzbandrupturen lassen sich hier ebenso nachweisen wie Meniskus- oder Seitenbandverletzungen.

44.7.2 Therapie

Während bei geschlossenen Wachstumsfugen bei jungen Erwachsenen mit Kreuzbandverletzungen, Kreuzbandaugmentationen und Ersatzplastiken der Vorzug gegeben werden kann, ist die Situation bei noch offenen Wachstumsfugen bzw. bei Ju-

a

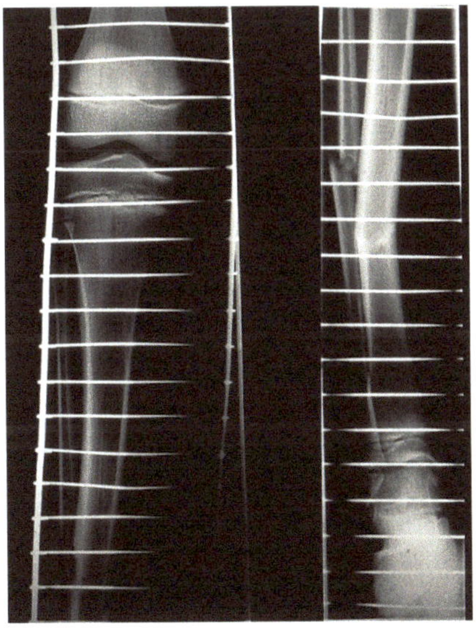

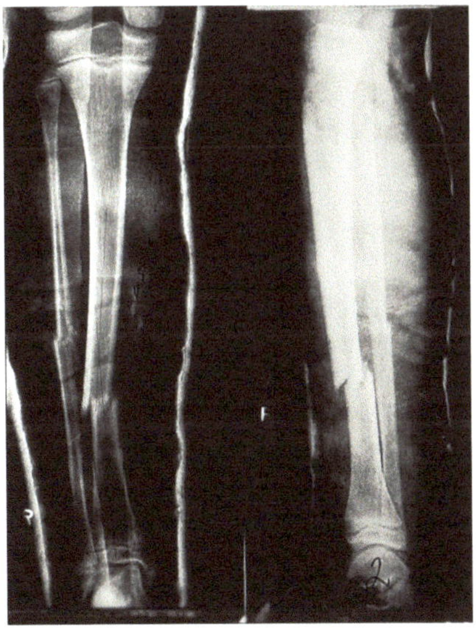

b

Abb. 44-8 Kompletter Unterschenkelbruch bei einem 14-jährigen Jungen nach Schlag gegen den Unterschenkel als Fußballtorwart.
a) Unfallbild.
b) Unbefriedigende Stellung im Oberschenkelgips.

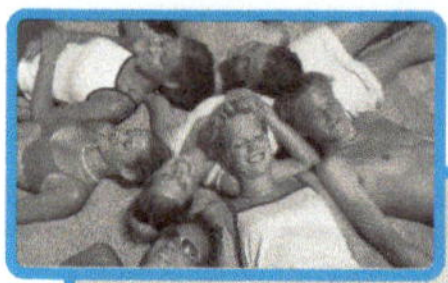

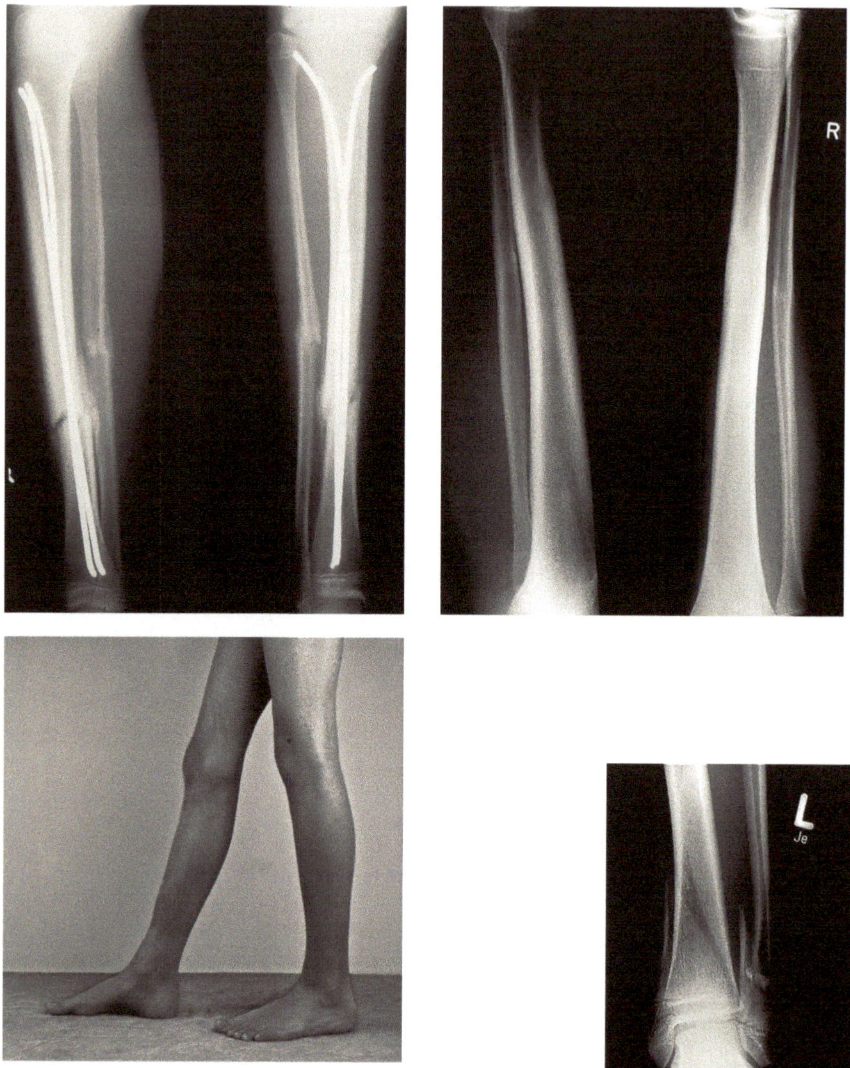

Abb. 44-8 (Fortsetzung)
c) Nach intramedullärer Nagelung.
d) Nach Metallentfernung nach 8 Monaten.
e) Beachte: minimale Narbenbildung.

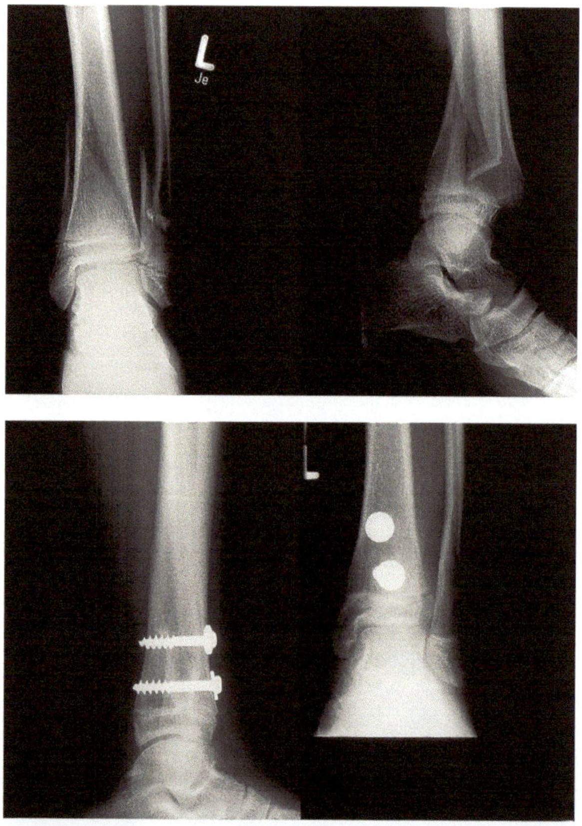

Abb. 44-9 Übergangsfraktur (Twoplane) bei einem 13-jährigen Mädchen nach Sturz beim Skifahren.
a) Unfallbild.
b) Nach Schraubenosteosynthese.

gendlichen noch nicht geklärt. Hier kann derzeit keine Empfehlung für eine Augmentation mit Bohrkanälen durch den Tibiakopf gegeben werden. Allenthalben ist auch eine primäre Rekonstruktion noch zu diskutieren.

Bei jugendlichen Patienten mit noch offenen Wachstumsfugen und dem häufig knöchernen Bandausriss, dem Eminentia-Ausriss, kann die Therapie folgendermaßen gewählt werden:

- Kann die Eminentia unter Streckstellung reponiert werden, bleibt die konservative Therapie mit Gipsruhigstellung die erste Wahl.
- Bei fehlender Repositionsmöglichkeit der Eminentia soll diese operativ mit Draht oder

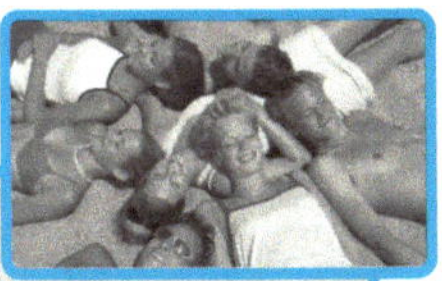

a

b

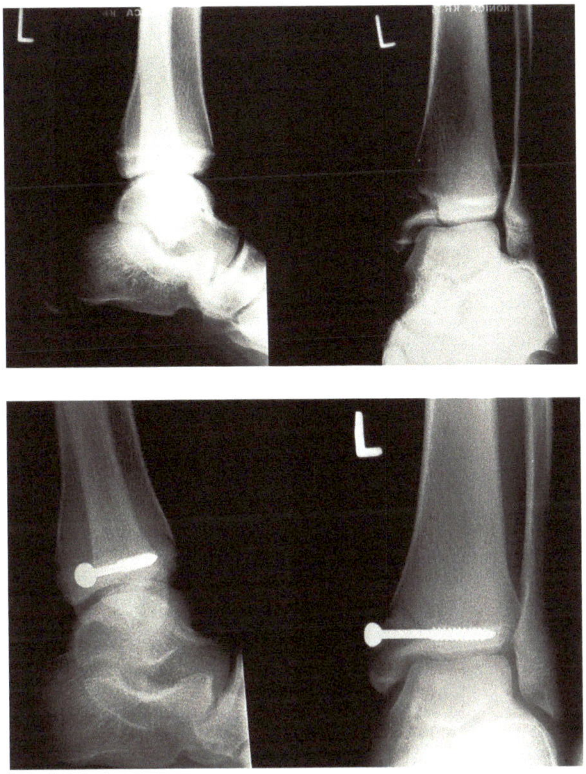

Abb. 44-10 Innenknöchelfraktur nach Umknicken beim Basketball bei einem 16-jährigen Knaben.
a) Unfallbild.
b) Schraubenosteosynthese.

Schraube fixiert werden (Abb. 44-12). Zunächst wird die arthroskopische Fixation geplant (arthroskopische Versorgung versagt in 30% der Fälle). Wenn dies nicht gelingt, folgt die Miniarthrotomie.

Kapsel- und Bandverletzungen des Seitenbandapparats sind nach Punktion des Hämarthros und Ruhigstellung bis zum Abschwellen im Tutor bis zu drei Wochen zu versorgen, Meniskusverletzungen sind selten und bei Einrissen arthroskopisch zu rekonstruieren und keinesfalls zu resezieren. Bei komplexen Bandverletzungen im Kniegelenk muss zunächst ein konventionelles Röntgen angefertigt und der Hämarthros punktiert werden. Innerhalb der ersten acht Tage muss eine Diagnose gestellt werden, entweder durch Kernspin oder mittels Arthroskopie.

> Das Supinationstrauma mit Bandverletzung am oberen Sprunggelenk ist bei Jugendlichen ein häufiges Ereignis und nach Schätzungen betrifft es ca. 10% aller Unfälle.

a

b

c

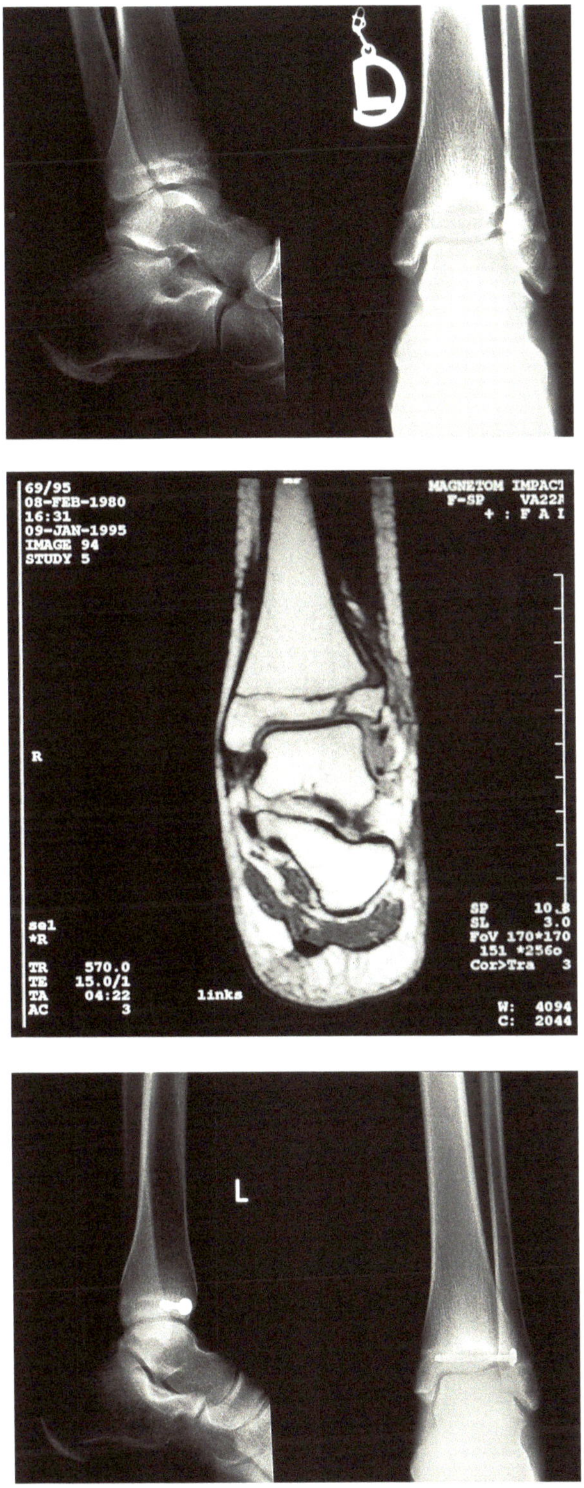

Abb. 44-11 Übergangsfraktur (Triplane-I) bei einem 15-jährigen Mädchen nach Sprung vom Baum.
a) Unfallbild.
b) Darstellung des Ausmaßes der Verletzung im MRT.
c) Nach Schraubenosteosynthese.

Unfälle

44

a

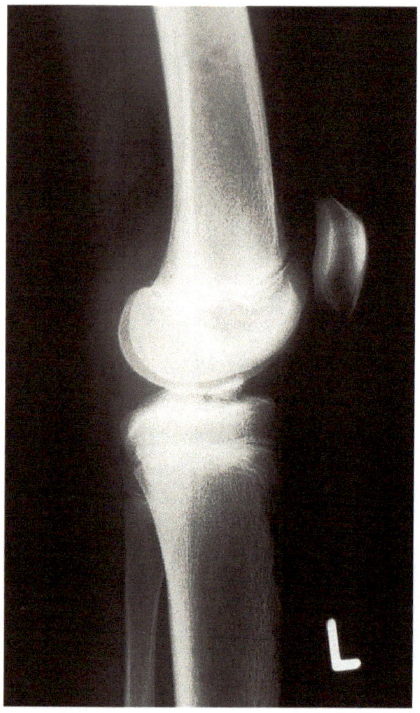

c

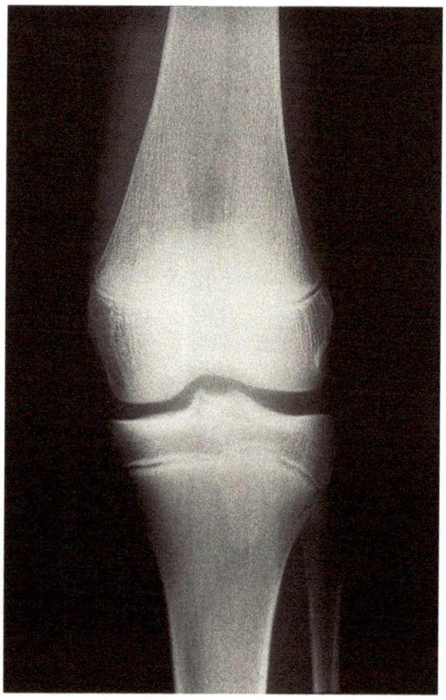

Abb. 44-12 Eminentia-Ausriss bei einem 13-jährigen Mädchen nach Sturz beim Skifahren.
a) Unfallbild.
b) Nach Schraubenosteosynthese.
c) Nach Metallentfernung.

b

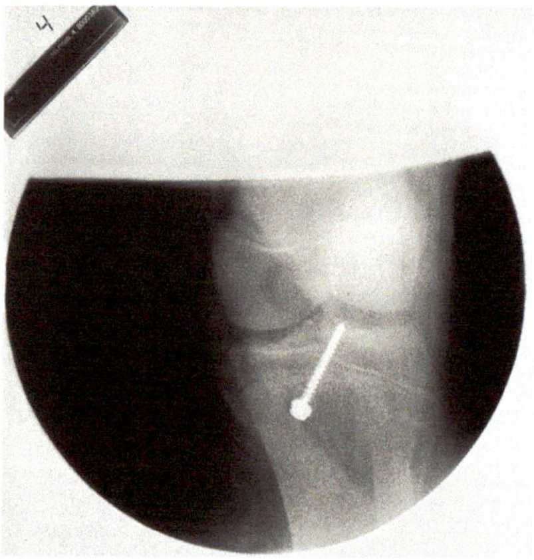

Beim Supinationstrauma kommt es zu einem Überdehnungsmechanismus im Bereich des lateralen Kapselapparats, entweder zu harmlosen Distorsionen, Bandrupturen oder chondralen „Flakefractures“ des Talus und Ausrissfrakturen an der Fibulaspitze. Während vor dem zwölften Lebensjahr 80% der Bänder periostal, chondral und osseal ausreißen, sind bei Jugendlichen isolierte Bandrupturen möglich. Neben der klinischen Untersuchung mit der wesentlichen Bedeutung des Talusvorschubs sind heute vor allem die sonografischen Untersuchungstechniken so weit perfektioniert, dass hier eine gute Darstellung der Bandruptur möglich ist. Die konservative Therapie mit initialer Ruhigstellung und frühfunktioneller Behandlung im Tape-Verband ist die Methode der Wahl (Abb. 44-13). Nur in Ausnahmefällen bei komplexen Bandrupturen kann die operative Bandnaht erwogen werden. Eine Überlegenheit der operativen Therapie gegenüber der konservativen ist in vielen Studien nicht gezeigt worden.

44.8 Verbrennungen

Verbrennungen bei Jugendlichen sind vornehmlich auf unsachgemäßes Hantieren mit Feuer zurückzuführen, aber auch Strom- bzw. Starkstromverletzungen kommen bei gefährlichen Spielen vor. Während bei den Verbrennungen vornehmlich unvorsichtiger Umgang an Feuerplätzen und beim Grillen (Spiritus! Benzin!) und durch Unkenntnis und Imponiergehabe erfolgen, sind Starkstromverletzungen auch beim Spielen an elektrischen Anlagen bzw. bei Eisenbahnanlagen möglich.

> Wichtig ist hier vor allem die Prävention, d.h. richtiges Erlernen des Umgangs mit Feuer und brennbaren Materialien und Hinweis auf die enormen Gefahren von unsachgemäßer Behandlung.

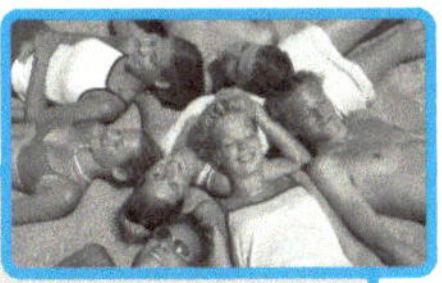

a b

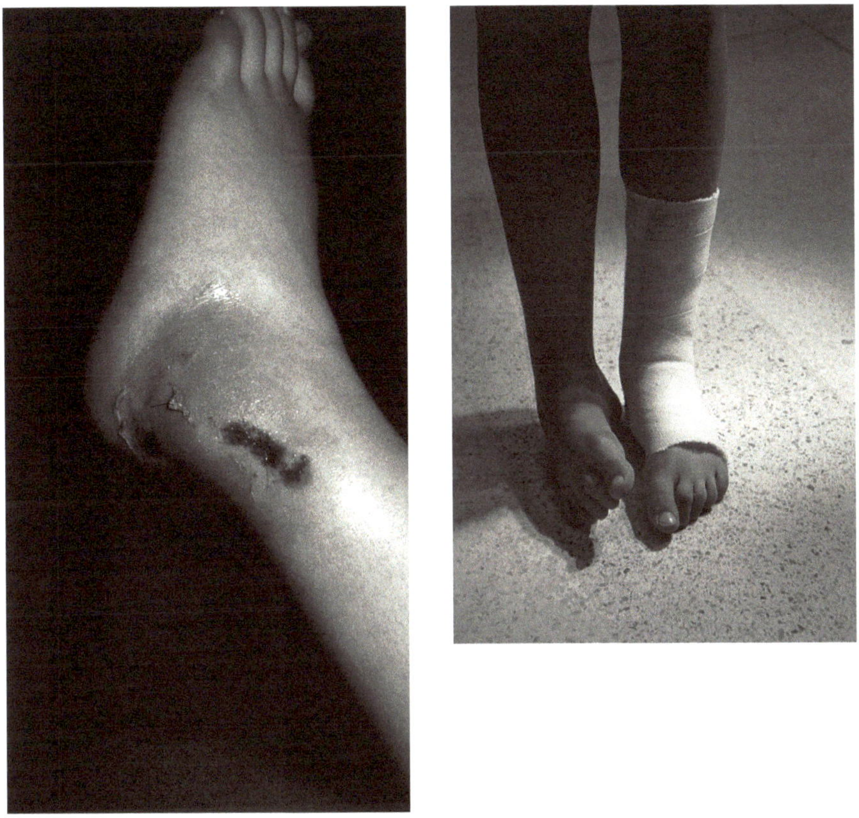

Abb. 44-13 Sprunggelenksverletzung mit Weichteilverletzung nach Supinationstrauma bei einem 13-jährigen Mädchen.
a) Unfallbild.
b) Fixation im Tape-Verband.

44.8.1 Diagnostik

Bei Jugendlichen kommt bei Verbrennungen bereits die „Neuner-Regel" zur Anwendung. Das Verbrennungsausmaß wird wie folgt berechnet:

- 9% Kopf
- je 9% die beiden oberen Extremitäten
- je 18% die unteren Extremitäten
- 36% der Stamm
- 1% die Genitalregion

Die Einteilung erfolgt dann in vier Schweregraden (Tab. 44-2).
Die allgemeine Prognose wird limitiert durch die Prozente der verbrannten Körperoberfläche (ab 30% besteht Lebensgefahr) und durch die Tiefe der Verbrennung für die ästhetische und funktionelle Weiterentwicklung.

44.8.2 Therapie

Therapeutisch wichtig sind die primären Sofortmaßnahmen wie Kühlung mit Wasser und der initiale Wundverband mit handelsüblichen Brandtüchern. Von ganz exzeptioneller Bedeutung in der initialen Verbrennungsphase ist die Schmerzbehandlung und die Flüssigkeitszufuhr.
Die Elektroverbrennungen sind besonders bei Hochspannungsunfällen (jenseits der 1000-Volt-Grenze) ein schwieriges Problem mit thermischen Schäden und drittgradigen Verbrennungen (s. Farbtafel, Abb. 44-14). So sind Fälle von Extremitätennekrosen nach Kontakt mit der Oberleitung beim Spielen auf Eisenbahnwaggons be-

Tabelle 44-2 Schweregradeinteilung bei Verbrennungen.

Grad I	Ödem und Hyperämie mit folgenloser Abheilung
Grad IIa	dermale Brandblasen mit folgenloser Ausheilung
Grad IIb	tiefe dermale Verbrennungen, Nekrosen bis in die Dermis, z.T. unschöne Narbenbildungen
Grad III	keine Epithelregenerationen, starke und keloidartige Narbenbildung

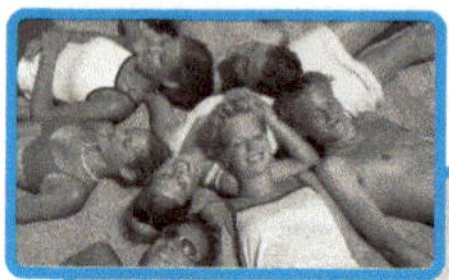

kannt, und durch den Stromdurchtritt kann es zu Verlust von oberer und unterer Extremität im Sinne des Stromdurchlaufs kommen. Eigene Patienten mussten hier an der oberen und unteren Extremität amputiert werden (bei den schweren Elektrounfällen mit Starkstrom sind in bis zu 30% Amputationen notwendig). Bei erhaltungswürdigen Extremitäten können Hauttransplantationen und Lappenplastiken notwendig werden.

44.9 Prävention

Prävention gliedert sich in Erziehung, Ausbildung und „Schutzvorrichtungen“. Eine der bedeutendsten Faktoren in der Prävention ist die Erziehung, insbesondere betrifft dies die Rolle des Jugendlichen im Verkehr und bei der Ausübung von bestimmten Sportarten.

Das richtige Verhalten als **Verkehrsteilnehmer** mit Rücksicht und Vorsicht sowie das Beachten der Geschwindigkeitsbegrenzungen, das Anlegen von Sicherheitsgurten sowie als Zweiradfahrer die Verwendung von Schutzkleidung und Schutzhelm (Mopedfahrer: Helm, Lederbekleidung, Handschuhe etc.) muss regelmäßig vermittelt werden.

Beim **Sport** ist bei potenziell gefährlichen Sportarten wie Skifahren und Mountainbiken die entsprechende Schutzkleidung anzuziehen und hier gegebenenfalls auf Gelenk- und Schienbeinschoner zu achten. Beim Mountainbiken kann auch ein entsprechender Lenkerschutz zur Abminderung des Aufpralls bei einem Sturz angebracht werden.

Bei allen den Kopf gefährdende Sportarten wie Mountainbiken und Eishockey ist ein Schutzhelm zu tragen. Bei anderen Sportarten wie Fußball oder Streethockey sind Schienbeinschoner oder Schulterschutz notwendig. Wichtig für Inline-Skater sind Handschuhe, Ellenbogen- und Knieschoner. Bei Sprungsportarten wie z.B. Basketball ist vornehmlich an entsprechendes (sprunggelenkschonendes) Schuhwerk zu denken.

Bei **Verbrennungen,** sei es nun beim „Zündeln“ oder bei „Grillunfällen“, und Starkstromverletzungen, muss die Information im Kindes- und frühen Jugendalter erfolgen, sodass derartige Unfälle vermieden werden können. An erster Stelle steht das Erlernen und das sachgemäße Umgehen mit Feuer, Feuerzeugen und brennbaren Materialien wie auch von Knallkörpern und Feuerwerksraketen. Hier ist vor allem das Elternhaus und die Schule gefragt, den Jugendlichen die Gefährdung vor Augen zu halten.

Literatur

Biasca N., Battaglia H., Simmen H.P., Disler P., Trentz O.: Übersicht der Snowboardverletzungen. Unfallchirurg 98: 33–9 (1995)

Dietz, H.-G., Schmittenbecher P.P., Illing P.: Intramedulläre Osteosynthese im Wachstumsalter. Urban & Schwarzenberg Verlag München–Wien–Baltimore (1996)

Foltin E.: Kindliche und jugendliche Verkehrsopfer in Österreich von 1980 bis 1989. Unfallchirurgie 22: 99–109 (1996)

Hermann V.B., Eggers-Stroder G., Steiner D.: Hallenhockey: Verletzungen und Prävention. Sportverletzung – Sportschaden 5: 85–89 (1991)

Laer v., L.: Frakturen und Luxationen im Wachstumsalter. Georg Thieme Verlag Stuttgart–New York (2001)

Raschka C., Glaser H., De Marees H.: Unfallhergangstypen und Vorschläge zu ihrer Prävention im Basketball. Sportverletzung – Sportschaden 9: 84–91 (1995)

Rüter A., Trentz O., Wagner M.: Unfallchirurgie. Urban & Schwarzenberg Verlag München–Wien–Baltimore (1995)

45 Verdauungsstörungen

Sibylle Koletzko und Isabel Jesch

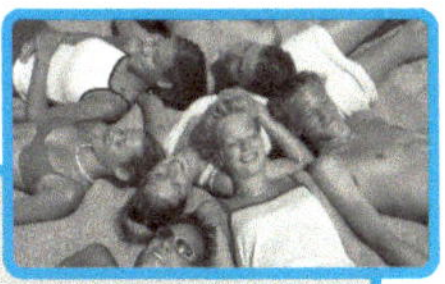

45.1 Definition

Verdauungsstörungen sind Erkrankungen, die mit einer Maldigestion (insuffiziente intraluminäre Verdauung) oder Malabsorption (mangelnde Resorption von Nährstoffen trotz kompletter Spaltung im Darmlumen) einhergehen. Klassische Beispiele für eine Maldigestion ist die exokrine Pankreasinsuffizienz, für die Malabsorption eine Enteropathie mit Zottenatrophie, wie sie z.B. bei der Zöliakie vorliegt.

Im Volksmund ist der Begriff aber sehr viel weiter gefasst. Die meisten Patienten meinen eine Verdauungsstörung zu haben, wenn sie an Blähungen, Völlegefühl, Übelkeit, Bauchschmerzen, Durchfall oder Verstopfung leiden. Meist liegt eine Kombination dieser Symptome vor.

45.2 Problematik

Allein durch Anamnese und Untersuchungsbefund lässt sich im Einzelfall oft nicht klären, ob es sich um eine funktionelle Störung, z.B. ein Reizdarm-Syndrom oder eine funktionelle Dyspepsie, oder um eine Organerkrankung handelt. Für Patienten, die sich wegen chronischer Symptome einer Verdauungsstörung vorstellen, ist das Vorgehen im Kapitel B14 dargestellt: Anamnese und körperliche Untersuchung bilden die Basis für ein kleines diagnostisches Basisprogramm, das je nach den im Vordergrund stehenden Symptomen (z.B. Völlegefühl, Übelkeit und epigastrischer Schmerz oder Blähungen oder Durchfälle) variiert werden muss. Finden sich Alarmsymptome (z.B. Gewichtsverlust oder rezidivierende Aphthen im Mund) oder Alarmbefunde (z.B. ein Eisenmangel oder eine erhöhte BSG) muss die Diagnostik ausgeweitet werden.

In diesem Kapitel werden die Differenzialdiagnosen nach drei Symptomenkomplexen besprochen:

- Völlegefühl, Übelkeit, Oberbauchschmerz
- Durchfall mit Begleitsymptomen
- Obstipation mit Begleitsymptomen

Tabelle 45-1 Differenzialdiagnose bei dem Symptomenkomplex Völlegefühl, Übelkeit mit oder ohne Oberbauchschmerzen.

- funktionelle Dyspepsie
- Gastritis (infektiös, chemisch, Sonderform)
- Ulkus (Magen, Duodenum)
- Gastroparese (infektiös, bei Grundkrankheit, z.B. Kollagenose)
- M. Gilbert-Meulengracht
- Affektionen der Leber und Gallenwege
- M. Crohn im oberen Gastrointestinaltrakt
- Zöliakie
- Nahrungsmittelallergie
- Aerophagie

45.3 Symptomenkomplex „Völlegefühl, Übelkeit, epigastrischer Schmerz"

45.3.1 Differenzialdiagnosen

Dieser Symptomenkomplex weist auf Affektionen des Magens und Duodenums hin (Tab. 45-1). Während jüngere Kinder häufig bei einer Refluxösophagitis nur epigastrische Schmerzen angeben, beschreiben Jugendliche das Gefühl von Sodbrennen und retrosternale Schmerzen recht gut, so dass in dieser Altersgruppe Fehlinterpretationen seltener auftreten.

Eine wichtige Differenzialdiagnose ist der **M. Gilbert-Meulengracht,** der durch eine isolierte Erhöhung des indirekten Bilirubinwerts nach längerer Nüchternphase leicht zu diagnostizieren ist. Andere Affektionen der Leber und der Gallenwege, wie z.B. eine infektiöse oder autoimmun bedingte Hepatitis, eine primär sklerosierende Cholangitis oder Gallensteine sind ebenfalls durch Laborparameter (GPT, alkalische Phospatase, μGT, GLDH) und Sonografie nicht-invasiv auszuschließen.

Die meisten Jugendlichen mit unbehandelter **Zöliakie** (s.u.) haben keine Durchfälle oder Zeichen der Malabsorption, sondern eher unspezifische Symptome wie Bauchschmerzen oder Müdigkeit. Aber auch Völlegefühl und Übelkeit sind häufiger Symptome der Zöliakie und Ausdruck einer verzögerten Magenentleerung (s.u.). Durch die Bestimmung der Antikörper gegen Gliadin, Endomysium oder Gewebstransglutaminase kann eine Zöliakie einfach ausgeschlossen bzw. bei positivem Ausfall der Tests eine Duodenalbiopsie veranlasst werden. Die einzelnen Formen der Gastritis und ein peptisches Ulkus (s.u.) sind nur endoskopisch zu diagnostizieren, sodass bei diesem Symptomenkomplex eine obere Endoskopie zum

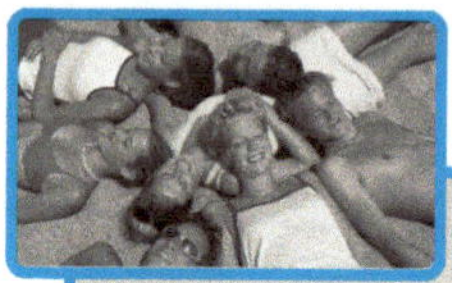

sicheren Ausschluss einer Organerkrankung durchgeführt werden muss (s. funktionelle Dyspepsie, Kap. B14).
Die schwierigste Differenzialdiagnose ist der Beweis oder Ausschluss einer **Nahrungsmittelallergie.** Die wichtigsten Allergene sind Kuhmilcheiweiß, Sojaeiweiß, Ei, Weizen, Fisch und Schalentieren, Nüsse, besonders Erdnüsse. Grundsätzlich kann jedes Nahrungsmittel oder auch Gewürze und Konservierungsstoffe für eine Nahrungsmittelallergie verantwortlich sein.
Wegweisend sind eine positive Eigen- oder Familienanamnese für atopische Erkrankungen, die Eigenbeobachtung des Patienten von durch bestimmte Nahrungsmittel getriggerte Beschwerden und eine Eosinophilie im peripheren Blut oder der Magenbiopsie. Da die gastrointestinalen allergischen Reaktion zu ca. 30% nicht-IgE-vermittelt sind, schließt ein normales IgE und ein negativer RAST und Haut-Prick-Test eine Nahrungsmittelallergie nicht aus. Ein positver Haut-Patch-Test kann dagegen hinweisend sein. Beweisend ist nur die Allergenkarenz mit Verschwinden der Beschwerden und Wiederauftreten bei offener, oder besser, doppelt blinder Plazebo-kontrollierter Belastung.
Besteht weder anamnestisch noch durch den Hauttest Hinweis auf ein bestimmtes Nahrungsmittel, besteht aber weiter der dringende Verdacht auf eine Nahrungsmittelallergie, muss eine streng allergenarme Diät eingeleitet werden, gegebenenfalls unter stationären Bedingungen. Bessert sich darunter die Symptomatik, werden die Nahrungsmittel in wöchentlichen Abständen zur Kost gegeben. Bei Auftreten von Symptomen sollte der ursächliche Zusammenhang durch eine Plazebokontrollierte doppeltblinde Belastung verifiziert werden, damit der Patient nicht unbegründet eine Eliminationsdiät einhält. Insgesamt ist solch eine Diagnostik sehr aufwändig und erfordert eine erfahrene Ernährungsberatung, damit unter der Eliminationsdiät keine Defizienzien auftreten.

45.3.2 Gastritis und peptisches Ulkus

Definition

Die Gastritis ist eine histologische Diagnose, sie ist gekennzeichnet durch entzündliche Zellinfiltrate (Granulozyten, Lymphozyten, evtl. eosinophile Granulozyten). Bei der akuten Gastritis finden sich vor allem Granulozyten, bei der chronischen Entzündung Lymphozyten und Plasmazellen in der Magenschleimhaut. Endoskopisch kann die Gastritis als normale oder pathologisch veränderte Schleimhaut (Rötung, Erosionen etc.) imponieren.
Als Ulkus bezeichnet man einen makroskopisch sichtbaren, in der Regel mit Fibrinschorf belegten Schleimhautdefekt von mehreren Millimetern Durchmesser, der im Gegensatz zur Erosion über die Epithelschicht in die Tiefe hinausgeht. Ein Ulkus kann im Magen (Ulcus ventriculi) oder häufiger im Duodenum (Ulcus duodeni) durch Einwirkung von Magensäure bei meist vorgeschädigter Schleimhaut entstehen.
In Abhängigkeit von der Ätiologie werden verschiedene Formen der Gastritis unterschieden, auf deren Boden sich ein Ulkusleiden entwickeln kann.

Gastritis und Ulkuskrankheit bei Infektion mit Helicobacter pylori

Diese sehr häufige Magenschleimhautentzündung wird durch das gramnegative Bakterium Helicobacter pylori hervorgerufen. In Deutschland sind etwa 5 bis 10% der deutschen, aber ca. 50% der türkischen Kinder und Jugendlichen infiziert.
Der genaue Infektionsweg (fäko-oral, gastro-oral oder oro-oral) ist noch ungeklärt. Eine intrafamiliäre Ansteckung ist aufgrund von Familienuntersuchungen sehr wahrscheinlich. Die Infektion besteht meist lebenslang, wenn nicht gezielte Maßnahmen zu einer Keimeradikation führen.
Auf dem Boden der chronischen Helicobacter-pylori-Gastritis kann, eventuell bedingt durch zusätzliche exogene und endogene Faktoren, ein Magen- oder Duodenalulkus entstehen.
Klinik. Die akute Infektion kann Oberbauchbeschwerden und Übelkeit hervorrufen, vorübergehend kommt es zu einer Anazidität im Magen. Nach Übergang in die chronische Form ist die Infektion bei den allermeisten Personen asymptomatisch.

> Einige Jugendliche entwickeln dyspeptische Beschwerden und Oberbauchschmerzen, die sich anamnestisch jedoch nicht von einer funktionellen Dyspepsie unterscheiden lassen.

In seltenen Fällen ruft eine Helicobacter-pylori-Infektion eine Riesenfaltengastritis hervor, die sich durch Oberbauchbeschwerden, Erbrechen und Ödeme durch gastrointestinalen Eiweißverlust bemerkbar macht.
Entwickelt sich ein Ulkus, haben die Jugendli-

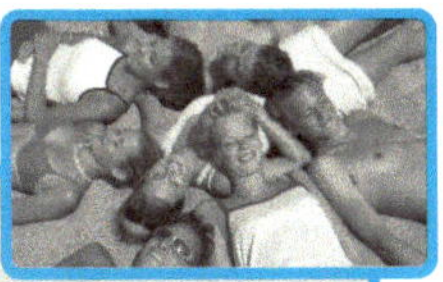

chen starke, zum Teil nächtliche und nahrungsabhängige Schmerzen mit Druckschmerz im rechten Oberbauch. Einige Patienten mit Ulkuskrankheit sind jedoch völlig beschwerdefrei und werden nur bei Ulkusblutung durch Teerstühle und Blässe auffällig.

Diagnostik

> Nach jetzigem Kenntnisstand sollte eine Diagnostik nur dann durchgeführt werden, wenn Anamnese und Symptomatik die Kosten und potenziellen Risiken einer Eradikationstherapie rechtfertigen.

Verschiedene invasive, d.h. Magenschleimhautbiopsien erfordernde, und nicht-invasive Testverfahren zum Nachweis einer Helicobacter-pylori-Infektion stehen zur Verfügung. Mit Ausnahme der Serologie werden alle Verfahren durch eine Vorbehandlung mit säuresupprimierenden Substanzen und Antibiotika beeinträchtigt. Wegen der hohen Resistenzrate der zum Einsatz kommenden Antibiotika sollten bei der diagnostischen Endoskopie bei Verdacht auf ein Helicobacter-pylori-Gastritis oder bei Ulkus Biopsien zur kulturellen Anzüchtung des Keims und antibiotischen Resistenzprüfung entnommen werden. Von den nicht-invasiven Verfahren eignen sich der ^{13}C-Harnstoff-Atemtest und der Antigen-Nachweis im Stuhl mittels polyklonaler oder monoklonaler Antikörper. Die serologischen Verfahren mit dem Nachweis von IgG- und IgA-Antikörpern gegen Helicobacter pylori können nicht zwischen einer noch bestehenden und einer ausgeheilten Infektion unterscheiden. Die Sensitivität der Serologie ist bei Adoleszenten deutlich besser als bei Kindern unter zwölf Jahren.

Therapie

> Eine absolute Indikation für eine Eradikationstherapie besteht bei Jugendlichen mit Ulkus oder komplizierter Gastritis z.B. bei Hämatinerbrechen, zahlreichen Erosionen oder gastralem Eiweißverlust bei Riesenfaltengastritis. Jugendliche, die wegen signifikanter Symptome endoskopiert und bei denen eine Helicobacter-pylori-positive Gastritis nachgewiesen wurde, werden ebenfalls behandelt.

Ob man bei klinischer Symptomatik allein aufgrund eines positiven ^{13}C-Harnstoff-Atemtests eine Behandlung durchführt oder vorher eine Ösophago-Gastro-Duodenoskopie zum Ausschluss anderer Ursachen der Beschwerden durchgeführt werden soll, muss auf individueller Basis entschieden werden. Die hohe Antibiotika-Resistenzrate bei Jugendlichen im Vergleich zu Erwachsenen spricht gegen ersteres Vorgehen.
Bei Therapieversagen und anhaltenden Beschwerden sollte jedoch vor einem zweiten Therapieversuch ein Antibiogramm erstellt werden, da der Keim unter der Therapie sehr rasch eine Resistenz gegen die zum Einsatz kommenden Medikamente Clarithromycin und Metronidazol entwickelt. Eine Resistenz des Keims gegen Amoxicillin wurde bisher nur vereinzelt beschrieben.
Die Therapie beinhaltet eine einwöchige Behandlung mit einer Dreierkombination bestehend aus einem Protonenpumpenhemmer mit zwei der drei Antibiotika Amoxicillin, Clarithromycin und Metronidazol entsprechend dem Antibiogramm. Die Eradikationsraten liegen zwischen 85 und 90% und sind stark von der zuverlässigen Einnahme abhängig. Wegen der niedrigen Reinfektionsrate ist eine prophylaktische Mitbehandlung asymptomatischer Familienmitglieder nicht gerechtfertigt.
Prognose. Bei langjährig fortdauernder Helicobacter-pylori-bedingter Gastritis besteht ein Risiko von etwa 10 bis 15%, ein Ulkus oder rezidivierendes Ulkusleiden zu entwickeln. Bei erfolgreicher Eradikationstherapie ist die Ulkusrezidivrate minimal. Epidemiologische Studien weisen auf ein drei- bis sechsfach höheres Risiko für die Entwicklung eines Magenkarzinoms im Erwachsenenalter hin, wenn eine Helicobacter-pylori-Infektion besteht. Noch seltener entsteht aus einer Helicobacter-pylori-positiven Gastritis ein malignes MALT-Lymphom (**m**ucusa-**a**ssociated **l**ymphoid **t**issue-lymphoma). Im Frühstadium kann eine Eradikation des Keims hier kurativ sein.

Andere Gastritisformen

Die **chronische reaktive und chemisch induzierte Gastritis** ist die zweithäufigste Form einer chronischen Gastritis und tritt besonders bei Rheumapatienten unter längerfristiger Einnahme nichtsteroidaler Antiphlogistika oder unter Azetylsalizylsäure auf. Bestehen Oberbauchbeschwerden und Übelkeit, sollte das Ausmaß der Schleimhautschädigung endoskopisch abgeklärt werden. Bei schweren Erosionen müssen die Medikamente abgesetzt oder schleimhautprotektive oder säuresupprimierende Substanzen gegeben werden. Auch bei galligem Reflux im Rahmen einer Moti-

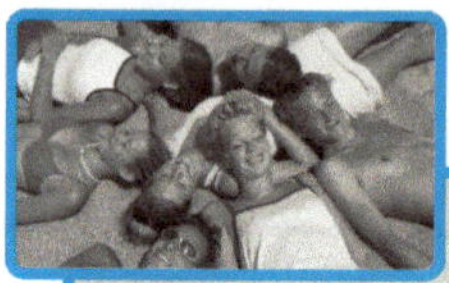

litätsstörung kommt es zur Ausbildung einer toxisch induzierten chronischen Gastritis.

Die **lymphozytäre** oder **varioliforme Gastritis** ist histologisch durch dichte, zum Teil auch intraepithelial gelegene, lymphozytäre Infiltrate definiert. Makroskopisch imponieren häufig zahlreiche komplette, erhabene Erosionen vor allem im Korpus und Fundus. Die Ursache dieser oft chronischen, häufig schwer therapierbaren Gastritisform ist nicht bekannt. Eine allergische Genese wird diskutiert. Symptomatisch stehen Übelkeit und nahrungsabhängige Schmerzen mit Gewichtsverlust im Vordergrund. Die Therapie ist symptomatisch mit Säuresekretionshemmern, Cromoglicinsäure und bei anhaltender schwerer Symptomatik Steroide.

Die **eosinophile Gastritis** ist durch dichte Infiltrate eosinophiler Granulozyten gekennzeichnet, sie kann im Rahmen einer eosinophilen Gastroenteropathie oder Nahrungsmittelallergie auftreten. Wenn kein auslösendes Nahrungsmittel eruiert werden kann, sind Versuche mit einer vorübergehenden allergenarmen Diät, Cromoglicinsäure, Ketotifen oder Steroiden sinnvoll. Der Verlauf ist zum Teil chronisch und kompliziert durch Ulzera, die den Einsatz von Protonenpumpenhemmern erfordern. Eine maligne Entartung ist nicht zu befürchten.

Eine andere seltene Gastritisform, die Übelkeit und epigastrische Beschwerden auslösen kann, ist die **granulomatöse Gastritis** bei M. Crohn oder im Rahmen einer chronisch-septischen Granulomatose und anderer Immundefektzustände. Die Therapie richtet sich nach der Grundkrankheit.

Bei epigastrischen Schmerzen hilft eine Säuresuppression symptomatisch. Eine **Riesenfaltengastritis** oder M. Ménétrier kann gelegentlich auch bei Jugendlichen auftreten. Klinisch imponiert die Riesenfaltengastritis wie eine akute Gastroenteritis mit Übelkeit, Erbrechen, Bauchschmerzen und zum Teil Durchfällen. Die Patienten verlieren große Mengen Eiweiß über die Magenentzündung bis hin zu Eiweißmangelödemen. Die Therapie ist supportiv mit Albumininfusionen und Säuresuppression mit Protonenpumpenhemmern, gegebenenfalls Steroiden.

45.3.3 Verzögerte Magenentleerung (Gastroparese)

Definition

Die Gastroparese ist definiert als verzögerte Magenentleerung für feste und/oder flüssige Mahlzeiten, ohne dass eine mechanische Obstruktion vorliegt.

Hintergrund

Die Gastroparese kann idiopatisch oder im Rahmen verschiedener Grundkrankheiten auftreten (Tab. 45-2). Die Pathogenese ist bei vielen Ursachen der verzögerten Magenentleerung noch nicht vollständig aufgeklärt. Bei Jugendlichen ohne Grunderkrankung liegt meist eine postinfektiöse Gastroparese vor. Eine Essstörung sollte ausgeschlossen werden.

Klinik

Die Symptome sind chronisch oder intermittierend, sie nehmen meist schleichend zu, können aber je nach Ätiologie (z.B. postoperativ, postinfektiös) auch abrupt auftreten. Symptome wie Übelkeit, Völlegefühl, frühzeitiges Sättigungsgefühl, postprandiale Schmerzen und Erbrechen von Nahrungsresten, zum Teil Stunden nach einer Mahlzeit, treten unabhängig von der Ursache der Magenatonie auf. Folgen sind Gewichtsverlust bis zur schweren Malnutrition, eine Refluxösophagitis mit Sodbrennen, bei heftigem Erbrechen eine hypochlorämische Alkalose und Hypokaliämie.

Tabelle 45-2 Ursachen für eine Gastroparese im Jugendalter.

- postviral
- idiopathisch
- postoperativ, z.B. nach Vagotomie, Fundoplicatio
- Zöliakie
- Anorexia nervosa und Bulimie
- Neuropathie oder Myopathie bei chronischer intestinaler Pseudoobstruktion
- familiäre autonome Neuropathie
- autonome Neuropathie bei langjährig schlecht eingestelltem Diabetes mellitus
- langzeitige parenterale Ernährung
- zentral-nervöse Erkrankungen, z.B. Zerebralparese, multiple Sklerose
- Kollagenosen, z.B. Sklerodermie, Sharp-Syndrom
- Niereninsuffizienz
- Medikamente, z.B. Atropin, trizyklische Antidepressiva, Lithium, Ondansetron
- gastrointestinale Infektionen, z.B. durch Trypanosoma cruzi, Clostridium botulinum, verschiedene Viren

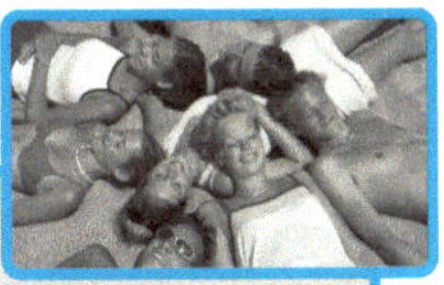

Diagnostik

Durch Röntgenkontrastuntersuchungen müssen mechanische Obstruktionen als Ursache ausgeschlossen werden. Zur quantitativen Beurteilung der Magenentleerung sind sie jedoch, ebenso wie die Sonografie, nicht ausreichend.
Als „Goldstandard“ gilt die szintigrafische Untersuchung nach Ingestion von radioaktiv markierten festen und flüssigen Testmahlzeiten. Für den Patienten weniger belastend sind Untersuchungen mit stabilen Isotopen, z.B. mit ^{13}C-markiertem Acetat oder Oktanoat.
Die elektrische Aktivität der Magenmuskulatur kann durch die nicht-invasive Elektrogastrografie (EGG) mit Oberflächenelektroden erfasst werden.
Die invasive antroduodenale Manometrie ist nur bei schwerer Symptomatik gerechtfertigt. Fehlen eines migrierenden Motorkomplexes und eine verminderte postprandiale Motilität im Antrum sind typische Befunde bei Gastroparese.

Therapie

Falls die Ursache, wie z.B. medikamentös bedingte Gastroparese, Zöliakie, nicht behandelt werden kann, kann nur symptomatisch therapiert werden. Diätetisch günstig sind häufige, kleine, fettreduzierte Mahlzeiten mit geringem Anteil an Ballaststoffen. Flüssige Mahlzeiten entleeren sich schneller als feste Nahrung.
Bei Versagen der diätetischen Maßnahmen können prokinetisch wirksame Medikamente wie Cisaprid, Domperidon oder Metroclopramid eingesetzt werden. Erythromycin hat eine Motilinagonistische Wirkung, verstärkt die antralen Kontraktionen und beschleunigt die Magenentleerung. Mit Erythromycin und Cisaprid darf nicht gleichzeitig therapiert werden.

45.4 Symptomenkomplex „Durchfall mit oder ohne Begleitsymptome (Meteorismus, Flatulenz, Bauchschmerzen)“

45.4.1 Definition

Diarrhoe bezeichnet eine gesteigerte Stuhlfrequenz (> 3×/Tag), eine erhöhte durchschnittliche Stuhlmenge (> 250 g/Tag) sowie eine veränderte (flüssige) Stuhlkonsistenz. Je nach Wassergehalt ist der Stuhl weich (Wassergehalt ca. 80%), breiig (ca. 85%) oder flüssig (90% und mehr).
Von chronischer Diarrhoe spricht man bei Durchfällen, die länger als drei Wochen andauern.

45.4.2 Hintergrund

Pathogenetisch werden osmotische, sekretorische und durch eine gestörte Motilität bedingte Diarrhoen unterschieden. Häufig handelt es sich um Mischformen. Schleimbeimengungen sind typisch für einen im Kolon ausgelösten Durchfall. Bei rezidivierend auftretenden weichen oder gar wässrigen Durchfällen sind die in Tabelle 45-3 angegebenen Ursachen in Erwägung zu ziehen. Dabei sind die in Frage kommenden Differenzialdiagnosen bei Auftreten chronischer Durchfälle im Schul- oder Adoleszentenalter sehr viel geringer als bei Beginn der Symptomatik im Säuglingsalter, da angeborene Enzym- und Resorptionsdefekte und Fehlbildungen nicht in Betracht gezogen werden müssen.

Tabelle 45-3 Differenzialdiagnosen bei dem Symptomenkomplex chronisch rezidivierende Durchfälle mit oder ohne Meteorismus, Flatulenz, Bauchschmerzen.

- Reizdarm-Syndrom
- Laktosemaldigestion (primär, sekundär)
- Fruktosemalabsorption
- erhöhte Sorbitzufuhr
- Infektion (Lambliasis, Clostridien, Cryptosporidien u.a.)
- Zöliakie
- chronisch entzündliche Darmerkrankung (M. Crohn, Colitis ulcerosa, eosinophile Gastroenteropathie, Autoimmunenteropathie, mikroskopische Kolitis)
- Immundefekt (erworben oder angeboren, z.B. selektiver IgA-Mangel)
- Pankreasinsuffizienz (zystische Fibrose, hereditäre Pankreatitis)
- Nahrungsmittelallergie
- bakterielle Fehlbesiedlung (Syndrom der blinden Schlinge, nach Bauchoperation)
- Laxanzienabusus
- sehr seltene Ursachen wie Lymphangiektasie, Malrotation, endokrine Tumoren, Hyperthyreose, primäre oder sekundäre intestinale Motilitätsstörung, Polyposis coli

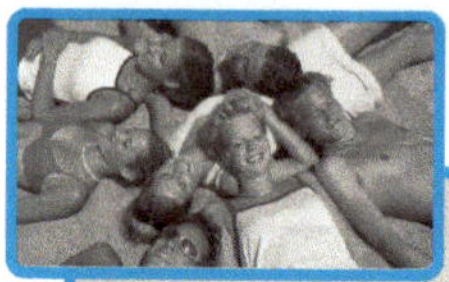

45.4.3 Allgemein diagnostisches Vorgehen

Wegweisend bei der Abklärung ist in jedem Alter die Untersuchung einer frischen Stuhlprobe:

- Ein niedriges pH (≤ 6) weist auf eine Kohlenhydratmaldigestion oder -absorption (s.u.) hin.
- Okkultes und sichtbares Blut oder vermehrte Leukozyten im Stuhlausstrich sind stets verdächtig auf eine entzündliche Genese (chronisch entzündliche Darmerkrankung, s.u.) und sollten eine Koloskopie veranlassen, nachdem infektiöse Enterokolitiden (Bakterien, Viren, Lamblien) durch Stuhluntersuchungen und Serologie ausgeschlossen wurden.

Auch wenn ein intestinaler Lamblienbefall bei den meisten Betroffenen asymptomatisch bleibt, kann er in Einzelfällen zu einem schweren Malabsorptionssyndrom führen. Kryptosporidien lösen gelegentlich auch bei immunkompetenten Personen chronische Durchfälle aus. Eine HIV-Infektion ist bei Persistenz dieser Infektion auszuschließen.

Massige, voluminöse oder fettige Stühle weisen eher auf eine Malassimilation hin, z.B. als Folge einer Zöliakie (s.u.) oder anderen Enteropathie, Pankreasinsuffizienz oder Cholestase. Eine pathologische Erniedrigung der Pankreas-Elastase im Stuhl ist ein sehr sensitiver Parameter (besser als Chymotrypsin im Stuhl) für eine Pankreasinsuffizienz, aber nicht mit dieser Diagnose oder einer Steatorrhoe gleichzusetzen. Verminderte Elastase-Werte finden sich schon, bevor eine Steatorrhoe auftritt. Bei wässrigem Stuhl können falsch-niedrige Ergebnisse durch einen Verdünnungseffekt vorkommen. Auch eine Enteropathie kann sekundär durch eine verminderte Stimulation des Pankreas durch die in der Darmschleimhaut gebildeten gastrointestinalen Hormone zu einer sekundären Pankreasinsuffizienz führen, so dass z.B. eine Zöliakie immer ausgeschlossen werden muss.

Eine Pankreasinsuffizienz bei einem älteren Schulkind oder Jugendlichen könnten Hinweis auf eine bisher nicht erkannte milde Form der zystischen Fibrose, ein Schwachman-Syndrom oder eine hereditäre Pankreatitis sein, die durch Schweißtest und molekulargenetische Untersuchungen weiter abgeklärt werden sollten.

Das Vorgehen bei V.a. Nahrungsmittelallergie wurde oben bereits aufgezeigt (Kap. B45.3.1).

45.4.4 Chronisch entzündliche Darmerkrankungen: M. Crohn und Colitis ulcerosa

Definition

Morbus Crohn und Colitis ulcerosa sind chronisch entzündliche Darmerkrankungen unklarer Ätiologie mit schubhaftem Verlauf.

Der **M. Crohn** ist eine chronisch rezidivierende, diskontinuierliche, transmurale Entzündung des Darms. Die Erkrankung kann den gesamten Gastrointestinaltrakt betreffen, bevorzugte Lokalisationen sind allerdings das terminale Ileum und proximale Kolon, bei einem Viertel der Patienten ist der Analbereich mit betroffen. Typisch ist der diskontinuierliche Befall voneinander entfernt liegender Darmabschnitte und die Neigung zu Abszess- oder Fistelbildung.

Häufig beginnt die Erkrankung im Jugend- bzw. jungen Erwachsenenalter mit schubweise lebenslangem Verlauf. Die Ursache der Erkrankung ist nach wie vor unklar, man geht von einer multifaktoriellen Genese mit genetisch determinierter Prädisposition unter Einwirkung von exogenen und endogenen Faktoren aus.

Die **Colitis ulcerosa** ist eine chronische Schleimhautentzündung des Dickdarms, die sich immer kontinuierlich vom Rektum unterschiedlich weit nach kranial ausbreiten und auch das gesamte Kolon befallen kann. Von der Kolitis beim M. Crohn lässt sie sich durch klinische, radiologische, endoskopische und histologische Kriterien abgrenzen.

Epidemiologie

Die Inzidenz des M. Crohn beträgt 3–5 Fälle/100 000 Einwohner/Jahr mit zwei Häufigkeitsgipfeln in der 2./3. und 5./6. Lebensdekade. Die Inzidenz war in den letzten Jahrzehnten steigend.

> Bei ca. 25% aller Patienten manifestiert sich der M. Crohn im Kindes- und Jugendalter.

Die Häufigkeit der Colitis ulcerosa entspricht in etwa der des M. Crohn. Während früher mehr Kinder und Jugendliche mit Colitis ulcerosa als mit M. Crohn diagnostiziert wurden, zeigte eine neuere Untersuchung aus Kanada ein Verhältnis von fünf neu diagnostizierten Kindern und Jugendlichen mit M. Crohn auf einen Patienten mit Colitis ulcerosa.

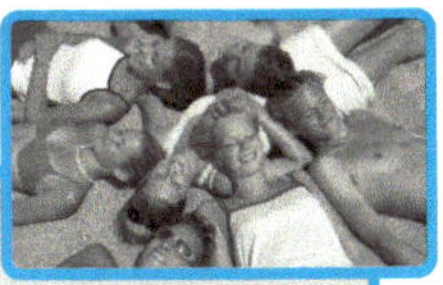

Die Ursache dieser absoluten Zunahme an jugendlichen Patienten mit M. Crohn in den industrialisierten Ländern ist unklar.

Klinik

Die Krankheitssymptome des **M. Crohn** können bei der Erstdiagnose bei Jugendlichen abhängig von Befallsmuster und Ausdehnung stark variieren. Es können intestinale und extraintestinale Symptome auftreten (Tab. 45-4).

Durchfall und Bauchschmerzen sind oft Leitsymptome der Erkrankung. Entsprechend dem häufigen Befall der Ileozoekalregion ist der Schmerz häufig im rechten Unterbauch lokalisiert. Dies kann fälschlicherweise zur Diagnose einer Appendizitis führen.

Die Durchfälle können je nach Befallsmuster und Aktivität sehr unterschiedlich ausgeprägt sein. Ist das terminale Ileum betroffen, kann der Durchfall durch Gallensäureverlust hervorgerufen werden; bei längerstreckigem Dünndarmbefall kann auch eine Steatorrhoe mit begleitendem Malabsorptionssyndrom auftreten. Bei Befall des Kolons kann es zu schleimigen, blutigen Durchfällen oder imperativem Stuhldrang kommen. Meist ohne Diarrhoe geht der seltene ausschließliche Befall des Gastroduodenalbereichs einher.

Besondere Auswirkungen hat die Erkrankung bei den betroffenen Jugendlichen auf die körperliche Entwicklung.

Zum Zeitpunkt der Diagnosestellung sind ca. 80% der jugendlichen Patienten untergewichtig, bei etwa 40% ist es bereits zu einem Abknicken des Längenwachstums aus ihrem individuellen Perzentilenverlauf gekommen. Dies kann zum Teil auch schon Jahre vor Diagnosestellung auftreten. Insbesondere bei Patienten mit Dünndarmbefall können eine unklare Wachstumsverzögerung, Gewichtsverlust oder Anämie und Fieber im Vordergrund stehen. Mit Malnutrition und Wachstumsretardierung geht häufig auch eine verzögerte Pubertätsentwicklung einher, die in ihrer psychosozialen Auswirkung die Erkrankung besonders gravierend machen kann.

Bedingt ist die Malnutrition vor allem durch eine verminderte Energiezufuhr bei Inappetenz, hervorgerufen durch

- abdominelle Schmerzen bei der Nahrungsaufnahme

Tabelle 45-4 Intestinale und extraintestinale Krankheitssymptome bei Erstdiagnose eines M. Crohn im Jugendalter.

Intestinal	
• Durchfälle	65–75%
• Blut im Stuhl	20–25%
• Analfistel, Mariske, Analabszess	20–25%
• rezidivierende Aphthen im Mund	20–25%
Extraintestinal	
• Gewichtsabnahme, Malnutrition	70–80%
• Inappetenz	50–60%
• Fieber	50–70%
• Wachstumsrate/Pubertät verzögert	60/20%
• Anämie	20–30%
• Trommelschlegelfinger	20%
• Arthralgien	10–30%
• Augenbeteiligung	5–15%
• Hautbeteiligung (Erythema nodosum)	10–15%

- eine verminderte Geschmacksempfindung bei Zinkmangel
- unnötige diätetische Einschränkungen
- psychische Depression

Vor allem bei langstreckigem Dünndarmbefall, nach Darmresektion, bei bakterieller Fehlbesiedelung oder bei Fistelbildung kommt es zur Malabsorption.

Bei Jugendlichen treten die extraintestinalen Manifestationen wie Arthralgien oder Arthritiden, Hauterscheinungen (Erythema nodosum, Pyoderma gangraenosum), Augenbeteiligung (Iritis, Episkleritis, Uveitis) oder Affektionen der Nieren, Galle oder des Pankreas relativ häufig auf. Einige dieser Beschwerden können den akuten intestinalen Symptomen um Jahre vorausgehen.

Die Fertilität von Jugendlichen und jungen Erwachsenen mit M. Crohn scheint etwas vermindert zu sein. Bei jungen Männern können durch die Behandlung mit Sulfasalazin, nicht aber durch Mesalazin, eine reversible Oligospermie und Störungen der Spermienmorphologie und -motilität ausgelöst werden. Bei jungen Frauen können ein unregelmäßiger Ovulationszyklus, sekundäre Amenorrhoe, Dyspareunie oder in seltenen Fällen eine entzündlich bedingte Verklebung der Tuben verantwortlich sein.

Die Symptomatik der **Colitis ulcerosa** hängt ebenfalls von der Ausdehnung des entzündlichen Pro-

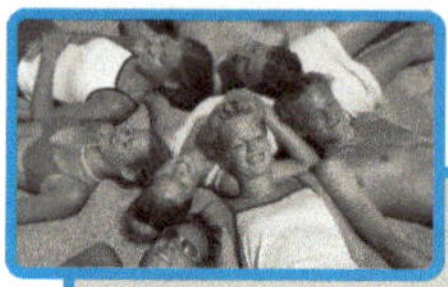

zesses ab (zur Häufigkeit Tab. 45-5). Im Vordergrund stehen oft blutige Durchfälle und Tenesmen. Außerdem können wie auch beim M. Crohn extraintestinale Symptome auftreten (s. Tab. 45-4), diese sind bei der Colitis ulcerosa aber etwas seltener.

Komplikationen. Mögliche Komplikationen von M. Crohn und Colitis ulcerosa sind in Tabelle 45-6 dargestellt.

Die Gefahr einer Perforation im Rahmen eines toxischen Megakolons und massiven Darmblutungen ist bei der Colitis ulcerosa höher. Das Risiko für die Entstehung eines kolorektalen Karzinoms bei Pankolitis beträgt nach zehnjährigem Krankheitsverlauf etwa 1% und steigt auf 10 bis 20% nach 20 Jahren.

Diagnostik

Diagnostische Verfahren unterscheiden sich kaum bei M. Crohn und Colitis ulcerosa. Sie dienen zunächst der Bestimmung von Ausdehnung und Aktivität der entzündlichen Darmerkrankung, später auch der Erkennung von Komplikationen und der Beurteilung der Therapiewirksamkeit (Tab. 45-7).

Differenzialdiagnostisch auszuschließen durch Stuhlkultur und serologische Untersuchungen sind infektiöse Ursachen der Beschwerden (Differenzialdiagnosen s. Tab. 45-8).

Tabelle 45-5 Häufigkeit klinischer Symptome bei Erstdiagnose einer Colitis ulcerosa im Jugendalter.

• Durchfall	96%
• Blut im Stuhl	91%
• Bauchschmerzen	91%
• Tenesmen vor dem Stuhlgang	69%
• Stuhlgang nachts	62%
• Gewichtsabnahme	35%
• Inkontinenz	25%
• Erbrechen	20%

Tabelle 45-6 Intestinale Komplikationen bei M.Crohn und Colitis ulcerosa.

- Blutungen
- Obstruktion oder Stenosen
- Fisteln (Darm-Darm, Darm-Blase, Darm-Vagina, Darm-Haut)
- Abszesse, Fissuren
- Perforation, Peritonitis
- toxisches Megakolon
- kolorektales Karzinom
- andere Neoplasien

Therapie

Die Vor- und Nachteile der jeweiligen Therapiemöglichkeiten sollen mit den Jugendlichen gemeinsam mit den Eltern genau besprochen werden.

Tabelle 45-7 Diagnostisches Vorgehen bei M. Crohn und Colitis ulcerosa.

Anamnese
- Schmerzen
- Appetit
- Unverträglichkeiten
- Abwesenheit in der Schule, Beeinträchtigung der täglichen Aktivität
- Wachstumsverlauf
- Familienanamnese

Körperliche Untersuchung
- Länge, Gewicht
- abdomineller Druckschmerz, Abwehrspannung, Resistenzen
- rektale Untersuchung, Perianalinspektion (Fistel, Abszess, Fissur, Mariske)
- Gelenkbeteiligung, Trommelschlegelfinger, Aphthen
- Anthropometrie/Pubertätsstadien

Labor
- Blutbild, Differenzialblutbild, Thrombozytenzahl↑, BGS↑, CRP↑, saures α1-Glykoprotein↑
- Eiweiß↓, Albumin↓, Eisen↓, Ferritin↓, alkal. Phosphatase↓, Kalzium, Folsäure↓, Vitamin A, E, B12↓, Zink↓, Gerinnung
- Stuhl-, Urinuntersuchung
- zusätzlich: Lactose-H_2-Atemtest, α1-Antitrypsin im Stuhl, Steatokrit

Bildgebung
- obere (M. Crohn) und untere Endoskopie mit Biopsie
- Dünndarmkontrastuntersuchung (M. Crohn)
- Knochenalter
- zusätzlich: Ultraschall, CT, Kolonkontrasteinlauf

Sonstiges
- Nahrungsprotokoll

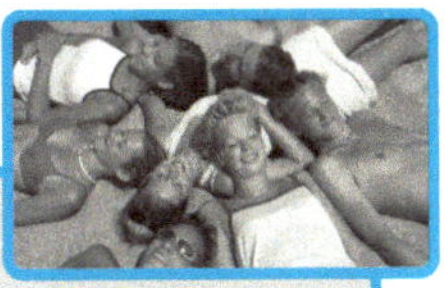

Tabelle 45-8 Differenzialdiagnosen bei Colitis ulcerosa und M. Crohn.

- erregerbedingte Enterokolitiden (Campylobacter, Salmonellen, Shigellen, Yersinien, Amoeben, EHEC)
- pseudomembranöse Kolitis (Clostridium difficile)
- kollagene Kolitis
- akute Appendizitis
- Adnexitis, Extrauteringravidität
- Vaskulitiden (Purpura Schönlein-Hennoch, M. Behçet)
- Malignome in Dünn- oder Dickdarm
- Reizdarmsyndrom
- medikamenteninduzierte Kolitis (NSAID)
- Nahrungsmittelallergie

> Jugendliche Patienten können und sollen nach ausführlicher Aufklärung die Entscheidung über die jeweiligen therapeutischen Maßnahmen selbstständig treffen, da der Therapieerfolg von ihrer Compliance abhängt.

Die Therapie muss im Vergleich zu Erwachsenen bei Jugendlichen wegen der zum Teil irreversiblen Folgen der Krankheit und der verwendeten Medikamente auf den wachsenden Organismus sehr viel individueller gestaltet werden. Sie gehört immer in die Hände eines mit dieser Erkrankung erfahrenen Spezialisten, wobei der ortsnahe Kinder- und Jugendarzt oder Internist unbedingt mit einbezogen werden sollte. Der Ernährungstherapie kommt bei diesen jungen Patienten eine spezielle Bedeutung zu.

Medikamentöse Therapie. Die wirksamste und schnellste Methode, im akuten Schub eine Remission zu erziehlen, ist der Einsatz von oralen Glukokortikoiden, z.B. Prednisolon.

> Wegen der wachstumshemmenden Wirkung muss der Einsatz von Kortikoiden sorgfältig abgewogen und, wenn möglich, sollten alternative Therapieformen eingesetzt werden.

Untersuchungen haben gezeigt, dass Kinder nach Steroidtherapie ein Aufholwachstum zeigten, da die zugrunde liegende Darmentzündung als Ursache der Wachstumsbehinderung beseitigt wurde. Jugendliche sind allerdings durch die Nebenwirkungen hinsichtlich des körperlichen Erscheinungsbildes (Cushing-Syndrom) besonders schwer beeinträchtigt, was häufig zu einer schlechten Compliance führt.

Weniger systemische Nebenwirkungen haben topische Glukokortikoide, die bei Proktitis oder linksseitigem Kolonbefall als Klysmen eingesetzt werden können. Auch das lokal wirksame Steroidanalogon Budesonid, zur oralen und rektalen Anwendung, hat wegen eines hohen First-pass-Effekts in der Leber weniger systemische Auswirkungen.

Bei leichter bzw. mäßig ausgeprägter Erkrankung und zur Erhaltung einer Remission kommen 5-Aminosalizylsäure-freisetzende Präparate zum Einsatz.

Bei spezieller Indikationsstellung werden Antibiotika (z.B. Metronidazol), Immunsuppressiva (Azathioprin) oder operative Maßnahmen angewandt.

Ernährungstherapie. Einer der wichtigsten Bestandteile der Therapie des **M. Crohn** ist eine suffiziente Ernährungstherapie. Ziel ist das Erreichen von normalem Wachstum oder Aufholwachstum, der Ausgleich von Defiziten und der Ersatz kontinuierlicher Verluste. Grundsätzlich sollte die Ernährung ausgewogen, Kalorien- und Eiweißreich sein, eventuell ergänzt durch Vitamin- und Mineralstoffsupplemente. Unnötige Restriktionen sind zu vermeiden. Eine Reihe von nicht wissenschaftlich begründeten Diätempfehlungen kursieren, was zu Verunsicherung bei Eltern und Patienten führt. In manchen Fällen ist eine faserarme Kost (bei Darmstenosen) oder eine Reduktion von Laktose (bei Laktosemaldigestion) zu empfehlen.

> Von besonderer Bedeutung ist im Jugendalter der Einsatz der Ernährung als therapeutisches Mittel, besonders bei Patienten mit Wachstumsstörungen und ausgeprägter Malnutrition. Eine Remission kann durch alleinige Ernährungstherapie mit einer Semi-Elementardiät oder nährstoffdefinierte Diät über vier bis sechs Wochen erzielt werden.

Dafür ist meist die Verwendung einer Magensonde mit Pumpe notwendig. Die Sondierung kann auch ausschließlich nachts erfolgen, sodass die Jugendlichen tagsüber in ihrer Aktivität nicht eingeschränkt werden.

Bei der **Colitis ulcerosa** ist die Ernährungstherapie rein supportiv, um Malnutrition, Defizienz und Kleinwuchs zu vermeiden. Weder die intensivierte enterale noch die parenterale Ernährung haben im Gegensatz zum M. Crohn einen Einfluss auf die entzündliche Aktivität oder Prognose der Erkrankung.

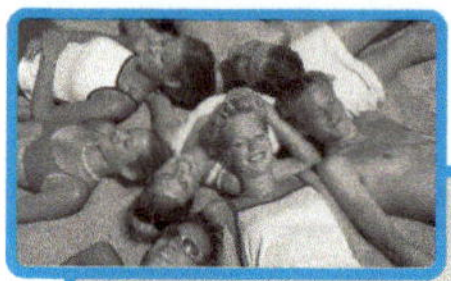

Operative Therapie. Bei präpubertären Kindern mit **M. Crohn,** die eine schwere Wachstumsretardierung zeigen und deren Befall lokalisiertert ist, sollte eine Darmresektion erwogen werden, wenn es trotz konservativer Therapie nicht zu einem Aufholwachstum gekommen ist. Diese fakultative Indikation für eine Resektion sollte bei dieser Patientengruppe nicht zu spät gestellt werden, da ein gutes Aufholwachstum nur bei Operation vor dem Einsetzen des pubertären Wachstumsschubs zu erwarten ist.

Im Gegensatz zum M. Crohn ist die **Colitis ulcerosa** durch die Resektion von Kolon und Rektum heilbar. Durch verbesserte chirurgische Methoden, z.B. Pouch-Anlage, kann die Kontinenz erhalten werden. Aber auch bei diesen Verfahren kommt es häufig besonders in der frühen postoperativen Phase zu Problemen mit Inkontinenzereignissen, zahlreichen nächtlichen Stuhlentleerungen oder Komplikationen wie Pouchitis und Nahtinsuffizienz.

Beim M. Crohn ist eine Pouch-Operation kontraindiziert.

Psychologische Betreuung. Als chronische Erkrankungen haben der M. Crohn und die Colitis ulcerosa auf Grund ihrer Unberechenbarkeit, Unheilbarkeit, unbekannter Genese und ihrer Auswirkungen auf das Wohlbefinden (Bauchschmerzen), Appetit und Wachstum- und Pubertätsstörungen besonders negative Auswirkungen auf das Selbstwertgefühl und die psychosoziale Entwicklung der betroffenen Jugendlichen.

> Ein erheblicher Anteil der Patienten mit chronisch entzündlicher Darmerkrankung entwickelt besonders in der Pubertät und in Phasen der aktiven Erkrankung deutliche psychische Auffälligkeiten, die teilweise einer professionellen Intervention bedürfen.

Prognose

Der Verlauf und die Prognose des **M. Crohn** sind bei der stark fluktuierenden Erkrankung im Einzelfall nicht vorhersagbar. Weniger aktive Erkrankungen mit langen Phasen der Remission treten genauso auf wie chronisch aktive Verläufe mit zahlreichen intestinalen und extraintestinalen Komplikationen. Die Erkrankung besteht lebenslang, sie führt aber statistisch nicht zu einer verkürzten Lebenserwartung. Abhängig von Ausdehnung und Aktivität des Darmbefalls und von extraintestinalen Komplikationen ist die Lebensqualität unterschiedlich stark beeinträchtigt.

Bei der **Colitis ulcerosa** oder **Pancolitis Crohn** ist die Prognose überschattet durch das mit der Ausdehnung und Krankheitsdauer zunehmende Karzinomrisiko. Daraus ergibt sich die Notwendigkeit einer lebenslangen Überwachung mit regelmäßigen Koloskopien, und einer prophylaktischen Kolektomie bei schwer verändertem Darm oder Dysplasien in den Biopsien.

45.4.5 Zöliakie

Definition

Die Zöliakie, auch glutensensitive Enteropathie oder einheimische Sprue, ist eine chronische, immunologische Erkrankung mit charakteristischer, aber nicht spezifischer Schädigung der Dünndarmschleimhaut, ausgelöst durch Aufnahme von Gluten bzw. Gliadin. Es kommt zu einem Schwund der Dünndarmzotten, einer Hyperplasie der Krypten mit lymphoplasmazellulärer Infiltration der Lamina propria. Diese Schädigung verursacht sekundär einen Disaccharidasenmangel und eine Störung anderer Transportsysteme, woraus eine Maldigestion und Malabsorption resultiert. Unter glutenfreier Diät kommt es zu einer völligen morphologischen und funktionellen Normalisierung der Schleimhaut.

Neben der klinisch manifesten Form der Zöliakie gibt es auch mild verlaufende oder asymptomatische Formen (silente oder latente Zöliakie), die zwar mit einer histologisch nachweisbaren Schädigung der Darmschleimhaut einhergehen, wegen fehlender oder untypischer Klinik aber erst spät oder nie diagnostiziert werden. Bei diesen Personen sind „Zöliakie-Marker" (Antikörper gegen Gliadin, Endomysium und Gewebs-Transglutaminase, bestimmte HLA-Typen) nachweisbar.

Epidemiologie

Die Häufigkeit der Erkrankung zeigt große regionale Unterschiede und nimmt von Nord-West-Europa nach Süd-Ost-Europa ab. Die Prävalenz in Deutschland ist nicht genau bekannt, wird aber auf 1:150 bis 1:200 geschätzt. Mädchen sind zwei- bis dreimal häufiger betroffen als Jungen.

Bei Untersuchungen mit Hilfe der hoch spezifischen und sensitiven serologischen Zöliakie-Marker hat sich erwiesen, dass die Zahl der unerkannten Zöliakie-Fälle die der erkannten weit

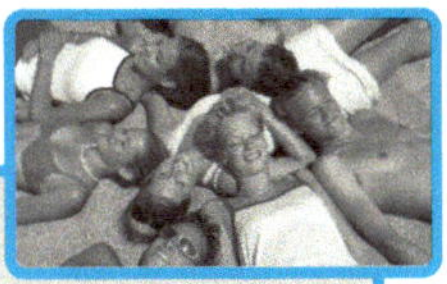

übersteigt: In einer Untersuchung in Italien wurden 17 201 Schulkinder im Alter von sechs bis 15 Jahren serologisch auf das Vorliegen einer Zöliakie getestet. Von 101 Patienten mit bioptisch nachgewiesener Zöliakie waren nur zwölf bisher klinisch diagnostiziert worden. Es ergab sich eine Prävalenz von 1:184 Kindern. Das Verhältnis von bekannten Zöliakie-Fällen zu undiagnostizierten Fällen lag bei 1:7. In einer holländischen Screening-Untersuchung bei 6127 Kindergartenkindern wurde eine Prävalenz bisher unerkannter Zöliakie-Fälle von mindestens 1:198 festgestellt. Die Prävalenz diagnostizierter Zöliakie-Erkrankungen lag in derselben Region und Altersgruppe bei 1:2731. Das Verhältnis von erkannten zu unerkannten Zöliakie-Patienten lag demnach bei 1:14.

Klinik

Grundsätzlich kann die Zöliakie in jedem Lebensalter klinisch manifest werden. Häufigkeitsgipfel liegen zwischen dem 8. und 24. Lebensmonat und der 3. und 4. Lebensdekade. Generell hat sich der Zeitpunkt der Diagnosestellung in den letzten Jahrzehnten weg vom Kleinkindesalter hin zu älteren Kindern und Jugendlichen verschoben. Damit kommt es auch zu einer Verschiebung der Symptomenkomplexe.

Von zunehmender Bedeutung sind die oft monosymptomatisch oder atypischen Verläufe bei älteren Kindern, Jugendlichen und Erwachsenen.

In der italienischen Studie fanden sich bei Schulkindern mit bisher undiagnostizierter Zöliakie die in Tabelle 45-9 aufgeführten Symptome und Befunde.

Tabelle 45-9 Befunde bei durch serologische Screening entdeckten Jugendlichen mit Zöliakie.

• Eisenmangelanämie	29%
• Eisenmangel ohne Anämie	27%
• rezidivierende Bauchschmerzen	24%
• Stimmungsschwankungen	17%
• rezidivierende Aphthen	11%
• Inappetenz	10%
• Durchfälle	9%
• Kleinwuchs, Obstipation, IgA↑/Transaminasen↑ u.a.	< 8%

Diese Symptome können isoliert oder in Kombination auf das Vorliegen einer Zöliakie hinweisend sein. In einer Studie konnte gezeigt werden, dass bei 23 älteren Kinder und Jugendlichen (5–16 Jahre, medianes Alter 11 Jahre), die wegen isolierten Kleinwuchses in einer endokrinologischen Spezialambulanz vorgestellt wurden, in der Hälfte der Fälle eine bisher nicht erkannte Zöliakie die Ursache des Kleinwuchses war. Bei allen Kindern fand sich eine Retardierung des Knochenalters, in der Gruppe der Kinder mit Zöliakie fanden sich zusätzlich häufig eine mikrozytäre Anämie und gastrointestinale Beschwerden in der Vergangenheit.
Eine Störung der Knochenmineralisation bei Patienten mit unbehandelter Zöliakie wurde in verschiedenen Studien gezeigt.

Jugendliche unter streng glutenfreier Diät zeigten keinen Unterschied in der Knochendichte im Vergleich zu gesunden Kontrollen, Patienten ohne konsequente Diät hatten dagegen eine signifikant erniedrigte Knochendichte.

Auch bei Patienten mit silenter Zöliakie kann die Knochendichte erniedrigt sein. Eine Verbesserung der Mineralisation wurde unter glutenfreier Diät bereits nach einem Jahr erreicht. Das Risiko für Knochenbrüche scheint bei unbehandelten Zöliakiepatienten deutlich erhöht zu sein. Die Frakturneigung nimmt mit Beginn der glutenfreien Diät ab.
Ein gehäuftes Auftreten einer Zöliakie bei Erwachsenen mit neurologischen Symptomen, wie Ataxie oder peripherer Neuropathie, wurde mehrfach berichtet. Eine Zöliakie sollte auch bei allen Fällen von epileptischen Anfällen mit intrazerebralen Verkalkungen unklarer Ursache ausgeschlossen werden.

Eine unerkannte oder unbehandelte Zöliakie hat auch Auswirkungen auf die Fertilität.

Bei Frauen kann es zu einer verspäteten Menarche, Amenorrhoe, Infertilität, erhöhter Rate an Aborten oder Totgeburten und einer verfrühten Menopause kommen. Ursächlich ist u.a. ein Mangel an Folat, Zink, Eisen oder Vitamin B12. In einer Studie wurde bei Frauen mit unbehandelter Zöliakie bei der Hälfte Aborte oder ungünstige Schwangerschaftsverläufe (Frühgeburtlichkeit, Neugeborene mit zu niedrigem Geburtsgewicht)

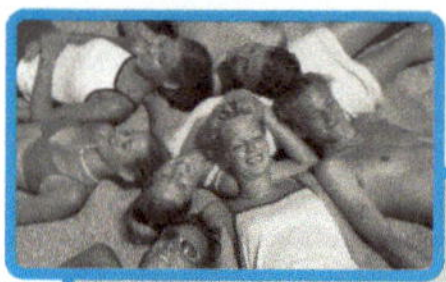

beschrieben. Nach sechs bis zwölf Monaten glutenfreier Diät verlaufen die Schwangerschaften dieser Frauen ohne erhöhtes Risiko. In einer italienischen Studie wurden insgesamt 845 Schwangere einer Screening-Untersuchung unterzogen, bei zwölf Frauen (1 von 70) fand sich eine bisher nicht erkannte oder unbehandelte Zöliakie.
Junge Männer mit unerkannter Zöliakie können an Impotenz, Verlust der Libido und Infertilität leiden. Für die Pathogenese ist u.a. eine verminderte Konversion von Testosteron zu Dihydrotestosteron oder eine Hyperprolaktinämie verantwortlich. Eine glutenfreie Diät kann die Fertilität bei Männern und Frauen verbessern.
Eine Zusammenfassung verschiedener, ungewöhnlicher, mit einer Zöliakie einhergehender Komplikationen gibt Tabelle 45-10. Die Zöliakie ist darüber hinaus mit einer Reihe anderer Autoimmun-Erkrankungen assoziiert (Tab. 45-11). Bei Vorliegen dieser Erkrankungen sollte gezielt nach einer Zöliakie gesucht werden.
Die Hauterscheinungen der Dermatitis herpetiformis During sind immer glutensensitiv, eine Besserung des Befundes ist aber oft erst nach Monaten (> 6 Monate) unter glutenfreier Diät zu erwarten.

Tabelle 45-10 Mögliche Komplikationen einer nicht behandelten Zöliakie.

- Kleinwuchs
- Anämie
- Osteopenie/gehäufte Frakturen
- neurologische Symptome: Ataxie, periphere Neuropathie
- Epilepsie, zerebrale Verkalkungen
- Fertilitätsstörungen
- Schwangerschaftskomplikationen: Aborte, intrauterine Wachstumsretardierung, Frühgeburtlichkeit

Tabelle 45-11 Mit Zöliakie assoziierte Erkrankungen.

Immunologische Erkrankungen
- selektiver IgA-Mangel
- Diabetes mellitus Typ I
- Autoimmunthyreoiditis
- chronische Autoimmunhepatitis
- IgA-Nephropathie
- primär sklerosierende Cholangitis
- Dermatitis herpetiformis During

Andere assoziierte Erkrankungen
- Epilepsie mit posteriorer zerebellärer Verkalkung
- Enzephalopathie, zerebelläre Ataxie
- Down-Syndrom
- Ullrich-Turner-Syndrom

Diagnostik

Die Diagnostik umfasst eine genaue Anamnese vor allem hinsichtlich Ernährung und Wachstum, den körperlichen Untersuchungsbefund und Laboruntersuchungen. Dabei kommt der Bestimmung der Anti-Gliadin (IgG und IgA) und Anti-Endomysium-Antikörpern besondere Bedeutung zu.
Bei Patienten mit unbehandelter Zöliakie kommt es zu einer lokalen und systemischen Produktion von **Anti-Gliadin-Antikörpern** sowie zur Bildung von zirkulierenden Autoantikörpern gegen Strukturproteine der Dünndarmschleimhaut. Die Bestimmung der IgA- und IgG-Antikörper gegen Gliadin und der noch spezifischeren Anti-Endomysium-IgA-Antikörper hat eine relativ hohe diagnostische Sensitivität und Spezifität und ist damit geeignet zum Screening, zur Verlaufskontrolle unter Therapie und zur Überprüfung der Compliance. Das Fehlen aller drei Antikörper macht eine Zöliakie sehr unwahrscheinlich, vorausgesetzt es liegt kein selektiver IgA-Mangel vor. Bei positiven Anti-Endomysium-Antikörpern (mit oder ohne Nachweis von Anti-Gliadin-Antikörpern) sollte wegen der hohen Spezifität die Indikation zur Biopsie auch bei gering ausgeprägter Symptomatik großzügig gestellt werden.
Als Antigen, das durch den Anti-Endomysium-Antikörper erkannt wird, wurde kürzlich die so genannte Gewebs-Transglutaminase identifiziert. Ein Anti-Gewebs-Transglutaminase-ELISA-Test hat sich als sehr praktikable und verläßliche Alternative zu dem auf einer semiquantitativen Immunfluoreszenztestung beruhendem Nachweis des Anti-Endomysium-Antikörpers erwiesen.

> Mittels Gewebs-Transglutaminase vom Meerschweinchen und inzwischen auch rekombinant erzeugter humaner Transglutaminase wurden Testkits mit sehr hoher Sensitivität und Spezifität hergestellt, die eine ausgezeichnete Möglichkeit für Screening-Untersuchungen darstellen.

In jedem Fall muss vor Diätbeginn die Verdachtsdiagnose durch eine **Dünndarmbiopsie** mit His-

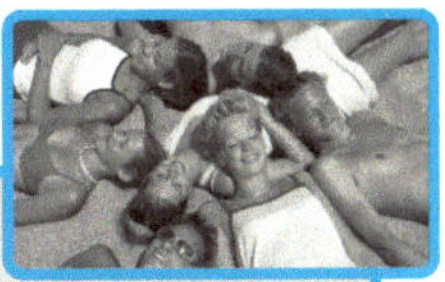

tologie gesichert werden. Typische histologische Zeichen sind der subtotale oder totale Zottenverlust, die Kryptenhyperplasie und die lymphoplasmazelluläre Infiltration der Lamina propria und des Epithels. Unter glutenfreier Kost normalisieren sich sowohl Antikörpertiter, als auch Dünndarmschleimhaut.

Bei bioptisch gesicherter Enteropathie und positivem Antikörperbefund unter glutenhaltiger Kost und eindeutiger klinischer Remission unter glutenfreier Diät ist die früher geforderte **Glutenprovokation** nicht mehr notwendig. Eine Ausnahme bilden unter anderem Jugendliche, die ihre Diät gegen ärztliche Empfehlung lockern wollen, oder Fälle, in denen die Diagnose zu Beginn der Diät nicht eindeutig gesichert wurde. In diesem Fall kann die Durchführung einer Glutenbelastung notwendig sein. Eine Glutenbelastung sollte frühestens zwei Jahre nach Glutenkarenz durchgeführt werde, nicht aber in der Phase des pubertären Wachstumsschubes. Psychologisch günstiger ist es, Glutenpulver (ca. 10 g/Tag) unter die Diät zu mischen, als Normalkost zu verabreichen, damit die Patienten die Rückkehr zur Diät nicht als Verlust von wohlschmeckenden Lebensmitteln erleben. Die Biopsie sollte sofort beim Auftreten von Symptomen oder bei einem Titeranstieg von Endomysium- oder Gliadin-Antikörpern durchgeführt werden. Daher sollten Titerkontrollen bei Symptomfreiheit vier Wochen nach Beginn der Glutenbelastung und danach alle zwei bis drei Monate durchgeführt werden.

> Häufig ist das Pubertätsalter eine kritische Phase, da die Patienten sich nicht an das vorgeschriebene strenge Diätregime halten wollen und in dieser Form gegen Eltern und Ärzte rebellieren. Eine verständnisvolle Beratung und ausführliche Aufklärung über mögliche Langzeitfolgen, wie z.B. Auswirkungen auf die Fertilität oder den Knochenstoffwechsel, sind notwendig.

Auch wenn die Jugendlichen die Diät vorübergehend nicht einhalten, gelingt es durch regelmäßigen Kontakt und Gespräche, sie irgendwann wieder zur Diät zu motivieren.

Therapie

> Die Therapie der Zöliakie besteht in einer lebenslangen streng glutenfreien Ernährung.

Vorübergehend kann es notwendig sein, die Laktosezufuhr zu reduzieren, bis sich die normale Darmschleimhaut wieder aufgebaut hat und wieder ausreichend Laktase zur Verfügung steht. Bei nachgewiesenem Mangel an Mikronährstoffen ist eine gezielte Substitutionstherapie erforderlich (Kalzium, Eisen, Vitamine, Spurenelemente). Eine fett- und damit energiearme Kost ist abzulehnen, da die Jugendlichen in der Phase des Aufholwachstums einen deutlich erhöhten Energiebedarf haben.

Regelmäßig sollten Gewichts- Längen- und Pubertätsentwicklung bis zum Abschluss des Wachstums kontrolliert werden. Es empfiehlt sich, Anti-Gliadin- und Endomysiumantikörper in regelmäßigen, z.B. jährlichen Abständen zu kontrollieren, um bewusste oder unbewusste Diätfehler zu erkennen.

Prognose

Die Prognose der Erkrankung ist bei früher Diagnosestellung und konsequenter Diät sehr gut. Die Schleimhaut normalisiert sich unter Diät innerhalb von sechs bis zwölf Monaten. Meist kommt es rasch zu einer Gewichtszunahme und gutem Aufholwachstum.

Zöliakiepatienten haben ein erhöhtes Risiko für die Entwicklung eines malignen Lymphoms im Darm. Dieses Risiko wird durch konsequente Einhaltung der glutenfreien Diät normalisiert.

45.4.6 Kohlenhydratmalabsorption

Definition

Durch fehlende Spaltung bzw. Absorption von Di- und Monosacchariden, kommt es zur bakteriellen Vergärung der jeweiligen Zucker im Dickdarm. Am häufigsten ist die Maldigestion von Laktose und Malabsorption von Fruktose. Da der Einsatz saccharosefreier Produkte immer beliebter wird, ist eine Sorbitmalabsorption immer häufiger Ursache von abdominellen Beschwerden.

Zu schweren Durchfällen führen schon im Säuglingsalter die sehr seltene Glukose-Galaktose-Malabsorption und der Saccharase-Isomaltase-Mangel. Auf diese Krankheitsbilder wird daher hier nicht näher eingegangen.

Durch mangelnde Hydrolyse oder Resorption der Zucker kommt es zu einer osmotisch wässrigen Diarrhoe, da die nicht resorbierten Zucker in Wasser gelöst werden. Sie gelangen in das Kolon und werden dort durch Dickdarmbakterien zu

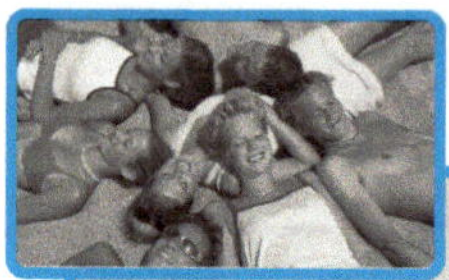

Milchsäure und anderen kurz kettigen Fettsäuren fermentiert. Dabei entstehen CO_2, Wasserstoff (H_2) und andere Gase.

Klinik

Die Symptome sind bei den verschiedenen Formen der Kohlenhydratmalabsorption ähnlich (Tab. 45-12). Sie werden innerhalb weniger Stunden nach Aufnahme des entsprechenden Zuckers mit der Nahrung ausgelöst.

Diagnostik

Das diagnostische Vorgehen ist bei allen Formen der Kohlenhydratmalabsorption vergleichbar (Tab. 45-13). Ein probatorischer Auslassversuch kann schon Hinweis darauf geben, ob der vermutete Zucker Auslöser der Beschwerden ist.

Der **H_2-Atemtest** mit dem jeweiligen Zucker als Substrat bestätigt bei positivem Ergebnis die Maldigestion bzw. -absorption. Um falsch-positive oder -negative Befunde zu vermeiden, muss eine bestimmte Vorbereitung unbedingt erfolgen: So dürfen die Patienten an den letzen zwei Tagen vor dem Test nur leicht verdauliche Kost zu sich nehmen (faserarm, geringer Anteil des vermuteten Zuckers) und müssen eine mindestens zwölfstündige Nüchternperiode vor dem Test einhalten. Nach Gabe des Zuckers in gelöster Form werden für drei bis vier Stunden Atemproben für die Bestimmung von H_2 in der Ausatemluft genommen. Auf typische Symptome während des Testes und danach ist zu achten. Dies ist von besonderer Bedeutung bei „non-H_2-producern", deren bakterielle Kolonflora nicht in der Lage ist H_2 zu produzieren (ca. 10% der Bevölkerung). Diese zeigen ein negatives Atemtestergebnis, auch wenn eine Maldigestion/-absorption vorliegt und werden nur durch das Auftreten von Beschwerden erkannt.

Eine Biopsieentnahme mit Bestimmung der Enzymaktivität ist nur in Ausnahmefällen notwendig, gilt aber als Goldstandard der Diagnostik.

Tabelle 45-12 Symptome bei Kohlenhydratmalabsorption.

- Bauchschmerzen
- Blähungen
- saure, wässrige, osmotische Durchfälle
- selten: Gewichtsverlust, Dehydratation, Erbrechen

Tabelle 45-13 Diagnostische Methoden zur Feststellung einer Kohlenhydratmalabsorption.

- Ernährungsanamnese, Nahrungsmittelprotokoll (Verträglichkeit von Milchprodukten, Obst, Säften, sorbithaltigen Süßigkeiten und Limonade)
- Stuhl pH ≤ 6
- reduzierende Substanzen im Stuhl
- probatorischer Diätversuch: milchfreie, fruktosearme Diät, Fortlassen von Sorbit
- H_2-Atemtest
- Bestimmung der Enzymaktivität im Dünndarm (Laktase, Saccharase, Isomaltase)

Laktosemaldigestion

Unterschieden werden die angeborene Frühform und die Late-onset-Form des primären Laktasemangels sowie der sekundäre Laktasemangel bei Schädigung der Dünndarmschleimhaut.

Angeborene Frühform. Die angeborene primäre Form ist mit bisher 40 beschrieben Fällen extrem selten. Sie wird autosomal-rezessiv vererbt und manifestiert sich direkt nach der Geburt mit der ersten Milchfütterung.

Late-onset-Form. Die Late-onset-Form der primären Laktosemaldigestion ist die häufigste Form eines Disaccharidasemangels. Sie wird ebenfalls autosomal-rezessiv vererbt.

Bei dem größten Teil der Weltbevölkerung kommt es nach dem fünften Lebensjahr zu einer genetisch vorprogrammierten Reduktion der Laktaseaktivität auf ca. 5 bis 10% der Ausgangsaktivität. Bezogen auf die Weltbevölkerung ist die Erwachsenenform der Laktoseintoleranz daher der Normalfall. Bei Angehörigen der kaukasischen Rasse ist eine hohe Laktaseaktivität auch im Erwachsenenalter „normal". Hier tritt ein Laktasemangel bei ca. 5 bis 15% der Bevölkerung auf. Die Symptome beginnen typischerweise erst nach dem fünften Lebensjahr oder im jungen Erwachsenenalter. Sie sind abhängig von der aufgenommenen Laktosemenge und der individuellen Restaktivität der Laktase in der Schleimhaut.

Wegen der weiten Verbreitung der Laktosemaldigestion und der nicht invasiven Diagnostik mittels H_2-Atemtest sollte eine Milchzuckerunverträglichkeit bei Jugendlichen mit chronisch rezidivierenden Bauchschmerzen immer ausgeschlossen werden.

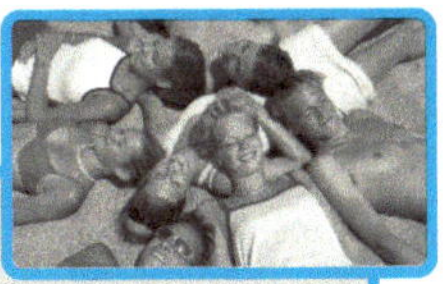

Die klinische Evaluation allein kann eine Laktosemaldigestion nicht vorhersagen. Dies konnte eine Untersuchung bei 137 Kindern und Jugendlichen zwischen sechs und 18 Jahre mit chronischen Bauchschmerzen zeigen (Webster et al. 1995). Bei 24% fand sich mittels H_2-Atemtest eine Laktosemaldigestion. Die Kinder und Jugendlichen unterschieden sich nicht bezüglich Bauchschmerzen, Flatulenz, Meteorismus, Durchfällen, Obstipation und Abhängigkeit der Symptome von der Milchproduktzufuhr von denen mit funktionellen Bauchschmerzen und normalem H_2-Atemtest. Die Patienten mit Laktosemaldigestion zeigten unter milchfreier Diät signifikant weniger Bauchschmerzen, Meteorismus und Flatulenz.

Die **Therapie** der Laktosemaldigestion beruht auf der Vermeidung oder Reduktion von Frischmilch und bestimmten Milchprodukten. Meist gut toleriert werden Hartkäse, Jogurt, Quark und Butter. Eine Ernährungsberatung und Überwachung einer ausreichenden Kalziumzufuhr (z.B. durch Ca-angereicherte Sojamilch oder Ca-haltige Fruchtsäfte) sollte erfolgen. Außerdem ist ein Enzymzusatz zur Milch mittels Laktasepulver oder -tabletten möglich (Keru-Tabs, Laktrase-Kapseln, Lerulac-Tropfen, Laluk).

Sekundärer Laktasemangel. Von der primären erblichen Laktosemaldigestion ist eine sekundäre Form abzugrenzen. Sie tritt bei einer Reduktion der Enzymaktivität durch einen Mukosaschaden auf. Die zugrunde liegende Enteropathie kann verschiedene Ursachen haben (Tab. 45-14).

Nach Schädigung der Dünndarmmukosa, z.B. nach einer Gastroenteritis oder bei Zöliakie vor Beginn der Diät, kann die Laktaseaktivität bis zu sechs Monate reduziert sein. Darum sollten bei pathologischem H_2-Atemtest auslösende Grundkrankheiten ausgeschlossen werden und eventuell auch Verlaufskontrollen nach drei bis sechs Monaten durchgeführt werden, um eine sekundäre von einer primären Laktoseintoleranz zu unterscheiden. In jedem Fall sollte wegen der Häufigkeit der Zöliakie diese serologisch ausgeschlossen werden.

Tabelle 45-14 Differenzialdiagnosen von Enteropathien mit sekundärer Laktosemaldigestion.

- Postenteritis-Syndrom (prolongierte Diarrhoe nach Darminfektion)
- Lambliasis
- Zöliakie
- allergische oder eosinophile Gastroenteropathie
- M. Crohn
- Kurzdarmsyndrom
- Radiatio/Zytostatika
- bakterielle Fehlbesiedelung

Fruktosemalabsorption

Die Fruktosemalabsorption ist ebenfalls eine häufige Form der Kohlenhydratmalabsorption. Sie beruht nicht auf einem defekten Transportmechanismus, sondern auf einer individuell niedrigen Transportkapazität für Fruktose.

Ein Anstieg von H_2 im Atemtest nach Fruktose-Belastung ist jedoch nicht beweisend. Beim Fruktose-Belastungstest hat etwa die Hälfte der Bevölkerung einen erhöhten H_2-Anstieg. Allein das Auftreten von Symptomen beweist den Zusammenhang zwischen den Beschwerden und der Fruktosemalabsorption.

Die Symptome beginnen meist in der Kleinkindzeit nach Einführen von Fruchtsäften und Obst, treten aber auch bei älteren Kindern und Jugendlichen auf, die übermäßig viel Fruchtgetränke, vor allem Apfelsaft, trinken.

Die Diagnose lässt sich oft schon durch eine genaue Ernährungsanamnese oder durch den H_2-Atemtest stellen (s.u.). Die Fruktoseresorptionskapazität wird typischerweise schneller bei alleiniger Gabe von Fruktose überschritten, als bei kombinierter Gabe mit Glukose oder Stärke, da ein Co-Transport von Fruktose und Glukose besteht. Ein H_2-Anstieg im Test ohne Auftreten von Symptomen ist häufig und hat keine klinische Relevanz.

Die Therapie beruht auf der Reduktion von Nahrungsmitteln mit einem Überschuss von Fruktose im Vergleich zu Glukose (Apfelsaft, Birnensaft, Trauben, Pflaumen). Durch gleichzeitige Gabe von stärkehaltigen Nahrungsmittel (Brot, Kekse) kann die Fruktoseresorption gesteigert werden.

Sorbitmalabsorption

So genannte zuckerfreie, sorbithaltige Lebensmittel (Süßigkeiten, Kaugummis, Säfte) erfreuen sich zunehmender Beliebtheit. Der Zuckeraustauschstoff Sorbit kann vom menschlichen Darm nicht resorbiert werden und führt bei übermäßiger Zufuhr zu den typischen Symptomen einer Kohlenhydratmalabsorption. Es besteht eine starke individuelle Empfindlichkeit. Einige Jugendliche rea-

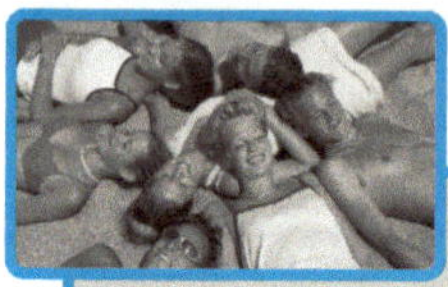

gieren bereits bei ein bis zwei Gummidrops oder Kaugummis mit heftigen Bauchschmerzen. In der Anamnese sollte darum gezielt nach dem Verzehr und der Menge sorbithaltiger Lebensmittel gefragt und eventuell ein Auslassversuch gemacht werden.

45.5 Symptomenkomplex „chronische Obstipation mit oder ohne Begleitsymptome (Meteorismus, Bauchschmerzen)"

45.5.1 Definition

Obstipation im Jugendalter ist am besten definiert als zu seltene Entleerung, d.h. weniger als alle drei Tage, eines harten Stuhls. Begleitsymptome der Obstipation können eine erschwerte Defäkation oder das Gefühl der unvollständigen Entleerung sein. Eine chronische Obstipation liegt bei einer Beschwerdedauer von mehr als drei Monaten vor. Obstipation ist keine Krankheitseinheit, sondern ein häufig vorkommendes Symptom, das vielfältige Ursachen haben kann. Wenn keine definierbare Ursache erkennbar ist, spricht man von idiopathischer oder habitueller oder funktioneller Obstipation.

45.5.2 Klinik

Die Beschwerden der betroffenen Jugendlichen entstehen aus der Stuhlretention mit Obstruktion durch Stuhlmassen. Im Vordergrund stehen rezidivierende Bauchschmerzen, Blähungen, Inappetenz und Defäkationsschmerzen, besonders bei Perianalläsionen oder großkalibrigen Stühlen. Blutauflagerungen auf hartem Stuhl weisen auf Schleimhauteinrisse und Fissuren hin. Selten sind Übelkeit und Abgeschlagenheit Folgen der schweren Obstipation.

45.5.3 Differenzialdiagnosen

Konstitutionelle und angeborene Faktoren, wie z.B. eine verminderte Dickdarmmotiliät und psychologische Faktoren, tragen zur Entwicklung der chronischen Obstipation bei. Ähnlich wie bei den Durchfallerkankungen ist das Spektrum der mit Obstipation einhergehenden Erkrankungen bei Schulkindern und Jugendlichen ein völlig anderes als bei Säuglingen und Kleinkindern. Nur sehr selten sind in dieser Altersgruppe bisher nicht erkannte angeborene Fehlbildungen, wie z.B. eine Analstenose oder ein M. Hirschsprung, ursächlich verantwortlich. In diesen Fällen lässt sich die Entleerungsstörung anamnestisch immer bis in die Säuglingszeit zurückverfolgen. Auch die bei Kleinkindern so häufige habituelle Obstipation als Folge von aktivem Zurückhalten des Stuhls findet sich bei Jugendlichen selten, meist nur bei schmerzbedingter Defäkationsstörung, z.B. bei Analfissuren, oder bei schweren psychopathologischen Auffälligkeiten. Gelegentlich werden auch ältere Schulkindern mit seit der Kleinkindzeit verschleppter oder schlecht therapierter chronischer Obstipation mit Stuhlretention mit sekundärer Megalisierung und Überlaufenkopresis erstmalig beim Arzt vorgestellt. Diese Situation findet sich häufiger bei mental retardierten Patienten.
Die Differenzialdiagnosen bei im Schul- oder Jugendalter beginnender Obstipation sind in Tabelle 45-15 zusammengestellt.

> Mit Abstand am häufigsten sind bei Jugendlichen die funktionellen Störungen.

Eine Sonderform der chronischen Obstipation ist der so genannte **Anismus,** der vor allem junge Mädchen und Frauen betrifft. Zum Teil durch ein auslösendes Ereignis, wie z.B. eine Appendektomie oder Gastroenteritis, entwickeln die Patien-

Tabelle 45-15 Differenzialdiagnose bei dem Symptomenkomplex Obstipation mit oder ohne Meteorismus, Flatulenz, Bauchschmerzen.

- funktionell: Reizdarm-Syndrom, Anismus
- funktionell, passager: Ortswechsel, Kostumstellung auf Reisen, Bettruhe
- schmerzbedingt: Analfissuren, Abszess, Perianalekzem
- endokrin: Hypothyreose, Hyperparathyreoidismus, Hypokaliämie, Schwangerschaft
- medikamentös: Antazida, Sedativa, Opiate, Psychopharmaka, Anticholinergika, Spasmolytika, Antikonvulsiva
- Intoxikation: Blei
- zentral: Rückenmarksläsionen, Zerebralparese
- mechanisches Passagehindernis (Tumor, Stenose, Fremdkörper)
- primäre oder sekundare intestinale Neuro- oder Myopathie

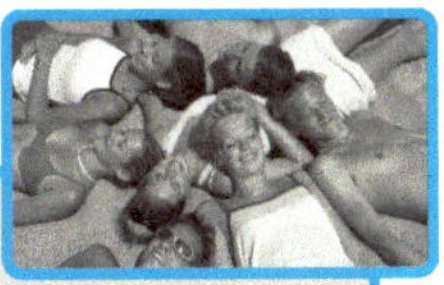

tinnen eine schwere Entleerungsstörung. Die Rektumampulle ist trotz Tage zurück liegender Defäkation leer. Bei versuchter Defäkation kommt es zu einer reflektorischen Kontraktion des externen Analsphinkters, die zu einer schweren funktionelle Obstruktion führt. Durch Biofeedback-Training ist dieses pathologische Defäkationsmuster zum Teil therapierbar. Die Patientinnen entleeren oft nur alle zehn bis 14 Tage kleine, teilweise bleistiftartig geformte Stühle oder kleinste harte Stuhlballen. Die Ursache für diese funktionelle Störung ist unklar. Eine Evaluation bezüglich eines sexuellen Missbrauchs sollte durch eine entsprechend geschulte Vertrauensperson durchgeführt werden.

45.5.4 Diagnostik

Die Basisdiagnostik mit ausführlicher **Anamnese** und körperlicher Untersuchung erlaubt eine Abschätzung des Schweregrades und häufig die Abgrenzung von organisch bedingter Obstipation. Erfragt werden müssen

- Beginn, Art und Dauer der Symptomatik
- auslösende Faktoren, besonders Nahrungsumstellungen, Allgemeinerkrankungen, Ortswechsel
- die familiäre und psychosoziale Situation

Wichtig sind eine genaue Stuhlanamnese, eventuell unterstützt durch ein Stuhlprotokoll.
Bei der **körperlichen Untersuchung** muss besonders geachtet werden auf

- tastbare Stuhlmassen im Unter- und Mittelbauch
- Perianalläsionen
- eine ektope Lokalisation des Anus
- auffällige Behaarung, Pigmentierung oder grübchenförmige Einziehungen über dem Os sacrum als Hinweis auf eine bisher nicht erkannte Spaltbildung
- Zeichen einer neurologischen Störung

Die rektale Untersuchung ist immer Bestandteil des Untersuchungsgangs. Bei gleichzeitiger Enuresis oder Stuhlschmieren muss durch eine Urinuntersuchung eine Harnwegsinfektion ausgeschlossen werden. In diesen Fällen ist auch eine Sonografie des Abdomens sinnvoll, um eine Verdrängung der Blase oder gar eine sekundäre Hydronephrose durch die Stuhlmassen auszuschließen.

Ergeben Anamnese oder Untersuchung den Verdacht auf eine Organerkrankung wie Hypothyreose, Nieren- oder Stoffwechselerkrankung oder Kollagenosen als Ursache der Obstipation, muss die Basisdiagnostik durch entsprechende **Laboruntersuchungen** ergänzt werden.
Eine spezielle **apparative Diagnostik** mit bildgebenden Verfahren (Kontrasteinlauf, Defäkografie, Transitzeitmessung, Magnetresonanz-Tomografie), anorektaler Manometrie und Biopsie ist nur dann indiziert, wenn Anamnese und Untersuchung eine bisher nicht erkannte Fehlbildung oder Innervationsstörung vermuten lassen oder bei Therapieresistenz. Die Messung der segmentalen und totalen Kolontransitzeit mit Hilfe von oraler Einnahme Barium-imprägnierter Marker über sechs Tage ist hilfreich, wenn Anamnese und Untersuchung keinen sicheren Aufschluss auf Verhandensein oder Schweregrad der Obstipation zulassen, z.B. bei Verdacht auf Münchhausen-Syndrom. Da für die Bestimmung der Transitzeit eine Röntgenaufnahme des Abdomens erforderlich ist, sollte die Indikation streng gestellt werden. Dieses trifft noch mehr für andere bildgebende Verfahren mit höherer Strahlenbelastung wie den Kolonkontrasteinlauf und die Defäkografie zu.

> Eine unkomplizierte chronische Obstipation mit oder ohne Enkopresis stellt keine Indikation für den Einsatz dieser Untersuchungen dar.

45.5.5 Therapie

Wenn immer möglich, sollte die Obstipation kausal, durch Beseitigung oder Therapie der zugrunde liegenden Ursache behandelt werden. Dieses ist aber nur in den Fällen mit exogen induzierter Obstipation (z.B. durch Medikamente oder bestimmten Allgemeinerkrankungen wie Hypothyreose) möglich.

> In der Mehrzahl der Fälle wird man symptomatisch vorgehen und sich dabei nach der Schwere der Obstipation richten.

Therapieziel ist ein normales Stuhlverhalten mit möglichst täglichem Absetzen eines nicht zu harten Stuhls ohne Defäkationsschmerz. Es empfiehlt sich eine gesunde Mischkost, die ausreichend Ballaststoffe (Vollkornprodukte, Obst,

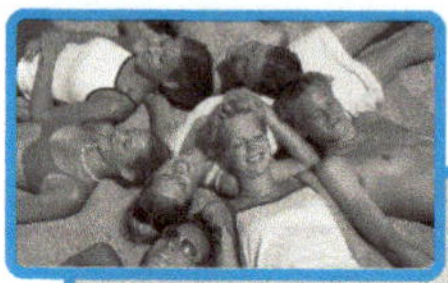

Gemüse, Hülsenfrüchte) und genügend Flüssigkeit enthält. Perianalläsionen müssen konsequent durch Salben oder Suppositorien behandelt werden.

Die symptomatische Therapie basiert auf verschiedenen Allgemeinmaßnahmen. Falls eine Stuhlimpaktion vorliegt, was bei Jugendlichen eher selten der Fall ist, muss diese durch Klysmen oder Einläufe beseitigt werden. Laktulose oder Parrafinum subliquidum kann auch längerfristig eingesetzt werden, ohne dass Spätfolgen zu befürchten sind oder ein Gewöhnungseffekt auftritt.

> Laxanzien sollten nur kurzfristig, z.B. bei situativ bedingter Obstipation auf Reisen oder bei Bettruhe verabreicht werden, um einem Laxanzienabusus mit all seinen negativen Folgen vorzubeugen.

Literatur

Clayden GS. Management of chronic constipation. Arch Dis Childh 1992;67:340–344

Drumm B, S. Koletzko, G. Oderda. Helicobacter pylori infection in children: a consensus statement. J Pediatr Gastroenterol Nutr 2000;30:207–213

Heuschkel RB Walker-Smith JA. Enteral Nutrition in inflammatory bowel disease of childhood. J Parenteral Enteral Nutr 1999;23:S29–S32

Koletzko S. Die Helicobacter-pylori-Infektion im Kindes- und Jugendalter. Monatsschr Kinderheilkd 1997; 145:660–678

Koletzko S. Erkrankungen des Dünn- und Dickdarms. In: D. Reinhardt (Hrsg.): Therapie der Krankheiten im Kindes- und Jugendalter. Springer Verlag, 6. Auflage 1997, S. 728–758

Koletzko S. Intestinal Dysmotilities. In: Walker, Durie, Hamilton, Walker-Smith, Watkins (Hrgs.). Pediatric gastrointestinal disease. Pathophysiologie, Diagnosis, Management. 3. Auflage. Mosby Company. Im Druck

Loening-Bauke V. Chronic constipation in children. Gastroenterology 1993;105(5):1557–1564

Webster R B, DiPalma J A, Gremse D A. Lactose maldigestion and recurrent abdominal pain in children. Digestive Diseases and Sciences 1995; 40: 1506–1510

46 Zahn- und Kieferprobleme

Brita Willershausen-Zönnchen und Christiane Gleissner

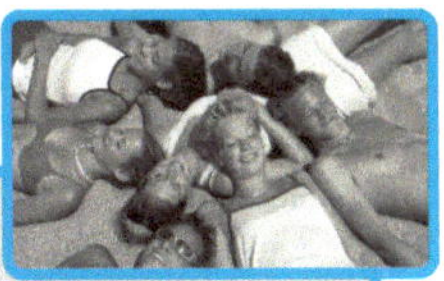

Werden bei jugendlichen Patienten Veränderungen oder Erkrankungen des Zahn-, Mund- und Kieferbereichs festgestellt, so müssen die wachstumsbedingten Prozesse wie Zahnwechsel, Ausformung der Kiefer oder hormonelle Einflüsse insbesondere hinsichtlich parodontaler Strukturen berücksichtigt werden. Gleichzeitig können pubertäre Verhaltensweisen die Compliance hinsichtlich der Mundhygiene einschränken und spezielle Therapiemaßnahmen erforderlich bzw. die Wahl der notwendigen Behandlungsschritte deutlich einengen oder nicht realisierbar machen.

46.1 Hintergrund

Der Kieferknochen ist insbesondere während des Wachstums ständen Umbauprozessen unterworfen und unterliegt einem dynamischen Gleichgewicht. Die endgültige Kiefergestalt kann durch äußere Faktoren mit beeinflusst und verändert werden.

Zahn- und Kieferfehlstellungen umfassen viele verschiedene morphologische Abweichungen, die als Einzelmerkmale oder in unterschiedlichen Kombinationen auftreten können.

Grundsätzlich kann man dentoalveoläre und skelettale Fehlstellungen unterscheiden:

- Dentoalveoläre Fehlstellungen resultieren in erster Linie aus Abweichungen in den Zahnbögen und Alveolarfortsätzen.
- Skelettale Fehlstellungen sind die Folge von Abweichungen der Kiefergröße und Kieferrelation.

Für die Ätiologie der Fehlstellungen sind sowohl genetische als auch Umweltfaktoren (z.B. orale Habits, hyperplastische Tonsillen, Zahntraumata, früher Verlust der Milchzähne) bedeutsam.

> Bei der Überprüfung der Gebisssituation muss man beachten, dass nur etwa 3% der Jugendlichen eugnathe Gebisse aufweisen und gegenwärtig in Deutschland 57% der Dreizehn- bis Vierzehnjährigen in kieferorthopädischer Behandlung stehen oder standen.

Der zeitliche Schwerpunkt kieferorthopädischer Behandlung liegt in der Phase des Wechselgebisses zwischen neun und 14 Jahren und reicht damit in die Adoleszenz hinein. Funktionskieferorthopädische Geräte sind zeitlich an das Wachstumsalter gebunden, da nur in dieser Zeit eine hinreichende Anpassungsbereitschaft im Sinne skelettaler Veränderungen gegeben ist. In der bleibenden Dentition sind in der Regel fest sitzende Apparaturen nötig, wobei Planung und Behandlung durch einen Kieferorthopäden erfolgen sollten. Bei starken skelettalen Anomalien im jugendlichen Erwachsenenalter müssen kombinierte kieferorthopädisch-kieferchirurgische Behandlungsmaßnahmen in Betracht gezogen werden.

Werden Kieferanomalien nicht entsprechend therapiert, so kann dies eine Vielzahl von Störungen wie unter anderem erhöhte Kariesdisposition, vermehrte Anfälligkeit für Parodontopathien, verminderte Kauleistung, Sprachstörungen, ästhetische Beeinträchtigungen bis hin zu seelischen Störungen nach sich ziehen.

Zahndurchbruchsstörungen der permanenten Zähne können bei Jugendlichen gelegentlich beobachtet werden. Am häufigsten betroffen sind die Eckzähne, die Oberkieferschneidezähne sowie die zweiten Unterkieferprämolaren. Sind die permanenten Zähne nicht angelegt, so kommt es in der Regel nicht zum Verlust der betroffenen Milchzähne, und diese können bis ins hohe Lebensalter erhalten bleiben.

Retinierte dritte Molaren sind im Jugendalter häufig der Grund für eine Entzündung während des erschwerten Zahndurchbruchs. Schluckbeschwerden und Mundöffnungsbehinderungen treten oft als Begleiterscheinungen auf; manchmal ist die frühzeitige Extraktion des Zahns erforderlich.

Schmelzbildungsstörungen können für den betroffenen Patienten mit erheblichen funktionellen und ästhetischen Problemen verbunden sein. Neben hereditären Faktoren können sowohl systemische als auch lokale Einflüsse die vorliegende Zahnbildungsstörung ausgelöst haben. Erbliche Stukturanomalien treten in der Regel generalisiert an allen Zähnen beider Dentitionen auf.

Die mit steigender Tendenz auftretende, meist autosomal-dominant vererbte Mineralisationsstörung der Zahnhartsubstanz (Amelogenesis imperfecta) betrifft selektiv den Zahnschmelz. Klinisch manifestiert sich eine gelblich-braune Verfärbung der Zahnkronen mit glatten oder höckrigen Zahnoberflächen bei intakten Wurzel- und Pulpaverhältnissen. Die Zähne sind oft sowohl kälte- als auch säureempfindlich. Therapeutisch ist meist eine frühzeitige Überkronung der betroffenen Zähne unumgänglich.

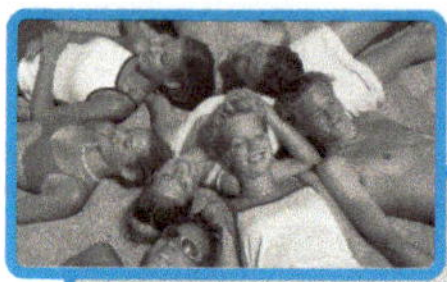

46.2 Diagnostik

Die Anamnese und zahnärztliche Untersuchung des Jugendlichen umfasst im Einzelnen:

- spezielle zahnmedizinische Anamnese
- allgemeinmedizinische Anamnese
- extraorale Untersuchung
- intraorale Untersuchung
- röntgenografische Untersuchung
- ergänzende Untersuchungen (u.a. Modellanalysen, Speicheluntersuchungen, Resistenzbestimmungen zur gezielten antimikrobiellen Therapie)

46.2.1 Anamnese

Im Gegensatz zu jüngeren Kindern sind bei Jugendlichen subjektive Angaben zur Schmerzqualität und -dauer gut verwertbar.

> Bei Zahntraumen sind Unfallhergang und Begleitumstände zu erfragen und exakt zu dokumentieren, da sich daraus häufig versicherungsrechtliche und gutachterliche Konsequenzen ergeben.

Die Information des Zahnarztes über bestehende Allgemeinerkrankungen dient dazu, ein mögliches Behandlungsrisiko für den jugendlichen Patienten zu erkennen und Ansteckungsgefahren für das zahnärztliche Team zu vermindern.
Aus der Familienanamnese ergeben sich in bestimmten Fällen wichtige differenzialdiagnostische Hinweise, vor allem bei Form-, Oberflächen- und Farbveränderungen der Zähne, bei einigen dentofazialen Anomalien und auch bei Systemerkrankungen mit oraler Symptomatik.
Bei der Entscheidung über karies- und parodontalprophylaktische Maßnahmen (Erfolg stark abhängig von der Compliance) sowie zur Gesamteinschätzung der Persönlichkeit des Jugendlichen sollten des Weiteren Schulbildung und soziale Umfeldfaktoren berücksichtigt werden.

46.2.2 Extraorale Untersuchung

Die äußere Untersuchung des Jugendlichen erfolgt mittels Inspektion und Palpation. Im Seitenvergleich werden Gesichtsasymmetrien, Weichteilschwellungen, Fisteln, Verletzungen, Effloreszenzen, Augenbefunde und Durchblutung der Haut bewertet. Fehlender Lippenschluss, Mundatmung und Spannungen der Muskulatur gestatten Rückschlüsse auf die unzureichende Mundfunktion.
Die submandibulären, submentalen und zervikalen Lymphknoten müssen bei entzündlichen Erkrankungen im Kiefer-Gesichts-Bereich oder bei Verdacht auf eine Neubildung auf Schmerzhaftigkeit und auf Vergrößerung geprüft werden.
Des Weiteren sind bei der äußeren Untersuchung auch Innervationsstörungen einzelner Hirnnerven zu erfassen, die sich vornehmlich nach Traumen oder iatrogenen Einflüssen ergeben.

46.2.3 Intraorale Untersuchung

Die intraorale Untersuchung beinhaltet die Begutachtung von

- Schleimhäuten
- Weichgewebe
- Kieferknochen
- Speichelversorgung und -konsistenz
- Mundhygiene
- Gebissentwicklung
- dentofazialen Anomalien
- Zahnhartsubstanzen
- Zahnhalteapparat

Bei akuten odontogenen pyogenen Infektionen im Unterkiefer ist die Tastbarkeit des Unterkieferrands ein wichtiges Kriterium für den Ausbreitungsgrad. Speichelbeschaffenheit und Zahnbeläge sind als wesentliche Faktoren des Mundhöhlenmilieus einzubeziehen.
Die Überwachung der Gebissentwicklung ist bei der zahnärztlichen Betreuung von Jugendlichen von besonderer Bedeutung, da möglich kieferorthopädische Dysharmonien rechtzeitig erkannt und einer Therapie zugeführt werden sollten. Zur Prüfung des Okklusionsbefunds wird der Kiefer in Schlussbissstellung gehalten. Abweichungen in den Beziehungen der Zahnreihen zueinander in sagittaler (Rückbiss, Vorbiss), vertikaler (Deckbiss, offener Biss) oder transversaler Richtung (Kreuzbiss) sollten vermerkt werden.
Bei der Untersuchung des marginalen Parodonts werden entzündliche Veränderungen, Zahnfleischblutungen an allen papillären, bukkalen und oralen Gingivaabschnitten beurteilt.

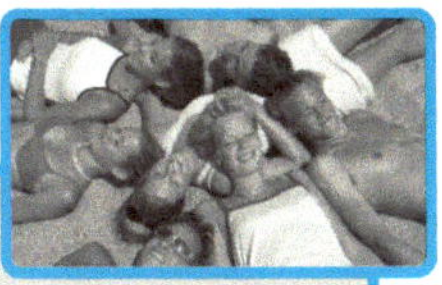

46.3 Kariöse Läsionen

> Das Auftreten von Karies muss als multifaktorielles Geschehen betrachtet werden, bei dem hauptsächlich kariogene Mikroorganismen, die häuslich vorgenommene Mundhygiene und der Zuckerkonsum eine entscheidende Rolle spielen.

Von geringerer Bedeutung sind die tägliche Fluoridaufnahme, Speichelkomponenten, Anatomie der Zahnform, Mineralzusammensetzung des Schmelzes, Bildungsstand der Eltern sowie soziokulturelle Faktoren.

Prinzipiell können kariöse Läsionen nur dann entstehen, wenn sich aufgrund vernachlässigter Mundhygiene und Fehlernährung Zahnplaque in größerer Menge bildet. Diese Defekte werden bevorzugt an habituell nicht sauberen Zahnoberflächen beobachtet, vor allen an Zahnzwischenräumen oder auch Fissuren der Kauflächen, die Plaqueanlagerungen erleichtern.

> Durch intensive Prophylaxekonzepte wie Gruppenprophylaxe in Kindergärten und Grundschulen und die erweiterte zahnärztliche Betreuung im Rahmen der Individualprophylaxe innerhalb der letzten Jahrzehnte konnte eine deutliche Abnahme des Kariesbefalls bei den Zwölfjährigen festgestellt werden.

Die III. nationale Studie der Deutschen Arbeitsgemeinschaft für Jugendzahnpflege belegt, dass 1999 23,2 bzw. 48,4% (Ost-/Westdeutschland) der Zwölfjährigen naturgesunde Zähne hatten gegenüber 31,5 bzw. 37,6% im Jahr 1994.

Werden kariöse Läsionen nicht rechtzeitig behandelt, können akute oder chronische pulpitische Beschwerden, Abszess- und Fistelbildungen bis hin zu Gesichtsschwellungen einschließlich Lymphknotenbeteiligung beobachtet werden. Die Abklärung möglicher Pulpaerkrankungen erfolgt durch Perkussion des Zahns, Vitalitätstestungen und Palpation der angrenzenden Weichteile. Liegen akute Entzündungen der Pulpa vor, so besteht häufig schon Schmerzhaftigkeit bei bloßer Berührung oder vorsichtiger Palpation des Zahns. Es ist zu beachten, dass eine Klopfempfindlichkeit neben der akuten apikalen Parodontitis auch bei gelockerten Füllungen und bei der marginalen Parodontitis auftreten kann.

Liegt eine Erkrankung der Pulpa vor, so kann diese meist nur durch eine rasche Wurzelkanalbehandlung erfolgreich therapiert werden. Die Erfolgsquote ist dabei an jugendlichen Zähnen mit 77 bis 94% relativ hoch, da von einem guten Heilungspotenzial ausgegangen werden kann.

> Müssen Zähne aufgrund ausgedehnter kariöser Defekte und Nichtdurchführbarkeit von Wurzelkanalbehandlungen frühzeitig extrahiert werden, kann weder eine definitive prothetische Lückenversorgung noch eine Implantatversorgung vor dem Abschluss des Kieferwachstums und der Bisseinstellung erfolgen. Es sind daher temporäre Maßnahmen erforderlich (herausnehmbarer Zahnersatz, Klebebrücke, provisorische Brücke).

46.4 Erkrankungen des Zahnhalteapparats

46.4.1 Entzündliche Zahnbetterkrankungen

Bei Jugendlichen treten Parodontalerkrankungen weitaus seltener und klinisch symptomärmer auf als bei Erwachsenen. Als wesentlicher ätiologischer Faktor ist bei allen Entzündungsformen die bakterielle Plaque anzusehen. Bei Jugendlichen mit vollständig durchgebrochenem bleibendem Gebiss imponieren oberflächliche Gingivitiden neben der vergleichsweise seltenen, rasch fortschreitenden juvenilen Parodontitis in Form tiefer vertikaler Knochendestruktionen im Bereich der Sechsjahrmolaren und der Inzisivi.

Gingivitis

Die Gingivitis ist sowohl bei Kindern als auch bei Jugendlichen weit verbreitet.

> Nur 14,2% der Jugendlichen weisen ein entzündungsfreies Parodontium auf.

Mit steigendem Alter nimmt das Gingivitisvorkommen zu und erreicht in der Pubertät (Pubertätsgingivitis) seinen Höhepunkt, der bei Mädchen etwas früher als bei Knaben zu beobachten ist. Danach nimmt die Häufigkeit wieder etwas ab, um dann im Erwachsenenalter auf 80 bis 100% zu klettern.

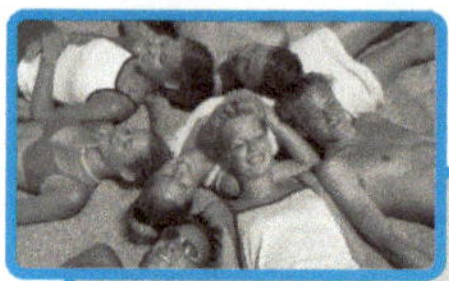

Die wesentlichen ätiologischen Faktoren der Gingivitis sind in der mangelnden Mundhygiene, der falschen Ernährung und der vermehrten Anhäufung unspezifischer Mikroorganismen zu sehen. In der Regel sind die Menge des Zahnbelags und die frei gesetzten bakteriellen Stoffwechselprodukte für die Entzündungsreaktion der Gingiva entscheidend. Systemische Faktoren und hormonelle Verschiebungen können die Ausprägung einer Gingivitis fördern. Dies betrifft insbesondere die Hormonumstellung in der Pubertät oder in der Schwangerschaft sowie Schwächungen des Immunsystems jeglicher Art.

Klinik. Die akute Gingivitis beginnt meist im Bereich der Interdental-Papillen als eine plötzliche, meist schmerzlose Rötung und Schwellung der marginalen Gingiva, verbunden mit deutlichem Zahnfleischbluten. Die akute Gingivitis kann in eine chronische Gingivitis übergehen, die häufig durch eine Neigung zur Gewebsvergrößerung (Hyperplasie) gekennzeichnet ist.

Therapie. Therapiemaßnahmen bestehen im Wesentlichen aus der gründlichen Plaqueentfernung und der konstanten Durchführung einer guten Mundhygiene. Innerhalb von drei bis sieben Tagen kann die Wiederherstellung der gesunden Gingiva erreicht werden. Die Aufklärung des Jugendlichen über die Ätiologie der Erkrankung sollte mit einer Ernährungberatung und Mundhygieneinstruktionen verbunden werden.

Akute nekrotisierende ulzeröse Gingivitis. Eine Sonderform der akuten Gingivitis ist die akute nekrotisierende ulzeröse Gingivitis (ANUG), an der in den westlichen Industrienationen vorrangig junge Menschen im Alter zwischen 15 und 30 Jahren mit einer Häufigkeit von 0,2 bis 3% erkranken. Aus anderen Kulturkreisen sind Erkrankungszahlen bis zu 30% bekannt, in die auch Kinder unter zehn Jahren eingeschlossen sind.

Die ANUG ist durch eine schlagartig beginnende, äußerst schmerzhafte Entzündung der interdentalen Gingiva mit Nekrosen und Ulzerationen der Papillen gekennzeichnet. Systemische Dispositionen, Nikotinkonsum und Stress werden als auslösende Faktoren diskutiert.

> Die differenzialdiagnostische Abklärung einer systemischen Grunderkrankung (Leukämie, Agranulozytose, HIV-Infektion) ist dringend geboten.

Bleibt die ANUG unbehandelt, führt sie zu einer ulzerösen Gingivaparodontitis.

Die Therapie besteht in der schonenden Entfernung der Beläge und des nekrotischen Materials. Oft sind zusätzliche medikamentöse Behandlungen mit kortikoid- und antibiotikahaltigen Salben erforderlich.

Aggressive lokalisierte oder generalisierte juvenile Parodontitis

Die aggressive lokalisierte oder generalisierte juvenile Parodontitis (LJP) weist eine Prävalenz von 0,1 bis 0,8% auf. Ätiologisch werden endogen-prädisponierende Faktoren in Form einer gesteigerten Infektionsanfälligkeit des Wirtsorganismus diskutiert. Die juvenile Parodontitis ist durch einen progressiven Verlauf sowie eine ausgeprägte, klinisch oft wenig auffällige Entzündungsreaktion des Zahnhalteapparats gekennzeichnet. Sie beginnt kurz vor oder während der Pubertät. Mädchen sind etwa viermal häufiger betroffen als Knaben. In charakteristischer Weise befällt diese Erkrankung meist symmetisch die Inzisivi und die Sechsjahrmolaren. Typisch sind die im Verhältnis zur Schwere der Erkrankung nur gering ausgeprägten Plaque- und Zahnsteinansammlungen.

Unbehandelt führt die LJP bereits im jungen Erwachsenenalter zum Verlust der betroffenen Zähne.

46.4.2 Nicht-entzündliche Zahnbetterkrankungen

Gingivarezession

Die Gingivarezession ist als eine auf die orale und/oder faziale Wurzeloberfläche eines Zahns begrenzte, klinisch entzündungsfreie Rückbildung des Parodontiums definiert. Die Prävalenzangaben zu lokalisierten Gingivarezessionen im Jugendalter schwanken zwischen 10 und 70%. Bei Teenagern sind meist die Bukkalfächen der oberen Eckzähne und Prämolaren betroffen.

Ein anatomisches Missverhältnis zwischen der Wurzelgröße und -form einerseits sowie der Form der Alveolarfortsatzes andererseits ist vermutlich die Basis mukogingivaler Störungen.

> Als eigentlich auslösende Ursache muss jedoch eine chronische Traumatisierung des fazialen Parodontiums, z.B. durch falsches oder zu häufiges Zähneputzen, betrachtet werden, deren Häufigkeit mit bis zu 70% bei 17-Jährigen angegeben wird.

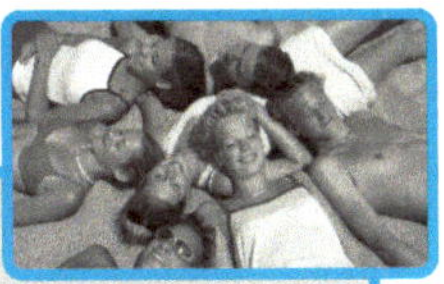

Weiterhin werden Labialstellungen der Zähne, tief ansetzende Lippenbändchen, kieferorthopädische Behandlungsmaßnahmen, insbesondere bei festsitzenden Apparaturen, Funktionsstörungen sowie Lippen- und Wangendruck als exogene Faktoren genannt.
Stabile, entzündungsfreie Rezessionen ohne Taschenbildung bedürfen in der Regel nur einer prophylaktischen Therapie in Form einer geeigneten Mundhygienetechnik und regelmäßiger präventiver Maßnahmen. Mukogingivalchirurgische Maßnahmen sind erst nach dem Abschluss der zweiten Dentition bei progredientem Verlauf in Betracht zu ziehen.

46.5 Orale Manifestationen systemischer Erkrankungen

Im Mundhöhlenbereich manifestieren sich häufig Symptome allgemeiner Erkrankungen. Tabelle 46-1 fasst einige Erkrankungen zusammen, die für das Jugendalter bedeutsam sind und mit oralen Befunden einhergehen.
Die häufigste Stoffwechselerkrankung, die mit oralen Komplikationen einhergehen kann, ist der Diabetes mellitus (s.a. Kap. B18).

Tabelle 46-1 Symptome ausgewählter Allgemein- und Infektionserkrankungen in der Mundhöhle von Jugendlichen.

Erkrankungen	Symptome
Endokrine Erkrankungen	
– Diabetes	erhöhtes Kariesrisiko, erhöhte Anfälligkeit für Gingivitis und Parodontitis, Oligosialie, Cheilitis angularis, Candidiasis
Genetische Erkrankungen	
– ektodermale Dysplasie	Anomalien der Zahnform und -zahl
– Trisomie 21	Anomalien der Zahnform und -zahl, Makroglossie, Zahnbetterkrankungen
– Osteogenesis imperfecta	Dentinogenesis imperfecta, erhöhte Frakturanfälligkeit der Zähne, verlängerte Blutungszeit nach Extraktionen
Erkrankungen des blutbildenden Systems	
– Agranulozytose	nekrotisierende ulzerierende Gingivitis
– Leukämie	Gingivablutungen, ulzeröse Gingivitis/Stomatitis, leukämische Infiltrate
Entzündliche Darmerkrankungen (Colitis ulcerosa/M. Crohn)	rezidivierende Aphthen (Frühsymptom), erhöhtes Kariesrisiko, Gingivitis
Bakterielle Erkrankungen	
– Gingivitis/Stomatitis	Rötung, Schwellung, Blutung der Gingiva und/oder Mukosa
– Scharlach	Rötung im Mund- und Rachenbereich (Enanthem), Himbeerzunge, Facies scarlatinosa
– Impetigo contagiosa	Pusteln und Eiterbläschen auf Lippen und Nase
– Diphtherie	pseudomembranöse Beläge auf den Tonsillen, Pharynx-, Larynx- und Nasenschleimhaut, faulig-süßer Fötor
Virale Erkrankungen	
– Masern	Koplik-Felcken, Enanthem
– Röteln	feinfleckiges Enanthem des weichen Gaumens, Lymphadenitis der nuchalen und retroaurikulären Lymphknoten
– Mumps	teigige Parotisschwellung, Schleimhautrötung im Bereich des Ductus parotideus
– Gingivostomatitis herpetica	Bläschen, Ulzera, Rötung, Schwellung, Blutung der oralen Mukosa, fötider Mundgeruch
– Windpocken	Ulzera auf der ganzen oralen Mukosa
– Mononukleose	pseudomembranöse, diphtheroide Angina, Pharyngitis, Petechien des weichen Gaumens, selten aphthoide Stomatits

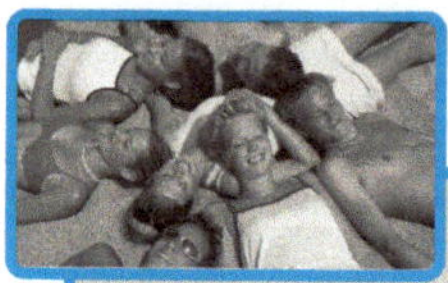

Die Prävalenz von Zahnbetterkrankungen ist bei diabetischen Jugendlichen mit schlechter Stoffwechselkontrolle weitaus höher als bei gesunden Gleichaltrigen, obwohl hinsichtlich der Mundhygiene nur geringe Unterschiede beobachtet werden.

Therapeutisch sind eine optimale Einstellung des Glukosestoffwechsels, eine spezielle zahnärztliche Prophylaxe und regelmäßige Kontrolltermine erforderlich.

Weiterführende Literatur

Kinderzahnheilkunde. PdZ Spezial, Hrsg.: J. Einwag und K. Pieper. Urban & Schwarzenberg, München–Wien–Baltimore 1997.

Dritte Deutsche Mundgesundheitsstudie (DMS III), Band 21, Hrsg.: Institut der Deutschen Zahnärzte (IDZ), Deutscher Ärzte-Verlag, Köln 1999.

47 Zwangsstörungen

Hans-Christoph Steinhausen

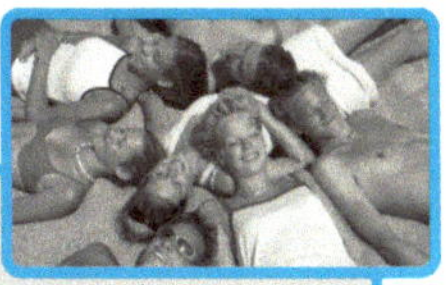

47.1 Definition

Während zwanghafte Verhaltensweisen im Sinne eines rigiden Verhaltens und Denkens in vielen Lebensbereichen vorkommen, stellen Zwangsstörungen eine extreme Steigerung derartiger Handlungen und Gedanken dar. Zwangsstörungen sind immer mit starkem Leidensdruck verbunden. Sie beinhalten wiederkehrende und anhaltende Ideen, Gedanken, bildhafte Vorstellungen oder Impulse von Handlungen. Diese werden vom Patienten als unsinnig erlebt und beeinträchtigen den normalen Denk- und Handlungsablauf. Die entsprechenden Gedanken und Handlungen drängen sich dem Patienten imperativ auf, ohne dass er sich davon befreien kann. Da die betroffenen Patienten erfolglos versuchen, Widerstand zu leisten und die Symptome als sinnlos erleben, sind Zwangsstörungen fast immer quälend.
Zwangsstörungen werden in Zwangsgedanken und in Zwangshandlungen unterteilt:

- Zwangsgedanken können sich auf aggressive oder religiöse Inhalte beziehen, auf Verschmutzung, Sexualität, Ordnung und Genauigkeit.
- Zu den häufigsten Zwangshandlungen gehören Wasch- und Reinigungsrituale, Kontrollieren, Ordnen, Zählen, Wiederholen oder die symmetrische Anordnung von Gegenständen. Sobald eine Zwangshandlung durchgeführt worden ist, tritt eine kurze Phase der inneren Erleichterung auf.

Die ICD-10 berücksichtigen in ihrer Klassifikation drei Typen:

- vorwiegend Zwangsgedanken oder Grübelzwang (F42.0)
- vorwiegend Zwangshandlungen (Zwangsrituale) (F42.1)
- Zwangsgedanken und -handlungen, gemischt (F42.2)

Zwangsstörungen führen neben der subjektiven Belastung auch zu einer zunehmenden sozialen Einschränkung.

> Bei Jugendlichen werden häufig Familienmitglieder einbezogen, um im Rahmen von Zwangsritualen (z.B. bei Waschzwängen) zu assistieren. Aus dieser Hilfsfunktion sowie den häufig entstehenden massiven Spannungen entstehen erhebliche Beeinträchtigungen der Familie.

Für viele weniger stark ausgeprägte Formen von Zwangsstörungen besteht die Gefahr, dass die Symptomatik nicht erkannt oder bagatellisiert wird.

47.2 Epidemiologie

Auf der Basis von verschiedenen Feldstudien kann davon ausgegangen werden, dass 1 bis 4% aller Jugendlichen von einer Zwangsstörung betroffen sind. Etwa ein Drittel aller Patienten mit Zwangsstörungen erkranken bereits vor dem Alter von 15 Jahren. Ab dem Jugendalter sind beide Geschlechter etwa gleich häufig betroffen.

47.3 Hintergrund

Im Vordergrund der Verursachung von Zwangsstörungen stehen **neurobiologische Faktoren.** Von zentraler Bedeutung ist ein Ungleichgewicht zwischen dem serotonergen und dem dopaminergen Neurotransmittersystem, wobei eine ungenügende serotonerge Aktivität vorliegt. Die betroffene Funktionsläufe des Gehirns erstreckt sich zwischen dem orbitofrontalen Kortex, den Basalganglien und dem Thalamus. Ferner muss aufgrund von Zwillingsstudien auf die Wirksamkeit genetischer Faktoren geschlossen werden. Auch können verschiedene körperliche Krankheiten die Ausbildung von Zwangsstörungen induzieren: Kohlenmonoxidvergiftungen, Tumoren, allergische Reaktionen auf Wespenstiche, postvirale Enzephelatiden, traumatische Hirnverletzungen, die Chorea Sydenham und Störungen der Basalganglien. Ebenso sind Autoimmunreaktionen in Verbindung mit einer Streptokokkeninfektion in der Diskussion.

Hingegen sind **psychosoziale Faktoren** wahrscheinlich von eher randständiger Bedeutung. Mit Sicherheit hat eine perfektionistische Sauberkeitserziehung keine pathogenetische Bedeutsamkeit für die Entwicklung von Zwangsstörungen. Da Methoden der Verhaltenstherapie in der Behandlung von Zwangsstörungen besonders wirksam sind, spielen Faktoren des Lernens aber zumindest für die Aufrechterhaltung von Zwangsstörungen eine Rolle.

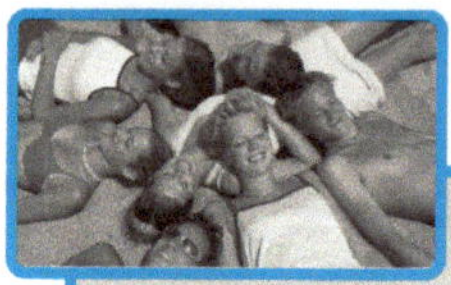

47.4 Klinik

In der Regel hat die Symptomatik keine prämorbiden Vorläufer. Auslösende Ereignisse fehlen mehrheitlich. Meist beginnt die Symptomatik graduell und steigert sich zunehmend in ihrer Intensität. Typische Zwangsgedanken und -handlungen müssen wiederholt ausgeführt und bei auftretenden Fehlern wiederholt werden.
Die häufigsten Zwangshandlungen bei Jugendlichen sind Waschrituale, Bettgehrituale, Wiederholungsrituale sowie Kontroll- und Ordnungszwänge. Zu den Zwangsgedanken gehören Kontaminationsbefürchtungen, die Sorge um sich und andere, die Furcht vor schlimmen Ereignissen sowie Grübelzwänge. Ferner kommen verbotene aggressive oder auch perverse sexuelle Gedanken vor. Die Intensität der Symptome kann über die Zeit variieren,.

> Am Anfang sind die Jugendlichen bestrebt, ihre Symptome geheim zu halten. In der Regel kommen sie daher erst relativ spät in eine Behandlung.

Zusätzliche komorbide Störungen erstrecken sich auf Angststörungen, depressive Störungen, sowie speziell bei Jugendlichen auch hyperkinetische und dissoziale Störungen. Eine weitere häufige Koexistenz betrifft Tic-Störungen, und vereinzelt kann eine Anorexia nervosa auch mit dem Vollbild einer Zwangsstörung verknüpft sein.

47.5 Diagnostik

Zwangsstörungen können zunächst orientierend mit speziellen Checklisten und Fragebögen für den jugendlichen Patienten sowie seine Bezugspersonen erfasst werden. Eine differenziertere systematische Untersuchung kann sich auf strukturierte Interviews stützen. Entsprechende Untersuchungsverfahren sind in den im Literaturverzeichnis aufgeführten Büchern des Verfassers dokumentiert.
Die diagnostischen Leitlinien der ICD-10 fordern, dass für eine eindeutige Diagnose mindestens zwei Wochen lang an den meisten Tagen Zwangsgedanken oder Handlungen oder beides nachweisbar sein müssen. Sie müssen quälend sein oder die normalen Aktivitäten des Patienten stören. Die Zwangssymptome müssen folgende Merkmale aufweisen:

- Sie müssen als eigene Gedanken oder Impulse für den Patienten erkennbar sein.
- Wenigstens einem Gedanken oder einer Handlung muss noch, wenn auch erfolglos, Widerstand geleistet werden, selbst wenn sich der Patient gegen andere nicht länger wehrt.
- Der Gedanke oder die Handlungsausführung dürfen nicht an sich angenehm sein (eine einfache Erleichterung von Spannung und Angst wird nicht als angenehm in diesem Sinne betrachtet).
- Die Gedanken, Vorstellungen oder Impulse müssen sich in unangenehmer Weise wiederholen.

Bei der systematischen Exploration muss bedacht werden, dass die Patienten zur Geheimhaltung und Verleugnung ihrer Symptome neigen, zumal sie zahlreiche Symptome wie z.B. sexuelle Zwangsgedanken, als peinlich erleben. Die Fremdanamnese der familiären Bezugspersonen ist nicht nur aus diesem Grund, sondern auch wegen der Beteiligung der Familie bei der Durchführung der Zwangsrituale und der eingetretenen Belastungen für die Familienmitglieder unverzichtbar.
Wegen der komorbiden Störungen ist eine ausgedehnte und systematische psychopathologische Befunderhebung erforderlich. Vorausgegangene körperliche Erkrankungen, die für die Ätiopathogenese bedeutsam sein können, müssen anamnestisch und gegebenenfalls labordiagnostisch abgeklärt werden.

47.6 Therapie

Wegen der komplizierenden zusätzlichen psychischen Störungen sowie der häufig bestehenden zusätzlichen Belastungen für die Familie kann die Behandlung von Zwangsstörungen im jugendlichen Alter oft nur im Rahmen einer stationären jugendpsychiatrischen Aufnahme erfolgreich durchgeführt werden. Komplizierend kommt allerdings häufig eine ungenügende Behandlungsmotivation der Jugendlichen hinzu.

> Der Einbezug der Familie in die Behandlungsmaßnahmen ist unabdingbar.

An spezifischen therapeutischen Maßnahmen stehen die medikamentöse Behandlung sowie spezielle verhaltenstherapeutische Verfahren zur Verfügung.

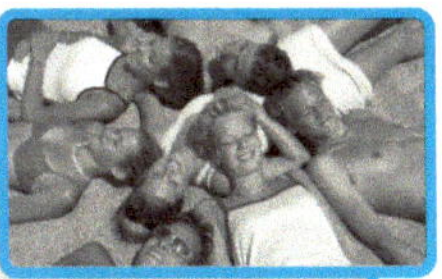

Die **medikamentöse Behandlung** stützt sich in erster Linie auf die Serotonin-Wiederaufnahme-Hemmer, wobei sowohl das nicht-selektiv wirkende Clomipramin wie auch die selektiv wirksamen neueren Substanzen Fluoxetin, Fluvoxamin oder Paroxetin zum Einsatz kommen. Für die selektiven Serotonin-Wiederaufnahme-Hemmer spricht vor allen Dingen ihr niedriges Nebenwirkungspotenzial.

Grundsätzlich muss die medikamentöse Behandlung von Zwangsstörungen über mindestens ein bis zwei Jahre durchgeführt werden, um Rezidiven vorzubeugen. Die Medikamentation sollte nicht abrupt abgesetzt, sondern allmählich ausgeschlichen werden.

Verhaltenstherapeutische Methoden können sowohl separat als auch in Kombination mit medikamentöser Behandlung eingesetzt werden. Dabei handelt es sich in erster Linie um die so genannte Expositions-Reaktions-Verhinderung, wobei die Patienten lernen, sich gefürchteten Reizen auszusetzen und bestimmte Zwangshandlungen nicht auszuführen. Bei Zwangsgedanken können entsprechende Vorgehensweisen in der Vorstellung durchgeführt oder andere kognitive Techniken eingesetzt werden.

Eine wesentliche Unterstützung der Behandlung erfahren Patienten mit Zwangsstörungen auch durch die regionalen und überregionalen **Selbsthilfegruppen,** die nicht nur fachliche Behandlungsmöglichkeiten vermitteln, sondern über den Informationsaustausch und das Erleben der ähnlichen Betroffenheit wichtige Beiträge zur Krankheitsbewältigung leisten.

Literatur

Steinhausen, H.-C.: Psychische Störungen bei Kindern und Jugendlichen, 4. Auflage. München: Urban & Fischer, 2000.

Steinhausen, H.-C., von Aster, M. (Hrsg.): Verhaltenstherapie bei Kindern und Jugendlichen. 2. Auflage. Weinheim: Beltz-PVU, 1999.

Farbtafeln

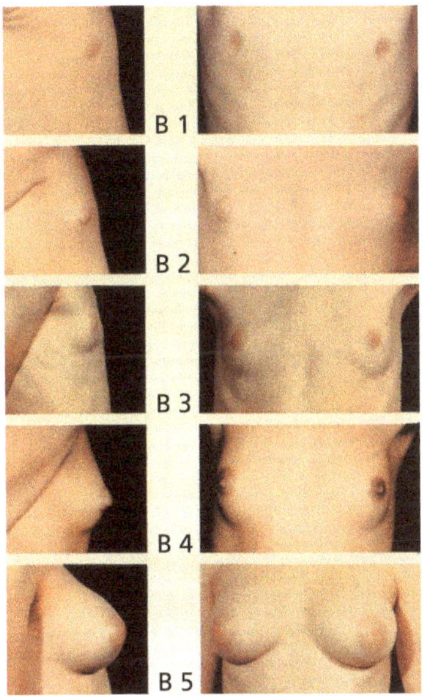

Abb. 1-4 Stadien der Brustentwicklung bei Mädchen (nach Wieringen et al. 1965).

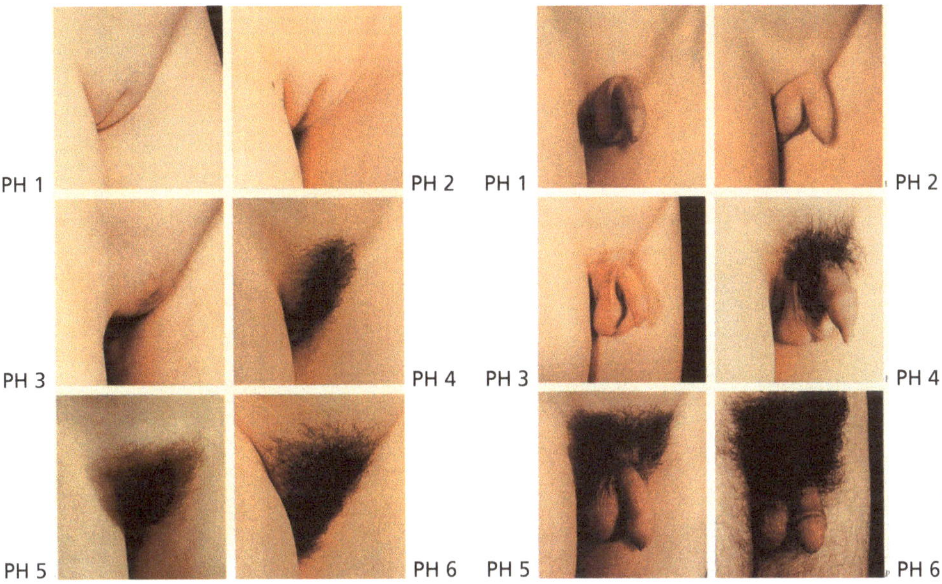

Abb. 1-5 Stadien der Pubesbehaarung bei Mädchen und Jungen (nach Wieringen et al. 1965).

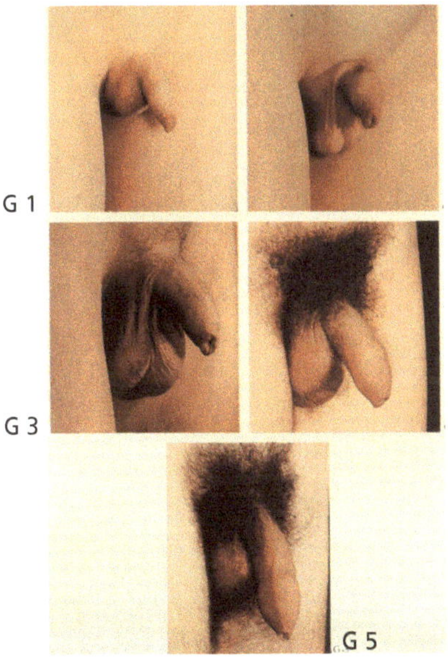

Abb. 1-6 Stadien der Genitalentwicklung bei Jungen (nach Wieringen et al. 1965).

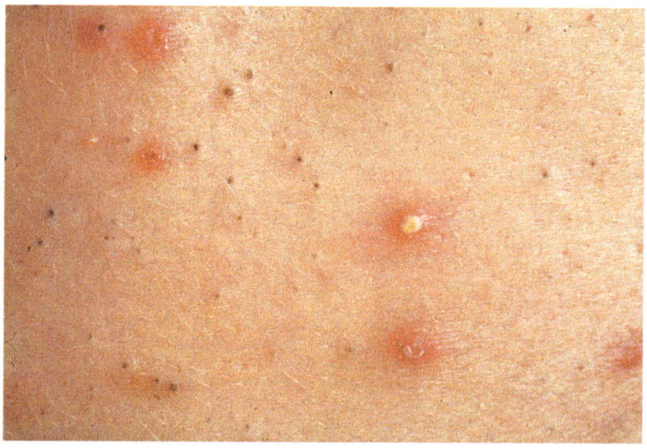

Abb. 11-4 Offene Komedonen und Pusteln.

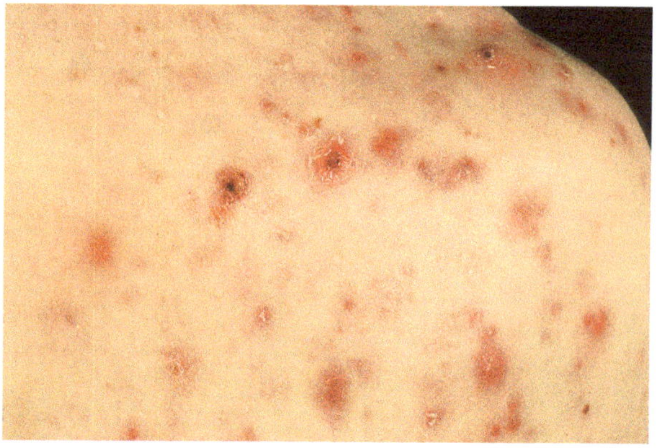

Abb. 11-5 Knötchen, Knoten, Pusteln und Narben.

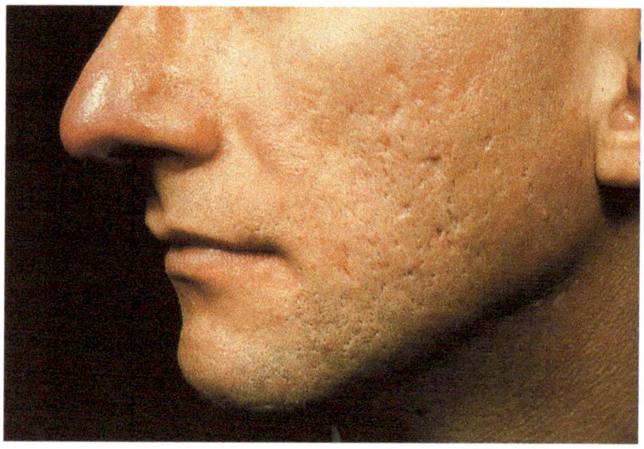

Abb. 11-6 Aknenarben.

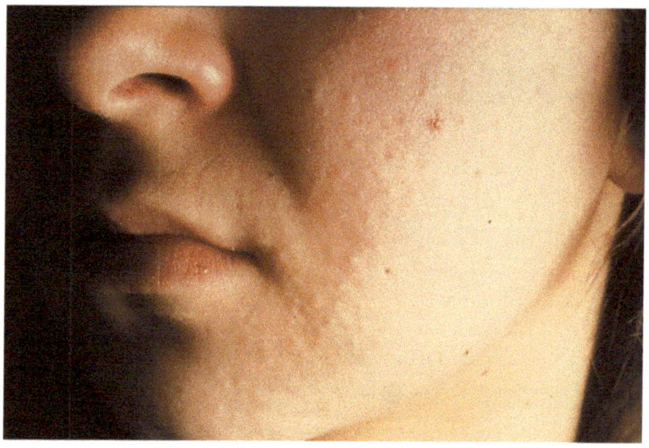

Abb. 11-7 Acne comedonica.

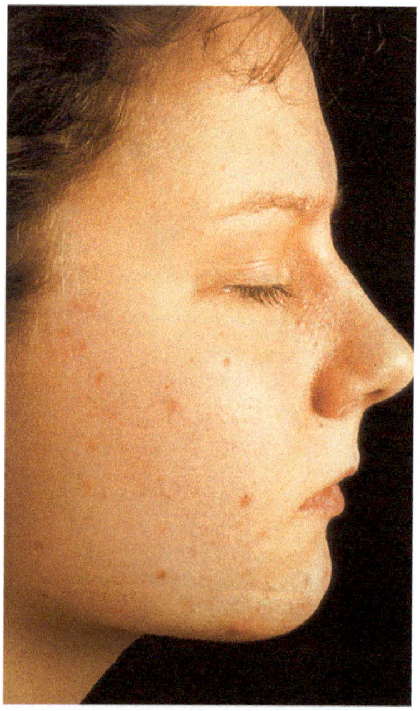

Abb. 11-8 Acne papulopustulosa, leichte Form.

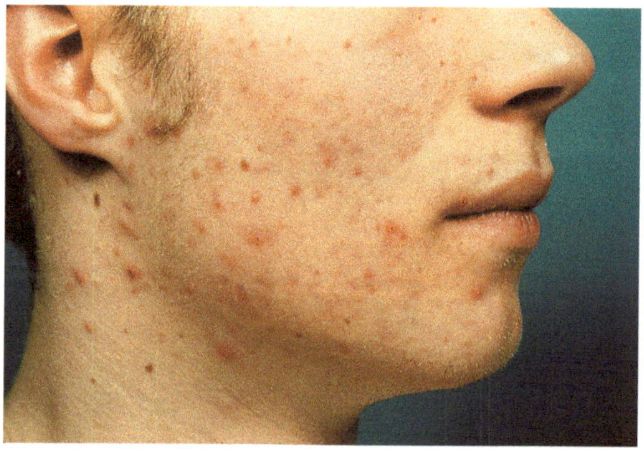

Abb. 11-9 Acne papulopustulosa, mittelschwere Form.

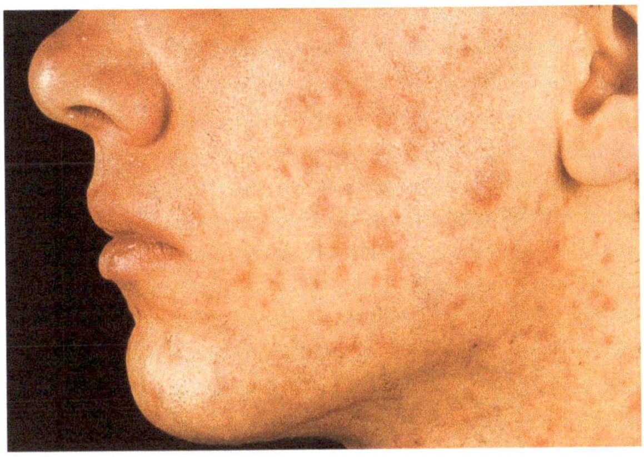

Abb. 11-10 Acne papulopustulosa, schwere Form.

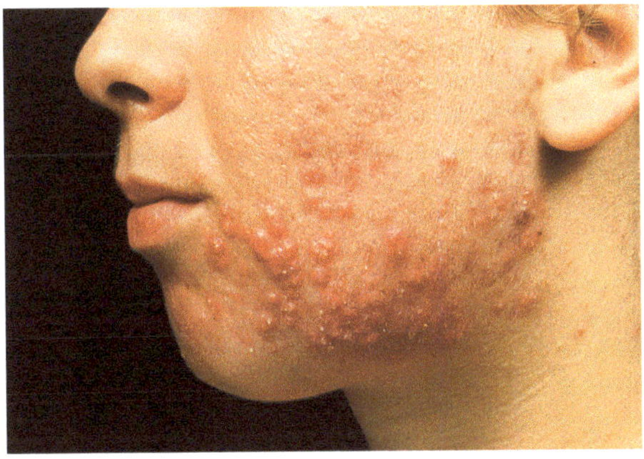

Abb. 11-11 Acne conglobata.

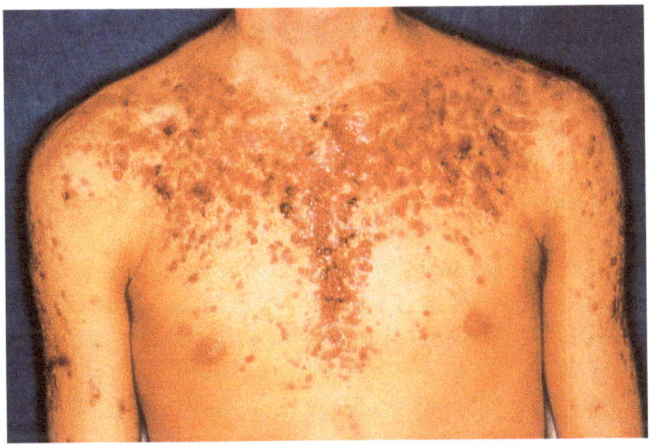

Abb. 11-12 Acne fulminans.

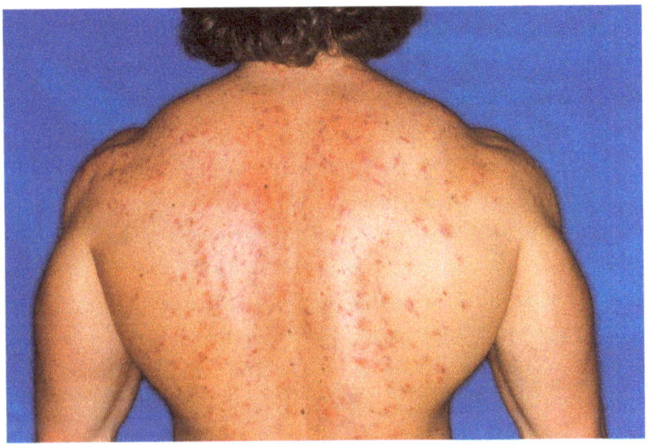

Abb. 11-13 Body-Building-Akne.

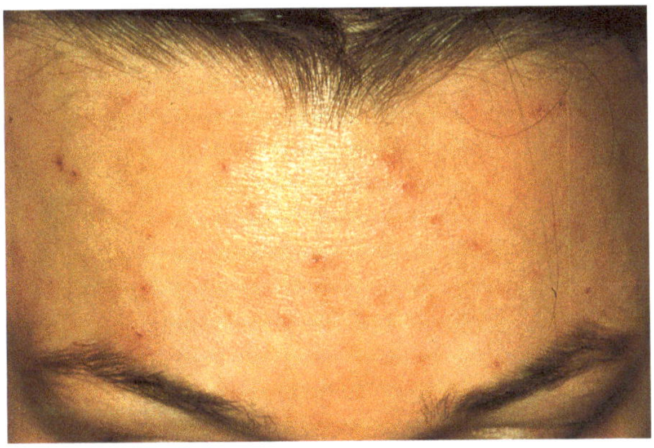

Abb. 11-14 Acne excoriée des jeunes filles.

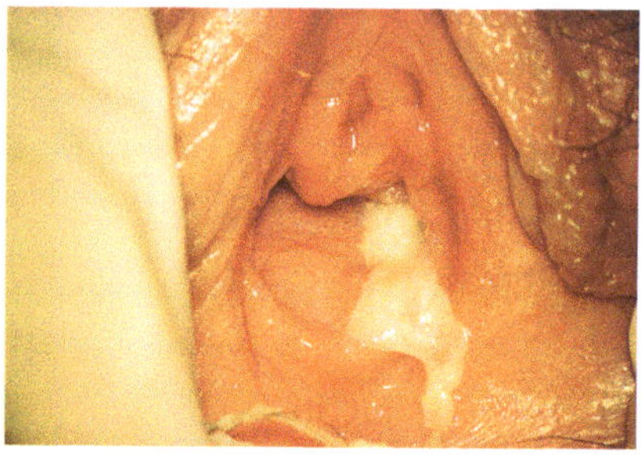

Abb. 23-1 Dysfunktioneller pubertaler Fluor bei einer 12-Jährigen. Klinisch: weißlich-zähflüssiger Fluor, „geruchlos", keine Rötung der Vulva, kein Juckreiz. Mikroskopisch: Laktobakterien ohne pathologische Zusatzkriterien.

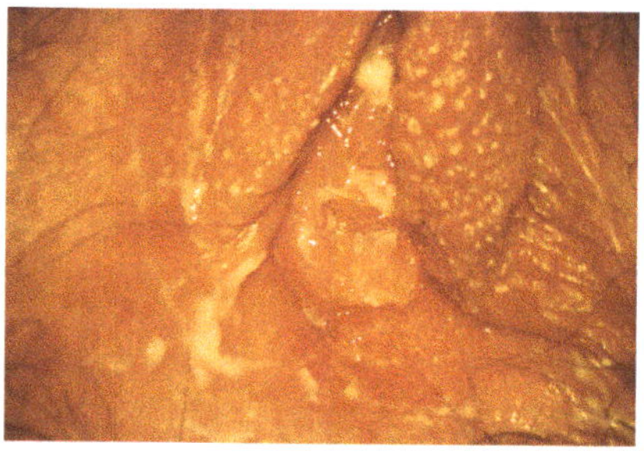

Abb. 23-2 Soorvulvitis bei einer 14-Jährigen. Klinisch: weißlich-krümeliger Fluor, Juckreiz. Mikroskopisch: Pilzfäden, Pilzkultur: Candida albicans.

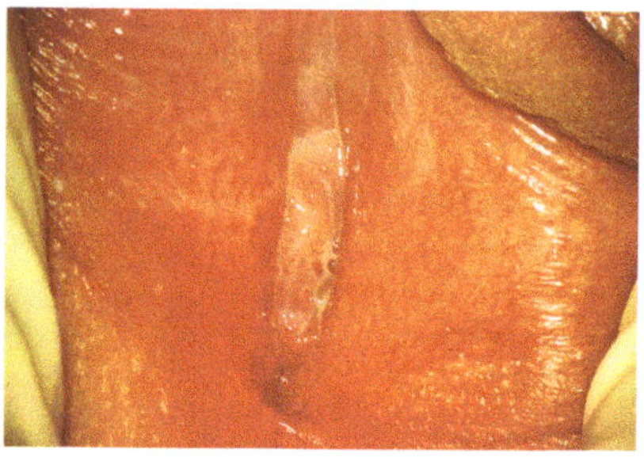

Abb. 23-3 Gardnerella („Aminkolpitis") bei einer 12-Jährigen. Klinisch: gräulich dünnflüssiger homogener Fluor, „Fischgeruch" (Amine), Rötung der Vulva. Mikroskopisch: „clue-cells", wenig Laktobakterien, keine erhöhten Leukozytenzahlen.

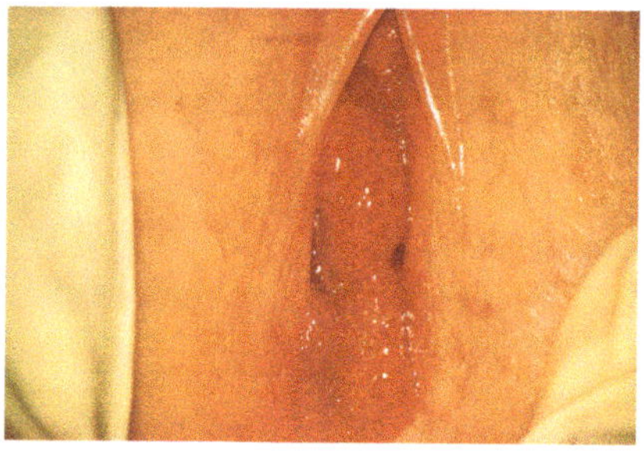

Abb. 23-4 Condylomata acuminata. Klinisch: typisch spitze Kondylome, bei Oberflächenläsion zu Blutungen neigend, Blickdiagnose! Übertragung erfolgte wahrscheinlich durch den Partner der Mutter.

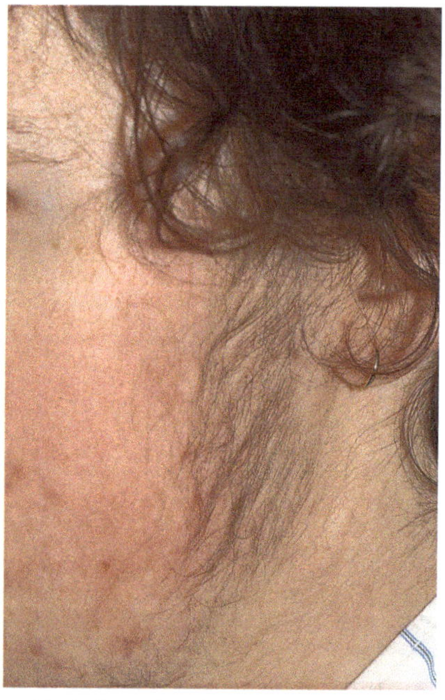

Abb. 31-1 Typischer Hirsutismus im Gesicht (pigmentiertes Terminalhaar); Mischhaut, Komedonen, Akne-Effloreszenzen.

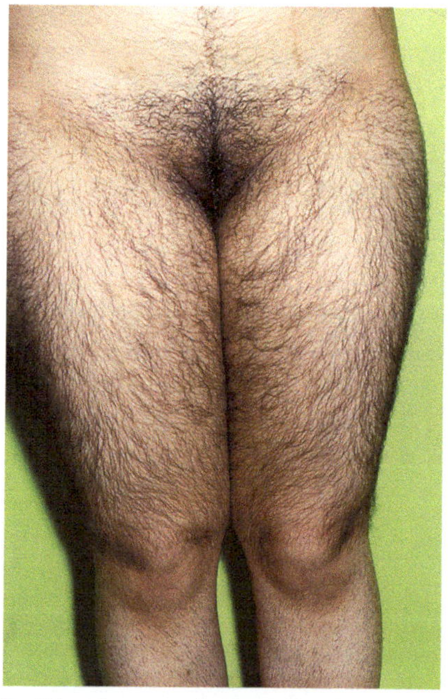

Abb. 31-2 Hirsutismus nach Baron Grad II.

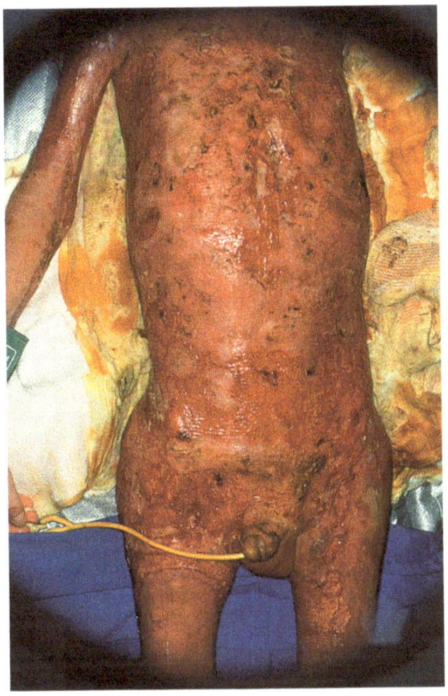

a

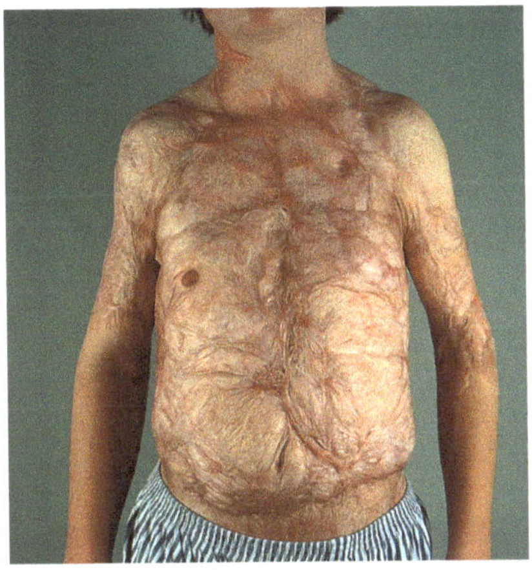

b

Abb. 44-14 Elektroverbrennung nach Griff an die Hochspannungsleitung bei einem 14-jährigen Knaben.
a) Unfallbild.
b) Nach Hauttransplantation.

Anhang

Adressen und Internetadressen

Zu Teil A – Grundlagen

Adressen für Hilfestellungen und Informationsmaterial

- Bundeszentrale f. gesundheitliche Aufklärung (BzgA), 51101 Köln, Fax: 0221/89 92-257
- Deutsche Hauptstelle gegen d. Suchtgefahren, Westring 2, 59065 Hamm, Tel.: 02381/90 15-0
- Schweizerische Fachstelle für Alkohol- und andere Drogenprobleme, Postfach 870, CH-1001 Lausanne
- ZDF/ Dr. Mag love, Postfach 4040, 55100 Mainz, Fax: 06131/70 68 68

Internetadressen

American Academy of Pediatrics	www.aap.org
Bundeszentrale für gesundheitliche Aufklärung	www.bzga.de
Canadian Council for Tobacco Control & National Clearinghouse on Tobacco and Health	www.cctc.ca
Center for disease control, Atlanta, USA	www.cdc.org
Children's Environmental Health Network	www.cehn.org
DeBenedittis, Peter / Medienerziehung	www.medialiteracy.net
Deutsche Gesellschaft gegen Kindesmisshandlung und Vernachlässigung	www.dggkv.de
Deutsches Ernährungsberatungs- und Informationsnetz (DEBInet)	www.ernaehrung.de
Deutsche Akademie für Kinderheilkunde und Jugendmedizin	www.kinderheilkunde.org
Deutsche Hauptstelle gegen Suchtgefahren	www.dhs.de
Flimmo – Programmberatung für Eltern	www.flimmo.de
Information über sexualisierte Werbung und Werbung mit Kindern	www.talkintrash.com
International Association for Adolescent Health	www.iaah.org
PedInfo (An index of the Pediatric Internet)	www.pedinfo.org
Schweizer Fachstelle für Alkohol- und andere Drogenprobleme	www.sfa-ispa.ch
Tobacco Control	www.Tobaccocontrol.com
Unicef	www.Unicef.org

Zu Teil B – Probleme, Beschwerden, Krankheitsbilder

10 Adipositas

- Deutsche Adipositasgesellschaft, Sekretariat, Prof. Dr. med. H. Hauner, Diabetes-Forschungsinstitut der Universität, Auf'm Hennekamp 65, 40225 Düsseldorf, Tel.: 0211/33 82-0

Internetadressen	
Leitlinien der Deutschen Adipositas-Gesellschaft	www.uni-duesseldorf.de/AWMF/ll/adip-001.htm
Deutsche Adipositas-Gesellschaft	www.adipositas-gesellschaft.de
Deutsche Gesellschaft für Ernährung	www.dge.de/
Shape up America (in Englisch)	www.shapeup.org/

11 Akne

Internetadressen	
Leitlinien der Deutschen Dermatologischen Gesellschaft	www.uni-duesseldorf.de/WWW/AWMF/II/derm-008.htm
Derm'Inform	www.haut.de/index.htm

12 Angststörungen

Adressen für Hilfestellungen und Informationsmaterial

- lokale Kliniken und Praxen für Kinder- und Jugendpsychiatrie und Psychotherapie
- lokale Praxen von klinischen Psychologen
- Deutsche Gesellschaft für Kinder- und Jugendpsychiatrie und Psychotherapie, Geschäftsstelle: Klinik für Psychiatrie und Psychotherapie des Kindes- und Jugendalters der Philipps-Universität, Hans-Sachs-Straße 6, 35033 Marburg
- Deutsche Gesellschaft für Angstforschung: PD Dr. B. Bandelow, Robert-Koch-Straße 40, 37075 Göttingen

Internetadressen	
Deutsche Gesellschaft für Kinder- und Jugendpsychiatrie und Psychotherapie	www.dgkjp.de/index.htm
Leitlinien für Diagnostik und Therapie – Kinder- und Jugendpsychiatrie und -psychotherapie	www.uni-duesseldorf.de/WWW/AWMF/ll/ll_kjpp.htm

13 Asthma

Internetadressen

American Academy of Allergy, Asthma and Immunology (Englisch)	www.aaaai.org/
Deutscher Allergie- und Asthmabund e.V.	www.daab.de/index.cfm
Arbeitsgemeinschaft Allergiekrankes Kind	
Übersicht über publizierte Leitlinien zu Asthma bronchiale	www.leitlinien.de/themen/infasthma.htm
Asthma-, Mukoviszidose- und Neurodermitis-Hotline für Kinder und Jugendliche	www.f7.parsimony.net/forum9526/
Leitlinien der Gesellschaft für Pädiatrische Pneumologie	www.rz.uni-duesseldorf.de/WWW/AWMF/ll/

14 Bauchschmerzen

Internetadressen

Gastroenterologische Links	www.infoline.at
Gesellschaft für pädiatrische Gastroenterologie und Ernährung e.V.	www.gpge.de

15 Belastungs- und Anpassungsstörungen

Adressen für Hilfestellungen und Informationsmaterial

- lokale Kliniken und Praxen für Kinder- und Jugendpsychiatrie und Psychotherapie
- lokale Praxen von klinischen Psychologen
- Deutsche Gesellschaft für Kinder- und Jugendpsychiatrie und Psychotherapie, Geschäftsstelle: Klinik für Psychiatrie und Psychotherapie des Kindes- und Jugendalters der Philipps-Universität, Hans-Sachs-Straße 6, 35033 Marburg

Internetadressen

Deutsche Gesellschaft für Kinder- und Jugendpsychiatrie und Psychotherapie	www.dgkjp.de/index.htm
Fragen und Antworten zur Kinder- und Jugendpsychiatrie	www.kinder-psych.de/Familien/faq/fragen-a.htm
Leitlinien für Diagnostik und Therapie – Kinder- und Jugendpsychiatrie und -psychotherapie	www.uni-duesseldorf.de/WWW/AWMF/ll/ll_kjpp.htm

16 Bluthochdruck

Adressen für Hilfestellungen und Informationsmaterial

- Deutsche Liga zur Bekämpfung des hohen Blutdrucks gem. e. V. – Deutsche Hypertonie-Gesellschaft, Berliner Straße 46, 69120 Heidelberg, Tel.: 06221/41 17 74, Fax: 06221/40 22 74, www.paritaet.org/hochdruckliga

17 Depressionen

Internetadressen

Deutsche Gesellschaft für Kinder- und Jugendpsychiatrie und Psychotherapie	www.dgkjp.de/index.htm
Leitlinien für Diagnostik und Therapie – Kinder- und Jugendpsychiatrie und -psychotherapie	www.uni-duesseldorf.de/WWW/AWMF/ll/ll_kjpp.htm

18 Diabetes mellitus

Internetadressen

Deutsche Diabetes-Gesellschaft	www.deutsche-diabetes-gesellschaft.de
Diabetes – Erkennen und Behandeln	www.diabetes-line.de
Diabetes Austria	www.diabetes-austria.com/kid.htm
Diabetes-Links	www.diabeticus.com/links/

19 Dissozialität und Delinquenz

Adressen für Hilfestellungen und Informationsmaterial

- lokale Kliniken und Praxen für Kinder- und Jugendpsychiatrie und Psychotherapie
- lokale Praxen von klinischen Psychologen
- lokale Jugendämter

Internetadressen

Deutsche Gesellschaft für Kinder- und Jugendpsychiatrie und Psychotherapie	www.dgkjp.de/index.htm

20 Drogen

Adressen für Hilfestellungen und Informationsmaterial

Adressen der Ansprechstellen für Jugendliche mit Suchtproblemen finden sich in den Gelben Seiten der Telekom (Beratungsstellen, Drogentelefone etc.) und zunehmend auch im Internet.

Internetadressen

Einstiegsseite für aktuelle Informationen über (synthetische) Drogen, Expertenforum, Jugendberatung, Hilfeangebote, Chat-Room etc.	www.drogenberatung-jj.de
Freundeskreise für Alkoholabhängige und deren Angehörige.	www.freundeskreise.de
Beispiel für umfangreiche Einstiegsseite zum Thema „Hilfe bei Drogenproblemen" in Berlin	www.sensjs.berlin.de/FAMILIE/DROGRATG/drogenbe.htm

Internetadressen

Auflistung diverser Selbsthilfegruppen	www.meine gesundheit.de/links/texte/sehilf.html
Informationszentrale der Universität Bonn gegen Vergiftungen	imsdd.meb.uni-bonn.de/giftzentrale/drogeidx.html
Arbeitsgemeinschaft Drogenprobleme AGD e.V. Berlin mit Links zu Drogenberatung / Substituiertenhilfe / Elternselbsthilfegruppen	home.t-online.de/home/Confamilia/
Bundesamt für Gesundheitliche Aufklärung mit weiterführenden Links zur Drogenprophylaxe etc.	www.bzga.de/
Beispiel für die Drogenberatung des Kantons Zug/CH	www.zug.ch/fsp/jdb/06_10.htm
Wissenschaftliche Drogeninformationen der WHO	www.who.int/hlt/virtuallibrary/English/druginfo.htm
Condrobs e.V. (16 Einrichtungen der Suchtkrankenhilfe in Oberbayern und Schwaben)	www.condrobs.de
Kurzer Überblick über die wichtigsten Rauschdrogen; Links zu Drogenberatungsstellen Raum Köln	www.fortuna-apotheke.de/html/body_rauschdrogen.htm
Beispiel für Drogenprophylaxe am Schiller-Gymnasium in Witten	www.en.shuttle.de/en/schiller-gym/drogen1.htm
Drogenberatung Würzburg (mit Drogen-ABC, FAQs zu Drogen etc.)	www.wuerzburg.de/drogenberatung

Seiten von kleineren Anbietern (Privatpersonen/Eigeninitiativen etc.) sind oft schon nach wenigen Monaten nicht mehr zugänglich. Es empfiehlt sich daher, unter den gesuchten Begriffen (z.B. „Drogenberatung") in den gängigen Suchmaschinen (z.B. Lycos, Web.de, Spider, Excite etc.) die aktuellen Adressen zu erfragen.

21 Epilepsie

Adressen für Hilfestellungen und Informationsmaterial

- Geschäftsstelle der Liga gegen Epilepsie, Herforder Straße 5–7, 33602 Bielefeld, Tel. 0521/12 41 92
- Informationszentrum Epilepsie (IZE) Herforder Straße 5-7, 33602 Bielefeld, Tel. 0521/12 41 17
- Stiftung Michael, Münsterkamp 5, 22339 Hamburg, Tel. 040/5 38 85 40 (eine Zusammenstellung aktueller Selbsthilfegruppen für Kinder und Jugendliche kann über die Stiftung Michael kostenlos angefordert werden)
- Gesellschaft für Epilepsieforschung e. V., Königsweg 3, 33617 Bielefeld

Internetadressen

Epilepsie-Netzwerk (mit Adressen der Selbsthilfegruppen)	www.epilepsie-online.de/
Epilepsie-Forum (Chat-Room für Eltern, Patienten)	www.f7.parsimony.net/forum8055/index.htm
Epilepsie-Szene in Deutschland (mit Kontaktadressen)	www.epilepsie-service.de/body.htm

22 Essstörungen

Internetadressen	
Leitlinien der Deutschen Gesellschaft für Kinder- und Jugendpsychiatrie für Essstörungen	www.uni-duesseldorf.de/WWW/AWMF/ll/kjpp-011.htm
Bulimie-Online, Informationen Bulimie, von Betroffenen für Betroffene	bulimie-online.de/
Selbsthilfe und Informationen für Essgestörte und deren Angehörige	www.magersucht.de
Forschungs- und Informationsserver zur Anorexia nervosa und Bulimia nervosa mit vielen Links	www.uni-leipzig.de/~anorexia/index1.htm

23 Fluor vaginalis

Internetadressen	
Arbeitsgemeinschaft Kinder- und Jugendgynäkologie	www.kindergynaekologie.de/
Candidose des weiblichen Genitale (Leitlinien der Deutschen Dermatologischen Gesellschaft und der Deutschsprachigen Mykologischen Gesellschaft)	www.uni-duesseldorf.de/awmf/ll/derm-m03.htm

24 Gynäkomastie

Internetadressen	
Beratung für Jugendliche (Foren für Jungen und Mädchen)	www.kids-hotline.de
Klinefelter-Syndrom	www.aaa.dk/turner/TYSK/KLINE_TY.HTM

25 Haltungsschwäche

Internetadressen	
Leitlinien der Deutschen Gesellschaft für Orthopädie und Traumatologie (DGOT) und des Berufsverbandes der Ärzte für Orthopädie (BVO): Idiopathische Skoliose im Wachstumsalter	www.uni-duesseldorf.de/AWMF/ll/orth-026.htm
Deutsche Gesellschaft für Orthopädie und orthopädische Chirurgie e.V.	www.dgot.de

26 Herzprobleme

Internetadressen

Deutsche Gesellschaft für pädiatrische Kardiologie	www.kinderherzklinik.de
Leitlinien der Deutschen Gesellschaft für pädiatrische Kardiologie	www.rz.uni-duesseldorf.de
Leitlinie der Deutschen Gesellschaft für Kinderchirurgie	www.uni-duesseldorf.de

27 HIV-Infektion und AIDS

Internetadressen

Centers for Diseases Control and Prevention (in Englisch)	www.cdc.gov/hiv/dhap.htm
HIV-Net (Info Service zu HIV und AIDS)	hiv.net/index.htm
Links zu HIV/AIDS	www.rho.org/html/hiv_aids_links.htm
The AIDS Handbook (written by Middle School Kids)	www.westnet.com/~rickd/AIDS/AIDS1.html
AIDS-Info-Net	aids-info.net/micha/hiv/aids/ain_index.htm
Selbsthilfegruppe Frankfurt	www.frankfurt-online.net/verein/selbsthilfe/bericht.htm
Deutsch-Österreichische Richtlinien zur Antiretroviralen Therapie der HIV-Infektion	www.dagnae.de/richtl/AntiretroviraleTherapie.htm

28 Heiserkeit

Internetadressen

Leitlinien der Deutschen Gesellschaft für Hals-Nasen-Ohren-Heilkunde, Kopf- und Hals-Chirurgie	www.rz.uni-duesseldorf.de/WWW/AWMF/ll/

29 Hochwuchs

Adressen für Hilfestellungen und Informationsmaterial

- Marfan Selbsthilfegruppe e.V., Auestraße 15, 23701 Eutin-Fissau, www.marfan.de
- Klub Langer Menschen e.V., Wallensteinstraße 19a, 70437 Stuttgart, www.klm-stuttgart.de

Internetadressen

Klub der Großen in Deutschland e.V.	www.kdg-deutschland.de

30 Hörstörungen

Internetadressen	
Deutsche Tinnitus-Liga e.V.	www.tinnitus-liga.de/
Ratgeber Hörschäden	fgh-besserhoeren.de/hauptteil_horschaden.html
Leitlinien der Dt. Ges. f. Hals-Nasen-Ohren-Heilkunde, Kopf- und Hals-Chirurgie	www.rz.uni-duesseldorf.de/WWW/AWMF/ll/

31 Hypertrichose und Hirsutismus

Internetadressen	
PCO-Syndrom Vereinigung (auf englisch)	www.pcosupport.org/
Arbeitsgemeinschaft für Kinder- und Jugendgynäkologie	www.kindergynaekologie.de/
Funktionelle ovarielle Hyperandrogenämie	www.gyn-endo-handbuch.de

32 Impfungen

Internetadressen	
Voll kultig – Impfungen für Jugendliche (Schleswig-Holstein)	kreis-rendsburg-eckernfoerde.de/va/impfen/vollkult.htm
Leitlinien der Deutschen Gesellschaft für Pädiatrische Infektiologie (DGPI)	www.rz.uni-duesseldorf.de/WWW/AWMF/ll/
Deutsche Gesellschaft für Tropenmedizin und Internationale Gesundheit e.V. (Hinweise Reiseimpfungen)	www.dtg.mwn.de/
Impfplan in Österreich	www.reisemed.at/impfung.html
Neue Impfempfehlungen der Ständigen Impfkommission (Robert-Koch-Institut)	www.rki.de/GESUND/STIKO/STIKO.HTM

33 Kleinwuchs

Internetadressen	
Deutsche Ullrich Turner Syndrom Vereinigung e.V.	www.turner-syndrom.de/
ÖTSI Österreichische Turner Syndrom Initiative	www.oetsi.at/
Bundesselbsthilfeverband kleinwüchsiger Menschen e.V.	www.kleinwuchs.de/
Bundesverband Kleinwüchsige Menschen und ihre Familien e.V. Deutschland	www.bkmf.de/infomaterial.html
Bundesverband Kleinwüchsige Menschen und ihre Familien e.V. Österreich	www.xpoint.at/bkmf
Schweizerischer Elternverein Kleinwüchsiger Kinder (SEVKK)	www.sevkk.ch/
Little People of America (englisch)	www.lpaonline.org/
Kleinwuchs-Forum	www.kleinwuchs-forum.de/allgem.htm

34 Kopfschmerzen

Adressen für Hilfestellungen und Informationsmaterial

Bundesverband der Deutschen Schmerzhilfe e.V., Sietwende 20, 21720 Grünendeich

Internetadressen

Deutsche Schmerzselbsthilfe	www.schmerzselbsthilfe.de
Deutsche Migräne- und Kopfschmerzgesellschaft	www2.dmkg.org/dmkg/main.htm
Deutsche Gesellschaft zum Studium des Schmerzes (DGSS)	www.medizin.uni-koeln.de/projekte/dgss/dgss-info.html
San Francisco Headache Clinic	www.wwwma.com/a1/sfhc/
Michigan Headache Treatment Network	www.medsupport.com/mhtn/index.html
Migraine Foundation der Universität Toronto, Kanada	www.niagara.com/migraine/

35 Menstruationsstörungen

Internetadressen

Arbeitsgemeinschaft für Kinder- und Jugendgynäkologie	www.kindergynaekologie.de/index.html
Der erste Besuch in der frauenärztlichen Praxis (Berufsverband der Frauenärzte e.V.)	www.bvf.de/1/index1.htm
Museum of Menstruation & Womens Health (englisch)	www.mum.org/
Internetseite für Mädchen mit Themen über Pubertät, Menstruation, Tampons etc.	www.ob-online.de/teens/index.asp

36 Misshandlung, Missbrauch, Deprivation

Internetadressen

Leitlinien der Deutschen Gesellschaft für Kinder- und Jugendpsychiatrie und Psychotherapie – Vernachlässigung, Misshandlung, Sexueller Missbrauch	www.uni-duesseldorf.de/awmf/ll/index.html
Arbeitskreis „Gewalt von und gegen Kinder und Jugendliche" (Bsp. aus Rheinland-Pfalz)	www.polizei.rlp.de/index2.htm?/040leben/015leitstelle_kriminalpraevention/080rat_trier/030gewalt/top.htm
Links zu Kinderschutzzentren in Österreich und Europa	www.therapeut.at/jabs/links1.htm
Kinderschutzzentren	www.kinderschutz-zentren.org
Zartbitter Münster e.V. Beratungsstelle gegen sexualisierte Gewalt für Jugendliche ab 14 Jahren, Frauen und Männer	www.muenster.org/zart-bitter/
Links zum Thema sexueller Missbrauch	www.meome.de/app/de/portal_bookmarksub_jsp/45762.html
Schülernotruf	www.internet-notruf-deutschland.de/HomeD/index.html

37 Pubertas tarda

Adressen für Hilfestellungen und Informationsmaterial

- Deutsche Klinefelter-Syndrom-Vereinigung e.V., Franz Schorpp, Markusweg 4, 93167 Falkenstein, www.klinefelter.org oder www.klinefelter-syndrom.de, E-Mail: dksv@klinefelter.org
- Deutsche Ullrich-Turner-Syndrom-Vereinigung e.V. – Bundesgeschäftsstelle, Melanie Becker-Steif, Am Talstücksbach 7, 53809 Ruppichteroth-Fusshollen, www.TURNER-SYNDROM.de, E-Mail: utsyndrom@t-online.de; ÖTSI Österreichische Turner-Syndrom-Initiative: www.oetsi.at/
- Netzwerk Hypophysen- und Nebennierenerkrankungen e.V., Vera Kwapil, Elisabeth Hummel, Krankenhausstraße 1–3, 91054 Erlangen, www.uni-erlangen.de/glandula, glandula@rzmail.uni-erlangen.de
- Prader-Willi-Vereinigung Deutschland e.V., Udo Roßmanneck, Fahrenheitstraße 32, 44879 Bochum, www.Prader-Willi.de, E-Mail: UdoRoss@aol.com

38 Rheumatische Erkrankungen

Internetadressen

Deutsche Rheumaliga	www.rheuma-liga.de/
Rheuma-Kinderklinik Garmisch-Partenkirchen (mit Links zu anderen interessanten Web-Sites zur Rheumatologie, Kinderrheumatologie)	home.t-online.de/home/rheuma-kinderklinik/rkg-b001.htm
EULAR (European League against Rheumatism)	www.eular.org/

39 Schizophrenien

Internetadressen

Leitlinien der Deutschen Gesellschaft für Kinder- und Jugendpsychiatrie und -psychotherapie	www.uni-duesseldorf.de/awmf/ll/index.html

40 Schwangerschaft

Adressen für Hilfestellungen und Informationsmaterial

- Pro Familia Bundesverband, Tel.: 069 - 63 90 02
- Österreichische Gesellschaft für Familienplanung (ÖGF), Tel.: 43 (1) 4 78 52 42, Fax: 43 (1) 4 78 52 42 22
- PLANeS, Fondation suisse pour la santé sexuelle et reproductive, Tel.: 41 (21) 6 61 22 33, Fax: 41 (21) 6 61 22 34
- Pflegefamilien (Adoption), PFAD Bundesverband der Pflege- und Adoptivfamilien e.V., Ines Kurek-Bender, Große Seestraße 27, 60486 Frankfurt/M., Tel.: 069/97 98 67-0, Fax: 069/97 98 67-67, E-Mail: pfad-bv@t-online.de
- Jugendnotdienst der Kommunen, Beispiel: München, Jugendheim Pasing, Scapinellistraße 15a, 81241 München, Tel. 089/82990314, Fax 089/2 33-2 51 41

Internetadressen

Schülernotruf	www.internet-notruf-deutschland.de/HomeD/index.html
Kinderschutzzentren	www.kinderschutz-zentren.org
Pro Familia	www.profamilia.de/

41 Sexuell übertragbare Erkrankungen

Internetadressen

Bundeszentrale für gesundheitliche Aufklärung	www.bzga.de/sexualaufklaerung/index.htm
Zusammenstellung von Internet-Links für Adoleszente (Health Risks for Adolescents) in Englisch	education.indiana.edu:80/cas/adol/risk.html
Center for Disease Control and Prevention (englisch)	www.cdc.gov/nchstp/dstd/STD98TG.HTM
Pro Familia	www.profa.de/homex.htm

42 Struma

Adressen für Hilfestellungen und Informationsmaterial

- Schilddrüsen-Liga Deutschland e.V., Peter-Sander-Straße 15, 55252 Mainz-Kastel, www.schilddruesenliga.de

Internetadressen

Arbeitskreis Jodmangel	www.jodmangel.de/

43 Suizidalität im Jugendalter

Adressen für Hilfestellungen und Informationsmaterial

- Hilfen für suizidgefährdete Kinder und Jugendliche e.V., Nikolsburger Platz 6, 10717 Berlin, www.neuhland.de/NEUhland_Broschuere.htm

Internetadressen

Suizidalität im Kindes- und Jugendalter – Leitlinien der Deutschen Gesellschaft für Kinder- und Jugendpsychiatrie und -psychotherapie	www.uni-duesseldorf.de/awmf/ll/index.html
Publikationen und Stellungnahmen zum Thema Kinder- und Jugendpsychiatrie	www.bkjpp.de/publikations.htm
Homepage über Suizidprävention mit Links zu Krisendiensten	www.whu.de/stiftung/stiftung/suizid.htm

44 Unfälle

Internetadressen

Leitlinien der Deutschen Gesellschaft für Kinderchirurgie	www.uni-duesseldorf.de/AWMF/ll/
Leitlinien der Deutschen Gesellschaft für Unfallchirurgie	www.uni-duesseldorf.de/AWMF/ll/chunf-18.htm

45 Verdauungsstörungen

Adressen für Hilfestellungen und Informationsmaterial

- Deutsche Morbus-Crohn-Colitis-ulcerosa-Vereinigung (DCCV) e.V., Paracelsusstraße 15, 51375 Leverkusen, www.dccv.de/home/index.htm

Internetadressen

Österreichische Morbus-Crohn-Colitis-ulcerosa-Vereinigung	www.oemccv.or.at/crohn-colitis/index.html
Schweizerische Morbus-Crohn-Colitis-ulcerosa-Vereinigung (SMCCV) e.V.	www.smccv.ch/
Leitlinien der Deutschen Gesellschaft für Verdauungs- und Stoffwechselkrankheiten	selene.rz.uni-duesseldorf.de/WWW/AWMF/ll/iverd009.htm
Deutsche Zöliakie-Gesellschaft e.V.	www.dzg-online.de/
Gesellschaft für pädiatrische Gastroenterologie und Ernährung e. V.	www.gpge.de/

46 Zahn- und Kieferprobleme

Internetadressen

Berufsverband der Deutschen Kieferorthopäden	www.bdk-online.org
Deutsche Gesellschaft für Zahn-, Mund- und Kieferheilkunde	www.dgzmk.de

47 Zwangsstörungen

Adressen für Hilfestellungen und Informationsmaterial

- lokale Kliniken und Praxen für Kinder- und Jugendpsychiatrie und Psychotherapie
- lokale Praxen von klinischen Psychologen
- Deutsche Gesellschaft für Zwangserkrankungen, Postfach 1545, 49009 Osnabrück
- Schweizerische Gesellschaft für Zwangsstörungen, ZKJP Zentrum für Kinder- und Jugendpsychiatrie, Universität Zürich, Ärztliche Direktion, Postfach, CH-8032 Zürich, www.zwang.ch/sgz/index.shtml

Internetadressen

Leitlinien der Deutschen Gesellschaft für Kinder- und Jugendpsychiatrie und -psychotherapie	www.uni-duesseldorf.de/awmf/ll/kjpp-007.htm

Sachregister

A

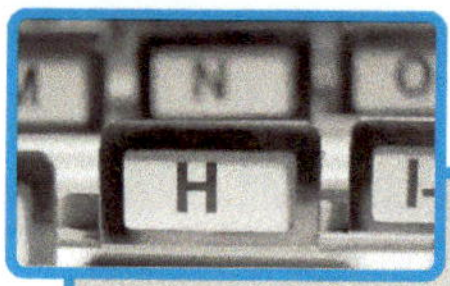

Sachregister

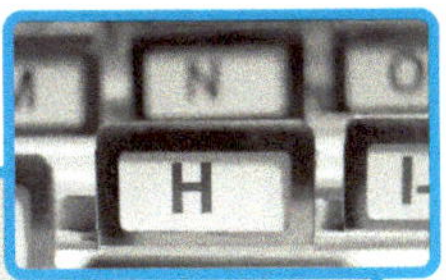

C

D

Sachregister

E

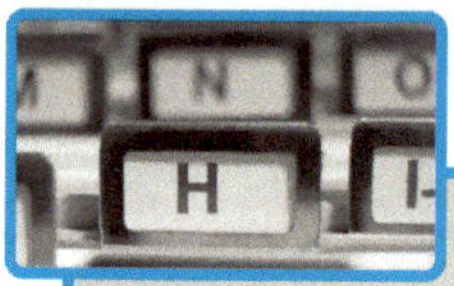
N
O
H

G

H

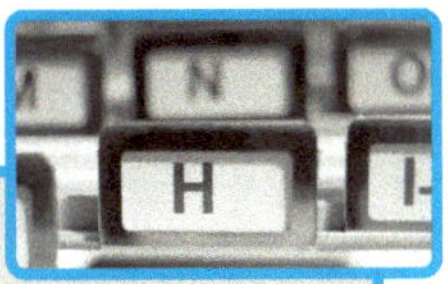

I

J

K

L

M

O

P

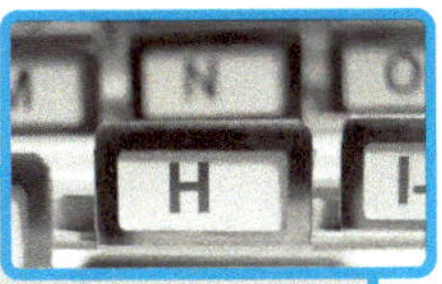

Q

R

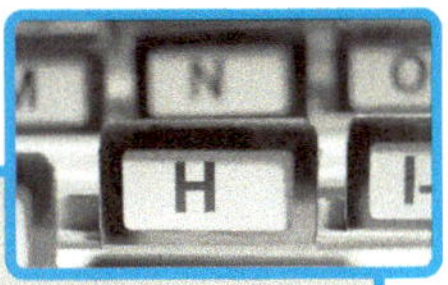

T

U

V

W

X

Y

Z

FSC
www.fsc.org
MIX
Papier | Fördert gute Waldnutzung
FSC® C083411

Kolibri 360 GmbH
Ferdinand-Jühlke-Straße 7
99095 Erfurt, Deutschland
produktsicherheit@kolibri360.de